现代国内外内科诊疗标准丛书

消化道疾病诊疗标准

XIAOHUADAOJIBING
ZHENLIAOBIAOZHUN

顾　　问　樊代明
主　　编　李兆申　贝政平　王琍琳
丛书主编　贝政平

上海科学普及出版社

图书在版编目(CIP)数据

消化道疾病诊疗标准/李兆申,贝政平,王琍琳主编.--上海:上海科学普及出版社,2014.9
(现代国内外内科诊疗标准丛书)
ISBN 978-7-5427-5888-0

Ⅰ.①消… Ⅱ.①李…②贝…③王… Ⅲ.①消化系统疾病—诊疗—标准 Ⅳ.①R57-65

中国版本图书馆 CIP 数据核字(2013)第 222636 号

责任编辑　史炎均　林晓峰
特邀编辑　蔡　婷
美术编辑　赵　斌
技术编辑　葛乃文

消化道疾病诊疗标准

顾　问　樊代明　主　编　李兆申　贝政平　王琍琳
丛书主编　贝政平
上海科学普及出版社出版发行
(上海中山北路 832 号　邮政编码 200070)
http://www.pspsh.com

各地新华书店经销　上海中华印刷有限公司印刷
开本 787×1092　1/16　印张 52.75　字数 1 050 000
2014 年 9 月第 1 版　2014 年 9 月第 1 次印刷

ISBN 978-7-5427-5888-0　定价：160.00 元
本书如有缺页、错装或坏损等严重质量问题
请向出版社联系调换

出版说明

科学技术是第一生产力。21世纪,科学技术和生产力必将发生新的革命性突破。

为贯彻落实"科教兴国"和"科教兴市"战略,上海市科学技术委员会和上海市新闻出版局于2000年设立"上海科技专著出版资金",资助优秀科技著作在上海出版。

本书出版受"上海科技专著出版资金"资助。

上海科技专著出版资金管理委员会

内 容 提 要

　　本书全面、系统地介绍了现代国内外消化道疾病的诊疗标准,总共约 900 条,包括各种消化道疾病的分型、分类、分期,还包括实验室诊断标准和疗效标准。在本书中,国外的诊疗标准主要包括世界卫生组织(WHO)、国际各专业协会、专题会议,以及数十个国家的医学学术组织及其专家、教授提出的诊疗标准。而国内的诊疗标准主要包括中华人民共和国卫生部、中华医学会各专业学会、专题会议、中国中医学会、中国中西医结合学会,以及各医科大学及其附属医院的专家、教授提出的诊疗标准。本书既有诊断标准,又有疗效标准;既有临床诊断标准,又有实验室诊断标准;既有西医诊疗标准,又有中西医结合诊疗标准。

　　本书具有权威性、全面性、实用性,是各级医院消化科医师、全科医生必备的良书,还可以提供实习医生、进修医生、医学院的研究生以及各级医务人员作为工具书、参考书使用。

丛书编委会

顾　　问	钟南山	樊代明	吴孟超	陈灏珠
	邱蔚六	王振义	周良辅	廖万清
总　策　划	贝政平			
总　主　编	贝政平	李兆申	汤如勇	
编　　委	（以姓氏笔画为序）			
	马秋林	王珥琳	支曼萍	乐俊仁
	邢自力	李小泉	吴承起	余庆伟
	沈　宇	张嘉伟	陆惠娟	陈小琴
	陈文华	陈文忠	邵蝶然	易祥华
	胡中杰	姚苏杭	候英勇	徐　琳
	龚国平	常　铧	温秀怡	缪礼虹

分册编委会

主　　编　　李兆申　贝政平　王琍琳
副 主 编　　张嘉伟　吴承起　缪礼虹　邵蝶然
　　　　　　陈文忠
编　　委　（以姓氏笔画为序）
　　　　　　马秋林　支曼萍　朱仲余　刘文虎
　　　　　　李小泉　沈　宇　陈国祥　孟国威
　　　　　　常　铧　温秀怡

编辑委员会

主　任　毕淑敏
副主任　徐　伟　张建德　胡名正　田育松
　　　　　赵卫建
委　员　史炎均　林晓峰　张吉容　赵　斌
　　　　　葛乃文　蔡　婷　宋惠娟

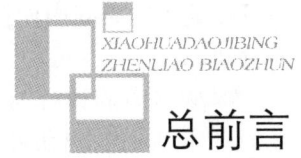

总前言

《现代国内外内科诊疗标准丛书》(以下简称丛书)是一套汇集世界各国的内科诊断标准、疗效标准、分型(类)(期)之精华,融汇中西医诊疗标准之精髓的丛书。丛书结合国内外临床内科医学的发展,全面而又系统地介绍了世界卫生组织(WHO)、国内外各大学术组织、学术会议及各国的诊疗标准。

本丛书具有以下特点。

权威性:本丛书的诊疗标准,国外的是以世界卫生组织(WHO)、国际各专业协会、专题会议,以及数十个国家的医学学术组织制订的诊疗指南和专家共识为准;国内的则是以中华人民共和国卫生部、中华医学会各专业学会、专题会议、中国中医学会、中国中西医结合学会制订的诊疗指南和专家共识为准。因此,本丛书不仅在组织上而且在内容上都具有权威性,是临床内科各专科医生诊疗时必不可少的规范和指南。

新颖性:本丛书不仅在内容上力求新颖,将近年来最新的诊疗标准收录于内,而且突破了原来大内科的分类方法,将其分为心血管疾病、消化道疾病、呼吸道疾病、肾脏病、内分泌代谢病、血液病、神经疾病、感染性疾病、精神疾病、风湿免疫性疾病共10个分册,便于各专科医生购买和阅读。在本丛书中,还附有中医、中西医结合诊疗标准,以及老年人心血管疾病诊疗标准和计量诊断法,便于读者学习和了解。

全面性:本丛书的内容,不仅包括了历年来的诊疗标准,而且加入了近年来新的诊疗标准;不仅具有临床内科的诊疗标准,而且加入了近年来开始普及的CT、超声等检验诊断标准;不仅具有诊断标准,而且具有疗效标准。

实用性:本丛书有国内外、中西医诊疗标准数千条。突破了原来大内科的分类方法,以各专科分10分册出版,因此,各科医生只要手持相关的专科分册,即可在最短的时间内便捷地查找到最新的诊疗标准,减少了跑图书馆、上网查阅的时间。

本丛书中的诊疗标准是从数以万计的国内外医学资料中查阅、精选出来的。本丛书的出版得到了国家卫生部、中华医学会各专业学会、复旦大学上海医学院及其附属医院、上海交通大学医学院及其附属医院、上海中医药大学及其附属医院的各级领导及院士、教授的大力支持,在此致以衷心的感谢。

丛书主编

2014 年 9 月

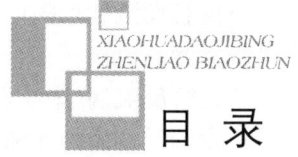

目录

第一章 食管疾病 …… 1
食管失弛缓综合征（日本　冈本） …… 1
食管失弛缓症（一）（Becker） …… 1
食管失弛缓症（二）（Okamoto） …… 2
食管失弛缓症的分类（Edward） …… 2
食管失弛缓症的分度（Carlson） …… 2
暂时性食管下括约肌松弛（TLESR）（Holloway） …… 3
一过性下食管括约肌松弛 …… 3
反流性食管炎（一）（日本食管疾病研究会） …… 4
反流性食管炎（二）（中华医学会消化内镜学分会　2003年） …… 4
反流性食管炎（三）（东京分类） …… 6
反流性食管炎（四）（洛杉矶分类） …… 7
反流性食管病（炎）［全国反流性食管病（炎）研讨会　1999年］ …… 7
反流性食管炎的分期 …… 9
反流性食管炎的分级 …… 9
反流性食管炎的分类 …… 10
反流性食管炎的内镜诊断标准（消化内镜学会　1992年） …… 10
巴雷特（Barrett）食管（一） …… 10
巴雷特食管（二） …… 11
Barrett食管（三）（中华医学会消化病学分会　2011年） …… 12
Barrett食管的分型 …… 14
胃-食管反流性疾病（GERD）（一）（香港-北京国际胃肠病学术会议） …… 15
胃-食管反流性疾病（二） …… 16

胃-食管反流性疾病(三)(洛杉矶会议　1994年) ……………………… 17
胃-食管反流病 ……………………………………………………………… 18
胃-食管反流病(中华医学会消化病学分会　2014年) …………………… 19
胃-食管反流病的非酸反流 ………………………………………………… 20
食管炎 ………………………………………………………………………… 22
食管炎的分度 ………………………………………………………………… 22
食管炎的分类(一) …………………………………………………………… 22
食管炎的分类(二) …………………………………………………………… 23
食管炎的分期(MUSE) ……………………………………………………… 26
疱疹性食管炎 ………………………………………………………………… 27
药物引起的食管炎 …………………………………………………………… 27
食管梅毒 ……………………………………………………………………… 28
食管结核 ……………………………………………………………………… 28
腐蚀性食管灼伤分级 ………………………………………………………… 29
食管源性胸痛(法国里昂 E·Herriot 医院　1987年) ………………… 30
食管源性胸痛的分度 ………………………………………………………… 30
易激性食管性胸痛 …………………………………………………………… 30
易激性食管 …………………………………………………………………… 31
早期食管癌的分型(中国抗癌协会　1998年) …………………………… 31
食管癌(一)(中国抗癌协会　1998年) …………………………………… 31
食管癌(二)[美国癌症联合研究会(AJCC)　2002年] ………………… 33
食管癌(三)(全国抗癌药物经验交流学习班) …………………………… 35
食管癌(四)(中国抗癌协会食管癌专业委员会　2011年) ……………… 35
食管癌(五) …………………………………………………………………… 39
食管真性一点癌 ……………………………………………………………… 40
食管癌的分型(中国抗癌协会　1998年) ………………………………… 41
食管癌的分型、分期 ………………………………………………………… 42
食管癌的临床病理分期(全国食管癌防治会议) ………………………… 47
食管癌 CT 分级 ……………………………………………………………… 48
食管肿瘤 WHO 分类 ………………………………………………………… 48
食管癌疗效判断标准 ………………………………………………………… 49
胃-食管交界区的界定及其癌肿分类和分期(UICC/AJCC　2009年) … 50
食管癌和贲门癌的细胞学分级 …………………………………………… 52
早期贲门癌的分型(中国抗癌协会　1998年) …………………………… 52
贲门癌(中国抗癌协会　1998年) ………………………………………… 52

贲门癌的临床病理分期 ……………………………………………… 53
　　食管贲门黏膜撕裂症 …………………………………………………… 54

第二章　胃疾病 …………………………………………………… 55
　　典型的消化性溃疡 ………………………………………………… 55
　　无症状型或亚临床型消化性溃疡 ………………………………… 55
　　消化性溃疡（全国消化系疾病学术会议　1978年）……………… 56
　　急性溃疡（日本　并木正义）……………………………………… 56
　　Cushing 溃疡 ……………………………………………………… 57
　　应激性溃疡（一）…………………………………………………… 57
　　应激性溃疡（二）…………………………………………………… 57
　　应激性溃疡（三）（《中华医学杂志》编辑委员会　2002年）…… 58
　　十二指肠球后溃疡 ………………………………………………… 59
　　难愈性十二指肠溃疡 ……………………………………………… 59
　　肝源性溃疡 ………………………………………………………… 60
　　肺源性溃疡 ………………………………………………………… 60
　　肾源性溃疡 ………………………………………………………… 60
　　甲状旁腺源性溃疡 ………………………………………………… 61
　　膈疝内胃溃疡（GUDH）…………………………………………… 61
　　无痛性消化性溃疡 ………………………………………………… 61
　　难治性消化性溃疡（RU）…………………………………………… 62
　　难治性消化性溃疡（日本　小长谷稔等）………………………… 62
　　难愈性消化性溃疡 ………………………………………………… 62
　　Dieulafoy 损害（杜氏溃疡）………………………………………… 63
　　Dieulafoy 病 ………………………………………………………… 63
　　幽门管溃疡 ………………………………………………………… 64
　　幽门前区溃疡（PPU）……………………………………………… 64
　　吻合口或胃空肠溃疡 ……………………………………………… 65
　　顽固性溃疡 ………………………………………………………… 65
　　静止性溃疡（SU）…………………………………………………… 65
　　溃疡出血分类（Forrest）…………………………………………… 66
　　消化性溃疡合并大出血内镜分类（Kohler Riemann　1991年）… 66
　　上消化道出血分度 ………………………………………………… 66
　　不明原因消化道出血（《中华消化杂志》编辑委员会　2012年）… 67
　　急性非静脉曲张性上消化道出血（一）（《中华内科杂志》编委会）…… 71

急性非静脉曲张性上消化道出血(二)(《中华内科杂志》编委会、《中华消化杂志》编委会、《中华消化内镜杂志》编委会　2009年) …… 75

食管胃静脉曲张内镜下诊断规范(中华医学会消化内镜学分会) …… 79

出血性休克严重程度的评估分度 …… 81

溃疡癌变 …… 81

胃溃疡癌 …… 82

胃炎的分型 …… 82

胃炎的分类(一)(世界胃肠病大会　1990年) …… 82

胃炎的分类(二)[世界胃肠病学(第七届)与消化道内镜(第五届)大会　1982年] …… 84

胃炎的分类(三)[世界胃肠病学(第七届)与消化道内镜(第五届)大会　1982年] …… 84

胃炎的分类(四)[世界胃肠病学(第七届)与消化道内镜(第五届)大会　1982年] …… 84

胃炎的分类(五) …… 85

急性胃炎(中国抗癌协会　1998年) …… 85

急性单纯性胃炎 …… 85

急性糜烂性胃炎 …… 86

糜烂性胃炎(中国抗癌协会　1998年) …… 86

急性化脓性胃炎 …… 86

急性腐蚀性胃炎 …… 86

慢性胃炎(一)(中华医学会消化病学分会　2000年) …… 87

慢性胃炎(二)(中华医学会消化内镜学分会　2003年) …… 91

慢性胃炎(三)(中华医学会消化病学分会　2006年) …… 92

慢性胃炎内镜分型分级标准(中华医学会消化内镜学分会) …… 95

慢性胃炎的分类(一)(Whitehead) …… 96

慢性胃炎的分类(二)(《中华内科杂志》编委会胃炎诊治座谈会　1982年) …… 97

慢性胃炎的诊断报告(《中华内科杂志》编委会胃炎诊治座谈会　1982年) …… 98

慢性胃炎伴急性活动(中国抗癌协会　1998年) …… 98

肠上皮化生的分型(中国抗癌协会　1998年) …… 98

胃黏膜上皮异型增生(Padova国际分类) …… 99

胃黏膜上皮异型增生的分度(中国抗癌协会　1998年) …… 100

慢性胃炎的分类(修订版悉尼系统) …… 101

慢性浅表性胃炎(中国抗癌协会 1998年) …………………………… 103
慢性萎缩性胃炎(中国抗癌协会 1998年) …………………………… 104
慢性萎缩性胃炎(CAG)(一) …………………………………………… 104
萎缩性胃炎(病理诊断标准)(二)(《中华内科杂志》编委会胃炎诊治座谈会
　1982年) ………………………………………………………………… 104
肥厚性胃炎(中国抗癌协会 1998年) ………………………………… 105
淋巴细胞性胃炎(LG) …………………………………………………… 105
疣状胃炎(中国抗癌协会 1998年) …………………………………… 106
痘疹状胃炎 ……………………………………………………………… 106
痘疹状胃炎的分期 ……………………………………………………… 106
蜂窝织炎性胃炎(Miller AI et al) ……………………………………… 107
反流性胃炎综合征 ……………………………………………………… 107
嗳气症的分类 …………………………………………………………… 107
碱性反流性胃炎 ………………………………………………………… 111
术后碱性反流性胃炎(PARG) ………………………………………… 111
胆汁反流性胃炎[世界胃肠病学(第七届)与消化道内镜(第五届)大会
　1982年] ………………………………………………………………… 111
残胃胃炎(中国抗癌协会 1998年) …………………………………… 112
幽门螺杆菌(一)(第二届全国幽门螺杆菌专题学术研讨会 1997年) …… 112
幽门螺杆菌(二)(第二届全国幽门螺杆菌专题学术研讨会 1997年) …… 112
幽门螺杆菌(三)(中华医学会消化病学分会) ………………………… 113
幽门螺杆菌(四)(中华医学会消化病学分会) ………………………… 115
西瓜胃 …………………………………………………………………… 117
急性胃黏膜损伤(AGML) ……………………………………………… 117
胃黏膜脱垂 ……………………………………………………………… 117
促胃液素瘤 ……………………………………………………………… 118
胃下垂 …………………………………………………………………… 118
胃下垂分度 ……………………………………………………………… 118
胃扭转 …………………………………………………………………… 118
慢性不完全型胃扭转 …………………………………………………… 119
胃扭转的分类 …………………………………………………………… 119
胃套叠 …………………………………………………………………… 120
胃节律紊乱综合征 ……………………………………………………… 120
胃肠动力疾病(DGIM)分类(曼谷新分类) …………………………… 120
胃肠功能障碍(罗马Ⅱ标准) …………………………………………… 123

条目	页码
胃肠道结核	127
胃肠道过敏性疾病	127
原发性胃肠道淋巴瘤(Dawson)	128
原发性胃肠道非霍奇金淋巴瘤	128
胃肠淋巴瘤分类(Isaacson 1994年)	129
胃黏膜相关淋巴组织(MALT)淋巴瘤	129
嗜酸粒细胞性肠炎	130
嗜酸细胞性胃肠炎	130
嗜酸粒细胞性胃肠炎(Leinbach)	132
嗜酸粒细胞性胃肠炎的分型	132
特发性胃肠道嗜酸粒细胞浸润综合征的分类	133
Norwalk样病毒胃肠炎	133
胃癌前期病变	134
癌前病变(异型增生)	134
早期胃-食管癌	134
早期胃癌(一)(日本 佐野量造)	136
早期胃癌(二)(日本内镜学会)	136
早期胃癌(三)	137
胃癌(一)(中华人民共和国卫生部 2011年)	139
胃癌(二)(新版日本《胃癌处理规约》 2012年)	141
胃癌(腹腔镜分期)	148
早期胃癌的分型(一)	149
早期胃癌的分型(二)(中国抗癌协会 1998年)	149
早期胃癌的分型(三)(日本胃癌研究会)	150
早期胃癌中的特殊类型	151
点状癌	151
原发微小癌灶	152
微小胃癌和小胃癌	152
微小胃癌的分型	152
小胃癌和微小胃癌的分型	152
胃癌的TNM分期	153
胃癌的TNM新分期[美国癌症联合研究会(AJCC) 2002年]	154
胃癌的分型(一)(中国抗癌协会 1998年)	155
胃癌的分型(二)	156
胃癌的组织学分型(中国抗癌协会 1998年)	157

分化型胃癌组织学分类 160
胃癌的大体分型(中国抗癌协会 1998年) 160
进展型胃癌的分型(一) 161
进展期胃癌的分型(二) 162
胃炎样胃癌 162
淋巴间质型胃癌 163
胃硬癌(日本寺野、彰等) 163
胃硬癌的分期(日本中村) 163
残胃癌(一) 164
残胃癌(二) 164
残胃肉瘤 164
胃的碰撞癌(类癌和腺癌)(日本 高桥) 165
胃癌的伴癌综合征 165
胃类癌的分型(一) 166
胃类癌的分型(二) 166
青年人胃癌 167
日本家族性胃癌(FGC) 167
胃癌CT分级 167
胃肿瘤分类(WHO 2002年) 168
胃肠道各器官癌前病变的诊断(上海交通大学附属第一人民医院消化科) 174
残胃癌 178
胃癌 179

第三章 肠道疾病 183

早期胃肠道癌(日本 Maruyama) 183
胃肠道肿瘤CT分级 183
十二指肠炎(DI)分型(Fontan et al) 183
十二指肠炎分级(Joffe et al) 184
十二指肠炎组织学分级 184
十二指肠溃疡的内镜分期 184
十二指肠乳头癌 185
肠道动静脉畸形 185
胃肠道血管畸形 186
肠系膜静脉栓塞的早期诊断 186

条目	页码
急性肠系膜动脉供血不足	186
直肠炎症性肠病的分级	187
炎症性肠病(IBD)(一)[第十三届世界消化疾病会议(WCOG) 第十一届世界消化内镜会议 2005年]	187
炎症性肠病(IBD)(二)(世界胃肠病组织推荐的IBD全球实践指南 2010年)	188
炎症性肠病(IBD)(三)(中华医学会消化病学分会炎症性肠病协作组 2008年)	190
炎症性肠病诊断标准和疗效评价标准	191
炎症性肠病(IBD)(四)(中华医学会消化病学分会炎症性肠病学组 2012年)	197
炎症性肠病(IBD)的分类	210
克罗恩病(CD)(一)	210
克罗恩病(二)	211
克罗恩病活动指数(CDAI)计算法	213
顽固性炎症性肠病	213
炎症性肠病疾病活动度评估	215
胶原性结肠炎	218
局限性肠炎(克罗恩病)(日本消化系统学会克罗恩病检讨委员会)	219
急性型CC(Crohn结肠炎)	219
严重急性结肠炎	220
慢性非特异性溃疡性结肠炎(全国消化疾病会议 1978年)	220
非特异性溃疡性结肠炎内镜分度	221
假膜性结肠炎(PMC)	221
NSAIDs相关性CC	222
溃疡性结肠炎(一)(全国慢性非感染性肠道疾病学术研讨会 1993年)	222
溃疡性结肠炎(二)(日本厚生省)	224
溃疡性结肠炎(三)	225
溃疡性结肠炎的分型(日本厚生省)	229
溃疡性结肠炎的分期(日本厚生省)	229
溃疡性结肠炎的分度(日本厚生省)	230
溃疡性结肠炎的内镜分类(日本厚生省)	231
溃疡性结肠炎的临床分类(一)(日本厚生省)	231
溃疡性结肠炎的病型分类(二)(日本厚生省)	232

溃疡性结肠炎的严重度分类 …………………………………… 232
溃疡性结肠炎活动指数 …………………………………………… 232
溃疡性结肠炎活动度积分指数 …………………………………… 233
难治性溃疡性结肠炎(一)(日本厚生省) ……………………… 234
难治性溃疡性结肠炎(二)(日本厚生省难治性炎症性肠道病调查) …… 234
重症溃疡性结肠炎的小肠积气 …………………………………… 236
坏死性小肠结肠炎 ………………………………………………… 236
溃疡性结肠炎(UC)合并脑卒中 ………………………………… 237
原发性小肠恶性肿瘤 ……………………………………………… 237
直肠癌 ……………………………………………………………… 239
结直肠癌的早期筛查 ……………………………………………… 239
早期直肠癌(CRC) ……………………………………………… 240
结肠及直肠癌(江苏省肿瘤防治研究协作组 1977年) ……… 240
遗传性非息肉瘤性结直肠癌(HNPCC)(HNPCC研究国际合作组 1990年)
……………………………………………………………………… 241
结肠及直肠癌的分期 ……………………………………………… 241
结肠-直肠癌的TN分类 ………………………………………… 241
结肠-直肠癌的分类(Dukes) …………………………………… 242
有结直肠癌家族史(不含HNPCC家族史)人群的筛查建议 …… 242
结直肠癌(一) …………………………………………………… 242
结直肠癌(二)[中华人民共和国卫生部医政司(2010年)] …… 244
结直肠肿瘤(三)(中华医学会消化病学分会 2011年) ……… 247
结直肠癌TNM分期第7版与第6版的比较 …………………… 257
结直肠癌分期的比较 ……………………………………………… 262
结直肠癌肝转移(中华医学会外科学分会胃肠外科学组 结直肠肛门外科
   组 中国抗癌协会大肠癌专业委员会) ……………………… 264
结直肠癌肝肺转移分组(ESMO 2012) ………………………… 266
缺血性肠病 ………………………………………………………… 267
缺血性肠炎(一) ………………………………………………… 268
缺血性结肠炎(二)(Wittenberg et al) ………………………… 268
缺血性结肠炎分型 ………………………………………………… 268
难辨梭状芽孢杆菌结肠炎 ………………………………………… 269
过敏性结肠综合征(一)(日本 川上澄等) …………………… 269
过敏性结肠综合征(二) ………………………………………… 270
过敏性结肠综合征(三)(罗马定义,Rome definition) ………… 270

过敏性结肠综合征分型 …………………………………………………… 270
结肠憩室的分类 ……………………………………………………………… 271
肠易激综合征(IBS)(一)(全国慢性腹泻学术讨论会 1986年)……… 271
肠易激综合征(二) …………………………………………………………… 272
肠易激综合征(三)(中华医学会消化病学分会) ………………………… 273
肠易激综合征(四)(日本 河野友信) …………………………………… 275
肠易激综合征(五)(罗马定义) …………………………………………… 276
肠易激综合征(六)(日本 川上澄) ……………………………………… 276
肠易激综合征(七)(中国中西医结合学会消化系统疾病专业委员会
　2003年) ……………………………………………………………… 277
肠易激综合征(八)(中华医学会消化病学分会胃肠动力学组 2007年)
　…………………………………………………………………………… 279
肠易激综合征的分类 ………………………………………………………… 283
肠易激综合征的分型(一)(日本 并木) ………………………………… 283
肠易激综合征的分型(二)(日本 河野友信) …………………………… 284
IBS诊断记分系统(Kruis) …………………………………………………… 285
与IBS有关的抑郁 …………………………………………………………… 285
肠道菌群失调(《中华消化杂志》编委会) ………………………………… 286
肠道菌群失调抗生物质诱发的假膜性肠炎(日本 岛田馨) …………… 288
溃疡性大肠炎定义(WHO的国际医学科学组织理事会) ……………… 288
溃疡性大肠炎(日本 福岛恒男) ………………………………………… 288
过敏性大肠综合征定义(WHO的国际医学科学组织理事会) ………… 289
过敏性大肠综合征(日本 福岛恒男等) ………………………………… 289
抗生素引起的大肠炎(AAC) ……………………………………………… 290
功能性胃肠病(FGD)分类(世界知名专家小组 1998年) ……………… 290
消化不良(一)(中华医学会消化病学分会胃肠动力学组) ……………… 290
消化不良(二) ………………………………………………………………… 293
消化不良(三)(中华医学会消化病学分会胃肠动力学组 2007年) …… 294
消化吸收障碍(日本厚生省特定疾病吸收不良综合征调查研究班) …… 298
功能性消化不良(消化道动力学专题会议 1991年) …………………… 300
功能性消化不良的分型(一)(功能性消化不良专题讨论会) …………… 300
功能性消化不良的分型(二)(香港北京国际胃肠病学术会议) ………… 300
功能性消化不良的分型(三) ………………………………………………… 300
非溃疡性消化不良(NUD)(一)(美国消化病学会 1987年) …………… 301
非溃疡性消化不良(二)(Dolmonte) ……………………………………… 301

非溃疡性消化不良(三)(全军非溃疡性消化不良专题研讨会 1991年)
.... 301
非溃疡性消化不良(四)(Talley et al) 302
非溃疡性消化不良的分型(一)(美国消化病学会 1987年) 302
非溃疡性消化不良的分型(二)(Spiro et al) 303
非溃疡性消化不良的分型(三) 303
非溃疡性消化不良的分型(四) 303
吸收不良综合征(日本厚生省吸收不良综合征调查研究班) 303
早期大肠癌 304
早期大肠癌浸润度分类 304
早期大肠癌的肉眼形态分类 304
早期大肠癌的肉眼分型(中国抗癌协会 1998年) 305
进展期大肠癌的分型(中国抗癌协会 1998年) 305
大肠癌的分类(日本大肠癌诊疗规范) 306
大肠癌 Dukes 分期(改良 Astler Coller 法) 306
大肠多原发癌 307
同时多发大肠癌 307
多原发大肠癌 307
青年大肠癌 308
遗传性非息肉病性大肠癌(一)(国际 HNPCC 合作组 1990年) ... 309
遗传性非息肉病性大肠癌(二)(世界各国标准) 309
遗传性非息肉病性大肠癌(临床标准)(三) 310
大肠癌合并大肠外恶性肿瘤 311
肠衰竭 311

第四章　肝胆疾病 314
肝内胆汁淤积(日本厚生省公共卫生局特定疾病调查研究联络协会) 314
良性复发性肝内胆汁淤积 316
妊娠期胆汁淤积 316
妊娠肝内胆汁淤积症(ICP) 317
纯粹性胆汁淤积 317
伴有胆管胆汁淤积 318
淤血性胆汁淤积 318
术后胆汁淤积 318
脓毒症性胆汁淤积 319

药物性肝内胆汁淤积 …… 319
药物性肝病分型(Popper) …… 320
肝细胞毒性所致肝病(日本 山中正已) …… 320
药物过敏反应所致肝病(日本"药物与肝"研究会) …… 321
药源性肝损害(一)(日本 中野 哲) …… 321
药物性肝损害(二) …… 322
急性药物性肝损伤(中华医学会消化病学分会肝胆疾病协作组) …… 323
药物性肝损伤(第五届免疫介导消化系统疾病论坛 2014年) …… 327
药物性肝损害(DILI) …… 328
酒精性肝损害 …… 331
酒精性肝损害的分型 …… 332
酒精性肝损伤的病型分类 …… 333
酒精依赖症(ADS)(WHO 1997) …… 334
醉酒的分类 …… 334
酒依赖 …… 335
酒依赖的分类(一) …… 335
酒依赖的分类(二) …… 335
酒精性肝病的分类(一) …… 335
酒精性肝病的分类(二) …… 336
酒精性肝病的分类(三) …… 336
酒精性肝病的分类(四) …… 336
酒精性肝病的分类(五) …… 336
酒精性肝病(一)(中华医学会肝脏病学分会脂肪肝和酒精性肝病学组 2001年) …… 337
酒精性肝病(二)(中华医学会肝脏病学分会脂肪肝和酒精性肝病学组 2002年) …… 339
非酒精性脂肪性肝病(NAFLD)(亚太地区 2011年) …… 341
非酒精性脂肪肝(一)(中华医学会肝脏病学分会脂肪肝和酒精性肝病学组 2001年) …… 344
非酒精性脂肪肝(二)(中华肝脏病学会脂肪肝和酒精性肝病学组 2002年) …… 347
非酒精性脂肪性肝炎 …… 350
酒精性脂肪肝(一)(日本 莲村靖 他) …… 350
酒精性脂肪肝(二) …… 350
恶性营养不良性脂肪肝 …… 351

四氯化碳性脂肪肝	351
四环素性脂肪肝	351
妊娠急性脂肪肝(AFLP)	351
肝脂肪变的分级分类	352
酒精性肝炎	352
酒精性肝纤维化症	352
肝纤维化的早期信号	353
肝纤维化(中华肝脏病学会肝纤维化学组 2002年)	354
肝纤维化病理分期	358
嗜酒者慢性肝炎	359
非特异变化或正常肝	359
重症型酒精性肝炎	359
肝硬化(一)(日本 铃木宏)	360
肝硬化(二)(古巴 哈瓦那会议)	360
肝硬化(三)(日本厚生省特定疾患难治性肝炎调查研究班)	361
肝硬化(四)	361
肝硬化(五)(中国中西医结合学会消化系统疾病专业委员会)	363
肝硬化分型、分类和病情分度	366
肝硬化的病理生理学分级	370
肝硬化的分型及分类	372
肝硬化病理命名以及分期	373
原发性胆汁性肝硬化的早期诊断标准(Mitchison et al)	376
原发性胆汁性肝硬化(一)	377
原发性胆汁性肝硬化(二)(日本 佐佐木博)	377
原发性胆汁性肝硬化(三)	377
胆汁性肝硬化分类、分期	378
原发性胆汁性肝硬化免疫学诊断	379
原发性胆汁性肝硬化分类(日本 佐佐木博)	380
原发性胆汁性肝硬化的分期	381
继发性胆汁性肝硬化	381
血清 α_1-抗胰蛋白酶缺乏的肝硬化	381
心源性肝硬化(日本 谷川久一)	382
充血性肝硬化	382
隐源性肝硬化	383
酒精性肝硬化(一)(日本 莲村靖 他)	383

酒精性肝硬化（二） …… 383
慢性乙型肝炎感染性肝硬化 …… 384
慢性丙型肝炎感染性肝硬化 …… 384
原因未明的慢性病毒性肝炎性肝硬化 …… 385
空肠回肠旁路性肝硬化 …… 385
特发性门脉高压症（日本厚生省特定疾患特发性门脉高压症调查研究班）
…… 385
门静脉高压症的分类（一） …… 386
门静脉高压症的分类（二）（Bass and Sombery） …… 387
门静脉高压症的分类（三） …… 388
门静脉高压症疗效标准 …… 388
门脉高压症分级 …… 389
食管静脉曲张（内镜诊断标准）（日本门脉亢进症研究会） …… 389
食管静脉曲张红色征分类（日本消化器内视镜学会用语委员会） …… 390
食管静脉曲张的分类 …… 390
食管胃底静脉曲张（一）（中华消化内镜学会 2000年） …… 390
食管胃底静脉曲张（二）（中华医学会消化内镜学分会 2003年） …… 392
门静脉高压性胃病（PHG） …… 393
门腔分流的分型 …… 394
肝功能分级（一）（Child） …… 394
肝功能分级（二） …… 395
肝功能的评分分级 …… 395
肝脏指数分类 …… 396
肝性脑病（HE） …… 396
肝性脑病分级 …… 397
肝性脑病的分类与分级 …… 397
肝昏迷分期（Chalmer TC*） …… 399
肝硬化合并 DIC …… 399
肝硬化难治性腹水（一） …… 399
肝硬化难治性腹水（二） …… 400
肝硬化顽固性腹水 …… 401
肝硬化腹水循环紊乱分级 …… 401
腹水分度 …… 402
肝硬化腹水感染 …… 402
肝硬化性肾小球肾炎（Nochy 等） …… 403

条目	页码
肝硬化合并急性肾损伤及肝肾综合征	403
肝肾综合征	404
肝肾综合征分型（EASL 2010年）	406
肝硬化肝肾综合征（国际腹水俱乐部）	407
肝硬化性脊髓病	407
皮质盲	407
肝硬化腹水（一）(EASL 2010年)	408
肝硬化腹水（二）(EASL 2010年)	409
肝硬化腹水（三）	411
肝硬化腹水（疗效判断标准）	413
无症状菌腹水［自发性细菌性腹膜炎（SBP）］	413
自发性细菌性腹膜炎（SBP）（一）	413
自发性细菌性腹膜炎（二）(EASL 2010年)	414
自发性细菌性腹膜炎（三）	414
肝硬化合并原发性腹膜炎（全国医院内感染学术研讨会 1993年）	418
肝硬化并发自发性细菌性腹膜炎（一）	418
肝硬化并发自发性细菌性腹膜炎（二）	419
肝硬化腹水并发自发性细菌性腹膜炎（全国腹水学术讨论会 1988年）	420
肝硬化性自发性细菌性脓胸（Xiol）	421
肝硬化并发多器官功能衰竭（MOF）	421
肝源性腹泻	422
肝源性糖尿病	422
肝沙门菌病	422
肝放线菌病	423
肝诺卡菌病	423
肝土拉菌病	423
肝李斯特菌病	424
肝类鼻疽病	424
肝包膜炎	425
肝念珠菌病	425
肝隐球菌病	425
肝组织胞浆菌病	426
肝曲菌病	426
肝毛真菌病	427

肝芽生菌病	427
肝球孢子菌病	427
肝结节性病灶（第10届世界胃肠病大会 1994年）	428
肝细胞毒性肝病（日本药物与肝研究会）	429
职业性中毒性肝病（GBZ 59 2010年）	430
肝衰竭	432
细菌性肝脓肿	434
阿米巴性肝脓肿	435
肝结节病	435
脾脏肿大	438
脾脏囊肿	438
脾脏梗死	439
脾脓肿	439
脾脏先天性异常	440
肝囊肿分级	440
肝脏活检的分级（Ven Kerkhor P C M 等）	441
先天性肝纤维化	441
肝移植排异（第10届世界胃肠病大会 1994年）	441
特发性细菌性腹膜炎（SBP）（日本 林茂树等）	443
腹膜炎（一）	443
腹膜炎（二）	443
腹膜炎（三）（Leehey et al）	443
复发性腹膜炎	444
顽固性腹膜炎	444
腹膜炎的腹水	444
腹膜炎的临床分型	444
腹水细菌感染的即刻诊断标准	445
血性腹水	445
乳糜腹水	445
外伤性胰源性腹水	446
良、恶性腹水（全国腹水学术会议 1988年）	446
肝性胸水（一）（日本 奥田邦雄ろ）	447
肝性胸水（二）	447
肝性胸水的分型（日本 奥田邦雄ろ）	448
妊娠特有的肝病	448

妊娠期肝性腹水 448
肝肉芽肿(Gillinsky NH et al) 449
肝静脉阻塞综合征 449
药物所致的肝小静脉闭塞病(VOD) 450
先天性肝内胆管囊性扩张症(Caroli病) 451
先天性肝内胆管囊性扩张症的分型 451
原发性肝细胞癌(PHC) 451
原发性肝癌(一)(中国抗癌协会肝癌专业委员会 1999年) 452
原发性肝癌(二)(中国抗癌协会肝癌专业委员会 2001年) 453
原发性肝癌(三)(全国肝癌防治研究协作会议 1977年) 455
原发性肝癌的分型(全国肝癌防治研究协作会议 1977年) 455
原发性肝癌的分期(全国肝癌防治研究协作会议 1977年) 456
原发性肝癌功能性分期(Don) 456
原发性肝癌肝动脉造影标准(中国抗癌协会 1998年) 457
肝癌(一)[全国肝癌研究协作会议(修改方案)] 457
肝癌(二)(卫生部医政司) 458
肝癌的TNM分期(一)[国际抗癌联盟(UICC) 1987] 459
肝癌的TNM分期(二) 460
肝癌的TNM分期(三)[美国癌症研究联合会(AJCC) 2002年] 460
肝细胞癌(一)(美国肝病学会 2010年) 461
肝细胞癌(二) 465
原发性肝癌(规范化病理诊断)(中国抗癌协会肝癌专业委员会 中国抗癌协会临床肿瘤学协作专业委员会 中华医学会肝病学分会肝癌学组 全国肝胆肿瘤及移植病理协作组) 469
继发性肝癌 474
肝癌的临床分期(UICC) 477
肝细胞癌的分类(肝癌病理协作组) 477
肝细胞癌的组织学分类(中国抗癌协会 1998年) 478
肝细胞癌的分级(Edmondson) 478
肝细胞癌的组织病理诊断标准(中国抗癌协会 1998年) 479
原发性肝细胞癌的伴癌表现 479
微小肝癌(日本 奥田邦雄 他) 480
细小肝癌 480
小肝癌(一) 480
小肝癌(二) 480

混合型肝癌的分型(中国抗癌协会　1998年)	481
多中心发生性肝癌	481
纤维板状肝癌(FLC)	481
肝癌的甲胎蛋白(AFP)诊断标准	482
肝细胞癌边缘病变	482
晚期肝癌的分期比较	482
肝脏、胆囊、胆管、胰腺癌前病变(上海交通大学附属第一人民医院消化科)	484
胆石症	487
肝胆管结石[全国胆道外科疾病专题讨论会(肝胆管结石专题讨论会纪要附件)]	490
胆结石性胆囊炎	491
急性非结石性胆囊炎	492
胆囊、胆管结石大小分度	492
Mirizzi综合征	492
Mirizzi综合征与合流部结石	493
胆汁酸性腹泻	494
原发性硬化性胆管炎(PSC)(一)(Mayes)	494
原发性硬化性胆管炎(二)(Wiesner et al)	494
原发性硬化性胆管炎(三)(Meyers)	495
原发性硬化性胆管炎(四)	495
脓性胆管炎	495
胆道出血	496
先天性胆管囊性扩张症	496
原发性胆囊癌(Piehler et al)	496
胆囊癌[美国癌症联合研究会(AJCC)　2002年]	497
胆囊癌	498
胆囊癌的分型	500
胆囊癌的超声分型(一)	503
胆管癌的超声分型(二)	504
胆囊癌疗效判断标准	504
早期胆道癌(日本　山川裕久等)	504
胆管癌	505
肝外胆管癌[美国癌症联合研究会(AJCC)]	505
肝门部胆管癌影像学诊断	506

肝门部胆管癌病理分型 …………………………………………… 510
　　中、下段胆管癌病理分型 ………………………………………… 511
　　胆管癌肝门部影像分度 …………………………………………… 512
　　Vater 壶腹癌[美国癌症联合研究会(AJCC) 2002 年] ………… 512

第五章　胰腺疾病 …………………………………………………… 514

　　急性胰腺炎(一)(日本　武田和宪) ……………………………… 514
　　急性胰腺炎(二)(中华医学会消化病学分会胰腺疾病学组　2003 年) … 515
　　急性胰腺炎(三) …………………………………………………… 519
　　急性胰腺炎(四) …………………………………………………… 519
　　急性胰腺炎(五)(Santiani) ………………………………………… 520
　　急性胰腺炎(六)(Moosa) …………………………………………… 520
　　急性胰腺炎(七)(Williamson) ……………………………………… 520
　　急性胰腺炎(八) …………………………………………………… 521
　　急性胰腺炎(九)(GASTRO　2009 年) …………………………… 522
　　急性胰腺炎(十)(中华医学会消化病学分会胰腺疾病学组　中华胰腺病杂志
　　　编辑委员会　中华消化杂志编辑委员会　2013 年) …………… 524
　　急性胰腺炎临床诊断标准(日本厚生省难治性胰腺疾病调研班　1990 年)
　　　………………………………………………………………………… 530
　　急性胰腺炎重度判定标准(日本厚生省难治性胰腺疾病调研班　1990 年)
　　　………………………………………………………………………… 531
　　急性胰腺炎的分类(国际专题研讨会　1992 年美国亚特兰大) ………… 532
　　急性胰腺炎的分级 ………………………………………………… 533
　　急性胰腺炎 CT 分级系统 ………………………………………… 533
　　急性胰腺炎 CT 严重指数 ………………………………………… 534
　　急性胰腺炎 CT 分级分类法(日本厚生省难治性胰腺疾病调研班　1990 年)
　　　………………………………………………………………………… 534
　　急性胰腺炎 Glasgow 评分法 ……………………………………… 535
　　急性胰腺炎 APACHEⅡ评分法 …………………………………… 535
　　急性胰腺炎的急性生理评分系统 ………………………………… 535
　　胰腺炎 CT 分级 …………………………………………………… 539
　　重症急性胰腺炎(一)(中华医学会外科学会胰腺外科学组　2000 年) …… 539
　　重症急性胰腺炎(二) ……………………………………………… 539
　　重症急性胰腺炎(三)(中华医学会消化病学分会胰腺病学组　2009 年)
　　　………………………………………………………………………… 541

重度急性出血性坏死性胰腺炎(AHNP)(美国麻省总医院) …………… 541
出血坏死性胰腺炎 ………………………………………………………… 542
严重急性胰腺炎 …………………………………………………………… 543
复发性急性胰腺炎 ………………………………………………………… 543
严重胰腺炎 ………………………………………………………………… 546
急性胰腺炎(严重程度的判断标准)(日本厚生省特种病难治性胰腺疾病调查
　　研究班) ……………………………………………………………… 546
坏死性胰腺炎(第 12 届国际肝胆胰学术年会　1990 年) …………… 547
猝死型胰腺炎 ……………………………………………………………… 547
难治性胰腺炎(一)(中日难治性胰腺疾病讨论会于 1988 年 11 月在北京
　　制定的诊断标准) …………………………………………………… 548
难治性胰腺炎(二)(日本厚生省难治性胰腺疾病调查研究班　1998 年)
　　……………………………………………………………………… 549
慢性胰腺炎(一)(日本胰腺病研究会) ………………………………… 549
慢性胰腺炎(二)(全国胰腺疾病座谈会　1987 年) …………………… 550
慢性胰腺炎(三)(日本　1995 年) ……………………………………… 550
慢性胰腺炎(四) …………………………………………………………… 552
慢性胰腺炎(五)(中华医学会消化病学分会　2005 年) ……………… 554
慢性胰腺炎(六)(日本胰脏病研究会) ………………………………… 557
慢性胰腺炎(七)(Marseilles Symposiam) ……………………………… 557
慢性胰腺炎(八) …………………………………………………………… 557
慢性胰腺炎的分型 ………………………………………………………… 560
手术后胰腺炎 ……………………………………………………………… 560
遗传性胰腺炎 ……………………………………………………………… 561
自身免疫性胰腺炎(一)(日本胰腺学会　2002 年) …………………… 561
自身免疫性胰腺炎(二) …………………………………………………… 561
自身免疫相关胰腺炎(AIP) ……………………………………………… 565
自身免疫性胰腺炎伴炎症性肠病 ………………………………………… 565
药物性胰腺炎 ……………………………………………………………… 566
药源性胰腺炎 ……………………………………………………………… 567
有机磷中毒并发胰腺炎 …………………………………………………… 567
胆石性胰腺炎(一)(Kelly) ……………………………………………… 568
胆石性胰腺炎(二)(David) ……………………………………………… 568
胆道结石伴发急性胰腺炎 ………………………………………………… 568
胆源性胰腺炎 ……………………………………………………………… 569

章节	页码
嗜酸性胰腺炎	569
脂肪胰	571
急性胰腺炎继发细菌性感染	572
急性胰腺炎致肾损害的早期诊断	572
重症胰腺炎并发浆膜腔积液	573
胰性胸水	573
胰源性腹水定性诊断	574
胰性腹水	574
胰性门脉高压症	576
胰性上消化道出血	576
胰心综合征	577
胰性脑病	577
急性出血坏死型胰腺炎胰外表现	577
假性胰腺囊肿	578
胰腺假性囊肿的分类	578
胰腺脓肿	580
胰腺囊性病变	580
异位胰腺的分型	581
胰腺囊性病变的分类(Howard-Jordan 分类)	581
胰腺分裂症(PD)	582
胰腺癌前病变	582
早期胰腺癌(一)	585
早期胰腺癌(二)	585
早期胰腺癌(EUS 和 EUS-FNA)	589
EUS-FNA 对胰腺病变的诊断	591
早期胰腺癌诊断标志物	593
胰腺癌的规范诊断(一)[NCCN 指南 2010(中国版)]	595
胰腺癌的规范诊断(二)(中国国家癌症中心　中国医学科学院肿瘤医院胰腺肿瘤中心)	598
胰腺癌的规范诊断(三)(NCCN 和 ASCO 会议　2012 年)	599
小胰癌	600
胰腺癌(Moosa)	601
胰腺癌的分期(一)	601
胰腺癌的分期(二)(Hermreck)	602
胰腺癌的分期(三)	602

胰腺癌的分期(四)	603
胰腺癌病理组织学分类(WHO肿瘤国际组织学新分类 2000年)	606
胰腺癌的分类(日本胰腺癌处理规约)	607
胰腺癌的分级	608
胰腺癌CT分级	608
胰腺外分泌部癌[美国癌症联合研究会(AJCC) 2002年]	609
胃肠胰神经内分泌肿瘤	610
胰腺神经内分泌瘤的分级(Raymond)	612
胰腺产黏蛋白肿瘤	612
胰腺导管内乳头状黏液性肿瘤	614
胰高糖素瘤综合征(GS)(一)(Groughs et al)	615
胰高糖素瘤综合征(二)(George)	615
上消化道出血的分级(全国消化系统疾病会议 1987年)	615
急性上消化道出血后的危险评估	616
急性上消化道出血	616
上消化道出血程度分类(市冈四象ほか)	617
严重下消化道出血的诊断步骤(Boley SJ et al)	617
放射性直肠炎	618
急性放射性肠炎	618
慢性放射性肠炎	618
隐孢子虫肠炎	618
假膜性肠炎	619
假膜性肠炎的分类	619
NSAIDs性肠炎	620
腹泻(一)(Sarna)	620
腹泻(二)(Henry J. Binder)	620
腹泻分度	621
中国腹泻病(中国腹泻病诊断治疗方案研讨会 1992年)	621
分泌性腹泻	622
渗透性腹泻	622
黏膜透过性异常性腹泻	622
氯泻	622
乳糜泻	623
肠蠕动增加性腹泻	623
慢性酒精中毒性腹泻	623

热带性斯泼卢(TS) …………………………………………… 623
艰难梭菌相关腹泻 …………………………………………… 624
排便失禁 ……………………………………………………… 625
特发性便秘(IC) ……………………………………………… 625
便秘(一)[国际胃肠组织(OMGE)] ………………………… 626
便秘(二)(中华医学会外科学分会肛肠外科学组　1999年) … 626
慢性便秘的定义 ……………………………………………… 628
慢性便秘(一)(中华医学会消化病学分会) ………………… 630
慢性便秘(二)(中华医学会消化病学分会胃肠动力学组　外科学分会结直肠肛门外科学组　2007年) ……………………………………… 633
慢性便秘(三) ………………………………………………… 636
慢性便秘(四)(中华医学会消化病学分会胃肠动力学组　中华医学会外科学分会结直肠肛门外科学组　2013年) ………………………… 639
慢性便秘的分类 ……………………………………………… 645
慢性功能性便秘(CFC) ……………………………………… 645
慢性非特异性便秘 …………………………………………… 646
功能性慢性便秘 ……………………………………………… 646
腹胀分度 ……………………………………………………… 648
功能性肠胀气 ………………………………………………… 649
肠壁积气症 …………………………………………………… 649
炎症性肠病性关节炎 ………………………………………… 649
耶尔森关节炎 ………………………………………………… 650
小肠功能障碍与衰竭(MODS) ……………………………… 650
小肠细菌过度孳生综合征 …………………………………… 651
奥狄括约肌功能失调(SOD) ………………………………… 651
奥狄括约肌功能不良 ………………………………………… 651
肝肺综合征(HPS)(一)(国外标准) ………………………… 652
肝肺综合征(二)(国内标准) ………………………………… 653
肝肺综合征(三) ……………………………………………… 654
黄疸分度 ……………………………………………………… 654
脾脏肿大分度 ………………………………………………… 655
水肿分度 ……………………………………………………… 655
钠、水代谢失调分度 ………………………………………… 656
脱水分度 ……………………………………………………… 656
小肠癌[美国癌症联合研究会(AJCC)　2002年] …………… 657

结肠和直肠癌[美国癌症联合研究会（AJCC） 2002年] …………… 658
　　肛管癌[美国癌症联合研究会（AJCC） 2002年] ………………… 659
　　肛管癌的分类（WHO） …………………………………………… 660

第六章　老年人消化病诊断标准 ……………………………………… 661
　　老年人消化性溃疡（一） …………………………………………… 661
　　老年人消化性溃疡（二） …………………………………………… 661
　　老年人消化性溃疡（三）（日本　竹本忠良） …………………… 662
　　老年人胃肠出血 …………………………………………………… 662
　　老年人上消化道出血 ……………………………………………… 662
　　老年人上消化道大出血 …………………………………………… 663
　　老年人早期胃癌 …………………………………………………… 663
　　老年人胃癌（一） …………………………………………………… 664
　　老年人胃癌（二） …………………………………………………… 664
　　老年人裂孔疝和反流性食管炎 …………………………………… 664
　　老年人食管癌 ……………………………………………………… 664
　　老年人胆囊炎/胆石症 ……………………………………………… 665
　　老年人急性出血坏死型胰腺炎（一） ……………………………… 665
　　老年人急性出血坏死性胰腺炎（二） ……………………………… 665
　　老年破坏型胆囊炎 ………………………………………………… 666
　　老年人克罗恩病 …………………………………………………… 666
　　老年人急腹症 ……………………………………………………… 666
　　老年人急性腹膜炎 ………………………………………………… 667
　　老年进展期胃癌 …………………………………………………… 667

第七章　消化病中医、中西医结合诊断标准 ………………………… 668
　　呕吐（一）（中华人民共和国中医药行业标准　1995年） ………… 668
　　呕吐（二）（上海市卫生局　2003年） ……………………………… 669
　　吐血（一）（中华人民共和国中医药行业标准　1995年） ………… 670
　　吐血（二）（上海市卫生局　2003年） ……………………………… 670
　　吐血与黑便（一）（全国血证急症研究协作组） …………………… 671
　　吐血与黑便（二）（全国中医急症研讨会　1987年） ……………… 672
　　吐血与黑便（三）（国家中医药管理局医政司血证急症协作组） … 673
　　便血（一）（中华人民共和国中医药行业标准　1995年） ………… 676

便血(二)(上海市卫生局 2003年) ………………………………… 676
消化性溃疡(一)(上海市卫生局 2003年) ……………………… 677
消化性溃疡(二)(中国中西医结合学会消化系统疾病专业委员会 2003年)
　………………………………………………………………………… 678
消化性溃疡中医证候分型(中华人民共和国卫生部药政局 1988年) …… 680
功能性消化不良(中国中西医结合学会消化系统疾病专业委员会 2003年)
　………………………………………………………………………… 681
慢性胃炎(上海市卫生局 2003年) ……………………………… 685
慢性胃炎中西医结合诊断辨证(中国中西医结合研究会消化系统疾病专业
　委员会 1989年) …………………………………………………… 686
胃脘痛(一)(中华全国中医学会内科学会 1983年) ………………… 689
胃脘痛(二)(中华人民共和国卫生部药政局 1988年) ……………… 691
胃脘痛(三)(国家中医药管理局医政司) …………………………… 693
胃脘痛(四)(中华人民共和国中医药行业标准 1995年) …………… 694
胃脘痛(五)(上海市卫生局 2003年) ……………………………… 695
急性胃痛(全国急性胃痛协作组会议 1985年) …………………… 696
急症胃病(全国中医急症研讨会 1987年) ………………………… 697
胃痛急症(国家中医药管理局医政司脾胃急症协作组) ……………… 699
胃痞(上海市卫生局 2003年) …………………………………… 702
胃反(上海市卫生局 2003年) …………………………………… 702
胃热证(中华人民共和国卫生部药政局 1988年) …………………… 703
胃阴不足(中华人民共和国卫生部药政局 1988年) ………………… 703
胃热证、胃阴虚证的分级(中华人民共和国卫生部药政局 1988年) …… 704
肝胃郁热证(中华人民共和国卫生部药政局 1988年) ……………… 704
寒邪内犯肝胃证(中华人民共和国卫生部药政局) …………………… 705
中医肝病征候临床辨证 …………………………………………… 705
中医虚证(一)(全国中西医结合虚证与老年病防治学术会议 1982年)
　………………………………………………………………………… 706
中医虚证(二)(全国中西医结合虚证与老年病研究专业委员会
　1986年5月) ………………………………………………………… 707
脾虚(卫生部药政局) ……………………………………………… 708
脾虚主症轻重分级(卫生部药政局) ………………………………… 710
脾虚肝郁证(卫生部药政局) ………………………………………… 710
脾虚肝郁证主症评级(卫生部药政局) ……………………………… 711
寒湿困脾(卫生部药政局 1988年) ………………………………… 712

湿热蕴脾证(卫生部药政局 1988年) …………………………………… 712
寒湿困脾、湿热蕴脾证症状轻重分级(卫生部药政局) …………………… 713
痞满证(卫生部药政局) ……………………………………………………… 714
泄泻病(卫生部药政局 1988年) …………………………………………… 714
泄泻(一)(全国中医急症研讨会 1987年) ………………………………… 716
泄泻(二)(中华人民共和国中医药行业标准 1995年) …………………… 717
泄泻(三)(上海市卫生局 2003年) ………………………………………… 718
便秘(一)(中华人民共和国中医药行业标准 1995年) …………………… 718
便秘(二)(上海市卫生局 2003年) ………………………………………… 719
噎膈(一)(中华人民共和国中医药行业标准 1995年) …………………… 720
噎膈(二)(全国中医急症研讨会 1987年) ………………………………… 720
噎膈(三)(上海市卫生局 2003年) ………………………………………… 721
呃逆(上海市卫生局 2003年) ……………………………………………… 722
腹痛(上海市卫生局 2003年) ……………………………………………… 722
黄疸(一)(上海市卫生局 2003年) ………………………………………… 723
黄疸(二)(中华人民共和国中医药行业标准 1995年) …………………… 724
胁痛(上海市卫生局 2003年) ……………………………………………… 725
急性胆囊炎(中华人民共和国卫生部 1987年) …………………………… 725
胆石症(中华人民共和国卫生部 1987年) ………………………………… 726
胆道感染、胆石病的中医辨证分型(全国中西医结合治疗胆系疾患会议
　1976年) …………………………………………………………………… 726
胆胀(上海市卫生局 2003年) ……………………………………………… 727
积证(上海市卫生局 2003年) ……………………………………………… 727
聚证(上海市卫生局 2003年) ……………………………………………… 728
慢性非特异性溃疡性结肠炎诊断分型(中华全国中医学会肛肠学会
　1987年) …………………………………………………………………… 728
慢性非特异性溃疡性结肠炎(中国中西医结合学会消化系统疾病专业委员会
　1992年) …………………………………………………………………… 729
溃疡性结肠炎(一)(上海市卫生局 2003年) ……………………………… 732
溃疡性结肠炎(二)(中国中西医结合学会消化系统疾病专业委员会
　2003年) …………………………………………………………………… 733
肠易激综合征(一)(上海市卫生局 2003年) ……………………………… 736
肠易激综合征(二)(中国中西医结合学会消化系统疾病专业委员会
　2003年) …………………………………………………………………… 736
肝硬化临床诊断、中医辨证(全国中西医结合学会消化系统疾病专业委员会

第五届学术会议　1993 年)……………………………………… 738
　肝硬化(一)(上海市卫生局　2003 年)………………………………… 740
　肝硬化(二)(中国中西医结合学会消化系统疾病专业委员会　2003 年)
　　…………………………………………………………………………… 741
　水臌(一)(中华人民共和国中医药行业标准　1995 年)……………… 744
　水臌(二)(上海市卫生局　2003 年)…………………………………… 745
　胃癌(上海市卫生局　2003 年)………………………………………… 746
　肝癌(上海市卫生局　2003 年)………………………………………… 747
　肠癌(上海市卫生局　2003 年)………………………………………… 748
　大肠癌的中医辨证(全国大肠癌科研协作会议　1978 年)…………… 749

第八章　消化系统疾病计量诊断法 ……………………………… 750
　克罗恩病(活动指数计算法)…………………………………………… 750
　非特异性炎症性肠病(诊断记分系统)………………………………… 751
　肠应激综合征自测(Kruis)……………………………………………… 753
　肠易激综合征(IBS)(诊断性评分)(Kruis W et al)…………………… 754
　肝功能分级(Pugh)……………………………………………………… 755
　肝功能的评分分级……………………………………………………… 755
　肝脏指数分类…………………………………………………………… 756
　肝癌(评分法)…………………………………………………………… 756
　肝癌患者生活质量(评分法)…………………………………………… 757
　肝硬化和肝癌…………………………………………………………… 757

第九章　上消化道疾病消化内镜诊断金标准 ………………… 759
　食管疾病………………………………………………………………… 759
　胃部疾病………………………………………………………………… 765
　十二指肠疾病…………………………………………………………… 774
　关于 AIP 诊断标准的解释……………………………………………… 778
　大肠疾病诊断标准……………………………………………………… 779

附录　消化系统肿瘤的分类 ……………………………………… 785
　食管肿瘤的分类(WHO)………………………………………………… 785
　胃肿瘤的分类(WHO)…………………………………………………… 787
　壶腹部肿瘤分类(WHO)………………………………………………… 788

小肠肿瘤的分类(WHO) …………………………………………………… 790
阑尾肿瘤的分类(WHO) …………………………………………………… 792
结肠和直肠肿瘤的分类(WHO) …………………………………………… 794
肛管肿瘤的分类(WHO) …………………………………………………… 796
肝和肝内胆管肿瘤的分类(WHO) ………………………………………… 797
胆囊和肝外胆管肿瘤的分类(WHO) ……………………………………… 799
胰腺肿瘤的分类(WHO) …………………………………………………… 801

第一章 食管疾病

食管失弛缓综合征
（日本　冈本）

此病有6项临床指标。
1. 持续存在的咽下困难。
2. 下部食管的圆锥形狭窄。
3. 胃管通过食管胃接合部并无任何抵抗。
4. 食管无蠕动，且存在下部食管括约肌弛缓障碍。
5. 对乙酰甲胆碱注射呈特异性反应。
6. 肠肌(nyneteric)神经丛的电变性。

食管失弛缓症（一）
（Becker）

1. 有吞咽困难症状。
2. 上消化道X线检查示食管扩张，食管远端呈平滑地逐渐变细，蠕动停止。
3. 内窥镜排除器质性狭窄和恶性肿瘤。
4. 食管压力计证实有下端括约肌松弛不全和食管体部全段蠕动停止。压力测定系通过水灌注式三腔导管系统进行。给予盐酸维拉帕米0.15 mg/kg（最多不超过10 mg）静注，于2分钟内完成。在给药后连续记录食管下端括约肌压力(LESP)15分钟，15分钟后改为每5分钟记录1次，直至给药后60分钟为止。同时记录血压和脉搏。

食管失弛缓症(二)
（Okamoto）

1. 持久性吞咽困难。
2. 食管下端漏斗形狭窄。
3. 食物通过时,食管-胃接合处无任何抗力。
4. 食管蠕动消失及食管下端括约肌弛缓减弱。
5. 乙酰甲胆碱注射后的特殊反应。
6. 肠肌神经丛的选择性变性。

完全具备上述6项可诊断为本病。

食管失弛缓症的分类
（Edward）

1. 胸骨下疼痛向颚、肩及臂放射,历时数分钟或数小时,可被硝酸盐类舌下含服所缓解,可能是乙酰甲胆碱及弥漫性食管痉挛所致。此类疼痛常与饮食无关。
2. 快速进食后发生胸骨下疼痛,反胃后可缓解。
3. 由食物卡住食管下端括约肌(lower esophageal sphincter,LES)而致胸骨下部或上腹部疼痛。
4. 胃-食管反流致烧心痛。
5. 患者可因饮食不能而致贫血、体重下降、营养不良等。少数患者可发生肺部感染,如支气管炎、肺炎、肺不张等,也有少数食管癌变的病例报道。

食管失弛缓症的分度
（Carlson）

根据食管扩张的程度分为4度。

1. 第一度(极轻度):食管大小正常,少量钡剂潴留在中1/3,下1/3食管收缩紊乱,食管下端括约肌(LES)不开放。
2. 第二度(轻度):食管呈梭形扩张,扩张度<4 cm,食管下1/3强烈收缩,

无蠕动波,LES 不开放,钡剂潴留明显。

3. 第三度(中度):食管扩张度在 4~6 cm,食管内有气液面,LES 不开放,胃泡消失。

4. 第四度(重度):食管极度扩大,>6 cm,并有延长、扭曲,可呈 S 形,LES 狭窄段光滑,钡剂呈假胃,有液平段。

暂时性食管下括约肌松弛(TLESR)
(Holloway)

将 TLESR(transient lower esophageal sphincter relaxation)的判断标准归纳如下。

1. LES 松弛发生前 4 s 至后 2 s 内无吞咽信号,或 LES 松弛发生前 3 s 至松弛开始无舌骨肌肌电复合波。

2. LES 压力下降速率$\geqslant$0.13 kPa/s。

3. 从松弛开始至松弛彻底耗时$\leqslant$10 s。

4. 松弛底值$\leqslant$0.27 kPa。

5. 若符合条件 2.~4.而且 LES 松弛$\leqslant$0.27 kPa 的时间持续 10 s 以上,即使在条件 1.限定的时间窗内有吞咽信号(除多发吞咽外)仍可将该 LES 松弛认为是 TLESR。

一过性下食管括约肌松弛

传统观念认为,下食管括约肌基础压力持续低下是导致胃-食管反流发生的主要原因,直到 1980 年才发现胃-食管反流常发生在与吞咽无关的下食管括约肌(LES)松弛时,并将这一现象定义为一过性下食管括约肌松弛。

TLESR 的定义

TLESR 是指与吞咽无关的 LES 压力(LESP)突然降低到或接近胃内压的水平,多数研究显示 LESP 至少降低 5 mmHg 才有意义。

目前,TLESR 的判断指标多数参考 Holloway 法:①LES 松弛发生前 4 s 至后 2 s 内无吞咽信号;②从松弛开始至松弛完全耗时$\leqslant$10 s;③LES 压力下降速率$\geqslant$1 mmHg/s;④松弛值应$\leqslant$2 mmHg/s;⑤若符合条件②、③、④,而且 LES

松弛≤2 mmHg 的时间持续 10 s 以上，即使在条件①限定的时间内有吞咽信号（除多发吞咽外），仍将该 LES 松弛认为是 TLESR。

反流性食管炎(一)
（日本食管疾病研究会）

1. 临床症状　剑突下烧灼感，吞咽食物时食管刺痛感，胸骨疼痛，咽下困难，反流。

2. X 线检查　食管钡餐见食管轻度狭窄，双重造影见黏膜面小颗粒状变化。

3. 实验室检查　食管内压力测定，食管内 pH 值测定及 Bernstein 试验（食管滴酸试验）。

4. 内镜检查
(1) 色泽变化型：以食管黏膜色泽变化（充血、白浊）为主。
(2) 糜烂、溃疡型：以食管黏膜破坏为主。
(3) 隆起肥厚型：以食管黏膜多数小隆起或肥厚为主。

5. 活组织病理检查
(1) 必须所见：
1) 急性炎症所见：中性粒细胞浸润。
2) 糜烂性炎症所见：上皮层破坏。
3) 慢性炎症所见：间质纤维化。
(2) 次要所见：毛细血管增生，肉芽组织形成，乳突延长，上皮再生，基底细胞增生，肌层纤维化、肥厚及瘢痕形成，除中性粒细胞外的其他炎症细胞浸润、水肿等。

反流性食管炎(二)
（中华医学会消化内镜学分会　2003 年）

中华医学会消化内镜学分会于 2003 年 10 月全国食管疾病诊断治疗研讨会对反流性食管病(炎)诊断及治疗方案(试行)提出了具体修改意见。

胃内容物（包括十二指肠液）反流入食管产生症状或并发症时，称为胃-食管反流病（gastro-esophageal reflux disease, GERD）。酸（碱）反流导致的食管黏膜破损称为反流性食管炎（reflux esophagitis, RE）。消化内镜是 RE 的主要诊断方法。

一、RE 的诊断

关于 RE 分级,尽管国际上已通用洛杉矶分级,与会代表仍认为,有我国自己的分级标准是必要的。

1. RE 的内镜诊断及分级 有典型的 GERD 症状,如明显烧心、反酸、胸骨后灼痛等,而无报警症状者需具备下列 RE 的依据(表 1-1)。

表 1-1 反流性食管炎内镜分级

分级	食管黏膜内镜下表现
0 级	正常(可有组织学改变)
Ⅰ级 Ⅰa	点状或条状发红、糜烂<2 处
Ⅰ级 Ⅰb	点状或条状发红、糜烂≥2 处
Ⅱ级	有条状发红、糜烂,并有融合,但并非全周性,融合<75%
Ⅲ级	病变广泛,发红、糜烂,融合呈全周性,融合≥75%

注:各病变部位(食管上、中、下段)和长度;若有狭窄注明狭窄直径和长度;Barrett 食管应注明其长度、有无食管裂孔疝。

2. RE 的病理分级 RE 的基本病理改变是:①食管鳞状上皮增生,包括基底细胞增生超过 3 层和上皮延伸;②黏膜固有层乳头向表面延伸,达上皮层厚度的 2/3,浅层毛细血管扩张、充血和(或)出血;③上皮层内中性粒细胞和淋巴细胞浸润;④黏膜糜烂或溃疡形成,炎细胞浸润,肉芽组织形成和(或)纤维化;⑤胃-食管连接处以上出现 Barrett 食管改变(表 1-2)。

表 1-2 反流性食管炎病理分级

病理改变	分级		
	轻度	中度	重度
鳞状上皮增生	+	+	+
黏膜固有层乳头延伸	+	+	+
上皮细胞层内炎细胞浸润	+	+	+
黏膜糜烂	−	+	−
溃疡形成	−	−	+
Barrett 食管改变	−	−	+/−

二、RE 的治疗

见图 1-1,具体方法省略。

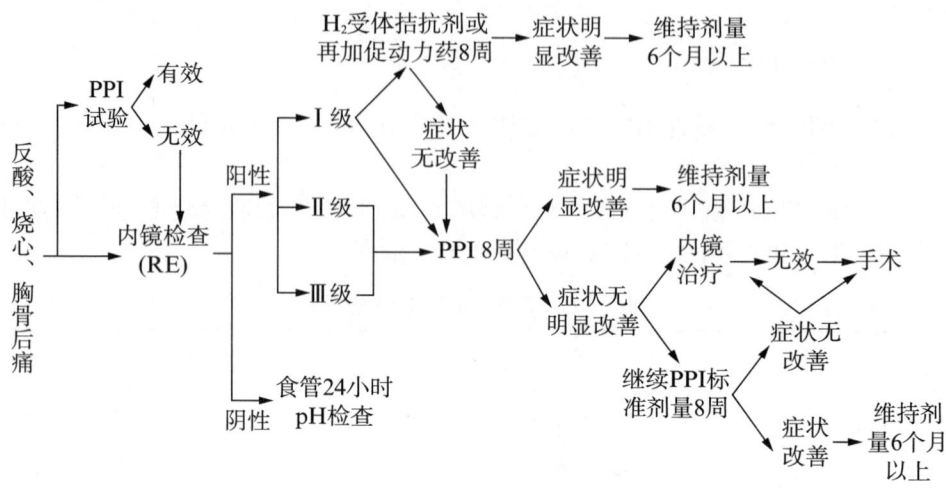

图 1-1　GERD 诊治流程

反流性食管炎时,可有鳞状上皮细胞假上皮瘤性增生,纤维母细胞和血管内皮细胞增生,伴一定程度的细胞异型性,应防止误诊为癌或肉瘤。

3. 质子泵抑制剂(PPI)试验　标准剂量连用 14 天或双倍剂量连用 7 天,患者症状消失或显著好转。

4. 鉴别诊断　注意与药物性食管炎、真菌性食管炎、腐蚀性食管炎、免疫相关的食管病变以及食管癌相鉴别。

反流性食管炎(三)
(东京分类)

日本也提出了一系列 RE 分级标准,如 1973 年食管炎研究会指定了规约,1995 年大津又提出修改意见,直至 1996 年又重新修订了东京方案,他们仍沿用以病理改变充血、糜烂、溃疡、狭窄的 4 个阶段为基础,分出 5 级(表 1-3)。1 级的发红应是碘染后不着色,以此与再生上皮相区别,发红及白色这一级别是为了提高早期诊断和敏感性。附记内容与洛杉矶分类相同,不将再生上皮的发红列为黏膜破损及糜烂之中,而设 0 级是为了观察治疗效果。问题是在长度记载<5 mm、5～10 mm、>10 mm 是否能如此准确,黏膜发红、白色混浊也会因操作者的主观判断而有差别,因而会使重复性下降,而此分类中将糜烂、溃疡并列,忽视了糜烂与溃疡病理学上程度的不同。

表1-3　食管炎的东京分类(1996年)

等级	特　征
0级	无食管炎所见
1级	发红或白色混浊
2级	糜烂溃疡在齿状线上5 mm以内,无融合者
3级	糜烂溃疡距齿状线5～10 mm,可见有融合者(但未及全周)
4级	糜烂溃疡距齿状线超过10 mm,有融合(呈全周状)

注：Barrett：有或无,长度；狭窄：有或无,直径。

反流性食管炎(四)
(洛杉矶分类)

1994年,世界消化会议上提出了洛杉矶分类,基于可重复性强而成为具有普遍临床意义的分类,通称为洛杉矶分类(LA),共分4级：A级长不超过5 mm；B级至少1处>5 mm且互不融合；C级至少1处有2条破损且互相融合；D级融合成全周的黏膜破损；而将有无溃疡、狭窄、Barrett记在附记中。在这一分类中不采用糜烂、溃疡的病理学名词,而使用了黏膜破损(mucosal break)这一新的概念,认为糜烂、溃疡在肉眼下难以区分,但发红、充血与糜烂、溃疡在肉眼下应该能鉴别出来,尤其用了Lugol液喷洒更易于鉴别。而长度为5 mm与>5 mm者在病理和病情上有多大区别,肉眼识别能否将5 mm与6 mm分辨得如此准确；有的发红是愈合的再生上皮,碘染变成浓褐色,而充血的发红却不着色,这种已近愈合的病变与正处于糜烂上皮有破损的病变两者是可以区别的,在洛杉矶分类中未能体现出来。

反流性食管病(炎)
[全国反流性食管病(炎)研讨会　1999年]

胃内容物(包括十二指肠液)反流入食管产生症状或并发症时,称为胃-食管反流病(gastro-esophageal reflux disease, GERD)。酸(碱)反流导致的食管黏膜破损称为反流性食管炎(reflux esophagitis, RE)。消化内镜是RE的主要诊断方法。GERD广义地包括了食管黏膜破损或无破损,因此,可分为内镜阳性GERD和内镜阴性GERD。内镜检查食管黏膜有破损者为RE。

一、RE 的诊断标准

有典型的 GERD 症状,如明显烧心、反酸、胸骨后灼痛等,而无报警症状者需具备下列 RE 的依据。

1. RE 的内镜诊断及分级(表 1-4)

表 1-4 反流性食管炎的内镜诊断及分级

分级	食管黏膜内镜下表现	积分
0 级	正常(可有组织学改变)	0
Ⅰ 级	点状或条状发红,糜烂,无融合现象	1
Ⅱ 级	有条状发红,糜烂,并有融合,但非全周性	2
Ⅲ 级	病变广泛,发红、糜烂、融合,呈全周性,或溃疡	3

注:各病变部位(食管上、中、下段)和长度;狭窄部位、直径和程度;Barrett 食管改变部位,有无食管裂孔疝。

2. RE 的基本病理改变 ①食管鳞状上皮增生,包括基底细胞增生超过 3 层和上皮延伸;②黏膜固有层乳头向表面延伸,达上皮层厚度的 2/3,浅层毛细血管扩张,充血和(或)出血;③上皮层内中性粒细胞和淋巴细胞浸润;④黏膜糜烂或溃疡形成,炎细胞浸润,肉芽组织形成和(或)纤维化;⑤胃-食管连接处以上出现 Barrett 食管改变。RE 的病理分级(表 1-5)。

表 1-5 反流性食管炎病理分级

病 变	分 级		
	轻度	中度	重度
鳞状上皮增生	+	+	+
黏膜固有层乳头延伸	+	+	+
上皮细胞层内炎细胞浸润	+	+	+
黏膜糜烂	−	+	−
溃疡形成	−	−	+
Barrett 食管改变	−	−	+/−

反流性食管炎时,可有鳞状上皮细胞假上皮瘤性增生,纤维母细胞和血管内皮细胞增生,伴一定程度的细胞异型性,应防止误诊为癌或肉瘤。

3. GERD 的动力诊断依据 根据食管 24 小时 pH 值监测的有关参数测算酸反流计分,大于 15 分为阳性。15～50 分为轻度 GERD,51～100 分为中度 GERD,大于 100 分为重度 GERD。对碱反流可用 24 小时胆汁监测仪(Bilitec-2000)。

4. 质子泵抑制剂(PPI)试验 如奥美拉唑(Losec)20 mg,每日 2 次,共 7

天,患者症状消失或显著好转,提示为明显的酸相关性疾病,在排除消化性溃疡等疾病后,考虑 RE 的诊断。

二、GERD 及 RE 的临床分级

以食管的内镜表现为判断 RE 级别的依据。内镜下食管黏膜 0 级为正常,Ⅰ级为轻度 RE,Ⅱ级为中度 RE,Ⅲ级为重度 RE;内镜下食管黏膜病变 0 至 Ⅰ级为轻度 GERD。

反流性食管炎的分期

Savary-Miller 的标准将反流性食管炎分为 4 期。

第Ⅰ期是有一个或多个前庭上的非融合的黏膜糜烂性损害,伴有红斑或渗出。

第Ⅱ期是融合的糜烂性和渗出性黏膜损害,但未累及食管全周。

第Ⅲ期是糜烂性和渗出性损害累及食管全周,并导致食管壁的炎性浸润,但无狭窄。

第Ⅳ期是慢性黏膜损害——溃疡、管壁纤维化、狭窄、食管短缩、瘢痕形成伴柱状上皮。

反流性食管炎的分级

Tytgat 提出修正,他认为浅表糜烂列入Ⅰ级病变不合适,Barrett 食管在各级中均可见,不宜单独列入Ⅳ级中。他结合文献中几个分类建议,提出新的分级标准如下。

0级:无反流引起食管黏膜损害的证据,食管鳞状、柱状上皮连接处(SCMJ)清晰,无易脆的证据,食管远端黏膜光滑,并有光泽。

Ⅰ级:SCMJ 食管胃连接处或齿状线(Z 线)处有轻度斑片状或较弥漫的红斑,SCMJ 轻度模糊、轻度易脆,食管远端黏膜失去光泽,但这些并不能解释为反流引起的黏膜损害的特征,无黏膜破坏的表现。

Ⅱ级:一个或少数几个较分散的红点状或条状浅表糜烂,伴有或不伴有白色黏性分泌物,这种线型糜烂通常是小的,且常常在食管黏膜皱襞嵴上,损害面小于 SCMJ 上方 5 cm 以内食管面积的 10%。

Ⅲ级:融合的但不是环绕食管的糜烂面(无论是长径还是横径),其上有分泌物覆盖或腐痂形成,累及面小于食管远端 5 cm 以内食管面积的 50%。

Ⅳ级：在 SCMJ 处有环绕食管的糜烂面及渗出物，不论其占食管远端面积的大小。

Ⅴ级：食管内任何部位的溃疡或不同程度的狭窄。

反流性食管炎的分类

第十届洛杉矶国际消化会议提出的反流性食管炎的内镜表现的分类。
A 级：食管黏膜有一个或几个＜5 mm 的黏膜损伤（mucous break）。
B 级：除 A 级外，连续病变黏膜损伤＞5 mm。
C 级：非环形的超过两个皱襞以上的黏膜融合性损伤。
D 级：黏膜有环状融合性损伤病灶。

反流性食管炎的内镜诊断标准

（消化内镜学会 1992 年）

1. 轻度：红色条纹和红斑，累及食管下 1/3。
2. 中度：糜烂＜1/2 食管周围，仅累及食管中、下段。
3. 重度：Ⅰ级：糜烂累及＞1/2 食管周围；或已累及上段，或形成溃疡＜1/3食管周围；在食管任何部位。Ⅱ级：溃疡累及＞1/3 圆周食管，任何部位。
并发症：食管缩短，Barrett 食管。

巴雷特（Barrett）食管（一）

Barrett's esophagus（BE）的概念最早是在 1950 年由 Norman Barrett 提出的，与之同义的说法有"慢性食管溃疡"、"被覆柱状上皮的下端食管"、"Barrett 溃疡"、"Barrett 化生"等，系指远端食管的鳞状上皮被柱状上皮所替代，替代后的食管易于发生腺癌。

诊断

1. 病史　长期反复的胃食管反流（GER）病史，但有时烧心感、反酸症状可缺如。
2. 食管吞钡 X 线检查　典型的 BE 黏膜呈现特殊的网状影像，同时可有中段食管狭窄、食管溃疡、巨大的食管裂孔疝。约有40%患者X线无异常表现。

3. LESP和20小时食管pH值测定　BE患者的LESP降低比单纯性GER更为明显。通过测压计可显示食管动力障碍,如收缩幅度、蠕动频率减弱,故患者对反流物的清除能力下降。正常人1天97%的时间食管内pH值在4~8,平均为6,而BE患者食管内pH值<4或>8的时间较长,故提示酸或十二指肠液反流至食管与黏膜的接触时间延长。而合并有胃酸和胆汁反流的BE患者,黏膜损害更为明显。

4. 内镜　由于同时可行组织活检,对于BE的诊断最为关键。镜下食管黏膜呈现特殊的天鹅绒红色,并能以不规则指样或树枝状向远端伸展。同时,可发现有食管炎症、溃疡或食管裂孔疝。但仍有50%患者在内镜下不能通过黏膜颜色鉴别,此时可用甲苯胺蓝(toluidine blue)液染色,鳞状上皮不染色,而BE化生黏膜呈特殊蓝色表现。

活检取材尽可能挑选可疑部位,包括岛状、舌状及不规则区域。对于长段BE,则每隔2 cm取材一次;短段BE,沿周径部取材几次。

5. 超声内镜　可探测到BE化生区域管壁增厚,伴有不典型增生者局部更厚,故可指导活检,提高对早期癌肿的诊断,且对手术准确定位有帮助。据报道,管壁>4 mm的BE,经手术切除后证实,均有不典型增生改变。

6. 细胞遗传分析　对BE柱状上皮区域进行细胞核型分析,发现细胞染色质呈非整倍体时,强烈提示BE合并不典型增生或腺癌发生。对BE合并腺癌术后观察,若为二倍体者,其3年生存率为51%,5年生存率为25%,而非整倍体或四倍体的3年生存率为10%,5年生存率为0。

近年来对肿瘤抑制性蛋白P_{53}与BE发生癌变的相关性作了许多研究后发现,当P_{53}基因突变时,致使原在正常细胞内常规免疫组化不能显示的P_{53}蛋白开始高度表达。通过苏木精复染定量,发现在慢性食管炎无异型增生时为0,在BE合并轻度不典型增生时为60%,合并重度不典型增生时为100%,合并腺癌时为70%。

巴雷特食管(二)

诊断

巴雷特食管是食管内层的化生性改变,食管上皮从通常的鳞状黏膜变成柱状上皮。内镜检查时可见远端食管被覆柱状上皮。在健康人中,鳞状上皮-柱状上皮交界和胃-食管交界位于同一水平,但在有巴雷特食管的患者中,鳞状上皮-柱状上皮交界向近端移位。在内镜下,胃襞顶端的胃-食管交界很明显,鳞状上皮-柱状上皮交界显现为从浅粉色的食管鳞状上皮到红色胃柱状上皮的过渡。

在组织学上,根据内镜检查时发现的化生上皮长度,人为地将巴雷特食管分为短段病变(＜3 cm)或长段病变(≥3 cm)。然而,这种分类是否有临床意义,或者能否改变其处理方法,这些问题现在并不清楚。进行内镜检查时,巴雷特食管的范围也可用普拉格(Prague)周径和最大值(C 和 M)标准分级,这是基于对被覆柱状上皮的食管的周径范围和最大范围进行标化,并得到证实的分级系统。从食管柱状(上皮)段取黏膜活检标本,来证实存在化生上皮或肿瘤上皮。

Barrett 食管(三)

(中华医学会消化病学分会 2011 年)

为规范我国 Barrett 食管(BE)的诊断和治疗,中华医学会消化病学分会于 2011 年 6 月 4 日在重庆召开了全国第二届 BE 专题学术研讨会,就 BE 的有关问题进行了广泛的讨论,并达成以下共识。

一、定义

BE 是指食管下段复层鳞状上皮被化生的单层柱状上皮替代的一种病理现象,可伴有或不伴有肠上皮化生。其中伴肠上皮化生者属于食管腺癌的癌前病变,至于不伴有肠化生者是否属于癌前病变,目前仍有争议。

二、临床表现

BE 主要表现为胃-食管反流病(GERD)的症状,如烧心、反酸、胸骨后疼痛和吞咽困难等。但近年来的流行病学资料发现,有接近 40% 的患者并无 GERD 症状。目前认为,BE 的主要临床意义是其与食管腺癌的关系,对于普通人群和单纯 GERD 患者,并不建议常规筛查 BE,但对那些有其他多个危险因素的患者[年龄 50 岁以上;长期反流性食管炎;膈疝;肥胖(特别是腹部肥胖者)]应该筛查 BE。

三、诊断

本病的诊断主要根据内镜检查和食管黏膜活检。当内镜检查发现食管下段有柱状上皮化生表现时称为"内镜下可疑 BE",经病理学检查证实有柱状细胞存在时即可诊断为 BE,发现有肠上皮化生存在时更支持 BE 的诊断。

(一)内镜诊断

1. 内镜检查标志 食管远端灰红色鳞状上皮在胃-食管连接处移行为橘红

色柱状上皮,在鳞-柱状上皮交界处构成齿状Z线,即为鳞-柱状上皮交界处(SCJ)。胃-食管结合处(GEJ)为管状食管与囊状胃的交界,其内镜下定位的标志为食管下端纵行栅栏样血管末梢或最小充气状态下胃黏膜皱襞的近侧缘。明确区分SCJ及GEJ对于识别BE是十分重要的。正常情况下,SCJ(Z线)与GEJ应位于同一部位,Z线下方为胃贲门部黏膜,Z线上方为鳞状上皮。因反流性食管炎黏膜在外观上可与BE混淆,所以确诊BE需要病理活检证实。

2. **内镜下表现** 发生BE时Z线上移,表现为GEJ的近端出现橘红色伴或不伴有栅栏样血管表现的柱状上皮,即SCJ与GEJ分离。近年来,色素内镜、放大内镜、窄带光谱成像内镜(NBI)、激光共聚焦内镜已应用于BE的诊断,这些技术能清晰地显示出黏膜的微细结构,有助于定位,并能指导活检。

3. **内镜下分型** ①按化生的柱状上皮长度分为长段BE(化生的柱状上皮累及食管全周且长度≥3 cm)和短段BE(化生的柱状上皮未累及食管全周或虽累及全周但长度<3 cm)。②按内镜下形态分为全周型、舌型和岛状。③布拉格C&M分类法。C代表全周型化生黏膜的长度,M代表化生黏膜最大长度。如:C3-M5表示食管圆周段柱状上皮长3 cm,非圆周段或舌状延伸段在GEJ上方5 cm;C0-M3表示无全周段上皮化生,舌状伸展在GEJ上方3 cm。此分级对≥1 cm的化生黏膜有较高敏感性;而对<1 cm者则敏感性较差。

(二) 病理学诊断

1. **活检取材** 推荐使用四象限活检法,即常规从GEJ开始向上以2 cm的间隔分别在4个象限取活检,每个间隔取8块以上的黏膜组织能有效提高肠上皮化生的检出率。对疑有BE癌变者应每隔1 cm进行4象限活检,提倡应用新型内镜技术进行靶向活检。

2. **食管下段化生的柱状上皮的组织学分型** 分为3型。①胃底型:与胃底上皮相似,可见主细胞和壁细胞,但BE上皮萎缩较明显,腺体较少且短小。此型多分布在BE的远端近贲门处。②贲门型:与贲门上皮相似,有胃小凹和黏液腺,但无主细胞和壁细胞。③肠上皮化生型:表面有微绒毛和隐窝,杯状细胞是其特征性细胞。AB(pH值=2.5)或硫酸黏液组化染色、Cdx2和黏蛋白的免疫组织化学染色有助于识别杯状细胞。

3. **BE伴异型增生** 分为轻度和重度。①轻度异型增生:结构正常,细胞核增大浓染,但胞核不超过细胞大小的1/2,可见有丝分裂现象。杯状细胞和柱状细胞的黏蛋白减少,并可见萎缩的杯状细胞。②重度异型增生:结构发生改变,可有分支出芽,呈绒毛状伸向黏膜表面。细胞核浓染并超过细胞大小的1/2。可不规则分层,有丝分裂多见,杯状细胞和柱状细胞通常缺失,黏液产生缺失或减少,这种异常可延伸至黏膜表面。

Barrett 食管的分型

20 世纪 80 年代以来,一些国家和地区胃远侧部位肿瘤发生率呈下降趋势,食管原发性腺癌和贲门癌的发病率则呈上升趋势,其中部分地区食管腺癌发病率在过去的 30 年间增加了近 6 倍。贲门癌有别于胃远侧部位肿瘤。我国贲门癌发病率上升。食管末端的腺癌几乎均源于 Barrett 食管(Barrett's esophagus,BE)。40%以上的贲门癌与 BE 有关。通过对食管末端和胃-食管连接处肠化生的随访可监测和发现其进一步的异型增生和癌变情况。BE 的病因虽未明确,但目前多数研究认为 BE 的发生和胃-食管反流直接相关,10%~12%的 BE 患者因反流症状而接受内镜检查。BE 和食管腺癌的关系已经明确。贲门癌和 BE 的关系正日益受到关注。

一、BE 的定义

1950 年,英国心胸外科医师 Norman Barrett 首次报道并以他的名字命名了 BE。BE 的最初定义为:食管远端正常鳞状上皮被柱状上皮替代,受累长度 $\geqslant 3$ cm,也称长节段 BE(long-segment Barrett's esophagus,LSBE)。1998 年,美国胃肠病学会提出了 BE 的最新定义:食管远端组织活检有肠化生柱状黏膜存在,柱状上皮替代鳞状上皮的长度 <3 cm,也称短节段 BE(short-segment Barrett's esophagus,SSBE)。新定义重点强调和食管腺癌发病有关的肠化生上皮(metaplasia columnar mucosa)。多项队列研究显示,多数食管腺癌均伴随肠化生,贲门腺癌亦常伴肠化生。

二、BE 的诊断

内镜见食管远端正常鳞状上皮被柱状上皮替代,不论受累长度,只要活检示有肠化生柱状黏膜存在即可诊断。黏膜组织活检是诊断的关键。活检数和 BE 肠化生的识别率呈正比,但具体取活检数尚无共识。目前多建议病变处多次取活检,其他四象限至少每隔 2 cm 取一次活检。一旦确定为高度异型增生(high-grade dysplasia,HGD),应四象限间隔 1 cm 取活检。放大内镜、高分辨率内镜、内镜窄带成像技术和共聚焦激光显微内镜有助于靶向活检。

三、BE 的组织分型

BE 的组织分型有 3 型。
1. 胃底型　和胃底上皮相似,可见主细胞和壁细胞,但上皮萎缩,腺体较少且短小。此型分布在 BE 的远端近贲门处。

2. 贲门型　和贲门上皮相似,有胃小凹和黏液腺,但无主细胞和壁细胞。

3. 特殊肠化生型(specialized intestinal metaplasia, SIM, Ⅲ型)　分布于鳞状细胞和柱状细胞交界处,具有结肠表型,表面有绒毛和隐窝,杯状细胞是其特征性细胞。此型特点为含酸性黏液,此型不同于和正常小肠上皮相似的含有大量吸收细胞的Ⅰ型(完全)肠化生,细胞角蛋白-7和克隆增强标记物MABDAS-1抗体可使其着色,有助识别特殊肠化生。此型癌变风险最大,与来源于 BE 的食管和贲门腺癌关系更为密切。

四、BE 的异型增生

1. 低度异型增生(low-grade dysplasia, LGD)　组织结构正常,细胞核增大浓染,但核不超过细胞大小的 1/2,可见有丝分裂。杯状细胞黏蛋白减少,可见萎缩的杯状细胞。

2. HGD　腺体结构改变,可有分枝出芽,呈绒毛状伸向黏膜表面。细胞核浓染并超过细胞大小的 1/2,可有不规则分层,有丝分裂多见,杯状、柱状细胞通常缺失。黏液产生缺失或减少。这种异常可延伸至黏膜表面。

五、BE 的癌变

研究认为,几乎所有的食管腺癌均来源于 BE,许多贲门癌的发生与 SSBE 有关,BE 是食管腺癌和部分贲门癌的癌前病变。BE 中腺癌的发病率为 0.0%~14.8%。病理研究发现,BE 癌变经历特殊肠化生→LGD→HGD→原位癌→浸润性腺癌的病理过程。从 HGD 发展至腺癌的时间不等。LSBE 更易发生异型增生和癌变,BE 长度每增长 1 倍,其癌变危险性将增加 1.7 倍。间变 BE 的柱状上皮长度明显超过单纯 BE。

胃-食管反流性疾病(GERD)(一)
(香港-北京国际胃肠病学术会议)

GERD 的诊断必须符合以下几条中的第 1 条加第 2 条,或第 1 条加第 3 条中的任何一项。

1. 有胃-食管反流的症状(反酸或反胃、烧心、胸痛等)。
2. 内镜可见反流性食管炎的改变。
3. 客观检查证据
(1) 食管钡餐示排空延迟。

(2) 静息核素检查：GER 指数>6.26($\bar{x}$+2s)。

(3) 24 h 食管 pH 值监测示 pH 值<4 的出现次数大于 4%。

(4) 食管测压示 LESP 降低(<10 mmHg 或 1.333 kPa)或 LES 松弛时间延长，或食管体部蠕动波幅降低。

(5) 向食管下部灌注盐酸可以引起胸痛。

对 GERD 的诊断依赖于多种方法的联合，而单一方法不够敏感。抗酸药或动力促进剂的治疗既有效又可以支持诊断。

胃-食管反流性疾病(二)

2003 年 10 月，新加坡举行的亚太地区消化疾病学术周(Asia-Pacific digestive week，APDW)讨论并通过了关于胃-食管反流病(gasto-esophageal reflux disease，GERD)的亚太共识。该共识由来自亚太地区 9 个国家的消化病学专家于 2002 年 11 月在夏威夷讨论并制定。

与西方国家相比，亚洲 GERD 的发病率较低，但有上升趋势，非典型表现者并非少数。患者多为轻度 GERD，内镜表现为无糜烂食管反流性疾病(non-erosive esophageal reflux disease，NERD)，或是洛杉矶分类的 A 级、B 级食管炎，Barrett 食管或食管狭窄者相对少见。由于亚洲人 Hp 感染率高于欧洲人，更应注意 GERD 与 Hp 相关性上消化道疾病(如消化性溃疡、胃癌)的鉴别。

夏威夷会议讨论的目的是就 GERD 的诊断、发病机制、治疗、初级保健中的处理程序 4 个方面达成亚太共识。工作组的成员根据循证医学原理，按可利用证据的级别(A 级：设计很好的随机对照研究；B 级：设计很好的队列或病例对照研究；C 级：病例报告或设计较差的研究；D 级：个人的观察意见)对共识的每一条叙述表明自己的支持程度(完全同意；同意；不同意；完全不同意)。

此次会议的讨论结果(表 1-6)。

表 1-6 GERD 诊断的共识

项目	共识	支持度	证据级别
糜烂性 GERD	诊断该病的金标准是胃镜	完全同意	A 级
NERD	现阶段无金标准，最能协助诊断的是胃镜无异常，但食管 pH 值监测或 PPI 试验阳性。需进一步研究高清晰内镜的诊断价值	完全同意	C 级

(续表)

项目	共识	支持度	证据级别
胃镜检查	胃镜在GERD诊断中的作用：①明确有无食管黏膜糜烂、溃疡、狭窄、Barrett上皮和食管癌，排除其他上消化道疾病。②针对GERD并发症，提供内镜诊断和(或)治疗	完全同意	C级
组织学检查	组织学检查在GERD诊断中的作用是明确有无Barrett化生、异型增生和食管癌。目前没有证据支持对NERD患者进行常规食管黏膜活检	完全同意	C级
24小时pH值	24 h pH值监测在GERD诊断中的作用：①评价应用PPI治疗后仍有症状的GERD患者。②评价PPI治疗前或PPI治疗失败后有GERD非典型症状(食管外表现)的患者。③抗反流手术前证实GERD的诊断，或抗反流手术后复发的GERD症状	完全同意	C级
PPI试验	PPI试验(标准或双倍剂量PPI应用1~2周)在GERD诊断中的作用：1. 证实NERD的诊断(标准剂量PPI)。2. 评价有GERD非典型症状(食管外表现)的患者(双倍剂量PPI)	完全同意	B级
Barrett食管	不推荐现行的对GERD患者的常规内镜筛查，因为亚洲Barrett食管的发生率低(0.08%)。需进一步研究证实亚洲GERD及其并发症正在增加的初步印象	完全同意	C级
Barrett食管监测	即便在Barrett食管高发的国家，对这类患者进行内镜监测也仍存争议。目前尚无亚洲的资料显示内镜监测Barrett食管患者有潜在作用，所以应个体化处理。仍可参考美国消化病学会实施的指南	完全同意	C级

注：糜烂性GERD：由胃-食管反流引起的任何长度的食管黏膜破损；NERD：存在由胃-食管反流引起的典型症状如烧心、反酸、胸痛及食管外表现(咳嗽、声嘶、哮喘等)，胃镜检查无食管黏膜破损。

胃-食管反流性疾病(三)

(洛杉矶会议 1994年)

A级：黏膜破损(糜烂、溃疡)局限于一条黏膜，直径<5 mm。
B级：破损直径>5 mm，但其顶端无黏膜融合。
C级：黏膜破损相互融合，但小于周径75%。
D级：融合之病灶>75%。

胃-食管反流病

胃-食管反流病(gastro-esophageal reflux disease，GERD)是指过多的胃、十二指肠内容物反流入食管引起烧灼感、疼痛感而导致的疾病,反流物还可致食管、咽喉和气管等食管以外的组织受损害。

胃-食管反流病在西方国家十分常见,其人群中7%～15%有胃-食管反流症状,并且随着年龄的增长而增加,40～60岁为发病高峰年龄,且无男女性别差异;而有胃-食管反流症状的患者,男性多于女性,为(2～3)∶1。与西方国家相比,亚洲地区胃-食管反流病的发病率较低,但近年来有上升的趋势,且多为无糜烂性GERD,或90%为洛杉矶分类的A级和B级食管炎,Barrett食管和食管狭窄少见。

1. 病因　胃-食管反流分为胃内容物(胃酸、胃蛋白酶)反流和十二指肠内容物(胆汁、胰酶)反流,以及两者同时存在的混合反流。从广义上讲,凡能引起胃-食管反流的情况,如进行性系统性硬化症、妊娠呕吐以及任何病因引起的呕吐,或长期放置胃管、三腔管等均可继发胃-食管反流病。

2. 分类　胃-食管反流病分为无糜烂性GERD和糜烂性GERD。

(1) 无糜烂性GERD　指存在由胃-食管反流引起的典型症状,如烧心、泛酸以及胸痛和食管外表现(声嘶、咳嗽、哮喘等),但胃镜检查无食管黏膜破损性炎症病变,又称为内镜阴性的胃-食管反流病。

(2) 糜烂性GERD　指存在由胃-食管反流引起的任何长度的食管黏膜破损性炎症病变,又称为反流性食管炎。

(3) 反流性食管炎和食管裂孔疝　有长期咽下疼痛、泛酸、烧心的病史,且反复发作,终致食管黏膜瘢痕形成,出现吞咽困难。X线钡餐造影显示,食管管腔轻度狭窄,边缘光滑;有裂孔疝存在时可见有粗乱的胃黏膜经裂孔疝入胸腔。内镜检查可见食管黏膜糜烂、溃疡形成,无癌肿证据。

(4) 食管外压性改变　肺癌纵隔淋巴结转移、纵隔肿瘤、纵隔淋巴结炎症等可压迫食管而致食管狭窄,产生吞咽困难的症状。

(5) 食管静脉曲张　有相应肝病病史,可伴有轻度吞咽困难。X线钡餐造影可见食管下段黏膜皱襞增粗、纡曲,呈串珠状充盈缺损。内镜检查可见黏膜下纡曲的血管。

(6) 食管平滑肌瘤　有轻微的吞咽困难症状。X线钡餐造影可见凸向管腔的光滑圆形附壁样充盈缺损,表面黏膜展平呈"涂抹征",无溃疡,局部管腔扩张正常。内镜检查可见正常黏膜下的圆形肿物,在食管蠕动时可见黏膜下的"滑动"现象。

(7) 食管结核　较少见。临床上多有进食哽噎史。X 线钡餐造影显示,病变部位稍窄发僵,或有较大的溃疡,有周围充盈缺损;但黏膜破坏不如食管癌那样明显。食管黏膜病理检查有干酪样坏死物,平均发病年龄小于食管癌,存在感染途径。

胃-食管反流病

（中华医学会消化病学分会　2014 年）

胃食管反流病(GERD)是临床常见病,其在我国人群中的发病率约为5%～10%。自2007年我国发布GERD治疗共识意见至今的7年时间内,GERD诊疗有了长足的发展,亦有很多高质量临床研究问世。

1. GERD 的症状与诊断

GERD 的症状　症状是诊断 GERD 的重要依据。共识意见指出：GERD 的典型症状是烧心和反流;不典型症状包括胸痛、上腹痛、上腹烧灼感、嗳气等。其中胸痛患者在进行反流评估前需先排除心脏的因素。此外,GERD 可伴随食管外症状,包括咳嗽、咽喉症状、哮喘以及牙蚀症等。

GERD 的诊断　质子泵抑制剂(PPI)试验、食管反流监测及内镜检查是常用的 GERD 诊断手段。共识意见指出,PPI 试验简便有效,可作为 GERD 酸反流的诊断试验。对于有烧心、反流症状的患者且内镜检查阴性疑似 GERD 患者,可给予标准剂量 PPI bid,治疗 1～2 周,如症状减轻 50% 以上,则可判断为 PPI 试验阳性,并确诊为非糜烂性反流病(NERD)。

食管反流监测是 GERD 的有效检查方法,未使用 PPI 的患者可选择单纯 pH 值监测,若正在使用 PPI 治疗则需加阻抗监测以检测非酸反流。

值得注意的是,与其他国家相比,我国共识意见对内镜检查的推荐更为积极,建议具有反流症状的患者在初诊时即行内镜检查。对于内镜检查正常的患者,在其检查过程中不推荐常规进行食管活检。此外,共识意见认为食管测压可了解食管动力状态,可用于术前评估,但不能作为 GERD 的诊断手段。

2. 难治性 GERD 的诊疗

共识意见指出,难治性 GERD 尚无统一定义,可认为双倍剂量的 PPI 治疗 8～12 周后烧心和(或)反流等症状无明显改善。

PPI 治疗无效的原因多样,首先需检查患者的依从性,并优化 PPI 使用。在药物的选择方面,抑酸强度高、个体间代谢速率差异小的 PPI 是优选。

难治性 GERD 患者需进行食管阻抗-pH 值监测及内镜检查等评估。若反流监测提示存在症状相关酸反流,可增加 PPI 剂量和(或)换一种 PPI,或在权衡利弊后行抗反流手术治疗或抗食管下端括约肌的一过性松弛治疗。

有研究显示,增加埃索美拉唑剂量至 80 mg 可改善食管 pH 值异常及病理反流。此外,其用于治疗糜烂性食管炎不受 CYP2C19 基因多态性影响。

3. GERD 合并症及食管外症状

反流性食管炎和 Barrett 食管是 GERD 的重要组成部分。共识意见指出,反流性食管炎患者,尤其是 LA-C 及 D 级患者治疗后建议进行定期随访。Barrett 食管患者推荐进行定期内镜复查,以便早期发现异型增生和早期癌。

对于合并食管狭窄的 GERD 患者,经食管扩张治疗后需 PPI 维持治疗以改善吞咽困难的症状及减少再次扩张的需要,但是国内暂无相关研究报道。

此外,GERD 为哮喘、慢性咳嗽及喉炎的可能原因,因此,在确诊反流相关前需先排除非反流因素。不明原因的哮喘、慢性咳嗽及喉炎,若有典型的反流症状,可进行 PPI 试验。

共识意见同时指出,GERD 伴食管外症状的患者 PPI 治疗无效时需进一步评估,寻找相关原因。PPI 无效的食管外症状患者不建议行外科手术治疗。

胃-食管反流病的非酸反流

胃-食管反流病(GERD)是消化内科的多发病,是一种由多种因素促成的上消化道动力障碍性疾病。GERD 的定义为:胃内容物反流引起不适症状和(或)并发症的一种疾病。胃内容物反流包括酸反流和非酸反流。CERD 可以分为 3 种类型:非糜烂性反流病(NERD)、糜烂性食管炎(EE)和 Barrett 食管(BE),它们也称为 GERD 相关疾病。典型和常见的症状是反流和烧心。发病机制:防御机制的减弱及食管清除酸能力的下降,主要变化为食管下段括约肌压力降低、一过性下食管括约肌松弛过度等。主要的损伤因素为过多的胃内容物对食管黏膜的损伤。

一、非酸反流的定义

以往文献中关于非酸反流的定义有多种说法:①食管测压法或者闪烁描记法观察到的发生食管反流时 pH 值>4,称为非酸反流;②应用胆汁监测手段可以诊断十二指肠胃-食管反流(DGER);③食管阻抗监测到的没有 pH 值变化的反流或者 pH 值>4 的反流称为非酸反流;④食管阻抗监测到的没有 pH 值变化的反流和 pH 值下降少于 1 个单位的反流称为非酸反流;⑤新加坡举行的亚太地区消化疾病学术周讨论并通过了亚太地区关于胃-食管反流病的共识,其中认为最广义的"非酸反流"这一概念包含 DGER、中性反流和气体反流;⑥食管 pH 值下降但是在 4 以上并且下降少于 1 个单位;⑦反流发生时食管的 pH 值>7。由以上可以看出非酸反流的定义没有统一的说法,主要可以分为以下几种:

①按照反流的 pH 值进行定义,如酸反流和碱反流;②按照反流的内容物进行定义,如胆汁反流;③按照反流的解剖部位进行定义,如 GERD 和 DGER。

综上所述,由于监测方法的不同和定义标准的不同,非酸反流定义亦不相同,国外文献报道关于反流有一个推荐的定义:酸反流,反流发生时 pH 值<4 或者反流发生时食管的 pH 值已经低于 4;重叠酸反流,由上一次反流所引起的食管的 pH 值仍然没有恢复到 4 以上时,再一次发生反流,食管的 pH 值<4;弱酸反流,反流发生时 pH 值下降至少 1 个单位,但是 4<pH 值<7;弱碱反流,反流物的 pH 值>7。推荐的定义相对比较贴切,该定义是基于反流物的 pH 值,pH 值=7 是弱酸反流和弱碱反流的分界点。非酸反流物 pH 值是由反流的内容物所决定的,当非酸反流发生时,非酸反流的成分占主导作用,因此对非酸反流的监测与研究都离不开非酸反流中的非酸成分。

二、非酸反流的成分

胃十二指肠反流物包括:反流前所进食物和吞咽的气体、胃分泌物、胰腺分泌物和胆汁。非酸反流成分为反流前所进食物和气体、非酸胃分泌物、胰腺分泌物和胆汁。反流物中反流的气体不会对食管造成损伤,但是气体反流通过食管时可以引起不舒服的症状,其余物质都会对食管造成不同程度的损伤,其中最重要的是胆汁所造成的损伤。胃肠道分泌物的主要成分如表 1-7 所示。

表 1-7 胃肠道分泌物的主要成分
(除去盐酸以后均为非酸反流成分)

胃分泌物	胰腺分泌物	胆汁
盐酸	碳酸氢盐	胆酸盐
胃蛋白酶 (酸性条件下激活)	淀粉酶	脱氧胆酸盐
内因子	脂肪酶 磷脂酶 A(胰蛋白酶激活) 胆固醇酯酶 辅脂肪酶(胰蛋白酶激活) 胰蛋白酶(肠肽酶激活) 糜蛋白酶(胰蛋白酶激活) 羧基肽酶 A 和 B(胰蛋白酶激活) 氨基肽酶(胰蛋白酶激活) 弹性蛋白酶(胰蛋白酶激活) 脱氧核糖核酸酶 核糖核酸酶	鹅脱氧胆酸盐 胆红素

食 管 炎

1. 有急性或慢性化学品、药物、酒类或其他饮料刺激史；部分患者可有心、肺、肝等疾病引起食管静脉曲张或各种原因所致的胃-食管反流。
2. 吞咽时胸前区疼痛，特别在进流质时疼痛明显，有烧灼感、反酸水，严重患者可呕吐血样黏液物。
3. 如作食管钡餐检查可见黏膜皱襞增粗或紊乱。
4. 如作纤维食管镜检查，可见充血、渗出物、糜烂或出血，甚至溃疡形成。

食管炎的分度

Allison 按内镜及病理检查将反流性食管炎分为 6 度。
第一度：食管黏膜失去其正常的色泽而呈充血状态。
第二度：出现鲜亮红色的线样表浅溃疡，表面盖以白膜，擦去白膜时溃疡表面可渗血。
第三度：溃疡扩大互相融合，甚至在下部食管的全周径看不见正常黏膜。
第四度：黏膜下层肉芽组织增生，食管壁开始变硬。
第五度：黏膜下层的纤维狭窄，食管可能缩短(后天性短食管)。
第六度：食管全壁纤维化。

食管炎的分类(一)

洛杉矶分类法

内镜所见。
A 级：长径不超过 5 mm 的黏膜损害，并局限于黏膜壁。
B 级：至少有 1 处黏膜损害，长径为 5 mm 以上，但黏膜壁上的损害各个孤立，未相连。
C 级：至少有 1 处黏膜损害，连续扩及 2 条以上之黏膜壁，但非系全周性。
D 级：全周性黏膜损害。

食管炎的分类(二)

一、念珠菌性食管炎

念珠菌性食管炎(fungal esophagitis)多为念珠菌属的类酵母真菌所致的急性念珠菌性食管炎(acute candida esophagitis)。食管的真菌感染属一种少见的疾病,主要见于广泛应用抗生素和免疫抑制治疗之后,艾滋病的流行也使本病的发病率有所增加。

1. 病理 受累的食管黏膜为斑片状或弥漫白色伪膜所覆盖。伪膜中含有纤维蛋白、坏死组织的碎屑和念珠菌的菌丝体。伪膜剥脱后则呈现出充血的黏膜面,有时表现为局限而隆起的溃疡,表面为白膜所覆盖。

2. 临床表现

(1) 咽下疼痛 最为常见。一般在吞咽流食和固体食物时均可以发生。亦可表现为胸骨后疼痛,向背部放射。

(2) 咽下困难 较常见。可伴有食物反流及呕吐。

(3) 出血 偶见。表现为呕血或黑便。

(4) 恶心和呕吐。

(5) 其他 本病常见与鹅口疮并存。

(6) 有引起真菌感染的基础病变,如食管本身和其他部位的肿瘤以及周身病变。

3. 检查 内镜检查,黏膜表面有许多大小不等的斑点样或斑片状乳白色或白色假膜,有时融合成条样或呈弥漫性假膜状,其间的食管黏膜发红、脆弱、有糜烂或溃疡形成。在食管病变部位取材涂片和病理活检可找到真菌。

4. 诊断 主要依靠食管镜配合真菌检查。鉴于念珠菌性食管炎多继发于严重的原发病,因此应及早发现并及早治疗。

二、病毒性食管炎

病毒性食管炎(viral esophagitis)系由病毒主要是疱疹病毒引起的食管感染,又名疱疹性食管炎(herpetic esophagitis),以单纯疱疹病毒(HSV)所致最为常见,其他还可有带状疱疹病毒、巨细胞病毒(CMV)、EB病毒等。

本病的发病率很低,根据3 000例尸检发现,患病率为0.4%,肿瘤患者中患病率为4%。病毒性食管炎亦多见于免疫功能低下、肿瘤等患者,可合并真菌或细菌感染。主要病变为病毒引起毛细血管、小动脉、小静脉内膜下层的炎症,并可引发血栓,引起局部坏死溃疡。

1. 临床表现 病毒性食管炎临床表现与真菌性食管炎相似,轻者可无症状,重者出现吞咽疼痛、吞咽困难和胸骨后疼痛、异物感,偶有食管出血,另外常伴鼻唇部疱疹及上呼吸道感染症状。

2. 病理 溃疡边缘活检可示急或慢性炎症、上皮细胞气球样变性、细胞核呈毛玻璃样等,可见多核巨细胞内有包涵体。CMV 主要感染内皮细胞和纤维母细胞,应在溃疡底部和边沿深活检方可取得阳性结果。早期溃疡边缘活检组织或细胞刷检可检测到疱疹病毒。电镜检查可见上皮细胞内有病毒存在。

3. 检查

(1) X 线检查 钡餐透视有时可见正常的黏膜上彼此孤立的溃疡,但常无特异发现,诊断价值低。

(2) 内镜检查 疱疹性食管炎在内镜下早期表现为黏膜多发小水疱或丘疹,但很快即变为散在、多发、大小不一的钻孔样("火山口"状)溃疡,底部可有白色或黄色渗出物,边缘清楚,略隆起,周围明显红斑和水肿,但病变之间黏膜完好,溃疡扩大可融合线状,沿食管长轴走行,严重者可为全周性,但很少引起穿孔;以后溃疡可愈合,但黏膜变脆,可出现弥漫性糜烂和出血。病变主要位于食管远端,为弥漫性,也可为节段性或局限性。

巨细胞病毒引起的食管炎也较常见,表现独特,其引起的溃疡常较大而浅,边缘清楚,无明显炎症,可为孤立性或多发。

(3) 病原学检查 早期溃疡边缘活检组织或细胞刷检行病毒培养是检测疱疹病毒感染的可靠方法,可助确诊并鉴别病毒类型,以指导治疗。3~4 周病毒补体结合试验可阳性(升高超过 4 倍)。

4. 诊断及诊断标准 病毒性食管炎主要依靠内镜及活检组织学及病原体检查进行诊断。

本病的诊断标准如下。

(1) 在病毒流行期间,患者表现为全身酸痛、咽喉痛、上呼吸道感染,或免疫受损者伴有食管症状应疑有病毒性食管炎。

(2) 内镜检查见有典型钻孔样溃疡。

(3) 食管钡透有散在浅表溃疡则支持疱疹病毒感染,再进一步作活检或培养等证实。

5. 鉴别诊断 本病应与相关的食管炎进行鉴别。

三、腐蚀性食管炎

腐蚀性食管炎(corrosive esophagitis)指吞服各种化学腐蚀剂所引起的食管损伤和急性炎症。常见的腐蚀剂有强碱、强酸、氨水、氯化高汞、硝酸银、碘等,其中由强碱所致者最常见。

1. 病理 食管损伤范围和程度与所吞服腐蚀剂的种类、浓度和量有关。轻者仅黏膜和黏膜下受累,重者可侵犯肌层。急性期充血水肿,细胞坏死崩解,坏死组织脱落产生溃疡,以后肉芽组织增生,逐渐形成广泛瘢痕,食管狭窄。严重损伤者,累及食管全层和周围组织,可导致食管穿孔和纵隔炎,最后发生感染、休克而死亡。

2. 分级　根据内镜检查结果,Showkat 等提出腐蚀性食管炎灼伤程度分级方法。

0级：组织正常。

Ⅰ级：病变局限于食管壁浅层,黏膜充血水肿,上皮脱落。

Ⅱ级：又分为Ⅱa和Ⅱb。

　　Ⅱa：表现为组织易碎,有出血、水疱、白色膜状物及浅层溃疡形成。

　　Ⅱb：即在Ⅱa基础上出现深的、分散的或环形溃疡。

Ⅲ级：表现为多发溃疡和区域性坏死,其中分散的小面积坏死为Ⅲa,广泛坏死为Ⅲb。

3. 分度　误服或有意吞服腐蚀性物质,可使消化道,尤其是食管发生浅层或深层的损伤。根据临床症状可将其分为以下3度。

Ⅰ度（Ⅰ期）：急性期。服毒后1～2日内出现严重的全身中毒症状,如昏睡、失水、高热、休克,可致死亡。酸性全身中毒症状较碱性者为重,表现为局部疼痛、咽下困难、恶心、呕吐等。

Ⅱ度（Ⅱ期）：缓解期。经抢救1～2周后,食管炎症消退,症状减轻,口腔、咽腔的溃疡和食管的浅层溃疡开始愈合。

Ⅲ度（Ⅲ期）：狭窄期。发生率为50％左右,服毒1个月后,食管发生瘢痕狭窄,自感吞咽困难,渐加重。狭窄部位以上发生扩张,咽下食物潴留此处,故进食后常发生呕吐。

4. 检查　内镜检查。

Ⅰ度：黏膜充血、水肿、渗出和溃疡,可见小面积糜烂;无出血,黏膜脆性正常或轻度增加。

Ⅱ度：黏膜糜烂、渗出,脆性增加,易出血,可有小面积溃疡、坏死或黏膜剥脱。

Ⅲ度：大面积黏膜组织坏死、剥脱、出血,可见大块灰黑色焦痂样物。

5. 临床表现　在吞服腐蚀剂后有口、咽、胸骨后及后背剧烈灼痛、吞咽困难和吞咽痛、流涎多及呕吐等典型的症状,严重者可伴有发热和周围循环衰竭;后期可发展成食管狭窄,主要表现为吞咽困难。腐蚀性食管炎预后取决于吞服腐蚀剂的浓度与量以及治疗是否及时、得当。高浓度、大剂量服用者,常在短期内因上消化道穿孔而危及生命。

6. 诊断　主要根据有吞服腐蚀剂病史,体检时发现口腔和咽部水肿、糜烂或溃疡,并结合腐蚀剂的性状及有无吞咽困难来判断有无腐蚀性食管炎。根据辅助检查判断食管损伤的范围和程度。

急性腐蚀性食管炎应尽早行内镜检查,以判断病变范围,防止因狭窄形成梗阻。近年来主张在吞服腐蚀剂12～24小时内应谨慎行诊断性内镜检查,也有专家建议应用纤维支气管镜进行检查,这样损伤较小。对疑有食管穿孔或有食管穿孔、呼吸困难、休克、咽部有Ⅲ度灼伤的患者禁忌行内镜检查。对已吞服腐蚀剂 5 天后的患者,不应再行内镜检查,以免发生穿孔。

四、放射性食管炎

放射性食管炎(radiation esophagitis)是由于食管受到放射线损伤而发生的炎症病变。近年来,放射治疗已被广泛应用于胸腔疾病,同时放射线对机体能够产生电离作用,引起组织细胞的损伤和破坏。而食管的鳞状上皮对放射性物质比较敏感,因而在放射治疗中可发生放射性食管炎。

1. 病理生理　放射性食管炎的病理变化包括以下 3 期。

(1) 坏死期　食管受照射后,基底层细胞分裂停止,并发生变性坏死,形成细胞碎片,部分脱落到管腔,部分为吞噬细胞所清除。管壁黏膜呈现充血、水肿、糜烂、溃疡。

(2) 枯萎期　坏死组织脱落后,黏膜变得平滑,管壁变薄,此期易发生出血、穿孔。

(3) 再生期　基底层残存的细胞开始再生,逐渐向上延伸移行,表层重新覆盖新生的上皮细胞。

2. 临床表现　患者可出现典型的食管炎症状,即咽下疼痛或胸骨后疼痛、恶心、呕吐,部分患者可有呕血。

3. 诊断　诊断应根据患者有放射治疗史和食管炎症状。

4. 鉴别诊断　需排除原发病如食管癌所致,食管镜加病原学检查有助于与其他食管炎鉴别。

食管炎的分期
(MUSE)

表 1-8　MUSE 的食管炎分期

程度	化生	溃疡	狭窄	糜烂
0. 无	M_0 无	U_0 无	S_0 无	E_0 无
1. 轻度	M_1 舌状纹理	U_1 胃-食管过渡部位溃疡	S_1 残腔≥9 mm	E_1 可见糜烂皱襞
2. 中度	M_2 纹理≥2 条	U_2 Barrett-溃疡	S_2 残腔<9 mm	E_2 糜烂皱襞≥2 条
3. 重度	M_3 位于整个环状面四周	U_3 并发	S_3 狭窄及内短食管	E_3 位于整个环状面四周

疱疹性食管炎

疱疹性食管炎又称为病毒性食管炎,其特点如下。

(1) 在病毒流行期间,患者以全身酸痛、咽喉痛、上呼吸道感染为表现,或免疫受损者伴有食管症状应疑有病毒性食管炎。

(2) 内镜检查见有典型钻孔样溃疡。

(3) 食管钡透有散在浅表溃疡则支持疱疹病毒感染,再进一步作活检或培养等证实。

药物引起的食管炎

1. 临床特点　多见于服用常用药物的人群。由四环素及多西环素所致者多见于较年轻的患者,用以治疗呼吸道和泌尿道感染;女性患者因服溴化依米波宁来治疗尿频;老年患者常因心脏病而服氯化钾和奎尼丁;中年患者则因关节炎而服阿司匹林和非甾体抗炎药。

食管有结构异常和动力障碍者较易发生药物性食管炎,但许多患者食管正常。症状常呈急性,发生于服用腐蚀性药物后。大多数患者有烧心、吞咽痛或吞咽困难,许多病例是由于睡前服用四环素和溴化依米波宁时未饮足够的水而引起的。老年患者因服氯化钾和奎尼丁而发生吞咽困难者病程较长,可发生呕血和黑便。

2. 检查　药物性食管炎可用 X 线吞钡和内镜检查来诊断。单对比剂放射线检查只能显示较重病变,如深溃疡或狭窄,而双重对比检查则可显示细小的黏膜异常及浅表溃疡;后者可示特征性的孤立或成群的卵圆形溃疡,但是纤维内镜的确诊率可高达 99%。

3. 病理学　药物所致的食管炎最常见的部位在食管中段主动脉弓水平处。该处的特点是有主动脉弓外压,横纹肌向平滑肌移行,以及食管生理性蠕动波幅减小。孤立性溃疡最常见,大小从针尖到环状病变不等,是用抗生素、抗炎药和溴化依米波宁后的典型改变。氯化钾或奎尼丁引起的食管病变往往较多呈光滑或溃疡性狭窄、黏膜水肿、结节样及大量渗出物。食管活检显示急性炎症、溃疡及水肿。

食 管 梅 毒

梅毒性食管炎(leutic esophagitis)或称食管梅毒(esophageal syphilis)是苍白螺旋体所引起的食管感染。本病罕见。

1. 病理生理　主要病理改变为：①梅毒性动脉周围炎引起小营养血管闭塞，形成黏膜糜烂和小瘢痕；②较大营养动脉闭塞形成深溃疡；③梅毒引起弥漫性黏膜下纤维化导致食管管腔广泛性狭窄；④食管梅毒性树胶状肿较少见；⑤少数患者由于梅毒侵犯Auerbach神经丛或贲门周围树胶状肿造成贲门失弛缓、食管下段狭窄。

2. 检查

(1) X线食管造影　可发现食管炎、溃疡、狭窄和肿瘤。

(2) 食管镜　可见沿长轴分布的上皮或黏膜全层脱落所致的糜烂、白斑和溃疡，食管狭窄、瘘管和树胶状肿所形成的隆起亦可发现。

3. 临床表现　食管梅毒患者的主要症状为吞咽困难和吞咽疼痛，也可有与吞咽无关的胸骨后疼痛。极少患者可发生严重并发症，主要有纤维化狭窄所致梗阻和发生在严重病变基础上恶心呕吐所致食管撕裂。

4. 诊断　当梅毒患者出现食管症状时应考虑到食管梅毒的可能性。食管梅毒的特异性治疗同三期梅毒，主要应用青霉素，疗程应为数月。故症状消失，复查食管造影和食管镜病变范围缩小，亦可证实诊断。

食 管 结 核

食管结核(tuberculosis of esophagus)颇为少见。据国外文献资料记载，在死于结核病的患者尸解中，食管结核的发病率为0.04%~0.2%。

1. 病理生理　食管结核多发生于晚期肺结核、喉结核、纵隔或骨结核的患者，原发性极为少见。感染途径主要为：①吞咽带菌痰液而感染，特别是营养不良，食管内有食物停滞或食管内有黏膜损伤的原发病；②咽喉结核向下扩展侵入血管；③自临近器官如淋巴结、脊椎等的结核病直接蔓延；④来自远离器官结核病的血源性播散；⑤逆行性淋巴蔓延，正常食管的淋巴引流至气管周围和支气管周围的淋巴结，当这些淋巴结发生结核时，结核菌可延淋巴管逆流到食管。

2. 分型　食管结核病好发于食管中段，特别是气管分叉部水平以上，可分为3种不同的病理类型。

(1) 溃疡型　最常见,溃疡可单发或多发,大小不一。溃疡潜在,通常仅累及黏膜和黏膜下层,但有时可穿过食管肌层侵犯周围组织,甚至可进入气管形成气管食管瘘。

(2) 增生型　整个食管甚至纵隔组织均有显著的纤维组织增生,可造成管腔狭窄。狭窄近端的黏膜常有小溃疡形成,含有结核结节。

(3) 颗粒型　最少见,此型黏膜层有大量粟粒型肉芽肿,黏膜上可见许多灰白色小结,有时可形成溃疡。

3. 检查　食管结核的诊断主要依靠 X 线检查和食管镜检查。当患者出现吞咽疼痛或吞咽困难时,应怀疑有食管结核的可能。

(1) X 线造影　表现为管腔狭窄、龛影和食管外形不规则。

(2) 食管镜　①溃疡型可见潜在溃疡,基底呈灰白色,周围黏膜有黄色小结,即结核结节;②增生型可见黏膜肿胀、增厚、管腔狭窄;③颗粒型可见黏膜上由多数微小黄色赘疣覆盖。

4. 临床表现　食管结核的症状可轻可重。有的肺结核患者生前无食管受累症状,而在死后尸解时意外地发现患有食管结核。其临床表现和病理类型密切相关。

(1) 溃疡型　溃疡型的突出症状是疼痛,位于咽喉和胸骨后,多呈持续性,吞咽时加重。患者可出现畏食,体重可随之减轻。

(2) 增生型　主要表现为进行性吞咽困难而无吞咽疼痛。

(3) 颗粒型　颗粒型的症状取决于疾病的严重程度,严重者可出现吞咽困难,轻者可无症状。

5. 诊断　当结核患者特别是咽喉和肺结核患者出现吞咽困难或吞咽疼痛时,应怀疑有食管结核的可能。

食管结核的诊断主要依据 X 线检查和食管镜检查。

(1) 食管结核的 X 线检查:表现为管腔狭窄、龛影和食管外形不规则。

(2) 食管镜检查:溃疡型可见浅在的溃疡,基底呈灰白色,周围黏膜有多数黄白色小结,即结核结节。增生型可见黏膜肿胀、增厚、管腔狭窄。颗粒型可见黏膜上有多数微小黄色赘疣覆盖。

腐蚀性食管灼伤分级

根据内镜检查结果,Showkat 等提出灼伤程度分级方法。

0 级:组织正常。

Ⅰ级:病变局限于食管壁浅层,黏膜充血、水肿,上皮脱落。

Ⅱ级：又分为Ⅱa和Ⅱb。Ⅱa表现为组织易碎；有出血、水泡，白色膜状物及浅层溃疡形成；与Ⅱb即在Ⅱa基础上出现深的、分散的或环形溃疡。

Ⅲ级：表现为多发溃疡和区域性坏死，其中分散的小面积坏死为Ⅲa，广泛坏死为Ⅲb。

食管源性胸痛

（法国里昂 E·Herriot 医院　1987 年）

1. 胸痛伴有明显的食管形态学病变如裂孔疝、反流性食管炎等。
2. 胸痛伴有食管运动功能障碍或食管下括约肌压力异常。
3. 腾喜龙(依酚氯铵)试验阳性。
4. 在食管测压或胃-食管反流(GER)检测中，当发生运动紊乱或 GER 时，有胸痛发作。

食管源性胸痛的分度

重度：胸痛发作时难以忍受，一日数次（≥5 次/天）发作，自发性或持续性疼痛。

中度：诱发性胸痛如进餐、冷饮或夜间发作，非持续性，胸痛发作≤4 次/天。

轻度：疼痛无明显规律，每日 2～3 次或数日发作 1 次。

易激性食管性胸痛

心绞痛样胸痛归因于食管疾病应符合下列条件。
(1) 排除冠心病。
(2) 胸痛发作与胃-食管反流或食管运动失调在时间上相符。
(3) 胃-食管反流及运动障碍的程度足以解释胸痛的发生。

诊断此类胸痛的 3 种主要的激发试验是：乙基二甲胺试验、酸灌注试验和气囊扩张试验。

易激性食管

定义：Peters 等认为易激性食管定义为食管对气囊扩张的机械因素高度敏感。作者则认为对单一因素敏感不能称为易激性食管，易激性食管的定义应为食管对酸性反流和运动失调均高度敏感。作者提出诊断易激性食管的下述标准。

（1）24 小时食管 pH 值及压力测定表明自发性胸痛发作有时伴随酸性反流，有时伴随食管运动失调。
（2）24 小时记录表明自发性胸痛只伴有酸性反流，且乙基二甲胺试验阳性。
（3）24 小时记录表明自发性胸痛只伴有食管运动失调，且酸灌注试验阳性。
（4）酸灌注试验及乙基二甲胺试验均阳性。

早期食管癌的分型
（中国抗癌协会　1998 年）

早期食管癌内镜下表现及分型：近年来研究将其分为以下 4 种类型。
（1）糜烂型。
（2）斑块型。
（3）小结节型。
（4）粗糙型。

食管癌（一）
（中国抗癌协会　1998 年）

主要靠症状、钡餐造影（简称钡餐）、食管拉网细胞学（简称拉网）和食管镜等检查，对仅侵及黏膜和黏膜下层的早期癌（表浅癌）症患者，需仔细询问病史，大多数都有轻微的吞咽不适症状如胸骨后隐痛、哽噎感或异物感等。重视早期症状，结合有关检查，可以提高早期诊断率。

一、钡餐、拉网均阴性

1. 无吞咽不适症状，但年龄在 40 岁以上，来自食管癌高发区或家族史阳性者,每半年复查一次拉网细胞学检查。

2. 有吞咽不适症状,并伴有上述高危因素者,每3个月复查拉网一次。近年来经食管癌高发现场验证,具有肯定价值的早诊方法,如隐血珠检查和吞水音图法,均为无创性新技术。

隐血珠检查(秦德兴,1989)是利用早期癌表面多有糜烂、溃破和少量渗出,将系有尼龙线的隐血珠,空腹吞入胃内,该珠内含有试剂,3分钟后拉出检测,较大便内测定隐血结果更为灵敏、准确。

吞水音图法(陈荔香,1988)能将吞水的声信号转变为电信号,并描记图形、数据,具有现场实时监听和监视功能。检查前受检者只需喝两口温开水,数分钟即可诊断。贲门癌的检出率更高。此方法已用于高发现场的初筛,部分单位已用作早诊的辅助检查。

3. 若吞咽不适症状持续或隐血珠、吞水音图阳性,应进行纤维食管镜检查,如仍不能肯定诊断时应紧密观察病情,每1~2个月复查一次。

二、钡餐阴性、拉网阳性

1. 拍摄高电压胸片,排除上呼吸道的肿瘤。
2. 采用钡餐电视透视,移动体位、多轴观察全食管、贲门、胃底和胃小弯部黏膜有无异常或功能改变。可疑处加摄黏膜像、点片或双重对比造影。
3. 将拉网导管分别送至距门齿25 cm、35 cm和35 cm以下食管处进行分段拉网,以帮助定位,有利于制订治疗方案。
4. 电子纤维食管镜常能更清晰地显示病变部位,进一步明确其范围、深度、大小和形态。镜下所见的表浅病变,如糜烂、粗糙、充血或隆起等,有时界限模糊,或与炎性疾患难以辨认时,辅以1.2%~2%的碘液(lugol)或1%~2%的甲苯胺蓝(toluidine blue)活体染色,以提高癌的检出率。

三、钡餐阳性、拉网阴性

1. 重复细胞学检查,并在网囊拉至病变处时适当增加囊内充气量,以减少漏诊(假阴性)。
2. 食管镜检查旨在直视下获取细胞学和组织学诊断,肯定病变性质,排除良性疾患,为制订治疗方案提供重要依据。
3. 对少数不典型病例,症状持续,经上述检查仍不能确诊者应及时行开胸探查。

四、钡餐、拉网或食管镜均阳性

属本范围内的患者,多为中晚期食管癌,症状和钡餐造影均较典型,一般不需做细胞学检查。但为了术前准确的分期和评估预后,根据条件争取做以下检查,以做好术前准备。

1. 即使是中、晚期患者,食管镜检查仍属必要,以便了解癌的外侵程度、内镜下分型和组织学类型。特别是近年来食管腺癌发生率增加,食管小细胞癌和多原发癌也屡有报道,上述发现都与术前肿瘤 TNM 分期和治疗方案有密切关系。

2. 气管分叉是划分肿瘤部位、了解淋巴结转移特点的一个重要标志。癌位于气管分叉以上者淋巴结转移方向主要向上至颈部和上纵隔区,其转移率各约30%,反之则主要向下转移(Siewert,1994)。因而位于气管分叉上的胸段食管癌术前行颈部 B 超检查和上纵隔 CT 扫描,有助于确定手术范围,并根据钡餐片观察有无纵隔增宽、气管移位或气管分叉角度的改变,必要时做支气管镜检查以辨别大气管受累情况。

3. 内镜超声(EUS)可帮助预测肿瘤(T)的浸润深度、周围外侵程度以及区域淋巴结(N)的转移部位和范围,提高肿瘤分期的准确率。

4. 电视胸腔镜(VATS)可在直视下更清楚地观察癌肿与邻近脏器的关系,帮助判断肿瘤切除可能性和直视下行淋巴结切除以取得组织学诊断。

5. 下段食管癌淋巴结转移率高达 83.8%(Akiyama,1994),转移方向主要是下纵隔和腹腔。术前应常规做腹部 B 超检查,了解腹腔转移的部位和范围。

食管癌(二)
[美国癌症联合研究会(AJCC) 2002 年]

一、TNM 定义

(一) 原发肿瘤(T)

Tx 原发肿瘤无法评估

T0 无原发肿瘤的证据

Tis 原位癌

T1 侵及固有层或黏膜下层

T2 侵及肌层

T3 侵及外膜

T4 侵及邻近结构

(二)区域淋巴结(N)

Nx 区域淋巴结转移无法评估
N0 没有区域淋巴结转移
N1 有区域淋巴结转移

(三)远处转移(M)

Mx 远处转移无法评估
M0 没有远处转移
M1 有远处转移

1. 下胸段肿瘤

M1a 腹腔淋巴结转移
M1b 其他远处转移

2. 中胸段肿瘤

M1a 不适用
M1b 非区域淋巴结和(或)其他远处转移

3. 上胸段肿瘤

M1a 颈淋巴结转移
M1b 其他远处转移

分 期

0期	Tis	N0	M0
Ⅰ期	T1	N0	M0
ⅡA期	T2	N0	M0
	T3	N0	M0
ⅡB期	T1	N1	M0
	T2	N1	M0
Ⅲ期	T3	N1	M0
	T4	任何N	M0
Ⅳ期	任何T	任何N	M1
ⅣA期	任何T	任何N	M1a
ⅣB期	任何T	任何N	M1b

食管癌(三)
(全国抗癌药物经验交流学习班)

1. 症状　早期进食有停滞感,轻度梗阻感,以后逐渐加重。
2. X线食管钡餐检查　食管黏膜皱襞紊乱、中断,局部管腔狭窄,充盈缺损,管壁僵直,蠕动消失或见软组织阴影等。
3. 实验室检查
(1) 食管镜检查及活组织病理证实。
(2) 食管细胞学检查癌细胞阳性。
(3) 颈部淋巴结活检阳性。

有症状,X线检查有阳性结果,并经细胞学或活检证实者,可予诊断。

食管癌(四)
(中国抗癌协会食管癌专业委员会　2011年)

我国食管癌的特点与欧美等低发地区(食管胸下段、腺癌多发)不同,以胸中段、鳞癌为多,其中食管鳞癌的比率高达90%以上。然而,在很长一段时间里,国内食管癌的诊治标准均以美国国立综合癌症网络(NCCN)的《食管癌临床实践指南》为依据。这种盲目照搬国外标准的做法有违我国食管癌的诊治现状,还有可能带来治疗上的盲目性。因此,制定符合中国特色的食管癌诊治指南非常必要。为此,中国抗癌协会食管癌专业委员会联合全国食管癌领域的知名专家、学者,经过1年多的精心编纂,于2011年4月正式出版发行了我国首部有别于NCCN指南的《食管癌规范化诊治指南》(以下简称《指南》)。

一、《指南》出台背景

随着医疗技术的飞速发展,食管癌的诊治手段越来越多,在一定程度上提高了食管癌诊治水平,同时也带来了诊治理念上的多样化。简单叠加各种诊治手段,可能导致诊疗决策的失误和医疗费用的不断增加,因此,如何使食管癌诊治达到规范化已成为提高食管癌诊治水平的当务之急。在美国,所有肿瘤患者5年生存率平均达到68%,而中国只有25%,最主要的原因就是肿瘤诊治的不规范。

二、《指南》中国特色

不过,制定肿瘤的规范化诊治指南绝非易事。NCCN成立于1995年,由全美最顶尖的21家癌症中心所组成的学术联盟,其指南的制定过程非常复杂严谨,内容全面权威。2007年,NCCN首次与中国合作,推出了中国版指南,内容涵盖肺癌、乳腺癌、结肠癌、胃癌等,但食管癌却一直缺如。考虑到食管癌已经是我国卫生部指定的中国十大特色肿瘤之一,照搬NCCN《食管癌临床实践指南》并不一定合适,中国食管癌领域知名专家从食管癌的流行病学、诊断、鉴别诊断、治疗(包括新辅助治疗、辅助治疗等)方面,结合共识、争议、建议及大家在各自领域多年的临床经验与研究成果进行分析和总结,最终在该《指南》中作出了深入浅出的描述和论证。

当然,食管癌的发生、发展非常复杂。相对于NCCN的操作流程而言,《指南》无论在投入的人力、物力还是财力方面均相差甚远。且由于完成时间上相对仓促,在一些主要论据,尤其是符合循证医学要求的高级别证据的收集上也相对欠缺,各学科、研究机构间的合作还不够紧密。但食管癌专业委员会仍然竭尽全力,从现有证据中抽丝剥茧,力求准确。因此,该《指南》必然会在推动食管癌诊治规范化进程和大规模、多中心、前瞻性研究的开展,以及提高食管癌的诊治水平方面发挥重要的作用。

三、常见食管癌分期:pTNM 和 cTNM

在临床工作中,食管癌分期常有两层含义,即术后病理TNM(pTNM)分期和治疗前临床TNM(cTNM)分期。其中,cTNM分期的主要作用在于评估治疗前肿瘤综合情况,了解患者所处的病程阶段,据此选择最合理的治疗方案。而pTNM分期因各项客观指标在手术后病理报告中均能得到,且精确度高,目前已成常规,并不断得到完善和更新。食管癌分期主要作用在于预测患者术后生存以及用于疾病治疗效果的比较。

四、新版 TNM 分期特点

最新的第7版国际抗癌联盟(UICC)/美国癌症联合委员会(AJCC)食管癌TNM分期已于2009年出版,并从2010年开始在全球范围内应用。新分期的最大特点是对淋巴结N分期进行了进一步的细化。首先,在第6版TNM分期中,针对N分期,仅以有无淋巴结转移而将其简单地分为N1期和N0期,而第7版TNM分期则将N分期改为按淋巴结转移数目细分为N0~N3期。这一调整是通过大量的病例随访和统计分析后得出的。其理由是淋巴结转移数目可能影响患者术后长期生存率;同时,专家建议尽可能广泛地清扫区域淋巴结,清扫总数不应少于12枚。

其次,在原有肿瘤侵犯程度(T)、淋巴结转移(N)、远处转移(M)指标基础上,新版TNM分期还引入了肿瘤的病理类型(鳞癌或腺癌)和分化程度(G)。

上述指标的充实和完善更有利于TNM分期的科学性、合理性和准确性。不过,另一方面我们也应该看到,治疗前获取这些指标的难度亦大为增加,使得精确判定术前TNM分期或非手术患者TNM分期的可行性降低。其中的关键点主要集中在评估肿瘤侵犯程度和淋巴结转移数目这两个方面。

五、NCCN《指南》中食管癌分期特点

目前,国际上主流的食管癌诊治指南是由美国国立综合癌症网络(NCCN)制定的《食管癌临床实践指南》。值得注意的是,2010版NCCN《指南》依然使用了第6版食管癌TNM分期。其中在治疗前分期部分,由于缺乏大宗的临床资料,NCCN《指南》针对治疗前分期也语焉不详,未提出成熟、明确的建议性条款。不过,除了目前临床上术前常规进行的食管造影、胸部增强CT、腹部超声外,NCCN《指南》还建议对患者术前行内镜超声(EUS),用以明确肿瘤的侵犯程度,并推荐采用正电子发射体层摄影(PET-CT)评估患者全身远处转移和淋巴结转移情况,而这两点是针对我们上述提到的术前分期关键点的应对之策。

研究显示,PET-CT判定N分期的准确率达90%,敏感性为96%,特异性为81%;其判定M分期的准确率为84%,敏感性为78%,特异性为93%。不过,目前关于PET-CT用于食管癌诊断的数据多来自西方腺癌为主的患者群体。而EUS在判断食管癌外侵程度方面有优势,可将食管壁区分为黏膜层、黏膜肌层、黏膜下层、肌层和外膜层。一项荟萃分析显示,EUS判断T1期疾病的敏感性为81.6%,特异性为99.4%;其诊断T4期的敏感性为92.4%,特异性为97.4%。且EUS评估能力与超声医师个人技术水平关系密切。

六、我国《指南》中食管癌分期特点

我国的《食管癌规范化诊治指南》对食管癌分期采纳了UICC/AJCC第7版TNM分期标准,且该《指南》也基本建议采用上述几种技术方式来实现准确的治疗前分期。不过,我国的《指南》与NCCN《指南》的差别不大,缺乏自己的特色。

一方面我们缺乏鳞癌病例的数据,只能采取"拿来主义"策略,至于具体合适与否,尚不得而知。另一方面,我国食管癌高发区多为经济欠发达地区,而上述新技术所产生的高昂医疗费用负担极重。以全身PET-CT为例,检查价格近万元,且不能通过医保报销,少有患者能承担得起。至于《指南》中提到的"胸腔镜、纵隔镜、腹腔镜等微创诊断方式"用于治疗前分期,尚需观察。诊断技术的不

成熟、不普及将会直接影响《指南》的可操作性,而医疗技术水平的地区性差异是应用、推广这些新技术的客观限制。

总体而言,治疗前分期的瓶颈在于诊断技术的限制。笔者认为,将来 PET-CT 和 EUS 的应用值得期待,发展前景乐观,同时也希望能出现更多、更有效的治疗前诊断、评估方式。

表 1-9　第 7 版食管非腺癌 TNM 分期

分期	T	N	M	分级	肿瘤部位
0	Tis(HGD)	N0	M0	1,X	任何
ⅠA	T1	N0	M0	1,X	任何
ⅠB	T1	N0	M0	2～3	任何
	T2～T3	N0	M0	1,X	下部,X
ⅡA	T2～T3	N0	M0	1,X	上部,中部
	T2～T3	N0	M0	2～3	下部,X
ⅡB	T2～T3	N0	M0	2～3	上部,中部
	T1～T2	N1	M0	任何	任何
ⅢA	T1～T2	N2	M0	任何	任何
	T3	N1	M0	任何	任何
	T4a	N0	M0	任何	任何
ⅢB	T3	N2	M0	任何	任何
ⅢC	T4a	N1～N2	M0	任何	任何
	T4b	任何	M0	任何	任何
	任何	N3	M0	任何	任何
Ⅳ	任何	任何	M1	任何	任何

表 1-10　第 7 版食管腺癌 TNM 分期

分期	T	N	M	分级
0	原位(HGD)	N0	M0	1,X
ⅠA	T1	N0	M0	1～2,X
ⅠB	T1	N0	M0	3
	T2	N0	M0	1～2,X
ⅡA	T2	N0	M0	3
ⅡB	T3	N0	M0	任何

(续表)

分 期	T	N	M	分 级
ⅢA	T1～T2	N1	M0	任何
	T1～T2	N2	M0	任何
	T3	N1	M0	任何
	T4a	N0	M0	任何
ⅢB	T3	N2	M0	任何
ⅢC	T4a	N1～N2	M0	任何
	T4b	任何	M0	任何
	任何	N3	M0	任何
Ⅳ	任何	任何	M1	任何

注：Tis 原位癌；HGD 高度不典型增生；X 不清楚肿瘤分化程度、部位或未予以记载；与既往按肿瘤中点在食管的部位进行分段不同，本分期按肿瘤上缘在食管的部位进行分段。

食管癌(五)

一、PET - CT 检测显优势

正电子发射体层摄影(PET - CT)对 N 分期的预测准确性优于 CT 及单纯 PET。研究显示，CT 及 PET 对区域淋巴结转移检出的敏感性和特异性分别为 50%、57%和 83%、85%。另有研究报告显示，PET - CT 在评估远处转移方面有明显优势，诊断淋巴结转移的敏感性、特异性和准确性分别为 93.90%、92.06%和 92.44%，PET 诊断的敏感性、特异性和准确性分别为 81.71%、87.30%和86.15%。众多学者认为，PET - CT 是食管化疗，尤其是术前诱导放、化疗效果判定的较好手段。

二、超声内镜应用广泛，其他内镜技术日臻成熟

在超声内镜(EUS)下，食管癌呈不均匀低回声，边缘不规则。EUS 可判断食管癌的浸润深度、淋巴结转移情况、肿瘤向纵隔内其他重要脏器的侵犯程度，并且有助于食管癌术后复发的诊断。

研究显示，EUS 对表浅食管癌浸润深度诊断的分期准确性为 75%，其中对黏膜下癌检出的敏感性及特异性分别为 88%和 63%。

在 EUS 引导下的细针穿刺活检(EUS - FNA)为术前准确分期提供了一种

安全、有效的方法,可获得食管肿大的区域淋巴结的细胞学诊断,其敏感性、特异性、准确性分别为77.8%、98.5%和87%。

此外,常规内镜、色素内镜、电子染色成像技术、荧光内镜、共聚焦激光显微内镜(CLE)、细胞内镜系统、光学相干层析技术等日臻成熟,为消化道肿瘤早期诊治提供了强大的技术支持。

三、窄带成像技术——早期筛查的有力手段

常规内镜下碘染色是提高早期食管癌检出率的切实可行方法,但在实际应用中仍存在某些弊端,例如操作复杂、碘过敏、喷洒碘液后引起患者胸骨后烧灼感及呛咳等。

窄带成像技术(NBI)已用于消化道疾病诊治,显示出较高的诊断价值,结合放大内镜可充分显示早期食管癌、癌前病变的腺管开口、毛细血管结构形态,是替代碘染色的早期食管癌及癌前病变筛查的有力手段,临床应用前景广泛。

四、初显希望的分子靶向治疗

目前,靶向药物的主要靶点包括表皮生长因子受体、血管内皮生长因子和血管内皮生长因子受体。食管癌分子靶向治疗还处于临床研究阶段,很多靶向药物疗效还有待大型随机对照研究确认。未来的新研究将拓展食管癌治疗选择,提供更多的干预靶点和因子。

食管真性一点癌

真性一点癌指点状黏膜内癌在活检时已被取净,这一概念近年已被公认,并受到重视。

早期食管癌可无任何异常或仅有一些非特异性的消化道症状,诊断较困难,而食管一点癌的发现则带有偶然性,其诊断标准应与胃真性一点癌标准相一致。即:

(1)必须确认术前活检和手术切除标本为同一病例。
(2)术前活检应明确有癌。
(3)切除标本确认无癌残留。

食管癌的分型
（中国抗癌协会 1998 年）

食管癌的 X 线分型

1. 早期食管癌 X 线征象　病变区黏膜皱襞增粗、迂曲、紊乱和中断，在中断的黏膜皱襞病灶中，出现 0.2～0.4 cm 的小龛影或出现小充盈缺损，直径 0.5 cm，最大直径不超过 2 cm。食管壁局部柔软度或舒张度减低，钡剂通过减慢或出现痉挛现象。

2. 中、晚期食管癌分型

（1）髓质型　钡餐造影显示不规则充盈缺损，管腔呈不同程度狭窄，病灶上下缘与食管正常交界处呈斜坡形表现，病变部位食管黏膜破坏，管壁不规则，常有大小不等的龛影，局部往往可见软组织肿块影，钡剂通过明显受阻。狭窄上部食管呈不同程度扩张。

（2）蕈伞型　钡餐造影可见不规则充盈缺损，上下缘呈弧形隆起，界限清楚，常伴有表浅溃疡，病变部位黏膜中断，局部无明显软组织肿块，钡剂通过轻度至中度受阻。病变以上食管轻度或中度扩张。

（3）溃疡型　常在不规则的充盈缺损区内，可见大小不等和形状不同的龛影。切线位可见龛影深入食管壁内或突出于食管正常轮廓外，溃疡边缘隆凸者，X 线表现为半月征。钡餐造影无明显阻塞，或管腔仅有轻度狭窄。

（4）缩窄型　病变呈典型的环形狭窄或漏斗状梗阻，狭窄范围多数为 2～3 cm，局部黏膜消失或纵行皱襞呈束状。边缘光滑，管壁僵硬，与正常食管分界清楚。钡剂通过受阻，狭窄上段食管明显扩张。

（5）腔内型　肿瘤呈息肉状向腔内生长，基底部或大或小，病变所在食管腔显著增宽，其上下缘可见锐利的弧形边缘，呈梭形扩张。黏膜皱襞增粗或被展平，钡剂分布比较稀薄或不均匀，常表现不规则充盈缺损和龛影，钡剂通过无严重受阻现象。

食管钡餐检查是诊断食管癌简便、实用而有效的方法，在检查中必须详细记录病灶的部位、长度、外侵情况、分型及其他部位有否转移，以采取不同方法治疗。

食管癌的分型、分期

食管癌(esophageal cancer)是人类常见的消化道恶性肿瘤。食管癌病死率位于全球肿瘤病死率的第六位,为中国城市居民恶性肿瘤病死率第四位的死亡原因,农村则为第三位。食管癌病因不清,但硝酸盐类物质过多为主要原因,诱因有基因突变、遗传因素和微量元素缺乏等。进行性吞咽困难为其典型的临床表现。

诊 断 标 准

一、症状

早期进食有停滞感,轻度梗阻感,胸骨后疼痛不适,以后逐渐加重。晚期有进行性吞咽困难并伴呕吐。

二、影像诊断

(一) 食管的 X 线检查

食管黏膜皱襞紊乱、中断、局部管腔狭窄,充盈缺损,管壁僵直,蠕动消失或见软组织阴影等。

(二) CT 检查食管癌的征象

①食管腔狭窄;②食管壁增厚;③侵犯纵隔;④侵犯大血管;⑤侵犯心包;⑥淋巴结转移;⑦远处转移。

(三) MRI 检查

适合于实体肿瘤的成像检查和 CT 对比,MRI 在显示食管的长度上优于CT,可以不同方位对食管成像,能鉴别食管癌变后的肿瘤复发和吻合口纤维化。

(四) 内镜超声检查(EUS)

直接观察癌肿在管壁内外侵犯情况,癌旁淋巴结转移情况,与周围器官组织的关系,引导穿刺细胞学检查,介入治疗。

（五）PET-CT 检查

其优势在于更为准确地进行临床分期，并对可疑病灶或淋巴予以评判，扩大手术切除率。

三、实验室检查

1. 食管镜检查及活组织病理证实。
2. 食管细胞学检查癌细胞阳性。
3. 颈部淋巴结活检阳性。

有症状、X线检查阳性结果，并经细胞学或活检证实者，可予诊断。

病理形态组织学分型

一、早期食管癌病理形态分型

（一）隐伏型

在新鲜标本上，病变略显粗糙，色泽变深，无隆起及凹陷，标本固定后病灶变得不明显，显微镜下为原位癌阶段，此型是食管癌的最早期，占早期食管癌的1/10左右。

（二）糜烂型

病变黏膜轻度糜烂或略凹陷，边缘不规则，呈地图状，与正常组织分界清楚，糜烂区内呈颗粒状，偶见残余黏膜小区，糜烂型者癌细胞分化较差，占早期食管癌的1/3左右。

（三）斑块型

病变黏膜局限性隆起，呈灰白色斑块，边界清楚，斑块最大直径＜2 cm，切面质地致密，厚度在3 mm以上，少数斑块表面有轻度糜烂，显微镜下可见肿瘤侵及黏膜下层或黏膜肌层，斑块型是最常见的早期食管癌，占总数的1/2左右。

（四）乳头型

肿瘤呈外生结节状隆起突入食管腔，其直径为1～3 cm，与周围正常黏膜分界清楚，表面有糜烂及炎性渗出，切面呈灰白色均质状，此型在早期食管癌中比较少见。

二、中、晚期食管癌的病理形态分型

(一) 髓质型

管壁明显增厚并向管腔外扩展,使肿瘤的下端边缘呈坡状隆起。多数累及食管周径的全部或绝大部分。切面呈灰白,为均匀致密的实体肿块。

(二) 蕈伞型

瘤体呈卵圆形扁平肿块状,向腔内呈蘑菇样突起,故名蕈伞。隆起的边缘与其周围的黏膜边界清楚,瘤体表面多有浅表溃疡,其底部凹凸不平。

(三) 溃疡型

瘤体的黏膜面呈深陷而边界清楚的溃疡。溃疡的大小和外形不一,深入肌层,阻塞程度较轻。

(四) 缩窄型(即硬化型)

瘤体形成明显的环形狭窄,累及食管全部周径,较早出现阻塞。

(五) 腔内型

肿瘤呈卵圆形或圆形向食管腔内突出,常有较宽的基底与食管壁相连,肿瘤表面糜烂或不规则小溃疡。

除上述分型外,临床还常见两型同时存在的混合型,此外,尚有5%无法确定其类型。

三、组织学分型

(一) 鳞状细胞癌

最多见,约占90%。

(二) 腺癌

较少见,又可分为单纯腺癌、腺鳞癌、黏液表皮样癌和腺样囊性癌。

(三) 未分化癌和癌肉瘤

较少见,但恶性程度高。

四、临床分期

食管癌新的临床分期在 AJCC(美国肿瘤联合会)原有 TNM 分期基础进一步修改而来的。患者预后与初诊时的临床分期相关。虽然随着影像学的发展,包括 EUS(食管内镜超声)术前分期正确性有一定提高,但是术后病理分期仍为金标准。

目前,国内外公认的食管癌分期标准是 2003 年修改的国际抗瘤联盟(UICC)和美国肿瘤联合会(AJCC)联合制定的 TNM 分期法。

(一) 定义

1. 食管癌的原发肿瘤(T)分级标准

Tx:原发肿瘤大小无法测量;或痰脱落细胞,或支气管冲洗液中找到癌细胞,但影像学检查和支气管镜检查未发现原发肿瘤。

T0:没有原发肿瘤的证据。

Tis:原位癌。

T1:肿瘤侵及黏膜固有层或黏膜下层。

T2:肿瘤侵及肌层。

T3:肿瘤侵及食管外膜。

T4:肿瘤侵犯邻近器官。

2. 食管癌的淋巴结转移(N)分级标准

Nx:区域内淋巴结不能测定。

N0:无区域淋巴结转移。

N1:区域淋巴结转移。

(注:区域淋巴结的定义为:颈段食管区域淋巴结包括颈部和锁骨上淋巴结;胸段食管区域淋巴结包括纵隔淋巴结和胃旁淋巴结,不包括腹腔动脉淋巴结)。

3. 食管癌的远处转移(M)分级标准

Mx:远处转移不能测定。

M0:无远处转移。

M1:有远处转移。

胸上段食管癌:

M1a:颈淋巴结转移。

M1b:其他远处转移。

胸中段食管癌:

M1a:无适宜标准。

M1b:非区域淋巴结发生转移或其他远处转移。

胸下段食管癌:

M1a:腹腔动脉淋巴结转移。

M1b：其他远处转移。

(二) 食管癌 TNM 分期标准

0 期：Tis　N0　M0。
Ⅰ期：T1　N0　M0。
ⅡA 期：T2　N0　M0；
　　　　T3　N0　M0。
ⅡB 期：T1　N1　M0；
　　　　T2　N1　M0。
Ⅲ期：T3　N1　M0；
　　　T4　N0-1　M0。
Ⅳ期：任何 T　任何 N　M1。
ⅣA 期：任何 T　任何 N　M1a。
ⅣB 期：任何 T　任何 N　M1b。

食管癌的 CT 分期

Moss 将食管癌的 CT 所见分为 4 期。
Ⅰ期：肿物在腔内，食管壁不增厚，食管壁厚度≤5 mm。
Ⅱ期：肿瘤食管壁厚度＞5 mm。
Ⅲ期：肿瘤扩展至邻近组织，如气管、支气管、主动脉或心包。
Ⅳ期：任何一期伴有远处转移征象。

食管癌胃内转移诊断标准

Saito 提出食管癌胃内转移的组织学诊断标准。
1. 两处病变细胞分化程度、组织学类型相同。
2. 不考虑血管或淋巴管的侵犯，两处病灶间不连续。
3. 胃内病变不暴露到胃腔内。如果暴露到胃腔内，肿瘤中心在胃黏膜下。
4. 胃内病变与胃周围的转移性病变不连续。
5. 胃内病变与鳞状上皮或胃内的鳞状上皮化生不连续。

食管及贲门癌术后吻合口狭窄诊断标准

吻合口狭窄，可发生在手术后 1 个月至 1 年以上。关于狭窄诊断，目前无统一标准。临床实践中，可大致分为以下 3 度。

Ⅰ度狭窄：能进半流质饮食，食管钡剂透视或造影见吻合口直径约0.7 cm，其上端食管轻度扩张或正常。

Ⅱ度狭窄：仅能进流质饮食，吻合口直径约0.4 cm，其上端食管均有扩张。

Ⅲ度狭窄：只能进流质或滴水不入，吻合口直径约0.3 cm，上端食管明显扩张。

用金属食管镜或纤维胃镜检查，所有吻合口狭窄者均可见吻合口有不同程度的狭窄。需要指出的是，吻合口狭窄不包括癌复发及短时的吻合口水肿造成的吞咽困难。

吞咽困难的分级

Stooler 分级见表1-11。

表1-11 吞咽困难 Stooler 分级

级别	标准
0级	能进各种食物
1级	能进饮食
2级	能进半流质
3级	仅能进流质
4级	不能进食，连唾液也不能咽下

食管癌的临床病理分期
（全国食管癌防治会议）

表1-12 食管癌的临床病理分期

分期	病变长度	病变范围	临床症状
0	不定	病变限于上皮或黏膜内，无淋巴结转移	无明显症状或只有吞咽疼痛，吞咽缓慢，轻度梗阻感
1	不定	病变限于黏膜或黏膜下层，未侵及肌层，无淋巴结转移	症状同"0"期，有的吞咽梗阻感更明显些
2	3~5 cm	局限于食管本身，无外侵，无淋巴结转移	症状较显著，吞咽不适感或梗阻感，呈持续性
3	5 cm 以上	癌已外侵，且有局部淋巴结转移	进行性吞咽困难或有显著持续的胸背不适或疼痛
4	5 cm 以上	有明显外侵或远处转移	症状严重，有显著恶病质

食管癌 CT 分级

Ⅰ级：腔内有块，壁不增厚，食管周围脂肪层清晰。
Ⅱ级：壁增厚超过 5 mm，脂肪层正常。
Ⅲ级：壁增厚并直接侵犯周围组织，可以有局部纵隔淋巴结转移但无远处转移。
Ⅳ级：有远处转移。

食管肿瘤 WHO 分类

世界卫生组织肿瘤分类系列丛书之一的"消化系统肿瘤病理学和遗传学"分册已于 2002 年年底由 IARC Press 出版发行。这部最新的权威参考书由 Hamilton SR 和 Aaltonen LA 主编。该书从食管到肛门对肿瘤按部位分别描述，其中食管肿瘤一节由 Gabbert 等 27 位作者编写，其内容包括定义、ICD-O 编码、流行病学和病因学、临床症状和体征、内镜检查所见、肿瘤及相关病变的病理学特点、遗传学改变、肿瘤扩散转移、分级分期以及预后因素等。现就食管肿瘤分类的一些新特点作介绍。

1. 新分类列表中列出的条目比以前的分类条目减少。比较 2002 年和 1990 年食管肿瘤 WHO 组织学分类表可以发现，新分类减少了三大类，仅保留了上皮性肿瘤、非上皮性肿瘤和继发性肿瘤，将原分类中的上皮性异常（癌前病变）、癌肉瘤和类癌归入上皮性肿瘤，将恶性黑色素瘤、恶性淋巴瘤归入非上皮性肿瘤，删除了瘤样病变（表 1-13）。

表 1-13 食管肿瘤的 WHO 组织学分类

类　别	ICD-O 编码
上皮性肿瘤	
鳞状细胞乳头状瘤	8052/0
上皮内瘤变(IN)	
鳞状上皮	
腺上皮（腺瘤）	
癌	
鳞状细胞癌	8070/3
疣状（鳞）癌	8051/3
基底细胞样鳞癌	8083/3

(续表)

类　　别	ICD-O编码
梭形细胞(鳞)癌	8074/3
腺癌	8140/3
腺鳞癌	8560/3
黏液表皮样癌	8430/3
腺样囊性癌	8200/3
小细胞癌	8041/3
未分化癌	8020/3
其他	
类癌	8240/3
非上皮性肿瘤	
平滑肌瘤	8890/0
脂肪瘤	8850/0
颗粒细胞瘤	9580/0
胃肠间质瘤	8936/1
良性	8936/0
交界性	8936/1
恶性	8936/3
平滑肌肉瘤	8890/3
横纹肌肉瘤	8900/3
卡波西肉瘤	9140/3
恶性黑素瘤	8720/3
其他	
继发性肿瘤	

2. 新分类用上皮内瘤变(intraepithelial neoplasia，IN)取代原分类中的上皮性异常(癌前病变)。

食管癌疗效判断标准

疗效判断标准

一、治愈标准

1. 病变已切除，伤口一期愈合，恢复良好，或经放疗后局部病变消退。
2. 症状消失，消化道重建后无并发症。

3. 出院时无癌肿复发征象。

二、好转标准

1. 癌肿病灶已切除,但有残留转移淋巴结,术后情况尚好。
2. 经胃造瘘后,尚能维持营养。

胃-食管交界区的界定及其癌肿分类和分期
(UICC/AJCC 2009年)

2009年10月出版的第7版国际抗癌联盟和美国癌症联合委员会肿瘤分期手册把胃-食管交界(GEJ)区定义为胃-食管交界上、下5 cm之内共10 cm长的区域,这包括食管下段和胃贲门。该手册规定,凡发生于该区域的癌肿应按食管癌进行分期,并把胃贲门癌从"胃癌"章中移到"食管癌"章中。这一决定主要是根据近年来发表在英文刊物上关于GEJ癌的流行病学、病理学、分子生物学、临床医学等方面的研究结果而作出的。这些研究结果指出,GEJ癌与Barrett食管有关。这些研究多在欧美国家进行,其结果是否适用于中国人,还有待证明。本文结合近期文献,交流我们在这一领域的初步研究结果。

一、GEJ的界定

在大体解剖上,希氏角在健康人群中可以帮助界定GEJ,但在食管裂孔疝患者中,这一标记就不准确了。美国消化病学会建议用胃纵行黏膜皱褶近端为GEJ的标志,这已在欧美国家被广泛接受,但并无可靠的组织学证据给予支持,对于严重胃-食管反流病、裂孔疝和Barrett食管患者,这一界定的可靠性则难以保证。相对而言,日本学者认为食管纵行血管的远端作为GEJ标志较为可靠,但食管黏膜炎症时,黏膜血管难以鉴别,所以此GEJ标记不能被欧美消化内镜医生所接受。在组织学上,健康人的GEJ和鳞状-柱状上皮交界线(SCJ)处于同一水平,这尤其见于绝大多数日本人和中国人,但欧美Barrett食管患者SCJ常上移,因而不能作为GEJ的可靠标记。近年的研究表明,GEJ界定的金标准应为组织学标准,即远端食管鳞状上皮、复层上皮、固有腺及导管。综上所述,GEJ界定的标准不一。

二、GEJ癌的分类

为方便对患者的临床处理,德国胸外科医生Siewert等将GEJ区域的癌肿按肿瘤中心所在位置分为3类:Ⅰ类,GEJ线上1~5 cm;Ⅱ类,GEJ线上1 cm至线下2 cm;Ⅲ类,GEJ线下2~5 cm。这一分类目前广泛用于对GEJ癌的研究。在欧美国家,Siewert Ⅰ和Ⅱ类GEJ癌多源自Barrett食管,为腺癌,具有相似的流行病学、临床病理学及分子病理学特点。最近,Meta分析就发现两者之间存在相似的术后存活率,因此,被认为属于同一种癌。但在日本,Siewert Ⅰ型癌的发生率远比Ⅱ、Ⅲ型GEJ癌低,具有显著不同的临床病理学特点。我们比较南京鼓楼医院收治的GEJ癌患者和美国波士顿GEJ癌患者的临床病理学特点发现,两组资料间存在显著不同,主要表现在:南京鼓楼医院收治的患者平均年龄相对较小,为63岁,男女比为3:1,癌中心位于GEJ线下,肿块大小平均5 cm,81%伴有慢性胃炎、幽门螺杆菌感染和胃黏膜上皮内瘤变,但无Barrett食管病变;相比而言,波士顿白人患者平均年龄相对较大,为69岁,男女比为11:1,肿块中心均在GEJ线上,89%伴有Barrett食管,24%伴有慢性胃炎。经多因素分析发现,虽然鼓楼医院患者的GEJ癌多为晚期,但比起波士顿白人患者的5年术后存活率要好。由此可见,中国人的GEJ癌不同于美国白人患者的GEJ癌,不能按食管癌进行分期和治疗。

三、GEJ癌的分期

因为目前对第7版肿瘤分期手册把累及GEJ的胃贲门癌列入食管癌的决定缺乏独立的验证,为此我们对142例在南京鼓楼医院收治患者术后存活资料进行比较研究。结果发现,如按胃癌分期,第7版手册比第6版更能有效地预测了患者的预后,其中淋巴结分期(pN)比癌组织浸润深度(pT)能更好地预测预后,尤其是腹动脉轴区淋巴结状况尤为重要,不过pT3和pN3B患者尽管3年生存率和第Ⅳ期患者相似,新版手册仍无综合分期指导意见。

如果按第7版手册规定,对这组患者的胃贲门癌按食管癌进行分期,结果较混乱。比如,pⅢA患者的术后存活率竟然比pⅠA或pⅡB患者要好;此外,pⅡB和pⅢB患者存活曲线存在交叉,说明组内存在异质因子。我们的初步研究结果认为,第7版手册对累及GEJ的胃贲门癌分期规定不恰当,应当予以纠正。当然,我们的研究结果有待更新和更多大样本的研究验证。

综上所述,为了对发生于GEJ区域内的疾病进行正确的诊断和有效的治疗,基于对GEJ的准确界定,内镜医师在活检之前要明确GEJ位置和病灶的关系,及时和病理医师讨论、沟通。对于多数中国人而言,GEJ在内镜下与SCJ处于同一水平,但食管裂孔疝患者应参照近端胃纵行黏膜皱襞及远端食管纵行血管作为GEJ界定的参照。GEJ界定的金标准应为组织学证据。正确使用这一GEJ界定原则对于区分GEJ癌肿,并对此进行分类、分期意义重大。我们初步的临床病理学比较研究结果表明,中国人的GEJ癌不同于美国白人的GEJ癌,不能和食管下端腺癌相提并论。尽管第7版UICC/AJCC癌肿分期手册将累及食管的胃贲门癌归于食管癌,其对预后预测的有效性已受到质疑。深入研究中国人 GEJ 疾病和癌肿,对于正确诊断和有效治疗患者、提高其生存率至关重要。

食管癌和贲门癌的细胞学分级

Papanicolaon 分级法。
Ⅰ级:正常细胞。
Ⅱ级:轻度增生,见少量轻度核异质细胞。
Ⅲ级:重度增生,较多重度核异质细胞,怀疑恶性,但证据不足。
Ⅳ级:近似癌,大量重度核异质细胞,强烈提示恶性肿瘤(高度可疑癌细胞),但仍缺乏特异性的证据。
Ⅴ级:癌,见典型恶性瘤细胞,并能初步予以分类。

早期贲门癌的分型
(中国抗癌协会 1998 年)

按其黏膜色泽和形态改变,分为以下 4 型。
1. 充血型。
2. 糜烂型。
3. 粗糙型。
4. 结节型。

贲 门 癌
(中国抗癌协会 1998 年)

1. 症状 由于早期贲门癌解剖位置(齿线下约 2 cm)比较隐蔽,缺乏某些特异症状,早期较食管癌更加难以发现。一般 40 岁以上间断或持续伴有上腹部隐痛不适者需做进一步检查,以免漏诊。

吞咽障碍的出现常提示癌已累及食管下段,部分患者因癌灶侵及邻近血管导致呕血、黑便,甚至大出血,但这并不意味着病变都是晚期。

2. X 线检查 食管、贲门、胃的上消化道钡餐造影应列为诊断贲门癌的首选方法。对可疑病变区要采取不同体位和不同浓度的钡剂,必要时结合双重对比造影,仔细观察该区黏膜皱襞的形态和功能的异常改变。对中、晚期患者要注意胃小弯、胃底和食管下段受累程度。为了术前估计癌切除的可能性,也可酌情应用人工气腹对比观察癌外侵情况。

3. 细胞学检查 拉网细胞学检查诊断早期贲门癌的阳性率虽较食管癌为低,由于目前尚缺少更为简便准确的检查方法,故仍有其实用价值。为提高早期诊断率,可用葫芦状大网囊导管,充气60 ml,进行多次重复拉网常可提高检出率。亦可与吞水音图或隐血珠检查联合应用。

4. 内镜检查 早期贲门癌胃镜(或食管镜)所见大体与食管癌类同,但由于其部位隐匿,常不能窥视病变全貌,难以做到与病灶垂直咬检,由于取材过小或过少容易出现假阴性结果。早期癌周围常伴有炎症反应,当病理结果为慢性炎症时要重复内镜检查,辅以活体染色,有助于鉴别真伪。

中、晚期贲门癌应注意检测食管下段受侵程度和长度,同时应仔细观察食管其他部位有无微小病变,以防疏漏第二个原发病灶。

5. B超和CT扫描 贲门癌的扩展和转移重点在腹腔,术前腹部B超能够显示癌的外侵状况,有无肝或腹腔淋巴结转移,帮助判断肿瘤切除的可能性,为治疗计划提供依据。腹部CT常用于B超检查证据不够充分时做进一步验证和补充,若与EUS结合可使分期更加准确可靠。

6. 腹腔镜和腹腔镜超声检查 腹腔镜检查可直接窥视肿瘤局部和肝脏病变以及腹腔内肿大淋巴结,并能采取活检或对腹水进行细胞学检查。腹腔镜超声则用于发现较深在的肝内微小转移灶,以弥补腹腔镜检查的不足。

贲门癌的临床病理分期

国际抗癌协会关于胃癌TNM分期。

1. T:原发肿瘤情况 贲门癌属于胃癌的上1/3区包括贲门及胃底。

T1:肿瘤不论大小,其浸润深度不超过黏膜下层。

T2:肿瘤向深层浸润,但大小不超过分区的1/2。

T3:肿瘤向深层浸润,病变超过分区的1/2而未超过分区。

T4:肿瘤侵犯超过分区或累及周围组织。

2. N:淋巴结情况

N_x:因无法估计淋巴结转移情况,故采用N_x表示,病理证实后进一步描述N_x^-或N_x^+。N_x^+还可分为:N_x^+a 胃周淋巴结受累;N_x^+b 累及其他淋巴结但手术时可摘除,如胃左、腹腔、肝总、脾动脉及肝十二指肠韧带附近的淋巴结;N_x^+c 受累的淋巴结手术时无法摘除,如腹主动脉、肠系膜和髂动脉的淋巴结。

3. M：远处转移

M0：无远处转移。

M1：有远处转移。

4. P：病理分类

P1：黏膜内癌。

P2：癌侵及黏膜下层，但未达肌层。

P3：癌侵及深肌层达浆膜下层。

P4：癌侵及浆膜及侵至浆膜外。

我国胃癌协作组织在 TNM 分类的基础上，对原发肿瘤的浸润深度及淋巴结转移程度作了某些修改。

1. T：原发肿瘤情况

T1：肿瘤不论大小，其浸润深度未超过黏膜下层的早期胃癌。

T2：肿瘤侵及肌层，但大小不超过一个分区的 1/2。

T3：肿瘤侵及浆膜层，或虽未侵及浆膜层，但超过一个分区的 1/2 而未超过一个分区。

T4a：肿瘤侵至浆膜或占一个分区以上。

T4b：肿瘤已侵及周围脏器。

2. N：淋巴结情况 将胃引流淋巴结分为 3 组：第 1 组是贴于胃壁上的浅组淋巴结，如胃大小弯、幽门上下、贲门旁等淋巴结。第 2 组是深组淋巴结，如脾、肝总、胃左动脉干及脾门、肝十二指肠韧带淋巴结。第 3 组包括腹腔动脉旁、肠系膜根部、结肠中动脉周围、腹主动脉旁淋巴结。

N0：无淋巴结转移。

N1：肿瘤邻近部位的浅组淋巴结转移。

N2：第 2 组淋巴结转移，或肿瘤远部位的浅组淋巴结转移。

N3：第 3 组淋巴结转移。

3. M：远处转移情况

M0：无远处转移。

M1：有远处转移。

食管贲门黏膜撕裂症

(1) 有饮食不当、酒类、药物或妊娠呕吐等原因所致之反复恶心及剧烈呕吐，有大量呕血和(或)黑粪，并有胸骨下端后部疼痛，可因失血过多而休克。

(2) 纤维内镜检查见食道贲门黏膜有楔状破裂出血。

第二章 胃 疾 病

典型的消化性溃疡

1. 长期性　由于溃疡发生后可自行愈合,但每于愈合后又好复发,故常有上腹疼痛长期反复发作的特点。
2. 周期性　上腹疼痛呈反复周期性发作,是消化性溃疡的特征之一,尤以十二指肠溃疡更为突出。
3. 节律性　临床上溃疡疼痛与饮食之间的关系具有明显相关性和节律性。
4. 疼痛部位　十二指肠溃疡的疼痛多出现于中上腹,或在脐上方或在脐上方偏右处;胃溃疡疼痛的位置也多在中上腹,但稍偏高处,或在剑突下和剑突下偏左处。
5. 疼痛的程度和性质　疼痛一般较轻而能忍受,多呈钝痛、灼痛或饥饿样痛。由溃疡所致的饥饿样痛多呈持续性,常可连续 0.5~2 小时甚至更长时间,有别于饥饿感。
6. 疼痛的影响因素　疼痛常由精神刺激、过度疲劳、饮食不慎、药物影响、气候变化等因素诱发或加重;可通过休息、进食、服制酸药、以手按压疼痛部位、呕吐等方法而减轻或缓解。

无症状型或亚临床型消化性溃疡

部分消化性溃疡患者可无任何临床表现,而因其他疾病作胃镜或 X 线钡餐检查时偶然发现;或当发生出血或穿孔等并发症时,甚至于尸体解剖时始被发现。这类消化性溃疡可见于任何年龄,但以老年人尤为多见。

消化性溃疡

（全国消化系疾病学术会议 1978年）

诊 断 依 据

凡具有以下1加2或3，或单纯2或3项患者可以列入研究组。

1. 有溃疡病的典型症状与病史的患者。
2. 内镜下见有活动期溃疡，胃溃疡宜作活检排除恶性病变，球部溃疡可以不作活检。
3. X线钡透证实有壁龛者。

有内镜的单位，应以胃镜诊断为主，没有的则以X线钡透为依据，但必须见到龛影，其他间接征象（如变形、切迹或激惹等）不宜列入本研究组。病变必须是在治疗前2～3周以内证实者。

急 性 溃 疡

（日本 并木正义）

急性溃疡是由于某种原因或诱因引起的急性发生的溃疡，其经过甚快，短期内即可治愈，常伴有剧烈的临床症状，内镜检查呈急性表现，组织学上溃疡底部及其周围少有纤维增生。

诊 断 标 准

1. 急性溃疡的临床症状 急性发生、病程快、短期内治愈。有剧烈的腹痛、消化道出血等临床症状（小孩及老年患者可无），此时，内镜检查已发现有溃疡。
2. 急性溃疡的病理诊断（日本 长与健夫等）
   (1) 黏膜皱襞并不集中或轻度集中，散在性溃疡。
   (2) 溃疡底部为凹凸不平较厚的坏死组织（因出血呈茶褐色）。
   (3) 溃疡边呈锐角状。
   (4) 轮廓不规则（表浅溃疡愈合时更显著）。
   (5) 周围黏膜呈炎症性水肿和毛细血管性出血。
3. 急性溃疡的内镜检查 急性溃疡好发于胃底，多属浅表性（UI-Ⅱ度），形状不整、多发性，常伴有出血，但亦有深溃疡（UI-Ⅲ甚至 UI-Ⅳ度）。圆形、类圆形或不整形，形状清楚，周围平坦不硬等。急性十二指肠溃疡与上述一致，故内镜检查应连同食管、胃及十二指肠等上消化道全面观察，注意多发性，以免漏诊。

Cushing 溃疡

Cushing 溃疡属应激性溃疡范畴，因最早（1932 年）由 Cushing 报告，故以其名命名。

1. 临床资料　具备以下条件时应考虑本病。
（1）有引起本病的颅脑疾病存在。
（2）既往无消化性溃疡病史。
（3）X 线钡餐检查阴性。
（4）突然发生上消化道急性出血［呕血和（或）便血］，不能用其他病因解释。
2. 急诊内镜检查　利用纤维胃镜直接观察胃部病变，对本病有重要诊断价值，是目前确诊本病最主要的手段，但这项检查必须在出血后 24～48 小时内进行，否则可能因病变迅速消失而得不出正确结论。值得指出的是，这项检查常因原发病（颅脑疾病）严重、全身情况不好而不能进行。
3. 活体组织检查　在急诊内镜检查时，应常规在胃部病变区取材做活检，以观察病理改变。

应激性溃疡（一）

应激性溃疡（stress ulcer，SU）指在严重"应激"情况下，在胃或十二指肠发生急性、无症状的溃疡，常合并有出血或穿孔。早在 1842 年，Curling 曾描写过灼伤患者发生急性胃、十二指肠溃疡；1932 年，Cushing 又发现中枢神经系统疾病的患者，常有急性胃肠道出血现象。

应激性溃疡（二）

根据 Brooks 报道指出，应激性溃疡的临床特征有如下几点。
（1）各年龄皆可发生。
（2）男女发病率相同。
（3）发病前常缺少胃肠道症状。

(4) 突然发生呕血、黑粪或穿孔。
(5) 上腹痛不多见。
(6) 胃溃疡发生率较高,多发性溃疡较单发溃疡多见。
(7) 一般较少有胃酸增多临床症状。
(8) 发病前1周左右常有"应激"史。
(9) 上胃肠钡餐造影常不易发现溃疡征。
(10) 病死率较高,可达50%以上。
(11) 可以获得迅速治愈。
(12) 对不易控制的出血或穿孔病例常需外科手术治疗。

应激性溃疡(三)

(《中华医学杂志》编辑委员会 2002年)

(一) 定义

应激性溃疡是指机体在各类严重创伤、危重疾病等严重应激状态下,发生的急性消化道糜烂、溃疡等病变,最后可导致消化道出血、穿孔,并使原有病变恶化。因而预防SU是抢救重症患者的一个不可忽视的环节。SU又称急性胃黏膜病变(AGML)、急性糜烂性胃炎、急性出血性胃炎等。

(二) 应激性溃疡发生的病因(应激源)

多种疾病均可导致SU的发生,其中最常见的应激源有:
(1) 重型颅脑外伤(又称Cushing溃疡)。
(2) 严重烧伤(又称Curling溃疡)。
(3) 严重创伤及各种困难、复杂的大手术术后。
(4) 全身严重感染。
(5) 多脏器功能障碍综合征(MODS)和(或)多脏器功能衰竭(MOF)。
(6) 休克,心、肺、脑复苏术后。
(7) 心脑血管意外。
(8) 严重心理应激,如精神创伤、过度紧张等。

(三) 应激性溃疡发病机制

胃黏膜防御功能削弱与胃黏膜损伤因子作用相对增强,是SU发病的主要机制。

1. 胃黏膜防御功能减低 在应激状态下黏膜局部发生的微循环障碍,黏膜屏障(碳酸氢盐)及上皮屏障功能降低。

2. 胃酸分泌增加 在各种损伤因素中,胃酸在发病早期起到了重要作用,其他损伤因子尚有胃蛋白酶原分泌增多及在缺血情况下产生的各类炎性介质等。

3. 神经内分泌失调 下丘脑、室旁核和边缘系统是应激的整合中枢,甲状腺素释放激素(TRH)、5-羟色胺(5-HT)、儿茶酚胺等中枢介质可能参与并介导了 SU 的发生。

(四) 应激性溃疡的临床表现

1. 临床特征 ①原发病越重,SU 的发生率越高,病情越加凶险,病死率越高。②无明显的前驱症状(如胃痛、反酸等),主要临床表现为上消化道出血(呕血或黑粪)与失血性休克症状。对无显性出血的患者,胃液或粪便潜血试验阳性、不明原因血红蛋白浓度降低≥20 g/L,应考虑有应激性溃疡伴出血的可能。③SU 发生穿孔时,可出现急腹症症状与体征。④SU 的发生大多集中在原发疾病产生的 3～5 日内,少数可延至 2 周。

2. 应激性溃疡的内镜特点 ①病变以胃体部最多,也可见于食管、十二指肠及空肠。②病变形态以多发性糜烂、溃疡为主,前者表现为多发性出血点或出血斑,溃疡深度可至黏膜下、固有肌层及浆膜层。

(五) 应激性溃疡的诊断方法

有应激病史、在原发病后 2 周内发生上消化道出血、穿孔等症状,病情允许时应立即做内镜检查,若有糜烂、溃疡等病变存在,SU 诊断即可成立。

十二指肠球后溃疡

出血机会比胃、十二指肠球部溃疡高两倍多,出血量多,常反复出血,便血多于呕血,因其病变多位于后壁,易侵蚀十二指肠上动脉之故。

难愈性十二指肠溃疡

难愈性十二指肠溃疡是指在常规疗程内未能愈合的十二指肠溃疡(DU),习惯称为"顽固性"或"难治性"DU。英文文献中应用的形容词有 difficult, refractory, intractable, stubborn, recalcitrant, persistant, resistant 等。

诊 断

首先应排除非溃疡性消化不良,确诊溃疡的存在,有出血、梗阻、穿孔等并发症的 DU 也不属于难愈性 DU 的研究范围。其次应检查血清促胃液素,排除卓-艾综合征,因多数卓-艾综合征的临床表现与难愈性 DU 相似。最后诊断依赖于经 4 周以上 H_2 受体阻滞剂常规治疗溃疡仍未愈合,症状未能缓解。

肝源性溃疡

肝硬化并发消化性溃疡被称为肝源性溃疡,其临床特点如下。

1. 肝硬化合并溃疡可单发也可多发,单发者居多。据 Bounervie 报告,最常见的部位是十二指肠球部,其次是胃角,再次是幽门前区,胃和十二指肠复合溃疡也不少见。

2. 肝源性溃疡的发病与性别、职业、血型无明显关系,好发于中老年。Tabaqchali 认为,肝硬化患者 35 岁以上发生溃疡的概率明显高于 35 岁以下者。

3. 起病慢,病程长,久治不愈,反复发作可达十几年甚至几十年。

4. 上腹痛为最常见症状,但无明显规律性。腹胀、乏力、食欲不振等肝硬化症状在合并溃疡后常加重。

5. 诊断一般不困难,遇肝硬化不易解释的上腹痛、反酸、嗳气等症状应及时进行胃镜检查,可有助于诊断。

肺源性溃疡

1. 肺源性溃疡多在老年或老年前期发病,较一般溃疡病发病年龄晚。
2. 可发生在肺气肿至肺心病的各个阶段,且十二指肠溃疡多于胃溃疡。
3. 临床症状不典型或不明显,往往以上消化道出血为首发表现。
4. 肺源性溃疡者往往病程迁延难治,病死率高。

肾源性溃疡

1. 具有慢性肾功能衰竭的临床表现,且随着肾功能损害的加剧,溃疡病的发生率也相应增加。

2. 溃疡病症状常不典型，患者往往以上消化道出血或溃疡穿孔为最早表现。

3. 多有显著的夜间和基础胃液过度分泌，按一般溃疡病治疗效果不佳。

甲状旁腺源性溃疡

其临床特点如下。
（1）女性多于男性，以十二指肠球部溃疡较多见。
（2）部分患者可伴恶心、呕吐及顽固性便秘。
（3）溃疡病的表现比较重，按一般溃疡病的方法治疗无效，切除甲状旁腺腺瘤后，溃疡可获痊愈。

膈疝内胃溃疡（GUDH）

膈疝内胃溃疡是一有别于其他部位胃溃疡的特殊溃疡，其含义指溃疡位于裂孔处疝胃内或胸部的疝胃内。

临床上对于膈疝患者出现剑突下慢性节律性疼痛或严重而无规律的疼痛、不明原因的上消化道出血、出现上腹部疼痛性肿块、腹膜炎或呼吸困难等症状时应考虑 GUDH 发生的可能，并做 X 线检查、内镜检查以明确诊断。

无痛性消化性溃疡

1. 本病患者病史中缺乏上腹部疼痛，但可有其他消化道症状如腹胀、嗳气等，发生并发症前可仍无上腹痛，但腹胀、乏力、纳差等症状加重。

2. 无痛性溃疡缺乏腹痛的机制不完全清楚，可能与溃疡病患者胃、十二指肠末梢神经反应迟钝，疼痛阈值高，对疼痛不敏感有关。也可能与患者个体差异，工作、生活环境等因素的影响，或因其他症状所掩盖有关。

3. 无痛性溃疡中，DU 以 35～55 岁患者多见，而 GU 以 60 岁以上患者多见。

4. 无痛性溃疡预后较好。

难治性消化性溃疡(RU)

RU 泛指下列 3 种具体情况之一。

(1) 使用标准剂量的 H_2 受体阻滞剂治疗时,其初始愈合阶段较多数溃疡缓慢。标准是:十二指肠溃疡患者服用西咪替丁每日 1 g(200 mg,1 日 3 次;400 mg,每晚 1 次)连续 3 个月溃疡仍未愈合。胃溃疡患者同样治疗 4 个月未愈者,也有定为治疗 8 周者。这种情况又称 H_2 受体阻滞剂溃疡,或称对 H_2 受体阻滞剂无反应溃疡,约占消化性溃疡患者总数的 10%。狭义的 RU 常指此种情况。

(2) 初始阶段经治疗已如常愈合,虽进行着维持治疗仍然迅速复发。标准是:用 H_2 受体阻滞剂或硫糖铝维持,1 年内溃疡仍然复发。此种情况占消化性溃疡患者的 20%～30%。

(3) 在消化性溃疡缓解和恶化的周期中,恶化期长,镜检时常有活动性溃疡而很少愈合,且持续有症状。

总的说来,胃溃疡出现难治情况较十二指肠溃疡为多。由上可见,RU 并不是指患者症状重、生活工作受到影响而言,而是有其特定含义的,特别是指在使用某些常用药物(H_2 受体阻滞剂)和一定疗程下的不愈合情况,因而不是一个绝对的概念。

难治性消化性溃疡
(日本 小长谷稔等)

所谓难治性消化性溃疡,包括缺乏治愈倾向,或在 3～4 个月不消失的溃疡。多数学者认为,各种 H_2 受体阻滞剂应用 3 个月以上不能治愈的溃疡,肝肾疾患使溃疡迁延者也包括在难治的范畴内。

难愈性消化性溃疡

复旦大学医学院附属华山医院认为,难愈性消化性溃疡的标准必须符合下列 3 条以上的条件。

(1) 多发性。

(2) 复合性。

(3) 直径>2 cm。
(4) 病程>2年。
(5) 有出血、穿孔史。
(6) 接受 H_2 受体阻滞剂治疗,疗效不肯定或停药复发。

Dieulafoy 损害(杜氏溃疡)

Dieulafoy 损害与杜氏溃疡(Dieulafoy's ulcer)两者是同义词,但以前一命名为恰当。本病有以下的临床特点:
(1) 中、老年男性患者,有多次消化道出血或忽然大出血,出血前无先兆症状和诱因。
(2) 出血量通常较大,大量输血、补液不能维持正常的血压。
(3) 多次胃镜检查或一次剖腹探查仅发现局部射血现象。
(4) 患者平素体健,并无消化性溃疡与肝硬化等病史。

Dieulafoy 病

1884 年,Gallard 首次报道 2 例 Dieulafoy 病(胃黏膜下恒径动脉破裂出血)患者,至今已有一百余年。1989 年,本病已正式被列入美国胃肠道和肝脏疾病一书。

诊断如下。
(1) Dieulafoy 病约占上消化道出血病的 0.28%,占上消化道大出血手术治疗的 1.3%~2.3%。患者发病年龄为 20~93 岁,平均年龄 50 岁,男性占发病数的 86%~89%。饮酒、吸烟和某些药物可促使 Dieulafoy 病的发生。
(2) Dieulafoy 病的主要临床表现是反复发作性呕血和柏油样大便,严重者可出现失血性休克;出血前无明显上腹部不适和疼痛,亦无消化道溃疡病史和家族遗传史。
(3) 由于 Dieulafoy 病的临床表现缺乏特异性,纤维内镜、选择性血管造影、同位素示踪等检查方法有助于 Dieulafoy 病的术前诊断,并为手术治疗提供重要的依据,大部分患者在剖腹探查和尸检病理检查时方能获得诊断。

Dieulafoy 病诊断十分困难。由于病变范围小,病灶孤立,部位隐匿,且可散发于全消化道,实际漏诊、误诊很多,在出血静止期更易漏诊。近年来,随着内镜的普及及对本病认识的不断提高,本病的诊断水平亦在不断提高。对于不明原因的反复间歇出现的上消化道和(或)下消化道大出血,目前公认急诊内镜检查是首选和主要的诊断措施,并应反复进行。约半数病例在初次胃镜后可获诊断。Chiong等报道一组10例胃Dieulafoy病资料,平均需接受2.6次胃镜检查,少数甚至需4次胃镜检查方能确诊。对内镜下怀疑有Dieulafoy病而不能确诊时,Schilling等建议进一步联合应用内镜多普勒超声或超声内镜检查。对2次以上胃镜检查仍未能确诊的患者一般情况较差时,应行血管造影术及剖腹探查术。小肠Dieulafoy病诊断尤其困难,须更多依靠术前血管造影,术中内镜检查及剖腹探查术。

早年Dieulafoy病的诊断依赖于死后或者手术切除标本的组织学检查。近年来在实践中则较多推荐较易判断又确实可行的宏观内镜诊断标准,Norman等总结了一组9例Dieulafoy病的诊断经验,结合他人的实践经验提出了两个关键性的反映恒径动脉基本病理特征的宏观内镜诊断标准,即:①宏观动脉特征的存在(如动脉喷血、微小搏动的血流、明显突起的血管、一段红色的隆起或以一细蒂相连的一新鲜致密的血凝块);②周围缺乏可肉眼观察到的广泛的炎症过程(如溃疡形成)。

幽门管溃疡

本病较为少见,常伴胃酸分泌过高。其主要临床表现有。
(1) 餐后立即出现上腹疼痛,其程度较为剧烈而无节律性,并可使患者惧食,制酸药物可使患者腹痛缓解。
(2) 好发呕吐,呕吐后疼痛随即缓解,腹痛、呕吐和饮食减少可导致患者体重减轻。此类消化性溃疡内科治疗的效果较差。

幽门前区溃疡(PPU)

幽门前区溃疡又称幽门管溃疡,是指发生在离幽门口2~3 cm内的胃溃疡。现倾向于将其划分为一种独立类型,也就是说在常见的消化性溃疡中有GU、DU和PPU。

PPU具有以下特点。
(1) 多见于长期服用非甾体抗炎药(NSAIDs)者。
(2) HP的感染率较低。
(3) 溃疡多数较浅小,且由于幽门括约肌频繁地收缩,管腔形态易变,X线检查易遗漏,有时由于幽门变形,幽门前区与十二指肠球部分界不清,即使在胃镜直视下也难与球部溃疡区分。

（4）溃疡易出血，也由于收缩频繁，血痂不易附着，而难以止血。

（5）由于溃疡邻近球部，故患者常具饥饿痛特点，且常伴恶心、呕吐。

（6）外科治疗适宜采用毕氏Ⅰ式，且无需作迷走神经切断术。

吻合口或胃空肠溃疡

1. 发生时间大多在术后两年内。

2. 症状与球部溃疡相似，但部位向下向左移（常在脐上下），疼痛时间提前（常在饭后出现，亦可于夜间出现），食物和碱性药物缓解症状效果较差。

3. 吻合口如有炎症痉挛时，可出现恶心、呕吐，并易并发溃疡出血而引起黑粪。

4. X线钡剂检查：可见吻合口附近有变化，如排空障碍、外形改变、局部触痛等，空肠内溃疡的龛影不易显示。

顽固性溃疡

消化性溃疡虽易一次治愈，但仍有内科治疗无效，在内镜下看到白苔很难消失而病程迁延的。把这些概括起来，总称为顽固性溃疡，但缺乏明确的定义。从许多临床病例来看，由于在3个月以内瘢痕形成治愈的情况较多，所以多把3个月作为大致的标准。

静止性溃疡(SU)

静止性溃疡又称无症状性溃疡，是指并不引起消化不良症状或其他腹部不适的胃、十二指肠溃疡，是消化性溃疡的特殊类型，常因其他疾病作胃镜或X线检查时偶然发现，或发生并发症时甚至剖腹探查或尸解时始被发现。

SU多见于老年人或服用NSAIDs者，这可能与老年人痛觉不够敏感、胃神经末梢感觉迟钝有关。NSAIDs不仅有致溃疡作用，还可能掩盖溃疡症状。

溃疡出血分类(Forrest)

Ⅰa：活动性动脉喷射性出血。
Ⅰb：活动性渗出。
Ⅱa：出血停止后可见血管残端。
Ⅱb：出血停止后凝血块覆盖溃疡基底上。
Ⅲ：无出血停止特征，亦无出血征象。

消化性溃疡合并大出血内镜分类
（Kohler Riemann 1991年）

Ⅰa：喷射性动脉出血(spurting)。
Ⅰb：渗出性出血(oozing)。
Ⅱ：近期出血征。
Ⅱa：可见血管。
Ⅱb：血块附着。
Ⅱc：褐黑色血痂。
Ⅲ：无出血征。

上消化道出血分度

Ⅰ度（轻度）：失血量占总血量的15%以下，或成人失血量少于500 ml，血压、脉搏、红细胞计数、血红蛋白正常，可有或无头晕症状。

Ⅱ度（中度）：失血量占总血量的20%左右，或成人失血量为800~1 000 ml，血压下降，但收缩压不低于12 kPa，脉搏为100次/分左右，红细胞计数为$5\times10^{12}/L$，血红蛋白为80~100 g/L。可有眩晕、口渴、心烦、少尿、无力、嗜睡等症状。

Ⅲ度（重度）：失血量占总血量的30%以上，或成人失血量大于1 500 ml，收缩压为10.7 kPa以下，血红蛋白<80 g/L。有四肢厥冷、出冷汗、心慌、极度乏力、少尿或无尿、神志改变等症状和体征。

不明原因消化道出血

(《中华消化杂志》编辑委员会 2012 年)

2007 年《中华消化杂志》组织了国内消化科、外科、放射科、核医学科等的部分专家,在南京会议上对不明原因消化道出血(obscure gastrointestinal bleeding,OGIB)制定了《不明原因消化道出血诊治推荐流程》,推动了对 OGIB 的研究,并提高了诊断水平。时隔五年,OGIB 诊治技术正在不断进展,因此有必要对 2007 年制定的推荐流程进行补充与更新,使其能与时俱进。

一、概述

OGIB 指常规消化内镜检查(包括检查食管至十二指肠降段的上消化道内镜与肛门直肠至回盲瓣的结肠镜)和 X 线小肠钡剂检查(口服钡剂或钡剂灌肠造影)或小肠 CT 不能明确病因的持续或反复发作的出血。可分为不明原因的隐性出血和显性出血,前者表现为反复发作的缺铁性贫血和粪隐血试验阳性,后者表现为黑便、血便或呕血等肉眼可见的出血。OGIB 占消化道出血的 3%~5%,其可能的多数病因见表 2-1。

表 2-1 不明原因消化道出血的病因

部 位	病 因
上消化道	Cameron 糜烂,血管扩张性病变,静脉曲张,Dieulafoy 病变,胃窦血管扩张症,门静脉高压性胃病
中消化道	
年龄≤40 岁	肿瘤,美克尔(Meckel)憩室,Dieulafoy 病变,克罗恩病,乳糜泻
年龄>40 岁	血管扩张性病变,非甾体抗炎药(NSAID)性肠病,乳糜泻
下消化道	血管扩张性病变,新生物
少见病因	胆道出血,胰性出血,主动脉肠瘘

二、OGIB 的诊断方法与评价

(一)病史和体格检查

对 OGIB 患者首先应仔细询问病史(包括目前症状、既往史、用药史、家族史等)。如果患者有消瘦或梗阻症状,提示小肠疾病的可能性大;而老年患者如有肾病或结缔组织病等，则血管病变的风险较高。详细可靠的病史和体格检查有助于减少漏诊率。

（二）内镜检查

1. 常规内镜　常规内镜包括上消化道内镜和结肠镜检查，为 OGIB 的初步检查。初次检查时可能因病灶微小、位置隐蔽或检查者经验不足等造成漏诊，易被漏诊的病变有血管扩张、息肉、Cameron 糜烂和位于视野盲区的病变等。初次检查阴性的患者必要时可重复内镜检查，有助于提高诊断率及减少漏诊率。

2. 胶囊内镜（capsule endoscopy，CE）　目前 CE 检查已成为小肠疾病的一线检查技术和 OGIB 诊断的主要方法。CE 对 OGIB 的诊断率约为 62%，重复检查能提高诊断率，对于持续性出血和显性出血，OGIB 患者的诊断率高于间歇性和隐性出血者。CE 的优点为非侵入性，不足之处有以下几点：①不能进行常规内镜检查时的充气、冲洗、局部反复观察、活组织检查及治疗等操作。②肠内容物残留和动力障碍可影响其对消化道的全面观察。③在出血量较多或有血凝块时，CE 视野不清，易遗漏病灶，无法作出病因诊断，而肠道狭窄时有发生嵌顿的危险。④不能控制 CE 的移动速度，不能在局部停留。CE 与双气囊小肠镜（double balloon enteroscopy，DBE）比较，两者对血管性和炎性病变的诊断一致性较高，但在息肉和肿瘤性病变的诊断中一致性不高。在 CE 发现肿瘤、息肉或仅发现消化道积血的患者中，DBE 检查往往能提供更多有用的信息。目前各类新型 CE 正在研发中。

3. 小肠镜　小肠镜与 CE 检查在 OGIB 诊断中有互补作用，当 CE 发现可疑病灶或有 CE 检查禁忌证时，可行小肠镜检查，以明确诊断或进行治疗。①DBE 对于 OGIB 的诊断率约为 43%～75%，且对显性出血的 OGIB 诊断阳性率高于隐性出血的 OGIB。DBE 的优点是可在直视下行小肠黏膜活组织检查，除诊断外还可开展如电凝、息肉摘除、气囊扩张、异物取出等治疗。不足之处在于该检查属侵入性检查，且费时费力，操作技术要求高，有一定的并发症发生率，如急性胰腺炎、肠穿孔等。②单气囊小肠镜（single-balloon enteroscopy，SBE）是一项较新的小肠镜技术，没有内镜前端的气囊，安装较 DBE 方便，可实现单人操作，可较为安全有效地用于小肠疾病的评价和治疗。根据已有研究，其对 OGIB 的诊断率约为 60%，与 DBE 相似。③螺旋式小肠镜（spiral enteroscopy，SE）是近来正在研发的一项新技术。小肠镜由螺旋形外套管和内镜组成，内镜可使用 DBE 或 SBE 等。但目前有关 SE 用于 OGIB 的研究资料较少。④推进式小肠镜是较传统的小肠检查技术，插入深度在幽门下端 50～150 cm 处，但患者依从性较差，操作技术要求高，仅适用于近端小肠病灶的检查和治疗。⑤探条式小肠镜依靠肠蠕动推进内镜前行,可观察至深部小肠,但因插入时间过长及患者不适感强,目前已较少应用。

(三) CT/MRI 小肠影像学检查

CT/MRI 小肠影像学检查作为非侵入性检查,易被患者接受。可以在相对短的时间内花较少的费用来完成对整个小肠的评价,观察到腹部实质脏器及肠腔内外的情况,并可以显示病变及毗邻血管、淋巴结之间的关系,有利于手术前的评估,适合不能耐受内镜检查、内镜不能通过的患者或作为 OGIB 筛查。MRI 检查虽无 X 线射线,软组织分辨高,但相对费时,且目前空间分辨率尚不如 CT 检查,因此目前 OGIB 的小肠影像学检测主要推荐 CT 检查。

1. CT 小肠灌肠/CT 小肠造影　应用对比剂通过鼻-空肠管灌肠法或口服法充盈小肠肠腔后行 CT 平扫及增强扫描,图像经处理后,可显示小肠肠腔、肠壁、系膜、血管、后腹膜及腹腔内实质脏器,是一项很有前景的小肠评价方法。CT 小肠灌肠/CT 小肠造影对 OGIB 患者,尤其是显性 OGIB 患者的诊断准确率较高。阳性结果能提示消化道出血的来源,有助于明确诊断。CT 小肠灌肠/CT 小肠造影对于浅表溃疡、糜烂及血管病变的诊断率不高。

2. MRI 小肠灌肠/MRI 小肠造影　通过鼻-空肠灌肠法或口服法实现肠道充盈后行 MRI 检查,其优势在于可获得多平面、多参数的图像,无辐射暴露。若应用超快序列扫描,还可获动态 MRI 影像,有助于评价肠道运动及肠道伸展性。但 MRI 小肠灌肠/MRI 小肠造影有一定局限性,如费用较贵、图像质量变异大等,目前其应用于 OGIB 诊断的相关研究较少,其诊断价值尚不明确。

(四) 血管造影

血管造影是一项有创性检查,适用于活动性出血(出血速率≥0.5 ml/min)患者,对 OGIB 的诊断率约为 40%。血管造影的优点在于能直接进行血管栓塞治疗,止血率较高。缺点为其属有创性检查及存在辐射暴露,同时有肾功能衰竭、缺血性肠炎等并发症发生的可能。螺旋 CT 血管造影是利用螺旋 CT 对包含靶血管的受检层面进行连续不间断的薄层立体容积扫描,之后运用计算机进行图像处理后,最终立体显示靶血管,对活动性出血的敏感度较高,对 OGIB 的敏感度为 45%~47%。

(五) 核素扫描

核素扫描仅对活动性出血(出血速率≥0.1~0.5 ml/min)有诊断价值。可采用 ^{99m}Tc 标记的红细胞或 ^{99m}Tc 标记的胶体硫进行扫描,前者更为常用。通过核素扫描可发现活动性出血,但有一定的假阳性率,需鉴别血池区积血是否为原发出血灶。

(六) 小肠钡剂检查

小肠钡剂检查包括全小肠钡剂造影和小肠钡剂灌肠。全小肠钡剂造影对 OGIB 的诊断率不高,且假阴性率较高。小肠钡剂灌肠是经口或鼻插管至近端小肠后导入钡剂,对小肠进行摄片和透视的方法。其对 OGIB 的诊断率为 10%~21%,优于全小肠钡剂造影。随着小肠 CT、小肠 MRI、CE 及 DBE 的发展,小肠钡剂检查在小肠疾病诊断中的地位正在逐步降低。

(七) 外科手术和术中内镜检查

外科手术是 OGIB 最后的检查手段。主要用于无法成功进行 DBE 检查或大出血患者。术中内镜检查对 OGIB 的诊断率为 70%~100%。研究表明,外科手术结合术中内镜检查的诊断率较单纯外科手术提高 50%~100%(表 2-2)。

表 2-2 各种不明原因消化道出血检查技术的比较

检查技术	治疗作用	优点	缺点
全小肠钡剂造影	无	非创伤性	敏感性差
小肠钡剂灌肠	无	非创伤性	诊断率低
核素扫描	无	安全,对活动性出血诊断有帮助	只能定位,假阳性率较高
血管造影	有	对活动性出血诊断治疗有帮助	不能定性,侵入性检查
CT 灌肠/小肠造影	无	能观察肠腔、肠壁及腹腔脏器	对浅表病变及血管病变不敏感
MRI 灌肠/小肠造影	无	安全	研究数据尚不明确
小肠镜	有	直视,能活组织检查及治疗	技术要求高,费时费力
胶囊内镜	无	安全	不能活组织检查及反复观察
手术及术中内镜	有	治疗效果显著	侵入性

注:CT 为计算机断层扫描;MRI 为磁共振成像。

三、OGIB 诊断流程

2007 年,我国消化病专家根据国情,对美国胃肠病学会提出的 OGIB 诊断和处理流程进行修改,制定了我国的 OGIB 诊断和处理推荐流程,见图 2-1。考虑到近年来小肠镜检查和 CT 等影像技术的发展与成熟,建议可将小肠 CT、

CE、小肠镜等共同列为小肠的主要检查技术。

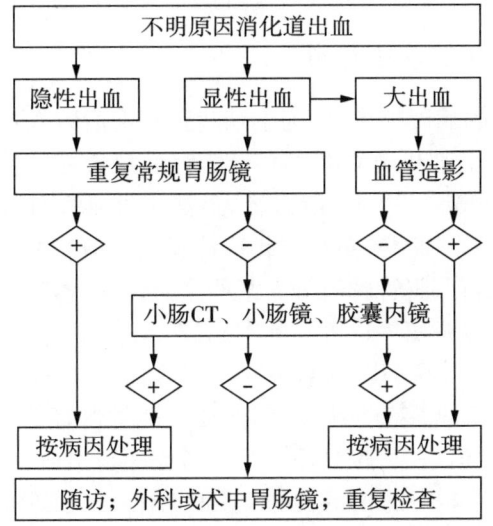

图 2-1 不明原因消化道出血诊断推荐流程

急性非静脉曲张性上消化道出血(一)
(《中华内科杂志》编委会)

一、定义

急性非静脉曲张性上消化道出血(acute nonvariceal upper gastrointestinal bleeding,ANVUGIB)系指屈氏韧带以上的消化道的非静脉曲张性疾患引起的出血,包括胰管或胆管的出血和胃空肠吻合术后吻合口附近疾患引起的出血,年发病率为(50~150)/10万,病死率为 6%~10%。

二、ANVUGIB 的诊断

1. 患者出现呕血、黑粪症状及头晕、面色苍白、心率增快、血压降低等周围循环衰竭征象,急性上消化道出血诊断基本可成立。

2. 内镜检查无食管胃底静脉曲张并在上消化道发现有出血病灶,ANVUGIB 诊断可确立。

3. 下列情况可误诊为 ANVUGIB：某些口、鼻、咽部或呼吸道病变出血被吞入食管,服某些药物(如铁剂、铋剂等)和食物(如动物血等)引起粪便发黑。对可疑患者可作胃液、呕吐物或粪便隐血试验。

4. 部分患者出血量较大,肠蠕动过快也可出现血便。少数患者仅有周围循环衰竭征象,而无显性出血,此类患者不应漏诊。

三、ANVUGIB 的病因诊断

1. ANVUGIB 的病因繁多,多为上消化道病变所致,少数为胆胰疾患引起,其中以消化性溃疡、上消化道肿瘤、应激性溃疡、急慢性上消化道黏膜炎症最为常见。少见的有 Mallory-Weiss 综合征、上消化道血管畸形、Dieulafoy 溃疡、食管裂孔疝、胃黏膜脱垂或套叠、急性胃扩张或扭转、理化和放射损伤、壶腹周围肿瘤、胰腺肿瘤、胆管结石、胆管肿瘤等。某些全身性疾病,如感染、肝肾功能障碍、凝血机制障碍、结缔组织病等也可引起本病。

2. 重视病史与体征在病因诊断中的作用,如消化性溃疡有慢性反复发作上腹痛史,应激性溃疡患者多有明确的创伤史。恶性肿瘤患者多有乏力、食欲不振、消瘦等症状;有黄疸、右上腹绞痛症状应考虑胆道出血。

3. 内镜是病因诊断中的关键检查:①内镜检查能发现上消化道黏膜的病变,应尽早在出血后 24～48 h 内进行,并备好止血药物和器械。②有内镜检查禁忌证者不宜作此检查:如心率>120 次/分、收缩压<90 mmHg(1 kPa=7.5 mmHg)或较基础收缩压降低>30 mmHg、血红蛋白<50 g/L 等,应先迅速纠正循环衰竭,血红蛋白上升至 70 g/L 后再行检查。危重患者内镜检查时应进行血氧饱和度和心电、血压监护。③应仔细检查贲门、胃底部、胃体垂直部、胃角小弯、十二指肠球部后壁及球后处,这些部位是易遗漏病变的区域。当检查至十二指肠球部未能发现出血病变者,应深插内镜至乳头部检查。发现有 2 个以上的病变,要判断哪个是出血性病灶。

4. 内镜阴性患者的病因检查:①仍有活动性出血的患者,应急诊行选择性腹腔动脉或肠系膜动脉造影,以明确出血部位和病因,必要时同时作栓塞止血治疗。②在出血停止,病情稳定后可作胃肠钡剂造影或放射性核素扫描(如 ^{99m}Tc 标记患者的红细胞),但此检查特异性差。③对慢性隐性出血或少量出血者,可考虑作小肠镜检查。④对经各种检查仍未能明确诊断而出血不停者,病情紧急时可考虑剖腹探查,可在术中结合内镜检查,明确出血部位。

四、ANVUGIB 的定性诊断

对内镜检查发现的病灶,只要情况许可,应在直视下进行活组织检查以明确病灶性质,对钡剂等影像检查应根据其特点做出是炎症、溃疡或恶性肿瘤的诊断。

五、出血严重度与预后的判断

1. 必要的化验检查 常用化验项目包括胃液或呕吐物或粪便隐血试验、外周血红细胞计数、血红蛋白浓度、血细胞比容等。为明确病因、判断病情和指导治疗,尚需进行凝血功能试验(如出凝血时间、凝血酶原时间)、血肌酐和尿素氮、肝功能、肿瘤标志物等检查。

2. 失血量的判断　病情严重度与失血量呈正相关,因呕血与黑便混有胃内容物与粪便,而部分血液贮留在胃肠道内未排出,故难以根据呕血或黑粪量判断出血量。常根据临床综合指标判断失血量的多少,对出血量判断通常分为:大量出血(急性循环衰竭,需输血纠正者。一般出血量在 1 000 ml 以上,或血容量减少 20% 以上)、显性出血(呕血或黑粪,不伴循环衰竭)和隐性出血(粪隐血试验阳性)。临床可以根据血容量减少导致周围循环的改变(伴随症状、脉搏和血压、化验检查)来判断失血量(表 2-3)。

表 2-3　上消化道出血病情严重程度分级

分级	年龄(岁)	伴发病	失血量(ml)	血压(mmHg)	脉搏(次/分)	血红蛋白(g/L)	症状
轻度	<60	无	<500	基本正常	正常	无变化	头晕
中度	<60	无	500~1 000	下降	>100	70~100	晕厥、口渴、少尿
重度	>60	有	>1 500	收缩压<80	>120	<70	肢冷、少尿、意识模糊

3. 活动性出血的判断　判断出血有无停止,对决定治疗措施极有帮助。如果患者症状好转、脉搏及血压稳定、尿量足(>30 ml/h),提示出血停止。

(1) 临床上,下述症候与化验提示有活动性出血:①呕血或黑粪次数增多,呕吐物呈鲜红色或排出暗红血便,或伴有肠鸣音活跃;②经快速输液、输血,周围循环衰竭的表现未见明显改善,或虽暂时好转而又恶化,中心静脉压仍有波动,稍稳定又再下降;③红细胞计数、血红蛋白测定与血细胞比容继续下降,网织红细胞计数持续增高;④补液与尿量足够的情况下,血尿素氮持续或再次增高;⑤胃管抽出物有较多新鲜血。

(2) 内镜检查根据溃疡基底特征,可用来判断病变是否稳定,凡基底有血凝块、血管显露等易于再出血,内镜检查时,对出血灶病变应作 Forrest 分级(表 2-4)。

表 2-4　出血性消化性溃疡的 Forrest 分级

Forrest 分级	溃疡病变	再出血概率(%)	Forrest 分级	溃疡病变	再出血概率(%)
Ⅰa	喷射样出血	55	Ⅱb	附着血凝块	22
Ⅰb	活动性渗血	55	Ⅱc	黑色基底	10
Ⅱa	血管显露	43	Ⅲ	基底洁净	5

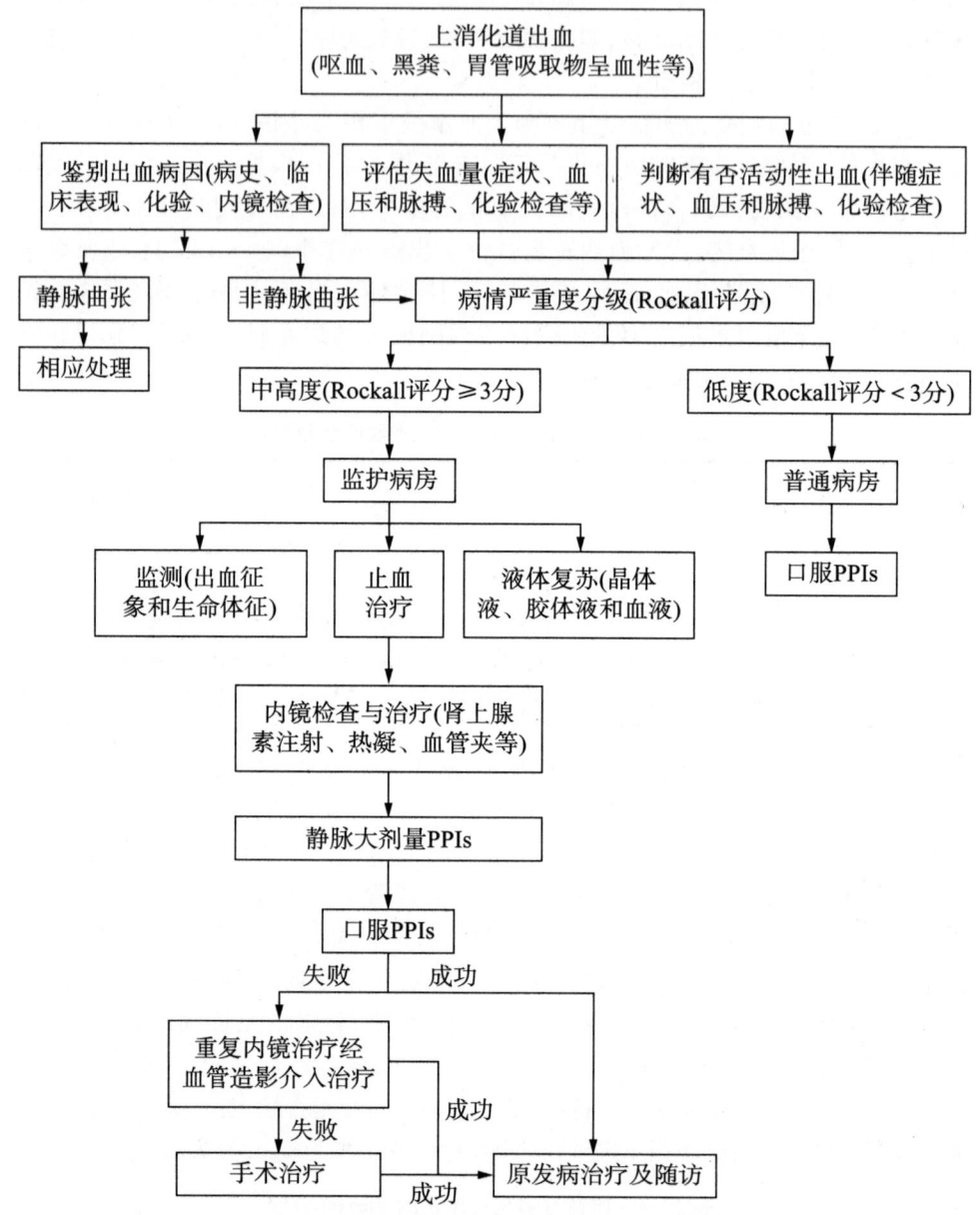

图 2-2 非静脉曲张性上消化道出血诊治流程

4. 预后的评估 ①病情严重程度分级：一般根据年龄、有无伴发病、失血量等指标将 ANVUGIB 分为轻、中、重度。年龄超过 65 岁、伴发重要器官疾患、休克、血红蛋白浓度低、需要输血者再出血危险性增高。无肝肾疾患的血尿素氮或肌酐或血清氨基转移酶升高者，病死率增高。②Rockall 评分系统分级（表 2-

5）：Rockall 评分系统将患者分为高危、中危或低危人群,积分≥5 者为高危,3～4 分为中危,0～2 分为低危。如出血患者,61 岁,收缩压为 105 mmHg,心率为 110 次/分,胃镜下可见一巨大溃疡,活检示胃腺癌,附血凝块,无伴发病。则该患者 Rockall 积分＝年龄(2)＋心动过速(1)＋无伴发病(0)＋胃癌(2)＋近期出血征象(2)＝7 分,为高危患者。

表 2-5　急性上消化道出血患者的 Rockall 再出血和死亡危险性评分系统

变量	评分			
	0	1	2	3
年龄(岁)	＜60	60～79	≥80	
休克	无休克*	心动过速△	低血压▲	
伴发病	无		心力衰竭、缺血性心脏病和其他重要并发症	肝衰竭、肾衰竭和癌肿播散
内镜诊断	无病变,Mallory-Weiss 综合征	溃疡等其他病变	上消化道恶性疾病	
内镜下出血征象	无或有黑斑		上消化道血液潴留、黏附血凝块、血管显露或喷血	

注：* 收缩压＞100 mmHg,心率＜100 次/分；△收缩压＞100 mmHg,心率＞100 次/分；▲收缩压＜100 mmHg,心率＞100 次/分。

急性非静脉曲张性上消化道出血(二)
（《中华内科杂志》编委会、《中华消化杂志》编委会、
《中华消化内镜杂志》编委会　2009 年）

一、定义

急性非静脉曲张性上消化道出血(acute nonvariceal upper gastrointestinal bleeding,ANVUGIB)系指屈氏韧带以上消化道非静脉曲张性疾患引起的出血,包括胰管或胆管的出血和胃空肠吻合术后吻合口附近疾患引起的出血,年发病率为 50/10 万～150/10 万,病死率为 6%～10%。

二、ANVUGIB 的诊断

1. 症状及体征　患者出现呕血和(或)黑便症状,可伴有头晕、面色苍白、心

率增快、血压降低等周围循环衰竭征象,急性上消化道出血诊断基本可成立。部分患者出血量较大,肠蠕动过快也可出现血便。少数患者仅有周围循环衰竭征象,而无显性出血,此类患者不应漏诊。

2. 内镜检查 无食管胃底静脉曲张并在上消化道发现有出血病灶,ANVUGIB 诊断可确立。

3. 应避免下列情况误诊为 ANVUGIB 某些口、鼻、咽部或呼吸道病变出血被吞入食管,服某些药物(如铁剂、铋剂等)和食物(如动物血等)引起粪便发黑。对可疑患者可行胃液、呕吐物或粪便隐血试验。

三、ANVUGIB 的病因诊断

1. ANVUGIB 的病因 多为上消化道病变所致,少数为胆胰疾患引起,其中以消化性溃疡、上消化道肿瘤、应激性溃疡、急慢性上消化道黏膜炎症最为常见。服用非甾体消炎药(NSAID)、阿司匹林或其他抗血小板聚集药物也是引起上消化道出血的重要病因。少见病因的有 Mallory-Weiss 综合征、上消化道血管畸形、Dieulafoy 病、胃黏膜脱垂或套叠、急性胃扩张或扭转、理化和放射损伤、壶腹周围肿瘤、胰腺肿瘤、胆管结石、胆管肿瘤等。某些全身性疾病,如感染、肝肾功能障碍、凝血机制障碍、结缔组织病等也可引起本病。

2. 重视病史与体征在病因诊断中的作用 如消化性溃疡有慢性反复发作上腹痛史;应激性溃疡患者多有明确的应激源;恶性肿瘤患者多有乏力、食欲不振、消瘦等症状;有黄疸、右上腹绞痛症状应考虑胆道出血。

3. 内镜检查是病因诊断中的关键 ①内镜检查能发现上消化道黏膜的病变,应尽早在出血后 24~48 小时内进行,并备好止血药物和器械。②有循环衰竭征象者,如心率>120 次/分、收缩压<90 mmHg(1 mmHg=0.133 kPa)或基础收缩压降低>30 mmHg、血红蛋白<50 g/L 等,应先迅速纠正循环衰竭后再行内镜检查。危重患者内镜检查时应进行血氧饱和度和心电、血压监护。③应仔细检查贲门、胃底部、胃体小弯、十二指肠球部后壁及球后等比较容易遗漏病变的区域。对检查至十二指肠球部未能发现出血病变者,应深插内镜至乳头部检查。若发现有 2 个以上的病变,要判断哪个是出血性病灶。

4. 不明原因消化道出血 是指经常规内镜(包括胃镜与结肠镜)不能明确病因的持续或反复发作的出血。可分为隐性出血和显性出血,前者表现为反复发作的缺铁性贫血和粪隐血试验阳性,而后者则表现为呕血和(或)黑便、血便等肉眼可见的出血。可行下列检查:①仍有活动性出血的患者,应急诊行选择性腹腔动脉造影或放射性核素扫描(如 ^{99}锝标记患者红细胞),以明确出血部位和病因,必要时同时作栓塞止血治疗。②在出血停止,病情稳定后可行小肠钡剂造影。③有条件的单位,可以考虑做胶囊内镜或单(双)气囊小肠镜检查,以进一步明确小肠有否病变。④对经各种检查仍未能明确诊断而出血不止者,病情紧急时可考虑剖腹探查,可在术中结合内镜检查,明确出血部位。

四、ANVUGIB 的定性诊断

对内镜检查发现的病灶,凡疑有恶性病变,只要情况许可,应在直视下进行活组织检查以明确病灶性质。

五、出血严重度与预后的判断

1. 实验室检查　常用项目包括胃液、呕吐物或粪便隐血试验、外周血红细胞计数、血红蛋白浓度、红细胞压积(Hct)等。为明确病因、判断病情和指导治疗,尚需进行凝血功能试验、血肌酐和尿素氮、肝功能、肿瘤标志物等检查。

2. 失血量的判断　病情严重度与失血量呈正相关,因呕血与黑便混有胃内容物与粪便,而部分血液贮留在胃肠道内未排出,故难以根据呕血或黑便量判断出血量。常根据临床综合指标判断失血量的多寡,如根据血容量减少导致周围循环的改变(伴随症状、脉搏和血压、实验室检查)判断失血量,休克指数(心率/收缩压)是判断失血量的重要指标(表2-6)。体格检查中可以通过皮肤黏膜色泽、颈静脉充盈程度、神志和尿量等情况判断血容量减少程度,客观指标包括中心静脉压和血乳酸水平。大量出血是指出血量在1 000 ml 以上或血容量减少20%以上,急需输血纠正。

表2-6　上消化道出血病情严重程度分级

分级	失血量 (ml)	血压 (mmHg)	脉搏 (次/分)	血红蛋白 (g/L)	症状	休克指数
轻度	<500	基本正常	正常	无变化	头昏	0.5
中度	500～1 000	下降	>100	70～100	晕厥、口渴、少尿	1.0
重度	>1 500	收缩压<80	>120	<70	肢冷、少尿、意识模糊	>1.5

注:休克指数=心率/收缩压;1 mmHg=0.133 kPa。

3. 活动性出血的判断　判断出血有无停止,对决定治疗措施极有帮助。若患者症状好转、脉搏及血压稳定、尿量足($>0.5\ ml\cdot kg^{-1}\cdot h^{-1}$),提示出血停止。大量出血患者可考虑留置并冲洗胃管,对判断是否有活动性出血有帮助。

(1) 临床上,下述症候与实验室检查均提示有活动性出血:①呕血或黑便次数增多,呕吐物呈鲜红色或排出暗红色血便,或伴有肠鸣音活跃;②经快速输液、输血,周围循环衰竭的表现未见明显改善,或虽暂时好转而又恶化,中心静脉压仍有波动,稍稳定又再下降;③红细胞计数、血红蛋白测定和 Hct 继续下降,网织红细胞计数持续增高;④补液和尿量足够的情况下,血尿素氮持续或再次增高;⑤胃管抽出物有较多鲜血。

(2) 内镜检查时如发现溃疡出血,可根据溃疡基底特征判断患者发生再出血的风险,凡基底有血凝块、血管显露者易于再出血,内镜检查时对出血性病变应作改良的 Forrest 分级。

4. 预后的评估

(1) 病情严重程度分级:一般根据年龄、有无伴发病、失血量等指标将 ANVUGIB 分为轻、中、重度。年龄超过 65 岁、伴发重要器官疾患、休克、血红蛋白浓度低、需要输血者再出血危险性增高。无肝肾疾患者的血尿素氮、肌酐或血清氨基转移酶升高者,病死率增高。

(2) Rockall 评分系统分级(表 2-7):Rockall 评分系统仍是目前临床广泛使用的评分依据,该系统依据患者年龄、休克状况、伴发病、内镜诊断和内镜下出血征象 5 项指标,将患者分为高危、中危和低危人群。

(3) Blatchford 评分系统分级(表 2-8):Blatchford 评分包含了血尿素氮、血红蛋白等实验室检查信息,其价值也逐渐得到认可。

表 2-7 急性上消化道出血患者的 Rockall 再出血和死亡危险性评分

变量	评分			
	0	1	2	3
年龄(岁)	<60	60~79	≥80	—
休克状况	无休克*	心动过速**	低血压***	—
伴发病	无	—	心力衰竭、缺血性心脏病和其他重要伴发病	肝功能衰竭、肾功能衰竭和癌肿播散
内镜诊断	无病变,Mallory-Weiss 综合征	溃疡等其他病变	上消化道恶性疾病	—
内镜下出血征象	无或有黑斑	—	上消化道血液潴留,黏附血凝块,血管显露或喷血	—

注:* 收缩压>100 mmHg(1 mmHg=0.133 kPa),心率<100 次/min;** 收缩压>100 mmHg,心率>100 次/min;*** 收缩压<100 mmHg,心率>100 次/min;积分≥5 分为高危,3~4 分为中危,0~2 分为低危。

表 2-8 急性上消化道出血患者的 Blatchford 评分

项　目		检测结果	评　分*
收缩压(mmHg)**		100～109	1
		90～99	2
		<90	3
血尿素氮(mmol/L)		6.5～7.9	2
		8.0～9.9	3
		10.0～24.9	4
		≥25.0	6
血红蛋白(g/L)	男性	120～129	1
		100～119	3
		<100	6
	女性	100～119	1
		<100	6
其他表现		脉搏≥100 次/min	1
		黑便	1
		晕厥	2
		肝脏疾病	2
		心力衰竭	2

注：*评分≥6 分为中高危,<6 分为低危；**1 mmHg=0.133 kPa。

食管胃静脉曲张内镜下诊断规范

(中华医学会消化内镜学分会)

中华医学会消化内镜学分会于 2003 年 10 月 19 日～22 日在济南召开了全国食管疾病诊断治疗研讨会,会议对学会于 2000 年 3 月昆明会议建立的食管胃静脉曲张内镜下诊断治疗规范试行方案进行了总结回顾,与会代表充分肯定了食管胃静脉曲张内镜下诊断治疗规范试行方案,一致认为该规范确实起到了指导全国食管胃静脉曲张临床诊治的作用,检索近 3 年国内相关文献,均引用过该规范。与会代表就其应用过程中认为应该修改的部分提出了具体修改意见,2004 年 2 月 7 日学会又专门进行了讨论、统一,现综合、整理修改稿如下。

食管胃静脉曲张内镜下记录及分级标准

一、食管静脉曲张(esophageal varices, EV)

1. 记录方法

(1) 形态(Form, F)

F_0：EV 已消失(作为治疗后的描述)

F_1：EV 呈直线形或略有迂曲

F_2：EV 呈蛇形迂曲隆起

F_3：EV 呈串珠状、结节状或瘤状

附记：如 EV 不同形态同时存在，应选择最重的记录。

(2) 基本色调(color, C)

1) 白色静脉曲张(white varices, CW)。

2) 蓝色静脉曲张(blue varices, CB)。

(3) 红色征(red color sign, RC)　无红色征 RC(－)；有红色征 RC(＋)：表现为红斑、红色条纹、血泡样。

(4) 部位(location, L)　EV 最重的部位，以其与门齿的距离分为：食管下段(locus inferior, Li)；食管中段(locus medialis, Lm)；食管上段(locus superior, Ls)。

附记：伴发食管炎(esophagitis, E)有/无(＋/－)黏膜糜烂。

2. EV 内镜分级(grade, G)标准

按照 EV 的形态及出血的危险程度分轻、中、重 3 级(表 2-9)。

表 2-9　食管静脉曲张(EV)分级(grade, G)标准

分级(度)	EV 形态(F)	EV 红色征(RC)
轻度($G\mathrm{I}$)	EV 呈直线形或略有迂曲(F_1)	无
中度($G\mathrm{II}$)	EV 呈 F_1	有
	EV 呈蛇形迂曲隆起(F_2)	无
重度($G\mathrm{III}$)	EV 呈 F_2	有
	EV 呈串珠状、结节状或瘤状(F_3)	有或无

二、胃静脉曲张(gastric varices, GV)

记录方法：胃静脉曲张的部位(Lg)。

1. 胃贲门部的静脉曲张(gastric cardia, Lg-c)。
2. 胃贲门胃底部的静脉曲张(gastric cardia+fundus, Lg-cf)。
3. 胃底部的孤立(或瘤样)的静脉曲张(gastric fundus, Lg-f)。

对于胃底部的孤立(或瘤样)的静脉曲张,需注意与邻近脏器疾病引起的静脉曲张鉴别。

附记:①有糜烂 E(+),无糜烂 E(−)。②RC:有 RC(+),无 RC(−)。③红色血栓 Th-R(+)/(−);白色血栓 Th-W(+)/(−)。

出血性休克严重程度的评估分度

Ⅰ度(代偿期):出血量小于 750 ml,小于血容量的 15%。收缩压正常,脉搏小于或等于 90 次/分。尿量减少,为 40~50 ml/小时。中心静脉压正常,无症状或轻度口渴及不安。

Ⅱ度(轻度):出血量为 800~1 200 ml,占血容量的 20%~30%。收缩压为 10.7~9.33 kPa,脉搏为 100 次/分。尿量减少,为 30~40 ml/小时。中心静脉压下降至 0.49 kPa 左右,面色苍白,口干、烦躁、出冷汗、四肢发凉。

Ⅲ度(中度):出血量为 1 200~1 700 ml,占血容量的 30%~40%。收缩压为 9.33~8.01 kPa,脉搏为 100~120 次/分。少尿,为 10~20 ml/小时。中心静脉压明显下降,小于 0.49 kPa,高度口干,表情淡漠,肢端发绀。

Ⅳ度(重度):出血量为 1 700~2 100 ml,占血容量的 40%~50%。收缩压为 8.0~5.33 kPa,脉搏大于 120 次/分。无尿,中心静脉压显著降低,口唇、肢端发绀,呼吸急促,表情极度淡漠。

Ⅴ度(极重度):出血量大于 2 100 ml,占血容量的 50%以上。收缩压小于 5.33 kPa,脉搏细弱或触不到。无尿,中心静脉压为零或负值,有意识障碍或昏迷。

溃 疡 癌 变

溃疡癌变的诊断标准。
1. 必须具备慢性溃疡形态标准。
2. 癌常为早期。
3. 癌位于溃疡边缘,而溃疡底部无癌。
4. 癌发生于溃疡再生上皮中。

5. 癌和溃疡必须在同一部位。
6. 病程在 5 年以上。

胃溃疡癌

在慢性胃溃疡基础上发生的癌,Mager(1874)命名为溃疡癌。Haüser(1929)提出组织学诊断标准,Newcomb(1932)和村上(1956)对 Haüser 标准曾进行修定为:黏膜层完全破坏;溃疡边缘部黏膜层与肌层融合;溃疡底部胃壁全层瘢痕化(无残存平滑肌)并可见动脉硬化;癌组织仅见于溃疡边缘并处于较早期阶段。简言之,即典型的慢性胃溃疡加上其边缘部的癌。

胃炎的分型

根据病因及发病机理,英、德病理学家首先提出如下 ABC 型胃炎分类。

A 型胃炎:自身免疫性胃炎伴有抗壁细胞抗体,由此引起胃底及胃体黏膜逐渐萎缩,并可能出现恶性贫血。

B 型胃炎:由细菌引起,主要为 HP 所致胃炎。

C 型胃炎:化学-中毒性所致胃炎,主要局限于胃窦部,由服用 NSAIDs 或病理性胆汁反流所致。

特殊类型胃炎:少见,如淋巴细胞性胃炎、嗜酸粒细胞性胃炎、胶原性胃炎、肉芽肿性胃炎和克罗恩病胃炎。

胃炎的分类(一)
(世界胃肠病大会 1990 年)

自从胃幽门螺杆菌(helicobacter pylori)被重新认定以来,世界各国均关注研究该菌与慢性胃病的关系,为胃炎的分类提供了新的内容。为此,澳大利亚、美国、英国、意大利等国著名学者专门开会制定了《胃炎新分类——悉尼系统》。1990 年 9 月在悉尼召开的世界胃肠病大会上,公开提出这一分类,从而引起世界各地消化病医生的关注及兴趣。现将这一新分类介绍如下。

悉尼胃炎分类分为组织学及内镜两部分。组织学表现必须要求正确的活检取材,每例必须在胃窦及胃体各取两块标本;内镜则将病变的描述包括在内。胃窦与胃体的上述两部分分类描述,必须分开记录。

1. 组织学部分　包括形态学改变的分级描述及注明病变的解剖部位,并加上病因学前缀,如胃幽门螺杆菌伴同性、药物伴同性、自身免疫性及特异性。组织学包括急性、慢性、特殊类型;胃窦及胃体分开记录(同时存在炎症者,亦可结合起来描述,用胃窦炎、胃体炎及全胃炎),胃窦及胃体同时受累时,可称为全胃炎,但可记录以窦或体部病变明显。解剖部分的后缀是形态学的可分级及不可分级两项,可分级部分是指病灶的严重程度,根据黏膜炎症细胞浸润、活动性、萎缩、肠上皮化生的程度以及幽门螺杆菌密度,分为无、轻、中、重4级。不可分级部分系指特异性或非特异性两类。特异性病变系指肉芽肿性、嗜酸粒细胞性、人类胃螺杆菌(gastrospirillum hominis)性、巨细胞病毒性、放射损伤性等;非特异性病变系指黏液层减少、上皮变性、小凹增生、水肿、糜烂、纤维化或血管增生等。

所谓"特殊类型胃炎"(special forms)是指胃黏膜炎症有其特殊的形态改变,这是一类少见或罕见病变,其中病因明确者为肠胃反流性反应性胃炎,病因不明确者如嗜酸粒细胞性胃炎或淋巴细胞性胃炎。

悉尼胃炎新分类组织学部分举例。

(1) 急性胃炎　胃窦部药物伴同性急性胃炎。

(2) 慢性胃炎　自身免疫伴同性慢性全胃炎,胃体部明显伴重度萎缩(即以往的A型胃炎)。

(3) 慢性胃炎　胃幽门螺杆菌伴同性慢性胃窦炎伴中度活动(即以往的B型胃炎)。

(4) 特殊类型胃炎　克罗恩病性胃窦肉芽肿性胃炎。

(5) 特殊类型胃炎　非甾体抗炎药(NSAIDs)伴同性胃窦反应性胃炎伴有糜烂。

2. 内镜部分　系内镜视胃黏膜病变的描述,如水肿、充血、黏膜易脆、渗出、扁平糜烂、隆起糜烂、皱襞萎缩或增粗、结节状、黏膜下血管显露、黏膜内出血点等,按此内镜分为7型,即充血/渗出、扁平糜烂、隆起糜烂、萎缩、出血、反流及皱襞增粗。十二指肠球部炎的内镜描述亦相同,这有利于名词描述的规范化,且可与组织学改变相呼应。与组织学分类相同,上述病变的程度亦分为无、轻、中、重4级。

悉尼胃炎新分类内镜部分举例。

(1) 胃窦部中度充血/渗出性胃炎。

(2) 重度萎缩性全胃炎,胃窦部明显。

胃炎的分类(二)

[世界胃肠病学(第七届)与消化道内镜(第五届)大会 1982年]

美国 Weinstein 将胃炎分为糜烂性(或出血性)与非糜烂性两大类,其下又再分为特异性与非特异性两组,他们认为急、慢性的分法只在说明病理细胞成分上有意义。

胃炎的分类(三)

[世界胃肠病学(第七届)与消化道内镜(第五届)大会 1982年]

法国的 Martin 认为从病理角度来分类更为合理,他提出的分类如下。

1. 以间质损害为主的胃炎,如渗出性或充血性胃炎、浅表性胃炎、间质炎症性胃炎,并均可伴或不伴萎缩或表面糜烂。
2. 以上皮损害为主的胃炎、萎缩前期或亚萎缩性胃炎、肥厚性胃炎、胃萎缩、伴中、重度不典型增生的胃炎,其中肥厚或萎缩者均可伴或不伴重度炎症、肠上皮化生、轻度不典型增生。
3. 重度损害可波及胃体部及胃窦部。

胃炎的分类(四)

[世界胃肠病学(第七届)与消化道内镜(第五届)大会 1982年]

瑞典使用的 Doterall 分类法。

1. 慢性浅表性胃炎。
2. 慢性萎缩性胃炎(A、B型):胃镜下可见黏膜发红、细小颗粒、黏液附着、脆性增加,镜下亦可无异常。
3. 胃萎缩:胃镜下可见黏膜发白、变薄、黏膜下血管透见。组织学检查不见壁细胞及主细胞,假幽门腺与肠上皮化生占优势,小圆形细胞较前为少。

胃炎的分类(五)

表 2-10　胃炎的分类(wood)

活组织检查所见	浅表性胃炎	萎缩性胃炎	胃萎缩
表层上皮不规则	明显	明显	轻度或无
中性粒细胞浸润	常见	常见	不常见
圆形细胞浸润	明显	明显	不常见
Russel 小体	常无	常见	不常见
腺体消失	无	不全	常完全
假幽门腺化生	无	常见	有
肠上皮化生	无	常片状	广泛
腺窝增生	轻度	明显	明显
肠嗜铬细胞	正常	明显	明显
黏膜厚度	正常	变薄	变薄

急 性 胃 炎

（中国抗癌协会　1998 年）

急性胃炎：镜下主要表现为片状浅表性炎症,出现黏膜充血、灶性细胞坏死,有时表浅上皮脱落产生糜烂及出血。对此,有人分别称之为急性糜烂性胃炎及急性出血性胃炎。多数可于数日内由于上皮再生而修复,合并感染时偶可造成胃穿孔等严重并发症。

急性单纯性胃炎

1. 有大量饮酒、吃不洁食物等的病史。
2. 急性上腹部疼痛或不适,恶心、呕吐、嗳气、食欲不振等。
3. 体征主要为上腹部有轻度弥漫性压痛。
4. 内镜检查：胃黏膜弥漫性充血、水肿、黏液增多、黏液表面有渗出物。

急性糜烂性胃炎

1. 以往无胃病病史,在服用水杨酸类药物、大量饮酒后或有应激状态时,突然出现上消化道出血。
2. 恶心、呕吐,轻度上腹部不适或疼痛。
3. 上腹部有轻压痛。
4. 内镜检查:胃黏膜广泛充血、水肿、渗出物附着,散在或弥漫性糜烂、出血,点状或小片状圆形或线形浅溃疡。

糜烂性胃炎
(中国抗癌协会 1998年)

糜烂性胃炎是指胃黏膜由于化学性、物理性或其他因素所引起的胃黏膜浅层组织坏死和脱落而形成糜烂。这种糜烂性改变可分为单发和多发,但以后者常见,其胃黏膜的改变除有糜烂面外,尚可见其他病变,如萎缩性或浅表性胃炎的改变。

急性化脓性胃炎

1. 有胃溃疡、胃癌、胃酸缺乏等原发病病史。年老体弱、营养不良常为诱因。
2. 急性上腹疼痛,坐位减轻为特征性症状。恶心、呕吐、吐出脓血样胃内容物,具有诊断价值,严重者早期即出现休克现象。
3. 上腹常肌肉紧张、明显压痛,当病变侵及腹膜时有反跳痛,肠鸣音减弱。
4. 血白细胞升高,胃内容物涂片或培养可找到致病菌。
5. X线腹部平片有胃扩张、胃壁增厚、胃窦部僵直。

急性腐蚀性胃炎

1. 有吞服腐蚀性化学制剂的病史。

2. 口腔、咽部、食管、胃因黏膜被损伤,出现上述部位剧烈疼痛,恶心、呕吐,呕吐物为咖啡样物,可伴心悸、呼吸困难。

3. 吞服强酸则引起血红蛋白尿。

4. 口唇、口腔黏膜溃烂,食管有穿孔时颈部有皮下气肿,胃穿孔后有急性腹膜炎体征。

慢性胃炎(一)
（中华医学会消化病学分会 2000年）

2000年5月1~2日,中华医学会消化病学分会邀请国内60位消化病专家和10位病理学专家在江西井冈山举行慢性胃炎研讨会。这是继1982年在重庆召开的首次全国慢性胃炎研讨会后的第2次会议。此间,国际上曾举行过若干次胃炎研讨会,达成了一些重要共识,主要的有悉尼系统(1990年)和新悉尼系统(1996年);幽门螺杆菌(HP)的新发现,已改变了胃炎的病因认识。研讨会事先分成临床胃镜组、病理组和幽门螺杆菌组进行准备,专家们充分吸取国际上有关胃炎的共识精神,并结合我国的实际情况,写成讨论稿。会议期间,在分组讨论的基础上再举行全体会议。在慢性胃炎的多数问题上意见基本一致,但也存在一些分歧。现将多数专家所达成的共识总结如下。

一、慢性胃炎分类

结合临床、内镜和病理组织学结果的慢性胃炎分类(表2-11)。

表2-11 慢性胃炎分类表

胃炎类型	病因	胃炎同义语
浅表性 (非萎缩性)	HP 其他因素	慢性胃窦炎 间质性/滤泡性 高分泌性 糜烂性
萎缩性 自身免疫性	自身免疫	A型胃炎,胃萎缩弥漫胃体性 恶性贫血相关性
多灶萎缩性	HP 饮食因素 环境因素	B型胃炎 化生性 弥漫胃窦萎缩性

（续表）

胃炎类型	病因	胃炎同义语
特殊型		
化学性	化学性刺激	反应性
	胆汁性	反流性
	NSAIDs	NSAID性
	其他因素	
放射性	射线损伤	
淋巴细胞性	原发性	痘疹样（或疣状）
	免疫反应性	胃炎（内镜）
	麦胶	乳糜泻相关性
	药物性	
	HP	
非感染性	克罗恩病	
肉芽肿性	结节病	
	Wegener肉芽肿	
	和其他血管炎病	
	异物性	孤立肉芽肿性
	原发性	
嗜酸细胞性	食物过敏	过敏性
	其他过敏原	
其他感染性	细菌(非HP)	蜂窝织炎性
疾病	病毒	
	真菌	
	寄生虫	

二、慢性胃炎临床诊断要点

1. 病史、体检

（1）评估胃炎对人体的影响程度：消化不良症状的有无、严重程度。

（2）找出可能的病因或诱因：药物、酒精、胃十二指肠反流。

2. 内镜

（1）内镜下慢性胃炎分为浅表性胃炎（又称非萎缩性胃炎）和萎缩性胃炎。如同时存在平坦糜烂、隆起糜烂或胆汁反流，则诊断为浅表性或萎缩性胃炎伴糜烂或伴胆汁反流。

（2）病变的分布及范围：胃窦、胃体、全胃。

(3) 内镜下慢性胃炎的诊断依据：浅表性胃炎：红斑(点、片状、条状)，黏膜粗糙不平，出血点/斑。萎缩性胃炎：黏膜呈颗粒状，黏膜血管显露，色泽灰暗，皱襞细小。

(4) 活检取材：见"病理组织学诊断"项。

(5) 内镜胃炎的诊断书写格式：除表明胃炎类型、分布范围外，对病因也尽可能加以描述。举例说明：浅表性胃炎伴糜烂，胃窦为主，HP 阳性。

三、HP 相关性胃炎

1. HP 在慢性胃炎发病中的作用　已有充分证据证明，HP 是慢性胃炎的主要病因。

2. HP 相关性胃炎的诊断　证实有 HP 现症感染(组织学、尿素酶、细菌培养、^{13}C 或 ^{14}C-尿素呼气试验任一项阳性)，病理切片检查有慢性胃炎的组织学改变，可诊断为 HP 相关性慢性胃炎。但从严格意义上讲，诊断 HP 相关性慢性胃炎时，现症感染应以病理组织学检查中发现 HP 为依据。

3. 根除 HP 疗法在 HP 相关性慢性胃炎治疗中的应用　成功地根除 HP 后，胃黏膜病理组织学上慢性活动性炎症可得到明显改善，但改善消化不良症状的作用有限。根除 HP 治疗适用于下列 HP 相关性慢性胃炎患者：①有明显异常(指胃黏膜糜烂、中～重度萎缩、中～重度肠化、不典型增生)的慢性胃炎；②有胃癌家族史者；③伴有糜烂性十二指肠炎者；④消化不良症状经常规治疗疗效差者。

4. 根除 HP 的治疗方案　常用的有铋剂加两种抗生素或质子泵抑制剂加两种抗生素组成的三联疗法。

四、病理组织学诊断

1. 活检取材　用于临床建议取 2～3 块，用于研究取 5 块。内镜医师应向病理科提供取材部位、内镜所见和简要病史等资料，以加强临床和病理的联系，取得更多反馈信息。

2. 关于组织学变化的程度分级　对 5 种形态学变量(HP、慢性炎症、活动性、萎缩和肠化)要分级，分成无、轻度、中度和重度 4 级。如有异型增生要注明，并分轻度、中度和重度 3 级。分级方法采用我国制定标准与悉尼系统的直观模拟评分法(visual analogue scale)并用。

3. 病理诊断报告　诊断要包括部位特征和形态学变化程度，有病因可见的报告病因。病理要报告每块活检的组织学变化情况，结合内镜所见及活检取材部位作出诊断。

五、慢性胃炎的病理诊断标准和分类

1. 活检取材

(1) 用于研究时,希望根据悉尼系统要求取 5 块标本,胃窦 2 块取自距幽门 2~3 cm 的大弯和小弯,胃体 2 块取自距贲门 8 cm 的大弯和小弯(约距胃角近侧 4 cm)和胃角 1 块。对可能或肯定存在的病灶要另取。标本要足够大,达到黏膜肌层。

(2) 用于临床时,建议取 2~3 块:胃窦小弯 1 块(和大弯 1 块)和胃体小弯 1 块。

(3) 不同部位的标本须分开装瓶。

(4) 须向病理科提供取材部位、内镜所见和简要病史。

2. 特殊染色

(1) 对炎症明显而 HE 染色片上未找见 HP 的标本,要做特殊染色仔细寻找。可用较简便的 Giemsa 染色或 Warthin Starry 染色。

(2) 对于肠化,如认为有必要,可作 AB-PAS 和 HID-AB 染色。

3. 组织学分级标准

有 5 种形态学变量要分级(HP、慢性炎症、活动性、萎缩和肠化),分成无、轻度、中度和重度 4 级(或 0、+、++、+++)。分级方法用下列标准和(或)悉尼系统直观模拟评分法并用。

(1) HP 观察胃黏膜的黏液层、表面上皮、小凹上皮和腺管上皮表面的 HP。无:特殊染色片上未见。轻度:偶见或小于标本全长 1/3 有少数 HP。中度:HP 分布超过全长 1/3,而未达标本全长 2/3 或似连续性、薄而稀疏地存在于上皮表面。重度:HP 成堆存在,基本分布于标本全长。肠化黏膜表面通常无 HP 定植,故标本全长中要扣除肠化区。

(2) 慢性炎症 根据慢性炎症细胞密集程度和浸润深度分级,两可时以前者为主。无:单个核细胞每高倍视野不超过 5 个,如数量略超正常而内镜无明显异常时,病理可诊断为无明显异常。轻度:慢性炎症细胞较少并局限于黏膜浅层,不超过黏膜层的 1/3。中度:慢性炎症细胞较密集,超过黏膜层的 1/3,达到 2/3。重度:慢性炎症细胞密集,占据黏膜全层。计算密度程度要避开淋巴滤泡及其周围的淋巴细胞区。

(3) 活动性 慢性炎症背景上有中性粒细胞浸润。轻度:黏膜固有层少数中性粒细胞浸润。中度:中性粒细胞较多存在于黏膜层,并在表面上皮细胞间、小凹上皮细胞间或腺管上皮间可见。重度:中性粒细胞较密集,或除中度所见外还见小凹脓肿。

(4) 萎缩 指胃的固有腺体减少,幽门腺萎缩是幽门腺减少或由肠化腺体替代,胃底(体)腺萎缩是指胃底(体)腺假幽门腺化生、肠上皮化生或腺体本身减少。萎缩程度以胃固有腺减少各 1/3 来计算。轻度：固有腺体数减少不超过原有腺体的 1/3,大部分腺体仍保留。中度：固有腺体数减少超过 1/3,但未超过 2/3,残存腺体不规则分布。重度：固有腺体数减少超过 2/3,甚至完全消失仅残留少数腺体。标本过浅未达到黏膜肌层的不可能诊断萎缩,要剔除。胃窦部少数淋巴滤泡不算萎缩,但胃体黏膜层出现淋巴滤泡要考虑为萎缩。

(5) 肠腺化生　肠化部分占腺体和表面上皮总面积 1/3 以下的为轻度,1/3～2/3 的为中度,2/3 以上为重度。

其他组织学特征：分非特异性和特异性两类,不需要分级,出现时要注明。前者如淋巴滤泡、小凹上皮增生、胰腺化生和假幽门腺化生等,后者如肉芽肿、集簇性嗜酸粒细胞浸润、明显上皮内淋巴细胞浸润和特异性病原体等。假幽门腺化生是胃底腺萎缩的指标,判断时要核实取材部位。

异型增生要分轻度、中度和重度 3 级。

4. 病理诊断报告　诊断包括部位特征和形态学变化程度,有病因可循的要报告。胃窦和胃体都有炎症的慢性胃炎不再称全胃炎,称为慢性胃炎即可,但当胃窦和胃体炎症程度相差二级或以上时,加上"为主"修饰词,如"慢性(活动性)胃炎,胃窦为主"。慢性胃炎有许多同义词,统一用慢性胃炎分类表中左侧的名称。

病理要报告每块活检的组织学变化情况。萎缩性胃炎的病理诊断标准暂定为：同一部位(胃窦或胃体,胃角标本作胃窦计算)的 2 块或 2 块以上活检病理结果都有萎缩和(或)肠化时可诊断为萎缩性胃炎;如仅 1 块有萎缩和(或)肠化时,诊断为:"慢性胃炎伴萎缩和(或)肠化。"

慢性胃炎(二)

(中华医学会消化内镜学分会　2003 年)

1983 年,我国胃炎座谈会上提出了胃炎的分类,但在实行过程中让大家感到困惑的是内镜下诊断的胃炎过于广泛,以至参检者都成为胃炎患者。悉尼世界消化病会议上曾经提出悉尼标准,但因使用繁琐而未被广泛应用。2000 年中华医学会消化病学分会在井冈山会议中提出内镜诊断标准,分为非萎缩性与萎缩性两大类,未能突出内镜下表现的不同特征。广大内镜工作者要求能有一个统一、易掌握、可行性大的又为大家所熟知的内镜诊断标准,而且量化指标不确切者,不列入分型分级之中。

消化内镜学分会 2003 年 9 月于大连召开了全国慢性胃炎专题讨论会,会前曾组织国内部分专家讨论慢性胃炎的内镜分型分级标准,经充分研讨,提出不同意见,最后提交大会讨论,并对这一分型分级标准进行投票。投票者近 300 人,完全同意和基本同意者占 94.6%。同年 12 月,在上海进行了最后定稿,现将结果公布如下,供同行参考试行,以便进一步修订完善。

1. 慢性胃炎有多种诱发因素,如酗酒、吸烟、胆汁反流、自身免疫、饮食环境因素以及幽门螺杆菌(HP)感染等。由于原因复杂,临床症状多样,病变又呈多灶性,活检有一定的局限性,所以内镜诊断很难与病理结果完全一致。若活检能垂直于黏膜表面取材达黏膜肌层,可以提高内镜与病理诊断的符合率。

2. 关于取材部位、病理诊断标准、活动性判断、HP 诊断要求仍按 2000 年消化病学会井冈山分级标准实行。

3. 慢性胃炎的内镜分型分级标准见表 2-12。

表 2-12 慢性胃炎内镜分型分级

内镜分型	内镜特征	分级标准
浅表性胃炎	红斑:与周围黏膜比较,有明显的发红	Ⅰ级:分散或间断线状 Ⅱ级:密集斑点或连续线状 Ⅲ级:广泛整合
糜烂性胃炎	糜烂(平坦或隆起疣状):黏膜破损浅,周围黏膜平坦或隆起	Ⅰ级:单发 Ⅱ级:多发局部≤5 Ⅲ级:多发广泛≥6
出血性胃炎	黏膜内出血:黏膜内点状、片状出血,不隆起的红色、暗红色出血斑点(伴或不伴渗血,新鲜)	Ⅰ级:局部 Ⅱ级:多部位 Ⅲ级:弥漫
萎缩性胃炎	黏膜萎缩:黏膜呈颗粒状、皱襞变平、血管透见、可有灰色肠上皮化生结节	Ⅰ级:细颗粒,血管部分透见。单发灰色肠上皮化生结节 Ⅱ级:中等颗粒,血管连续均匀透见。多发灰色肠上皮化生结节 Ⅲ级:粗大颗粒,皱襞消失,血管达表层。弥漫灰色肠上皮化生结节

注:特殊类型不列在本表中,若见到两种以上表现,可将主要诊断写在第一位,次要诊断列在其后,并注明病变部位。

慢性胃炎(三)

(中华医学会消化病学分会 2006 年)

2000 年在江西召开全国慢性胃炎研讨会以来,国际上有关慢性胃炎的病理分级与分期标准(国际性学术团体"萎缩联谊会 2000"2005 年提出)、幽门螺杆菌(Helicobacter pylori,HP)与萎缩性胃炎演变成胃癌的关系及根除 HP 的作用[胃癌发生模式中存在一转折点(point of no return)]、环境因素对萎缩性胃炎发生与发展的影响及生物活性食物成分(bioactive food components)对胃癌的化学预防等方面均有不少进展。为此,由中华医学会消化病学分会主办、上海市医学会消化病学分会和上海交通大学医学院附属仁济医院及上海市消化疾病研究所承办的第二届全国慢性胃炎诊治共识会议于 2006 年 9 月 14～16 日在上海召开。56 名来自全国各地的消化病学专家及分别来自美国与芬兰的国际著名学者 Pelayo Correa 教授和 Pentti Sipponen 教授对共识意见草案进行了反复的讨论和修改,并以无记名投票形式通过了《中国慢性胃炎共识意见》。

一、病理组织学

1. 萎缩的定义　胃黏膜萎缩是指胃固有腺体减少,组织学上有两种类型:(1)化生性萎缩:胃固有腺体被肠化或假幽门腺化生腺体替代;(2)非化生性萎缩:胃黏膜层固有腺体被纤维组织或纤维肌性组织替代或炎症细胞浸润引起固有腺体数量减少。

"胃黏膜萎缩"的定义国际上有争论,2002 年刚达成共识,我国早年就采用此定义,并在全国第一届慢性胃炎共识会议作了说明。肠化或假幽门腺化生不是胃固有腺体,因此尽管胃腺体数量未减少,但也属萎缩。

胃黏膜炎症显著时,黏膜层炎症细胞密集浸润,使腺体减少,为此国际上提议将此种情况称为"未确定萎缩"(indefinite for atrophy)。但我们未予采纳,因为炎症细胞密集并不影响对萎缩的判断,如固有腺体减少,可以判断萎缩。炎症消退后可完全修复(无萎缩)或不完全修复(肠化或纤维化)。

2. 慢性胃炎有 5 种组织学变化分级　即 HP 感染、慢性炎症、活动性、萎缩和肠化,分成无、轻度、中度和重度 4 级。诊断标准采用我国标准(见附录)与直观模拟评分法并用。

直观模拟评分法是新悉尼系统(1996 年)为提高慢性胃炎国际交流一致率而提出的。我国的标准比较具体,容易操作,与新悉尼系统基本类似。但我国标准仅有文字叙述,可因理解不同而造成诊断上的差别。如能与新悉尼系统评分图结合,则可提高与国际诊断标准的一致性。

附录:我国慢性胃炎的病理诊断标准

一、活检取材

活检取材块数和部位由内镜医师根据需要决定,一般为 2～5 块。如取5 块,则胃窦 2 块取自距幽门 2～3 cm 处的大弯和小弯,胃体 2 块取自距贲门

8 cm处的大弯(约胃体大弯中部)和距胃角近侧 4 cm 处的小弯,胃角 1 块。

标本要足够大,达到黏膜肌层,对可能或肯定存在的病灶要另取标本。不同部位的标本须分开装瓶,并向病理科提供取材部位、内镜所见和简要病史。

二、组织学分级标准

有 5 种组织学变化要分级(HP、慢性炎症、活动性、萎缩和肠化),分成无、轻度、中度和重度 4 级(0、+、++、+++)。分级方法用下述标准,与悉尼系统的直观模拟评分法(visual analogue scale)并用,病理检查要报告每块活检标本的组织学变化。

1. HP　观察胃黏膜黏液层、表面上皮、小凹上皮和腺管上皮表面的 HP。无:特殊染色片上未见 HP;轻度:偶见或小于标本全长 1/3 有少数 HP;中度:HP 分布超过标本全长 1/3 而未达 2/3,或连续性、薄而稀疏地存在于上皮表面;重度:HP 成堆存在,基本分布于标本全长。肠化黏膜表面通常无 HP 定植,宜在非肠化处寻找。

对炎症明显而 HE 染色切片未找见 HP 的,要作特殊染色仔细寻找,推荐用较简便的 Giemsa 染色,也可按各病理室惯用的染色方法。

2. 活动性　慢性炎症背景上有中性粒细胞浸润。轻度:黏膜固有层有少数中性粒细胞浸润;中度:中性粒细胞较多存在于黏膜层,可见于表面上皮细胞、小凹上皮细胞或腺管上皮内;重度:中性粒细胞较密集,或除中度所见外还可见小凹脓肿。

3. 慢性炎症　根据黏膜层慢性炎症细胞的密集程度和浸润深度分级,两可时以前者为主。无:单个核细胞每高倍视野不超过 5 个,如数量略超过正常而内镜下无明显异常,病理可诊断为基本正常;轻度:慢性炎症细胞较少并局限于黏膜浅层,不超过黏膜层的 1/3;中度:慢性炎症细胞较密集,不超过黏膜层 2/3;重度:慢性炎症细胞密集,占据黏膜全层。计算密度程度时要避开淋巴滤泡及其周围的小淋巴细胞区。

4. 萎缩　萎缩指胃固有腺减少,分为两种类型:①化生性萎缩:胃固有腺被肠化或假幽门腺化生的腺体替代;②非化生性萎缩:胃固有腺被纤维或纤维肌性组织替代,或炎症细胞浸润引起固有腺数量减少。

萎缩程度以胃固有腺减少各 1/3 来计算。轻度:固有腺体数减少不超过原有腺体的 1/3;中度:固有腺体数减少介于原有腺体 1/3～2/3 之间;重度:固有腺体数减少超过 2/3,仅残留少数腺体,甚至完全消失。局限于胃小凹区域的肠化不能算萎缩。黏膜层出现淋巴滤泡不算萎缩,要观察其周围区域的腺体情况来决定。一切原因引起黏膜损伤的病理过程都可造成腺体数量减少,如溃疡边缘取的活检,不一定就是萎缩性胃炎。

标本过浅未达黏膜肌层者,可以参考黏膜层腺体大小和密度、间质反应情况推断是否萎缩,同时加上取材过浅的评注,提醒临床参考。

5. 肠化　肠化区占腺体和表面上皮总面积 1/3 以下为轻度;1/3～2/3 为中度;2/3 以上为重度。AB-PAS 染色对不明显肠化的诊断很有帮助。用 AB-PAS 和 HID-AB 黏液染色区分肠化亚型,预测胃癌发生危险性的价值仍有争议。

6. 其他组织学特征　不需要分级的组织学变化出现时需注明。分为非特异性和特异性两类,前者包括淋巴滤泡、小凹上皮增生、胰腺化生和假幽门腺化生等;后者包括肉芽肿、集簇性嗜酸性粒细胞浸润、明显上皮内淋巴细胞浸润和特异性病原体等。假幽门腺化生是泌酸腺萎缩的指标,判断时要核实取材部位。胃角部活检见到黏液分泌腺的不宜诊断为假幽门腺化生,只有出现肠化生,才是诊断萎缩的标志。

有异型增生(上皮内瘤变)的要注明,分轻度和重度(或低级别和高级别) 2 级。

三、慢性胃炎的分类和病理诊断

慢性胃炎分为非萎缩性胃炎和萎缩性胃炎两类,按照病变的部位分为胃窦胃炎、胃体胃炎和全胃炎。有少部分是特殊类型胃炎,如化学性胃炎、淋巴细胞性胃炎、肉芽肿性胃炎、嗜酸细胞性胃炎、胶原性胃炎、放射性胃炎、感染性(细菌、病毒、真菌和寄生虫)胃炎和 Ménétrier 病。

诊断应包括部位分布特征和组织学变化程度,有病因可循的要报告病因。胃窦和胃体炎症程度相差二级或以上时,加上"为主"修饰词,如"慢性(活动性)胃炎,胃窦为主"。

萎缩性胃炎的诊断标准为:只要慢性胃炎的病理活检显示固有腺体萎缩即可诊断为萎缩性胃炎,而不管活检标本的萎缩块数和程度。临床医师可根据病理结果并结合内镜所见,最后作出萎缩范围和程度的判断。

1. 病理检查应报告每一块活检标本的组织学变化。

此种报告方式可向临床医生反馈更详细的信息,有利于减少活检随机误差带来的结论偏倚,方便临床作治疗前后比较。

2. 只要慢性胃炎病理活检显示固有腺体萎缩,即可诊断。

慢性胃炎内镜分型分级标准

(中华医学会消化内镜学分会)

慢性胃炎有多种因素诱发,如酗酒、吸烟、胆汁反流、自身免疫、饮食环境因素以及幽门螺杆菌(HP)感染等。由于原因复杂,临床症状多样,病变又呈多灶性,活检有一定的局限性,所以内镜诊断很难与病理结果完全一致。若活检能垂直于黏膜表面取材达黏膜肌层,可以提高内镜与病理诊断的符合率。

关于取材部位、病理诊断标准、活动性判断、HP 诊断要求仍按 2000 年消化病学会井冈山分级标准实行。

慢性胃炎的内镜分型分级标准见表 2-13。

表 2-13 慢性胃炎内镜分型分级

内镜分型	内镜特征	分级标准
浅表性胃炎	红斑:与周围黏膜比较,有明显的发红	Ⅰ级:分散或间断线状 Ⅱ级:密集斑点或连续线状 Ⅲ级:广泛融合
糜烂性胃炎	糜烂(平坦或隆起疣状);黏膜破损浅,周围黏膜平坦或隆起	Ⅰ级:单发 Ⅱ级:多发局部≤5 Ⅲ级:多发广泛≥6
出血性胃炎	黏膜内出血:黏膜内点状、片状出血,不隆起的红色、暗红色出血斑点(伴或不伴渗血,新鲜或陈旧)	Ⅰ级:局部 Ⅱ级:多部位 Ⅲ级:弥漫
萎缩性胃炎	黏膜萎缩:黏膜呈颗粒状、皱襞变平、血管透见、可有灰色肠上皮化生结节	Ⅰ级:细颗粒,血管部分透见。单发灰色肠上皮化生结节 Ⅱ级:中等颗粒,血管连续均匀透见。多发灰色肠上皮化生结节 Ⅲ级:粗大颗粒,皱襞消失,血管达表层。弥漫灰色肠上皮化生结节

注:特殊类型不列在本表中,若见到两种以上表现,可将主要诊断写在第一位,次要诊断列在其后,并注明病变部位。

慢性胃炎的分类(一)

(Whitehead)

表 2-14 慢性胃炎的分类

黏膜类型	胃炎程度	化 生
幽门 胃体 贲门	浅表性 { 静止 活动 { 急性 慢性	肠上皮化生

(续表)

黏膜类型	胃炎程度	化生
移行部 不能定位	萎缩性 {轻/中/重} {静止/活动} {急性/慢性}	假幽门腺化生

慢性胃炎的分类(二)

(《中华内科杂志》编委会胃炎诊治座谈会 1982年)

一、慢性胃炎的分类

1. 浅表性 包括糜烂及出血,也可注明是弥漫性或局部性及其部位,如胃窦部。
2. 萎缩性 如萎缩性胃炎伴增生,可称为萎缩性胃炎伴过形成。
3. 肥厚性。

二、慢性胃炎的胃镜诊断标准

1. 浅表性胃炎的表现

(1) 黏液增多附着在黏膜上不易脱落,用水冲掉后,可见黏膜表面发红或糜烂剥脱,需要与咽下的黏液或十二指肠反流的黏液相鉴别。一般反流黏液含有气泡,而且随蠕动而移动。

(2) 小斑片状或线状发红,有的地方充血,有的地方不充血,故呈斑状,发红的境界不很明显,色调鲜红。线性充血常见于皱襞隆起处。

(3) 红白相间或花斑,为散在均匀的小红点,红点与红点之间的黏膜略显苍白,有的像麻疹患者的皮肤,一般黏膜比较平整。

(4) 水肿,黏液反光强,稍苍白,肿胀感。

(5) 糜烂者表层黏膜剥脱,常有白苔,又可分为3型:隆起型,如丘疹状顶端有脐样凹陷;平坦型,不高出周围黏膜;凹陷型,比周围黏液低。糜烂的周围黏膜常有炎症表现。

2. 萎缩性胃炎的表现

(1) 黏膜颜色改变:正常为橘红色,萎缩时呈灰白、灰黄、灰或灰绿色,同一部位的黏膜深浅不一致,红色强的地方也带灰白色,一般灰黄或灰白色的地方也有略隆起的小红点或红斑存在;萎缩黏膜的范围可以是弥漫的也可以是局部的,甚至呈小灶性,黏膜变薄而凹陷,境界常不明显。

(2) 血管透见：萎缩初期可见到黏膜内小血管；重者可见到黏膜下的大血管如树枝状，暗红色，有时犹如在黏膜表面上，易与皱襞相混；胃底贲门的血管正常时也可见到。观察血管时要掌握好胃内压力。

萎缩性胃炎也可合并浅表性胃炎：腺萎缩后腺窝可增生延长或有肠上皮化生而看到过形成的表现，黏膜层变厚，此时不能看到黏膜下血管，只见黏膜表面粗糙不平，颗粒或结节僵硬感，光泽也有变化。

慢性胃炎的诊断报告

(《中华内科杂志》编委会胃炎诊治座谈会　1982年)

病因：指可能的病因。
病理：病变(浅表/萎缩)轻、中、重、活动、非活动。
部位：窦、体、底(大小弯、前后壁)。
化生：肠化(轻、中、重)、假幽门腺化生。
不典型增生：轻、中、重。
功能：胃酸等。
伴发病变：胃癌、溃疡、息肉等。

慢性胃炎伴急性活动

(中国抗癌协会　1998年)

慢性胃炎伴急性活动系指慢性浅表性胃炎或慢性萎缩性胃炎同时伴有急性炎症性病变，包括中性多形核粒细胞浸润、间质(固有膜)水肿、小血管充血或出血等。中性粒细胞浸润可见于间质内，亦可见于上皮细胞之间或腺管内，甚至呈小脓肿样改变。黏膜上皮常伴有变性和坏死。

肠上皮化生的分型

(中国抗癌协会　1998年)

肠上皮化生简称肠化生，系指在胃黏膜出现肠型上皮。肠化生是比较常见的改变，多见于老年人和胃癌高发区居民。

近年来的研究，特别是应用黏液组化方法将肠化生分为若干类型，包括小肠型、大肠型、完全型和不完全型。

1. 完全型小肠型肠化生　由分化成熟的杯状细胞和柱状吸收细胞和潘氏细胞构成,杯状细胞含唾液酸黏液。

2. 完全型结肠型肠化生　由分化成熟的吸收细胞及杯状细胞构成,杯状细胞分泌硫酸黏液。

3. 不完全型小肠型肠化生　除杯状细胞外,其间的柱状细胞也分泌多少不等的黏液,其性质为唾液酸黏液。

4. 不完全型结肠型肠化生　杯状细胞之间的柱状细胞所分泌的黏液亦具有大肠黏液的性质,都含有硫酸黏液。

目前有人认为不完全型大肠型肠化生与胃癌的关系较密切,甚至认为这种肠化生是胃癌的癌前病变。完全型与不完全型肠化生在 HE 染色切片即可诊断,但要鉴别属小肠型或结肠型时需要进行黏液组化染色。

胃黏膜上皮异型增生
（Padova 国际分类）

1. 无异型增生
正常
反应性小凹上皮增生
肠腺化生
完全型肠化
不完全型肠化
2. 异型增生不肯定
小凹上皮过度增生
过度增生性肠化
3. 非浸润性肿瘤（扁平或隆起性腺瘤）
低度
高度
疑非浸润性癌（腺内）
非浸润性癌（腺内）
4. 疑浸润性癌
5. 浸润性腺癌

胃黏膜上皮异型增生的分度

(中国抗癌协会 1998年)

胃黏膜上皮异型增生又称不典型增生,是胃癌的重要癌前病变,系指胃黏膜的结构和上皮偏离了正常状态,出现了一定程度的异型性,但不具有恶性特征。对这类病变,目前国内及国外概念上还不统一,名称混乱,诊断标准也常常有很大出入。在日本的文献中,对此类病称为"异型上皮"(atypical epithelium)或ATP,或Ⅱa-subtype等。这些名称所描述的主要是在胃黏膜表面形成的扁平隆起病灶,显微镜下可见由密集的腺管构成的腺瘤样病灶。在欧美文献中所称dysplasia(异型增生)则包括更为广泛的内容,除了前述腺瘤样病变外,还包括其他形态的胃黏膜的异型性改变。

目前国内病理界同意使用"异型增生"(或不典型增生)这一术语。该病变具有以下三方面的病理特征:①细胞异型性:细胞的大小、形态不一致,呈现多形性,核浆比例增大,胞浆嗜碱性增强,极性紊乱等;②黏膜结构紊乱:胃小凹不规则,腺体的大小、形状、排列不规则,并有"出芽"、分枝、乳头形成,有的腺管背靠背或共壁等;③分化异常:细胞的分泌功能减退或消失,黏液细胞、主细胞、壁细胞的分化特征消失,在肠化生上皮则见杯细胞、潘氏细胞减少或消失等。

胃黏膜上皮异型增生一般分为轻度、中度、重度3级,国内外的同行多认为胃黏膜轻度异型增生无重要的临床意义,可不予随诊或作较长间隔的随诊;中度及重度异型增生应当随诊,有的重度异型增生与胃癌不易区别时再取活检或外科治疗。

在评价胃黏膜异型增生时,除应考虑其组织结构的异型性,即腺管结构上的不典型性及其细胞学的异型,也应考虑其细胞学的异型性,即上皮细胞的异型程度和去分化程度,进行全面衡量。

1. 轻度异型增生 主要是指在胃黏膜炎症(特别是急性炎症和糜烂)及再生时出现的不典型增生,但程度很轻,且明显是良性,形态特点如下。

(1) 腺管的结构轻度不规则,即腺管的形状不规则,排列有些紊乱和疏密不均。

(2) 主要分布在黏膜浅部或仅见于黏膜深层。

(3) 在胃型时,其上皮细胞呈高柱状,胞浆内黏液样分泌空泡或轻度减少或仍保存。肠型时,杯状细胞减少。

(4) 核变长圆或杆状,体积稍增大,深染。

(5) 核排列较密集,位于细胞基底侧。

(6) 上皮细胞间往往可见中性粒细胞浸润,特别是腺颈部。

注:轻度不典型增生应与单纯性增生相区别,单纯性增生主要系指腺颈部

及胃小凹部分上皮细胞增生,腺管伸长,但腺管排列尚整齐,与黏膜表面基本呈垂直状态,上皮细胞分化成熟,无异型性。

2. 中度异型增生　指较重的不典型增生,但仍属于良性,可能是重要的癌前病变,其形态特点如下。

(1) 腺管的结构不规则,形状及大小不一。

(2) 腺管呈分支状,排列较密集。

(3) 常呈灶状,有较清楚的界限,其深部常可见囊状扩张的腺管。

(4) 上皮细胞呈柱状,如为胃型,胞浆内分泌物减少或消失;如是肠型,则杯状细胞甚少见或仅见残迹,潘氏细胞也几乎不见。

(5) 核呈长圆形或杆状、增大、浓染。

(6) 核密集,虽基本上位于细胞基底侧,但排列稍显紊乱。

3. 重度异型增生　此级不典型增生程度较重,接近癌变,甚至与黏膜内高分化型腺癌不易鉴别,其形态特点如下。

(1) 腺管的结构紊乱,腺管的形状及大小不一。

(2) 如果灶状不典型增生,其表面腺管常呈锯齿状。

(3) 不典型病变常达黏膜全层,深部的囊状扩张腺不一定残存。

(4) 上皮细胞呈柱状或立方形,如为胃型,分泌空泡几乎消失;如为肠型,则不见杯状细胞及潘氏细胞。

(5) 核比例增大,浓染或疏松网状。

(6) 核呈杆状或类圆形,极性及排列紊乱。

4. 异型增生与癌的鉴别　重度异型性虽可为胃癌前期病变,但有的病例不易与黏膜腺癌区别,以下几项可作为鉴定良性与恶性的参考,但不是绝对依据。

(1) 异型增生呈灶状,且对周围组织呈现明显的挤压现象时,多为恶性。

(2) 腺管"生芽"、不规则分支和上皮细胞"搭桥"、共壁等现象明显时,多考虑为恶性。

(3) 异型增生的腺管有处呈实条索或巢团时,多考虑为恶性。

(4) 在一个腺管内异型的上皮细胞与正常细胞内突然衔接或相互交错者,应考虑为恶性。

(5) 不典型的上皮细胞核密集、浓染,并突出向细胞顶端的多为恶性病变。

慢性胃炎的分类
（修订版悉尼系统）

1994年,由20位知名消化道病理学家参加的在休斯敦召开的幽门螺杆菌国际工作会议上,对悉尼系统进行了修订。修订版新系统基本上沿用原版,唯增加了:①依炎症与萎缩的类型进行胃炎分型;②修订了活检部位;③对于炎症、活动度、萎缩、肠上皮化生和 HP 密度,按程度划分为正常、轻度、中度、重度(显著),并列出了范例;④提及了急性胃炎;⑤指出了实践应用中的注意事项。

1. 活检部位及特殊染色　活检部位定为 5 点:①距幽门环 2~3 cm 之幽门窦部小弯及大弯 2 点;②距胃角 4 cm 之小弯及距贲门 8 cm 之大弯 2 点;③胃角部 1 点。追加胃角部取材系因该部乃萎缩及肠上皮化生之最为显著的部位,因有炎症而 HP 在正常 HE 染色下观察不到时,可用 Giemsa 染色或 Genta 染色、银染色、免疫染色以行鉴定。

2. 慢性胃炎的定位　定位分为幽门窦部及体部,评价无变化。慢性胃炎程度如有不同,当记述占优势即较更严重的部位。有萎缩及肠上皮化生时,要记明其分布(弥漫性/多灶性)。依炎症及萎缩、肠上皮化生类型而进行胃炎分类的标准,在新版系统略有变动。

3. 修订版悉尼系统胃炎记述法和分类　见表 2-15,表 2-16。

表 2-15　修订版悉尼系统胃炎记述法

部位	HP 密度	中性粒细胞	单核细胞	萎缩	肠上皮化生
幽门窦部	显著	中度	显著	轻度	中度
体部	中度	轻度	中度	轻度	轻度

诊断:HP 慢性胃炎,活动性,伴灶性萎缩及肠上皮化生,或此又可诊断为 HP 相关多灶性萎缩性胃炎。

表 2-16　修订版悉尼系统的胃炎分类

胃炎分型	病因因子	胃炎同义语
非萎缩性	HP	浅表性
	其他因子	弥漫性幽门窦部胃炎(DAG)
		慢性幽门窦部胃炎(CAG)
		间歇性、滤泡性
		高分泌性
		B 型[a]
萎缩性		
自身免疫性	自身免疫	A 型[a]
		弥漫性体部胃炎
		恶性贫血相关性

(续表)

胃炎分型	病因因子	胃炎同义语
多灶性萎缩性	HP 饮食 环境因子	B型[a],AB型[a] 环境性 化生性
特殊性 化学性[b]	化学刺激 胆汁 ASAIDs 其他因子	反应性 反流性 NSAIDs C型[a]
放射性	放射损伤	
淋巴细胞性	特发性,免疫机制 谷蛋白 药物(ticlopidine) HP	(胃镜显示的)各型胃炎 Geliac病相关性
非感染性 肉芽肿性	克罗恩病 结节病 Wegener肉芽肿病及其他 脉管炎 外源性物质 特发性	孤立性肉芽肿病
嗜酸粒细胞性	食物过敏	变应性
其他感染性	其他变应原 HP以外的细菌 病毒 真菌 寄生虫	蜂窝织炎性

注:NSAIDs(非甾体类抗炎药);a)原版悉尼系统无此记述要求,应用此术语时切勿误解其为萎缩性或非萎缩性之表示。b)多数出席修订的学者倾向于对化学性病因损害病例以胃病(gastopathy)取代胃炎(gastritis)一词。

慢性浅表性胃炎

(中国抗癌协会 1998年)

慢性浅表性胃炎的特征以炎性细胞浸润为主,而无固有腺体的异常,炎症细胞浸润的范围,轻者限于胃小凹水平以上的浅层固有膜(此即一般文献上所谓的浅表性胃炎),重者可深达黏膜全层(此时有人称为间质性胃炎),胃小凹水平以上的被覆上皮可出现变性、再生、增生与肠化生。

按炎症细胞浸润的深度分为轻、中、重度,仅累及黏膜浅层 1/3 者为轻度,1/3 以上～2/3 者为中度,2/3 以上者为重度。

此种病变是可以恢复的。

慢性萎缩性胃炎
（中国抗癌协会　1998 年）

慢性萎缩性胃炎主要特征为固有腺体的萎缩、变性、减少或消失及相应的再生、增生与肠化生,可以伴随或不伴随炎症细胞的浸润。黏膜肌常常增厚,并有较多肌纤维零乱地伸向固有膜内。固有膜间质可出现淋巴滤泡,结缔组织增生等。按固有腺体损失的程度区分为轻、中、重度萎缩性胃炎。腺体萎缩消失在 1/3 以内者为轻度,1/3～2/3 者为中度,2/3 以上者为重度。

浅表性胃炎及萎缩性胃炎均按其有无急性炎症细胞浸润而各分为活动性和静止性。如胃固有腺全部丧失,没有或仅有极少数炎症细胞浸润时为胃萎缩。但仅凭胃黏膜活检诊断胃萎缩需要慎重,目前国内尚未有此报告。有时在萎缩性胃炎的基础上伴颈部或化生肠腺的过度增生,致使胃黏膜表面呈细颗粒状,有人称此为萎缩伴增生性胃炎。

慢性萎缩性胃炎(CAG)(一)

Strickland 将 CAG 分为 A、B 型。

A 型为自身免疫性胃炎,炎症呈弥漫性分布,血清内壁细胞(PCA)与内因子抗体(IFA)阳性,常发生恶性贫血,不易发生胃癌。

B 型为非自身免疫性胃炎,血清 PCA 和 IFA 阴性。其发病与十二指肠液反流或受其他化学、物理因素损伤有关。

萎缩性胃炎(病理诊断标准)(二)
(《中华内科杂志》编委会胃炎诊治座谈会　1982 年)

1. 固有腺体萎缩,减少 1/3 以内者为轻度,减少 1/3～2/3 者为中度,减少

2/3 以上者为重度。
2. 黏膜肌层增厚。
3. 肠上皮化生或假幽门腺化生(可有可无)。
4. 固有膜炎症(可轻可重)。
5. 淋巴滤泡形成(可有可无)。

肥厚性胃炎
(中国抗癌协会 1998年)

肥厚性胃炎的临床表现为黏膜皱襞肥厚,甚至成为脑回状,可为局灶性或弥漫性,但镜下表现变化多端,真正为符合肥厚性胃炎的固有腺增生而临床又有胃酸过多者极少见。多数为一种错构瘤性发育畸形(也称为 Menetrier 病),其表现为正常的小凹及腺体延长,增生的黏液样腺体弯曲,并可伴囊状扩张,且可侵入黏膜肌以下。黏膜肌肥厚,有较多肌纤维上升达表面。特殊功能细胞如壁细胞等可以减少而致胃酸过低,而有的病例壁细胞反而增多造成胃酸过高,有的患者可合并多发性内分泌腺瘤。

淋巴细胞性胃炎(LG)

Haot 等 1985 年提出了一种新的组织学概念即淋巴细胞性胃炎(LG),其特点逐渐引起了人们的注意,并有了较深入的研究。1990 年悉尼第九届胃肠病学会议正式将其列入胃炎的特殊类型之一。

临床表现：LG 最常见的临床表现为上腹部疼痛、厌食和体重下降。Lambert 等报道的 90 例上腹痛占 70%,其中消化性溃疡样疼痛约占 30%。厌食和恶心占 31%;体重下降超过 5 kg 而不到 10 kg 者占 34%,超过 10 kg 者占 20%。Charles 等报道的 27 例上腹痛占 86%,以胀痛和烧灼样疼痛为主。恶心和呕吐约占 25%;体重下降超过 5 kg 者占 11%。其他较少见的表现有上消化道出血、缺铁性贫血、因蛋白丢失引起水肿等,亦有少数患者无任何临床不适。

内镜表现：LG 内镜下表现为胃黏膜皱襞增粗、结节状改变和糜烂。病变特点呈多形态性,多为两种或三种病变同时出现,最常见的组合为皱襞增大和结节状改变,或皱襞增大加糜烂,在同一患者结节的大小和形态也可不同。其典型的表现为胃黏膜皱襞增大、变厚,其上有糜烂和(或)广泛的小结节,小结节顶点常有小的圆形糜烂(口疮样结节)。LG 的病变范围以涉及全胃和胃体为主,分别占 76% 和 18%，而病变限于胃窦者仅占 6%，此种绝大多数为非特异性胃炎。

疣状胃炎
（中国抗癌协会　1998 年）

疣状胃炎也是由于在胃黏膜先有小糜烂灶出现，同时糜烂灶周围的黏膜腺管增生和炎性细胞浸润而呈隆起状，这样所形成的病灶形如疣状或痘疹状，即中间凹陷而周边隆起。病灶多呈圆形或类圆形，直径多在 1 cm 以内，少数情况下呈不规则形，常常是多发的病灶，以胃窦部为主，但也可见于移行带及胃体部。疣状胃炎有急性期病变，即以黏膜坏死及炎性渗出为主，也有慢性期病变，即糜烂的黏膜已再生修复并同时伴有增生甚至异型增生。疣状胃炎多数病例可以消退，有的是急性期与慢性期交错存在，也可能反复发作。这种胃炎的发生可能与患者的特殊反应有关。

痘疹状胃炎

Kawai 等将本病分为两型。

不完全型或未成熟型：其特点为隆起较低，中央脐凹较大而浅，病变可在数日或数月内消失，故又称消失型。

完全型或成熟型：其特点为隆起较高峻，中央凹陷较小而深，常持续存在而不易消失，又称持续型或疣状胃炎，并按其形态再分为天花疹型、节段膨大型、蛇行型、息肉型及胃炎型。

痘疹状胃炎的分期

Lambert 等根据病变发展过程而将本病分为 3 期。

Afta 期：中央糜烂而覆盖血痂或厚白色或灰黄色纤维素样坏死物。

活动期：在病灶中央有边界清楚、小的白色或棕色壁龛，壁龛周围黏膜有一圈红晕。

愈合期：圆形病灶表面有凹陷，其色泽略红，隆起部分与周围黏膜色泽一样。

蜂窝织炎性胃炎
(Miller AI et al)

若患者有大量饮酒史,最近患"胃炎"或上呼吸道感染,出现急性上腹痛、腹膜炎、脓性腹水、发热,则在鉴别诊断中必须考虑本症。若血清淀粉酶正常而无溃疡病或胆囊病病史,本症可能性更大。

反流性胃炎综合征

1. 餐后上腹痛及胆汁性呕吐。
2. 上消化道 X 线检查除外手术的影响而其他异常。
3. 口服胆囊造影正常。
4. 基础胃酸分泌量(BAO)<2 mmol/小时。
5. 胃镜检查符合反流性胃炎——弥漫性充血,黏膜较脆及染有胆汁,无溃疡及狭窄。
6. 病理活检以浅表性胃炎、萎缩性胃炎多见。

嗳气症的分类

嗳气是胃内过多气体从口中排出的一种生理现象。因此,嗳气很常见,只有在过多嗳气令人烦恼时才考虑为病态,即嗳气症。根据功能性胃肠病罗马Ⅲ标准,按能否客观地观察到或检测到吞咽气体,将嗳气症分为吞气症和非特异性过度嗳气两个亚型。嗳气常发生在胃-食管反流病(gastro-esophagus reflux disease, GERD)和功能性消化不良(functional dyspesia, FD)患者中,但也有一部分患者频频嗳气,即过度嗳气。吞气症患者往往有较明显的腹胀和肠胀气。

一、生理性嗳气

吞气是一种生理现象,健康人每咽下 10 ml 液体会伴有 8~32 ml 的气体同时吞入。摄入的一些食物和饮料(如碳酸饮料)也会产生部分气体。在小肠和结肠,气体大多由肠内细菌发酵产生。胃肠道近端气体以嗳气的方式排出,而肠道远端气体则以肛门排气的形式排出。胃内积聚的气体使近端胃扩张,引起一过性下食管括约肌松弛(TLESR),气体随即进入食管;食管体部快速扩张,引起上食管括约肌(UES)松弛,胃中气体排出。这是重要的生理性反射活动,是嗳气的正常排出机制,即胃嗳气,也被称为气体的胃-食管咽反流。通常在立位时,胃的排气反射只能使一小部分吞咽的气体进入肠道。仰卧位时,TLESR 反射降低,嗳气较少发生。

二、嗳气和 GERD

除了烧心和反流,GERD 患者常有嗳气。TLESR 是气体和液体胃-食管反流的重要共同机制,液体反流继发于气体反流,气体的排出可能诱发酸反流。

一项关于 GERD 患者和健康人的对比研究发现,胃内气泡大小、嗳气数量与气体吞咽频率有关,而酸反流的发生与气体吞咽、胃内气泡的大小、嗳气数量无关。随后的研究又发现 GERD 患者的气体吞咽和嗳气发生率都高于健康人。质子泵抑制剂(proton pump inhibitor,PPI)治疗可以减少部分 GERD 患者的气体吞咽,烧心的不适感可能刺激了 GERD 患者吞咽和进餐。

有反流症状的患者,其嗳气源于气体吞咽的增加;同时,嗳气时气体的反流也导致了反流症状的产生。因为气体的胃-食管反流也将使食管体部扩张,而这种扩张也会导致烧心和胸痛。在一些 GERD 患者中确实发现,只有当气体反流时,患者才会出现烧心感。

关于 GERD 患者嗳气的治疗尚缺乏可靠资料。患者放慢进餐速度、避免碳酸饮料的摄入可能会缓解嗳气。由于气体吞咽和嗳气有可能是患者对烧心感的一种反应,所以试验性 PPI 治疗或增加 PPI 剂量或许有用。

三、嗳气和 FD

FD 患者嗳气的发生率高达 80%,且气体吞咽也高于健康人。尽管在这些患者中,频繁气体吞咽的原因尚不知晓,但似乎与 GERD 患者产生嗳气的机制相似,即过度气体吞咽是对胃肠道不适感的一种反应。也有报道过度嗳气有时发生在器质性疾病患者中,如胆囊炎、胆结石、消化性溃疡。

四、非特异性过度嗳气

有些患者仅有嗳气而不伴其他胃肠道症状,这些患者嗳气多达 20 次/min。嗳气时可发出很大的声音,这往往使患者感到很尴尬,也因此使其社交活动受限。这些患者常伴有明显的焦虑,而且在紧张情况下嗳气往往更频繁。但过度嗳气与精神情绪的因果关系尚不清楚。

过去一直认为过度嗳气是由频繁吞咽空气所致,称为吞气症。患者也往往被建议到语言专家那里去学习如何正常吞咽,从而缓解嗳气症状。

随着腔内阻抗技术的发展,现在可以监测到食管内气体和液体的运动及其方向。Bredenoord等应用阻抗技术发现,和健康人相比,过度嗳气患者并不存在过度气体吞咽,气体的胃-食管反流和胃内气体量也没有增加。相反,这些患者存在这样一种明确的嗳气模式:气体快速进入食管并在1秒内快速反向从口中排出,并伴随可听到的声音。因为气体既不来自于胃也不进入胃,而是存在于食管,故称为胃上嗳气。应用食管测压技术可显示,患者通过两种不同的机制使气体进入食管。一种机制是患者通过咽肌的收缩将气体逼入食管,称为挤入法。而另一机制是患者通过吸入法将气体吸入食管,即吸气时胸腔负压增加,UES松弛,空气被吸入食管。所有患者均通过腹肌紧张、腹压增高使气体从口中排出。可见,胃上嗳气不同于空气吞咽,因为它没有初发的或继发的食管蠕动波。胃上嗳气和胃嗳气是两种截然不同的嗳气模式。对于这种将气体挤入或吸入食管的胃上嗳气患者,用吞气症解释并不恰当。新近一项关于注意力对嗳气频率影响的研究发现,当患者不知被监测时,其嗳气频率明显低于当他们被告知被监测时;当分散注意力时,嗳气频率又下降了。这项研究支持在胃上嗳气时将气体挤入或吸入食管是一种行为异常。

过度嗳气的治疗比较困难,文献中所报道的各种治疗措施尚缺乏证据支持。首先,向患者解释嗳气的原因,使患者放心,从而在思想上得到安慰。由于过度嗳气是一种行为异常,认知治疗或许有效。在行为认知治疗中,向患者解释过度嗳气是一种自我诱导的、后天学来的行为。医师也可向患者展示,他们自己也可以故意嗳气,这样向患者说明胃上嗳气是可以控制的。

语言治疗或许有效。喉切除术患者由于声带被切除,不能说话。这些患者要学习食管发音,其产生机制与胃上嗳气类似。为了学会有意嗳气,语言学家会教这些患者如何使用向食管内吸入或挤入气体的方法。既然可以让喉切除术后患者学习食管发音,产生胃上嗳气,那么同样也可以让过度嗳气患者终止这种胃上嗳气的行为。

用减少产气的药物(如二甲硅油)来治疗胃上嗳气,疗效似乎并不显著。因为这些患者胃肠道没有过多的气体。同样,减少碳酸饮料摄入的饮食治疗也通常无效。有报道称生物反馈和催眠治疗有效,若过度嗳气的产生继发于精神心理的异常,则首先要进行精神心理治疗。

五、吞气症

将过度嗳气的患者统称为吞气症是不正确的。研究发现,90%的肠易激综合征(IBS)患者有腹胀和腹胀气,这除了与肠道传输功能、内脏高敏、对食物的容受性、细菌的过度生长、糖的吸收不良有关外,部分还与小肠积气有关。但气体的吞咽与IBS似乎关系不大。

在腹痛、腹胀、腹部不适的一些患者中,其腹部X线平片可见小肠积气,扩张的小肠襻充满了大量气体,却看不到液气平。便携式阻抗-pH值检测技术显示这些患者存在过度的气体吞咽和频繁胃嗳气,却没有胃上嗳气。这项研究首次证实了过度气体吞咽的存在,为吞气症的诊断提供了客观证据。

吞气症患者除了反复出现令人烦恼的嗳气外,还能客观地观察或检测到吞咽气体。患者常有肠胀气等症状。吞气症和过度嗳气是两种不同的疾病,见表2-17。

表2-17 非特异性过度嗳气和吞气症的区别

项目	非特异性过度嗳气	吞气症
机制	空气挤入和吸入食管	空气吞咽入胃腔
嗳气模式	胃上嗳气	胃嗳气
主要症状	嗳气	嗳气,伴腹胀
腹部X线平片	无小肠积气	小肠积气
治疗	认知行为治疗	语言治疗终止吞气
	语言治疗终止嗳气	减少含气饮料的摄入
	精神心理治疗	消胀药物

与过度胃上嗳气患者的多种治疗相比,吞气症患者的针对性治疗是语言治疗。治疗应直接针对频繁的气体吞咽,而不是像对待过度嗳气患者那样,去减少胃上嗳气。减少碳酸饮料摄入的饮食疗法和二甲硅油治疗或许有用,但疗效尚需进一步证实。

六、嗳气丧失

尽管一些患者抱怨过度嗳气,而另一些患者则遭受不能嗳气的痛苦。在抗反流术,如胃底折叠术后的患者,TLESR的频率明显减少,但同时胃也丧失了气体排出机制。吞咽的空气不能被嗝出,结果导致腹胀、胃肠胀气。有时这些症状非常严重,以至于患者需进行二次手术重建正常解剖结构。

有些贲门失弛缓症患者,由于下食管括约肌松弛障碍使食管腔内食物潴留、积气、扩张。同时,由于UES压力增高可能使其嗳气反射发生改变,这样患者将难以嗳气,致使吞咽的气体在食管内持续积聚,加重食管扩张,产生胸痛或气道症状。

碱性反流性胃炎

1. 典型的上腹灼痛　不能被碱性药缓解。
2. 胃镜检查　有符合本病的炎症存在及不同程度的胆汁、肠液反流。
3. 空腹三羟胆酸　超过 35 μg/ml，或核素测定有十二指肠胃反流存在。
4. 组织学改变　有比较特征性的病理变化。

具备其中 3 项即基本可诊断。其他检查如幽门测压和碱灌注试验，可作为参考。

术后碱性反流性胃炎(PARG)

目前普遍接受的诊断标准如下。

1. 上腹和(或)胸骨后持续性烧灼样疼痛，餐后加重。
2. 胆汁性呕吐，吐后疼痛不缓解。
3. 体重减轻、贫血。

上述 3 点为"PARG"三联症。

4. 口服胆囊造影无异常。
5. 钡餐检查上消化道，除手术因素外无其他异常发现。
6. 基础胃酸分泌量(BAO)小于 2 mmol/h。
7. 符合下列情况之一者。
  (1) 碱灌注激发试验阳性。
  (2) 胃内容物胆酸浓度在 10 μmol/h 以上。
  (3) ^{99m}Tc HIDA 闪烁扫描阳性。
8. 胃镜检查可见胆汁反流，胃黏膜胆汁着色，病变多局限于吻合口附近，无溃疡及狭窄。
9. 胃黏膜组织呈急性或慢性炎症，有严重的炎症细胞浸润。

胆汁反流性胃炎

[世界胃肠病学(第七届)与消化道内镜(第五届)大会　1982 年]

法国 Papazian 提出内镜诊断条件。

1. 检查前未用药。

2. 患者合作,且无嗳气。
3. 未充气前,胃镜很快通过贲门见胃液呈绿色或黄色。

残 胃 胃 炎
(中国抗癌协会　1998年)

残胃胃炎或称吻合口胃炎,吻合口黏膜特别是毕Ⅱ式手术后,常见增生,其特点是密集而垂直或屈曲状延长的小凹,垂直于黏膜深部,使黏膜形成有轻度扭曲而细长的绒毛,扭曲显著者似蛇形,上皮细胞呈低柱状或立方状。有时增生明显者,易误诊为异型增生甚至误诊为胃癌,需注意仔细鉴别。

幽门螺杆菌(一)
(第二届全国幽门螺杆菌专题学术研讨会　1997年)

临床诊断标准。
1. 细菌培养阳性。
2. 组织切片(或黏膜涂片)染色见到大量典型细菌者。
3. 下述检查两项以上阳性者:组织切片(或黏膜涂片)染色、快速尿素酶试验、UBT、^{15}N-尿素排出试验、PCR检查。
4. 所有检查应排除两周内服用抗 HP 药物者。

幽门螺杆菌(二)
(第二届全国幽门螺杆菌专题学术研讨会　1997年)

科研诊断标准。
1. 细菌培养阳性者。
2. 细菌培养阴性,但组织切片(或黏膜涂片)染色见大量典型形态细菌者。
3. 细菌培养阴性,组织切片(或黏膜涂片)染色见到少量典型形态细菌或大量不典型形态细菌,合并尿素呼气试验、^{15}N-尿素排出试验、快速尿素酶试验、PCR 及血清学任何 1 项阳性者。
4. 呼气试验、快速尿素酶试验、PCR 及血清学任何 2 项阳性者。
5. 原位鉴定技术任何 1 项阳性者,需合并组织切片染色、快速尿素酶试验、血清学、PCR 任何 1 项阳性。

6. 所有检查应排除两周内服用抗 HP 药物者。

幽门螺杆菌(三)
(中华医学会消化病学分会)

1999 年 4 月 29～30 日,全国幽门螺杆菌(H. pylori)科研协作组邀请国内 H. pylori 研究专家共 56 人,在海南省三亚市举行我国第一次 H. pylori 专家共识会议。会议主要对 H. pylori 的诊断、与胃癌和功能性消化不良(FD)的关系及抗 H. pylori 治疗等进行了较充分的研讨,并对 H. pylori 的流行病学、致病机制进行了讨论。在此基础上请与会专家对 H. pylori 的 41 个有关问题进行书面表决,再将讨论及反馈意见汇总形成初步的共识意见稿,返回各位专家修改,集中后提交到 1999 年 10 月在西安举行的第六届全国消化系统病学术大会进行讨论,现将各方共识意见总结如下。

关于幽门螺杆菌属细菌的英文缩写,国际上已有规范,即将 Helicobacter pylori 缩写为 H. pylori。但国内一直习惯于缩写为 HP 或 Hp。随着新的幽门螺杆菌属细菌的不断发现,这种缩写容易造成混淆,如 Hp 指 Helicobacter pylori,或可能是 Helicobacter pametensis,Hh 指 Helicobacter heilmannii,也可能是 Helicobacter hepaticus。因此推荐 Helicobacter pylori 缩写为 H. pylori,Helicobacter heitmannii 缩写为 H. heilmannii,Helicobacter felis 缩写为 H. felis,Helicobacter hepaticus 缩写为 H. hepaticus 等,以此类推。考虑 HP 的简称在我国已使用多年且较简明,故在国内行文中,首次全称及简称并注明下同的基础上,可继续使用 HP 一词,但英文摘要中应缩写为 H. pylori。

一、H. pylori 与胃癌的关系

目前的共识意见认为:①H. pylori 可增加胃癌发生的危险性;②H. pylori 与肠型和弥漫型胃癌均有关。但对于 H. pylori 根除后肠化和不典型增生是否会逆转,根除 H. pylori 能否降低胃癌的发病率等,尚无肯定意见。在亚太地区如日本、韩国和中国,绝大多数 H. pylori 菌株均为 cagA 阳性菌株,其在十二指肠溃疡、胃癌和慢性胃炎中阳性率似无显著差异,这与西方国家所见的不同。

目前,H. pylori 与胃癌的关系因 H. pylori 诱发胃癌动物模型的建立而进一步得到支持:蒙古沙土鼠可经口感染 H. pylori,并能长期定植。感染 26 周出现严重的活动性慢性胃炎、溃疡和肠化,在 62 周时,37% 沙土鼠发生胃腺癌,并发现腺癌与肠化生区密切相关。

共识会议中部分专家对 H. pylori 在胃癌发生中的作用提出了质疑,主要观点是某些地区如广东、广西两省 H. pylori 在人群中感染率也相当高,而胃癌的发生率甚低。故对 H. pylori 与胃癌关系的研究尚有待进一步深入,需要从 H. pylori、宿主及环境几方面共同研究 H. pylori 的致癌机制。在我国,胃癌高发区山东、福建等地已进行了 H. pylori 根除的干预试验,对根除 H. pylori 是否可逆转萎缩、肠化的问题将有初步的结论,但对根除 H. pylori 能否预防胃癌发生,还需随访数年才能够作出结论。胃癌发生是 H. pylori 感染、宿主因素和环境因素共同作用的结果。

二、H. pylori 与 FD 的关系

H. pylori 与 FD 的关系一直未能有肯定的结论,回顾国内外研究 H. pylori 感染与 FD 关系的文献,支持和反对意见大致相等。目前我国对 H. pylori 感染与 FD 的诊治意见如下。

1. H. pylori 感染与 FD 的关系不明确。

2. 在诊断程序上,根据我国国情,对消化不良患者,胃镜检查和 B 超检查仍然是优先考虑的检查方法。胃黏膜活检病理检查及有关 H. pylori 检查是否列为常规检查,可视各地情况而定(如胃癌高发区可考虑列为常规检查)。

3. 对 H. pylori 阳性的 FD,根除 H. pylori 治疗对大部分患者消化不良症状可能帮助不大;但对改善胃黏膜的活动性炎症有肯定作用。

4. H. pylori 阳性的慢性胃炎有明显异常者,可进行根除 H. pylori 治疗。

三、H. pylori 感染的诊断

H. pylori 感染诊断标准原则上要求可靠、简单,以便于实施和推广。H. pylori 感染的诊断方法很多,应根据不同的诊断目的和单位的条件选择诊断方法。应选用经过考核,具有敏感性、特异性高的试剂和方法进行检测。根据各项检测方法的特点,设立如下科研和临床诊断标准。

1. H. pylori 感染的科研诊断标准 H. pylori 培养阳性或下列四项中任两项阳性者,诊断为 H. pylori 感染。

(1) H. pylori 形态学(涂片、组织学染色或免疫组化染色)。

(2) 尿素酶依赖性试验(RUT、^{13}C 或 ^{14}C - UBT)。

(3) 血清学试验(ELISA 或免疫印迹试验等)。

(4) 特异的 PCR 检测。

H. pylori 的流行病学调查可根据研究目的和条件,在上述试验中任选一项或两项。

2. H. pylori 感染的临床诊断标准 下列两项中任何 1 项阳性者,则诊断 H. pylori 感染。

(1) H. pylori 形态学（涂片或组织学染色）。
(2) 尿素酶依赖性试验（RUT、^{13}C 或 ^{14}C - UBT）。

幽门螺杆菌（四）

（中华医学会消化病学分会）

1999 年，海南会议提出并经全国消化大会确认的"我国对幽门螺杆菌若干问题的共识意见"于 2000 年发表至今已三年余。三年多来，对幽门螺杆菌（Helicobacter pylori，简称 H. pylori 或简写为 HP 或 Hp）的一些重要问题又有了新的认识，2000 年，欧洲 Maastricht - 2 共识报告具有重要的指导意义，2002 年，第三届全国 HP 会议上广泛听取了大家对"共识"的意见，又经 2003 年安徽桐城中华医学会全国 HP 共识会议（简称桐城会议）审核修订，现提出新的 HP 共识意见，以便在推广应用中充实和完善。

一、HP 感染及其相关疾病

流行病学调查表明，HP 在一些国家或地区人群中的感染率仍很高，我国不同地区、不同民族胃内 HP 检出率为 30%～80%，有很大差别。

HP 是慢性胃炎和消化性溃疡的重要致病因子。HP 与胃癌发生相关：①流行病学调查表明，HP 感染增加胃癌发生危险性；②根除 HP 可阻断或延缓胃黏膜萎缩和肠化进一步发展，但是否能逆转这两种病变尚需进一步研究；③根除 HP 可降低早期胃癌术后复发率；④单纯 HP 感染可在蒙古沙土鼠中诱发出胃癌；⑤携带某些毒素基因的 HP 可能与胃癌发生有更密切关系，但目前尚无明确的结论。胃癌的发生是 HP 感染、宿主因素和环境因素共同作用的结果，宿主白细胞介素- 1β 等基因多态性与 HP 感染后的胃酸状态及胃癌发生的危险性相关。

HP 是胃黏膜相关淋巴组织（MALT）淋巴瘤重要的致病因素，表现在 HP 感染是 MALT 淋巴瘤产生的原因，胃 MALT 淋巴瘤在 HP 高发区常见、多发。根除 HP 可治愈早期的胃 MALT 淋巴瘤。染色体分析提示胃 MALT 淋巴瘤的发生可能有遗传背景。

HP 与非甾体抗炎药（NSAID）是消化性溃疡发生的两个重要独立危险因素，单纯根除 HP 本身不足以预防 NSAID 溃疡。初次长期使用 NSAID 前根除 HP 可降低 NSAID 溃疡的发生率，使用 NSAID 过程中根除 HP 不能加速 NSAID 溃疡的愈合。

HP 与胃-食管反流病（GERD）的关系仍无肯定的结论。根除 HP 与多数 GERD 发生无关，一般不加重已存在的 GERD。研究表明，胃窦为主的 HP 相关性胃炎患者胃酸分泌增加或无变化,但胃体为主的 HP 相关性胃炎胃酸分泌减少。根除 HP 后胃酸可恢复正常,胃黏膜炎症消退。胃体为主的 HP 相关性胃炎根除 HP 后,发生 GERD 的危险性有可能会增加,但该型胃炎所占比例很小。HP 阳性的 GERD 患者长期服用质子泵抑制剂(PPI)可能会诱发或加重胃体黏膜萎缩,从而有可能增加胃癌发生的危险性。因此,HP 阳性的 GERD 应进行根除 HP 治疗。

HP 感染和功能性消化不良(FD)的关系仍未明确。有活动性 HP 感染的 FD 患者,胃黏膜组织学检查几乎均有不同程度的慢性活动性胃炎,根除 HP 可使绝大多数患者胃黏膜炎症消退,并降低胃癌前期病变发展成胃癌的危险性,但仅能使少部分患者的消化不良症状得到缓解。个别报道显示,胃黏膜炎症程度重或溃疡型 FD 根除 HP 后症状缓解率较高。根除 HP 的效益与费用相比利大于弊。

二、HP 感染的诊断

HP 感染诊断标准原则上要求可靠、简单,以便于实施和推广。

1. 诊断方法　见表 2-18。

表 2-18　常用 HP 检测方法的敏感性及特异性对比

诊断方法	检测项目	敏感性(%)*	特异性(%)*
现症感染的诊断方法	细菌培养	70.0～92.0	100.0
	组织学检查(Warthin-Starry 银染或改良 Giemsa 染色)	93.0～99.0	95.0～99.0
	尿素呼气试验**	90.0～98.9	89.0～99.0
	快速尿素酶试验**	75.0～98.0	70.0～98.0
	粪便抗原检测	89.0～96.0	87.0～94.0
曾经感染的诊断方法	血清 HP 抗体	88.0～99.0	86.0～99.0

注:* 为一些文献报道的结果,实施时可因技术、试剂的不同而有很大差异;** 为尿素酶依赖试验。

2. 诊断标准　①临床诊断:任何 1 项现症感染诊断方法阳性均可诊断为 HP 感染;②科研诊断:细菌培养阳性或其他任何 2 项阳性。血清 HP 抗体单项检查可用于大样本流行病学调查。

3. 根除 HP 疗效判断　用于明确是否 HP 已根除的复查应在根除治疗结束至少 4 周后进行。建议选用非侵入性的尿素呼气试验或粪便抗原检查。如临床疾病有必要进行内镜复查,也可用胃黏膜活检标本检测 HP,此时应同时取胃窦、胃体黏膜检测。临床判断可仅用快速尿素酶试验;科研判断应再加另一基于活检标本的检查,两种方法均阴性可判断为 HP 根除。

西 瓜 胃

1984年,Jobbai等人把胃镜下具有特殊表现的胃窦血管病变定名为"西瓜胃"。临床表现既可为隐性胃肠道出血伴慢性缺铁性贫血,也可出现黑粪或呕吐。内镜下,病变限于胃窦,由平坦或隆起的红斑为主组成"西瓜条纹",从幽门部向外呈辐射状排列。显微镜下,主要为毛细血管扩张伴灶状血栓、黏膜下静脉扩张、迂曲和固有层内肌纤维增生。

西瓜胃多见于女性,常伴胃酸缺乏和萎缩性胃炎、肝硬化以及系统性硬化症。其病因不明,曾有人认为是由于胃窦和幽门强有力的肌肉收缩引起慢性间歇性静脉梗塞,或因胃窦黏膜松弛,脱入幽门而反复受损所致。

急性胃黏膜损伤(AGML)

1. 有药物、激素、酒类、手术、烧伤或脑血管意外等应激因素。
2. 上腹部疼痛、饱胀、反酸、食欲减退、恶心、呕吐以及反复呕血和(或)便血。
3. 纤维胃镜检查见胃黏膜有广泛性充血、糜烂及坏死或浅表性溃疡,并可见到渗血或大出血。

胃黏膜脱垂

1. 上腹部疼痛　多发于饭后,常呈阵发性,缺乏周期性及节律性,用碱性药物不易缓解。右侧卧位易引起疼痛或使其加重,左侧卧位常可使疼痛减轻,常伴有上腹饱胀、嗳气、恶心、呕吐等症状,亦可出现幽门梗阻和上消化道出血的症状。有些患者可无明显症状。
2. 体检　多无阳性发现,部分患者上腹部有压痛。个别患者可于上腹部触到柔韧包块。
3. X线检查　是诊断胃黏膜脱垂的主要依据。
(1) 十二指肠球底部出现蕈状充盈缺损影,可为单侧性或双侧性,具有一团皱襞的形状。此阴影之大小随黏膜脱垂的程度而改变,有时使球部形如降落伞状。
(2) 幽门管常增宽,其中可见数条皱襞通过。
(3) 胃蠕动多增强。

促胃液素瘤

此征系由 Zollinger-Ellison 在 1955 年首先报道。其主要特点为下列三联征。
1. 胃液与胃酸分泌极度增加。
2. 上消化道反复出现异位溃疡甚至穿孔,一般内科治疗无效。
3. 胰腺有非 β-胰岛细胞瘤。

胃下垂

1. 多发生于瘦长体型、经产妇及消耗性疾病进行性消瘦者等。
2. 轻者无明显症状,重者可有上腹不适,多是在餐后、站立及劳累后可加重,易饱胀、厌食、恶心、嗳气及便秘等症状,亦可出现站立性晕厥、低血压、心悸、乏力、眩晕等"循环无力症"的其他内脏下垂的表现。
3. 可有肋下角常<90°;站立时腹主动脉搏动明显;振水声以及以双手托扶下腹部往上则上腹坠胀减轻;也可同时伴有肝、肾、结肠下垂的现象。
4. X 线检查可见胃角部低于髂嵴连线;胃幽门管低于髂嵴连线;胃呈长钩形或无力型,上窄下宽,胃体与胃窦靠近,胃角变锐。胃的位置及张力均低,整个胃几乎位于腹腔左侧。

胃下垂分度

Ⅰ度:胃下极在髂嵴联线下 6~7.5 cm,胃角切迹在髂嵴连线下 1.5 cm 以内。
Ⅱ度:胃下极在髂嵴联线下 7.6~10 cm,胃角切迹在髂嵴连线下 1.6~4.5 cm。
Ⅲ度:胃下极在髂嵴联线下 10 cm 以上,胃角切迹在髂嵴连线 4.5 cm 以下。

胃扭转

Carter 复习文献后提出急性胃扭转的 3 个重要特征。

1. 当胃位于胸腔时,腹部的症状、体征较轻。
2. 胸片显示在下胸部或上腹部有一个充满气体的脏器,尤其在伴有食管裂孔疝时。
3. 上消化道钡餐检查可证实扭转部位的阻塞。

慢性不完全型胃扭转

胃扭转临床分急性和慢性两种,急性胃扭转少见,多属外科急腹症,需急诊外科手术治疗。慢性胃扭转相对较常见,临床上常误诊为其他胃部疾病。

诊断标准:①主要有间歇性腹胀,间断发作的上腹部疼痛、恶心、轻度呕吐史,病程短者数周,长者达数年,进食可诱发。②胃镜检查时,内镜通过贲门后,胃镜盘滞留于胃底或胃体腔,并见远端黏膜皱襞呈螺旋或折叠状,镜端难以通过胃窦,见不到幽门。③胃镜下复位后,患者即感症状减轻,尤以腹胀减轻为主。④上消化道钡透或点片示:胃囊部有两个液平;胃倒转,大弯在小弯之上;贲门和幽门在同一水平面;幽门和十二指肠面向下;胃黏膜皱襞可见转曲或交叉;腹腔段食管比正常增长等。符合上述①~③或①、④两条者可诊断为胃扭转。

胃扭转的分类

1. 急性胃扭转
(1) 突发上腹局限性、膨胀性疼痛。
(2) 干呕。
(3) 左上腹包块。
(4) 胃管不能置入。
(5) X线立位腹平片可见扩大的充满液气体的胃影。

2. 慢性胃扭转
(1) 反复发作性腹痛、腹胀、呕吐。
(2) 上消化道造影是诊断此症的重要依据。
1) 器官轴扭转型:胃大小弯倒置,胃黏膜皱襞扭转。
2) 系膜轴扭转型:胃镜可见2个气液平面,贲门与幽门位置相近。

胃套叠

塚本归纳了胃套叠的症状。
1. 腹痛：大多在进食后即发生上腹痛，呈轻度到剧烈绞痛不等，常反复出现。
2. 呕血、黑粪，有时可见大量出血。
3. 呕吐：几乎所有胃肿瘤患者均可发生，非肿瘤引起的发生率仅占15％。
4. 上腹部常可扪及肿块，尤其是胃息肉引起者。
5. 体重减轻：由于呕吐、脱水引起。
6. 贫血可为主要表现。

胃节律紊乱综合征

1. 观察期间症状存在6个月以上。
2. 诊断性检查包括上消化道钡餐检查、胆囊造影、胰功能试验和(或)ERCP全部阴性。
3. 没有能引起恶心或其他症状的药物史。
4. 经口服电极证实有胃节律紊乱。
5. 症状存在，无法正常工作和生活。
6. 多种内科治疗不能减轻症状。

胃肠动力疾病(DGIM)分类
（曼谷新分类）

胃肠运动研究已近一个多世纪，但对运动障碍疾病的认识仍存在许多争议，特别是与胃肠功能障碍(FGIDs)的区别与重叠。近年来，"神经胃肠病学"概念的提出和发展使传统的DGIM的认识和分类受到了挑战。在2002年2月世界胃肠病大会上发表了DGIM的一种新分类(disorders of gastrointestinal motility：towards a new classification)，即曼谷新分类。明确了这是一种由神经支配调节障碍导致的胃肠运动或感觉疾病，可能伴有内脏感知的异常，称为DGIM。新分类的特点及核心是：①以神经胃肠病学为基础，以客观存在的特异性动力异常为诊断依据，强调循证医学的重要性。②按神经损害部位及动力异常特点进行分类、诊断和命名(原发于胃肠局部神经原或肌原性动力病和继发于全身器质性病变的胃肠动力病),以客观上能复现的器官功能改变为强有力的分类基础。③强调动力检测在诊断这类疾病中的必要性和特异性,并全新评估胃肠动力检测方法,从器官、组织、细胞等效应器水平阐明胃肠动力性疾病神经胃肠病学发病机制(表 2-19)。新分类体系中还提出了"心因性动力病"(psychomotor disorders)这一全新概念,从神经胃肠病学角度将与心身疾病相关的情感综合征归入此范畴,如抑郁、焦虑、疑病症和应激诱发的疾病等。

表 2-19 胃肠动力性疾病(曼谷新分类)

分类	运动异常特点	临床命名	相关疾病
食管运动障碍	Ⅰ类 明确障碍类型 　过度酸暴露 　贲门失弛缓症压力模式 　痉挛型压力模式	 GERD 贲门失弛缓症 食管痉挛(弥漫性食管痉挛)	 硬皮病、糖尿病 Chaga's病,肠神经病变 糖尿病,肠神经病变
	Ⅱ类 非特异运动障碍类型 　高幅蠕动 　低幅蠕动 　无效蠕动 　低幅同步收缩 　LES压力降低 　不完全LES松弛	 胡桃夹食管 无效食管运动 低压型LES LES松弛不良	 肠神经病变 硬皮病,肠肌病变 糖尿病,淀粉样变性 GERD 硬皮病,糖尿病,GERD 胃底折叠术后
	Ⅲ类 有争议类型 　LES高压	 高压型LES	
	Ⅳ类 行为疾病相关障碍类型 　强迫性反胃 　过度吞气 　过度嗳气	 反刍综合征 吞气症	 神经性厌食,神经性贪食 GERD
胃运动障碍	Ⅰ类 明确障碍类型 　胃排空加速	 倾倒综合征	 胃切除术后,迷走神经切除术后
	Ⅱ类 非特异运动障碍类型 　胃排空延迟	 胃轻瘫	 GERD,FD,糖尿病,硬皮病,迷走神经切除术后,肠神经病变,肠肌病变,神经性厌食

(续表)

分类	运动异常特点	临床命名	相关疾病
胃运动障碍	容受性舒张功能减弱	胃松弛障碍	糖尿病,迷走神经切除术后
	Ⅲ类 有争议类型 高频率胃电活动	胃动过速	运动病,妊娠恶心
	Ⅳ类 行为疾病相关障碍类型 自我诱发呕吐	强迫呕吐症	神经性厌食,神经性贪食
胆道运动障碍	Ⅰ类 明确障碍类型 无		
	Ⅱ类 非特异运动障碍类型 胆道括约肌基础压增高 (Oddi高幅收缩)	肝胰壶腹括约肌障碍	
	Ⅲ类 有争议类型 胆囊排空障碍(减弱)	胆囊运动障碍	胆石症,糖尿病,迷走神经切除术后综合征
小肠运动障碍	Ⅰ类 明确障碍类型 异常收缩活动,在发作期或慢性期 有类似机械梗阻表现	小肠假性梗阻	肠肌病变,肠神经病变,硬皮病
	Ⅱ类 非特异运动障碍类型 异常收缩伴或小肠排空延迟	肠运动障碍病	肠神经病,肠肌病,迷走神经切除术后综合征,帕金森病,硬皮病,糖尿病,少见内分泌/代谢性疾病,脊髓损伤
	Ⅲ类 有争议类型 传输加快	小肠快传输[肠紧迫感(intestinal hurry)]	少见内分泌/代谢性疾病,迷走神经切除术后综合征
结肠和肛门直肠运动障碍	Ⅰ类 明确障碍类型 结肠扩张(弥漫性,节段性)伴/不伴小肠扩张	Ogilvie's综合征	肠肌病,肠神经病
	直肠肛门抑制反射消失	Hirschsprung's病(先天性巨结肠)	肠神经病
	结肠传输延迟	慢传输型便秘	肠神经病,肠肌病,帕金森病,内分泌疾病,脊髓损伤
	Ⅱ类 非特异运动障碍类型 肛管压力异常低下	大便失禁	糖尿病,脊髓损伤
	Ⅲ类 有争议类型 传输过快	结肠快传输[肠紧迫感(intestinal hurry)]	胆盐吸收障碍,短肠综合征,少见内分泌/代谢疾病

(续表)

分类	运动异常特点	临床命名	相关疾病
结肠和肛门直肠运动障碍	Ⅳ类 行为疾病相关障碍类型		
	盆底肌松弛障碍	肛门括约肌失协调症 [肛门失弛缓(Anismus)]	
	无效排便	功能性大便潴留	

　　胃肠道是机体内唯一由中枢神经、肠神经和自主神经系统共同支配的系统,既有感觉又有运动。神经胃肠病学在 DGIM 发病中有重要作用,这一概念的更新,反映了对控制胃肠运动的复杂神经调控机制的进一步了解和共识。同时通过特异的客观动力异常判断,对确定神经病理损害部位也有一定帮助。

胃肠功能障碍
（罗马Ⅱ标准）

　　腹痛、恶心、呕吐、腹胀、腹泻、便秘是常见的消化道症状。当患者觉得这些症状严重或影响到自己的日常生活时就会前来就医。一般而言,医生对这些患者将进行炎症、感染、肿瘤和其他器质性疾病的检查,以获得诊断并给予相应的治疗。但是,在临床上很常见的情况是并未发现任何器质性病因,故将患者诊断为"功能性"症状而进行对症治疗。

　　近 20 年来,两项重要的进展使人们相信确实存在这些情况,从而增加了人们对胃肠功能障碍(FGID)的研究和临床治疗的兴趣。首先,过去认为疾病所致的障碍必与一种可确定的潜在生物学病因相对应,而现在转变为其可由更完整的生理和心理疾病模式所致。后一种模式使人们从生理学的多因素方面(如动力的改变、内脏敏感性的增强以及脑-肠调节障碍)来认识症状,且症状受社会文化和社会心理的影响。第二,研究方法的明显进步支持脑-肠相互作用的新理论：对动力评估的改善,恒压器的使用,采用阳离子发射断层摄影术(PET)进行大脑影像学检查,功能性磁共振成像(fMRI),标准化的心理诊断方法,以及脑-肠肽的分子学研究等。

　　在 20 世纪 80 年代中期成立的起草功能性胃肠障碍诊断标准的国际性工作组(罗马委员会)已对超过 20 种 FGIDs 标准达成了共识,在此公布的为经过修订的罗马标准(罗马Ⅱ)。本文中,将介绍以症状为基础的诊断性分类系统(罗马Ⅱ)的基本原理和其局限性,并简述有关 FGIDs 的病理生理知识。

一、以症状为基础的诊断性标准的基本原理

1999 年公布的罗马Ⅱ分类系统中将 FGIDs 以症状为基础分为不同亚组的基本原理是基于以下诸点。

1. 发病部位的不同　FGIDs 患者报告涉及胃肠道不同区域的多种症状,这些症状常为胃肠功能的感觉和(或)运动障碍所致,它可能在解剖区域之间有重叠。然而,采用影响因素分析和其他方法进行的流行病学研究表明,患者存在产生综合征的特异部位。将功能性胃肠症状区分为独立状况(表 2-20)的临床价值是可依据其进行诊断和采取更特异的治疗。根据解剖学部位对 FGIDs 进行分类,在每一解剖学区域内可以存在多种异常,各自具有特殊的临床特征。

2. 流行病学资料　对不同人群所进行的多项流行病学研究显示,这些症状的发病率相似。英国、法国及中国所报告的肠道症状的发生率亦一致。

3. 临床和研究中需要诊断标准　由于存在使患者前来就诊的症状,有理由采用以症状为基础的分类系统。在心理学、风湿病学以及罗马Ⅰ标准中均采用了以症状为基础的标准,且这一观点在胃肠病学中正在逐步被接受。以症状为基础的标准有助于指导疾病的诊断和治疗,减少不必要的诊断性试验,可用于在临床试验中依照特定的标准选择患者。

4. 采用以症状为基础的标准的局限性　采用这一标准时应排除其他并存的疾病。FGIDs 的高患病率使人们确信它与其他器质性疾病共存。实际上,过敏性肠综合征(IBS)与炎症性肠病(IBD)有很大的相关,IBD 甚至为 IBS 的先兆。同样,在功能性消化不良患者中应治疗和(或)根除幽门螺杆菌。因此,在确定功能性胃肠疾病之前应除外其他疾病。

5. 症状可能与其他 FGIDs 相重叠　由于不同的 FGIDs 可合并存在,该标准应允许对 FGIDs 进行不同等级的分类。例如,若同时符合 IBS(C1)和功能性消化不良(B1)的标准,这两个诊断应同时成立。然而,若患者符合 IBS 的诊断标准,但通过排便能缓解上消化道(消化不良样)的疼痛,只能诊断 IBS。同样,非特异性的定义允许包括有功能性胃肠症状,但不符合更特异范畴的患者。

表 2-20 功能性胃肠障碍

分类	症状	分类	症状
A 食管障碍	A1 癔球	F 肛门直肠障碍	F1 功能性大便失禁
	A2 反刍综合征		F2 功能性肛门直肠疼痛
	A3 可能源于食管的功能性胸痛		F2a 肛提肌综合征
	A4 功能性烧心		F2b 痉挛性肛部痛
	A5 功能性吞咽困难		F3 盆腔血流协同失调
	A6 非特异性功能性食管障碍	G 儿童功能性障碍	G1 儿童呕吐
B 胃十二指肠障碍	B1 功能性消化不良		G1a 婴儿反胃
	B1a 溃疡样消化不良		G1b 婴儿反刍综合征
	B1b 动力障碍样消化不良		G1c 儿童周期性呕吐综合征
	B1c 非特异性消化不良		G2 儿童腹痛
	B2 吞气症		G2a 儿童功能性消化不良
	B3 功能性呕吐		G2b 儿童肠易激综合征
C 肠道障碍	C1 肠易激综合征		G2c 儿童功能性腹痛
	C2 功能性腹胀		G2d 儿童腹部症状所致的偏头痛
	C3 功能性便秘		G2e 儿童吞气症
	C4 功能性腹泻		G3 儿童功能性腹泻
	C5 非特异性功能性肠道障碍		G4 儿童排便障碍
D 功能性腹痛	D1 功能性腹痛综合征		G4a 婴儿排便困难
	D2 非特异性功能性腹痛		G4b 儿童功能性便秘
E 胆道障碍	E1 胆囊功能障碍		G4c 儿童功能性粪便潴留
	E2 肝胰壶腹括约肌功能障碍		G4d 儿童非潴留性粪便污物

6. 在前一年中症状至少存在 12 周　要确诊 FGIDs，在前一年中其症状至少存在 12 周。也有一些例外，如慢性功能性腹痛需要有 6 个月的症状，而确定的儿童和肛门直肠障碍仅需症状持续数周。12 周的标准与罗马 I 标准不同，其仅需在前 3 个月中存在症状。这一改变的原因为 FGIDs 的症状存在时隐时现的过程，可能症状在前 3 个月不出现，但在这段时间之前存在。这 12 周不必连续，且在每一周中，仅需要 1/7 天有症状。此外，我们认识到将时间要求列入问卷调查表的困难。为了某些目的，研究者可能选择最后的 3 个月作为所需要的时间，这一选择可能更有助于临床试验的病例入选。

7. 诊断范畴不包括心理标准 尽管心理的异常对 FGIDs 的发生、病程及预后均有影响,但并不为诊断所必须,这是由于它并不发生于未前来就诊的 FGIDs 患者中。

8. 标准依据临床上的共识和现有的证据 所推荐的标准来源于该领域中专家的共识。以罗马Ⅰ共识标准为起点,该委员会基于现有的科研资料,或该委员会及相关委员会所同意的常规推荐,进行修改后形成罗马Ⅱ标准。同样,在未来的研究中将对这些新的标准进行验证,从而为其进一步修订提供资料。

二、对功能性胃肠障碍的检测

表 2-19 所列出的为推荐性分组,我们认为,尽管在部位和症状表现上存在差异,但就运动和感觉的生理学、中枢神经系统(CNS)的相关以及对患者的诊治而言,它们具有共同特征。对这些异常进行全面观测和诊治的指导原则如下。

1. 动力异常 人们已清楚地知道呕吐、腹泻、急性腹痛、排便失禁和许多其他胃肠道症状起源于胃肠动力的障碍。不仅如此,在健康人中,强烈的情感或环境压力可导致食管、胃、小肠和结肠的动力增加。与正常个体相比,FGIDs 患者的特征为对相同的压力(心理或生理)产生更大的动力反应,推荐使用的受试者电活动指标可能更易于判别这些反应。然而,这些动力反应仅部分与症状相关,并不足以解释慢性或复发性腹痛。

2. 内脏高敏感性 在许多 FGIDs 中(如可能源于食管的功能性胸痛、功能性消化不良、IBS、功能性腹痛),疼痛与胃肠动力的相关性差,可由最近对内脏感觉异常的研究来解释。当进行球囊膨胀试验时,这些患者可能具有较低的疼痛阈值,或对正常的肠道功能的敏感性增加,可能存在一个增加的或异常的内脏疼痛的躯体支配区域。尚不清楚 FGIDs 的内脏高敏感性究竟是与内脏自身的受体敏感性改变、脊髓背角神经元的易感性增加,还是对感觉的中枢调节发生改变相关。最近的另一项观察为在正常人可能经直肠或结肠膨胀导致内脏的高敏感性,在 IBS 患者中更为明显。因此,FGIDs 的疼痛可能与源于慢性高动力反应和胃肠道感染的敏感有关。

3. 炎症 有人提出肠道黏膜和神经丛的炎症增加可能有助于症状的产生。它可能由外周感觉和(或)由黏膜炎性细胞介质所致的高动力活动而产生。这一假设源于在临床可见约 1/3 的 IBS 患者报告其症状发生于急性肠道感染之后,同样,患急性肠道感染的患者中有 1/3 将出现 IBS 样的症状。

4. 脑-肠的相互作用 通过综合考虑,我们对产生这些症状的生理和心理机制有了进一步的认识,这是由肠道的运动、感觉和 CNS 活动的共同作用(脑-肠轴)所致。脑-肠的相互作用可能对感染后的 IBS 有影响。对急性胃肠炎患者进行的一项研究表明,3 个月后 23% 的患者出现 IBS 样的症状。如今可采用 PET、fMRI 和有关的影像学手段对脑的生理学进行研究,这些研究可能有助于我们了解 CNS 在调节内脏疼痛和动力方面的作用。

5. 脑-肠肽　与脑-肠功能障碍的概念相符合的治疗性尝试涉及神经肽和位于肠道及中枢神经系统的受体。这些神经肽依据其所在部位的不同对胃肠功能和人体行为产生作用。对作用于这些受体位点的药物,正在进行的Ⅱ期和Ⅲ期治疗性试验的结果多种多样,但疼痛、肠道功能障碍的症状及社会心理忧伤等常与 FGIDs 存在内在的相关。

6. 社会心理因素　尽管社会心理因素并不能确定这些障碍,且也不为诊断所必须,但其对患者的经验和行为,甚至临床的后果起重要的调节作用。对 FGIDs 患者的社会心理方面的研究主要基于三个方面:精神压力加重胃肠道症状,精神障碍改变了疾病的体验和疾病的行为,FGIDs 患者可能具有社会心理后果。

胃肠道结核

要确定腹腔结核的诊断至少需有以下条件之一。
1. 用可疑组织做动物接种或培养有结核杆菌生长。
2. 组织学证实病损中有结核分枝杆菌。
3. 有结核伴干酪样坏死的组织学证据。
4. 手术所见典型的大体表现伴肠系膜淋巴结有结核的组织学证据。
5. 对抗结核治疗有效且无复发。

胃肠道过敏性疾病

Ingelfinger 等提出的诊断依据。
(1) 症状由某一种特殊食物引起,而这种食物对大多数人无害。
(2) 有胃肠损害或功能改变。
(3) 排除情绪和机械性因素的影响。
(4) 在严格对照下进行各种食物激发试验,患者在摄入某一特殊食物后 2 小时内出现症状、体征和 X 线改变,而摄入其他食物不产生类似临床表现。

原发性胃肠道淋巴瘤
(Dawson)

1. 无浅表淋巴结肿大。
2. 白细胞总数及分类均正常。
3. 胸片中未见纵隔有肿大淋巴结。
4. 在手术时除胃肠道受累部位及其区域淋巴结外,无其他肉眼所见的侵犯。
5. 肝及脾正常。

原发性胃肠道非霍奇金淋巴瘤

原发性胃肠道非霍奇金淋巴瘤(PGI-NHL)是目前最常见的原发结外 NHL,近年来发病率逐渐升高。PGI-NHL 好发部位为胃、小肠和结肠、直肠,最常见的病理类型是弥漫大 B 细胞淋巴瘤(DLBGL)、常见于胃部的黏膜相关淋巴组织 NHL(MALT 淋巴瘤)及多见于肠部的滤泡性淋巴瘤,其他类型总比例不足 5%。

分　　期

关于 PGI-NHL 的分期,长期以来存在争论,争论的焦点主要是:①若累及膈上淋巴结,是否为Ⅲ期或直接定义为Ⅳ期;②影像学手段如超声内镜检测胃肠道黏膜累及深度等是否可作为分期的依据。目前的分期方法主要有 lugano、Ann Arbor 及 TMN 分期等,其中以 lugano 分期最为常用(表 2-21)。

表 2-21　PGI-NHL 的 lugano 分期系统

分期	症状
Ⅰ期	病变局限于胃肠道(单个原发病灶或多个非连续病灶)
Ⅱ期	病变扩散到腹腔,累及局部淋巴结(Ⅱ$_1$)或远处淋巴结受累(Ⅱ$_2$)
Ⅱ$_E$期	突破浆膜层,累及邻近器官或组织
Ⅲ～Ⅳ期	弥漫性结外受累或伴有横膈上淋巴结受累

胃肠淋巴瘤分类
（Isaacson 1994年）

1. B细胞淋巴瘤
(1) 黏膜相关淋巴组织(MALT)：低度恶性；高度恶性伴有或不伴有低度恶性成分。
(2) 免疫增殖性小肠病：低度恶性；高度恶性伴有或不伴有低度恶性成分；混合性。
(3) 帽状区淋巴瘤(淋巴瘤样息肉病)：伯基特和伯基特样型。
2. T细胞淋巴瘤
(1) 肠病相关性T细胞淋巴瘤(EATL)。
(2) 其他类型。

胃黏膜相关淋巴组织(MALT)淋巴瘤

诊断和分期

诊断　如果患者有消化道症状，胃镜检查见单发溃疡或是黏膜皱襞普遍粗大、紊乱或多发糜烂，按糜烂性胃炎治疗无效者应考虑本病。胃镜活检和组织病理检查在符合胃MALT淋巴瘤组织病理改变的基础上，尚需符合Dawson标准：①无浅表淋巴结肿大。②无肝脾肿大。③外周血白细胞分类正常。④胸片证实无纵隔淋巴结肿大。⑤手术时除区域外淋巴结受累外，未发现其他肿块。

由于本病缺乏特异性的临床表现及特征性的胃镜下改变，需要病理组织及免疫组织化学检查才能确定，极易造成误诊和漏诊，而治疗方法的选择与其诊断和分期密切相关，因此，早期及时的诊断十分重要，对不能明确诊断者，应坚持胃镜随访。

分期　1994年以前，结外淋巴瘤的临床分期一直沿用由Musshoff修改的Ann Arbor分期(表2-22)。但在应用中发现该分期对胃MALT淋巴瘤有局限性，现在多用1994年制定的胃MALT淋巴瘤分期(表2-23)。不少专家认为TMN分期也是值得采用的方法。

表 2-22 胃 MALT 淋巴瘤的 Blackledge 分期

分期	症状
Ⅰ期	病变在胃肠道
Ⅱ期	病灶扩大到胃肠道以外
Ⅱ$_1$期	胃肠道局部淋巴结侵犯
Ⅱ$_2$期	胃肠道远处淋巴结侵犯
Ⅲ期	病灶穿透浆膜层累及邻近器官和组织
Ⅳ期	有肠道以外部位淋巴结及膈上淋巴结侵犯

表 2-23 胃 MALT 淋巴瘤的分期

分期	症状
Ⅰ期	肿瘤局限于胃（单一或多个不连续的病变），无淋巴结受侵
Ⅰ$_1$期	病变局限于黏膜，伴有或不伴有黏膜下病变
Ⅰ$_2$期	浸润累及肌层、浆膜下或浆膜或两者
Ⅱ期	肿瘤累及腹腔淋巴结
Ⅱ$_1$期	累及胃周邻近淋巴结
Ⅱ$_2$期	累及肠系膜、腹主动脉旁、腔静脉旁或腹股沟等膈下淋巴结
Ⅱ$_E$期	病变穿透浆膜累及邻近器官或组织（应注明累及器官和部位，如胰、结肠或后腹壁）
Ⅲ期、Ⅳ期	病变播散累及结外器官或膈上淋巴结

嗜酸粒细胞性肠炎

嗜酸粒细胞性胃肠炎是一种原因不明的少见病，为胃肠道组织局限性或弥漫性嗜酸粒细胞浸润，常伴有周围嗜酸粒细胞增多症。诊断标准为：①消化系统症状；②病理证实胃肠道一处或多处组织嗜酸粒细胞浸润；③无胃肠道外多器官嗜酸粒细胞浸润；④无寄生虫感染等引起嗜酸粒细胞浸润的疾病。

嗜酸细胞性胃肠炎

嗜酸细胞性胃肠炎是一种因较多嗜酸细胞浸润胃肠道，所引发临床表现的少见胃肠疾病,至今病因仍不十分明确,有关该病预后的资料较少。广义的嗜酸细胞性胃肠炎包括嗜酸细胞性食管炎、嗜酸细胞性胃肠炎和嗜酸细胞性结肠炎。

临 床 表 现

1. 嗜酸细胞性食管炎　可单独或与嗜酸细胞性胃肠炎同时发生,临床症状类似于胃-食管反流病,有烧心、胸痛、吞咽困难、吞咽痛、食物填塞感等表现。

内镜下,患者食管可呈白斑、黏膜环、沟槽样或狭窄,约30%病例无异常发现;放射学表现无特异性,常见钡餐显示食管狭窄;病理诊断依赖于嗜酸细胞≥15个/高倍视野,并有黏膜下浸润。

2. 嗜酸细胞性胃肠炎　临床表现与嗜酸细胞浸润部位和深度有关,黏膜型最常见(25%~100%),患者表现为腹痛、腹泻、恶心、呕吐、贫血、蛋白丢失性肠病;肌肉型(13%~70%)患者表现为幽门梗阻或肠梗阻,一些患者有腹部绞痛;浆膜型最少见(12%~40%),患者表现为腹水、腹胀、外周血嗜酸细胞水平更高。

该病的内镜表现不特异,黏膜型可有黏膜充血、糜烂、溃疡形成,黏膜皱襞肥大及脆性增加。约40%病例的放射学结果呈阴性,钡餐示胃黏膜不规则,CT示环状皱襞和小肠壁增厚或管腔狭窄。病理检查发现,在黏膜型嗜酸细胞性胃肠炎患者的黏膜固有层,嗜酸细胞≥20个/高倍视野,并可有其他炎性细胞数量增加。

3. 嗜酸细胞性结肠炎　发病人群主要为婴幼儿和年轻人,其临床特点类似于嗜酸细胞性胃肠炎。

辅 助 检 查

1. 实验室检查　约半数以上患者的外周血嗜酸细胞计数增多。有助于鉴别诊断的检查包括寄生虫感染和全面血生化检查、自身免疫指标等,腹水检查如腹水白细胞分类、嗜酸细胞计数等。

过敏评估检查　包括血清总IgE检测、放射过敏原吸附试验检查特异过敏原IgE、皮肤针刺试验检查IgE介导的食物过敏、皮肤斑贴试验检查非IgE介导的食物过敏。

2. 影像学检查　超声、CT及钡剂造影检查无特异性,但有助于诊断。

3. 内镜及病理　虽然嗜酸细胞性胃肠炎无内镜特异性表现,但该检查对诊断极为重要,活检要求多部位活检+多块活检(嗜酸细胞性胃肠炎病变可能呈灶状分布)。对高度怀疑嗜酸细胞性胃肠炎的患者,尽管内镜下黏膜无明显异常,仍应注重活检。

诊断及鉴别

除嗜酸细胞性食管炎以外，目前没有统一指南性共识。诊断依据包括临床表现、病理活检发现有较多嗜酸细胞浸润（≥15～20个/高倍视野），排除其他引起嗜酸细胞增多疾病。

嗜酸细胞性胃肠炎应与以下疾病鉴别，寄生虫感染、药物所致、炎症性肠病、炎性纤维性息肉、胃-食管反流病、高嗜酸细胞血症、变应性肉芽肿性血管炎、结节性多动脉炎及其他结缔组织病。

嗜酸粒细胞性胃肠炎
（Leinbach）

（1）周围血嗜酸粒细胞增加。
（2）摄食后导致胃肠道症状与体征出现。
（3）组织学证实胃肠道有嗜酸粒细胞增多或浸润。

嗜酸粒细胞性胃肠炎的分型

1. 弥漫型　多见于30～50岁，男性略多于女性。80%有胃肠道症状，病程可长达数十年，表现为上腹部痉挛性疼痛，伴恶心、呕吐。发作无规律性，可能与某些食物有关，用抗酸解痉剂不能缓解。黏膜受累严重者可导致呕血、黑粪、腹泻、吸收不良、肠道蛋白丢失、缺铁、体重下降等。肌层受累明显者可引起肠梗阻；浆膜受累者可导致含有大量嗜酸粒细胞的腹水或胸水，约半数患者有其他过敏性疾病，如湿疹、哮喘、过敏性鼻炎等。周围血象显示嗜酸粒细胞增多。胃肠钡餐造影可无异常，或仅见受累胃肠道增厚、狭窄。内镜检查可见黏膜充血、水肿、糜烂、出血或增厚。

2. 局限型　见于40～60岁，男女发病率相仿。表现为上腹部痉挛性疼痛、恶心、呕吐。起病较急，病程较短。过敏史不明显。血象仅少数有嗜酸粒细胞增多。胃肠钡餐造影见胃窦部黏膜不规则，有时呈结节状或息肉状，胃壁增厚、僵硬、胃腔狭窄，类似新生物。内镜检查见有息肉样肿块，常被误诊为肿瘤。活组织检查可见大量嗜酸粒细胞浸润。

特发性胃肠道嗜酸粒细胞浸润综合征的分类

目前本病的分类多采用 Ureless 分类法。
Ⅰ型：广泛型嗜酸粒细胞浸润性胃肠炎（简称嗜酸性胃肠炎）。
(1) 多肠性(polyenteric)。
(2) 单肠性(monoenteric)。
(3) 局限性(regional)。
Ⅱ型：局限型嗜酸粒细胞浸润性肉芽肿（简称嗜酸性肉芽肿）。
(1) 局限性(regional)。
(2) 类息肉性(polypoid)。

Norwalk 样病毒胃肠炎

1. 根据症状和体征。
2. 检测病毒或抗原
(1) 电镜：由于 Norwalk 样病毒感染时排出病毒时间短暂，排毒数量相对较少，因而很难达到电镜所需的灵敏度。此外，Norwalk 样病毒在形态学上难以区分，因此，电镜一般不可能获得阳性的鉴定结果。
(2) 免疫电镜(IEM)：Norwalk 样病毒最初是通过 IEM 检查患者的腹泻粪便发现的。本法较为灵敏和特异，应用 Norwalk 样病毒的特异抗体，可获得阳性的鉴定结果。
(3) 放射免疫试验(RIA)：RIA 的灵敏度较 IEM 高出 100 倍。
(4) 病毒分离：目前 Norwalk 样病毒尚不能作体外细胞培养繁殖。
3. 检测血清抗体　Norwalk 样病毒的血清学诊断较测定粪便中病毒或抗原具有更重要的实际意义。无论是实验或自然感染 Norwalk 样病毒，几乎所有感染者均证明有血清学阳转，但其中只有 1/3～1/2 患者随粪便排出病毒。
4. 常规实验室检测　常规的实验室检测无助于 Norwalk 样病毒感染的诊断。一般外周白细胞数正常或稍高，多核白细胞相对增多，淋巴细胞减少，肝功能试验正常。粪便中无白细胞，这对于鉴别肠道病原菌如志贺菌感染有意义。

胃癌前期病变

世界卫生组织召开的胃癌专家会议上曾提出：癌前期变化（precancerous changes）包括两个方面。

(1) 癌前期状态（precancerous conditions）：指一些发生胃癌的危险性明显增加之临床情况或疾病。

(2) 癌前期病变（precancerous lesions）：指一类容易发生癌变的病理组织学改变，即异型增生或称不典型增生（dysplasia）。

癌前病变（异型增生）

定义：胃异型增生是指胃黏膜上皮生长偏离了正常方向的一种异常的生长，伴有分化的失调和恶性趋势增高。过去认为异型增生是介于良性增生和肿瘤增生之间的交界性病变。1983年国际胃肠病理专家组对此作了修改，认为是一种明确的上皮性肿瘤性增生变化，代表肿瘤生长的起始阶段，是恶性肿瘤的浸润前期，这就和炎性修复性增生明确区分开来。

国际胃癌研究组（ISGGC）1984年提出，将胃上皮增殖分为增生（typerplasia）和异型增生（dysplasia），增生又分为单纯性和不典型性，属于炎性再生性病变；异型增生包括中、重度异常，属于癌前病变，重度者可能已经是癌，但活检尚未能确诊的病变。此种分类的目的在于把异型增生和非肿瘤或非癌前病变（指单纯性和不典型增生）区别开来。

早期胃-食管癌

一、内镜诊断标准（维也纳和巴黎分型标准）

各国病理学家对于早期消化道肿瘤的病理学定义以及分型发表了很多相关的术语体系。西方病理学家主要根据肿瘤对肠胃壁的侵入性进行分类，而日本的病理学家则是根据细胞的改变情况来作界定。2000年，多国专家针对胃黏膜肿瘤的界定在维也纳举行会议，并建立了联合分型标准（Vienna classification）（表2-24），该标准统一了关于早期消化道肿瘤的命名法，使病理学家和内外肠胃科医生得以在同一个平台上来讨论治疗方案。巴黎标准进一步修正并统一了早期消化道肿瘤的命名法，特别是对早期消化道肿瘤的形态学分类。Type 0 期定义为浅表型肿瘤（superficial neoplasia）。从形态上 Type 0 期早期消化道肿瘤可分为：0 期 I 型（息肉型），0 期 II 型（浅表型），0 期 III 型（凹陷型）。0 期 II 型可进一步分为 3 个亚型：II a（浅表隆起型）、II b（浅表平坦型）及 II c（浅表凹陷型）。如果肿瘤病变既有浅表性隆起又有凹陷，则其分类取决于以哪一部分为主。

表 2-24 维也纳胃肠道上皮细胞肿瘤分类标准以及治疗推荐

分 类	诊 断	治 疗
1	无异型增生	可以选择随访
2	可疑异型增生	随访
3	黏膜轻度异型增生	内镜切除或内镜随访
	低级别分化腺瘤	
	轻度异型增生	
4	黏膜高度异型增生	内镜切除或外科切除
	高级别腺瘤/高度异型增生	
	无浸润癌（原位癌）	
	怀疑浸润性癌	
	黏膜内癌	
5	黏膜下层或更深浸润癌	外科切除

对于 Vienna 4 和 5 期病变，一般都采用外科或内镜切除治疗，但对于 3 期病变，尤其是轻度异型增生者是否用切除治疗依然有争论。在一些内镜切除技术已经发展成熟的中心，可通过 EMR 或 ESD 切取病变组织以进行病理学检查，观察病变是否属于腺癌后再做决定。

二、内镜诊断方法

早期消化道肿瘤通常都很难诊断，因为它们多数无明显症状。诊断早期消化道肿瘤需要精湛的内镜技术、细心观察可疑病变的态度，以及充足的操作时间。近年来，内镜技术突破性的进展，尤其是放大内镜、窄带成像技术和共聚焦内镜的出现，使内镜医生对早期消化道肿瘤的识别越来越容易。

1. 色素内镜（chromoendoscopy） 色素内镜利用染色剂喷洒在黏膜上来帮助识别异常黏膜病变。最常用于检查食管的染色剂是卢戈液，它可以将食管鳞状上皮细胞染色。一项在中国河南林县（现林州市）进行的研究发现，在 225 个怀疑有早期食管癌的患者中,卢戈液染色内镜比传统白光内镜更准确和有效地发现早期食管癌。至于对早期胃癌的色素内镜,最常用的染色剂是靛胭脂(indigocarmine)。靛胭脂是非活性染色,不能被胃黏膜细胞吸收,但是能够增强显示黏膜凹凸的形态以及异常病变的轮廓。

2. 放大内镜(magnifying endoscopy)　放大内镜能将目标物放大80倍,黏膜血管和腺窝凹凸形态都能清晰可见。早期食管癌的诊断根据异常血管形态分型(intracapillary papillary loops,IPCL)加以识别。在局限于黏膜层的食管肿瘤表面,IPCL的形状更加扩张和弯曲(IPCL Ⅳ型、V_1型和V_2型),如果肿瘤侵入下层,癌的表层将会有异常新生血管形成,称为IPCL V_n型。对于早期食管癌浸润深度的判断,IPCL分类能有83%以上的准确性。对于早期胃癌,使用放大内镜可以观察到不同大小和形状的胃黏膜分泌腺腺窝开口。研究显示无结构腺窝形态的胃癌大都已经侵入黏膜下层。

早期胃癌(一)
(日本　佐野量造)

定义:癌仅局限于黏膜层和黏膜下层,无论是否伴有淋巴结转移均叫做早期癌。如癌已侵入肌层则称为进展期(中、晚期)癌。

早期胃癌(二)
(日本内镜学会)

早期胃癌按1962年日本内镜学会规定,其定义为癌的浸润仅限于黏膜和黏膜下层,不管癌肿的大小、范围,也不管有无淋巴结及远处转移。其形态大体分为4种类型。

1. Ⅰ型(隆起型)　癌肿向胃腔内隆起,高出邻近正常黏膜面5.0 mm以上,直径一般>2 cm。

2. Ⅱ型(浅表型)　又分为3个亚型。

(1) Ⅱa型(浅表隆起型):病变隆起高度<5.0 mm。局部胃小区消失或融合破坏。

(2) Ⅱb型(浅表平坦型):胃小区消失,或融合破坏,呈不规则斑点状改变,病变无明显隆起或凹陷。因钡剂和内镜检查均难见到典型Ⅱb平坦的早癌,故目前常将癌肿比其邻近正常黏膜仅有轻微隆起或凹陷的病变称为Ⅱb型。

(3) Ⅱc型(浅表凹陷型)：病变表面凹陷<5.0 mm，边缘不规整。本型较常见。

3. Ⅲ型(凹陷型)　不规整的癌肿凹陷深度>5.0 mm。周围黏膜中断。

4. 混合型　由以上3个基本型中2个或3个混合组成者，如Ⅱa+Ⅱc，Ⅲ+Ⅱc等，主要类型放在前面。

早期胃癌(三)

1962年，由日本内镜协会首先提出早期胃癌的概念，指癌细胞局限于胃壁黏膜(M，T1a)或黏膜下层(SM，T1b)，不论病灶大小及是否存在淋巴结转移，至今一直被沿用。早期胃癌的检出率各国报道不一，其中以日本、韩国最高，达50%～60%，主要得益于胃癌人群普查。我国早期胃癌的研究工作起步相对较晚，受客观条件限制，早期胃癌检出率约10%。本文就国内外近年来有关早期胃癌的诊治进展做一综述。

一、早期胃癌的定义

经典的早期胃癌定义为术后病理学概念，即指pT1期胃癌。然而，临床诊断的早期胃癌(cT1)更具可操作性。有研究报道，cT1胃癌中92.4%～95.4%术后病理证实为pT1，其余病例多局限于胃壁肌层(pT2)，即类似早期的进展期胃癌。有研究报告，临床诊断为cT1、术后病理证实为pT2的胃癌5年生存率可达91%，明显优于临床诊断cT2而病理证实为pT2的胃癌(73.1%)，且cT1pT2胃癌中98%的病例无淋巴结转移或仅局限于第一站和第二站的No.7、8a、9组淋巴结，适合日本胃癌治疗指南中规定的D1+β淋巴结清扫，与Ⅰa期黏膜下未分化癌和Ⅰb期直径>2 cm黏膜下癌治疗方式一致。

二、早期胃癌的诊断

随着内镜技术的发展，使早期胃癌的诊断率明显提高。目前已被临床证明且具应用前景的早期诊断技术包括：染色内镜、放大内镜、超声内镜(EUS)、窄带成像技术(NBI)、自发荧光内镜、共聚焦激光纤维内镜等。

1. 染色内镜　染色内镜是应用特殊染色剂(染料等)对胃黏膜染色观察病变，黏膜结构比未染色时更鲜明，病变部位与周围的对比度增强，黏膜轮廓更清晰。结合新型的放大电子内镜，可以观察胃黏膜的形态改变，如黏膜表面凹凸不平、糜烂、颗粒样隆起，胃小凹变平或消失，腺管开口形态不规则、大小不一、排列紊乱；亦包括病灶表面毛细血管的改变，如正常毛细血管网消失，代之以不规则的新生毛细血管网、结构模糊不清等。对怀疑癌变的区域取材送病理组织学检查,有助于对胃黏膜病变的定性诊断。

2. 放大内镜　近年来,随着电子内镜技术的发展,放大内镜已逐步实现了电子化、数字化、可变焦、高清晰及良好的操作性,逐步在临床上得到推广。目前,放大内镜放大倍数可达 100 倍,可清晰地显示胃黏膜腺管开口和微血管等细微结构的变化。放大内镜可用于鉴别正常上皮、过形成上皮、组织异型程度和上皮性肿瘤,亦可判断癌浸润的深度和范围。放大内镜在早期胃癌诊断中的应用主要是观察胃小凹和黏膜小血管的形态结构。Sakaki 等将不同形态的小凹开口分为 5 种不同类型:A 型为点状,B 型为短小棒状,C 型为树枝、条纹状,D 型为斑片状或网络状,E 型为绒毛状。条纹状、网络状胃小凹型为早期胃癌的特征性表现。Tanaka 等亦将其分为 5 型:Ⅰ型为形态大小均一的点状,Ⅱ型为裂隙状,Ⅲ型为迷路或脑回状,Ⅳ型为紊乱排列状,Ⅴ型为胃小凹被破坏。其中Ⅳ和Ⅴ型对诊断早期胃癌的敏感度为 100%,特异度为 89.7%。由于黏膜的癌变一般在炎症浸润和幽门螺杆菌(HP)感染的基础上发生,炎症本身和 HP 感染对胃黏膜的细微形态有一定的影响,对可疑病灶应联合染色可明确病变部位和范围,有助于提高早癌的检出率。

3. EUS　EUS 临床应用较为广泛,在早期胃癌及消化系统疾病的诊断和治疗中发挥越来越重要的作用。EUS 的优势在于能够较准确地判断癌灶的浸润深度和有无区域淋巴结转移。EUS 对早期胃癌诊断的意义在于区分肿瘤是局限于黏膜内还是已侵犯到黏膜下层。如果 EUS 显示胃壁第 3 层有改变,则提示肿瘤侵犯已超过黏膜下层。目前认为,EUS 对于Ⅰ型和Ⅱc 型病变诊断效果较好,但对于Ⅱa 型等其他类型诊断效果仍不理想。Puli 等总结 1989 至 2006 年间 22 项有关 EUS 的研究报告,发现 EUS 对 T1 胃癌诊断的敏感度为 95%,特异度为 100%,对 N1、N2 淋巴结转移诊断的敏感度分别为 64.9% 和 58.2%,特异度分别为 92.4% 和 87.2%。

4. NBI　NBI 通过特殊的光学滤镜将构成白光的蓝、绿、红三个波段过滤成带宽较小的三个窄波段。不同波段光波对组织的穿透深度不同,分别对应黏膜的浅层、中层和深层。利用血红蛋白短波长的蓝光吸收能力较强的特性,将光的照射深度限制在黏膜表面,可增加黏膜表面细微结构的对比度,特别是对表面毛细血管网的观察。Kumagai 等报道,使用 NBI 结合放大内镜观察早期胃癌病灶的微血管结构,有助于确定病变侵犯的深度。Nakayoshi 等通过观察早期胃癌的黏膜表面结构和微血管结构,预测病变的组织学类型。

5. 自发荧光内镜技术　特定波长的光波照射人体组织表面,被组织中的原子或分子吸收后呈激发态,处于激发态的原子或分子返回基态时会发出光,称为自发荧光。由于机体不同组织的生化组成和形态、结构不同,各具独特的光学特性和光谱特征。目前,有关自发荧光内镜在早期胃癌诊断中的作用的研究为数尚少。已有研究发现,正常胃黏膜表现为绿色荧光,异型增生或癌组织因红、绿荧光之比高于正常组织而表现为暗红色荧光,其与 NBI 结合,可发现胃黏膜的异型增生和早期癌灶。

6. 共聚焦激光纤维内镜技术　在内镜头端安装一个极小的激光共聚焦显微镜,可在内镜检查的同时获取消化道上皮及上皮下高度放大的截面图像,从而在内镜下作出组织学诊断并指导靶向活检。常用的外源性荧光剂有 10% 荧光素钠(静脉使用)和 0.05% 盐酸吖啶橙(表面喷洒)。共聚焦纤维内镜的问世标志着内镜技术由形态学深入到组织学。郭玉婷等对 78 例可疑肠腺化生病灶进行观察,与病理检查对比,发现共聚焦内镜诊断符合率达 98.8%,显著高于常规胃镜的 30.3%。一项小样本研究将共聚焦内镜图像分为正常黏膜、慢性胃炎和胃癌 3 级,对比发现检测敏感性、特异性和准确性分别为 84%、95% 和 80%,对肠化生的诊断一致率较高,但对腺癌诊断的一致率较低。

胃癌(一)

(中华人民共和国卫生部　2011 年)

我国胃癌每年有近 30 万新发病例,其特点是:发病率高、早诊率低(<10%)、进展期胃癌占 90% 左右、诊疗不规范、患者 5 年生存率长期徘徊在 30% 左右。尽管美国国立综合癌症网络(NCCN)每年不断更新其胃癌诊疗的指南,但鉴于我国国情、胃癌病期及生物学类型的特殊性,其某些指导意见与我国临床实际尚有出入。为了规范我国胃癌诊疗行为,提高医疗机构胃癌诊疗水平,改善胃癌患者预后,保障医疗质量和医疗安全,卫生部发布了《胃癌诊疗规范(2011 年版)》(以下简称《规范》),优化整合了 NCCN 及欧洲肿瘤内科学会(ESMO)的胃癌相关指南要点,使其更符合我国临床实际。《规范》采用第 7 版国际抗癌联盟/美国癌症联合委员会(UICC/AJCC)分期,强调新辅助化疗或放化疗的地位及 D2 手术作为进展期胃癌的标准术式,并规范了胃癌诊疗流程及临床路径,制定了胃癌病理报告标准模板及取材细则,要求胃癌治疗应建立在多学科协作基础上,尽量进行个体化治疗,使患者得到最大益处。

胃癌的诊断与分期

《规范》指出,临床医生应当结合患者的临床表现及内镜、影像学及组织病理学检查结果等进行胃癌的诊断和鉴别诊断,在定性基础上,尽可能做到分期与分型诊断。

诊　　断

胃镜是确诊胃癌的必要手段,可确定肿瘤位置,获得组织标本进行病理检查。超声胃镜有助于判定胃癌浸润深度、胃周淋巴结转移状况。目前胃癌术前分期诊断主要依靠超声胃镜和螺旋CT,超声胃镜对T/N分期诊断价值有限,主要对T1~T3和N1期病例的敏感性和特异性较好,但对于T4a和N2期以上病例,螺旋CT效果优于超声内镜。

CT为术前分期的常规检查方法,首选增强CT扫描,对过敏体质等不适合增强CT检查,或怀疑腹膜或肝脏有转移者,可考虑行磁共振检查。上消化道钡餐造影也是常用检查方法,当怀疑有梗阻时,可用造影剂代替钡剂。腹腔镜和正电子发射体层摄影(PET)-CT不推荐作为常规分期方法,如怀疑有腹膜转移或腹腔内播散,可考虑采用。对于怀疑有远处转移者,可考虑活检,并建议在确诊基础上行人表皮生长因子受体-2(HER-2)的检测,以决定是否选择靶向治疗。

组织病理学诊断是胃癌确诊和治疗的依据,《规范》将早期病变的胃黏膜活检病理诊断标准细化为:①低级别上皮内肿瘤(轻度异型性);②高级别上皮内肿瘤(重度异型性/腺上皮原位癌);③黏膜内癌;④黏膜下癌。因活检取材的限制,活检病理不能确定肿瘤浸润深度。对报告为癌前病变或可疑性浸润的患者,建议重复活检或结合影像学检查结果,进一步确诊后选择治疗方案。《规范》制定了胃癌病理报告标准模板及病理取材要求,如强调于肿瘤浸润最深处充分取材,以确定病灶基底部最大浸润深度;对于早期癌应对全部标本行连续切片检查,且必须包含手术切缘远端和近端;建议外科医师根据局部解剖和术中所见,分组送检淋巴结,对术前未治疗的病例,检取淋巴结应≥15枚。

分　　期

目前对第7版分期标准在评估患者预后方面是否优于第6版仍存在争议。我们对1998例淋巴结检取总数>15枚的胃癌患者,应用两种分期标准对比分析发现:对于相同的病理pT分级胃癌,采用第7版pN分级分组,患者预后差异显著,对于相同的pN分级胃癌,采用第7版pT分级分组,患者预后亦存在统计学差异,提示第7版TN分期较第6版pT2(肌层、浆膜下层)及pN1(1~6)的细化分级更为合理。同时多因素分析亦证实,第7版分期评估胃癌患者预后的应用价值优于第 6 版分期。然而,值得注意的是,已往研究多报告 pN3a(7～15 个淋巴结)与 pN3b(>15 个淋巴结)胃癌患者的预后差异显著。我们的研究结果亦证实,对于相同 pT 分级的胃癌患者,按第 7 版标准分级为 pN3a 与 pN3b 两组患者的预后存在统计学差异。因此,pN3a 与 pN3b 分级在第 7 版 TNM 分期中归为一组是否合理,有待进一步探讨。

确切的外科病理分期,对指导后续辅助治疗、疗效判定及患者预后评估十分重要,《规范》特别强调了 T/N 病理分期质量控制。对 T 分期的判定,需进行规范的病理取材和必要的连续切片(2～10 mm),镜下确定病灶中最大的浸润深度。我们的体会是,对早期癌必须行连续切片检查,这对特殊类型的早期胃癌,如微小癌、多发癌及浅表广泛型癌尤为重要;胃癌浆膜受侵与否对患者预后影响甚大,尤其是浆膜下癌(T3)与浆膜受侵(T4a)的鉴别更为重要,需连续切片确定。对 N 分期的判定,提倡淋巴结由手术医生亲自检取,分组送检。因为淋巴结清扫数目的增加,有助于提高患者远期生存率,淋巴结检取数目越多,pN 分期的准确性越佳,有助于避免分期偏移的问题。对于准确的 N 分级应检取的最少淋巴结数目,我们的研究结果表明以 I_A 期≥10 枚,I_B 期≥15 枚,II、III_A 期≥20 枚,III_B、III_C 期≥30 枚为宜。

胃癌(二)

(新版日本《胃癌处理规约》 2012 年)

日本从 1962 年开始制定和出版了第 1 版《胃癌临床和病理处理规约》,经过多次修订,到目前已出版了第 14 版《胃癌处理规约》。可以说,《胃癌处理规约》(以下简称《规约》)反映了日本胃癌诊疗发展的历史,是日本各个时期胃癌诊治的"金标准"。第 13 版和第 14 版《胃癌处理规约》的出版时间间隔 10 年,在这 10 年间,胃癌的病理学和临床研究均有了显著的进步。2001 年 3 月,日本制定了《胃癌治疗指南》(以下简称《指南》)。从此,《规约》和《指南》有了明确分工,《规约》主要是正确记载胃癌术前和术后的情况,与临床决策有关;《指南》主要是规范胃癌治疗。

2012 年 4 月 21～22 日在天津召开的中日韩胃癌高峰论坛期间,大会邀请到了日本东京癌研会有明医院胃肠外科主任、日本胃癌学会胃癌诊治规范委员会主席、国际胃癌学会秘书长 Sano 教授与韩国延世大学医学院普外科主任 Noh 教授。两位国际知名的胃癌外科学家的大会演讲题目均与新版(第 7 版)国际抗癌联盟/美国癌症联合会(UICC/AJCC) TNM 分期有关。因此本文就新版 TNM 分期介绍如下。

为了便于国际交流和国际标准化的需要，日本出版了英文版《规约》和《指南》，采用了与国际抗癌联盟（UICC）相同的 TNM 分期，关于化疗和放疗的评价标准，在 RECIST 基础上，增加了胃原发病灶为非目标病灶的评价。新版《规约》具体修改要点如下。

记载法的原则

把原来的术前临床、术中所见、术后病理及综合所见简化为临床分类和病理分类。关于 T、N、M，记载认为诊断确实的分类，不采用存在疑问的情况，如 CT 检查显示淋巴结不能诊断为转移，即为 N0。

第 13 版《规约》将所见（findings）区分为临床、手术、病理、综合，新版采用了通用的 TNM 分类，记载为分类（classification），根据治疗前获得的信息决定临床分类，联合手术获得的病理组织学信息决定病理分类。代表病例综合所见一词不再使用，记载临床分类和病理分类两种。

随着新抗癌药物的研发，新辅助化疗的疗效提高，切除标本的组织学所见未必能正确表示其肿瘤原来的进展度。本版 TNM 分类的接头词采用 y，以区别术前治疗后的临床、病理学分类。

肿瘤的进展度

1. 原发病灶的记载

肉眼类型分类

肿瘤浸润深度达黏膜下层时，多数所见的肉眼形态为浅表型，累及到固有肌层时，多半显示的肉眼形态为进展型。从黏膜面观察胃癌，将其形态分为 0 至 5 型，0 型用于早期胃癌的肉眼形态分类，可进行亚分类。该肉眼分类与浸润深度的判断没有关系，不必同时记载浸润深度（临床分类的推测，见表 2-25）。对于接受过新辅助放化疗的病例，在接头词前加 y。

0 型（浅表型）：癌组织浸润至黏膜下层时多数可见的肉眼形态。

0 型（浅表型）的亚分类

0-Ⅰ型隆起型：可见明显的肿瘤状隆起。

0-Ⅱ型浅表型：轻微的隆起或凹陷，或几乎不能辨认。

0-Ⅱa 型浅表隆起型：浅表型，可见低的隆起。

0-Ⅱb 型浅表平坦型：不超过正常黏膜的凹凸，看不到隆起或凹陷。

0-Ⅱc 型浅表凹陷型：可见轻度糜烂或者黏膜的浅凹陷。

0-Ⅲ型凹陷型：可见明显深的凹陷。

注：应注意区别 0-Ⅰ型和 0-Ⅱa 型，在第 13 版《规约》以前，隆起的高度在正常黏膜 2 倍以内为 0-Ⅱa 型，超过该高度则为 0-Ⅰ型，实际临床上，一般隆起高度在 2~3 mm 以内为 0-Ⅱa 型，超过该高度为 0-Ⅱ型。

1 型（隆起型）：显示明显隆起的形态，和周围的黏膜界限清楚。

2 型（局限溃疡型）：形成溃疡，围绕溃疡的胃壁肥厚，和周围黏膜界限形成比较明了的癌堤。

表 2-25　胃癌检查方法的分类

临床分类	病理分类
查体所见： X 线、内镜诊断，影像学诊断，腹腔镜探查，手术所见（开腹，腹腔镜下），活检，细胞学诊断，生化检查，生物学检查，其他（遗传学检查等）	内窥镜切除： 手术切除获得标本的病理学诊断腹腔冲洗液细胞学检查

3 型（浸润溃疡型）：形成溃疡，包绕溃疡的胃壁肥厚，和周围黏膜不清，形成不明了的癌堤。

4 型（弥漫浸润型）：没有显著的溃疡和癌堤，以胃壁肥厚、硬化为特征，病灶和周围黏膜的界限不清楚。

5 型不能分类：难以分类为上述 0~4 型中的哪种类型。

组织学类型分类

恶性上皮性肿瘤进行亚分类时，应按照数量上占优势的组织学类型进行分类，在包含不同组织学类型的情况下，从占优势的组织学类型依次列出（如：tub1>pap）。

在 TNM 分类中，即使肿瘤细胞的数量不占优势，应将低分化程度作为组织型进行分类。TNM 组织分化程度分类如下。

Gx：不能评价分化程度；

G1：分化良好；

G2：中度分化；

G3：低分化；

G4：分化不明。

浸润深度（T）

浸润深度用 T 分类记载，并表示浸润胃壁各层及其他脏器，记载为 M，SM，MP，SS，SE，SI。在表示临床分类和病理学分类时，在 T 前面分别加接头词 c 和 p，但在 M 和 SM 中不用（如：病理学上的黏膜内癌 pT1a，不能用 pM 表示），且 M 层癌包括黏膜肌层。在多发病灶的情况下，T 表示癌细胞浸润深度最深部位的肿瘤。无论有无淋巴结转移,T1 肿瘤为早期胃癌。

Tx:癌细胞浸润深度不明。

T0:没有癌。

T1:癌细胞浸润深度局限在黏膜层(M)或黏膜下层(SM)*。

T1a:癌细胞浸润深度局限在黏膜层。

T1b:癌细胞的浸润深度局限在黏膜下层。

T2:癌细胞浸润超过黏膜下层,达固有肌层(MP)。

T3:癌细胞浸润深度超过固有肌层,达浆膜下层(SS)。

T4:癌细胞浸润接近浆膜表面或露出,或侵犯其他脏器(SE);T4a:癌细胞浸润接近浆膜表面或者突破浆膜露出在游离腹腔(SE)**;T4b:癌细胞直接侵犯其他脏器(SI)***。

* 对 SM 层进行亚分类的情况为:癌浸润黏膜肌层不足 0.5 mm 为 SM1 或 pT1b1,超过 0.5 mm 则为 SM2 或 pT1b2。

** 肿瘤即使浸润了大网膜、小网膜,在没有露出浆膜面的情况下,仍为 T3。

*** T4b 应同时记录浸润脏器的名称,其他脏器是指肝、胰腺、横结肠、脾脏、膈肌、腹壁、肾上腺、小肠和后腹膜腔。浸润浆膜累及大网膜、小网膜时不能定义为 T4b。浸润横结肠系膜,累及系膜内血管或系膜后叶时为 T4b。TNM 分类中,仅浸润横结肠系膜不能认为是 T4b。

第 7 版 TNM 分类统一了从食道到大肠的消化道 T 分类,新版《规约》也与此对应。为了避免分期变动的混乱,增加 T 表示浸润深度,如 T1b(SM)、T4a(SE)等。

癌组织的间质量、浸润增殖方式及脉管侵袭(浸润深度在 T1b 以下肿瘤的记载):

(1) 癌组织的间质量

髓样型(medullary type,med):癌组织间质量特别少。

中间型(intermediate type,int):介于髓样癌和硬性癌中间。

硬性型(scirrhous type,sci):癌组织间质量特别多。

注:TNM 分类中,多发(multiple)用 m 或个数表示。如 T2(m)、T1(3)等。

(2) 癌组织的浸润增殖方式(INF)

INFa:癌细胞灶显示膨胀性生长,和周围组织境界清楚。

INFb:癌细胞的生长状态处于 INFa 和 INFc 的中间状态。

INFc:癌细胞灶显示浸润性生长,和周围组织的境界不清楚。

(3) 脉管侵袭

① 有关淋巴管侵袭:

Ly0:没有发现淋巴管侵袭;

Ly1：轻度侵袭；

Ly2：中度侵袭；

Ly3：重度侵袭。

② 有关静脉侵袭：

V0：没有发现血管侵袭；

V1：轻度侵袭；

V2：中度侵袭；

V3：重度侵袭；

注：对于切除的黏膜标本，表示为 ly(－),ly(＋),v(－),v(＋)。

2. 淋巴结转移的记载

淋巴结的解剖学定义和区域淋巴结

第 1～12 组及 14v 组淋巴结为区域淋巴结，在此以远的淋巴结转移为 M1。但肿瘤浸润食道时，第 19、20、110、111 组淋巴结也可作为区域淋巴结。另外，对于残胃癌初次手术时胃空肠吻合的病例，吻合部位的空肠系膜内淋巴结也是区域淋巴结。手术时应该清扫的淋巴结范围根据《指南》决定。

与 TNM 分类同步，新版《规约》引入基于淋巴结转移个数的 N 分类。第 13、14、16 组淋巴结在《规约》中是清扫对象的所属淋巴结，但在 TNM 分类中，它们并没有包含在区域淋巴结内，若这些淋巴结转移则为 M1，所以，TNM 分类不能像《规约》一样正确定义淋巴结的号码，尤其是关于第 14v 组淋巴结，并没有明确的记载。新版《规约》修改为，第 13、16 组淋巴结与 TNM 分类相对应，不属于区域淋巴结，保留了第 14v 组淋巴结，作为与第 6 组淋巴结相连续的区域淋巴结。

淋巴结转移的记载方法：对于切除的病例，应记载每组淋巴结的清扫个数和转移个数。不是胃壁周围淋巴结转移，但在胃壁外脂肪组等发现癌细胞，记载为淋巴结外转移。

N_x：区域淋巴结有无转移不明。

N0：区域淋巴结无转移。

N1：区域淋巴结有 1～2 个转移。

N2：区域淋巴结有 3～6 个转移。

N3：区域淋巴结有 7 个以上转移：

N3a：7～15 个淋巴结转移；

N3b：16 个以上淋巴结转移。

注：要确定 N 因子，推荐取材 16 个以上淋巴结，病理学报告不到 16 个淋巴结，也可定义为淋巴结转移阳性。

N 的定义是本次修改版中最大的变更点。术前化疗和临床试验进行分期时,只要发现区域淋巴结有转移,无论转移个数均定义为 CN(+),由此确定最低的临床分期。

记载清扫的每组淋巴结的转移度(转移淋巴结个数:清扫淋巴结个数)和全部清扫淋巴结的转移度。

根据 TNM 分类,转移灶在 2 mm 以下的为微转移,可以追加记载为 pN1(mi)。应用免疫组化等方法时,发现单独肿瘤细胞或 0.2 mm 以下的小簇,为游离肿瘤细胞(ITC),仅在这种情况下,pN0 记录为 pN0(i+),有时,通过 HE 染色也可以识别 ITC。

TNM 分类中,最先接受从原发病灶流出的淋巴液的淋巴结为前哨淋巴结,检查确定时,记录为 pN0(sn)或 pN1(sn)。

以往,远处转移(M)定义为肝转移、腹膜转移及腹腔冲洗细胞学阳性以外的转移,根据新版《规约》,区域淋巴结以外的转移全部称为 M1。但 H(肝转移)、P(腹膜转移)、CY(腹腔脱落细胞)应与其他远处转移区别处理,若为 H0P0CY0,记载为 M0 即可。

治疗效果的评价

1. 应评价术前治疗后的肿瘤

2. 药物、放疗的组织学效果判断标准

胃癌接受药物治疗和放射治疗后,可见癌组织中癌细胞和间质反应的变化,重视这类变化及反应程度,尤其坏死量的变化,在组织学上进行疗效分类。

① 建议检查和判断时,至少通过病灶中心最大切割平面取材,进行病理学检查。

② 以日本食管疾病研究会编写的《放疗和化疗效果的组织学判断标准》为基准。

③ 在根据组织学切片判断困难的情况下,须参考临床所见,如隆起性病变脱落的情况等。

④ 关于疗效的判定,不要仅限于癌组织的中心部,即使没有治疗的病例也会发生一定程度的变性、坏死等,要重视癌细胞浸润周边的组织学变化。

⑤ 腺癌与扁平上皮癌不同,对坏死物质及角化物质的异物反应少见,却经常发生变形、溶解、消失,且宿主方面的组织反应有时呈现伴多数泡沫状组织球的黄色肉芽肿图像,该图像是确定病灶范围的重要线索。

⑥ 须注意对弥漫性胃癌(硬癌)的辨认,有时通过组织切片难以确认癌细胞的形态。

⑦ 治疗内容、最后治疗到手术切除及尸检等时间,均要附加记载。

注:对于活检材料,原则上不要基于手术材料判断疗效,仅记载每个材料的

组织学所见。

胃活检组织诊断分类(Group 分类)

目前,Group 分类应用在胃和大肠的活检诊断上。虽同是消化道癌,由于不同脏器存在各自特征性病理学图像,以前《大肠癌处理规约》和《胃癌处理规约》均分别制定,自从要求消化道癌的病理诊断统一为 Group 分类后,2009 年第 7 版《大肠癌处理规约》补充修订版变更为活检 Group 分类。通过该修订,Group 分类从组织学异型度的分类变更为病变性质的分类。新版《胃癌处理规约》采用和大肠活检组织诊断分类(Group 分类)同样的观点,另外,标记方法也统一运用数字,同时,在活检诊断时,应在记录组织学诊断名称后附加记载 Group 分类。以下显示和临床对应的活检组织诊断分类(Group 分类)。

Group X:因取材问题,不能进行活检组织诊断

没有采集到上皮标本,即使采取了,但因组织挫灭和热凝固等原因,活检组织不能进行组织病理学诊断。

Group 1:正常组织及非肿瘤性病变

包括正常组织、化生性黏膜、炎症性黏膜、化生性息肉等。糜烂、溃疡、化生性息肉等即使镜下所见再生性反应性异型,也诊断为非肿瘤性的组织。

Group 2:判断肿瘤性(腺瘤或癌)或非肿瘤性病变困难

进行该判断时,记载为瘤变不明确,建议附加记载判断困难的原因,这些原因包括以下几点:

① 存在异型细胞,但取材组织量不足,根据细胞异型判断肿瘤性病变困难,建议临床上再次活检取材,需确定诊断。

② 存在异型细胞,糜烂和炎症变化严重,判断肿瘤或非肿瘤病变困难,建议临床上消炎后再次活检或充分观察临床经过。

③ 存在异型细胞,病理组织挫灭和损害严重,难以判断肿瘤或非肿瘤性病变,建议临床上再次检查,需确定诊断。

另外,在进行 Group 2 的诊断时,首先病理方面应制作深切片,进行细胞增殖和 $p53$ 免疫组化染色等相关研究,其次同一病例应再次活检,持续诊断为 Group 2 时,建议专家病理会诊。

Group 3:腺瘤

判断为腺瘤,肿瘤具有细胞异型性及结构异型性的特点,诊断为良性肿瘤。

Group 4:判断为腺瘤病变中存在可疑癌病变

该诊断为良性病变,但不能鉴别是腺瘤还是癌病变。

Group 5:癌

可诊断为癌,若存在两种以上组织病理学类型,建议从数量上占优势的组织学类型开始,依次记载。

新版 Group 分类重要的更新是把病变性质作为重点进行分类,可对治疗的选择提供必要的病理信息(表 2-26)。关于新版 Group 2 分类,有以下补充说明。

表 2-26 旧 Group 分类和新 Group 分类的对比

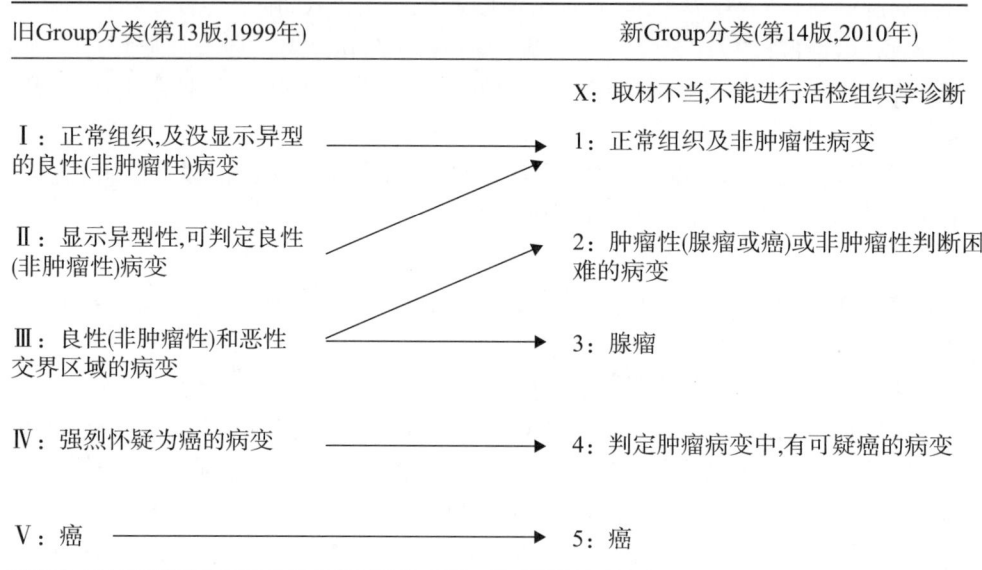

对于可疑肿瘤、不能判定肿瘤性病变或难以判定肿瘤与非肿瘤性病变的病例,适用于 Group 2。新分类中 Group 2 必须记载判断困难的理由和可疑的诊断,应再次活检确定诊断。

由于胃癌外科的临床实践不同,语言表述上的差异,对日本《胃癌处理规约》的解读,不同作者间存在一定差异,积累丰富的胃癌诊治经验,全面复习文献,熟悉日语文献并较准确的阅读理解,借鉴和评价性吸收国外经验,了解国际胃癌的统一规范,有助于指导和推进我国胃癌治疗水平,加快向国际舞台迈进步伐。

胃癌(腹腔镜分期)

准确的分期对合理的治疗方案选择至关重要。目前胃癌的分期手段包括胃镜、超声胃镜、CT、PET-CT、消化道造影等,但病理学诊断依旧是"金标准"。

美国国立癌症综合网络(NCCN)最新指南建议对 T3 或者 N+患者行诊断性腹腔镜分期。

诊断性腹腔镜分期可观察原发肿瘤部位、范围,淋巴结和腹腔转移的情况,以及腹水和邻近组织受累情况。

研究显示,腹腔镜前哨淋巴结染色确诊淋巴结转移的准确率达 100%,腹腔镜检查腹膜及远处转移的确诊率为 94%。

另有研究表明,腹腔镜可提高胃癌患者接受新辅助治疗的比例,可能有改善预后的作用。

CLE 检查日益成熟

CLE 可在内镜观察的同时,实时观察胃黏膜层的显微结构,从而实施在体"虚拟组织学"检查。CLE 引导靶向活检的精确率也远胜于超声内镜,因此可显著提高活检阴性胃癌病变的诊断阳性率,为早期胃癌的内镜黏膜下剥离术(ESD)提供了有效的治疗界限,并为完整切除病变提供了安全保障,具有较大的临床应用价值。

早期胃癌的分型(一)

世界卫生组织国际咨询中心所拟定的胃癌登记和分类法系将胃癌分为 0～5 型,将早期癌定为 0 型——浅表型(早期癌)。

早期胃癌的分型(二)

(中国抗癌协会 1998 年)

Ⅰ型:隆起型(protruding type):癌肿呈息肉状,其隆起高度超过黏膜厚度 2 倍以上,即高度大于 5 mm。内镜易于发现,但鉴别良恶性不易,隆起形态分为有蒂、短蒂及广基,在早期胃癌中以短蒂、广基者多见。早期胃癌表现黏膜不规则,凹凸不平,有大小不等、排列不整的颗粒,表面颜色发红或苍白,出血或糜烂,隆起大小往往大于 1 cm,有时甚至大于 2 cm。

Ⅱ型:浅表型(superficial type):又称表面型,病变隆起与凹陷均不显著,分为 3 个亚型。

Ⅱa 型:又称浅表隆起型,与Ⅰ型相似,其高度小于黏膜厚度的 2 倍,隆起高度不到 5 mm，形态呈圆形、椭圆形、葫芦形等，表面凹凸不平，有不均匀颗粒，色泽同周围黏膜或发红、苍白，有糜烂。

Ⅱb型：又称浅表平坦型，最难发现，隆起或凹陷不明显，有灰白色或深红色的色泽改变，黏膜不光滑，粗糙感，触之出血，与周围黏膜分界不清。

Ⅱc型：又称浅表凹陷型，最常见，黏膜呈现浅凹或糜烂，底部有细小颗粒，或盖白薄苔，或岛状黏膜微隆起，边缘不规则，呈齿状、虫咬状，有出血，周围黏膜皱襞向中心聚集，呈中断、变细、变钝、尖端膨大、融合、虫咬状。此型必须与良性糜烂鉴别。良性糜烂经治疗可痊愈，癌性糜烂始终不愈合，需 2～3 周后再做内镜检查。

Ⅲ型：深凹型(excavafed type)：又称溃疡型，深度不超过黏膜下层，癌肿呈明显凹陷或溃疡，底部有坏死渗出，形成白苔，或有新旧出血呈多彩状污苔。边缘不规则，有出血、糜烂、结节。周围黏膜平坦或略隆起，有不规则结节，向病灶集中的皱襞呈中断、变钝、变细或融合。必须与良性溃疡鉴别。

混合型：若病灶有两种形态，即为混合型。如轻度隆起中央有凹陷为Ⅱa+Ⅱc型，溃疡边缘有浅糜烂则为Ⅲ+Ⅱc型，糜烂中央有深凹陷为Ⅱc+Ⅲ等。型号在前者代表主要病灶。

早期胃癌的分型(三)
（日本胃癌研究会）

Ⅰ型——隆起型：常常高出黏膜，与良性隆起区别，同时具有以下两点者多为恶性肿瘤：①隆起大于 2 cm；②隆起表面凹凸不平。

Ⅱa型——表面隆起型：境界清楚的扁平隆起，形似平盘状乃至结节团状，往往排列不整齐和表现凹凸不平。

Ⅱb型——表现平坦型：尚未形成"镜面"者的典型的Ⅱb型不变色，故诊断困难，仅能依赖活检以与Ⅱa、Ⅱc等相鉴别。

Ⅱc型——表面凹陷型：凹面指向溃疡中心，尖端有如蚕食状，黏膜光泽消失，有白苔及小出血点，90%为单发；在Ⅱc中如有深溃疡，则为Ⅱc+Ⅲ型；如有小 Borrmann 分类Ⅱ型样凹陷，则为Ⅱa+Ⅱc型。

Ⅲ型——凹陷型：溃疡边缘不整，有凸或凹，双重造影时"镜面"两侧有绒毛样凸出影，为本型特征。溃疡边缘出现明显的癌性糜烂，则为Ⅲ+Ⅱc型。

早期胃癌中的特殊类型

1. 平坦弥漫型(或浅表广泛型,简称 Super 型)及平坦局限型(或浅表局限型,简称 Pen 型)早期癌。

2. 微小癌及小胃癌 癌灶最大径在 5 mm 以下者为微小癌,6～10 mm 者为小胃癌。

3. "一点癌"(one point cancer) 即胃黏膜活检材料诊断为癌,而在手术切除标本上不仅肉眼找不到癌灶(有时可伴良性溃疡或糜烂),就是经详细地大量系列连续组织切片,仍然找不到癌组织时,称活检组织为"一点癌"。

4. 早期多发癌(multiple early gastric cancer) 确定原则如下。

(1) 各病灶肯定均属恶性。

(2) 各病灶间均有正常胃壁间隔。

(3) 必须除外一个癌灶有从另一癌灶蔓延或转移而来的可能。

5. 残胃早期癌(gastric stamp carcinoma) 癌旁黏膜多见程度不等的萎缩增生性胃炎。有的呈息肉状增生,黏膜深层可见明显呈囊状扩张的腺管,黏膜多见中-重度异型增生,有的与癌相移行。

点 状 癌

"点状癌"的定义:所谓"点状癌"亦称"一点癌",实际上它属于微小胃癌(minute gastric carcinoma),之所以称为"点状癌"是由于这类微小胃癌的特殊检出情况,即胃黏膜活检时病理诊断为胃癌,但在其手术切除的胃标本上却未能查出胃癌的病变,意即这类胃癌非常微小,在胃黏膜活检时即已"全部"被钳掉,表明它仅仅存在于胃黏膜活检材料内,是显微镜下可见的微小癌灶,所以应是"显微胃癌"(microgastric carcinoma)。"点状癌"(试称为 pinpoint carcinoma)是一个俗称。

判定"点状癌"的标准。

(1) 胃黏膜活检"胃癌"之诊断必须确切,特别对"癌变"的诊断更应慎重,即不能将重度异型增生诊断为胃癌。

(2) 手术切除胃标本之病理检查必须详尽,必须对胃黏膜活检部位进行节段性取材,可能时可疑处做连续组织切片,确认已再查不到胃癌。

原发微小癌灶

1. 最大径在 5 mm 以下。
2. 病理形态肯定为恶性。
3. 为原位癌或在癌灶边缘可见癌性上皮与原有腺管上皮的延续或移行。
4. 癌灶之间经镜检肯定有正常黏膜的间隔以及没有淋巴管内癌栓的存在。

微小胃癌和小胃癌

"微小胃癌"是指胃癌的早期发始阶段。

1978 年 10 月日本消化系疾病和消化道内镜联合学会规定：癌灶之最大径在 5 mm 以下者称为"微小胃癌"，而 6~10 mm 者为"小胃癌"。

1979 年、1980 年日本第十七、十八届内镜秋季年会中制定了小胃癌应以 10 mm 以下的病变为界限，并认为小胃癌和微小胃癌的 5 年和 7 年生存率均为 100%。

微小胃癌的分型

近年来，Murakami 从切除胃标本的肉眼所见，结合 X 线、内镜检查，将微小胃癌的肉眼观察分为 3 型。

(1) 隆起型：又分结节型、半球型、戒指隆起型及白苔隆起型。
(2) 平坦型：又分为红色微凹陷型、红色微隆型。
(3) 凹陷型：又分为红色凹陷型、瘢痕溃疡型、红色边缘型及皱襞集中型。

小胃癌和微小胃癌的分型

日本学者对小胃癌及微小胃癌的分型，仍以早期胃癌为基础，分为 3 型。

隆起型（Ⅰ、Ⅱa 型）：又分臼齿型，似臼齿状隆起，表面中央有凹陷，覆盖白苔。周围黏膜呈星芒状，伴糜烂及小结节；非臼齿型，呈半月状或半球状，色泽正常或充血，表面光滑，四周可有小颗粒样或小结节状改变。

平坦型（Ⅱb 型）：Ⅱā型，表面高出周围黏膜低于Ⅱa型；Ⅱb型癌表面似乎接近周围黏膜；Ⅱc̄型癌表面低于周围黏膜，比Ⅱc浅。这3种平坦型癌表面黏膜红色（伴充血、糜烂）或白色。

凹陷型（Ⅱc型）：非皱襞集中型（K⁻），病变周围黏膜完整，凹陷区有小颗粒样改变、糜烂、覆盖白苔，边缘充血，不规则；皱襞集中型（Kf），病变四周稍隆起，皱襞端呈棒状，笔尖样，病变基底有小结节样改变。超微癌是指肉眼观察不易辨认出，活检标本显微镜下发现癌组织，但手术标本病理检查未发现癌组织，乃因癌巢过小，已于活检时全部摘掉之故。

在早期胃癌中，发现部分病例有多中心性癌灶，即内镜可同时发现两处或多处早癌，这些癌灶常是小胃癌或微小胃癌，因此在做内镜检查时不能满足于发现一个病灶。

胃癌的 TNM 分期

统一的胃癌 TNM 分期系统（1987 年）。

1. T：原发肿瘤：主要取决于癌穿透胃壁的深度。

Tx：确定原发肿瘤的资料不足。

T0：无原发肿瘤的证据。

Tis：原位癌。肿瘤限于黏膜腺体上皮内，未侵犯黏膜固有层。

T1：肿瘤侵入黏膜层或黏膜下层，不论其范围或部位。

T2：肿瘤侵入肌层或浆膜下层（包括累及胃结肠韧带或肝胃韧带或大小网膜），未穿透覆盖这些结构的脏层腹膜者。

T3：肿瘤穿透浆膜（脏层腹膜），但未侵犯相邻结构。

T4：肿瘤穿透浆膜，并直接侵犯相邻结构如横结肠或脾脏。癌由胃壁内蔓延至十二指肠或食管者仍按胃壁浸润最深度分期，更广泛扩散时，可累及肝、横膈、胰、腹壁、肾上腺、肾、后腹膜及小肠。

2. N：局部淋巴结，决定分期的主要因素是转移淋巴结距原发肿瘤的距离。

Nx：确定局部淋巴结是否受累的资料不足。

N0：无局部淋巴结转移。

N1：距原发肿瘤 3 cm 以内的胃周淋巴结转移。

N2：距原发肿瘤 3 cm 之外的局部淋巴结转移。

注：胃局部淋巴结包括胃小弯和大弯的胃周淋巴结及沿胃左动脉、肝总动脉、脾动脉及腹腔动脉分布的淋巴结。主动脉旁、胰后、肝十二指肠韧带、肠系膜淋巴结不属于胃局部淋巴结，累及这些淋巴结列为远处转移（M1）。

3. M：远处转移。

Mx：确定是否存在远处转移的资料不足。

M0：无(已知的)远处转移。

M1：有远处转移,具体说明转移部位。

胃癌的 TNM 新分期

[美国癌症联合研究会(AJCC) 2002 年]

TNM 定义

1. 原发肿瘤(T)

Tx 原发肿瘤无法评估。

T0 无原发肿瘤证据。

Tis 原位癌：上皮内癌未浸润固有膜。

T1 肿瘤侵及固有膜或黏膜下层。

T2 肿瘤侵及肌层或浆膜下层。*

T2a 肿瘤侵及肌层。

T2b 肿瘤侵及浆膜下层。

T3 肿瘤穿透浆膜(脏层腹膜)，未侵及邻近结构。**

T4 肿瘤侵及邻近结构。***

注：* 肿瘤穿透肌层，进入胃结肠或肝胃韧带，或进入大网膜、小网膜，但未穿透覆盖这些结构的脏层腹膜，这种情况肿瘤就为 T2，如果穿透了这些结构的脏层腹膜肿瘤就为 T3。

** 胃的邻近结构包括脾、横结肠、肝、膈肌、胰腺、腹壁、肾上腺、肾、小肠和后腹膜。

*** 肿瘤由胃壁延伸到十二指肠或食管，由包括胃在内的浸润最严重处的深度决定 T。

2. 区域淋巴结(N)

Nx 区域淋巴结无法评估。

N0 无区域淋巴结转移。△

N1 有 1～6 个区域淋巴结转移。

N2 有 7～15 个区域淋巴结转移。

N3 大于 15 个区域淋巴结转移。

注：△不论切除及检查的淋巴结总数，若所有的淋巴结都没有转移，定为 pN0。

3. 远处转移(M)

Mx 远处转移无法评估

M0 无远处转移

M1 有远处转移

分　　期

0 期	Tis	N0	M0
ⅠA 期	T1	N0	M0
ⅠB 期	T1	N1	M0
	T2a/b	N0	M0
Ⅱ 期	T1	N2	M0
	T2a/b	N1	M0
	T3	N0	M0
ⅢA 期	T2a/b	N2	M0
	T3	N1	M0
	T4	N0	M0
ⅢB 期	T3	N2	M0
Ⅳ 期	T4	N1～3	M0
	T1～3	N3	M0
	任何 T	任何 N	M1

胃癌的分型(一)

（中国抗癌协会　1998 年）

参照 WHO 的胃癌分型法，并考虑到胃黏膜活检的具体情况，综合细胞组织分化程度的结构等方面，可将胃癌分成以下 7 型。

1. 乳头状腺癌　癌细胞常呈高柱状，形成大型腺管，表面有明显的乳头状突起。

2. 管状腺癌　癌细胞呈低柱状或立方状，形成小型或较大腺管。

3. 低分化腺癌　可呈髓样、单纯癌、硬癌和索状癌等结构，癌细胞以立方形为主，呈单层或多层排列，有形成不规则腺管或腺泡的倾向。

4. 黏液腺癌 癌细胞产生大量黏液，排出于细胞之外，聚集成黏液池，癌细胞可漂浮于大片黏液之中。

5. 黏液细胞（印戒细胞）癌 癌细胞呈圆形，胞浆内均可见黏液，有些黏液量较多，将核挤压于一侧，形成新月状或印戒状。

6. 未分化癌 癌细胞呈卵圆形或多边形，弥漫成片，与恶性淋巴瘤相似，但有成巢或条索状排列的倾向。

7. 特殊型癌 包括类癌、腺鳞癌、鳞状细胞癌、肝样腺癌（AFP阳性胃癌）、胃原发绒毛膜上皮癌、小细胞癌（神经内分泌癌）等。

以上7型一般不再分级，凡不属于以上7型的，可诊断为"胃癌，不能分型"。胃癌的组织类型多种多样，小块活检常不能代表全貌。对于混合型的诊断一般以主要成分类型命名，只有在两种类型成分大致相等时，才将两种类型列出，但在未分化癌中只要出现腺样结构或胞浆中出现黏液，应列入低分化性腺癌。

对于胃癌的其他命名，如单纯癌、实性癌等，建议不再应用。至于溃疡癌，一般在活检中不易确诊，也不宜应用。

胃癌的分型（二）

胃癌按Borrmann分类法分为4型。

BorrmannⅠ型癌（息肉样癌）：呈息肉样肿块，凸入胃腔，多为广基无蒂，形态不规则，表面凹凸不平，呈菜花状、花坛状，充血或灰白色、糜烂、污秽苔，组织脆，易出血，周围黏膜有萎缩性改变。

BorrmannⅡ型癌（溃疡型癌）：呈溃疡，溃疡直径较大，常大于2 cm，底部不规则，凹凸不平，结节状，有污秽灰白色苔，易出血，有岛状黏膜残存。边缘不规则，明显隆起，呈堤防状围堤，结节状。有向溃疡集中的皱襞，伸展性差，突然中断，或呈锯齿状、虫咬状变形。周围黏膜无浸润性改变。此型与慢性胼胝性溃疡难以鉴别。

BorrmannⅢ型（溃疡浸润型）：此型是在隆起肿块上有一溃疡，肿块与周围黏膜分界不清，癌性溃疡的一部分边缘，像Ⅱ型呈堤防状隆起，另一部分边缘与癌性周围黏膜分界不清而融合。周围黏膜有结节、凹凸不平、出血、糜烂及色泽改变等，向溃疡集中的皱襞变化，如Ⅱ型溃疡型癌所见。

BorrmannⅣ型癌（弥漫浸润型癌）：皮革样胃癌即属此型，病变弥漫而广泛，由于癌肿在胃壁内浸润，黏膜表面呈现高低不平、大小不等的结节或隆起，或呈现僵硬而粗大增厚的皱襞，注气不易展平，表现有糜烂、出血、多个大小及深浅不一的溃疡，癌性黏膜与正常黏膜常分界不清。由于胃壁受癌性浸润，局部增厚、僵硬,胃腔变狭,注气不易扩张,需分次小量注气以逐步扩张,蠕动消失。

Borrmann分类法在应用时也有困难,当内镜只观察到一部分癌肿时即无法分类。

胃癌的组织学分型
（中国抗癌协会　1998年）

1. 基本原则

本分型的根据是癌的组织结构、细胞性状和分化程度。腺腔形成的程度是分化程度的主要依据。胃癌经常表现为多种组织象的混合,可按占优势的成分进行分类。中晚期癌按在黏膜下层以下增殖浸润的主要成分进行分类。

分为普通类型和特殊类型。

普通类型
  乳头状腺癌
  管状腺癌
    高分化型
    中分化型
  低分化腺癌
  印戒细胞癌
  黏液腺癌

特殊类型
  腺鳞癌
  鳞状细胞癌
  类癌

其他

小细胞癌,绒毛上皮癌,产生甲胎蛋白的癌,未分化癌

2. 普通类型

(1) 乳头状腺癌：有明显的乳头结构,被覆以柱状或立方状癌细胞,间质少至中等量,有时腺体囊性扩张。多数乳头状腺癌见于胃癌的早期阶段,此型可演变管状癌为主的组织学类型,称乳头管状腺癌,此型应归入管状腺癌,所以真正的乳头状腺癌多数为早期癌。

(2) 管状腺癌：根据腺管的形成程度,应分为高分化型和中分化型。高分化型,整个肿瘤组织均有清楚的腺管结构,癌细胞呈柱状,间质少或中等量,偶见硬癌结构。中分化型,呈小的或不完整的腺管结构,癌细胞呈立方或扁平型,间质

不等量。有时见筛状结构。硬癌较常见。

(3) 低分化腺癌：仅在局部区域可见腺管形成或黏液分泌，其组织象变异较多，不像管状腺癌那样单一。大致可分为两类：实性型，呈实性、片状或管状结构，不清楚的腺泡状结构，过去称之为单纯癌或髓样癌，伴有淋巴间质的癌也归入此类；非实性型，呈腺泡状、梁状，或少数细胞或单个细胞的小癌巢，弥漫浸润，间质丰富。

注：黏膜层和胃壁深层浸润的癌组织象可能不同，应根据优势原则划分类型。如在黏膜层为印戒细胞或中分化管状腺癌，但在胃壁深层无腺管形成者，应归为低分化腺癌。

(4) 印戒细胞癌：癌细胞含有多少不等量的黏液，在不同的病例，可有部分或多数细胞呈印戒状，核偏位，胞浆内充满黏液，有微弱的腺管形成倾向。有的病例在黏膜层内为印戒细胞癌，而在深层浸润部分则为低分化腺癌，应根据优势原则划分其类型。印戒细胞癌与黏液细胞癌是同义词。

印戒细胞癌有3种类型：①细胞核偏位，胞浆内含中性黏液；②细胞具有胞浆内小囊，其边界为PAS阳性；③细胞内含有大量酸性黏液，似肠上皮的杯状细胞。

(5) 黏液腺癌：肿瘤组织含有大量黏液，在间质中形成黏液池。印戒细胞样的癌细胞或癌性腺体飘浮在黏液中。黏液可分泌到胃腔中，所以在黏膜内癌中很少有黏液腺癌。黏液腺癌与胶样癌、黏液结节型腺癌等是同义词。

3. 特殊类型

(1) 腺鳞癌：含有腺癌和鳞癌两种成分，鳞癌必须占1/4以上。只含少量鳞癌成分者应归之为腺癌伴有鳞癌成分。

(2) 鳞癌：整个肿瘤全部为鳞癌成分，很少见。侵及胃与食管交界处者，必须有原发于胃的确切证据。

(3) 类癌：来源于神经内分泌细胞。位于黏膜层的基底部或黏膜下层。瘤细胞大小形态较一致，为小细胞或中等大小，核圆形，分裂象少见。呈片状、索状和(或)簇状。偶见花环样或不完整的腺管样结构。组织化学染色一般为非亲银性，但可嗜银。电镜观察可在胞浆内见到神经内分泌颗粒，如有清楚的腺管结构应予描述报告。

(4) 其他

1) 小细胞癌(神经内分泌癌)：癌细胞一致，细胞小或中等大小，胞浆很少，呈片状、索状或簇状排列。细胞核较类癌大，染色质丰富，核仁不明显，分裂象多见，常见脉管侵犯。瘤细胞与小细胞肺癌相似。组化、免疫组化及电镜观察所见，有助于确定神经内分泌癌的诊断。应注意与未分化癌及低分化腺癌鉴别，如同时存在腺癌成分应予描述报告。

2) 绒毛膜上皮癌：其生长方式与子宫和卵巢的绒癌相似，所以应首先排除来自子宫、卵巢或睾丸的转移。应做血清 HCG 或免疫组化检测，有时会伴有腺癌成分。

3) 产生甲胎蛋白（AFP）的癌：癌细胞含有糖原，无黏液。胞浆透明和（或）具有嗜酸性颗粒，可呈乳头状、管状和（或）髓样癌结构。应做血清 AFP 或免疫组化检测，胃癌伴有血清 AFP 轻度增高不属于此型。

4) 未分化癌：此型很少见。需注意与低分化腺癌、小细胞癌及恶性淋巴瘤鉴别。

说明。

1) 未分化癌伴有腺癌成分者，应归类为低分化腺癌。

2) 在临床病理和流行病学研究中，普通类型胃癌可分为两类：肠型和弥漫型或分化型和未分化型。

3) 胃溃疡癌变：该型胃癌在发生、预后、组织学以及在理论和临床实践方面都有其特殊性，因此本规范将其作为一个特殊类型的胃癌。判定胃溃疡癌变的标准至今仍不统一，暂提出以下几项：①有明确的 1 年以上的溃疡病史。②溃疡边缘发生癌变，溃疡周边部分或大部分还保留良性溃疡的特点。癌可以侵犯深层，但若癌已完全摧毁底部，不应列为溃疡癌变。③溃疡底部黏膜肌和肌层断裂。④溃疡底部有大量纤维组织和瘢痕组织。⑤溃疡底部有闭塞性动脉内膜炎。⑥溃疡边缘固有肌层与黏膜肌层相接近或融合。

普通类型胃癌还可按以下两种方式分型。

(1) Lauren 分型

1) 肠型：一般都有腺腔形成，癌细胞为柱状或立方形，游离缘常可见刷状缘，似肠上皮的吸收细胞，有的癌细胞似肠化生的杯状细胞，癌旁黏膜常伴有广泛的萎缩性胃炎和肠上皮化生。

2) 弥漫型：无腺腔形成，癌细胞为分化差的小圆形细胞，细胞之间黏着力差，弥漫散在。癌旁黏膜无或仅有小片萎缩性胃炎和肠上皮化生。

3) 不能分型：难以划分为肠型或弥漫型，或在同一肿瘤内含有两种类型。

(2) 按生长浸润方式分型

1) 膨胀型：癌巢聚集成大的团块状，膨胀式浸润生长，与周围组织的界限比较清楚。此型多为分化好的腺癌，也有分化差的腺癌。

2) 浸润型：癌细胞散在或呈索条状排列或呈腺管结构，但不形成大团块，弥散性生长浸润，与周围组织界限不清。

3) 不能分型：难以划分为膨胀型或浸润型，或在同一肿瘤内两者都有。

分化型胃癌组织学分类

分化型胃癌组织学分类标准按渡边标准判定,共分四型:①胃型分化型胃癌(gastric phenotype carcinoma,G 型),包括腺窝上皮型(foreolar type,F 型)、幽门腺型(pyloric mucosel type,P 型);②肠型分化型胃癌(intestinal phenotype carcinoma),包括完全肠型(complete intestinal type,C 型)、不完全肠型(incomplete intestinal type,I 型);③混合型分化型胃癌(compound phenotype carcinoma,C 型),即胃肠混合型;④不能分类型胃癌(unclassified phenotype carcinoma,U 型)。

1. 胃型分化型胃癌判定标准 ①ConA-Ⅲ染色为阳性黏液时判定为幽门腺型分化型胃癌(正常幽门腺细胞,颈黏液细胞的细胞质为阳性,单纯细胞表面糖衣染色阳性时,则判定为阴性,这是因为该细胞表面不产生 ConA-Ⅲ 阳性黏液,而细胞表面 ConA-Ⅲ 阳性黏液可能是附着造成的);②45M1 免疫染色阳性黏液时判定为腺窝上皮型分化型胃癌(正常胃的腺窝上皮为阴性,阳性黏液在细胞浆内为弥漫性分布,在核上部高尔基复合体内可见呈点状阳性物质存在),而正常杯状细胞 45M1 染色也为阳性,故应结合同一平面苏木精-伊红切片标本判定为肠型分化型胃癌,另外 45M1 染色阴性时仅有 GOS 染色阳性黏液的情况,也可诊断为腺窝上皮型分化型胃癌。

2. 肠型分化型胃癌判定标准 ①常规苏木精-伊红有杯状细胞(45M1 免疫染色阳性的杯状细胞)和 Paneth 细胞时判定为肠型分化型胃癌;②MUC-2 免疫染色阳性时判定为肠型分化型胃癌;③CD10 免疫染色为阳性的刷状缘判定为完全肠型分化型胃癌;④HID-AB 染色为阳性时,判定为肠型分化型胃癌(完全肠型与不完全肠型区别在于前者 CD10 阳性,后者为阴性)。

3. 混合型分化型胃癌判定标准 在同一病灶内同时有胃型分化型胃癌染色 ConA-Ⅲ 阳性或 45M1 染色阳性,以及肠型分化型胃癌的杯状细胞,Paneth 细胞,MUC-2 染色阳性,CD10 染色阳性或 HID-AB 染色阳性即判定为混合型分化型胃癌。

胃癌的大体分型

(中国抗癌协会 1998 年)

1. 早期胃癌
(1) 定义:癌组织限于黏膜层和黏膜下层,不论肿瘤大小及是否有淋巴结转移。

(2) 分型：可合并简化为 3 型。

隆起型：相当于Ⅰ、Ⅱa、Ⅱa+Ⅱc 型等。

平坦型：相当于Ⅱb 型。

凹陷型：相当于Ⅱc、Ⅲ、Ⅱc+Ⅲ、Ⅲ+Ⅱc 型等。

特殊类型早期胃癌：平坦广泛型，面积较大，超过 25 cm^2，常表现边界不整齐，界限不清楚，形如地图样，多有微凹陷。

2. 中、晚期胃癌

(1) 按照国际通用的 Borrmann 分型

Ⅰ型（结节蕈伞型）：呈结节、息肉状，表面可有溃疡，但溃疡较浅，主要向腔内生长。切面界限较清楚。

Ⅱ型（溃疡局限型）：溃疡较深，边缘隆起，肿物较局限，周围浸润不明显，切面界限较清楚。

Ⅲ型（溃疡浸润型）：溃疡底盘较大，边缘不整齐，周围及深部浸润明显，切面界限不清。

Ⅳ型（弥漫浸润型）：癌组织在胃壁内弥漫浸润生长，浸润部胃壁增厚变硬，皱襞消失，黏膜变平，有时伴浅溃疡。若累及全胃，则形成所谓革袋样胃。

(2) 特殊类型

表浅扩散型：肿瘤范围较大，但主要在黏膜或黏膜下层浸润，仅小范围浸至肌层或更深。

多发癌：需具备 3 个条件：①各病灶都是癌；②各病灶之间有非癌黏膜间隔；③副癌灶不是由主癌灶浸润蔓延而来。

残胃癌：由于胃的良性或恶性疾患行部分胃切除后，在胃的残端发生的癌。对于第一次手术与残端发癌之间的间隔时间，尚无统一的规定。本规范规定，因良性疾患或非上皮性胃肿瘤行第一次手术者，间隔 5 年以上；因胃癌行第一次手术者，间隔 10 年以上在残胃发生的癌列入残胃癌。

进展型胃癌的分型（一）

日本学者把此型胃癌分为 6 型。

隆起Ⅰ型：又分为臼齿型（隆起顶部凹陷）及非臼齿型（隆起顶部无凹陷）。

隆起Ⅱa 型：黏膜表面微隆起。

Ⅱb 型：表面平坦，与周围黏膜无明显分界。

Ⅱc 型：分非皱襞集中型与皱襞集中型。

Ⅱc+Ⅲ型：溃疡周围有广泛浅凹陷。

Ⅲ型＋Ⅱc型：溃疡周围有狭的浅凹陷。还有Ⅲ型、Ⅱa＋Ⅱb＋Ⅱc型。有的学者将病灶周围黏膜皱襞分为虫蚀融合、抬举状融合及环状融合。在内镜观察时，如有下列情况，应考虑为早期胃癌：Ⅰ型中非臼齿型基底直径小于2 cm；臼齿型凹陷浅；Ⅱb型、Ⅱc型无皱襞集中而周围黏膜无崎状结构；Ⅱb型病变小于4 cm等。如有下列情况，应考虑为进展期癌：Ⅰ型非臼齿型基底直径大于2 cm；臼齿型凹陷深而宽；Ⅱc型皱襞集中、僵硬、融合，周围黏膜有崎状结构，皱襞端呈虫蚀状、抬举状或环状改变；Ⅱb型病变大于4 cm；Ⅱa型基底大于4 cm，呈不规则结节状；混合型如Ⅱa＋Ⅲ型，Ⅲ＋Ⅱc型等。

进展期胃癌的分型(二)

进展期胃癌是指胃癌自黏膜浸润至胃壁肌层及其以下深层者。Borrmann分类法较为常用。

1. Borrmann Ⅰ型（蕈伞型）　X线所见以充盈缺损为主，高度远大于5 mm，呈大肿块状，基底较宽，表面不平可伴有小溃疡，边缘不整，胃壁浸润不明显。

2. Borrmann Ⅱ型（局限溃疡型）　X线见癌病变充盈缺损的中央，有边缘不整齐较为扁平的溃疡，深度明显大于5 mm，溃疡周围病变隆起形成环堤，境界尚清楚，无明显浸润。局部蠕动消失。

3. Borrmann Ⅲ型（浸润溃疡型）　溃疡深而大，边缘不规则，周围隆起向外呈斜坡状，浸润周围境界不清。周围蠕动亦消失。

4. Borrmann Ⅳ型（弥漫浸润型）　癌在黏膜下层、肌层及浆膜下呈弥漫性浸润，使胃壁广泛增厚变硬，但向胃腔内无明显突出。黏膜尚平坦，胃小区消失，表面有时可形成不明显的浅溃疡。蠕动消失。

以上进展期胃癌周围黏膜均有不同程度的中断、杵状变、融合等改变。

胃炎样胃癌

在第十三届国际胃病会议上，日本学者Oguro等提出早期胃癌类似胃炎(early gastric cancer simulating gastrits)型的观点。

胃炎样早期胃癌在内镜下类似胃炎样改变，癌灶局限在黏膜层或黏膜下层；如癌灶已向肌层及浆膜层浸润，其黏膜层表浅呈炎性改变，称为胃炎样进展期胃癌。

淋巴间质型胃癌

淋巴间质型胃癌是指以浓密淋巴和浆细胞浸润作间质的原发性胃癌,预后好。本癌首先由 Mac Carty 等(1922)描述。Hamazaki 等提出的诊断标准如下。
(1) 癌细胞间水肿和淋巴细胞浸润。
(2) 间质淋巴细胞浸润。
(3) 癌内这些成分均匀分布。

Watanabe 等总结本癌的特征为:区检肿瘤边界清楚,常有中心性溃疡,镜下间质无纤维化,而有丰富淋巴浆细胞浸润,癌多形性轻,形成小巢、微腺泡和原始小管,癌巢分散由间质隔开。

胃 硬 癌
（日本寺野、彰等）

胃的硬癌是指弥漫浸润型胃癌,亦常使用与其类似的名称如 Borrmann 4 型、Lintitis plastica 来描述相同病变。其特点如下。
1. 难以早期诊断。
2. 多发于年轻人。
3. 病变进展迅速。
4. 易发生腹膜种植性转移,其他脏器的浸润率、淋巴结转移率较高。
5. 难以判定病变范围。
6. 肿瘤易复发,预后不良。
7. 目前尚无有效的综合治疗方法等。

胃硬癌的分期
（日本中村）

将胃的硬癌分为 3 期:
1. 革囊胃前期　未分化癌局限在胃底腺黏膜,无溃疡形成。
2. 潜在革囊胃期　癌细胞的增殖尚未引起胃壁的收缩。
3. 革囊胃期　癌细胞弥漫、广泛地浸润胃壁全层,并伴有纤维组织增生,从而导致胃壁硬化、胃腔狭窄。

残胃癌(一)

Coffey 提出以下情况时应高度怀疑有发生残胃癌的可能。
(1) 溃疡病作胃手术 10 年以后出现症状者。
(2) 老年患者,尤其是男性患者,在胃手术多年后出现症状者。
残胃癌在 X 线可能有以下几种表现。
(1) 残胃扩大,近贲门端及小弯侧有息肉样充盈缺损。
(2) 残胃与膈肌的距离增大。
(3) 残胃黏膜皱襞增粗,伴有胃腔内块影,或在残胃的下部沿吻合口水平方向有一圆锥形的充盈缺损。
(4) 对吻合口的观察很重要,应注意吻合口的宽度以及排空情况。发生残胃癌者,吻合口宽度变小,排空延迟。胃与小肠黏膜之间的距离增大,黏膜破坏,吻合口不整齐且固定,严重者可发生吻合口梗阻,后者常伴有输入肠襻的梗阻,这种输入肠襻的动力变化,在胃大部切除后早期也能看到,但若发生在多年之后,应疑为残胃癌所致。吻合口癌肿伴有溃疡时,与单纯溃疡不同,通常很小且表浅。
(5) 残胃的扩张与收缩消失,提示残胃壁已为癌肿所浸润而变得僵硬。
(6) 残胃远端和输出肠襻同时存在,"小球外观"(pellet effect)即呈现为一种外在性压迫征象,可以是转移淋巴结或肿瘤本身所致,提示癌肿已超越胃壁界限。
(7) 贲门部有充盈缺损,通过延缓,甚或梗阻。

残胃癌(二)

良性胃疾患胃手术后 3 年以上,胃癌行胃切除术 5 年以上残胃发生的癌。

残 胃 肉 瘤

胃部分切除后残胃内所发生的恶性肿瘤,绝大多数为起源于上皮组织的癌,即残胃癌。源于结缔组织的恶性肿瘤,即残胃肉瘤极为稀少。1952 年,Kyhe 首先报道因胃溃疡行胃切除后 18 年,残胃发生小网状细胞肉瘤的病例。1958 年 Cote 等报道因十二指肠溃疡行胃切除术后 2 年,于残胃体后壁发生淋巴肉瘤和胃溃疡切除后 8 年,胃空肠吻合部后壁发生血管内皮瘤共有病例。据统计,截至 1983 年,日本文献中共有 18 例报道,国内仅有 4 例报道。据临床资料综合如下。

(1) 残胃肉瘤患者的年龄多在 50 岁以上。

(2) 残胃肉瘤患者男女之比为 4:1。

(3) 患病期:即从症状出现至确诊为 1~6 个月,平均 4 个月,较原发性胃肉瘤和残胃癌短些。

(4) 残胃肉瘤的临床症状与原发性胃肉瘤相似,以上腹疼痛最为多见。据日本石川羊男报道,其症状为:上腹痛、体重减轻、食欲不振、背痛、吞咽不利、腹部肿块、呕吐、微热、倦怠、腹泻,与残胃癌以呕吐、上腹饱胀等症状为主者有所不同。

胃的碰撞癌(类癌和腺癌)

(日本 高桥)

1. 发病年龄 50~70 岁占多数。
2. 男性患者较多。
3. 胃类癌发生部位以幽门前庭最多。
4. 类癌和腺癌大部分为各自孤立存在。
5. 合并的胃癌有高分化倾向。

胃癌的伴癌综合征

伴癌综合征(paraneoplastic syndrome)是指恶性肿瘤除转移外所产生的一些外周表现。胃癌也常有各种伴癌综合征,据 Hall 报告伴癌综合征的发生率为住院各种恶性肿瘤中的 20%。有时在胃癌确诊之前,已有一些外周表现,其程度甚至较胃癌病灶所致的更为严重。熟悉和及时识别这类表现有助于早期诊断,从而改善或延长患者的生命。

胃癌的伴癌综合征主要表现于下列 5 方面。

(1) 内分泌与代谢(可出现女性型乳房等)。

(2) 血液及血管(胃癌除造成贫血外,尚可伴发获得性溶血性贫血、类白血病反应等)。

(3) 肾脏(可伴发膜性肾小球肾炎,而膜性肾小球肾炎都是以肾病综合征为主要表现,在肿瘤切除后可以完全消失)。

(4) 皮肤:Carth 认为恶性黑棘皮病(a-canthosis nigricans maligna,ANM)大多数伴有内脏恶性肿瘤,常见于腺癌。两者几乎可以同时或先后出现,ANM甚至可先于癌肿达 16 年之久。Walton 报告 ANM 所伴发的内脏肿瘤大多是黏液腺癌,其中胃癌占 64%。

据日本的一些报道认为:发现皮肌炎后 1 年之内须高度警惕胃癌的发生,及时进行胃肠钡餐造影及内镜检查。

(5) 神经:Mancall 总结 6 例胃癌伴随坏死性脊髓病。胃癌伴癌综合征最常见的神经系统症状是混合性感觉运动周围神经病。

胃类癌的分型(一)

由于类癌的组织起源、发生部位、病情发展的程度以及生物学行为有所不同,HaKan 等将胃类癌分为 4 种类型。Ⅰ型:最为常见,主要发生在胃底、胃体黏膜,合并慢性萎缩性胃炎和高促胃液素血症,表现为恶性程度较低的多发微小病变,组织学表现为恶变的 ECL 和多灶亲银性不典型增生细胞构成,很少转移,治疗后 5 年生存率 95%以上。Ⅱ型:发生在窦部黏膜,少有萎缩性胃炎或高促胃液素血症,表现为单发孤立的较大病灶,多为进行性癌,呈现明显的恶性特征,组织学表现为由不同类型的内分泌细胞构成,有时可与腺癌组织细胞并存,进展期常伴有转移,恶性程度较高。Ⅲ型:多发生在胃底黏膜,常并发 Zollinger-Ellison 综合征,表现为大量大圆形肿瘤细胞与嗜银细胞的不典型增生,癌周萎缩性胃炎轻微,有明显的高促胃液素血症,组织学表现主要是增生的 ECL,恶性程度介于Ⅰ、Ⅱ型之间。Ⅳ型:为其他内分泌肿瘤,表现为相应的内分泌激素所致的并发症较明显。

胃类癌的分型(二)

1995 年,学者 Gilligan 按其胃类癌的形态特点分为 3 种类癌,即萎缩胃炎型、Zollinger-Ellison 综合征型和孤立型,前两种肿瘤多<1 cm,极少转移,预后良好,第三种肿瘤大小不一,出现转移较多,表现为恶性。

青年人胃癌

1. 发病率低。
2. 男女发病率相似。
3. 症状以上腹痛、呕吐、体重减轻为突出;体征以消瘦、贫血、腹部肿块为主;并发症以胃出血、幽门梗阻为多见。
4. 病程短,进展快。
5. 转移早而广泛,导致胃外症状突出致误诊。
6. 恶性程度高。
7. 手术率及切除率低。
8. 存活率低。
9. 误诊和漏诊率高。

日本家族性胃癌(FGC)

FGC 是指具有家族集聚性,同时在临床和病理学上具有一定特征的综合病征。由于日本胃癌的发病率较高,因此必须考虑到家族中复数成员偶然罹患胃癌的可能性,并且应考虑到共同的生活习惯,如高盐食物、煎烤食物、细菌或病毒感染等可能影响因素。1994 年,日本曾经在第 63 届胃癌研究会上确定 FGC 的诊断标准为胃癌患者及其一级和二级亲属中有 3 人以上罹患胃癌,则可确定为胃癌家系。根据有关机构的数据,符合上述诊断标准的占总胃癌患者的 $0.2\% \sim 5.6\%$,可见其诊断标准过于宽泛。1999 年国际遗传性胃癌协作研究组参照 HNPCC 的诊断标准制订了 FGC 的国际诊断标准:一个家系中:①至少有三例确诊的胃癌患者,其中一例必须是另外两例的第一代亲属;②至少累及两代人;③至少一人发病年龄不满 45 周岁。可疑 FGC 诊断标准:符合上述标准的任何两条(同时要排除 HNPCC、FAP 和 Li‐Fraumeni 综合征)。

胃癌 CT 分级

1981 年,Moss 参照临床分期将其分为以下 4 级。

Ⅰ级:腔内肿块,胃壁增厚小于 1 cm,无转移。

Ⅱ级：胃壁增厚超过 1 cm，无周围脏器侵犯和转移。
Ⅲ级：胃壁增厚超过 1 cm，伴有邻近器官直接侵犯，但无远处转移。
Ⅳ级：胃壁增厚伴远处转移，有或无邻近脏器直接侵犯。

胃 肿 瘤 分 类
（WHO 2002 年）

WHO 肿瘤新分类系列丛书之一的《消化系统肿瘤病理学和遗传学》分册对胃肿瘤的叙述有许多新颖和独到的观点，对临床和病理医生的实际工作均有指导意义。现就胃肿瘤分类的一些新特点作一介绍。

一、新分类对胃肿瘤作了重新归类，减少了类别

新分类对胃肿瘤作了重新归类，把原分类中的类癌、上皮性异常和部分瘤样病变均归入上皮性肿瘤，把恶性淋巴瘤归入非上皮性肿瘤，使分类表中的肿瘤类别由八大类减少到三大类，新分类表简单明了，易于掌握和应用。见表 2-27。

表 2-27 胃肿瘤的 WHO 组织学分类

类　　别	ICD-O 编码
上皮性肿瘤	
上皮内瘤变(IN)-腺瘤	8140/0
癌	
腺癌	8140/3
肠型	8144/3
弥漫型	8145/3
乳头状腺癌	8260/3
管状腺癌	8211/3
黏液腺癌	8480/3
印戒细胞癌	8490/3
腺鳞癌	8560/3
鳞状细胞癌	8070/3
小细胞癌	8041/3
未分化癌	8020/3
其他	

(续表)

类　　别	ICD-O 编码
类癌(高分化内分泌癌)	8240/3
非上皮性肿瘤	
平滑肌瘤	8890/0
神经鞘瘤	9560/0
颗粒细胞瘤	9580/0
血管球瘤	8711/0
平滑肌肉瘤	8890/3
胃肠间质瘤	8936/1
良性	8936/0
交界性	8936/1
恶性	8936/3
卡波西肉瘤	9140/3
其他	
恶性淋巴瘤	
MALT 型边缘区 B 细胞淋巴瘤	9699/3
套细胞淋巴瘤	9673/3
弥漫型大 B 细胞淋巴瘤	9680/3
其他	
继发性肿瘤	

二、上皮内瘤变的概念进一步明确

我们以前习惯用异型增生(dysplasia)或不典型增生(atypical hyperplasia)来描述这类病变,在新版 WHO 胃肿瘤分类中,已明确用上皮内瘤变(intraepithelial neoplasia,IN)取代异型增生或不典型增生,并在 Padova 会议上提出了一个国际统一的分类建议标准,见表 2-28。

对这类病变的诊断难点,主要是区别低级别 IN 以及与炎症等有关的反应性或增生性改变;区别高级别 IN 和浸润癌。临床上常出现细胞明显增生的病变包括活动性炎症、非甾体类抗炎药所致的损伤、胃酸引起的浅表糜烂/溃疡,如果这些细胞缺乏肯定的诊断 IN 必需的条件,就归入"不能肯定上皮内瘤变"。对这种病变,可通过蜡块深切、再次活检或经过治疗去除引起增生的原因后再活检,多数病例可明确诊断。

表 2-28 胃肠上皮内瘤变分类

类别	诊断	临床处理
1	无肿瘤	选择性随访
2	不能确定肿瘤	随访
3	黏膜内低级别瘤变 低级别腺瘤 低级别异型增生	内镜切除或随访
4	黏膜内高级别瘤变 高级别腺癌/异型增生 非浸润癌(原位癌) 可疑(黏膜内)浸润癌 黏膜内癌	内镜或外科手术切除

上皮内瘤变在内镜下观察可以是扁平的、息肉样的,或者是轻微凹陷的病灶,腺瘤常为隆起性有境界的病变,也属上皮内肿瘤病变。根据组织结构和细胞学异常程度,IN 分为低级别 IN 和高级别 IN,其判断标准大致与传统的判断异型增生的标准相似,低级别 IN 包括轻度和中度异型增生,高级别 IN 包括重度异型增生和原位癌(黏膜内癌)。诊断癌应见到肿瘤浸润固有膜(黏膜内癌)或突破黏膜肌层浸润,如果对是否浸润有疑问时,建议使用"可疑浸润"这样的术语。但活检标本取材有限,可能有部分活检和随后的手术切除标本的诊断有较大的差异,因此,临床医生在分析高级别 IN、原位癌、黏膜内可疑浸润癌或者是黏膜内癌这样的病理报告时,应结合临床和内镜检查资料综合判断,必要时可再次活检以明确诊断。也有人建议对于上述那样的病理活检诊断报告最好加上"至少"(at least)。

三、新分类把食管-胃交界腺癌作为一个新概念

新分类将食管-胃交界处(OGJ)腺癌从胃癌中分出,单独作为一个章节,对其定义、流行病学、病因、临床和病理特点、诊断标准、遗传学改变,以及癌前病变等都进行了较详细的描述。

1. OGJ 腺癌的定义　OGJ 腺癌是指骑跨于食管和胃交界处的腺癌性病变,其中包括许多以前归入胃贲门癌的病例。而发生在 OGJ 的鳞癌,则归入远端食管癌。

OGJ 在解剖学上是管状的食管与胃相连接的部位,也即是食管的终点和胃的起始部位。内镜下把胃皱襞最近端平面确定为食管-胃交界处,在正常人,可

见此处管状的食管在其括约肌的远端突然变成囊袋状的胃。组织学上，鳞状-柱状上皮交接处可能正好在 OGJ 处，也可能出现在 OGJ 上方。如果是前一种情况，则整个食管均被覆鳞状上皮，内镜下可见 Z 线（由鳞状和柱状上皮交接而形成的一条齿状线）恰位于食管与胃连接部位贲门处。如果是后一种情况，则与胃上皮交接处的部分远端食管衬覆柱状上皮，内镜下见 Z 线上移。

根据上述定义和对 OGJ 的认识，WHO 专家组提出了如下诊断标准。

(1) 跨越了 OGJ 的腺癌，不管肿瘤主体是在胃还是在食管，都称为 OGJ 腺癌；

(2) 完全位于 OGJ 上方的腺癌归入食管癌；

(3) 完全位于 OGJ 下方的腺癌归入胃癌。应避免使用诸如"胃贲门癌"之类的术语，根据肿瘤大小，这类肿瘤可称为近端胃癌或胃体癌。

2. OGJ 腺癌的病因学　病因还不太清楚，比较明确而又一致的看法是，OGJ 腺癌与胃-食管反流病有密切关系，后者引起慢性反流性食管炎、肠上皮化生（Barrett 食管）和异型增生，而食管黏膜肠化生癌变的危险性比胃黏膜肠上皮化生癌变的危险性要高得多。与胃体和幽门癌不同的是，OGJ 腺癌与饮食因素（高盐、缺乏新鲜水果蔬菜和维生素）及幽门螺杆菌感染无明确关系。

3. OGJ 腺癌的临床特点　与所谓的贲门癌相似，内镜检查和活检是确定诊断的主要手段，对有 Barrett 食管迹象者的远端食管应进行详细检查，并应取检可能有病变处的黏膜作病理检查。近端胃也要仔细检查以便确定肿瘤在胃内的范围。早期病变大多为平坦型病灶（凹陷、隆起或与周围黏膜完全平齐），也可能呈息肉状。而进展期病变常为息肉状或环状，严重的狭窄可能使内镜难以通过，对这种病变进行扩张有危险，尤其是通道弯曲者。

4. OGJ 腺癌的组织学特点　大多数发生在这一部位的肿瘤为腺癌，WHO 又进一步将其分为乳头状、管状、黏液样腺癌和印戒细胞癌 4 种类型。对高分化管状腺癌的诊断有时相当困难，因为这种肿瘤性腺管看上去很规则，有时被误认为低级别异型增生或一般增生的腺体，此时临床医生与病理医生应及时沟通，必要时应对蜡块作深切，结合使用其他辅助手段，或建议再次活检。

5. OGJ 腺癌的扩散和分期　OGJ 腺癌常常通过食管黏膜下的上行淋巴管扩散，因此，建议外科医生手术中应取近侧食管切缘送冰冻切片以确定有无癌累及。上行扩散也可累及下纵隔淋巴结。来自胃贲门部的淋巴道扩散常下行至食管-胃角处淋巴结和胃左动脉周围淋巴结，还可能累及腹腔动脉旁和主动脉旁淋巴结。关于 TNM 分期，主要根据肿瘤部位决定，如肿瘤主体位于食管侧，则参照食管癌的 TNM 分期；如肿瘤主体位于胃侧，则参照胃癌的 TNM 分期。

6. OGJ 腺癌的癌前病变　包括上皮内瘤变（IN）和肠上皮化生，其判断标准和处理原则同胃肠道其他部位的相应病变。

四、胃类癌的分型体现了与发病机制和生物学行为的关系

新版 WHO 胃肿瘤分类把胃内分泌肿瘤按分化和来源进行分类,见表2-29。同时把 ECL(肠嗜铬样)细胞起源的胃类癌(占胃神经内分泌癌的大多数)分成3型:Ⅰ型,与自身免疫性萎缩性胃炎(A-CAG)有关;Ⅱ型,与多发性内分泌肿瘤Ⅰ型(MEN-1)或卓-艾综合征(ZES)有关;Ⅲ型,散发性,即与高胃泌素血症或 A-CAG 无关。

表 2-29 胃内分泌肿瘤组织学分类

序号	分 类
1	类癌—高分化内分泌肿瘤
	ECL 细胞类癌
	EC 细胞类癌(产生 5-羟色胺)
	G 细胞肿瘤(产生胃泌素)
2	小细胞癌—低分化内分泌癌
3	瘤样病变
	增生
	异型增生

ECL 细胞起源的Ⅰ型和Ⅱ型胃类癌患者常有高胃泌素血症,其胃黏膜通常可见 ECL 细胞增生和异型增生,大多数病例为局限于黏膜或黏膜下的结节状病灶,直径大多<1.0~1.5 cm,组织学上为典型类癌的图像,Grimelius 亲银染色强阳性,免疫组化染色示嗜铬素 A 阳性,肿瘤侵袭性较低,几乎不发生转移,临床呈良性表现。治疗上,对Ⅰ型仅作内镜下病灶切除或较保守的外科手术即可取得满意的治疗效果。对于Ⅱ型的治疗则要视其他伴发肿瘤的情况而定。散发型类癌(Ⅲ型)患者无高胃泌素血症,其胃黏膜无 ECL 细胞增生,也无其他明显异常,通常为单个较大肿块(直径>1.5 cm)。组织学上与我们通常描述的不典型类癌相似,银染色和 CgA 免疫组化染色也呈阳性,肿瘤侵袭性较强,确诊时多已侵入胃壁深层,局部淋巴结或远处转移较多见,属中度恶性肿瘤,治疗上应行胃癌根治切除术。

五、新分类对胃淋巴瘤的认识有较大进展

对胃淋巴瘤的研究成果是近10年淋巴瘤研究领域的重要进展之一,特别是对黏膜相关淋巴组织(MALT)淋巴瘤的研究,使我们对胃淋巴瘤有了全新的认识,主要表现在以下几个方面。

1. 病因学和发病机制　胃是结外非霍奇金淋巴瘤的好发部位之一,发病率

还呈上升趋势,大量研究提示幽门螺杆菌(HP)感染与胃淋巴瘤(尤其是低级别的 MALT 淋巴瘤)的发生有密切关系,且 HP 感染总是先于淋巴瘤发生之前。研究者指出,正常胃黏膜并无聚集的淋巴样组织,发生原发性胃淋巴瘤的第一步是在胃黏膜形成聚集的淋巴样组织,而这种情况大多数与长期的 HP 感染有关。MALT 淋巴瘤的细胞增殖是通过肿瘤组织内 T 细胞的接触性介导机制而实现的。

2. 组织学特点和免疫组化表型　　MALT 淋巴瘤的组织结构与正常的 MALT 结构相似,细胞形态和免疫表型也基本上同边缘区 B 细胞。病变早期,肿瘤细胞在原有的淋巴滤泡间浸润,随着病变进展,瘤细胞侵入滤泡内并最终完全占据。MALT 淋巴瘤细胞与滤泡中心细胞相似,因此常称之为中心细胞样(CCL)细胞,常见浆细胞样分化。CCL 细胞浸润并破坏邻近的胃腺体形成淋巴上皮病变,其典型表现为簇状的肿瘤性淋巴样细胞浸润腺上皮、伴有腺体结构的破坏和上皮细胞形态的改变(包括嗜酸性增强)。免疫组化染色显示 CCL 细胞表达全 B 细胞抗原(如 CD20、CD79a),角蛋白免疫组化染色可显示淋巴上皮病变。

3. 鉴别诊断　　旺炽性胃炎(伴大量淋巴细胞浸润的胃炎)和低级别 MALT 淋巴瘤的鉴别有时比较困难,在这种情况下,首先要有足够的活检材料(内镜下可疑区域取多至 8 块),形态保存要完好,标本包埋方向要正确。组织学判断仍然是金标准,但辅助检查也有帮助。少数病例不能确定浸润的细胞究竟是反应性还是淋巴瘤细胞,此时可诊断为"不典型淋巴样细胞浸润,性质不确定"。

4. 根除 HP 对胃淋巴瘤的作用　　根除 HP 后,活检胃黏膜示瘤细胞完全消退是 MALT 淋巴瘤的一个特征,这种情况见于大多数病例,尤其是病变仅限于黏膜层和黏膜下层者,固有层因腺体和瘤细胞消失而显得"空虚",仅见散在淋巴细胞、浆细胞和局灶性小淋巴细胞聚集小结,10%患者经 2～6 年后可能复发。部分病例 HP 根治后,肿瘤部分消退或无变化,则固有层内仍见瘤细胞浸润,但淋巴上皮病变很少见或消失了。另一些 HP 根除后肿瘤部分消退或复发的病例,淋巴瘤细胞主要限于黏膜下层,而黏膜层仅轻微受累。

5. MALT 淋巴瘤的预后和转化　　低度恶性 B 细胞 MALT 淋巴瘤大多数为临床 I/II 期,如发生播散,则在播散前长时间局限在胃内,7%～14%出现骨髓受累,局部治疗大部分可治愈,长期生存率约为 90%,有些病例未予特殊治疗也可存活多年。瘤组织内出现体积大的母细胞性 B 细胞表明肿瘤开始向高级别淋巴瘤转化,随着母细胞成分增多成片,与原有低级别成分混合,此时可命名为高级别 MALT 淋巴瘤,最后原有成分消失,全部被大 B 细胞取代,即转化成了弥漫型非特殊性大 B 细胞淋巴瘤。

六、胃肠间质瘤(GIST)是胃最常见的间叶源性肿瘤

GIST可发生在从食管到直肠的消化道以及网膜、系膜等部位,其中胃最常见(占所有GIST的60%~70%),同时也是最常见的胃间叶源性肿瘤。GIST与预后有关的因素包括肿瘤大小、核分裂指数、侵犯深度、有无转移等。鉴别诊断包括平滑肌瘤和平滑肌肉瘤、神经鞘瘤、胃肠自主神经肿瘤(GANT)等,免疫组化检查在鉴别诊断中起关键作用,所有CD117和(或)CD34阳性者均归入GIST。最新研究认为,GIST与GANT形态学、免疫组织化学、分子遗传学特征完全一致,并认为GANT是超微结构有神经分泌颗粒的GIST亚型。详见"食管肿瘤WHO新分类解读"一文。

七、新分类对胃癌病因的阐述反映了新进展

不良的饮食习惯(如摄入新鲜蔬菜、水果及维生素不足和摄盐过多)与胃癌的发生有密切关系,摄入熏、烤、腌制的肉类及腌渍的咸菜等与胃癌的发生也有一定关系。胆汁反流使发生胃癌的危险性增加,而各种因素中最重要的是HP感染。

胃癌常常是多因素长期作用的结果,多数胃癌发生前都有长期的甚至持续数十年的癌前状态过程,其病变发展过程依次是:慢性胃炎→多灶性萎缩→肠上皮化生→上皮内瘤变→癌。HP感染是慢性胃炎最常见的原因,使胃酸-胃酶分泌减少,使胃内pH值升高,改变了正常菌群,使厌氧菌得以在胃内生长,这些细菌产生活性还原酶,把硝酸盐转变成亚硝酸盐,后者与胺、酰胺、尿素反应生产致癌性的N-亚硝基化合物,HP所致的胃炎还使氧化物和反应性氮中间产物(包括一氧化氮)的产生增加,这些物质作用于DNA使其产生点突变(最常见的是G:C→A:T转化)。此外,HP还通过减少胃内抗坏血酸的浓度干扰其抗氧化功能,同时HP感染的胃黏膜细胞增殖活跃,上述致癌因素作用于DNA导致的突变容易被复制,并在其后增生的细胞中表达。

胃肠道各器官癌前病变的诊断
(上海交通大学附属第一人民医院消化科)

癌前病变的早期识别、治疗可阻止它向癌肿发展,对内镜、病理和消化科医师而言,熟悉癌前病变的临床、病理及其分子标志改变都显得十分重要。

癌前病变是指仍局限于黏膜基底膜以内尚未超出黏膜肌层的病变,目前仍在应用的低度及高度异型增生都属于癌前病变,但这些名称已逐渐被WHO提

出具有相同涵义的低级别和高级别上皮内瘤变所替代,而原位癌这一名称已被废弃。

一、食管鳞状上皮异型增生

内镜下鳞状上皮异型增生呈平坦或隆起的红斑、斑块、结节或糜烂,少数类似白色斑,只有2%属于正常黏膜。使用碘染色在异型增生区可呈无染色区,只有含大量糖原的正常鳞状上皮呈染色区,而萎缩、肠化、食管炎、异型增生或癌肿都因不含糖原而呈非染色区。我国河南省林县为食管鳞癌高发区,有225例异型增生与癌症患者呈现这一细胞学特点。一种不常见的遗传病,掌趾角化症患者65岁时有90%会发生食管鳞癌。贲门失弛缓症有0.5%~86%会发生食管鳞癌。鳞癌切除标本中同时可见高度(80%)和低度(20%)异型增生,尸解时食管鳞癌有30%伴有鳞状上皮异型增生,后者已有不活跃的 $p53$ 基因突变。病理变化上,鳞状上皮异型增生有结构失常,细胞极性丧失,胞核增大、多形性、染色深、核/质比例增加,有丝分裂活跃等表现。低度异型增生是指占<50%的上皮厚度,而高度异型增生则是指细胞占>50%上皮厚度。低度和高度异型增生随访10年以上分别有25%和75%的癌变率,其癌变率与异型增生的严重度相平行,低度异型增生更多地伴有炎症。在评判癌肿的标准上,日本病理学家侧重于细胞核的变化和非肿瘤与肿瘤区域的分界鲜明来诊断异型增生与癌肿,而西方国家病理学家认定须有癌细胞侵入固有层作为确诊癌肿的标准,因此两方面活检诊断有很大差异,其诊断为低度异型增生而日本方面诊断为非侵袭性鳞状细胞癌,这一差别构成了日本的发病率高,预后较好的结果。

治疗:低度异型增生伴肿块病变可经内镜作黏膜或黏膜下层切除,而高度异型增生可采用内镜或手术切除。

二、食管柱状上皮异型增生——Barrett食管

食管腺癌在美国的发病率已增加几百倍,已超过鳞癌成为食管恶性病变最常见的组织学类型,其癌前病变是 Barrett 食管(BE),而 BE 在中国并不常见。BE 源起于慢性食管反流病(GERD)所致的食管柱状上皮化生,BE 发生腺癌的危险增加30%~100%,但并非所有的 BE 患者都会发生癌变。

BE 常是从柱状上皮化生开始发展为异型增生进而至腺癌,活检标本有柱状上皮黏膜、杯状细胞,多数食管腺癌源起于有杯状细胞化生的背景,无异型增生的 BE 患者杯状细胞密度要高于有上皮异型增生者,提示杯状细胞分化的丢失和进展与腺癌有关。有杯状细胞肠化的检测与 BE 的长度有关,其30.5%可见于1~2 cm 长的食管柱状上皮内衬,88.9%见于 BE 长度>6 cm,长度>3 cm 的癌危险高于1~2 cm 的短段 BE。约90%异型增生阴性的 BE 已有一些分子变

化,例如:杂合子丢失(LOH)、促进子过度甲基化、抑癌基因 $p53$ 突变及增殖异常,这些生物标志已具有恶性潜能而被称为前异型增生黏膜。有异型增生的 BE 常呈平坦或斑块、结节状或溃疡,内镜可见黏膜异常。高度异型增生可有较重的细胞学改变,如隐窝挤紧、分枝和不规则,细胞核失极性且呈多形性,有核仁和有丝分裂。黏膜内腺癌是指已侵袭固有层或黏膜肌层,固有层黏膜内癌也可发生淋巴结转移,其处理与高度异型增生不同,但在表浅的黏膜活检标本中两者的鉴别仍有困难。异型增生的生物标志有 PCNA、Ki67、细胞周期 D1 和 $p53$,但其临床应用价值有限。近年来发现的 AMACR 免疫染色被认为是异型增生的一个重要标志,这在无异型增生者为阴性,但在 38% 的低度异型增生者、81% 的高度异型增生患者及 72% 腺癌患者为阳性。在单个活检标本中,如累及多于 5 个隐窝则发展为腺癌的危险性要大于 1 个隐窝受累,说明病变的范围也是重要的因素。783 例高度异型增生患者随访 2.9~7.3 年,有 22% 发展为腺癌而低度异型增生仅 2%~12% 发生癌变,低度异型增生通常要经过高度异型增生阶段发展为癌,但少数也可直接发展为癌肿。

治疗:高度异型增生的 BE 患者有采用经内镜作黏膜切除(EMR)、光动力疗法(PDT)、激光切除或氩血浆凝固术。EMR 包括黏膜下层组织切除,PDT 疗法联合奥美拉唑可完全切除之,继而会产生再鳞状上皮化,但也有异型增生残余岛被埋藏在上皮下面仍会发展。

三、胃上皮内瘤变

HP 感染是胃炎最常见的病因,病变常是从非萎缩性胃炎→萎缩性胃炎伴肠化→异型增生(上皮内瘤变)→癌。这一顺序可见于腺型胃癌但不见于弥漫型胃癌。非萎缩性胃炎(表浅性胃炎)也可伴有轻度肠化,但萎缩性胃炎的肠化较重且较持久。HP 未根治者,其肠化较持久且萎缩性胃炎的疗程较长,还可见并发低级别上皮内瘤变,偶也可见高级别上皮内瘤变。小肠型肠化与大肠型肠化均可有 PCNA、$p53$ 及生存素的变化。在胃癌切除标本中可见,高度异型增生在 40%~100% 早期胃癌及 50%~80% 进展期胃癌的邻近,因此胃上皮异型增生是胃癌的危险标志。内镜下可见黏膜不规则、萎缩、溃疡、黏膜疤痕、弥散性炎症、斑块及腺瘤性息肉。微观下可见管状腺体挤紧、内衬不典型柱状细胞及深染胞核、核仁,上皮细胞呈低柱形或立方形含嗜酸性胞质及含小泡的胞核。低度异型增生仅轻度结构异常,而高度异型增生有显著的结构异常,例如腺体挤紧、分枝、发芽,管腔内有坏死碎屑,高核/质比例,核极性丧失,有明显的核仁及较多的有丝分裂,这在日本已被诊断为黏膜内癌,而在西方仅诊断为有高度异型增生(高级别上皮内瘤变)。

胃腺瘤与异型增生均有 20%~76% 的 APC 基因突变及 35% 的 $p53$ 突

变,但 $p53$ 基因突变也可见于 30%HP 感染的胃炎与肠化,提示 $p53$ 的改变是胃癌发生的早期事件。此外,30%异型增生有微卫星不稳、DNA 甲基化畸变、促进子过度甲基化的频率增加,因此也有认为根除 HP 不能完全排除癌肿的危险。

治疗:低度异型增生的 38%~75%可以消退,19%~50%可持续存在,平均随访 11 个月~4 年中有 0%~23%发展为癌肿,高度异型增生消退仅见于 6%~16%,而 14%~56%持续不变,在上述时期中有 60%~85%转变为癌。如在 3 个月内发现有癌肿则很可能为漏诊而不是进展为癌。黏膜内癌已超过上皮基底膜者有淋巴结转移者仅 10%,其治疗可与高度异型增生相同,对这些患者应作超声内镜确定其深度与范围,有侵犯黏膜下层者应行手术切除。

四、结肠上皮异型增生的癌前病变

所有结直肠癌都源起于腺瘤。腺瘤性息肉根据形态可分为管状、管状绒毛状、绒毛状、锯齿状 4 种,其中以管状最为常见,占 80%~85%,管状绒毛状混合型 10%~15%,绒毛状腺瘤占 5%,锯齿状最少见<2%。管状腺瘤仍为良性,绒毛状腺瘤有恶性潜能,可与结肠癌并存,混合型腺瘤其绒毛状与管状成分各占 25%,其生物学行为介于管状与绒毛状腺瘤两者之间。此外,过去认为属于良性的增生性息肉,近年来也有发展为癌肿者,它的发生必须经过腺瘤期,但这属于少见。锯齿状息肉是增生性息肉的变种(或变异),在国人中甚为少见,因其表面呈典型的锯齿状而得名。腺瘤可伴有低度或高度异型增生,有较多的有丝分裂、细胞核多形性且深染,这两种异型增生都是结、直肠癌的癌前病变。炎症性和绝大部分的增生性息肉属良性。炎症性肠病的假息肉是包含肉芽组织增生的隆起炎症黏膜再上皮化,形如息肉但非息肉。

溃疡性结肠炎和结肠克罗恩病都是慢性炎症,可以诱导发生低度或高度异型增生并发展为结直肠癌,长期疾病和广泛的结肠病变为癌前病变的危险因子。溃疡性全结肠炎的结肠病发生率占 5.4%,结肠克罗恩病的肠癌发生率与之相仿。其癌症发生率在 10 年后为 2%,20 年后为 8%,30 年后为 18%,以上是美国提供的研究资料,在有效治疗下其癌发生率应当可以降低。炎症性肠病结肠癌特点为多发性,在 10%~30%结肠切除标本中可发现,有 2 个或 2 个以上同时发生的癌,这在普通人群中罕见。其病变可为斑块或结节状,或呈狭窄及呈绒毛状或洞穴状溃疡;其另一特点为癌肿与周围组织分界不清楚。组织学上,80%为腺癌,20%为黏液癌。微观下也有几个特点:细胞核大、挤紧、分层,胞质少、高核/质比例、核膜不规则、核仁大、有丝分裂不典型、隐窝内细胞分布不均匀。异型增生也有管型、绒毛型、混合型和锯齿型,肉眼和组织学上和散发性腺瘤样息肉重叠,可以呈隆起或平坦、有蒂或无蒂。低度和高度异型增生的区别在于前者的细胞核位于柱状细胞的下半部,而后者的胞核位于柱状细胞的上部和下部包括顶端。肿瘤相关抗原、增生/凋亡标志、细胞间黏附分子、抑癌基因 $p53$ 均无临床应用价值,而前段所述的 AMACR 在黏膜活检无异型增生者均无表达,而在腺瘤中 71%(10/14)有表达,这些均值得关注。

五、肛管上皮内瘤变

肛管和肛周皮肤肿瘤仅占结直肠癌的 2%,肛周皮肤癌包括基底细胞癌和角化鳞状细胞癌,它和肛管癌完全不同,但两者均可发生鳞状上皮异型增生。肛管上皮内瘤变见于 52% HIV 阳性的同性恋,也见于 17% HIV 阴性患者,妇女这一病变与人类乳头状病毒所致的宫颈和阴唇上皮内瘤变有关。诊断依赖组织学与细胞学,肉眼可见黏膜隆起、红斑、有白色鳞屑、色素沉着或溃疡。有症状改变的为癌变征象,确诊依靠肛门镜和活检。微观下上皮增厚,有异型增生的鳞状细胞核深染、增大、高核/质比例、有丝分裂增多。累及 1/2~2/3 黏膜厚度的是低度异型增生,>2/3 或全层厚度的是高度异型增生,$Ki67$ 及 $p16$ 表达是高度异型增生的诊断标志,$p53$ 与 c-myc 过表达也见于高度异型增生与侵袭性肛管鳞状细胞癌,而 K-ras 基因突变仅见于肛管癌不伴有人类乳头状病毒感染者。免疫功能良好者的高度异型增生能长期保持稳定,治疗只有手术切除。

残 胃 癌

残胃癌分为狭义和广义两种,前者指首次为良性病变,行胃部分切除术后 5 年以上,残胃发生的癌;后者可包括首次手术时是癌,根治术后 10 年以上在残胃上新发生的癌。

一、残胃癌的记载

应记载 3 项内容。

(一) 首次胃切除原因

B 良性病;M 恶性病;X 不明。

(二) 首次胃切除到残胃癌的期间

Y 年数;X 不明。

(三)残胃癌的部位

A 断端吻合部；S 断端缝合部；O 非切断端；T 全残胃；E 食管；D 十二指肠；J 空肠。

记载法：如 B-20-S：胃良性病变手术 20 年，癌肿位于断端缝合部。

二、残胃癌淋巴结记载方法

首次手术胃空肠重建者(含毕Ⅱ式，Roux-Y，近侧胃大部切除行空肠间置者，胃空肠吻合部沿空肠的淋巴结为 NOJ1 淋巴结；NO14 淋巴结以下的淋巴结为 NOJ2 淋巴结)。

胃 癌

胃癌(gastric carcinoma)是当今世界范围内发病和病死率最高的恶性肿瘤之一，居我国消化道恶性肿瘤之首。

根据浸润深度和转移情况，将胃癌分为早期和进展期胃癌。早期胃癌是指肿瘤浸润不超过黏膜下层者；进展期胃癌是指肿瘤浸润超过黏膜下层或伴有转移的中、晚期胃癌。根据解剖划分，胃癌可发生于胃上部、中部、下部，临床上也相应地称为贲门癌、胃体癌、胃窦癌。我国胃癌以胃窦癌常见，欧美发达国家胃癌以贲门癌常见。

诊 断 标 准

一、临床表现

有上腹疼痛，常同时伴有食欲减退、乏力、消瘦、恶心、呕吐、呕血、黑便。但这种疾病不能依靠进食或服用抑酸药缓解。

二、体征

早期可有上腹部深压痛或不适，晚期可有上腹部肿物、胃型或蠕动波、振水音、腹水征或盆底种植性结节。

三、实验室检查

常有贫血、红细胞比积降低、粪便潜血阳性、肿瘤标志物 CEA、CA199、

CA125、CA72-4和血清胃蛋白酶原(PG)检查阳性。

四、纤维胃镜检查

可见病灶为隆起、凹陷、肿块、溃疡等病变。病理活检、印片或刷片可确诊。

五、胃钡餐造影

X线征象主要有龛影、充盈缺损、黏膜皱襞的改变、蠕动异常及梗阻性改变。

六、胃双重造影法

早期胃癌可见表面不光滑、边缘清晰,小的充盈缺损。龛影底部呈结节状,周边黏膜集中或仅表现为胃小区融合。

胃癌的分型

根据胃癌的大体形态,随病期不同而分为早期胃癌和进展期胃癌。

一、早期胃癌(EGC)

指病变仅侵及黏膜或黏膜下层者,不论病灶大小,有无淋巴结转移均为早期胃癌,其中直径在5～10 mm者称小胃癌,直径<5 mm称微小胃癌。

早期胃癌根据肉眼形态分型。

Ⅰ型:隆起型,癌块突出5 mm以上。

Ⅱ型:浅表型,癌块突出或低陷在5 mm以内。

Ⅱa:浅表隆起型。

Ⅱb:浅表平坦型。

Ⅱc:浅表低陷型。

Ⅲ型:凹陷型,凹陷深度超过5 mm。

混合型:如Ⅱa+Ⅱc,Ⅱc+Ⅱa+Ⅲ等。

二、进展期胃癌

又称中、晚期胃癌,病变时超过黏膜下层,按Borrmann分型法分4型。

BorrmannⅠ型,又称蕈伞型,菜花型、肿块型。

BorrmannⅡ型,又称非浸润溃疡型,溃疡局限型。

BorrmannⅢ型,又称浸润溃疡型。

Borrmann Ⅳ型,又称弥漫浸润型。

胃癌的组织学类型

一、WHO 分类,国内也多采用这种分类

1. 乳头状腺癌(Papillary adenocarcinaoma)。
2. 管状腺癌(Tubular adenocarcinoma)。
3. 低分化腺癌(Poorly differentiated adenocarcinoma)。
4. 黏液腺癌(Mucinous adenocarcinoma)。
5. 印戒细胞癌(Signet ring cell carcinoma)。
6. 未分化癌(Undifferentiated carcinoma)。
7. 腺鳞癌(Adeno acathoma)。
8. 鳞状细胞癌(Squamous cell carcinoma)。
9. 类癌(Carcinoid tumor)。

二、Lauren 分型(芬兰)

1. 肠型胃癌　癌细胞可呈明显的腺管或腺样结构,柱状癌细胞排列整齐,极性清楚,相似于肠的柱状上皮细胞。
2. 弥漫型胃癌　癌细胞呈弥漫性生长,不形成原管或偶有不甚清楚的小腺管样结构。

三、Ming 分型

1. 膨胀型。
2. 浸润型。

胃癌的 CT 分期

1987 年美国胃肠协会对胃癌 CT 分期如下。
Ⅰ期:腔内肿块,没有胃壁增厚,胃壁厚度<1 cm,肿瘤未超出胃本身,无转移;
Ⅱ期:胃壁厚度>1 cm,肿瘤无直接扩散和转移;
Ⅲ期:胃壁增厚,伴有直接侵犯至邻近器官,但无远处转移;
Ⅳ期:胃壁增厚伴远处转移,不论有无肿瘤对邻近器官的直接侵犯。

疗效判断标准

一、治愈标准

行根治性手术切除后,症状消失,切口愈合无并发症。

二、好转标准

经姑息性手术或药物、放疗等治疗后,症状改善或病灶缩小。

三、无效标准

症状加重,肿块增大或有远处转移。

第三章 肠道疾病

早期胃肠道癌
（日本 Maruyama）

日本 Maruyama 认为：早期食管（鳞状细胞）癌（EEC）是指病变局限于黏膜及黏膜下层而无淋巴结或远处转移者，而浅表食管癌（SEC）是指病变局限于黏膜及黏膜下层，而不考虑是否存在转移。因术前很难确定是否已经转移，故 EEC 一词不应用于术前。

早期胃癌（EGC）和早期直、结肠癌（ECRC）是指腺癌局限于黏膜及黏膜下层，不考虑是否有淋巴结或远处转移。

胃肠道肿瘤 CT 分级

Ⅰ级：肿块限于腔内而无肠壁增厚。
Ⅱ级：肠壁增厚超过 10 mm，为局限性或弥漫性，但无肠壁外的蔓延。
Ⅲ级：肠壁增厚并向邻近组织蔓延，有或无局部淋巴结侵犯。直肠癌还进一步分为以下2种：Ⅲa：无盆腔侧壁侵犯。Ⅲb：已有盆腔侧壁侵犯。Ⅳ级：已有远处转移。

十二指肠炎(DI)分型
（Fontan et al）

内镜分型。
浅表性：黏膜充血水肿、脆弱、苍白。
糜烂性：黏膜除充血水肿外，尚有散在性浅表糜烂或瘀斑出血。
假息肉样：黏膜呈结节状。

十二指肠炎分级
(Joffe et al)

内镜分级。
0级：正常十二指肠黏膜。
Ⅰ级：水肿伴黏膜皱襞增厚。
Ⅱ级：介于Ⅰ～Ⅲ级之间。
Ⅲ级：瘀斑出血。
Ⅳ级：糜烂，常伴斑点状出血。

十二指肠炎组织学分级

目前多用 Whitehead 标准。
0度：正常的十二指肠球部黏膜。
Ⅰ度（轻度）：绒毛增宽，浅表上皮形态无改变，在上皮间可见一些淋巴细胞，隐窝正常，固有膜中细胞成分增加，绒毛形态轻度消失。
Ⅱ度（中度）：绒毛变粗短，随着绒毛进行性消退，在淋巴滤泡上的绒毛消失，浅表上皮变为扁平，核染色质增加，刷状缘呈叠层样改变及多核细胞浸润，隐窝不易看清，中性粒细胞、浆细胞、淋巴细胞和组织细胞的浸润加剧，绒毛和浅表上皮中度异常，细胞成分增加。
Ⅲ度（重度）：绒毛变钝和扁平，大部分浅表上皮有重叠现象，类似合胞体样改变，有丝分裂，已减少的胞浆中嗜碱性加重，有中性多核细胞浸润，浅表上皮呈局限或广泛性消失，形成糜烂或由表面黏液分泌型胃黏膜所替代。

十二指肠溃疡的内镜分期

Takemoto 等对十二指肠溃疡进行新的内镜分期，以白苔存在时为再生期（R期），白苔消失后为瘢痕期（S期）。细分如下。
R_0 期：溃疡边缘无再生绒毛。
R_1 期：溃疡边缘可见少量再生绒毛。
R_2 期：溃疡边缘可见粗大颗粒状再生绒毛。

S_a 期：溃疡瘢痕中央部凹陷。

S_b 期：瘢痕中央凹陷消失，再生绒毛呈粗大颗粒状。

S_c 期：瘢痕中央凹陷消失，再生绒毛呈细颗粒状，瘢痕部黏膜平坦，接近正常黏膜形态。

十二指肠乳头癌

1. 临床诊断要点　十二指肠乳头部肿瘤男性多见，常于 50～60 岁发病。黄疸为持续性或间歇性，可伴有细菌性胆管炎而出现寒战和发热。肿瘤溃破可引起胃肠道出血，但可以使胆管阻塞暂时得以缓解。粪便隐血常为阳性。乳头狭窄的表现与壶腹癌相似。

2. 实验室诊断要点　常有胆汁淤积的改变，包括高胆红素血症和碱性磷酸酶及 γ-谷氨酰氨基转移酶水平升高。氨基转移酶可极轻微或显著增高。

3. 放射学/影像学诊断要点　超声检查可见有肝内、肝外胆管扩张。胆管造影显示胆总管下段阻塞。超声内镜下可见肿瘤及其局部扩散灶，在内镜下从扩大且常溃变的壶腹部取活检可确诊此病。

4. 形态学诊断要点　壶腹部活检显示为腺癌。肿瘤为分化良好的乳头状癌或肠型瘤，其表面常有一乳头状结构而呈绒毛状腺瘤外观。肝活检显示有肝内胆汁淤积，偶见胆管炎。

5. 病原学诊断要点　腹腔口炎性腹泻、家族性息肉病或 Gardner 综合征患者发生乳头癌的危险性增加。

肠道动静脉畸形

也称血管发育不良(angiody-splasia)或血管扩张(vascular ectasia)。Moor 将血管畸形分 3 型。

Ⅰ型：血管扩张(telangiectasias)，好发于老年人，位于右半结肠。通常不能窥到，手术时也不能触到，系退行性改变所致。

Ⅱ型：血管发育不良(angiodysplasia)，主要发生在年轻人，可位于肠道任何部位，病变较大，有可能看到和触到，可能系先天性。

Ⅲ型：遗传性出血性毛细血管扩张症(Osler-Weber-Rendu 综合征)，可位于胃肠道任何部位，伴皮肤毛细血管扩张，病变呈点状血管瘤样损害。

胃肠道血管畸形

近年来随着内镜分辨率和操作技术的提高,人们逐渐认识到胃肠道血管畸形(GI V M)是引起消化道出血不可忽视的主要原因,尤其是在以往不明原因的消化道出血中占有重要的地位。Rossini 报道在对小肠可疑病变的检查中,GI V M 为出血病变的第一位。

GI V M 现无统一分型,Moreto 将其分为 3 型:Ⅰ型为 1 至数个 10 mm 的鲜红色点,边缘呈树枝状,略突出或不突出表面,需除外伤性原因;Ⅱ型由蜘蛛痣或厚的红色血管聚集成的明显的血管扩张,并具有明显的可区分的边缘;Ⅲ型为突出的结节状,大小为 2~10 mm,被正常黏膜所覆盖,在顶部有针尖样糜烂的喷射状动脉出血,或无出血,但在热活检或外科标本中有血管聚集的组织学诊断。

肠系膜静脉栓塞的早期诊断

1. 本征较为少见,临床表现以及 X 线检查又无特异性,因此早期诊断困难。
2. 如能在梗死前或梗死早期作出诊断,应用肝素治疗或伴以外科手术将能使病死率明显下降。
3. 患者起病时均有先兆阶段,表现为腹痛,多有固定部位。这些症状如出现在有血栓形成条件的患者以及服用避孕药者,即须对本症警惕。
4. 梗死形成后出现发热、腹胀、腹痛、肌卫等,但这时最重要的症状为便血,但量少,须肛检才能发现。肿块出现较晚,呈条状,有压痛,对诊断有价值。
5. 腹部 X 线摄片诊断价值不大。
6. 选择性肠系膜动脉造影为早期诊断的唯一方法。造影时可见肠系膜动脉痉挛,造影剂通过缓慢,肠黏膜淤血,门静脉不显影。

急性肠系膜动脉供血不足

Boley 提出:凡年龄在 50 岁以上,突然发生腹痛并持续 2~3 h,又有下列 5 种情况之一者,应立即做动脉造影。
1. 有动脉硬化或心瓣膜病。
2. 长期患有充血性心力衰竭,尤其是洋地黄未能有效控制者,或长期用利尿剂者。
  3. 各种原因引起的心律不齐。
  4. 各种原因引起血容量减少或低血压。
  5. 不久前曾发生过心肌梗死者。

直肠炎症性肠病的分级

  本病的诊断应使用溃疡性结肠炎（UC）的通用诊断标准，包括临床表现、结肠镜及活检、X线钡餐灌肠等改变。不过，临床表现上根据症状只能臆测病变范围及严重度，结肠镜检查才具有确定诊断的价值。关于镜型的选择，过去比较强调直肠镜、乙状结肠镜和全结肠镜的不同功能。现在，由于器械的改进、技术的普及，仅用全结肠镜亦可对不同的肠段进行检查，因此，对直肠炎可视检查的目的决定进镜的深度。

炎症性肠病（IBD）（一）
[第十三届世界消化疾病会议（WCOG）
第十一届世界消化内镜会议 2005年]

  会议推出2005年专家共识报告，旨在制定蒙特利尔IBD分类诊断标准。专家小组采用循证医学的方法，综合近年来该病临床、分子生物学和血清免疫学等方面的研究成果，对1998年制定的维也纳标准作修订和补充，概要如下。
  1. 克罗恩病（CD） 包括3个分型诊断：①年龄（age）：A1≤16岁，A2 17～40岁，A3＞40岁；②部位（location）：L1末段回肠，L2结肠，L3回结肠，L4上胃肠，可有L1+L4,L2+L4,L3+L4等情况；③表现（behavior）：B1无狭窄，B2狭窄，B3肠瘘管穿透。本标准首次把肛周（perianal）病（脓肿、瘘管）单列出来，不属肠瘘管穿透，称为P，故可有B1P、B2P和B3P等情况。在诊断CD时必须注明分型，如：CD(A2,L1,B2P)。
  2. 溃疡性结肠炎（UC） 分型较简单。①根据病变范围（extent）分3型：E1仅直肠受犯，E2脾曲及远直结肠受犯，E3病变超过脾曲至全结直肠受犯。②根据疾病的严重性（severity）分4型：无症状或缓解期（S0）；轻症（S1）指血便≤4次/天，无发热，脉搏＜90次/分，血红蛋白≥105 g/L，红细胞沉降率＜30 mm/h；中等症状（S2）介于轻和重型之间，重症（S3）指血便＞6次/天，体温＞37.5℃，脉搏≥90次/分，血红蛋白＜105 g/L，红细胞沉降率＞30 mm/h，本型包括血便＞10次/天,高热伴循环衰竭、全身中毒症状的暴发型病例。

3. 未定型的结肠炎(indeterminate colitis,IC) 即经手术切除仍不能确诊者和未能分类(unclassified)的IBD(UIBD),即一般检查未能明确归入CD或UC的病例。在采用本标准前必须结合临床、X线、内镜及病理等资料排除细菌性痢疾、阿米巴痢疾、急性自限性肠炎(ASLC)、肠结核和Behcet综合征,确诊IBD后才进一步分型诊断。UC有些特殊情况,如伴原发性硬化性胆管炎者及单独右侧结肠(可包括阑尾开口)受犯者有不同的临床特点,是否应单独分亚型尚在研究中。

炎症性肠病(IBD)(二)
(世界胃肠病组织推荐的IBD全球实践指南 2010年)

炎症性肠病(IBD)无论是溃疡性结肠炎(UC)还是克罗恩病(CD)在我国日趋常见多发,在其他发展中国家亦呈同样趋势。其临床问题逐渐变得纷繁复杂,诊断治疗十分棘手,因而在世界范围内都备受重视。欧美发达国家IBD诊治指南每4年更新一次,逐渐变得相当完备,对诊断治疗具有指导意义。但其涉及鉴别诊断相对单纯,诊断手段相当到位,治疗药物较为昂贵,外科手术相当普遍。这无疑与丰富的医疗资源密不可分,同时也存在较多的治疗矛盾,如费效比率和长期并发症等。发展中国家IBD研究起点不一、疾病临床表现各异、医疗资源参差不齐,各国和地区现存的诊治指南尚难发挥普遍适用的作用,因此,在世界胃肠病组织(WGO)的倡导下,加拿大胃肠病学专家Bernstein等召集11个国家20名学者,于2009年起草了全球IBD实践指南,该指南载于美国炎症性肠病杂志(Inflammatory Bowel Disease)2010年第1期(112—124)。中国专家欧阳钦教授有幸参与了这一工作。该指南在回顾全球IBD发病情况之后,对疾病的诊断、评估和治疗作了全面介绍,提出分级诊断治疗方案,以便全球医疗资源不同的国家和地区酌情采用。

该指南的最大特点是其原则的灵活性和应用的普及性。级联化的诊断与治疗规范可根据医疗资源(有限、一般和充裕)分为三级酌情选择,从基本满足诊治需要到采用最先进的诊疗手段,兼顾普及与提高。其中有关诊断标准分级(疑诊、拟诊和确诊)、鉴别诊断主要内容、病情评估指标以及治疗目标与策略等基本观点在我国IBD诊治规范共识意见中已有阐述。明确的分级诊断与治疗的概念,有利于像我们这样一个幅员辽阔、地区资源各异的政府酌情采用,因此颇具实用意义。遗憾的是,指南的篇幅限制了详细全面地阐述具体观点,读者不妨借鉴这一框架内容,参阅国内外相关资料,在实践中加深理解。

一、诊断标准

IBD 的诊断要求全面的病史回顾及体格检查,各种检查包括血液、粪便、内镜活检及影像学检查均有助于排除其他病因,确立诊断。规定 IBD 的诊断标准为:(1) 出现典型临床表现为临床疑诊,要求进一步检查;(2) 临床表现加影像学或内镜检查支持为拟诊;(3) 拟诊的基础上,UC 应排除慢性血吸虫病、阿米巴病、肠结核、缺血性肠炎、放射性肠炎、结肠 CD,CD 则排除慢性肠道感染(小肠结核、阿米巴病、耶尔森菌感染)、性病性淋巴肉芽肿、放线菌病、肠道淋巴瘤、慢性憩室炎、缺血性结肠炎、Behcet's 病、UC、NSAID 肠病,在结核流行区域,结核杆菌培养阴性(活检或肠切除);(4) 拟诊基础上,排除上述疾病,再加上典型的组织病理学表现即为确诊。

二、级联化流程:诊断选择

在疑诊的基础上进一步检查排除并确立诊断的过程中,基于资源充足程度进行诊断选择,级联化流程分为 3 级。

Ⅰ级(资源有限)。
(1) 粪便检查排除感染,大便隐血;
(2) 全血细胞计数(CBC),血清白蛋白;
(3) 高危人群需检查 HIV 和 TB;
(4) 情况允许行纤维乙状结肠镜检查或结肠镜检查;
(5) 如果无法行内镜检查而钡剂检查可行,则行小肠钡餐检查或钡灌肠。

Ⅱ级(资源一般)。
(1) 粪便检查排除感染;
(2) 粪便隐血试验,粪便白细胞(如果行内镜检查则无此必要);
(3) CBC,血清白蛋白,血清铁蛋白,C-反应蛋白(CRP);
(4) 高危人群需检查 HIV 和 TB;
(5) 情况允许行纤维乙状结肠镜或结肠镜检查;
(6) 如果无法行内镜检查而钡剂检查可行,则行小肠钡餐检查或钡灌肠;
(7) 腹部超声;
(8) 腹部 CT。

Ⅲ级(资源充裕)。
(1) 粪便检查排除感染;
(2) CBC,血清白蛋白,血清铁蛋白,CRP;
(3) 高危人群需检查 HIV 和 TB;
(4) 结肠镜检查;

(5) 腹部超声；

(6) 腹部 MRI 无放射性优于腹部 CT；

(7) 结核普遍流行的地区，下消化道内镜检查时，行结核杆菌培养是很重要的；

(8) 如果小肠病变不确定则行小肠钡餐检查；

(9) 如果怀疑结肠瘘管形成，但横断面成像不能明确者，可行钡灌肠；

(10) 如果 CD 的诊断仍不明确，可行胶囊内镜检查。

三、诊断内容

IBD 的诊断应包括临床类型、病变分布和范围、疾病严重程度、活动性以及肠外表现和并发症(5 项)，以便更好地选择治疗方案和评估预后。如 UC 严重程度推荐 Truelove 与 Witts 分度，活动性推荐 Sutherland 等活动指数评分。CD 严重程度与活动度关系密切，推荐 Harvey-Bradshow 活动指数作临床评分。UC 和 CD 虽然在临床和病理特征上存在重叠性，但也存在差异性。

四、诊断思维

(1) 首次发作，如果缺乏典型的临床表现、影像学、内镜或组织病理学改变者，应随访 3～6 个月。

(2) 难以鉴别 CD 和肠结核时，给予抗结核治疗，并观察疗效。

(3) 结肠镜检查见弥漫性炎症改变，而粪便培养阴性，仍不足以诊断 UC，应随访 6 个月，排除其他诊断，观察慢性炎症的临床与组织学征象。

(4) UC 和 CD 结肠炎病程长者均需监测结、直肠癌的发生。

炎症性肠病(IBD)(三)

(中华医学会消化病学分会炎症性肠病协作组 2008 年)

炎症性肠病(IBD)是一种病因尚不十分清楚的慢性非特异性肠道炎症性疾病，包括溃疡性结肠炎(UC)和克罗恩病(CD)。前者是一种慢性非特异性结肠炎症，病变主要累及结肠黏膜和黏膜下层，范围多自远段结肠开始，可逆行向近段发展，甚至累及全结肠及末段回肠，呈连续性分布。后者为一种慢性肉芽肿性炎症，病变可累及胃肠道各部位，而以末段回肠及其邻近结肠为主，呈穿壁性炎症，多为节段性、非对称性分布。该病在西方国家相当常见，欧洲和北美 UC 的发病率为(10～20)/10 万，患病率达(100～200)/10 万；CD 的发病率为(5～10)/10 万，患病率达(50～100)/10 万。我国近年来报道的病例明显增多，基于多家医院病例统计推测,UC 与 CD 的患病率分别为 11.6/10 万和 1.4/10 万,且有被低估之虞。目前,该病已成为消化系统常见疾病和慢性腹泻的主要病因,患者多为青壮年,给社会生产力和个人生活质量带来极大影响,引起各界高度重视。中华医学会消化病学分会曾先后于 1978 年(第一次全国消化病学术会议,杭州)、1993 年(全国慢性非感染性肠道疾病学术研讨会,太原)和 2000 年(全国炎症性肠病学术研讨会,成都)3 次结合我国国情制定出 IBD 的诊断标准、疗效标准和诊治规范的建议,起到了很好的规范作用。但随着临床问题的增加、国内外研究的进展,需要更为完善、与时俱进的诊治规范。2006 年全国 IBD 协作组成立以来,我们对诊治规范建议结合国外处理指南进行了讨论,强调诊治规范应具有先进性、科学性、实用性和普及性;根据循证医学的原理,广泛搜寻循证资料,进行修改补充,但我国目前高质量的临床资料不多,加之对于一个幅员辽阔的国家,这些资料也很难达到以一概全的指导效果,因此在讨论中除引证部分资料外,更多的是参考了国外新近诊治指南并广泛征求专家的意见,对诊治规范作了进一步修改,达成共识意见的讨论稿,在 2007 年 5 月济南召开的中华医学会第七次全国消化病学术会议上报告后定稿,现公布如下,供国内专家参考。今后应特别加强循证资料的搜集,并在应用中定期修改,不断完善和更新,使规范的内容深化、细化,以加强其实用性和指导性。

炎症性肠病诊断标准和疗效评价标准

溃疡性结肠炎

一、诊断标准

1. **临床表现** 有持续或反复发作的腹泻、黏液脓血便伴腹痛、里急后重和不同程度的全身症状。病程多在 4~6 周以上。可有关节、皮肤、眼、口及肝胆等肠外表现。

2. **结肠镜检查** 病变多从直肠开始出现,呈连续性、弥漫性分布,表现为:①黏膜的血管纹理模糊、紊乱或消失、充血、水肿、易脆、出血及脓性分泌物附着,亦常见黏膜粗糙,呈细颗粒状;②病变明显处可见弥漫性、多发性糜烂或溃疡;③缓解期可见结肠袋囊变浅、变钝或消失,假息肉和桥形黏膜等。

3. **钡剂灌肠检查** 主要改变为:①黏膜粗乱和(或)颗粒样改变;②肠管边缘呈锯齿状或毛刺样,肠壁有多发性小充盈缺损;③肠管短缩,袋囊消失呈铅管样。

4. 黏膜组织学检查　有活动期和缓解期两种不同表现。活动期：①固有膜内有弥漫性、慢性炎症细胞及中性粒细胞、嗜酸性粒细胞浸润；②隐窝内有急性炎症细胞浸润，尤其是上皮细胞间有中性粒细胞浸润和隐窝炎，甚至形成隐窝脓肿，可有脓肿溃入固有膜；③隐窝上皮增生，而杯状细胞减少；④可见黏膜表层糜烂、溃疡形成和肉芽组织增生。缓解期：①中性粒细胞消失，慢性炎症细胞减少；②隐窝大小、形态不规则，排列紊乱；③腺上皮与黏膜肌层的间隙增宽；④潘氏细胞化生。

5. 手术切除标本病理检查　肉眼和组织学上可见上述 UC 的特点。

在排除细菌性痢疾、阿米巴痢疾、慢性血吸虫病、肠结核等感染性结肠炎以及结肠 CD、缺血性结肠炎、放射性结肠炎等疾病的基础上，可按下列标准诊断：①具有典型临床表现者为临床疑诊，安排进一步检查。②同时具备以上条件 1 和 2 或 3 项中的任何一项，可拟诊为本病。③如再加上 4 或 5 项中病理检查特征性表现，可以确诊。④初发病例，临床表现和结肠镜改变均不典型者，暂不诊断 UC，须随访 3～6 个月，观察发作情况。⑤结肠镜检查发现的轻度慢性直肠、乙状结肠炎不能与 UC 等同，应观察病情变化，认真寻找病因。

二、诊断内容

一个完整的诊断应包括疾病的临床类型、严重程度、病情分期、病变范围和并发症。

1. 临床类型　可分为初发型、慢性复发型、慢性持续型和暴发型。初发型指无既往史而首次发作者；暴发型指症状严重，血便每日＞10 次，伴全身中毒症状，可伴中毒性巨结肠、肠穿孔、脓毒血症等并发症。除暴发型外，其他各型可相互转化。

2. 严重程度　可分为轻度、中度和重度。轻度：患者腹泻每日 4 次以下，便血轻或无，无发热、脉搏加快或贫血，ESR 正常；中度：介于轻度和重度之间；重度：腹泻每日 6 次以上，伴明显黏液血便，体温＞37.5℃，P＞90 次/分，Hb＜100 g/L，ESR＞30 mm/1 小时。

3. 病情分期　可分为活动期和缓解期。Sutherland 疾病活动指数（DAI），也称 Mayo 指数，较为简单实用（详见表 3-1）。慢性活动性或顽固性 UC 指诱导或维持缓解治疗失败，通常为糖皮质激素抵抗或依赖的病例。前者指泼尼龙足量应用 4 周不缓解，后者指泼尼龙减量至 10 mg/天即无法控制发作或停药后 3 个月复发者。

表 3-1 Sutherland 疾病活动指数

项目	计分			
	0	1	2	3
腹泻	正常	超过正常 1~2 次/天	超过正常 3~4 次/天	超过正常 5 次/天
便血	无	少许	明显	以血为主
黏膜表现	正常	轻度易脆	中度易脆	重度易脆伴渗出
医师评估病情	正常	轻	中	重

注：总分为各项之和，≤2 分为症状缓解；3~5 分为轻度活动；6~10 分为中度活动；11~12 分为重度活动。

4. 病变范围　分为直肠、直乙状结肠、左半结肠（脾曲以远）、广泛结肠（脾曲以近）、全结肠。

5. 肠外表现和并发症　可有关节、皮肤、眼部、肝胆等受累；并发症可有大出血、穿孔、中毒性巨结肠和癌变等。

三、鉴别诊断

1. 急性感染性结肠炎　各种细菌感染，如痢疾杆菌、沙门菌、直肠杆菌、耶尔森菌、空肠弯曲菌等。急性发作时发热、腹痛较明显，外周血血小板不增加，粪便检查可分离出致病菌，抗生素治疗有良好效果，通常在 4 周内消散。

2. 阿米巴肠炎　病变主要侵犯右半结肠，也可累及左半结肠，溃疡较深，边缘潜行，溃疡间的黏膜多正常。粪便或结肠镜取溃疡渗出物检查可找到溶组织阿米巴滋养体或包囊。血清抗阿米巴抗体阳性。抗阿米巴治疗有效。

3. 血吸虫病　有疫水接触史，常有肝脾大，粪便检查可发现血吸虫卵，孵化毛蚴阳性，直肠镜检查在急性期可见黏膜黄褐色颗粒，活检黏膜压片或组织病理检查可发现血吸虫卵。免疫学检查亦有助鉴别。

4. 克罗恩病　克罗恩病鉴别要点详见后述。

5. 大肠癌　多见于中年以后，直肠指检常可触到肿块，结肠镜与 X 线钡剂灌肠检查对鉴别诊断有价值，活检可确诊。须注意 UC 也可引起结肠癌变。

6. 肠易激综合征　粪便可有黏液，但无脓血，显微镜检查正常，结肠镜检查无器质性病变的证据。

7. 其他　其他感染性肠炎（如肠结核、真菌性肠炎、出血坏死性肠炎、抗生素相关性肠炎）、缺血性结肠炎、放射性肠炎、过敏性紫癜、胶原性结肠炎、白塞病、结肠息肉病、结肠憩室炎以及 HIV 感染合并的结肠炎应与本病鉴别。此外应特别注意因下消化道症状行结肠镜检查发现的轻度直肠、乙状结肠炎需认真检查病因,观察病情变化。

四、诊断步骤

临床表现疑诊为 UC 时,推荐以下诊断步骤。

(1) 病史中注意病程,腹泻、腹痛多在 4~6 周以上,应特别注意新近肠道感染史、抗生素和非甾体抗炎药(NSAIDs)等用药史、戒烟和应激因素等。

(2) 粪便常规检查和培养不少于 3 次,根据流行病学特点,为排除阿米巴痢疾、血吸虫病等疾病,应作相关检查。

(3) 结肠镜检查,兼取活检。重症患者或暴发型患者可缓作或仅作直、乙状结肠镜检查,以策安全。

(4) 钡剂灌肠检查可酌情使用。重度患者不推荐。

(5) 常规实验室检查,如血常规、血浆蛋白、ESR、C-反应蛋白、腹部平片、超声检查有助于确定疾病的严重度和活动度。有条件的单位亦可作粪便钙卫蛋白、乳铁蛋白等检测,了解炎症活动性。

五、诊断举例

溃疡性结肠炎初发型、中度、活动期、直肠、乙状结肠受累。

六、疗效标准

1. 完全缓解:临床症状消失,结肠镜复查黏膜大致正常。
2. 有效:临床症状基本消失,结肠镜复查黏膜轻度炎症或假息肉形成。
3. 无效:经治疗后临床症状、内镜和病理检查结果均无改善。

克罗恩病

一、诊断标准

1. 临床表现　慢性起病、反复发作的右下腹或脐周腹痛、腹泻,可伴腹部肿块、梗阻、肠瘘、肛门病变和反复口腔溃疡,以及发热、贫血、体重下降、发育迟缓等全身症状。阳性家族史有助于诊断。

2. 影像学检查　胃肠钡剂造影,必要时结合钡剂灌肠。可见多发性、跳跃性病变,呈节段性炎症伴僵硬、狭窄、裂隙状溃疡、瘘管、假息肉及鹅卵石样改变等。腹部超声、CT、MRI 可显示肠壁增厚、腹腔或盆腔脓肿、包块等。

3. 肠镜检查　结肠镜应达回肠末段。可见节段性、非对称性的黏膜炎症、纵行或阿弗他溃疡、鹅卵石样改变,可有肠腔狭窄和肠壁僵硬等。胶囊内镜对发现小肠病变,特别是早期损害意义重大。双气囊小肠镜更可取活检助诊。如有上消化道症状,应行胃镜检查。超声内镜有助于确定病变的范围和深度,发现腹腔内肿块或脓肿。

4. 黏膜组织学检查　内镜活检最好包括炎症与非炎症区域,以确定炎症是否呈节段性分布;每个有病变的部位至少取 2 块组织,注意病变的局限或片状分布。病变部位较典型的改变有:①非干酪性肉芽肿;②阿弗他溃疡;③裂隙状溃疡;④固有膜慢性炎性细胞浸润、腺窝底部和黏膜下层淋巴细胞聚集;⑤黏膜下层增宽;⑥淋巴管扩张;⑦神经节炎;⑧隐窝结构大多正常,杯状细胞不减少等。

5. 切除标本　可见肠管局限性病变、节段性损害、鹅卵石样外观、肠腔狭窄、肠壁僵硬等特征。除上述病变外,病变肠段镜下更可见穿壁性炎症、肠壁水肿、纤维化以及系膜脂肪包绕等改变,局部淋巴结亦可有肉芽肿形成。

在排除肠结核、阿米巴痢疾、耶尔森菌感染等慢性肠道感染、肠道淋巴瘤、憩室炎、缺血性肠炎、白塞病以及 UC 等基础上,可按下列标准诊断:①具备上述临床表现者可临床疑诊,安排进一步检查;②同时具备上述条件第 2 或 3 项之一特征者,临床可拟诊为本病;③如再加上第 4 或 5 项病理组织检查,发现非干酪性肉芽肿和其他 1 项典型表现或无肉芽肿而具备上述 3 项典型组织学改变者,可以确诊,即强调临床拟诊,病理确诊;④在排除上述疾病之后,亦可按世界卫生组织(WHO)结合临床表现、X 线、内镜和病理检查结果推荐的 6 个诊断要点进行诊断。不过由于这些条件在临床上难以满足,使该诊断标准应用受限;⑤初发病例,临床表现和影像或内镜检查以及活检难以确诊时,应随访观察 3~6 个月。如与肠结核混淆不清者应按肠结核作诊断性治疗 4~8 周,以观疗效。

二、诊断内容

CD 诊断成立后,诊断内容应包括临床类型、严重程度(活动性、严重度)、病变范围、肠外表现和并发症,以利全面估计病情和预后,制订治疗方案。

1. 临床类型　可参考疾病的主要临床表现作出。按 2005 年蒙特利尔世界胃肠病大会 CD 分类中的疾病行为分型,可分为狭窄型、穿通型和非狭窄、非穿通型(炎症型)。各型可有交叉或互相转化,涉及治疗方案的选择。

2. 严重程度　严重度与活动性均反映 CD 的严重程度,常合并使用。CD 的严重度可参考临床表现作出,无全身症状、腹部压痛、包块和梗阻者为轻度;明显腹痛、腹泻、全身症状和并发症为重度;介于其间者为中度。CD 活动指数(CDAI)可正确估计病情和评价疗效。临床上采用 Harvey 和 Bradshow 标准(简化 CDAI)较为简便实用(表 3-2)。

表 3-2　简化 CDAI 计算法

临床表现	0 分	1 分	2 分	3 分	4 分
一般情况	良好	稍差	差	不良	极差
腹痛	无	轻	中	重	—
腹块	无	可疑	确定	伴触痛	—
腹泻			稀便每日 1 次记 1 分		
并发症			每种症状记 1 分		

注：总分为各项之和，≤4 分为缓解期；5～8 分为中度活动期；≥9 分为重度活动期；CDAI：克罗恩病活动指数；并发症包括关节痛、虹膜炎、结节性红斑、坏疽性脓皮病、阿弗他溃疡、裂沟、新瘘管和脓肿等。

除分为活动期和缓解期外，临床通常所说的慢性活动性 CD 或顽固性 CD 指诱导或维持缓解治疗失败者，定义与 UC 相同。Best CDAI 在国际上广泛应用于临床科研，根据腹痛、腹泻、腹块等 8 个变量，通过 1 周的观察计分，乘以规定的权重，求得各自的分值，8 项分值之和为总分。CDAI＜150 分为缓解期，≥150 分为活动期，150～220 分为轻度，221～450 分为中度、＞450 分为重度。

3. 病变范围　病变部位和范围参考影像学和内镜检查结果确定，分为小肠型、结肠型、回结肠型 3 型。此外，如消化道其他部分受累，亦应注明。若受累范围＞100 cm 者，则属广泛性。

4. 肠外表现和并发症　肠外表现可有口、眼、关节、皮肤、泌尿和肝胆等系统受累；并发症可有肠梗阻、瘘管、炎性包块或脓肿、出血、肠穿孔等。

三、诊断步骤

临床疑诊 CD 时，推荐以下诊断步骤。

1. 病史中注意病程，腹痛、腹泻多在 4～6 周以上，应特别注意结核病史、院内感染、抗生素和 NSAIDs 等用药史、吸烟和应激因素，还应注意生长发育和营养状况。

2. 为排除肠结核，应行胸部 X 线片、PPD 皮试和血清 PPD 抗体检测等。

3. 结肠镜检查应达回肠末段；小肠气钡双重造影原则上均应进行；胃镜、胶囊内镜和双气囊小肠镜可酌情选择。

4. 腹部超声或 CT、MRI 检查对肠壁病变和肠外并发症诊断有帮助。

5. 常规实验室检查：大便常规和必要的病原学检查、血常规、血浆蛋白、电解质、ESR、C 反应蛋白、腹部 X 线平片等。有条件的单位亦可作粪便钙卫蛋白、乳铁蛋白、α_1-抗胰蛋白酶等检查。

6. 病变肠段病理检查有助确诊,应多点取活检,必要时应多次活检。

四、诊断举例

克罗恩病、狭窄型、中度、活动期、回结肠受累、肛周脓肿。

五、疗效标准

1. 临床缓解 治疗后临床症状消失,X线或结肠镜检查见炎症趋于稳定,或Best CDAI计算法CDAI<150分。

2. 有效 治疗后临床症状减轻,X线或结肠镜检查见炎症减轻,或CDAI减少70分以上。

3. 无效 治疗后临床症状、X线、内镜和病理检查无改善,或CDAI>150分,减少未达上述指标。如CDAI增加70分以上为恶化或复发。

炎症性肠病(IBD)(四)

(中华医学会消化病学分会炎症性肠病学组 2012年)

炎症性肠病(inflammatory bowel disease,IBD)是一种病因尚不十分清楚的慢性非特异性肠道炎症性疾病,包括溃疡性结肠炎(ulcerative colitis,UC)和克罗恩病(Crohn's disease,CD)。IBD是北美和欧洲的常见病,近30年来日本IBD发病率亦呈逐步增高趋势。我国虽尚无普通人群的流行病学资料,但近十多年来本病就诊人数呈逐步增加趋势却非常明显,IBD在我国已成为消化系统常见病。随着对本病认识的逐步深入,中华医学会消化病学分会曾先后于1978、1993、2000和2007年就IBD的诊治制定过共识意见。近年来,对IBD诊治的研究进展很快,IBD的诊治水平有了很大提高。因此,最近欧美各国亦对IBD诊治的共识意见作了相应修订。我国消化病学界近年来对IBD相当重视,积累了较为丰富的临床经验,并发表了不少研究报告。鉴此,本学组主要借鉴国外最新共识,并结合我国的研究成果和我国实际情况,对我国2007年共识意见进行修订,力求使新的共识意见更能反映新进展,内容更全面、深入,更具临床实践的指导价值。本共识主要针对成人IBD的处理,对于儿童IBD的处理、IBD患者围妊娠期的处理等问题,因我国目前尚缺乏足够的认识和经验,本共识未加讨论。

本共识制定步骤为:(1)由4个工作组组长分别撰写各自负责部分的主要观点(声明),并组织证据收集(Delphi程序);(2)各工作组通过网络或会议在成员间进行讨论,然后由4个工作组组长分别撰写各自负责部分的全文;(3)由总负责人进行汇编;(4)专家会议上对全文之主要观点(声明)提出修改意见,并进行无记名投票(表决选择:①完全同意;②同意,但有一定保留;③同意,但有较大保留;④不同意,但有保留;⑤完全不同意),以通过①+②的人数>80%为通过;(5)总负责人根据专家会议意见及表决结果修改全文,发至专家会议各成员,得到认可后为初定稿;(6)初定稿在我国 IBD 学组和协作组全体会议中讨论、修改,最后通过,为最后定稿。兹将全文发表如下。

溃疡性结肠炎的诊断

一、诊断标准

UC 缺乏诊断的金标准,主要结合临床表现、内镜和病理组织学进行综合分析,在排除感染性和其他非感染性结肠炎的基础上作出诊断。

(一)临床表现

UC 最常发生于青壮年期,根据我国统计资料,发病高峰年龄为 20~49 岁,男女性别差异不大(男:女为 1.0:1~1.3:1)。临床表现为持续或反复发作的腹泻、黏液脓血便,伴腹痛、里急后重和不同程度的全身症状,病程多在 4~6 周以上。可有皮肤、黏膜、关节、眼和肝胆等的肠外表现。

黏液血便是 UC 的最常见症状。超过 6 周的腹泻病程可与多数感染性肠炎鉴别。

(二)结肠镜检查

结肠镜检查并活检是 UC 诊断的主要依据。结肠镜下 UC 病变多从直肠开始,呈连续性、弥漫性分布,表现为:(1)黏膜血管纹理模糊、紊乱或消失,黏膜充血、水肿、质脆、自发或接触出血和脓性分泌物附着,亦常见黏膜粗糙、呈细颗粒状;(2)病变明显处可见弥漫性、多发性糜烂或溃疡;(3)可见结肠袋变浅、变钝或消失以及假息肉、桥黏膜等。

内镜下黏膜染色技术能提高内镜对黏膜病变的识别能力,结合放大内镜技术,通过对黏膜微细结构的观察和病变特征的判别,有助于 UC 诊断,有条件的单位可开展。

(三)黏膜活检组织学检查

建议多段多点活检。组织学可见以下主要改变。活动期:(1)固有膜内弥漫性急慢性炎症细胞浸润,包括中性粒细胞、淋巴细胞、浆细胞和嗜酸性粒细胞等,尤其是上皮细胞间中性粒细胞浸润及隐窝炎,乃至形成隐窝脓肿;(2)隐窝结构改变:隐窝大小、形态不规则,排列紊乱,杯状细胞减少等;(3)可见黏膜表面糜烂、浅溃疡形成和肉芽组织增生。缓解期:(1)黏膜糜烂或溃疡愈合;(2)固有膜内中性粒细胞浸润减少或消失,慢性炎症细胞浸润减少;(3)隐窝结构改变:隐窝结构改变可加重,如隐窝减少、萎缩,可见潘氏细胞化生(结肠脾曲以远)。

UC 活检标本的病理诊断:活检病变符合上述活动期或缓解期改变,结合临床,可报告符合 UC 病理改变。宜注明为活动期或缓解期。如有隐窝上皮异型增生(上皮内瘤变)或癌变,应予注明。

(四)其他检查

结肠镜检查可以取代钡剂灌肠检查。无条件行结肠镜检查的单位可行钡剂灌肠检查。检查所见的主要改变为:(1)黏膜粗乱和(或)颗粒样改变;(2)肠管边缘呈锯齿状或毛刺样,肠壁有多发性小充盈缺损;(3)肠管短缩,袋囊消失呈铅管样。

结肠镜检查遇肠腔狭窄镜端无法通过时,可应用钡剂灌肠检查、CT 或 MRI 结肠显像显示结肠镜检查未及部位。

(五)手术切除标本病理检查

大体和组织学改变见上述 UC 的特点。

诊断要点:在排除其他疾病基础上,可按下列要点诊断:(1)具有上述典型临床表现者为临床疑诊,安排进一步检查;(2)同时具备上述结肠镜和(或)放射影像特征者,可临床拟诊;(3)如再加上上述黏膜活检和(或)手术切除标本组织病理学特征者,可以确诊;(4)初发病例如临床表现、结肠镜及活检组织学改变不典型者,暂不确诊 UC,应予随访。

二、疾病评估

UC 诊断成立后,需要进行疾病评估,以利于全面估计病情和预后,制定治疗方案。

1. 临床类型　可简单分为初发型和慢性复发型。初发型指无既往病史而首次发作,此型在鉴别诊断中要特别注意,亦涉及缓解后如何进行维持治疗的问题。慢性复发型指临床缓解期再次出现症状,临床最常见。以往所称暴发型结肠炎(fulminant colitis),因概念不统一而易造成认识的混乱。本共识建议弃用,将其归在重度 UC 中。

2. 病变范围　推荐采用蒙特利尔分类(表 3-3)。该分型特别有助癌变危险度的估计及监测策略的制定,亦有助治疗方案的选择。

表 3-3 溃疡性结肠炎病变范围的蒙特利尔分类

分类	分布	结肠镜下所见炎症病变累及的最大范围
E1	直肠	局限于直肠,未达乙状结肠
E2	左半结肠	累及左半结肠(脾曲以远)
E3	广泛结肠	广泛病变累及脾曲以近乃至全结肠

3. 疾病活动性的严重程度 UC 病情分为活动期和缓解期,活动期的疾病按严重程度分为轻、中、重度。改良的 Truelove 和 Witts 严重程度分型标(表 3-4)易于掌握,临床上实用。改良 Mayo 评分更多用于临床和研究的疗效评估。

表 3-4 改良 Truelove 和 Witts 疾病严重程度分型

严重程度分型*	排便(次/天)	便血	脉搏(次/分)	体温(℃)	血红蛋白	ESR(mm/1 小时)
轻度	<4	轻或无	正常	正常	正常	<20
重度	≥6	重	>90	>37.8	<75%正常值	>30

注:*中度为介于轻、重度之间。

4. 肠外表现和并发症

(1) 肠外表现:包括皮肤黏膜表现(如口腔溃疡、结节性红斑和坏疽性脓皮病等)、关节损害(如外周关节炎、脊柱关节炎等)、眼部病变(如虹膜炎、巩膜炎、葡萄膜炎等)、肝胆疾病(如脂肪肝、原发性硬化性胆管炎、胆石症等)、血栓栓塞性疾病等。

(2) 并发症:包括中毒性巨结肠、肠穿孔、下消化道大出血、上皮内瘤变和癌变等。

三、诊断步骤

1. 病史和体检 详细的病史询问应包括从首发症状开始的各项细节,特别要注意腹泻和便血的病程;还要注意近期旅游史、用药史[特别是非甾体消炎药(NSAIDs)和抗菌药物]、阑尾手术切除史、吸烟、家族史;口、皮肤、关节、眼等肠外表现及肛周情况。体检特别注意患者一般状况及营养状态、细致的腹部检查、肛周和会阴检查及直肠指检。

2. 常规实验室检查 强调粪便常规检查和培养不少于 3 次,根据流行病学特点,为排除阿米巴肠病、血吸虫病等疾病应做相关检查。常规检查包括血常规、血清白蛋白、电解质、ESR、C反应蛋白(CRP)等。有条件的单位可行粪便钙卫蛋白和血清乳铁蛋白等检查作为辅助指标。

3. 结肠镜检查(应进入末段回肠)并活检　是建立诊断的关键。结肠镜检查遇肠腔狭窄镜端无法通过时,可应用钡剂灌肠检查、CT或MRI结肠显像显示结肠镜检查未及部位。

4. 下列情况考虑行小肠检查　病变不累及直肠(未经药物治疗者)、倒灌性回肠炎(盲肠至回肠末段的连续性炎症)及其他难以与CD鉴别的情况。小肠检查方法详见CD诊断部分。左半结肠炎伴阑尾开口炎症改变或盲肠红斑改变在UC常见,因此一般无需进一步行小肠检查。

5. 重度活动性患者检查的特殊性　以常规腹部X线平片了解结肠情况及有无穿孔。缓做全结肠检查,以策安全。但为诊断和鉴别诊断,可行不做常规肠道准备的直肠乙状结肠有限检查和活检,操作要轻柔,少注气。为了解有无合并艰难梭菌和(或)CMV感染,行有关检查。

四、诊断举例

溃疡性结肠炎(慢性复发型、左半结肠、活动期中度)。

五、疗效标准

结合临床症状和内镜检查作为疗效判断标准。

(一) 缓解的定义

完全缓解是指完全无症状(大便次数正常且无血便及里急后重),内镜复查见黏膜愈合(肠黏膜正常或无活动性炎症)。关于UC患者黏膜愈合的定义,目前尚未达成共识。

(二) 疗效评定

1. 临床疗效评定　适用于临床工作,但因无量化标准,不适用于科研。
(1) 缓解:临床症状消失,结肠镜复查见黏膜大致正常或无活动性炎症。
(2) 有效:临床症状基本消失,结肠镜复查见黏膜轻度炎症。
(3) 无效:临床症状、结肠镜复查均无改善。
2. 改良的Mayo评分(表3-5)　适用于科研,亦可用于临床。

表 3-5 评估溃疡性结肠炎活动性的改良的 Mayo 评分系统

项目	0 分	1 分	2 分	3 分
排便次数[a]	排便次数正常	比正常排便次数增加 1~2 次/天	比正常排便次数增加 3~4 次/天	比正常排便次数增加 5 次/天或以上
便血[b]	未见出血	不到一半时间内出现便中混血	大部分时间内为便中混血	一直存在出血
内镜发现	正常或无活动性病变	轻度病变(红斑、血管纹理减少、轻度易脆)	中度病变(明显红斑、血管纹理缺乏、易脆、糜烂)	重度病变(自发性出血,溃疡形成)
医师总体评价[c]	正常	轻度病情	中度病情	重度病情

注:a:每位受试者作为自身对照,从而评价排便次数的异常程度;b:每日出血评分代表 1 天中最严重出血情况;c:医师总体评价包括 3 项标准:受试者对于腹部不适的回顾、总体幸福感以及其他表现,如体检发现和受试者表现状态;评分≤2 分且无单个分项评分,>1 分为临床缓解,3~5 分为轻度活动,6~10 分为中度活动,11~12 分为重度活动;有效定义为评分相对于基线值的降幅≥30% 及≥3 分,而且便血的分项评分降幅≥1 分或该分项评分为 0 分或 1 分。

(三) 复发的定义

自然或经药物治疗进入缓解期后,UC 症状再发,最常见的是便血,腹泻也多见。可通过结肠镜检查证实。临床研究要选取某一评分系统去定义。

1. 复发的类型 复发可分为偶发型(≤1 次/年)、频发型(≥2 次/年)及持续型(UC 症状持续活动,不能缓解)。
2. 早期复发 经先前治疗进入缓解期的时间<3 个月。

(四) 与糖皮质激素(后文简称激素)治疗相关的特定疗效评价

1. 激素无效 经相当于泼尼松 $0.75\ mg\cdot kg^{-1}\cdot 天^{-1}$ 治疗超过 4 周,疾病仍处于活动期。
2. 激素依赖
(1) 虽能保持缓解,但激素治疗 3 个月后,泼尼松仍不能减量至 10 mg/天;
(2) 在停用激素 3 个月内复发。

克 罗 恩 病

一、诊断标准

CD 缺乏诊断的金标准,诊断需要结合临床表现、内镜、影像学和病理组织学进行综合分析,并随访观察。

(一)临床表现

CD最常发生于青年期,根据我国统计资料,发病高峰年龄为18~35岁,男性略多于女性(男:女约为1.5:1)。临床表现呈多样化,包括消化道表现、全身性表现、肠外表现及并发症。消化道表现主要有腹泻和腹痛,可有血便;全身性表现主要有体重减轻、发热、食欲不振、疲劳、贫血等,青少年患者可见生长发育迟缓;肠外表现与UC相似(详见UC诊断部分);并发症常见的有瘘管、腹腔脓肿、肠狭窄和梗阻、肛周病变(肛周脓肿、肛周瘘管、皮赘、肛裂等),较少见的有消化道大出血、急性穿孔,病程长者可发生癌变。

腹泻、腹痛、体重减轻是CD的常见症状,如有这些症状出现,特别是年轻患者,要考虑本病的可能,如伴肠外表现和(或)肛周病变高度疑为本病。肛周脓肿和肛周瘘管可为少部分CD患者的首诊表现,应予注意。

(二)内镜检查

1. 结肠镜检查 结肠镜检查和活检应列为CD诊断的常规首选检查,镜检应达末段回肠。镜下一般表现为节段性、非对称性的各种黏膜炎症,其中具特征性的表现为非连续性病变、纵行溃疡和卵石样外观。

必须强调,无论结肠镜检查结果如何(确诊CD或疑诊CD),均需选择有关检查(详见下述)明确小肠和上消化道的累及情况,以便为诊断提供更多证据及进行疾病评估。

2. 小肠胶囊内镜检查(SBCE) 对发现小肠黏膜异常相当敏感,但对一些轻微病变的诊断缺乏特异性,且有发生滞留的危险。主要适用于疑诊CD但结肠镜及小肠放射影像学检查阴性者。SBCE检查阴性,倾向于排除CD;阳性结果需综合分析,并常需进一步检查证实。

3. 小肠镜检查 目前,我国常用的是气囊辅助式小肠镜(BAE)。该检查可直视下观察病变、取活检及进行内镜下治疗,但为侵入性检查,有一定并发症的风险。主要适用于其他检查(如SBCE或放射影像学)发现小肠病变或尽管上述检查阴性而临床高度怀疑小肠病变需进行确认及鉴别者,或已确诊CD需要BAE检查以指导或进行治疗者。小肠镜下CD病变特征与结肠镜所见相同。

4. 胃镜检查 少部分CD病变可累及食管、胃和十二指肠,但一般很少单独累及。原则上胃镜检查应列为CD的检查常规,尤其是有上消化道症状者。

(三)影像学检查

1. CT或磁共振肠道显像(CT/MR enterography,CTE/MRE) CTE或

MRE 是迄今评估小肠炎性病变的标准影像学检查,有条件的单位应将此检查列为 CD 诊断的常规检查。该检查可反映肠壁的炎症改变、病变分布的部位和范围、狭窄的存在及其可能的性质(炎症活动性或纤维性狭窄)、肠腔外并发症如瘘管形成、腹腔脓肿或蜂窝织炎等。活动期 CD 典型的 CTE 表现为肠壁明显增厚(>4 mm);肠黏膜明显强化伴有肠壁分层改变,黏膜内环和浆膜外环明显强化,呈"靶征"或"双晕征";肠系膜血管增多、扩张、扭曲,呈"木梳征";相应系膜脂肪密度增高、模糊;肠系膜淋巴结肿大等。

CTE 与 MRE 对评估小肠炎性病变的精确性相似,后者较费时、设备和技术要求较高,但无放射线暴露之虑。CT 或磁共振肠道造影(CT/MR enteroclysis)可更好地扩张小肠尤其是近段小肠,可能更有利于高位 CD 病变的诊断。

盆腔磁共振有助于确定肛周病变的位置和范围、了解瘘管类型及其与周围组织的解剖关系。

2. 钡剂灌肠及小肠钡剂造影 钡剂灌肠已被结肠镜检查所代替,但遇肠腔狭窄无法继续进镜者仍有诊断价值。小肠钡剂造影敏感性低,已被 CTE 或 MRE 代替,但对无条件行 CTE 检查的单位则仍是小肠病变检查的重要技术。该检查对肠狭窄的动态观察可与 CTE/MRE 互补,必要时可两种检查方法同时使用。X 线所见为多发性、跳跃性病变,病变处见裂隙状溃疡、卵石样改变、假息肉、肠腔狭窄、僵硬,可见瘘管。

3. 腹部超声检查 对发现瘘管、脓肿和炎性包块具有一定价值,但对 CD 诊断准确性较低,超声造影及彩色多普勒可增加准确性。由于超声检查方便、无创,对 CD 诊断的初筛及治疗后活动性的随访有相当价值,值得进一步研究。

(四)黏膜活检病理组织学检查

需多段(包括病变部位和非病变部位)、多点取材。
CD 黏膜活检标本的病理组织学改变如下。
1. 固有膜炎症细胞呈局灶性不连续浸润;
2. 裂隙状溃疡;
3. 阿弗他溃疡;
4. 隐窝结构异常,腺体增生,个别隐窝脓肿,黏液分泌减少不明显,可见幽门腺化生或潘氏细胞化生;
5. 非干酪样坏死性肉芽肿;
6. 以淋巴细胞和浆细胞为主的慢性炎症细胞浸润,以固有膜底部和黏膜下层为重,常见淋巴滤泡形成;
7. 黏膜下淋巴管扩张;
8. 神经节细胞增生和(或)神经节周围炎。

（五）手术切除标本

沿纵轴切开（肠系膜对侧缘）手术切除肠管，连同周围淋巴结一起送病理组织学检查。

1. 手术切除标本的大体表现如下。
（1）节段性或者局灶性病变；
（2）融合的线性溃疡；
（3）卵石样外观、瘘管形成；
（4）肠系膜脂肪包绕病灶；
（5）肠壁增厚和肠腔狭窄等特征。

2. 显微镜下典型改变除了活检标本组织学改变外，还包括以下改变。
（1）节段性、透壁性炎症；
（2）活动期有深入肠壁的裂隙状溃疡，周围重度活动性炎，甚至穿孔；
（3）透壁性散在分布淋巴样细胞增生和淋巴滤泡形成；
（4）黏膜下层水肿和淋巴管扩张，晚期黏膜下层增宽或出现黏膜与肌层融合；
（5）非干酪样坏死性肉芽肿见于黏膜内、黏膜下、肌层甚至肠系膜淋巴结；
（6）肌间神经节细胞和神经纤维增生和神经节周围炎。

手术切除标本的病理确诊标准：CD 的病理学诊断在黏膜活检难度较大，需结合临床表现、肠镜所见和病理学改变考虑。非干酪样坏死性肉芽肿具有较大的诊断价值，但需排除肠结核。手术切除标本可见到更多的病变，诊断难度较小。

3. 诊断要点：在排除其他疾病（见"三、鉴别诊断"部分）基础上，可按下列要点诊断。
（1）具备上述临床表现者可临床疑诊，安排进一步检查；
（2）同时具备上述结肠镜或小肠镜（病变局限在小肠者）特征以及影像学（CTE 或 MRE，无条件者采用小肠钡剂造影）特征者，可临床拟诊；
（3）如再加上活检提示 CD 的特征性改变且能排除肠结核，可作出临床诊断；
（4）如有手术切除标本（包括切除肠段及病变附近淋巴结），可根据标准作出病理确诊；
（5）对无病理确诊的初诊病例，随访 6～12 个月以上，根据对治疗的反应及病情变化判断，符合 CD 自然病程者，可作出临床确诊。如与肠结核混淆不清但倾向于肠结核者，应按肠结核进行诊断性治疗 8～12 周，再行鉴别。

世界卫生组织（WHO）曾提出 6 个诊断要点的 CD 诊断标准（表 3-6），该标准最近再次被世界胃肠病学组织（WGO）推荐，可供参考。

表 3-6　世界卫生组织推荐的克罗恩病诊断标准

项目	临床表现	放射影像	内镜	活检	手术标本
① 非连续性或节段性改变		＋	＋		＋
② 卵石样外观或纵行溃疡		＋	＋		＋
③ 全壁性炎性反应改变	＋(腹块)	＋(狭窄)*	＋(狭窄)		＋
④ 非干酪样肉芽肿				＋	＋
⑤ 裂沟、瘘管	＋	＋			＋
⑥ 肛周病变	＋			＋	＋

注：具有①、②、③者为疑诊；再加上④、⑤、⑥三者之一可确诊；具备第④项者，只要加上①、②、③三者之二亦可确诊；* 应用现代技术 CTE 或 MRE 检查多可清楚显示全壁炎而不必仅局限于发现狭窄。

二、疾病评估

CD 诊断成立后，需要进行疾病评估，以利全面评估病情和估计预后、制定治疗方案。

1. 临床类型　推荐按蒙特利尔 CD 表型分类法进行分型(表 3-7)。

表 3-7　克罗恩病的蒙特利尔分型

项目		分类	
确诊年龄(A)	A1	≤16 岁	—
	A2	17～40 岁	—
	A3	＞40 岁	—
病变部位(L)	L1	回肠末段	L1＋L4^b
	L2	结肠	L2＋L4^b
	L3	回结肠	L3＋L4^b
	L4	上消化道	
疾病行为(B)	B1^a	非狭窄非穿透	B1p^c
	B2	狭窄	B2p^c
	B3	穿透	B3p^c

注：a. 随着时间推移 B1 可发展为 B2 或 B3；b. L4 可与 L1、L2、L3 同时存在；c. p 为肛周病变，可与 B1、B2、B3 同时存在。

2. 疾病活动性的严重程度　临床上用克罗恩病活动指数(CDAI)评估疾病活动性的严重程度以及进行疗效评价。Harvey 和 Bradshow 的简化 CDAI 计算法(表 3-8)较为简便。Best 的 CDAI 计算法(表 3-9)广泛应用于临床和科研。

表 3-8 简化 CDAI 计算法

项目	0 分	1 分	2 分	3 分	4 分
一般情况	良好	稍差	差	不良	极差
腹痛	无	轻	中	重	—
腹块	无	可疑	确定	伴触痛	—
腹泻			稀便每日 1 次记 1 分		
伴随疾病*			每种症状记 1 分		

注：≤4 分为缓解期；5~8 分为中度活动期；≥9 分为重度活动期；CDAI：克罗恩病活动指数；* 伴随疾病包括：关节痛、虹膜炎、结节性红斑、坏疽性脓皮病、阿弗他溃疡、裂沟、新瘘管及脓肿等。

表 3-9 Best CDAI 计算法

变　量	权重
稀便次数(1 周)	2
腹痛程度(1 周总评,0~3 分)	5
一般情况(1 周总评,0~4 分)	7
肠外表现与并发症(1 项 1 分)	20
阿片类止泻药(0、1 分)	30
腹部包块(可疑 2 分,肯定 5 分)	10
红细胞压积降低值(正常值*：男 0.40,女 0.37)	6
100×(1−体重/标准体重)	1

注：CDAI：克罗恩病活动指数；* 红细胞压积正常值按国人标准；总分＝各项分值之和，CDAI＜150 分为缓解期，CDAI≥150 分为活动期，150~220 分为轻度，221~450 分为中度，＞450 分为重度。

内镜下病变的严重程度及炎症标志物如血清 CRP 水平亦是疾病活动性评估的重要参考指标。内镜下病变的严重程度可以溃疡的深浅、大小、范围及伴随狭窄情况来评估。精确的评估则采用计分法如克罗恩病内镜严重程度指数(Crohn's disease endoscopic index of severity, CDEIS)或克罗恩病简化内镜评分(simple endoscopic score for Crohn's disease, SES-CD)，由于耗时，主要用于科研。高水平血清 CRP 提示疾病活动(要除外合并细菌感染)，是指导治疗及随访疗效的重要指标。

3. 肠外表现和并发症：详见"一、诊断标准之(一)临床表现"部分。

三、鉴别诊断

与 CD 鉴别最困难的疾病是肠结核。肠道白塞(Behcet)病系统表现不典型者鉴别亦会相当困难。其他需要鉴别的疾病还有：感染性肠炎（如HIV相关肠炎、血吸虫病、阿米巴肠病、耶尔森菌、空肠弯曲菌、艰难梭菌、CMV等感染）、缺血性结肠炎、放射性肠炎、药物性（如NSAIDs）肠病、嗜酸粒细胞性肠炎、以肠道病变为突出表现的多种风湿性疾病（如系统性红斑狼疮、原发性血管炎等）、肠道恶性淋巴瘤、憩室炎、转流性肠炎等。

UC与CD的鉴别（表3-10）：根据临床表现、内镜和病理组织学特征不难鉴别。血清学标记物抗酿酒酵母菌抗体（ASCA）和抗中性粒细胞胞浆抗体（ANCA）对鉴别诊断的价值在我国尚未达成共识。对结肠IBD一时难以区分UC与CD者，即仅有结肠病变，但内镜及活检缺乏UC或CD的特征，临床可诊断为IBD类型待定（inflammatory bowel disease unclassified，IBDU）。而未定型结肠炎（indeterminate colitis，IC）指结肠切除术后病理检查仍然无法区分UC和CD者。

表3-10 溃疡性结肠炎和克罗恩病的鉴别

项目	溃疡性结肠炎	克罗恩病
症状	脓血便多见	有腹泻但脓血便较少见
病变分布	病变连续	呈节段性
直肠受累	绝大多数受累	少见
肠腔狭窄	少见，中心性	多见，偏心性
内镜表现	溃疡浅，黏膜弥漫性充血水肿、颗粒状，脆性增加	纵行溃疡、卵石样外观，病变间黏膜外观正常（非弥漫性）
活检特征	固有膜全层弥漫性炎症、隐窝脓肿、隐窝结构明显异常、杯状细胞减少	裂隙状溃疡、非干酪样肉芽肿、黏膜下层淋巴细胞聚集

四、诊断步骤

1. 病史和体检　详细的病史询问应包括从首发症状开始的各项细节，还要注意结核病史、近期旅游史、食物不耐受、用药史（特别是NSAIDs）、阑尾手术切除史、吸烟、家族史、口、皮肤、关节、眼等肠外表现及肛周情况。体检特别注意患者一般状况及营养状态、细致的腹部检查、肛周和会阴检查及直肠指检，常规测体重及计算BMI。儿童应注意生长发育情况。

2. 常规实验室检查　粪便常规和必要的病原学检查、血常规、血清白蛋白、电解质、ESR、CRP、自身免疫相关抗体等。有条件的单位可做粪便钙卫蛋白和血清乳铁蛋白等检查作为辅助指标。

3. 内镜及影像学检查　结肠镜检查（应进入回肠末段）并活检是建立诊断的第一步。无论结肠镜检查结果如何（确诊CD或疑诊CD），均需选择有关检查明确小肠和上消化道的累及情况。因此,应常规行 CTE 或 MRE 检查或小肠钡剂造影和胃镜检查。疑诊 CD 但结肠镜及小肠放射影像学检查阴性者,行胶囊内镜检查。发现局限在小肠的病变疑为 CD 者,行气囊辅助小肠镜检查。有肛周瘘管行盆腔 MRI 检查(必要时结合超声内镜或经皮肛周超声检查)。腹部超声检查可作为疑有腹腔脓肿、炎性包块或瘘管的初筛检查。

4. 排除肠结核的相关检查　胸部 X 线片、PPD 试验,有条件时可行 IFNγ 释放试验(如 T-SPOT.TB)。

五、诊断举例

克罗恩病(回结肠型、狭窄型+肛瘘、活动期中度)。

六、疗效标准

(一) 与药物治疗相关的疗效评价

将 CDAI 作为疗效判断的标准。

1. 疾病活动　CDAI≥150 分为疾病活动期。
2. 临床缓解　CDAI<150 分作为临床缓解的标准。缓解期停用激素称为撤离激素的临床缓解。
3. 有效　CDAI 下降≥100 分(亦有以≥70 分为标准)。
4. 复发　经药物治疗进入缓解期后,CD 相关临床症状再次出现,并有实验室炎症指标、内镜检查及影像学检查的疾病活动证据。进行临床研究时,则建议以 CDAI≥150 分且较前升高 100 分(亦有以升高 70 分)为标准。

早期复发和复发类型的定义:与对 UC 患者评定相同,详见 UC 诊断中之"疗效标准"部分。

(二) 与激素治疗相关的特定疗效评价

激素无效和激素依赖的定义:与对 UC 患者评定相同,详见 UC 诊断中之"疗效标准"部分。

(三) 与手术相关的疗效评价

1. 术后复发　手术切除后再次出现病理损害。
2. 内镜下复发　在手术完全切除了明显病变部位后,通过内镜发现肠道的新病损,但患者无明显临床症状。吻合口和回肠新末段处内镜下复发评估通常采用 Rutgeerts 评分:0 级,没有病损;1 级,≤5 个阿弗他溃疡;2 级,>5 个阿弗他溃疡,在各个病损之间仍有正常黏膜,或节段性大病损,或病损局限于回肠-结肠吻合口处(<1 cm);3级,弥漫性阿弗他回肠炎伴弥漫性黏膜炎症;4级,弥漫性黏膜炎症并大溃疡、结节和(或)狭窄。充血和水肿不能单独作为术后复发的表现。

3. 临床复发 在手术完全切除了明显病变部位后,CD症状复发伴内镜下复发。

(四)黏膜愈合(mucosal healing, MH)

近年来提出MH是CD药物疗效评价的客观指标,MH与CD的临床复发率以及手术率的减少相关。MH目前尚无公认的内镜标准,多数研究以溃疡消失为标准,也有以克罗恩病内镜下严重程度指数(CDEIS)评分为标准。

炎症性肠病(IBD)的分类

1984年,美国AGA会议上,Haggitt将IBD分成六大类。

1. 特发性炎症性肠病(IBD),包括溃疡性结肠炎、克罗恩病、未确定型结肠炎等。

2. 感染因素引起的炎症,如病毒(细胞巨病毒)、衣原体(沙眼衣原体)、细菌(痢疾杆菌、结核杆菌、空肠弯曲杆菌、沙门菌、难辨梭状杆菌等及耶尔森小肠、结肠炎杆菌)、真菌(隐球菌)、寄生虫(贾兰鞭毛虫、阿米巴原虫等)。

3. 与运动障碍有关的炎症,有憩室炎、孤立性直肠溃疡综合征等。

4. 继发于血管灌注不足的炎症,有缺血性结肠炎、结肠梗阻时的结肠炎等。

5. 治疗措施引起的炎症,如灌肠、泻剂、抗菌药物、射线、GVH反应,小肠捷径术后及粪流转向等所致的结肠炎。

6. 其他原因的肠道炎症(如胶原性结肠炎、癌肿坏死性小肠结肠炎、嗜酸粒细胞性及变态反应性直肠炎及非特异性结肠溃疡等)。

克罗恩病(CD)(一)

定 义

WHO专家小组规定为:本病为原因不明的、以年轻人为主的、消化道各部位有纤维化、溃疡和肉芽肿炎症性病变。除消化道外,特别是皮肤有转移性病变。原认为本病只累及回肠末端,现已知自口腔到肛门的消化道各部分均可波及。临床上除有病变部位的有关症状外,还伴有发热、营养障碍、贫血、关节炎、虹膜睫状体炎和肝损害等全身性并发症。

诊 断 要 点

见表3-11。具有上述1~3者为疑诊,再加上4~6三项中之任何一项者可确诊,然而有第4项者,只要再加上1~3三项中的任何两项亦可确诊。

表3-11 克罗恩病诊断要点

项　　目	临床表现	X线	内镜	活检	切除标本
1. 非连续性或区域性病变		+	+		+
2. 铺路石样表现或纵行溃疡		+	+		+
3. 全壁性炎症病变	+	+	+		+
4. 非干酪性肉芽肿	(腹块)	(狭窄)	(狭窄)	+	+
5. 裂沟、瘘管	+	+			+
6. 肛门部病变	+		+		+

克罗恩病(二)

克罗恩病(Crohn's disease,CD)是消化道慢性复发性炎性疾病,其病因和发病机制仍不清楚,目前,多数学者认为肠黏膜免疫调节异常、持续肠道感染、肠黏膜屏障缺损、遗传和环境等因素共同参与了疾病发生过程。CD常出现在回肠末端和升结肠段,也可发生在口腔、食管、胃和肛门区。主要临床表现有腹痛、腹泻、便血、腹部包块,以及伴随发热、低蛋白血症、营养不良和肠道外表现等;病理组织学表现为整个肠黏膜组织慢性白细胞浸润、非干酪样肉芽肿性炎症、裂隙样溃疡、纤维化形成、肠腔狭窄、瘘管、穿孔和肠管周围脓肿等。近年来随着病理生理学发病机制的深入了解和新药临床观察研究,对CD的临床诊治取得了新的进展。

一、临床诊断策略

目前对CD的诊断仍建立在临床表现、体格检查、实验室指标变化以及内镜、影像学和病理学等指标来综合判断。在作出最终诊断前应与以下消化道疾病进行鉴别,包括溃疡性结肠炎、麦角性肠炎、显微镜下肠炎(胶原性肠炎和淋巴细胞性肠炎)、缺血性肠炎、放射性肠炎、嗜酸细胞性胃肠炎、憩室相关性肠炎、淋巴瘤、小肠淋巴瘤样息肉病、白塞病、药物性肠炎、肠易激综合征、感染性肠炎(肠道细菌、病毒和寄生虫等)和伪膜性肠炎等。一些血清生化免疫指标,例如C反应蛋白、红细胞沉降率、类黏蛋白、外周型抗中性粒细胞胞质抗体(pANCA)、抗酿酒酵母抗体(ASCA)、抗细菌蛋白I_2、抗细菌鞭毛蛋白CBir1、抗大肠埃希菌外膜孔蛋白(OmpC)抗体,以及粪便中的钙卫蛋白和乳铁蛋白等对CD的诊断有一定的帮助作用,但其特异性和敏感性差,仍不能用于确诊。一些基因学指标,如NOD2/CARD15基因突变、ATG16L1和IL-23R基因多态性变异等与部分西方白种人和犹太人CD易感性有关,但与中国人CD发生无任何关联。因此,目前对CD患者的易感基因分析仍局限于临床基础研究水平,对临床诊断尚无直接帮助。小肠镜和结肠镜检查常规用来对CD的临床诊断,同时可以获得肠黏膜组织而取得病理组织学诊断。内镜检查可以明确肠黏膜炎症外观变化,伴随肠腔狭窄,瘘管形成,药物治疗后黏膜愈合情况,以及手术后复发情况等。对于肠腔狭窄,尤其是外科手术后吻合口狭窄者,可以通过内镜下实施扩张治疗。胶囊内镜已被广泛应用于小肠疾病的诊断,对于小肠CD的筛查起到重要帮助作用,但应在接受小肠B型超声、CT和磁共振成像(MRI)等检查排除小肠狭窄病变后实施,以防胶囊内镜滞留在小肠造成肠梗阻。影像学检查,例如钡剂灌肠、B型超声、CT和MRI等,可以明确病变位置、累及范围以及并发症(肠管狭窄、瘘管、穿孔、梗阻、腹腔内脓肿和肛周并发症)。

　　至今临床上仍无最佳的CD临床分型与活动度评估标准,CD患者病变的活动程度主要根据患者的临床症状、病变特征以及对全身的影响来综合判定,这些评分标准均是粗线条的,且不能准确反映患者的临床实时变化。目前临床上常使用CD活动指数(CDAI)来评估疾病发展状态、药物治疗好转程度和疾病转归等。一般来说,CDAI<150视为无症状或缓解,150~220为轻—中度,220~450为中—重度,>450为重度或暴发性,这种评分方法在临床上便于掌握。内镜下对肠黏膜炎症评估主要根据CD内镜下严重程度指数(Crohn's disease endoscopic index of severity, CDEIS)来评分[1],通过计算直肠、乙状结肠和降结肠、横结肠、升结肠和回肠各部分肠段深浅溃疡数目、病变浸润范围大小、溃疡面大小以及有无肠腔狭窄来评分。但这种计算方法耗时,内镜下判断溃疡深浅程度不易掌握,且不能准确判断病变部位的炎症情况,故在临床上较难推广。后来使用简化内镜下评定CD活动度积分方法(the simple endoscopic score for Crohn's disease, SES-CD)来判断内镜下肠黏膜炎症程度[2],主要依据内镜下溃疡大小、病变累及范围以及肠腔的狭窄。SES-CD计算简化,基本反映了炎症肠黏膜的内镜下活动程度,但仍不能反映黏膜愈合完整程度和穿透性肠壁炎症病变情况。

克罗恩病活动指数(CDAI)计算法

最近,美国 Crohn 病协作组为了正确估计病情和判断疗效,研究出 8 个变数,然后计算积分,得出 Crohn 病的活动指数(以下称 CDAI)。如 CDAI 小于 150 为静止期,大于 150 为活动期(大于 450 为极严重)。

1. 稀便次数(7 天内的总数)×2。
2. 腹痛(0=无,1=轻,2=中,3=重)(7 天内的总数)×5。
3. 全身健康(0=好,1=较差,2=差,3=很差,4=可怕),每天情况×7。
4. 下列几种情况(几种情况之和)×20:
 (1) 关节痛/关节炎。
 (2) 虹膜炎/色素层炎。
 (3) 结节红斑/坏疽性脓皮病/口疮性溃疡。
 (4) 肛裂/肛瘘/脓肿。
 (5) 其他瘘管。
 (6) 过去 1 周内体温>38℃。
5. 腹泻要服苯乙哌啶/鸦片类,(有=1,无=0)×30。
6. 腹块(0=无,2=可疑,5=肯定)×30。
7. 血细胞比容:$\dfrac{男(47-比容)}{女(42-比容)} \times 6$。
8. 体重 低于标准体重(磅)×1;或(kg)×2(体重超过标准为减法,低于标准为加倍)。

顽固性炎症性肠病

炎症性肠病(IBD),无论是溃疡性结肠炎(UC)或是克罗恩病(CD),治疗中最大的挑战是疗效不佳、缓解不全或迁延不愈。常规药物如 5-氨基水杨酸(5-ASA)、糖皮质激素(GCS)治疗的反应率仅为 70%~80%,缓解率仅在 50%左右,余者常持续活动或反复发作,治疗十分棘手。近年来由于发病机制的深入研究,治疗手段的不断增加与共识意见的不断更新,使这类 IBD 的治疗取得了一定的进展。

一、顽固性 IBD 的概念

顽固性 IBD(refractory IBD)虽然在文献中报道不少,但命名尚不统一,概念不够明确。一般临床概念中的"迁延不愈"、"症状反复"、"疗效不佳"、"中重度活动"都不能定量而规范地反映病情变化,但临床工作与学术交流中都急需有明确的定义和共同语言,药物的治疗反应对规范顽固性 IBD 有着重大意义。因此,2006 年欧洲克罗恩病与结肠炎组织(ECCO)共识意见中明确规定,激素抵抗的 CD 指泼尼龙 0.75 mg/kg 持续应用 4 周不能缓解者;激素依赖的 CD 指泼尼龙使用 3 个月不能减至 10 mg/kg 或停药后 3 个月内复发者,以此说明其顽固性。同样,顽固性 UC 的规定亦见于 2008 年 ECCO 的 UC 的共识意见。该共识意见中同时规定顽固性远段 UC 指口服与局部激素治疗 4~8 周症状持续者;对免疫抑制剂(IS)抵抗则指硫唑嘌呤(Aza)2~2.5 mg·kg^{-1}·$天^{-1}$ 或 6-巯基嘌呤(6-MP)0.75~1 mg·kg^{-1}·$天^{-1}$ 持续 3 个月无效者。这些病例多属中重度慢性活动,反复发作,治疗棘手。此外,IBD 合并的某些慢性并发症,如贫血、营养不良、骨质疏松、间发感染,CD 合并的局部并发症,如狭窄、瘘、脓肿等,亦应属顽固性 IBD。因此,综合文献资料可以将顽固性 IBD 定义为对激素抵抗或依赖的 IBD 和(或)病程迁延不愈、反复活动和(或)伴有并发症的 IBD。对于具体病例,最好特指其对何种药物抵抗或依赖,存在何种并发症。

二、顽固性 IBD 的评估

1. 重新评价 IBD 的诊断,做好鉴别　　进一步审视原来诊断是否正确,是否有感染性与非感染性的结肠炎存在,近年来特别重视机会感染与院内感染的存在。在非感染性肠病中,药物性肠病、血管炎性疾病以及胶原疾病等均应一一排除。

2. 重新评估疾病的严重度、活动性、病变范围以及并发症等　　排除夹杂感染的可能性。有文献报道 IBD 合并巨细胞病毒(CMV)感染者达 19%,合并难辨梭状芽孢杆菌(Cd)者达 28%,多与长期激素治疗有关;注意其他因素,如抗生素、非甾体类抗炎药(NSAID)类药物加重病情。活动性与严重度的评估可用疾病活动指数(DAI)评定。疾病范围可通过肠镜与影像学复查确定。并发症中对狭窄病例应注意区分炎症性或纤维性,后者多需外科处理。瘘与脓肿并发者亦多需外科治疗。

3. 患者的依从性　　有 40%~60%的 IBD 患者治疗依从不佳,其中男性、单身、知识水平低者尤其如此。治疗中多药同用、频繁服药以及沉重的经济负担亦为影响依从性的重要因素。由此中断治疗、不规则用药,导致疾病治疗不足(undertreatment),使疾病长期慢性活动,影响疗效和预后。患者依从性差、治疗不足或中断治疗是导致疾病复发和顽固的主要原因。

4. 详细了解治疗药物与疗程　　5-ASA 剂量不足常导致疗效不佳,巴柳氮有效量偏大,而奥柳氮偏小,在该类药物转换中应按药物的克分子量计算,一般简单的记忆是 1 g 柳氮磺胺吡啶(SASP)含有 0.4 g 5-ASA,1 g 巴柳氮含有 0.36 g 5-

ASA,1 g 奥柳氮含有 1 g 5-ASA,这类药物具有明显的量效关系,但用量过大,不良反应增加,价格昂贵使患者负担加重。激素类药物仅具诱导缓解作用而不能维持缓解,长期反复使用徒增激素依赖、抵抗和各种不良反应;Aza 需要 2~3 个月蓄积才能发挥作用。此外,用药途径亦与疗效密切相关,广泛病变者局部用药无法奏效,而远段病变则应重视局部用药,联合使用较单一途径效果更佳。药物诱导与维持缓解应序贯进行,诱导缓解的药物常对维持用药具有决定作用,用激素或生物治疗剂诱导缓解者多需免疫抑制剂或生物治疗剂才能维持,特别是 CD 的维持治疗多需使用免疫抑制剂。

5. 药物抵抗或不耐受的原因分析　临床经验显示对激素依赖者多见于长期反复、不规律用药的 IBD 患者,对激素抵抗常见于肠切除患者、肛周并发症 CD 以及 CD 活动指数(CDAI)高的患者,其原因尚不清楚。分子水平的研究证实激素抵抗与细胞膜上 GCS 受体的类型有关。若患者以 GCS-β 受体占优势,则将抵消与 GCS-α 受体的结合及药物的细胞内过程,从而对抗其抗炎与抑制免疫的效应。此外,亦与患者多药耐药基因高表达有关,该基因高表达者细胞内 GCS 水平降低;Aza 抵抗则与药物基因型与代谢型相关,应作深入的药理分析。

炎症性肠病疾病活动度评估

炎症性肠病(inflammatory bowel disease,IBD)是一类病因尚不明确的以肠道免疫功能紊乱为主的慢性非特异性炎症性疾病,主要包括克罗恩病(Crohn's disease,CD)和溃疡性结肠炎(ulcerative colitis,UC)。随着对其认识的不断深化,改变疾病的自然病史、最大限度地提高生活质量正在成为 IBD 临床治疗的最终目标,而在实现这个目标的过程中,准确评估病情的活动度十分重要。随着临床研究的不断深入,各种新的影像学方法和内镜技术的引入使更真实反映 IBD 患者病情活动度成为可能。

一、经腹超声(transabdominal ultrasound,US)

近年来,US 作为一种无创的新兴检查方法在疾病的诊断、病情活动性的评估、药物疗效的随访观察等方面起着重要作用,并成为临床研究新热点。目前 IBD 的超声检查方法主要包括传统肠道超声、口服对比剂的肠道超声、静脉注射对比剂超声造影、能量多普勒及门静脉和肠系膜动脉的彩色多普勒超声检测。

1. 超声对 IBD 活动性的评估　IBD 超声表现主要有肠壁增厚,肠壁层次改变或减少,溃疡形成,肠蠕动改变及结肠袋消失,肠腔狭窄或扩张,肠壁微血管增多,肠系膜回声增强,肠系膜淋巴结肿大、脓肿、瘘管形成等。随着 US 在 IBD 临床工作中不断推广,临床上已经逐步建立起更为详尽和具有可操作性的定性和量化指标系统。

US 对 IBD 活动性的定性评估主要包括肠壁增厚(多以 3 mm 为界)、肠系膜上动脉及肠系膜下动脉的血流动力学变化、肠壁强化。其中,肠壁厚度作为判断 IBD 活动性最简单的方法目前应用较广泛;彩色多普勒观察到的肠系膜上、下动脉的血流动力学参数因其干扰因素较多,目前尚无统一阈值,且操作耗时,临床使用受限;能量多普勒及静脉注射对比剂的超声造影是最直观、最直接评估 IBD 活动性的方式,随着造影剂、技术及仪器的发展,这一评估方式越来越多的为广大超声医师采用。

国外学者还通过建立半定量肠壁血管化程度的方法观察 IBD 的活动度,如 Limberg 分型将能量多普勒观察到的肠壁厚度联合其血管化程度分为 5 型,该分型的可操作性较好,分级越高,表明病情活动度越高。当然,相关定量体系的建立还有待于后期进一步研究。

2. 超声评估的优势与局限　应用超声活动指数来量化 IBD 活动性显示出与临床有较好的相关性,且随着新技术的不断发展,其敏感度、特异度及准确度将逐步提高,横向比较可以与 X 线钡餐造影、内镜及 MRI 等方法相媲美,甚至更有优势。然而,US 由于受到自身条件限制无法观察肠道全貌,如直肠、肛管和部分乙状结肠等深部病变,此时需要结合其他检查方式,同时较低的空间分辨率使其无法发现肠道早期表浅病变。

总之,作为一种非侵入性的、实时、快捷、性价比高的检查方法,US 对 IBD 诊断可起到辅助作用,但也存在一定局限性。随着技术进步,特别是彩色多普勒和能量多普勒的应用,使 US 在定性、定量评估病情的活动性中发挥着重要作用,在动态观察病情变化方面,尤其是在进行个体化治疗、判断药物疗效、确定治疗方案时其检查结果更具重要的临床价值。

二、磁共振成像(magnetic resonance imaging, MRI)

计算机体层成像(computed tomography, CT)及 MRI 可以获得完整的跨肠壁病变及肠外病变的信息,弥补了超声检查的不足,显示出较好的应用前景。但不能忽视的是,仅接受单次腹部 CT 就能增加受检者的恶性肿瘤患病危险性,尤其对于年轻患者长期随访中的 X 线暴露问题更为突出。因此,CT 不是对患者病情长期监测的恰当手段,而在这方面,MRI 作为一种无电离辐射的检查方法,显示出较大的优越性。近年来,随着 MRI 硬件、软件、肠道对比剂的使用及多种成像方法等影像学技术的进步和发展,MRI 肠道图像质量有了很大的提升,正在成为 IBD 诊断、病情活动度评估和长期随访的重要手段。

1. MRI 对 IBD 活动性的评估　IBD 在 MRI 中主要表现有肠壁增厚伴强

化,溃疡形成,肠腔狭窄,假憩室形成,肠管周围脂肪组织增生,系膜水肿或血管增多,淋巴结肿大伴强化,瘘管、窦道及脓肿形成。MRI 在 IBD 活动性的定性评估主要有肠壁增厚,肠壁强化,系膜水肿,系膜血管增多(可呈"梳齿征"),淋巴结变化。

目前 MRI 对 IBD 活动性的定量评估尚无统一标准,多项研究均表明肠壁厚度、强化程度及系膜血管直径有较好的相关性。由于 MRI 的定量数据受多种变量(场强、扫描序列、对比剂浓度等)的影响,且无确切临床意义,这就使得学者们必须采用比值法或计分法进行图像后处理:T1WI 梯度回波序列以增厚肠壁在对比剂增强后感兴趣区的强化率作为参数;DWI 序列以表观分布系数(ADC)作为重要参数;LL-EPI 可测量绝对 T1 值及对比剂浓度,经过后处理形成 T1-地图,图像或对比剂浓度图像。这些均使客观、定量评估活动期炎性组织的病生理改变成为可能。

2. MRI 评估的优势与局限　随着 MRI 在 IBD 中应用的开展,其显示出较高的诊断敏感性和特异性,相比传统小肠系造影或肠镜检查而言,MRI 显示的是断层图,能同时观察肠腔、肠壁及肠壁外病变;与 CT 比较,其在图像质量方面可更清楚地展示肠壁外病变如脓肿、瘘管和窦道的形成等。然而,由于受空间分辨率的限制,MRI 也很难对黏膜表浅的病变进行评估,制定统一的量化标准还需进行更多的多中心、大样本的研究。

总之,作为一种无创检查方法,MRI 的耐受性好、安全性高,且其采用多参数、多序列、多平面成像,提供肠壁厚度、信号强度、血管束直径等多种参数,有助于对 IBD 患者病情进行更全面客观的定量评估,其无电离辐射的优越性使其更适合作为 IBD 患者特别是年轻及儿童患者的长期随访手段,在临床上具有很好的应用前景。

三、胶囊内镜(capsule endoscopy)

传统结肠镜在 IBD 病情评估中发挥着重要作用,已知的主要评分体系有:用于 CD 的内镜严重程度指数(CDEIS)和简化版 SES-CD;用于 UC 的 Rachmilewitz 评分、Baron 量表、Truelove 分级、Hodgson-Bhatti 分级和新近的 EAI 评分等。然而,传统结肠镜是一种有创性检查,并不非常适于 IBD 患者的长期随访。新兴的胶囊内镜能发现小肠内的微小病变,且为非侵入性检查,在可累及口腔至肛门各段消化道的 CD 中有较大诊断价值,可弥补结肠镜检查的盲区。2005 年国际胶囊内镜会议(ICCE)共识指出:胶囊内镜可发现其他检查无法查见的小肠黏膜病变,在已确诊或者疑似 CD 患者的评估与监测中起着重要作用;胶囊内镜可评估药物治疗的黏膜愈合情况以及术后的早期复发,从而指导治疗;胶囊内镜可作为评价患者无症状家庭成员情况的亚临床指标,并有助于了解 IBD 的自然病程。

1. 胶囊内镜对 IBD 活动性的评估体系　近年来,随着内镜技术的发展,胶囊内镜越来越广泛地应用于 CD 患者的诊断与病情评估,其在 CD 中的应用价值不断得到肯定。新近有学者提出应用胶囊内镜评估 CD 患者小肠病变活动性的胶囊内镜克罗恩病活动指数(capsule endoscopy Crohn's disease acivity index, CECDEIS)和胶囊内镜评分指数(capsule endoscopy scoring index,CEIS)体系,前者以炎症指数(红斑、充血、剥蚀和溃疡的程度)、病变范围(局部、片状和弥漫)和狭窄程度(单向通过、多向通过和梗阻)为参数;后者以小肠绒毛的外观、溃疡及狭窄为参数,每个参数再用病变大小和累及范围来描述。这些体系具有一定的可行性,但其应用价值有待于后期进一步研究。

2. 胶囊内镜评估的优势与局限　作为一种无创性的检查,胶囊内镜的空间分辨率显著优于影像学检查方法,尤其在对疾病的早期诊断中具有明显的优势。然而,胶囊内镜本身具有运行不可控、定位不准确等缺点,而且在合并肠腔狭窄的患者中容易出现嵌顿等并发症。近期新出现一种可降解的胶囊内镜,可避免嵌顿的发生,将使其应用得到进一步发展。

总之,作为一种直观、全面、准确、简便、安全和无痛的新检查方法,胶囊内镜在 IBD 早期诊断、病变活动性评估和长期随访中扮演着越来越重要的角色。

综上所述,随着对 IBD 认识的不断深入以及治疗方法的不断完善,其治疗理念也逐步发展,临床治疗终点已经从以单纯临床症状和血清学指标缓解为目标,发展到以内镜缓解(endoscopic remission)、黏膜愈合(mucosal healing, MH)为治疗终点。最近欧美学界又进一步提出"深层缓解"(deep remission, DR)的概念,期望获得更持久的缓解。为顺应新治疗终点的出现,临床上更需要对病情活动性进行准确全面的评估。经腹 B 超、肠道 MRI 和胶囊内镜等无创性检查方法在病情活动性的评估和长期随访中显示了较好的临床应用价值,与以往评估体系结合的综合评估将有利于取长补短,从而更全面评估病情。然而,该评估体系的建立仍需后期多中心大样本临床研究加以验证。

胶原性结肠炎

(1) 典型的临床表现,即顽固性的水样腹泻。

(2) 组织学上有特征性的改变,即结肠黏膜下胶原纤维层增厚且超过 $5\ \mu m$。

(3) 排除其他可致顽固性水样泻的疾病。

局限性肠炎(克罗恩病)

(日本消化系统学会克罗恩病检讨委员会)

诊 断 标 准

1. 非连续性或节段性病变。
2. 卵石样充盈缺损或纵行溃疡。
3. 全层性炎症性病变。
4. 肉瘤样非干酪性肉芽肿。
5. 裂沟或漏管。
6. 肛门部位病变(难治性溃疡、不典型外瘘管或肛裂)。

诊 断 判 断

1. 确定诊断　具备诊断标准中的1~3项并加4~6项中任一项;或具备4及1~3中的任两项。
2. 怀疑诊断　具备诊断标准中的1~3项。
3. 除外诊断　需排除肠结核、溃疡性结肠炎、缺血性肠炎、放射性肠炎、肠性Behcet病、单纯性(非特异性)肠溃疡、非特异性多发性小肠溃疡病及急性末端回肠炎。

急性型 CC(Crohn 结肠炎)

1. 突然腹痛,常位于脐周及右下腹,有的范围广泛,呈弥漫性腹痛,持续不止,且阵发性加重。
2. 常伴有恶心、呕吐。
3. 腹泻,呈水样或黏液血便,个别病例有严重出血。
4. 低度或中度发热,偶有高热。
5. 可有典型腹膜炎表现,或触到索条状肠形包块。
6. 白细胞增高,核左移;腹部透视肠腔胀气,可出现液平面。

严重急性结肠炎

IBD 中的严重急性结肠炎其主要表现为：体温>38℃，心率>100 次/分，血便>5 次/天，约 15%UC 患者在疾病过程中有急性暴发型发作。常表现为：

（1）严重的血性腹泻，每日最高可达 20 次以上。

（2）发热，一般 37.5～38℃，暴发型可出现高热。

（3）腹痛，特点各异可呈绞痛样，急性期腹痛剧烈常成为临床主要症状之一。

（4）心动过速。

（5）贫血、白细胞增高等，往往全身情况迅速恶化，病情十分凶险。若并发中毒性巨结肠或穿孔，病死率可高达 30%～60%。

慢性非特异性溃疡性结肠炎

（全国消化疾病会议 1978 年）

1. 临床方面 具有慢性腹泻、黏液血便、腹痛，呈慢性反复发作性或持续性，伴有不同程度的全身症状，少数患者仅有便秘或不出现血便，亦应加以重视。既往史及体检中要注意关节、口腔、眼、浆膜、皮肤、肝脾等肠道外的临床表现。

2. 乙状结肠镜或纤维结肠镜检查所见

（1）受累结肠黏膜呈现多发性浅表溃疡，伴有充血、水肿，病变多由直肠起始，往往累及其他结肠，为弥漫性分布。

（2）肠黏膜外观粗糙不平，呈现细颗粒状，组织脆弱易于出血，或可覆盖有脓性分泌物，似一层薄苔附着。

（3）结肠扭袋往往变平或变钝，以至扭袋消失，有时可见到多个大小不等的假性息肉。

结肠黏膜活检病理变化呈现炎症性反应，同时常可见到黏膜糜烂、隐窝脓肿、结肠腺体排列异常及上皮改变。

3. 钡剂灌肠所见

（1）结肠肠管缩短，结肠袋消失，或结肠呈管状外观。

（2）多发性溃疡或有多发性假性息肉表现。

（3）结肠黏膜粗糙、紊乱或可见细颗粒样变化。

4. 病理检查 在排除菌痢、阿米巴痢疾、血吸虫病、肠结核等特异性感染性结肠炎与肉芽肿性结肠炎、放射性结肠炎的前提下，可参照下列标准予以诊断。

(1) 根据临床方面和乙状结肠镜或纤维结肠镜检查之(1)~(3)三项中的一项和(或)黏膜活检可以诊断为本病。

(2) 根据临床方面和钡剂灌肠有(1)~(3)三项中的一项可以诊断为本病。

(3) 临床表现不典型,但有典型的肠镜检查或钡灌肠典型改变者,可以诊断为本病。

(4) 临床方面有典型症状或有典型既往史,而此次乙状结肠镜、纤维结肠镜或钡剂灌肠检查无典型变化者,应列为"疑诊",予以追踪检查。

有关本病一个完整全面的诊断,应包括其临床类型、严重程度、病变范围及病变分期。

(1) 类型:初发型、急性暴发型、慢性复发型、慢性持续型。

(2) 病情程度分级:

轻度:全身症状很轻或无全身症状。

重度:有多次黏液血便及水样泻及发热、脉率增快等全身症状,血沉可显著增快,血浆白蛋白可减低。

中度:界于轻度与重度之间。

(3) 病变范围:全结肠、区域性结肠、右半结肠、左半结肠、乙状结肠、直肠。

(4) 病变分期:活动期、缓解期。

诊断示例:慢性非特异性溃疡性结肠炎-慢性复发型,中度、左半结肠,活动期。

非特异性溃疡性结肠炎内镜分度

根据镜下所见将其分为以下3度。

Ⅰ度(轻度):黏膜充血水肿,有点状出血。

Ⅱ度(中度):黏膜充血水肿明显,黏膜表面呈颗粒状,肠壁质脆而易接触出血,有多数细小、浅表溃疡,黏膜分泌增多。

Ⅲ度(重度):黏膜充血水肿更显著,病变部位几乎无正常黏膜,溃疡明显增多并融合成片,极易接触出血或黏膜腐烂出血,有假膜或黏液脓血性渗出物覆盖,有时见岛状或类假息肉样黏膜再生。

假膜性结肠炎(PMC)

凡在应用抗生素后出现腹泻的患者,均应疑诊为PMC,并根据下列辅助检查进行确诊。

(1) 血常规化验：血白细胞多增高，常为$(10\sim20)\times10^9/L$，也有达$50\times10^9/L$以上者，中性粒细胞增多。

(2) 粪常规化验：轻症患者可正常或有少量红、白细胞，重者可见脓血便。

(3) 难辨梭状芽孢杆菌(clostridium difficile, CD)培养：PMC患者应连续2天至少获取2份粪便标本通过选择性培养基以培养CD,阳性率达90%～95%。值得注意的是，正常人粪便中CD可高达25%,故培养阳性时并不能肯定就是致病菌。

(4) CD毒素试验：采取抗毒素中和试验较为理想，滴定度在1：100～1：200以上时有诊断意义。CD毒素试验阳性率达90%～100%,对PMC的诊断具有一定价值。

(5) 肠镜检查：PMC典型肠镜所见为受累肠黏膜充血、水肿或斑块状渗出物附着，可融合成片状或管状假膜，这对PMC有特异性诊断价值。

NSAIDs相关性CC

非甾体抗炎药(non-steroid anti inflammatory drugs，NSAIDs)相关性胶原性结肠炎(collagenous colitis, CC)的诊断标准如下。

(1) 有口服该类药物史，服药时间长达6月至15年，平均为4.4年。

(2) 水泻为主的临床特征，伴有或不伴有腹痛。

(3) 结肠镜检查：肉眼观察肠黏膜未见异常，可有轻度充血。

(4) 多点黏膜活检发现上皮下基底膜胶原束增厚$>10~\mu m$(正常$<7~\mu m$)(McMaster University Medical Center)。

(5) 无其他可解释的病因，包括硬化病、放射性损伤、感染性疾病、痛风、糖尿病、甲状腺疾病等。

(6) 对去麸质饮食疗效不佳。

(7) 采用对腹泻的常规治疗无效。

溃疡性结肠炎(一)

(全国慢性非感染性肠道疾病学术研讨会　1993年)

1993年6月8～10日，全国慢性非感染性肠道疾病学术研讨会在太原举行，会议主要对溃疡性结肠炎诊断标准进行了修订。原草案是1978年中华医学会消化系统疾病学会杭州会议制定的，为便于了解溃疡性结肠炎诊断标准的演变,特重新发表原诊断标准(草案)和本次会议对诊断标准的修订。

特发性溃疡性结肠炎诊断及治疗标准(1978年)

1. 定义 特发性溃疡性结肠炎是一种可能属于免疫病理机制和遗传有关的不明原因的非特异性直、结肠黏膜及黏膜下层的炎症。肠道微生物感染和精神因素等可成为诱发因素。

2. 诊断步骤 临床有慢性黏液血便疑诊本病时应做下列检查。

(1)多次粪便培养痢疾杆菌、涂片找阿米巴原虫以及根据流行病区特点做排除血吸虫病等的检查。

(2)乙肠镜检,兼做黏膜活检。暴发型和重症患者可以暂缓检查。

(3)钡剂灌肠检查病变的性质、程度及范围,同时排除其他疾病。

(4)需要时可做纤维结肠镜检。

3. 诊断标准

(1)临床:有持续性或反复发作性黏液血便、腹痛伴有不同程度的全身症状,不应忽视少数只有便秘或无血便的患者。既往史及体检中要注意关节、眼、肝脾等肠道外表现。

(2)肠镜所见:①黏膜有多发性浅溃疡伴充血、水肿,病变大多从直肠开始,且呈弥漫性分布。②黏膜粗糙呈细颗粒状、质脆易出血,或附有脓血性分泌物。③可见假性息肉、结肠袋往往变钝或消失。黏膜活检呈炎症性反应,同时常可见糜烂、隐窝脓肿、腺体排列异常及上皮变化。

(3)钡剂灌肠所见:①黏膜粗乱及(或)有细颗粒变化。②多发性溃疡或假性息肉。③肠管缩短、肠袋消失,可呈管状。

(4)手术切除或病理解剖可见肉眼或组织学的特发性溃疡性结肠炎的特点。

在排除菌痢、阿米巴痢、慢性血吸虫病、肠结核等感染性结肠炎及克罗恩结肠炎、放射性结肠炎的基础上,可按下列标准诊断。a. 根据临床及肠镜检查中①、②、③三项中的一项及(或)黏膜活检可以诊断本病。b. 根据临床及钡剂灌肠①、②或③中的一项者可以诊断。c. 临床不典型而有典型肠镜检查或钡剂灌肠典型改变者,可以诊断本病。d. 临床有典型症状或典型既往史而目前结肠镜或钡剂灌肠检查无典型改变者,应列为"疑诊"追访。一个完整的诊断应包括其临床类型、严重程度、病变范围及病态分期。

类型:慢性复发型、慢性持续型、急性暴发型、初发型。

注1:初发型指无既往史而首次发作,暴发型症状严重伴全身中毒性症状,

常伴中毒性结肠扩张、肠穿孔、败血症等并发症,除暴发型外,各型均有不同程度分级并可相互转化。病情程度:轻度、中度、重度。

注2:轻度系全身症状轻或无,中度介于轻度和重度之间,重度有多次黏液血便及水样泻、发热、脉率快等全身症状,血沉明显增快,血浆白蛋白可减低。

病变范围:直肠炎、直肠和乙状结肠炎、右半结肠炎、左半结肠炎、区域性结肠炎、全结肠炎。

关于溃疡性结肠炎诊断标准的修订(1993)

1. 定义 考虑删去一种原因不明的慢性结肠炎,病变主要限于结肠的黏膜,且以溃疡为主,多累及直肠和远端结肠,但可向近端扩展,以至遍及整个结肠。

2. 诊断步骤 有条件的医院可考虑直接作纤维肠镜检查。

3. 诊断标准 (2)肠镜所见,文献中各家的评价也不尽相同。

第3(2)②条末补充"黏膜血管模糊"。关于活检:病理科医生可能各有各的评价。补充为:黏膜活检呈炎症性反应,同时常可见糜烂溃疡、隐窝脓肿、腺体排列异常、杯状细胞减少及上皮变化。

病情程度:注2改为"注2. 轻度患者4次/天以下腹泻,便血轻或无,无发热、脉搏加快或贫血,血沉正常。中度介于轻度和重度之间。重度腹泻6次/天以上,明显黏液血便,T37.5℃以上,P在90次/分以上,Hb<100 g/L,ESR>30 mm/h"。

溃疡性结肠炎(二)
(日本厚生省)

定义:溃疡性结肠炎(UC)系主要侵袭黏膜,常有糜烂和溃疡形成之原因未明的弥漫性非特异性炎症。世界卫生组织(WHO)医科学国际委员会(CLOMS)所规定的名称与概念为:特发性大肠炎系主要侵犯黏膜与黏膜下层、大肠尤其直肠之特发性,非特异性炎症性疾病,30岁以下青年人多发,也见之于小儿及50岁以上年龄层。原因尚未明确,可能与免疫病理学机制及心理学因素有关。通常有血性腹泻和不同程度的全身症状,病程持久,且病变侵及整个大肠者则有恶性变倾向。

诊断程序:患者有慢性黏液血或血便而疑及本病时,要了解其放射线接触史、抗生素服用史和海外游历史,同时进行细菌学、寄生虫学检查,以除外感染性肠炎。继而要做直肠或乙状结肠内镜检查,以确认有无本病三特征性肠病变,此时并应取材活检。如此,多可作出诊断,必要时应做灌肠 X 线检查或结肠内镜检查,以检视肠病变的性状、程度和范围,同时排除其他疾病。

诊断标准:除下列(1)项外,能满足(2)项中之一及(3)项者,并排除下述疾病时即可确诊。

(1) 临床症状:持续性或反复性黏液血、血便,或有此病史。

(2) ①内镜检查:a. 黏膜弥漫性被侵及,血管透示所见消失,呈粗糙或颗粒状。或更伴有触之易出血性(接触出血),或附着有黏液、血、脓性分泌物;b. 有多发性糜烂、溃疡或假性息肉病变。②灌肠 X 检查:a. 黏膜表面呈粗糙或细颗粒状之弥漫性改变;b. 多发性糜烂、溃疡;c. 假性息肉病。其他还可有结肠袋消失(铅管样所见)及肠管变窄、缩短所见。

(3) 活检组织学检查:主要表现为黏膜固有层弥漫性炎性细胞浸润,同时可见杯状细胞减少至消失、糜烂、隐窝脓肿及腺体排列异常等。

在上述(2)、(3)项检查不够满意或不能检查时,根据切除手术或尸检,肉眼及组织学上确认有本病特征性所见并除外下列疾病便可确诊。必须排除的疾病有:菌痢、阿米巴痢疾(虫痢)、血吸虫病、大肠结核、弯曲杆菌肠炎等感染性肠炎、克罗恩病、肠型 Behcet 病、淋巴滤泡增殖症等。

注:须注意有的病例很少留意自己有无血便,一旦发现血便即来院求医(病痛期间短)的。

对检查所见轻微而不能确诊者可按"拟诊"处理,待日后发生复燃或出现明确所见时再行确诊。

溃疡性结肠炎(三)

一、概念

溃疡性结肠炎(ulcerative colitis,UC)又称慢性非特异性溃疡性结肠炎,系原因不明的大肠黏膜的慢性炎症和溃疡性病变,临床以腹泻、黏液脓血便、腹痛为特征。中医属"泄泻"、"痢疾"、"便血"范畴。

二、类型

(一) 西医分类

1. **初发型** 指无既往史而首次发作者。
2. **慢性复发型** 临床最为多见,症状较轻,治疗后常有长短不一的缓解期,与一般历时3~4周的发作期交替发生。

3. 慢性持续型 首次发作后肠道症状持续数月或数年,可伴有肠外症状,其间可有急性发作,与慢性复发型相比,此型结肠受累较广泛,病变倾向于进行性。

4. 急性暴发型 症状严重,伴全身中毒症状,可伴中毒性巨结肠、肠穿孔、脓毒血症等并发症。

注:除暴发型外,以上各型可相互转化。

(二)中医证型

1. 大肠湿热证

(1)主要症候 ①腹泻黏液脓血便。②里急后重。③舌苔黄腻。④脉滑数或濡数。

(2)次要症候 ①肛门灼热。②身热。③下腹坠痛或灼痛。④口苦,口臭。⑤小便短赤。

(3)证型确定 具备主症2项(第1项必备,以下同)加次症2项,或主症第1项加次症3项。

2. 脾胃气虚证

(1)主要症候 ①腹泻便溏,有黏液或少量脓血。②食少纳差。③食后腹胀。④舌质淡胖或有齿痕,苔薄白。⑤脉细弱或濡缓。

(2)次要症候 ①腹胀肠鸣。②腹部隐痛喜按。③肢体倦怠。④神疲懒言。⑤面色萎黄。

(3)证型确定 具备主症2项加次症2项,或主症第1项加次症3项。

3. 脾肾阳虚证

(1)主要症候 ①久泻不愈,大便清稀或伴有完谷不化。②腰膝酸软。③形寒肢冷。④食少纳差。⑤舌质淡胖或有齿痕,苔白润。⑥脉沉细或尺脉弱。

(2)次要症候 ①五更泻或黎明前泻。②脐中腹痛,喜温喜按。③腹胀肠鸣。④少气懒言。⑤面色㿠白。

(3)证型确定 具备主症2项加次症2项,或主症第1项加次症3项。

4. 肝郁脾虚证

(1)主要症候 ①腹痛则泻,泻后痛减,大便稀烂或黏液便。②腹泻前有情绪紧张或抑郁恼怒等诱因。③胸胁胀闷。④舌质淡红,苔薄白。⑤脉弦或弦细。

(2)次要症候 ①喜长叹息。②嗳气不爽。③食少腹胀。④矢气较频。

(3)证型确定 具备主症2项加次症2项,或主症第1项加次症3项。

5. 阴血亏虚证

(1)主要症候 ①大便秘结或带少量脓血。②总有便意,但排便困难。③午后低热。④失眠盗汗。⑤舌红少苔。

(2) 次要症候 ①心烦易怒。②头晕目眩。③腹中隐隐灼痛。④神疲乏力。⑤脉细数。

(3) 证型确定 具备主症 2 项加次症 2 项,或主症第 1 项加次症 3 项。

6. 血瘀阻络证

(1) 主要症候 ①腹痛拒按,痛有定处。②泻下不爽。③下痢脓血、血色紫黯或黑便。④舌紫或有瘀点、瘀斑。⑤脉涩或弦。

(2) 次要症候 ①肠鸣腹胀。②面色晦暗。③腹部有痞块。④胸胁胀痛。⑤肌肤甲错。

(3) 证型确定 具备主症 2 项加次症 2 项,或主症舌象必备加次症 2～3 项。辨证说明：证型确定以就诊当时的症候为准,具备两个证者称为复合证(两个证同等并存,如脾肾阳虚与肝郁脾虚证)或兼证型(一个证为主,另一个证为辅,前者称主证,后者称兼证,如脾胃气虚兼湿热证)。

三、诊断标准

参照中华医学会消化病学分会炎症性肠病诊断标准执行,2000 年。

1. 临床表现 有持续或反复发作的腹泻、黏液脓血便伴腹痛、里急后重和不同程度的全身症状。可有关节、皮肤、眼、口及肝胆等肠外表现。

2. 结肠镜检查 病变多从直肠开始,呈连续性、弥漫性分布,表现为：①黏膜血管纹理模糊、紊乱、充血、水肿、易脆、出血及脓性分泌物附着；亦常见黏膜粗糙,呈细颗粒状。②病变明显处可见弥漫性多发糜烂或溃疡。③慢性病变者可见结肠袋囊变浅、变钝或消失,假息肉及桥形黏膜等。

3. 钡剂灌肠检查主要改变 ①黏膜粗乱和(或)颗粒样改变。②肠管边缘呈锯齿状或毛刺样,肠壁有多发性小充盈缺损。③肠管短缩,袋囊消失呈铅管样。

4. 黏膜病理学检查 有活动期与缓解期的不同表现。

(1) 活动期 ①固有膜内弥漫性、慢性炎细胞及中性粒细胞、嗜酸性粒细胞浸润。②隐窝急性炎细胞浸润,尤其上皮细胞及中性粒细胞浸润、隐窝炎,甚至形成隐窝脓肿,可有脓肿溃入固有膜。③隐窝上皮增生,杯状细胞减少。④可见黏膜表层糜烂,溃疡形成,肉芽组织增生。

(2) 缓解期 ①中性粒细胞消失,慢性炎细胞减少。②隐窝大小形态不规则,排列紊乱。③腺上皮与黏膜肌层间隙增大。④潘氏细胞化生。

5. 手术切除标本病理检查 可发现肉眼及组织学上 UC 的上述特点：在排除细菌性痢疾、阿米巴痢疾、慢性血吸虫病、肠结核等感染性结肠炎及结肠性消化不良、缺血性结肠炎、放射性结肠炎等的基础上,可按下列诊断标准诊断。

(1) 根据临床表现和肠镜检查三项中之一项和(或)黏膜活检支持,可诊断本病。

(2) 根据临床表现和钡剂灌肠检查三项中之一项,可诊断本病。

(3) 临床表现不典型而有典型结肠镜或钡剂灌肠改变者,也可以临床拟诊为本病,并观察发作情况。

(4) 临床上有典型症状或典型既往史而目前结肠镜或钡剂灌肠检查并无典型改变者,应列为"疑诊"随访。

(5) 初发病例、临床表现和结肠镜改变均不典型者,暂不诊断 UC,可随访 3~6 个月,观察发作情况。

(6) 完整的诊断应包括其临床类型、严重程度、病变范围、病情分期及并发症。

1) 类型　初发型、慢性复发型、慢性持续型、暴发型。

2) 临床严重程度分级　轻度:患者腹泻每日 4 次以下,便血轻或无,无发热、脉搏加快或贫血,血沉正常。中度:介于轻度和重度之间。重度:腹泻每日 6 次以上,明显黏液血便,体温在 37.5℃以上,脉搏在 90 次/分以上,血红蛋白＜100 g/L,血沉＞30 mm/小时。

3) 病变范围　可为直肠、直乙结肠、左半结肠、全结肠、区域性结肠受累。

4) 病情分期　活动期、缓解期。

5) 肠外表现及并发症　肠外可有关节、皮肤、眼部、肝胆等系统受累;并发症可有大出血、肠穿孔、中毒性巨结肠、癌变等。

6. 主要症状及肠黏膜病变轻重分级(表 3－12)。

表 3－12　溃疡性结肠炎主要症状及肠黏膜病变程度分级

主要症状及肠黏膜病变	1级(＋)	2级(＋＋)	3级(＋＋＋)
腹泻	≤3 次/天	3~5 次/天	＞6 次/天
脓血便	少量脓血	中等量脓血	多量脓血或便新鲜血
腹痛	轻微、隐痛,偶发	中等度,隐痛或胀痛,每日发作数次	重度,剧痛或绞痛,反复发作
肛门下坠	轻,便后消失	中等,便后略减轻	重,便后不减
充血水肿	轻度	中等度	重度
糜烂	无或轻度	中等度,可伴有出血,周边明显红肿	重度,触之有明显出血,周边显著红肿
溃疡	无或散在分布,数量＜3 个,周边轻度红肿		

四、疗效评定标准

1. 完全缓解　①临床主要症状消失,次症消失或基本消失,舌、脉基本恢复正常。②肠镜复查黏膜病变恢复正常,或溃疡病灶已形成瘢痕。③便常规镜检 3 次正常。

2. 显效　①临床主要症状基本消失,次症改善程度达 2 级以上(＋＋＋→＋),舌脉基本复常。②肠镜复查黏膜病变恢复程度达 2 级以上(＋＋＋→＋或＋＋→－)。③便常规检查正常。

3. 好转　①临床主要症状改善达 1 级以上(＋＋＋→＋＋或＋＋→＋)。②肠镜复查黏膜病变恢复程度达 1 级以上(＋＋＋→＋＋或＋＋→＋)。③便常规镜检红、白细胞数<5 个/HP。

4. 无效　经治疗后临床症状、内镜及病理检查无改善。

溃疡性结肠炎的分型
（日本厚生省）

依据病变范围之病型分类。
全大肠炎(total colitis)。
左侧大肠炎(left-sided colitis)。
右侧或区域性大肠炎(right sided or segmental colitis)。
注：直肠炎之诊断可依前述标准,内镜检查可见直肠乙状部(Rs)口端之正常黏膜。左侧大肠炎系指病变范围未超越横结肠中央者。
右侧大肠炎或区域性大肠炎与克罗恩病及大肠结核的鉴别困难,诊断有时需要观察经过,或待切除手术或尸检结果方能确诊。

溃疡性结肠炎的分期
（日本厚生省）

病期分类。
活动期(active stage)。
缓解期(remission stage)。
注：活动期有血便,内镜显示血管透示消失,具易出血性、糜烂或溃疡所见。缓解期血便消失,内镜检查活动期所见亦消失,血管透示所见复现。

溃疡性结肠炎的分度
（日本厚生省）

依据临床重症度的分类。
轻症。
中等症。
重症。
诊断标准如表3-13所示。

表3-13 溃疡性结肠炎的分度标准

项 目	重 症	中等症	轻 症
排便次数	>6次		<4次
血便	(+++)		(+)~(-)
发热	>37.5℃	重症与轻症之间	(-)
心率加速	>90次/分		(-)
贫血	Hb<100 g/L		(-)
血沉	>30 mm/h		正常

注：轻症之3~5栏之(-)分别表示无>37℃之发热，无>90次/分之心率加快，无Hb<100 g/L之贫血。

重症须具1和2两项及全身症状3或4项两者之一，且具6项中的4项以上；轻症则各项均不具备。

适合上述重症与轻症之间者属中等症。

重症中症状特别剧烈而危重者特称重危症，并依发病经过划分为急性重危症型和复燃重危症型。重危症型之诊断标准必须具备下列5项。

1. 具备重症标准各项。
2. 血性腹泻>15次/天。
3. 持续高热>38℃。
4. 白细胞增多>10 000/mm^3。
5. 剧烈腹痛。

溃疡性结肠炎的内镜分类
（日本厚生省）

依活动期内镜所见分类。
轻度(mild)。
中等度(moderate)。
重度(severe)。
诊断标准如表 3-14 所示。

表 3-14 溃疡性结肠炎的内镜分类标准

炎症程度	内镜所见
轻度	血管透示所见消失
	黏膜呈细颗粒状
	发红，小黄色点
中等度	黏膜粗糙、糜烂、小溃疡
	具易出血性（接触出血）
	附着有黏液血性、脓性分泌物
	具其他活动性炎症所见
重度	有广范围溃疡
	有明显自然出血

依内镜检查范围内之最明显改变作为诊断。内镜检查无须前处置，短时间内进行，不必观察全部大肠。

溃疡性结肠炎的临床分类（一）
（日本厚生省）

依临床经过分类。
复燃缓解型(relapse-remitting type)。
慢性持续型(chronic continuous type)。
急性重危症型(急性暴发型)(acute fulminating type)。
初次发作型(one attack only)。

注：慢性持续型指初次发作后活动期持续 6 个月以上者。

急性重危症型(急性暴发型)指以极为急重的症状发病,多伴发中毒性巨结肠症、穿孔或败血症,预后凶险。

初次发作型指仅发作 1 次的病例,然而将来必定复燃,可转为复燃缓解型。

溃疡性结肠炎的病型分类(二)
(日本厚生省)

依病变肉眼所见的病型分类。
假性息肉病型。
萎缩性大肠炎型。

溃疡性结肠炎的严重度分类

表 3-15　Truelove -Witts 分类法(1995)

项　目	严　重	轻　度
排便次数	≥6 次/天	≤4 次/天
血便	血为主	少量血
体温	>37.5℃	正常
脉搏	>90 次/分	正常
血红蛋白	<75%	正常
ESR	>30 mm/小时	<30 mm/小时

溃疡性结肠炎活动指数

溃疡性结肠炎疾病活动指数第一个有关 UC 炎症活动程度的定量分级标准(表 3-16)是由 Truelove 和 Witts 于 20 世纪 50 年代中期提出的,其主要判定依据是临床上的五项指标,即体温、脉搏、血红蛋白、血沉和大便次数,疾病活动度根据上述指标的变化依次分为轻、中、重三级,由于其分级过于简单,因此,同一个级别的患者其炎症的严重程度会有很大的差别。20 世纪 60 年代中期

Baron将结肠镜下肠黏膜的炎症程度引入该标准,使得该标准的可靠性进一步增加。20世纪70年代末Powell-Tuck等将其进一步完善。尽管该标准较以往的标准有更大的可靠性,但Gomes等于20世纪80年代中期的对照研究显示,结肠镜的诊断由于受操作者的主观因素的影响较大,并非是UC严重程度最可靠的判断依据。20世纪90年代初,Drossman等将患者的健康状态自我评价作为诊断标准之一,大规模的问卷调查显示,完善后的标准可靠性进一步增加,更适合于门诊患者的病情判断(表3-16)。

表3-16 溃疡性结肠炎疾病活动指数

项 目	计 分		权 重
血便	没有或很少	0	×60%
	有	1	
排便次数(天)	≤4	1	×13%
	5~7	2	
	≤8	3	
血沉(mm/h)			×0.5
血红蛋白(g/dl)			×−4
清蛋白(g/dl)			×−15
界值			200

溃疡性结肠炎活动度积分指数

鉴于某些实验室指标的耗时性与复杂性,Walmsley等最近提出的简易结肠炎活动度指数,似乎更具有可操作性(表3-17)。

表3-17 简易结肠炎活动度积分指数

项 目	计 分	
大便次数	1~3	0
	4~6	1
	7~9	2
	>9	3

(续表)

项 目		计 分
排便急迫感	匆忙	1
	即刻	2
	失禁	3
血便	便中带血	1
	偶尔全血便	2
	经常全血便	3
一般状态	良好	0
	略差	1
	差	2
	很差	3
	极度衰竭	4
	肠外表现(每项表现)	1

难治性溃疡性结肠炎(一)
（日本厚生省）

该症指虽经严密而细致的内科治疗,仍具备下列条件的病例。
1. 慢性持续型。
2. 复发后经过6个月以上仍处于活动期。
3. 反复多次复发。

难治性溃疡性结肠炎(二)
（日本厚生省难治性炎症性肠道病调查）

一、难治性溃疡性结肠炎的定义

日本厚生省难治性炎症性肠道病调查研究班制订的定义是,虽经过严密的内科治疗,但是,①活动期在6个月以上的病例;②反复发作的病例;③慢性持续型病例。此外,类固醇治疗已奏效的病例虽然未必符合以上标准,但作者常常经历伴随药物减量而复发的病例,也成为难治的一个原因。适合上述标准的病例,全结肠炎型、重症病例占其大部分;直肠炎型或中度病例也有符合上述标准者。现行的内科治疗以 5-对氨基水杨酸制剂和类固醇激素制剂为两根支柱。其结果,难治病例的大部分由于类固醇激素的长期、大量应用,结果存在副作用以及在生活质量方面的问题。而且,因为本病慢性型复发与缓解反复交替,必须参考每个患者的既往治疗史。

二、对类固醇激素不敏感的病例(急性期)

急性期(特别是重症患者)的治疗,首先宜大量应用类固醇激素(强力静注疗法或动注疗法)。当初的用药记录往往影响对药物的反应性。中途停药或用量不足、快速减量往往使炎症恶化或迁延。对于重症患者,其用药量如果用泼尼龙换算应为 1~1.5 mg/kg。有报告认为,复发病例要用比前次更强的治疗,因为在病变范围扩展的同时,难治化的危险也增大。因此,对于这些病例,应参考以往的治疗情况,早期进行强力的治疗。

对于上述治疗仍然无效的病例,可尝试与外科医生联合进行以下治疗,无效者可考虑外科疗法。

在欧美,在监测药物浓度的同时,经静脉注射环孢菌素 A,有效者可迅速出现临床效果。用药数日至 1 周,判定为无效者,可行手术。下山等引入去除白细胞疗法。这种方法是通过体外循环,应用滤器除去白细胞,有效者数日内便出现血便消失等临床效果。目前,使用收集全部白细胞或颗粒细胞的滤器。也有通过离心法去除白细胞的。在急性期,每周进行 1~2 次。本法目前正在办理申报手续,在部分医院已作为高新技术加以应用。此外,IL-10 或化学介质阻断剂等也正在开发之中。

三、类固醇激素减量过程中再发病例

类固醇激素逐渐减量时有时会出现复发,再增量往往还可控制,但反应不良或因并发症等原因难以再增量者也不少见。这时,可试用上述的去除白细胞疗法或下述的疗法。

中度病变,限于左侧结肠时,有时用 steroid ante drug 灌肠往往有效,这是一种局部作用强、吸收后在血中或肝中迅速被代谢的类固醇制剂,现作为哮喘或皮肤科外用剂在出售。有报道,用皮肤科用的乳剂灌肠也取得较好的效果。

类固醇激素不能减到一定量以下时,可少量给予硫唑嘌呤或 6-MP 等免疫抑制剂也有效。奏效需 3~6 个月。此外,甲硝唑或中草药(柴苓汤等)、抗变态反应制剂等对激素减量起一定作用。

重症溃疡性结肠炎的小肠积气

X线诊断标准:平片上可见三段或更多的积气小肠襻则确定为小肠膨胀,管径>30 mm时则称为小肠扩大,根据粪便残留范围,黏膜上出现溃疡与结肠袋形变化来确定结肠病变范围,并注意黏膜岛(黏膜粗大、颗粒状隆起)的出现,当横结肠直径>5.5 cm时,确定为中毒性巨结肠。

坏死性小肠结肠炎

诊断以及体征和症状

1. 怀疑坏死性小肠结肠炎 腹部膨胀,没有肠壁(囊样)积气、门静脉积气或腹膜内游离气体的X线片证据。突然出现喂养不耐受。

2. 确定的内科坏死性小肠结肠炎 腹部膨胀,有肠壁(囊样)积气和(或)门静脉积气。其他的X线片特征(例如固定的扩张肠袢和肠梗阻类型)不是特异病症性的,但应就此接受治疗。

3. 外科坏死性小肠结肠炎 在最初出现内科坏死性小肠结肠炎的体征和症状以后,腹部X线片上出现了腹膜内游离气体。

持续存在的肠梗阻类型,腹部膨胀,以及X线片显示没有肠积气,同时患者临床和实验室检查结果恶化(例如中性粒细胞和血小板计数减少)*。

坏死性小肠结肠炎的分类系统被发表在《佛蒙特—牛津网络操作手册》中。该手册对临床和放射学检查所见进行了描述,确诊坏死性小肠结肠炎需要每种类型的检查所见(临床和放射学)≥1项。临床检查所见包括含胆汁性胃吸出物或呕吐(物),腹部膨胀和便潜血或肉眼可见的便血(没有肛裂)。影像学检查所见包括肠壁(囊性)积气、肝胆管内积气和气腹。然而,佛蒙特—牛津诊断法与贝尔描述的标准有相似的缺点,因为即使影像学检查时还未被检出有肠壁(囊性)积气或门静脉积气的患儿,也可以发生需要手术的严重坏死性小肠结肠炎。这些患儿就诊时有可能只有腹部膨胀,而无肠腔内积气。因此,该病的凶险进展有

注:* 由贝尔等和沃尔什及克利曼(Klieman)改编。

可能被遗漏,而未能进行足够的早期干预。我们需要一种允许采取积极预防措施的更可靠的分期方法,但它将很可能需要开发生物标志物,后者可以精确预测坏死性小肠结肠炎的全部表现。

溃疡性结肠炎(UC)合并脑卒中

Mayeux 等提出 UC 合并脑卒中有以下特点。
(1) 发病年龄轻。
(2) UC 渐恶化。
(3) 没有引起患者脑血管栓塞的其他罹患。

原发性小肠恶性肿瘤

原发性小肠恶性肿瘤(PMTSI)是原发于小肠的上皮组织或间叶组织的新生物。根据资料统计,小肠恶性肿瘤占胃肠道恶性肿瘤的 1%~5%,占全身恶性肿瘤的 0.4%。虽然其发生率低,近年来却有逐年升高的趋势。现就原发性小肠恶性肿瘤的诊断和治疗进展作一综述,以提高对小肠恶性肿瘤的认识。

一、病理特征

腺癌最常发生于十二指肠,其中 65% 发生于 Vater 壶腹部。类癌起源于具有嗜银特性的 Lieberkuhn 肠腺腺管基底部的嗜银(EC)细胞,具有摄取胺前体并能脱羧转化为活性肽功能,又称为 APUD 细胞,属于 APUD 肿瘤,多发于回肠末段。恶性淋巴瘤病理分型以 B 细胞来源的非霍奇金淋巴瘤(NHL)为主,好发于回盲部和空肠。恶性间质瘤起源于肠道壁 Cajal 细胞(ICC)或与 Cajal 细胞同源的间叶干细胞,是富于梭形、上皮形或多形性细胞的间叶源性肿瘤,瘤细胞有 c-kit 基因及其产物 CD117 的表达,好发部位依次为空肠、十二指肠和回肠。

二、临床表现

小肠恶性肿瘤的临床表现缺乏特异性,容易与小肠其他疾病,如炎性肠病、小肠憩室、结核等相混淆。汤铜报道的 103 例患者中,以腹痛(82.5%)及消化道出血(60.2%)较多见,其他常见症状有黄疸(46.6%)、腹部肿块(20.4%)、肠梗阻、贫血和消瘦等。Horton 等报道约 10% 的类癌患者可表现为类癌综合征,具体表现为:皮肤潮红、腹泻、肝肿大、右心瓣膜病变和支气管哮喘。这与肿瘤释放的5-羟色胺(5-HT)、缓激肽和肾上腺素等活性物质有关,常提示可能伴有肝脏或肺部转移。小肠恶性肿瘤的临床表现复杂,缺乏特异性,因此遇到难以解释的上述症状,又排除常见疾病,应考虑小肠恶性肿瘤。

三、诊断方法

1. 内窥镜检查

(1) 双气囊电子小肠镜　2001年,日本学者Yamamoto发明了推进式双气囊电子小肠镜(DBE)。它具有直观、操作可控性和可进行活检、治疗的优点,可作为小肠恶性肿瘤的首选检查方法。钟捷等对59例临床怀疑小肠肿瘤的患者行DBE检查,单侧小肠镜检查的小肠肿瘤诊断阳性率在55%～78%,而双侧小肠镜检查的小肠肿瘤诊断阳性率88.1%。但是也存在检查时间长、部分患者耐受较差的不足,同时DBE检查也存在一定的盲区,如肠黏膜皱襞后方、肠瓣后方等。还需要胶囊内镜等其他检查作为补充。

(2) 胶囊内镜　2000年,以色列Given公司的Iddan等科学家发明了胶囊内镜。Mazzarolo等系统研究表明,胶囊内镜对小肠病变的发现率远高于推进式小肠镜,其敏感性为88.9%、特异性为95%、阳性预测值为97%、阴性预测值为82.6%,胶囊内镜整体的诊断准确率为91.1%。CE可完成全小肠检查,漏诊率显著降低,但无法进行活检和内镜下治疗,如果存在肠梗阻、狭窄或瘘管的可能,则会引起胶囊滞留。

(3) 小肠腔内超声　DBE联合小肠腔内超声(ISIU)检查,能更清楚地显示小肠管壁的层次结构。ISUS探查主要适用于小肠恶性肿瘤的浸润度分期、对黏膜下肿瘤以及病灶的性质进行判断,为外科手术提供有价值的术前分期资料。其局限性在于只能依据病灶的形态学改变和探查医师的经验来对病变性质进行判断。ISUS对探查小肠周围淋巴结或腔外脏器尚存在局限。随着内镜技术的进步,未来在ISUS引导下的细针穿刺可能得以实现(DBE-EUS-FNA),这将大大提高小肠病变的诊断能力。

(4) 腹腔镜　腹腔镜是一种安全的微创检查。由于双气囊小肠镜无法检测到小肠浆膜面生长的肿瘤,腹腔镜能够从小肠腔外的视角对整个小肠进行充分探查,从而弥补双气囊小肠镜和其他影像学检查的不足,同时还可以实施相应的手术治疗。

(5) 术中内镜　对不明原因的消化道出血,如临床高度疑为小肠肿瘤,而经顺序性检查后又未能确定,可考虑剖腹探查结合术中内镜,能显著提高小肠肿瘤的检出率。但是,因属于创伤性检查,故要严格把握适应证。

2. 影像学检查

(1) 小肠气钡双重造影　小肠钡灌检查先经口插入造影导管至十二指肠与

空肠交界处,钡剂在通过肠腔时显示肠腔充盈缺损、龛影、狭窄等征象,从而判断小肠疾病的部位和性质。钟捷等对34例不明原因小肠出血患者行小肠钡灌检查,其诊断阳性率达50%,病因准确率为48.4%。小肠钡灌对于黏膜下病变以及腔外病变的诊断能力低。其检查结果可为以后行双气囊小肠镜检查的进镜方式的选择提供参考。

(2) 多层螺旋CT小肠造影检查　多层螺旋CT小肠造影检查(MSCTE)用水、甲基纤维素等作为肠腔内对比剂,并可结合静脉造影剂以评估肠壁及肠系膜缺血情况,对小肠腔内和腔外的肿瘤有良好的鉴别力。Boudiaf等研究显示,MSCTE对于小肠上皮源性肿瘤和间质肿瘤诊断的敏感性、特异性接近85%～90%。但是无法显示微小黏膜病变、对小肠疾病的定位诊断有一定的偏差是MSCTE的不足之处。

(3) 血管造影　血管造影(DSA)通过显示异常血管或造影剂外溢来定位病变。当出血量达到0.5 ml/分以上,才能显示造影剂外溢征象。王兴清等回顾性分析19例小肠出血患者,DSA诊断阳性率为63.2%。这是一种创伤性的检查手段,对血供丰富的肿瘤有较高的诊断价值,但其很难对病变作出进一步确切的定性诊断。

(4) PET　采用代谢标记FDG(氟脱氧葡萄糖)测定SUV值来评价肿瘤的代谢活性,能清楚地显示肿瘤的形态及分布范围,反映肿瘤的功能及代谢状态,它对微小的转移灶和监测治疗效果更有优势。近年来,同位素标记的奥曲肽(Octreotide)-PET可对90%类癌病灶作出定位诊断,还可显示肝脏及腹腔外转移灶,其敏感性为57%,而FDG-PET的敏感性为29%。

直 肠 癌

APCRC执委会成员、中华医学会肿瘤学会主任委员顾晋教授总结中国直肠癌的诊治特点为:①直肠癌比结肠癌更多见;②直肠癌的发病年龄较欧美年轻;③大规模的直肠癌筛查在中国大陆尚未普遍开展;④结直肠外科专科医师培训尚未纳入行业的规范化培训;⑤覆盖全国的直肠癌的登记系统亟待建立。

结直肠癌的早期筛查

结直肠癌的早期筛查在亚太地区差异明显。

日本学者应用便潜血实验(FOBT)作为早期筛查的方法,在 500 多万名受试者中,6%有阳性发现,共 6 926 名(0.12%)确诊为结直肠癌,其中原位癌占 43%,Ⅰ期占 26%。该研究证实,大规模筛查有助于发现早期结直肠癌。

新加坡学者则倡导免疫组织化学试剂盒作为早期筛查的手段,同时鼓励结肠镜检查及肠镜息肉切除预防肿瘤。

而其他国家和地区,诸如中国大陆、中国香港、泰国等地均缺乏早期筛查机制。

早期直肠癌(CRC)

确定早期 CRC 的临床标准。
(1) 直径大小<4 cm。
(2) 指诊及直肠镜检查未发现固定到骨盆。
(3) 一个总体外形。
(4) 活检证明是分化好或中等分化癌,而无胶质癌(colloid cancer)的成分。
(5) 没有瘤溃疡。

结肠及直肠癌

(江苏省肿瘤防治研究协作组 1977 年)

诊 断 依 据

1. 症状及体征
(1) 排便次数增多,排脓便、肛门胀感;
(2) 腹痛、排便不畅,便形进行性变细;
(3) 腹部或肛门指诊触到肿块;
(4) 消瘦、恶病质等全身症状。
2. 直肠镜检 见菜花状肿块或环形狭窄,或溃疡浸润,经病理切片证实。
3. X 线检查 钡剂灌肠示充盈缺损,黏膜纹中断,肠腔狭窄,块状阴影。

遗传性非息肉瘤性结直肠癌（HNPCC）

（HNPCC 研究国际合作组　1990 年）

该组规定了本病的最低诊断标准，也称作 Amsterdam 标准。

(1) 家族成员中至少 3 人患有结直肠癌（CRC），且其中 1 人为其他 2 人的一级亲属，须排除家族性腺瘤样息肉病（FAP）。

(2) 至少影响到连续两代人。

(3) 至少有 1 人 50 岁之前确诊。

结肠及直肠癌的分期

H. Popper（系国际肝病协会第一任会长、美国 Mount Sinai 医学中心病理学教授）介绍的 Gunderson - Sosin 改良分期法。

A 期：病变局限于黏膜，淋巴结阴性。

B_1 期：病变超过黏膜，但尚局限于肠壁，淋巴结阴性。

B_2 期：病变穿透肠壁（包括浆膜），淋巴结阴性。

C_1 期：病变局限于肠壁，淋巴结阴性。

C_2 期：病变穿透肠壁（包括浆膜），淋巴结阳性。

结肠-直肠癌的 TN 分类

T 分类。

T_1　肿瘤限于黏膜或黏膜和黏膜下层。

T_2　肿瘤扩散至固有肌层或固有肌层和浆膜层。

T_3　肿瘤扩散至邻近结构。

T_{3a}　无瘘管形成。

T_{3b}　伴瘘管形成。

T_4　肿瘤扩散超过邻近的器官达其他组织。

N 分类。

N_1　侵犯区域性淋巴结（N_2 和 N_3 取消）。

N_4　侵犯并到区域性淋巴结。

结肠-直肠癌的分类
（Dukes）

表 3-18 结肠-直肠癌分类

病期	表现
A	限于黏膜内
B	限于肠壁
C	局部淋巴结浸润、病灶穿透至肠壁外
D	远处转移

有结直肠癌家族史（不含 HNPCC 家族史）人群的筛查建议

2008 版指南更新了与家族史相关的筛查建议，其主要变化在于，对于一级亲属有腺瘤家族史或年龄≥60 岁时发生结肠癌或进展性腺瘤的人群，作如下推荐。

· 只有 1 个一级亲属在≥60 岁时发生结直肠癌或进展性腺瘤（腺瘤≥1 cm 或高度异常增生或有绒毛成分）：推荐的筛查方法与普危人群相同（从 50 岁开始，每 10 年 1 次）。

· 只有 1 个一级亲属＜60 岁时被诊断为结直肠癌或进展性腺瘤，或者 2 个一级亲属患结直肠癌或进展性腺瘤：推荐的筛查方法为从 40 岁开始或比家族中最早确诊结直肠癌的年龄提前 10 年开始，每 5 年进行 1 次结肠镜检查。

· 单个一级亲属仅患有小管状腺瘤并不增加结直肠癌罹患风险，其筛查方式与普危人群相似。

结直肠癌（一）

早期筛查是降低结直肠癌（CRC）病死率的有效手段，但在实际应用中，CRC 筛查会遇到许多困难，医疗资源匮乏，民众对该病防治知识认识不足及依从性差等因素限制了 CRC 筛查的有效实施。2011 年 3 月 14 日，《消化道》（Gut）杂志在线发表了一项在新加坡市、广州等 11 个亚洲城市进行的研究,该研究对结直肠高级别腺瘤的危险因素进行分析,建立了一个结直肠高级别腺瘤危险评分系统。采用该评分系统,可筛查出最有必要接受内镜筛查的高危人群,从而加强医疗资源的有效利用,提高筛查效率。

研 究 简 介

新加坡国立大学杨(Yeoh)等亚太地区多个国家的学者联合进行了一项前瞻性、横断面、多中心研究,该研究根据年龄、性别、家族史及吸烟状态 4 个因素建立了一个适合亚太地区的结直肠高级别腺瘤(CRC 或晚期腺瘤)筛查评分系统。

该研究在亚洲 11 个城市的三级医院进行,2752 名无症状受试者接受结肠镜筛查。

第一阶段,对 860 名受试者进行随访,确定结直肠高级别腺瘤危险因素,并据此而建立了一个亚太结直肠筛查评分系统(APCS,表 3-19)。APCS 分值为 0~7 分,如果评估对象评分为 0~1 分,提示其结直肠高级别腺瘤危险处于平均水平;如果分值为 2~3 分,提示为中等危险;如果分值为 4~7 分,提示有高度危险。第二阶段,在 1892 名研究对象中对 APCS 进行验证。

结果显示,在建立评分系统的人群和验证人群中,基线结直肠高级别腺瘤发生率分别为 4.5% 和 3%。

表 3-19　亚太地区结直肠高级别腺瘤筛查评分系统

危险因素	标　准	分　值
年龄	<50 岁	0 分
	50~69 岁	1 分
	≥70 岁	2 分
性别	女性	0 分
	男性	1 分
一级亲属中是否有 CRC	无	0 分
	有	2 分
吸烟状况	不吸烟	0 分
	现正在吸烟或既往吸烟	1 分
0~1 分 平均危险	2~3 分 中等危险	4~7 分 高度危险

应用APCS对验证人群进行结直肠高级别腺瘤发生危险分层,结果显示,559名(29.5%)受试者的危险为平均水平,966名(51.1%)属于中等危险,367名(19.4%)是高危人群。3组人群的结直肠高级别腺瘤发生率分别为1.3%、3.2%和5.2%。中危和高危人群的结直肠高级别腺瘤发生率分别是平均危险人群的2.6倍和4.3倍。

结直肠癌(二)
(中华人民共和国卫生部医政司 2010年)

《结直肠癌诊疗规范(2010年版)》由卫生部医政司组织我国结直肠癌领域权威专家共同制定,卫生部办公厅于2010年10月14日正式发布(卫办医政发[2010]165号)。这是我国第一部由卫生部发布的关于肿瘤治疗方面的诊疗规范,它将作为卫生行政条例指导各级各类医院结直肠癌诊治,促进我国结直肠癌治疗走向规范化、科学化,使结直肠癌患者从规范治疗中获益。

现将该诊疗规范中与外科相关部分转载如下。

概 述

近年来,随着人民生活水平的不断提高,饮食习惯和饮食结构的改变以及人口老龄化,我国结直肠癌(colorectal cancer,CRC)的发病率和病死率均保持上升趋势。其中,结肠癌的发病率上升尤为显著。大多数患者发现时已属于中晚期。

为进一步规范我国结直肠癌诊疗行为,提高医疗机构结直肠癌诊疗水平,改善结直肠癌患者预后,保障医疗质量和医疗安全,特制定本规范。

诊断技术与应用

一、临床表现

早期结直肠癌可无明显症状,病情发展到一定程度才出现下列症状。
(1) 排便习惯改变;
(2) 大便性状改变(变细、血便、黏液便等);
(3) 腹痛或腹部不适;
(4) 腹部肿块;

(5) 肠梗阻；
(6) 贫血及全身症状，如消瘦、乏力、低热。

二、体格检查

1. 一般状况评价、全身浅表淋巴结情况。
2. 腹部视诊和触诊，检查有无肠型、肠蠕动波、腹部肿块。
3. 直肠指检：凡疑似结直肠癌者必须常规做肛门直肠指检。了解肿瘤大小、质地、占肠壁周径的范围、基底部活动度、距肛缘的距离、肿瘤向肠外浸润状况、与周围脏器的关系等。指检时必须仔细触摸，避免漏诊；触摸轻柔，切忌挤压，观察是否指套血染。

三、实验室检查

1. 血常规　了解有无贫血。
2. 尿常规　观察有无血尿，结合泌尿系统影像学检查了解肿瘤是否侵犯泌尿系统。
3. 大便常规　检查应当注意有无红细胞、脓细胞。
4. 粪便隐血试验　针对消化道少量出血的诊断有重要价值。

四、内窥镜检查

直肠镜和乙状结肠镜适用于病变位置较低的结直肠病变。

所有疑似结直肠癌患者均推荐纤维结肠镜或电子结肠镜检查，但以下情况除外：

（1）一般状况不佳，难以耐受；
（2）急性腹膜炎、肠穿孔、腹腔内广泛粘连以及完全性肠梗阻；
（3）肛周或严重肠道感染、放射性肠炎；
（4）妇女妊娠期和月经期。

内窥镜检查之前，必须做好准备，检查前进流质饮食，服用泻剂，或行清洁洗肠，使肠腔内粪便排净。

内窥镜检查报告必须包括：进镜深度、肿物大小、距肛缘位置、形态、局部浸润的范围，结肠镜检时对可疑病变必须行病理学活组织检查。

由于结肠肠管在检查时可能出现皱缩，因此内镜所见肿物与肛门的距离可能存在误差，建议结合CT或钡剂灌肠明确病灶部位。

五、影像学检查

1. 结肠钡剂灌肠检查　特别是气钡双重造影检查是诊断结直肠癌的重要

手段。但疑有肠梗阻的患者应当谨慎选择。

2. B型超声　超声检查可了解患者有无复发转移,具有方便快捷的优越性。

3. CT检查　CT检查的作用在于明确病变侵犯肠壁的深度,向壁外蔓延的范围和远处转移的部位。目前,结直肠病变的CT检查推荐用于以下几个方面:(1)提供结直肠恶性肿瘤的分期;(2)发现复发肿瘤;(3)评价肿瘤对各种治疗的反应;(4)阐明钡剂灌肠或内镜发现的肠壁内和外在性压迫性病变的内部结构,明确其性质;(5)对钡剂检查发现的腹内肿块作出评价,明确肿块的来源及其与周围脏器的关系。

4. MRI检查　MRI检查的适应症同CT检查。推荐以下情况首选MRI检查:(1)确定直肠癌的术前分期;(2)结直肠癌肝转移病灶的评价;(3)怀疑腹膜以及肝被膜下病灶。

5. 经直肠腔内超声　推荐直肠腔内超声或内镜超声检查为中低位直肠癌诊断及分期的常规检查。

6. PET-CT　不推荐常规使用,但对于常规检查无法明确的转移复发病灶可作为有效的辅助检查。

7. 排泄性尿路造影　不推荐术前常规检查,仅适用于肿瘤较大可能侵及尿路的患者。

六、血清肿瘤标志物

结直肠癌患者在诊断、治疗前、评价疗效、随访时必须检测CEA、CA19-9;建议检测CA242、CA72-4;有肝转移患者建议检测AFP;有卵巢转移患者建议检测CA125。

七、病理组织学检查

病理活检明确占位性质是结直肠癌治疗的依据。活检诊断为浸润性癌的病例进行规范性结直肠癌治疗。如因活检取材的限制,活检病理不能确定浸润深度,诊断为高级别上皮内瘤变的病例,建议临床医师综合其他临床情况,确定治疗方案。确定为复发或转移性结直肠癌时,检测肿瘤组织K-ras基因状态。

八、病理类型

1. 早期结直肠癌:癌细胞局限于结直肠黏膜下层者称早期结直肠癌(pT1)。WHO消化道肿瘤分类将黏膜层内有浸润的病变亦称为"高级别上皮内瘤变"。

2. 进展期结直肠癌的大体类型 (1)隆起型：凡肿瘤的主体向肠腔内突出者，均属本型。(2)溃疡型：肿瘤形成深达或贯穿肌层之溃疡者均属此型。(3)浸润型：肿瘤向肠壁各层弥漫浸润，使局部肠壁增厚，但表面常无明显溃疡或隆起。

3. 组织学类型 (1)腺癌：包括乳头状腺癌、管状腺癌、黏液腺癌、印戒细胞癌；(2)未分化癌；(3)腺鳞癌；(4)鳞状细胞癌；(5)小细胞癌；(6)类癌。

4. 分级与组织学类型的关系 结直肠癌细胞分级与组织学类型的关系：(略)。

结直肠肿瘤(三)

(中华医学会消化病学分会 2011年)

结直肠癌(colorectal cancer，CRC)是我国常见的恶性肿瘤。在西方发达国家，CRC的发病率居恶性肿瘤的第2～3位。随着我国人民生活水平的不断提高和饮食习惯的变化，我国CRC发病率亦逐年升高，已跃居第3～5位，特别是大城市的增幅更快。结直肠腺瘤(colorectal adenoma，CRA)是CRC最主要的癌前病变。通常认为结直肠肿瘤主要包括CRC和CRA。

国内外学者和医师十分重视对结直肠肿瘤的筛查，后者为结直肠肿瘤的早期诊断提供了基础和保证。一般主要依靠粪便隐血试验(fecal occult blood test，FOBT)、内镜(包括全结肠镜和乙状结肠镜)以及一些影像学和实验室检查。随着共聚焦激光内镜、窄带内镜(narrow band imaging，NBI)、放大内镜和色素内镜等技术的发展，内镜下识别扁平腺瘤的水平不断提高。而内镜下黏膜切除术(endoscopic mucosal resection，EMR)和内镜黏膜下剥离术(endoscopic submucosal dissection，ESD)的开展，亦为结直肠肿瘤的早期治疗带来了极大的方便。内镜摘除腺瘤可有效预防CRC的发生，但摘除后腺瘤的高再发率(recurrence)，亦给临床随访工作带来诸多不便，且使预防效果变得不容乐观。由此要求我们分析影响再发的因素，制订随访方式和相应的间歇期，并探讨应用各种化学预防手段的可行性与具体时机。

目前，国际通用的针对结直肠肿瘤的相关共识包括美国消化病学会和内镜学会(AGA/ASGE)共同制订的指南和亚太胃肠病学会共识指南，国内尚缺乏相应涵盖筛查、早期诊治和综合预防等内容的共识意见。为此，由中华医学会消化病学分会肿瘤协作组主办、上海交通大学医学院附属仁济医院消化学科暨上海市消化疾病研究所承办的《中国结直肠肿瘤筛查、早诊早治和综合预防共识意见》研讨会于2011年10月14～15日在上海召开。来自全国各地的消化病学专家对共识意见草案进行了反复讨论和修改,并以不记名投票形式通过了《中国结直肠肿瘤筛查、早诊早治和综合预防共识意见》(表决选择:1.完全同意;2.同意,但有一定保留;3.同意,但有较大保留;4.不同意,但有保留;5.完全不同意。如果通过 1 的人数>2/3,或通过 1+2 的人数>85%,为通过条款)。全文如下。

一、我国结直肠肿瘤的流行病学现状

(一)我国 CRC 发生率和病死率正在上升

随着我国人民饮食结构的改变,CRC 新发病例日益增多。资料显示,2007 年全国肿瘤登记地区 CRC 发病率(粗率)较 2003 年升高,男性由 25.6/10 万升至 32.5/10 万,女性由 22.7/10 万升至 26.7/10 万。CRC 病死率亦明显升高,男性由 12.3/10 万升至 15.6/10 万,女性由 11.1/10 万升至 12.7/10 万。

(二)CRA 发生率或检出率增长迅速

国际上,不少学者对 CRC 和 CRA 的流行病学情况进行了调查。欧洲学者曾以全结肠镜筛检 917 名 50~75 岁平均风险人群,结果显示 CRA、进展性 CRA(定义详后)和 CRC 的发生率分别为 21.3%、6.7%和 1.2%;对 183 名 40~49 岁人群的筛查结果分别为 9.8%、1.1%和 0%。对有腹部症状的 3 121 例 50~75 岁美国患者的全结肠镜检查发现,7.9%的患者为>1 cm 的绒毛状 CRA,1.6%为伴高级别上皮内瘤变的进展性 CRA,1%为侵袭性 CRC。另一组学者对 1 256 例肠镜检查无息肉者随访 5.3 年后发现,16%的患者出现 CRA,1.3%出现进展性 CRA,但未发现 CRC。国内多中心回顾性研究证实,20 年来,我国城市居民有腹部症状而行全结肠镜检查者(共 157 943 名,其中 1991~2000 年 26 026 名;2001~2010 年 131 917 名)中,进展性腺瘤的检出率呈明显上升趋势($P<0.01$),较前增长了 1.88 倍;同期 CRC 检出率虽有所增长,但仅较前增长了 66%。有研究报道,>50 岁者的腺瘤发生率明显增加。

进展性腺瘤或称高危腺瘤(advanced adenoma)的危险性较高。具备以下 3 项条件之一者即为进展性腺瘤:①息肉或病变直径≥10 mm;②绒毛状腺瘤,或混合性腺瘤中绒毛样结构>25%;③伴高级别上皮内瘤变者。

二、结直肠肿瘤的病理学问题

CRC 是发生于黏膜上皮的恶性肿瘤,包括原位癌、浸润癌和转移癌。

根据最新的世界卫生组织(WHO)定义,CRC是指穿透黏膜肌层且浸润至黏膜下层及其以下的结直肠上皮性肿瘤。该定义强调了CRC诊断须有解剖学证据。尽管在形态学上已确定为恶性,但如尚未突破黏膜肌层则不能采用"癌"或应避免使用诸如"癌"一类的术语。鉴于目前我国临床工作中仍沿用原位癌等概念,故建议暂不使用,但需逐渐过渡为WHO的最新概念。

CRC分为5个组织学亚型,即腺癌、腺鳞癌、梭形细胞癌、鳞状细胞癌和未分化癌;对黏膜活检标本而言,主要是判断良恶性病变。

腺癌包括筛状粉刺型腺癌、髓样癌、微乳头癌、黏液腺癌、锯齿状腺癌和印戒细胞癌6种变型。其他类型癌包括富含潘氏细胞的乳头状腺癌、绒癌和透明细胞癌等,均十分罕见。在观察病理组织学方面,应注意侵袭与转移迹象,即血管、淋巴管和神经侵犯以及环周切缘情况。"肿瘤芽"的出现与侵袭性有关,应予以描述。淋巴结一般检出不能少于12枚。

需结合形态学和分子学特征确定CRC的组织学分级,一般分为3个级别。

既往分类方法中将未分化癌划分为第4级,是指肿瘤具有上皮样形态特征但无明显腺管形成、黏液产生或鳞状分化、神经内分泌分化和肉瘤样分化,其中部分属高频微卫星不稳定(MSI-H),生物学行为上应属于低级别(表3-20)。

表3-20 结直肠癌组织学分级标准

标　准	分化程度	数值分级	描述分级
管状结构>95%	高分化	Ⅰ级	低级别
管状结构50%~95%	中分化	Ⅱ级	低级别
管状结构0~49%	低分化	Ⅲ级	高级别
高频微卫星不稳定	不定	不定	低级别

有条件的单位,可考虑将肿瘤增殖相关指标或蛋白分析和微卫星不稳定(MSI)筛选列入备选检查。

前者包括Ki67、p53、p21ras、EGFR、BRAF和PTEN,后者包括MLH1、MSH2、MSH6和PMS2免疫组织化学检测。在CRC靶向治疗中,应用EGFR单克隆抗体类药物须检测是否存在K-ras突变。

建议应用美国癌症联合委员会(AJCC)/国际抗癌联盟(UICC)CRC TNM分期系统(2009年第7版)对CRC行病理学分期(表3-21)。

表 3-21 结直肠癌临床分期

期 别	T	N	M
0	Tis	N0	M0
Ⅰ	T1,T2	N0	M0
Ⅱ	T3,T4	N0	M0
Ⅱ A	T3	N0	M0
Ⅱ B	T4a	N0	M0
Ⅱ C	T4b	N0	M0
Ⅲ	任何 T	N1,N2	M0
Ⅲ A	T1-2	N1	M0
	T1	N2a	M0
Ⅲ B	T3-4a	N1	M0
	T2-3	N2a	M0
	T1-2	N2b	M0
Ⅲ C	T4a	N2a	M0
	T3-4a	N2b	M0
	T4b	N1-2	M0
Ⅳ A	任何 T	任何 N	M1a
Ⅳ B	任何 T	任何 N	M1b

注：早期结直肠癌是指原发灶限于黏膜层和黏膜下层者。其中限于黏膜层者为黏膜内癌（包括原位癌），限于黏膜下层但未侵及肌层者为黏膜下层癌。因此，TNM 分级中的 Tis（原位癌）和 T1（黏膜下层癌）均属于早期结直肠癌。

原发肿瘤（T）：Tx，原发肿瘤无法评价；T0，无原发肿瘤证据；Tis，原位癌，即肿瘤局限于上皮内或侵犯黏膜固有层；T1，肿瘤侵犯黏膜下层；T2，肿瘤侵犯固有肌层；T3，肿瘤穿透固有肌层到达浆膜下层，或侵犯无腹膜覆盖的结直肠旁组织；T4，肿瘤穿透腹膜脏层，或直接侵犯或粘连于其他脏器或结构，其中 T4a 指肿瘤穿透腹膜脏层，T4b 指肿瘤直接侵犯或粘连于其他脏器或结构。

区域淋巴结（N）：Nx，区域淋巴结无法评价；N0，无区域淋巴结转移；N1，1～3 枚区域淋巴结转移，其中 N1a 为 1 枚区域淋巴结转移，N1b 为 2～3 枚区域淋巴结转移，N1c 为浆膜下、肠系膜、结肠/直肠周围或周围软组织内有肿瘤卫星结节，无区域淋巴结转移；N2 为 4 枚以上区域淋巴结转移，其中 N2a 为 4～6 枚淋巴结转移，N2b 为 7 枚及其以上淋巴结转移。

远处转移（M）：M0，无远处转移；M1，有远处转移，其中 M1a 为远处转移局限于 1 个脏器，M1b 为远处转移至 1 个以上脏器、部位或腹膜。

结直肠息肉分为肿瘤性和非肿瘤性息肉，前者为腺瘤，属上皮内瘤变范畴。非肿瘤性息肉包括增生性息肉、错构瘤性息肉（幼年性息肉和黑色素斑-胃肠多发息肉综合征即 Peutz-Jeghers 综合征)、炎性息肉、淋巴性息肉和黏膜脱垂性息肉(肛管)等。

腺瘤包括早期腺瘤(畸形隐窝灶)、传统腺瘤(管状腺瘤、绒毛状腺瘤、管状绒毛状腺瘤)、锯齿状腺瘤(传统锯齿状腺瘤、广基锯齿状腺瘤息肉、混合性增生性息肉/锯齿状腺瘤)和杵状-微腺管腺瘤等。

通常认为肠道息肉数目 100 个以上者为肠道息肉病,包括家族性腺瘤性息肉病(family adenomatus polyposis,FAP)、锯齿状息肉病、Peutz-Jeghers 综合征、幼年性息肉病综合征、Cowden 综合征、Cronkhite-Canada 综合征、炎性息肉病、淋巴性息肉病等。

上皮内瘤变(intraepithelial neoplasia,IEN)是一种以形态学改变为特征的上皮性病变,包括组织结构和细胞形态学改变,伴细胞增殖动力学和分化异常。

该术语于 2000 版 WHO 文件记载并引入结直肠,用于描述结直肠浸润前的病变。该病变有基因克隆性改变,有进展为浸润性病变的倾向。本质上,上皮内瘤变与之前所称的异型增生(dysplasia)应为同义,可根据程度不同分为低级别和高级别上皮内瘤变。

低级别上皮内瘤变与Ⅰ～Ⅱ级上皮异型增生相对应。高级别上皮内瘤变是组织结构和细胞形态学具有恶性特征的黏膜病变,但无任何间质浸润证据,包括重度(Ⅲ级)异型增生和原位癌。应用上皮内瘤变概念的前提是标本切除完整,且能明确浸润深度。不能将高级别上皮内瘤变作为避免诊断失误的托词,应尽量明确诊断。

三、结直肠肿瘤的筛查

(一)筛查对象策略与方法

我国结直肠肿瘤的筛查目标人群建议为 50～74 岁人群。

我国结直肠肿瘤的发病率从 50 岁开始明显上升,75～80 岁到达高峰,然后缓慢下降。国外研究建议不必将 76～85 岁的高龄人口作为 CRC 筛查目标人群。结合国内情况,将人群筛查最高年龄定为 74 岁。

我国人口众多,且 CRC 发病率正在逐年上升,宜采取初筛发现高危人群,继而行结肠镜检查的筛查方法。

我国人口基数庞大,如采用适龄人群全结肠镜直接检查的方法,可致结肠镜应检人群庞大,无法适应当前的医疗状况。将筛查分成初筛确定高危人群,随后对高危人群行全结肠镜诊断性筛查的方法,可节约大量人力、物力。

筛查方法应包括 FOBT、基于高危因素的问卷调查、全结肠镜或乙状结肠镜检查等。

FOBT是目前应用最广泛的筛查方法之一,诊断敏感性为35.6%~79.4%。常用检测试剂有愈创木酯法检测试剂、联苯胺显色试剂、金标法免疫试剂、定量抗体免疫检测法等。免疫法粪便隐血试剂优于一般化学法粪便隐血试剂,建议至少检测2次。提倡应用"序贯粪便隐血筛检方案"。

高危因素问卷调查是一种简单而经济的筛查方法。基于流行病学病例-对照研究的CRC高危因素调查可发现较多结直肠癌前病变。

直肠指检可发现下段直肠肿瘤,未行肠镜检查的高危人群,建议予直肠指检。目前,全结肠镜是CRC筛查的必需方法,有条件的地区应采用此筛查手段。内镜技术的运用、检查者个人技能、检查时间等均可影响肿瘤检出率。

乙状结肠镜只能检查结肠脾曲远端的肠道,但即使单独使用乙状结肠镜亦能降低人群的CRC总体病死率。因此不具备全结肠镜检查条件的地区,可考虑行乙状结肠镜检查。

如对人群行持续性干预,筛查周期建议为3年。

采取初筛后行结肠镜检查的筛查方案。行人群结直肠肿瘤筛查的地区,与非筛查对照区比较,其人群累积病死率从第3年开始下降,第4年下降至最低点,随后逐渐上升至第6年;但病死率与对照区差异无统计学意义。因此欲使筛查区的CRC病死率持续降低,3年筛查间隔较为合适。

粪便DNA检测、CT模拟肠镜检查等仅作为研究或试验使用,暂不建议用于人群筛查。

粪便DNA检测是指通过检查提取自粪便样本的DNA突变和(或)甲基化,从而提示CRC诊断的方法。CT模拟全结肠镜是指在清洁肠道后,通过腹部高精度CT检查行结直肠数字三维模拟成像,从而诊断肠道肿瘤的方法。上述方法操作相对复杂、检查费用昂贵,且存在假阳性、放射线危害等诸多问题,因此,目前暂不建议用于人群CRC筛查,但可能有助于早期诊断。

目前CRC早诊早治项目中使用的初筛后行结肠镜检查的筛查方案可作为结直肠肿瘤筛查的参考方案。

初筛后行结肠镜检查的筛查方案的目标人群为50~74岁人群,对目标人群行高危因素问卷调查和免疫法FOBT共2次。符合下列任一项者,即为CRC高危人群:①FOBT阳性;②一级亲属有CRC史;③本人有肠道腺瘤史;④本人有癌症史;⑤符合下列6项中任意2项者:慢性腹泻、慢性便秘、黏液血便、慢性阑尾炎或阑尾切除史、慢性胆囊炎或胆囊切除史、长期精神压抑。

对CRC高危人群应予全结肠镜检查,检查发现的所有息肉样病变应取活检行病理学诊断。诊断为腺瘤、CRC、伴高级别上皮内瘤变的其他病变者,应及时治疗。

(二) 伺机性筛查

伺机性筛查(opportunistic screening)也称为机会性筛查或个体筛查(individual screening)、个案筛查(case-finding),可以是受检者主动就医,也可以是医师根据受检者的危险水平决定筛查方式和策略。

伺机性筛查是一种基于临床的筛查,通过医院、社区门诊和乡镇卫生院对就诊和体检人群行个体筛查,即对主动体检的健康个体、因其他疾病就诊但有CRC高危因素的个体、无结直肠肿瘤症状的门诊患者,根据个体情况选择筛查方式(直接行结肠镜检查或FOBT初筛,阳性者再行肠镜检查)。这种筛查针对的是个体,目的在于早期检出结直肠肿瘤(包括部分癌前病变),以提高疗效;缺点是无法判断是否可降低某一人群或地区的CRC发病率。

人群筛查(mass screening)也称自然人群筛查(natural population screening)或无症状人群筛查(asymptomatic population screening),是通过标准化方法、以人群为基础的筛查。多数由国家相关部门或组织出面,以各种手段促使符合筛查条件的全部人群(或社区、单位),在某一规定、较短时间内参与筛查。这种筛查的目的是检出早期癌,以提高疗效;更重要的是通过筛查发现癌前疾病,经适当干预,降低人群发病率,起到预防CRC发生的作用。

结直肠肿瘤伺机性筛查可改善患者预后、提高生活质量,同时减轻我国庞大的医疗负担,是适合我国现行医疗制度和国情的筛查模式。

我国人口基数大,即便采用费用最低的FOBT、仅筛查60岁以上的人群,粗略估计每年全国性CRC筛查需要180.81亿元。根据中国癌症基金会制定的"中国主要癌症的筛查及早诊早治指南"要求,40岁以上人群须行CRC筛查,其经费需求将是一个天文数字,显然无法为目前的国家财政和医疗保险所承受。其次,国内自然人群CRC筛查研究是临床医务人员的兼职工作,而全国性人群筛查则需大量专职医务人员和专业医疗设施,目前的国家卫生资源、人力资源状况无法满足这种需求。

"伺机性筛查"作为一种基于临床的结直肠肿瘤筛查模式,是在医院、社区门诊、体检中心面向就诊者和体检个体开展的"个体筛查",简便、实用、可操作性强,不需特殊经费支持和额外的工作人员,且患者依从性较好,因此可行性较高。

循证医学研究已证实FOBT可作为结直肠肿瘤的初筛方法,全结肠镜检查是精查手段。

我国自20世纪70年代开始开展CRC筛查和早诊研究工作。李世荣等于1988年设计了"序贯法粪隐血初筛方案",并多次行大规模人群筛查论证。郑树等对CRC高发现场浙江省嘉善、海宁等地区的调查研究明确了我国CRC的高危因素。

结直肠肿瘤伺机性筛查的实施要点：①社区、医院门诊和健康体检中心均可实施初筛；②筛查方式和策略因人而异；③分为初筛和精查两个步骤。

初筛方法：①FOBT（免疫法）；②问卷调查。

初筛对象：门诊就医和健康体检者。

精查对象：①FOBT 阳性者；②问卷调查判定为高危个体者。

精查方法：全结肠镜检查。

筛查对象按罹患 CRC 的危险性分成一般个体和高危个体，分别采用不同的策略进行筛查。所有精查对象登记建档、根据后述具体条款定期随访（图 3-1）。

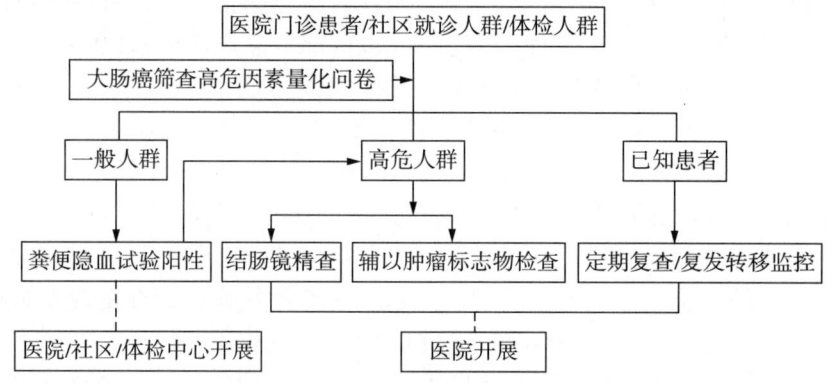

图 3-1 伺机性筛查流程图

一般个体：门诊和健康体检者常规行 FOBT（免疫化学法），阳性者建议行结肠镜精查。

高危个体：作为重点筛查对象，不必拘泥于 FOBT（免疫法或化学法）结果，建议行结肠镜检查；必要时可行肿瘤标记物检测和（或）遗传学检查。

有以下 6 项之一者可作为伺机性筛查高危个体：①有消化道症状，如便血、黏液便和腹痛者；不明原因的贫血或体质量下降；②有 CRC 病史者；③有结直肠癌前疾病者如结直肠腺瘤、溃疡性结肠炎（UC）、克罗恩病（CD）、血吸虫病等；④有 CRC 家族史的直系亲属；⑤有结直肠息肉家族史的直系亲属；⑥有盆腔放疗史者。

（三）家族性结直肠肿瘤的筛查与监测

1. 遗传性非息肉病性结直肠癌（HNPCC）的筛查策略　筛查对象为符合 HNPCC 诊断标准的患者和家族中有 HNPCC 患者的人群。参照家族中致病性突变基因情况进行筛查。

（1）检测发现致病性突变基因的家族：筛查对象行该基因的突变分析，对致病性突变基因携带者或未行基因突变分析者，从 20～25 岁开始或从比家族中最小发病年龄早10年开始(取较早时间),每1~2年行1次全结肠镜检查,35岁以后每年行1次全结肠镜检查。对非突变基因携带者,参照CRC平均风险人群进行筛查。

(2) 致病性突变基因未明确的家族:筛检对象行免疫组织化学染色和微卫星不稳定性(microsatellite instability,MSI)检测。①若以上2项均阴性,根据个体情况和家族风险评估筛查;②若至少一项阳性,即免疫组化染色相关蛋白表达缺失和(或)高度微卫星不稳定,则行MLH1和MSH2,亦可追加MSH6和PMS2基因突变分析。若发现致病性突变基因,突变基因携带者或未行基因突变分析者参照(1)进行筛查;若未发现致病性突变基因,则建议患者及其一级亲属参照(1)进行筛查,按致病性突变基因携带者进行筛查(以避免技术原因导致的漏诊),其他家族成员根据个体情况和家族风险评估进行筛查。

2. 结肠腺瘤性息肉病(APC)基因相关性息肉病(包括经典的FAP、轻型FAP、Gardner综合征和Turcot综合征等)的筛查,应确诊先证者(首位被发现者)再行筛查。

(1) 确诊先证者:①如果患者符合FAP诊断标准或怀疑为APC基因相关性息肉病,应行APC基因测序分析和多重探针连接依赖式扩增(multiplex ligation-dependent probe amplification,MLPA)分析;②如未发现APC基因突变,可行MYH基因分子遗传学检测。

(2) 筛查:无症状家族成员存在一定的风险,应尽早确认是否携带家族性突变基因。如家族中有确诊患者,但本人经分子遗传学检测未发现可遗传的致病性APC基因突变,则按CRC平均风险人群从50岁开始进行筛查。如APC基因突变为阴性,但家族中又有1例以上非同代亲属患者,应考虑行连锁分析,并根据个体情况和家族性风险,参考第(3)项监测方法进行筛查。

(3) APC基因相关性息肉病患者、无症状致病性APC突变基因携带者、未行分子遗传学检测的家族成员监测方法:①从10~12岁开始,每1~2年行1次乙状结肠镜或全结肠镜检查;一旦发现息肉,则每年1次行全结肠镜检查,直至行结肠切除术。②25岁以后或结肠切除术前行上消化道内镜检查,每1~3年复查1次;③发现十二指肠腺瘤或行结肠切除术前,每1~3年行1次小肠检查(内镜或影像学检查)。

3. Peutz-Jeghers综合征的筛查 包括确诊先证者、前瞻性筛查。

(1) 确诊先证者:建议所有Peutz-Jeghers综合征息肉携带者或典型口腔黏膜色素沉着者都行分子遗传学检测。

(2) 筛查:对有家族史的无症状成人,需行分子遗传学检测。

(3) 监测方法:①胃:上消化道内镜检查,从8岁开始,每2~3年1次;②小肠:内镜或影像学检查,从8岁开始,每2~3年1次;③结直肠:全结肠镜检查,从18岁开始,每2~3年1次。

4. 幼年性息肉病综合征的监测　需针对不同部位进行。

(1) 结肠:结肠镜检查,15岁以前开始,如发现息肉,每年1次;如未发现息肉,则每2~3年1次。

(2) 胃:上消化道内镜检查,15岁以前开始,如发现息肉,每年1次;如未发现息肉,则每2~3年1次。

5. CRC或结直肠腺瘤患者家族中还有其他亲属(1个以上一级亲属,或2个以上二级亲属)患有CRC或相关肿瘤,但不符合目前已定义的任何遗传性结直肠癌的临床诊断标准,则称为"其他家族性CRC",应根据患病年龄决定筛查方式。

(1) 一级亲属罹患CRC时年龄为50~60岁:从40岁开始行结肠镜检查,每3年1次。

(2) 1例一级亲属罹患CRC时年龄<50岁,或2例以上一级亲属罹患CRC:无论年龄,从40岁或低于年龄最小患者10岁开始行结肠镜检查,根据家族史情况,每3~5年1次。

(3) 1例一级亲属罹患CRC时年龄≥60岁,或2例以上二级亲属罹患CRC:无论年龄,从50岁开始行结肠镜检查,每5年1次。

(四) 炎症性肠病(IBD)相关肿瘤的筛查

IBD是CRC发生的高危因素,其中UC癌变的高危因素主要包括全结肠病变和病程超过10年。对此类患者更应重视全结肠镜筛查。

全结肠病变和长期反复炎症是UC癌变的主要高危因素。一般单纯直肠型和左半结肠型UC的癌变率较低。研究发现UC病程10年以上的癌变率为2%、20年以上为8%、30年以上达18%;病程10年以下的癌变率很低。其他高危因素包括合并硬化性胆管炎、年轻时发病、肿瘤家族史等。

根据UC癌变高危因素,一般针对全结肠型患者在起病10年后、左半结肠型患者在起病15~20年后,更应重视全结肠镜筛查。世界最大规模的筛查研究表明,平均5年的受益率达73%,而非筛查组仅为36%。说明针对性筛查有助于降低癌变发生率。尽管如此,针对UC癌变的筛查方案的实施还未广泛开展,有待患者和医师进一步认识筛查的必要性。

根据UC癌变的不同危险度分级,决定全结肠镜筛查的不同间隔时间。

参照欧洲的2011年指南,UC相关性CRC的发生分为3个危险度:①低危险度:指全结肠病变但病变趋于稳定或左半结肠病变;②中危险度:指全结肠病变,内镜下明确为轻度活动性炎性反应改变,炎性反应后息肉形成,50岁或之后一级亲属中有CRC病史;③高危险度:指全结肠病变,内镜下明确为中重度活动性炎性反应改变,伴原发性硬化性胆管炎病史,既往5年内有结肠狭窄或任何程度的上皮内瘤变(异型增生),50岁之前一级亲属中有CRC病史。全结肠镜的筛查间隔时间按危险度不同而不同,低危险度人群每5年、中危险度人群每3年、高危险度人群每年行全结肠镜检查。如全结肠镜检查未达盲肠,建议重复检查。

UC患者全结肠镜筛查的主要目的是尽早发现黏膜上皮内瘤变(异型增生)及其相关病灶。为此,必要时可多段多点取活检以提高检出率,或可借助于染色内镜和放大内镜技术。

UC肠道黏膜病变大体上可呈平坦型,也可为增生性息肉样病变,包括异型增生相关性病变或肿块(dysplasia-associated lesion or mass,DALM)。组织学上可以是:①腺瘤性病变;②锯齿状病变;③绒毛高黏液分泌病变。晚期可有狭窄样病变。其中内镜较难发现平坦型病变。

CD的癌变率接近UC,包括CRC和小肠肿瘤;长期活动性病程是癌变发生的高危因素。累及结直肠的CD癌变筛查方案与UC相似。

UC和CD均可致CRC的发生,两者的癌变率相似。但亦有报道CD癌变率较低。国内未见CD癌变的单中心研究。CD累及结直肠可致肿瘤发生,亦是小肠肿瘤发生的高危因素。累及结直肠的CD癌变筛查方案与UC相似(见以上相应条款)。

结直肠癌TNM分期第7版与第6版的比较

癌症患者初诊的肿瘤分期情况是判断其预后以及制定"个体化"治疗方案的重要参考依据,在广泛开展的临床试验研究中,合理的肿瘤分期也是不同国家、地区癌症研究中心的数据进行统筹化处理和比较的基础。几十年来,在美国癌症联合委员会(American Joint Committee on Cancer,AJCC)、国际抗癌联盟(Union for International Cancer Control,UICC)的紧密合作和共同推动下,原发肿瘤-区域淋巴结-远处转移(TNM)分期系统不断完善,逐步成为全球肿瘤研究工作者比较各自临床资料、评价治疗效果的"共同语言"。

2010年,恶性肿瘤TNM分期系统由第6版更新为第7版,其内容是对21世纪第一个10年内肿瘤诊治理念的荟萃。在过去的10年间,"多学科协作"、"个体化治疗"理念已经进入恶性肿瘤的临床实践,乳腺癌、结直肠癌的"分子分型"诊断和"分子靶向"治疗日趋成熟。在此基础上,第7版TNM分期系统既包括经典的肿瘤发生、浸润、转移等宏观形态体系,又涵盖了蛋白质、基因检测等微观分子体系;既有基于解剖学的传统分期,又新增了基于循证医学的预后分级标准,二者互为补充。

一、第 7 版 TNM 分期系统评价标准与原则修订

1. 首次使用解剖学分期和预后分级两套体系　涉及传统肿瘤解剖学累及范围（T、N、M 分期）以及新增加的预后相关因素。在结、直肠癌包括环周切缘（CRM）、肿瘤退变分级、K-ras 基因状态、微卫星不稳定（MSI）等。

2. 新增 9 类肿瘤 TNM 分期标准　包括头颈部黏膜黑素瘤、胃-食管结合部癌、胃肠道间质瘤、阑尾癌、神经内分泌肿瘤、肝内胆管癌、皮肤 Merkel 细胞癌、子宫肉瘤、肾上腺皮质肿瘤，并对食管癌、胃癌、结直肠癌、肺癌、乳腺癌、前列腺癌等 16 类肿瘤分期诊断标准进行了修订。

3. 不再使用 Mx 记录　由于临床可以评价是否存在远处转移，继续使用 cMx 会导致肿瘤分期诊断不明确，因此，第 7 版 TNM 分期系统不再使用 Mx 记录。

4. 不再使用 pMx 记录　即使病理医生没有找到临床转移证据，也不能使用 pMx 记录；同样也不能使用 pM0 记录（除非经过尸体解剖证实全身各脏器均无转移）。没有临床转移证据可以使用 cM0 记录，存在临床远处转移证据（例如 CT 发现结肠癌肝脏转移）时使用 cM1 记录，病理证实存在远处转移灶使用 pM1 记录，但是，当 cM1（例如肝脏转移）经活检证实并非转移时应该使用 cM0 而非 pM0 记录。

5. 首次引入"治疗后肿瘤分期方法（yTNM）"　用于记录术前接受放疗、化疗或者仅接受放疗、化疗之后的再次分期评估。yTNM 分期反映接受治疗后肿瘤发生变化的信息。如为治疗后临床评估，则在 TNM 前冠以 yc，如为病理学评估，则记录为 ypTNM。治疗后分期方法的引入，对于评价治疗反应、指导后续治疗以及评估预后具有重要意义。

二、第 7 版结直肠癌 TNM 分期系统主要更新内容

第 6 版直肠癌 TNM 分期系统中，Ⅱ期结直肠癌分为ⅡA（T3N0）和ⅡB（T4N0），Ⅲ期分为ⅢA（T1－2N1M0）、ⅢB（T3－4N1M0）及ⅢC（任何 TN2M0）。而在第 7 版直肠癌 TNM 分期系统中，由于对 T3、T4、N1、N2、M1 分期标准进行了不同程度的更新（表 3-22），并且基于最新的患者生存与复发资料，因此对Ⅱ、Ⅲ、Ⅳ期的亚组分期也相应地做了调整（表 3-23）。在第 7 版分期标准内，Ⅲ期结直肠癌亚组内有的被降低分期，这表明其预后更好；而有的被提高分期，这表明其预后更差，不但需要手术治疗还需辅以综合治疗。而Ⅳ期又被细分，更多的临床证据还是源于近年来对于结直肠癌肝和（或）肺转移可切除性认识的改变、切除率以及生存率明显提高等研究结果。

表 3-22　第 6 版与第 7 版结直肠癌 TNM 分期内容比较

第 6 版	第 7 版
Tx：原发肿瘤无法评估	Tx：原发肿瘤无法评估
T0：无原发肿瘤证据	T0：无原发肿瘤证据
Tis：原位癌，仅限于上皮内或侵犯黏膜固有层	Tis：原位癌，仅限于上皮内或侵犯黏膜固有层
T1：肿瘤侵犯黏膜下层	T1：肿瘤侵犯黏膜下层
T2：肿瘤侵犯固有肌层	T2：肿瘤侵犯固有肌层
T3：肿瘤穿透固有肌层抵达浆膜下层，或侵犯无腹膜覆盖的结直肠旁组织	T3：肿瘤穿透固有肌层抵达结直肠旁组织*
T4：肿瘤直接侵犯其他器官或结构和(或)穿透脏层腹膜	T4：肿瘤直接侵犯其他器官或结构 T4a：肿瘤穿透脏层腹膜* T4b：肿瘤直接侵犯或粘连于其他器官或结构[a]
Nx：区域淋巴结无法评估	Nx：区域淋巴结无法评估
N0：区域淋巴结无转移	N0：区域淋巴结无转移
N1：1~3 枚区域淋巴结转移	N1：1~3 枚区域淋巴结转移 N1a：1 枚区域淋巴结转移* N1b：2~3 枚区域淋巴结转移* N1c：虽无区域淋巴结转移，但肿瘤沉积在浆膜下、系膜或无腹膜覆盖的结直肠旁组织[a]
N2：≥4 枚区域淋巴结转移	N2：≥4 枚区域淋巴结转移 N2a：4~6 枚区域淋巴结转移* N2b：≥7 枚区域淋巴结转移*
Mx：远处转移无法评估	不再使用 Mx 记录
M0：无远处转移	M0：无远处转移
M1：有远处转移	M1：有远处转移 M1a：转移局限在一个器官或部位(如肝脏、肺、卵巢、区域外淋巴结)* M1b：转移超过一个器官或部位，或转移到腹膜*

注：* 为第 7 版新增或者修改的内容。

表 3-23　第 6 版与第 7 版结直肠癌 TNM 分期分组系统对比

第 6 版				第 7 版			
分期	T	N	M	分期	T	N	M
0	Tis	N0	M0	0	Tis	N0	M0
Ⅰ	T1	N0	M0	Ⅰ	T1	N0	M0
	T2	N0	M0		T2	N0	M0
ⅡA	T3	N0	M0	ⅡA	T3	N0	M0
ⅡB	T4	N0	M0	ⅡB*	T4a	N0	M0
				ⅡC*	T4b	N0	M0
ⅢA	T1~T2	N1	M0	ⅢA*	T1~T2	N1/N1c	M0
					T1	N2a	M0
ⅢB	T3~T4	N1	M0	ⅢB*	T3~T4a	N1/N1c	M0
					T2~T3	N2a	M0
					T1~T2	N2b	M0
ⅢC	任何 T	N2	M0	ⅢC*	T4a	N2a	M0
					T3~T4a	N2b	M0
					T4b	N1~N2	M0
Ⅳ	任何 T	任何 N	M1	ⅣA*	任何 T	任何 N	M1a
				ⅣB*	任何 T	任何 N	M1b

注：*为第 7 版新增或者修改的内容。

三、第 7 版结直肠癌 TNM 分期更新内容解读

1. T 分期　大量资料显示，即便同是 T4 期，肿瘤浸润深度、范围不同，其预后情况也不尽相同。因此，在第 7 版结直肠癌 TNM 分期中，T4 被分为 T4a（肿瘤穿透肠壁表面的腹膜）和 T4b（肿瘤直接侵犯或者粘连于其他脏器或组织）。对于肿瘤已经侵犯了无腹膜覆盖的结直肠旁组织，在第 6 版中被归为 T3，而在第 7 版中被归为 T4b，从结直肠发育的组织胚胎学以及解剖学角度来看，结直肠固有筋膜应视为浆膜层的延续，因此第 7 版的这一更新更加合理。以中低位直肠癌为例，若肿瘤穿透固有肌层、侵及直肠系膜但未突破盆筋膜脏层（直肠固有筋膜）应归为 T3，但若肿瘤已经浸透盆筋膜脏层并侵及盆筋膜壁层，那么 T 分期应该为 T4b 而非 T3，此时如果循盆筋膜的脏层、壁层之间的"神圣平面"施行全直肠系膜切除术（TME）手术，会造成肉眼下肿瘤残留，这仅仅是完成了 R2 切除。根据 T 分期的上述更新，在第 7 版结直肠癌 TNM 分期中，结直肠癌Ⅱ期相应地被分为ⅡA（T3N0）、ⅡB（T4aN0）、ⅡC（T4bN0）。在第 6 版结直肠癌 TNM

分期中被划分在ⅢB期的T4bN1,虽然淋巴结分期仅为N1,但因其预后更差,故在第7版中被提高至ⅢC期。

2. N分期 根据对患者预后的影响,第6版结直肠癌TNM分期中N分期分为N1(1～3枚区域淋巴结转移)、N2(超过3枚区域淋巴结转移)。但在第7版结直肠癌TNM分期中,N分期得以进一步细化,N1被分为N1a(仅有1枚区域淋巴结转移)和N1b(2～3枚区域淋巴结转移),N2被分为N2a(4～6枚区域淋巴结转移)和N2b(超过6枚区域淋巴结转移)。第6版中未给予明确定义的肿瘤周围卫星灶,在第7版中被给予一个明确的称谓和定义——肿瘤沉积(TD),是指位于浆膜下、肠系膜内、无腹膜被覆的结直肠周围组织内,与原发癌肿不连续且内部无任何淋巴结构残留的肿瘤结节,并被定义为N1c期。在第6版结直肠癌TNM分期中,N2(无论任何T分期)都被划分在ⅢC期内。但其生存效果却各不相同,因此在第7版中,T1N2a归于ⅢA期,T1N2b、T2N2a-b以及T3N2a均归于ⅢB期,均较第6版的分期标准降低。

3. M分期 第7版结直肠癌TNM分期中,M1被细分为M1a(单一器官或部位的转移,或者超出引流区域的淋巴结转移)和M1b(多个器官或部位的转移,或者腹膜种植转移)。与之相应,结直肠癌Ⅳ期被分为ⅣA与ⅣB。之所以有上述划分,原因还是二者的预后存在明显差异。

四、科学认识结直肠癌预后相关因素

1. 肿瘤退变分级 肿瘤退变分级是第7版结直肠癌TNM分期更新增加的预后相关因素。肿瘤完全退变者预后似乎更好,反之可能是预后差的指标之一。肿瘤退变分级常分为"4级",肿瘤细胞完全无残留记录为0级(表3-24)。有关直肠癌术前新辅助治疗已有规范,新辅助治疗后所引起的病理学变化应该被准确记录,具体病理学检查标准可以参照美国病理医师学会发布的《原发结直肠癌患者手术标本检查规范》。全面检查新辅助治疗后患者的手术切除标本,包括原发肿瘤、区域淋巴结、肿瘤周围卫星结节(或称肿瘤沉积),以评判肿瘤退变反应程度,是指导临床实践的重要参考。

表3-24 肿瘤退变分级方法

肿瘤退变分级	描述
0级(完全反应)	无可见的癌细胞
1级(中等反应)	仅可见单个癌细胞或癌细胞簇
2级(轻微反应)	残余肿瘤细胞超过坏死纤维化
3级(无反应)	几乎无纤维化,可见大片癌残留

2. 环周切缘　手术切除的非腹膜覆盖区域的表面,被称为标本的环周切缘。评判肿瘤浸润最深点与其环周切缘之间的距离是非常必要的。在中低位直肠癌,切除标本的各个层面(前方、后方、侧方)都涉及环周切缘的问题。近端直肠、升结肠、降结肠的癌肿,环周切缘仅包括腹膜后的非浆膜覆盖区域。而盲肠、横结肠、乙状结肠等腹膜内位器官的环周切缘仅仅包括其肠系膜断缘,除非癌肿粘连或侵犯临近脏器。

环周切缘状况是直肠癌手术后局部复发的关键因素。TME 技术能够保证将直肠系膜内的所有软组织(包括肠系膜和区域淋巴结)完整地切除,TME 切除标本的环周切缘就是直肠系膜筋膜或称为 Waldey 筋膜。美国病理医师学会发布的《原发结直肠癌患者手术标本检查规范》也对直肠癌 TME 手术标本进行检查,其基本要求之一就是将肿瘤边缘与环周切缘之间的最小距离以 mm 作为单位记录在"肿瘤分期"表格的"环周切缘"栏目内。此距离>1 mm 被视为 TME 环周切缘阴性,而$\leqslant 1$ mm 则视为环周切缘阳性,后者会导致局部复发率显著升高。

3. K-ras 基因状态　多项临床研究表明,转移性结直肠癌患者 K-ras 基因编码区第 2 外显子的 12 或者 13 密码子突变,则对使用表皮生长因子受体(EGFR)抗体的靶向治疗无反应。因此,对晚期转移性结直肠癌患者实施针对 EGFR 抗体的靶向治疗,推荐检测 K-ras 基因状态,只有 K-ras 基因野生型患者可以获益,并成为影响患者生存情况的重要预后因素之一。

TNM 肿瘤分期系统是开展肿瘤诊治临床实践的基石,第 7 版 TNM 分期系统序言指出:"与癌症进行抗争的过程中,肿瘤分期发挥着关键作用。其中最为重要的是它能够为癌症患者以及医生评判疗效和预后提供参照,并借此寻求最佳治疗方案。"2010 年 NCCN 结肠癌和直肠癌临床实践指南率先应用了第 7 版 TNM 分期标准的更新,正在为结直肠癌临床实践提供了更为精准的依据,临床肿瘤医生应该深入学习。同时我们也必须清醒地认识到,更新后的 AJCC TNM 分期只是基于解剖为基础的标准之一,并非金科玉律、无懈可击,同样需要接受临床实践的检验。我们期待医学分子生物学的发展以及更多随机对照临床研究的结果,促使肿瘤分期、分级标准不断更新并日臻完善。

结直肠癌分期的比较

2011 年 9 月 10 日,首届全国癌症分期及预后研讨会在香港召开。会议由香港防癌会、中国抗癌协会及国际抗癌联盟(UICC)联合举办,包括 UICC 候任主席戈斯波罗维兹(Gospodarowicz)、香港特别行政区食物及卫生局局长周一岳、香港中文大学李嘉诚医学院院长李心平在内的200余名专家、学者与会。下面选取中华医学会肿瘤学分会主任委员、北京大学肿瘤医院结直肠肿瘤外科顾晋教授的报告与您分享。

结直肠癌的临床分期

长期以来,我国外科学教科书中的结直肠癌临床分期主要应用的是传统的杜克斯(DUKES)分期,同时还有我国过去专科学会公布的分期,这些分期有当时的历史背景。特别是在改革开放之前,我国大肠癌专业学会发布的临床分期曾经在我国结直肠癌治疗的历史进程中发挥了重要的作用。但是我们也应当看到,时值21世纪,我国的经济发展已经与20世纪不可同日而语。就结直肠癌分期而言,国际上的TNM分期已经得到全世界专家和学者的公认,而中国的肿瘤学者也越来越多地采用TNM分期来指导自己的临床实践。知识的更新及如何应用结直肠癌临床分期,是我国外科医生应该认真思考的实际问题,也是我国外科医生走向世界的基础和前提。

(一)临床分期的命名

正如前述,国际上采用的结直肠癌临床分期通常是美国癌症联合会(AJCC)颁布的TNM分期。这个分期系统是每年进行更新的。T通常是对肿瘤侵犯肠管深度的描述,N是对淋巴结受侵的描述,而M则说明是否有远处转移。

由于结直肠癌治疗包括术后辅助治疗、术前新辅助治疗等,结直肠癌的临床TNM分期又可分为3类:①临床TNM分期,以cTNM来表示;②病理TNM分期,以pTNM来表示;③新辅助治疗后的病理TNM分期,以ypTNM来表示。

(二)结肠癌与直肠癌分期的差异比较

结肠癌与直肠癌在临床分期方面有所不同。直肠癌由于发生的部位特殊,临床上诊断和治疗也都与结肠癌有较大区别。首先是我国直肠癌大多以直肠中低位癌为主,按照国际治疗指南,大多需要术前治疗。因此,术前分期对指导临床实践具有更重要的意义。其次,直肠癌临床分期采用的分期方法与结肠癌也不同。结肠癌与直肠癌的分期及治疗策略比较详见表3-25。

表 3-25 结肠癌与直肠癌的分期比较

	结肠癌	直肠癌
分期方法	CT 结合纤维结肠镜	直肠内超声(ERUS)和磁共振成像(MRI)
解剖部位	结肠在传统的解剖学中一般包括 4 层,分别是黏膜层、黏膜下层、固有肌层和浆膜层	直肠可分为上、中、下段,其中上段直肠与结肠相同,中段直肠由于解剖学上属于腹膜间位器官,仅两侧有腹膜覆盖。而下段直肠则属于腹膜外位器官,没有腹膜覆盖。这就意味着下段、中段直肠的 T3 和 T4 的不同。对于直肠下段癌,由于没有浆膜覆盖而难以界定 T3,T4 也只能用肿瘤侵及骨盆壁或直肠周围脏器来进行界定,如男性依据前列腺,而女性依据宫颈、阴道等
血管供应	结肠大多数情况下是由肠系膜上动脉或肠系膜下动脉供应的	直肠除了由肠系膜下动脉分支供应之外,还有直肠中动脉(来自髂内动脉)的供应
神经分布	结肠的周围一般没有影响患者泌尿、性功能的重要神经	直肠的周围有两条重要神经,其中下腹神经主要控制射精,而骨盆内脏神经负责阴茎的勃起
组织结构	结肠的组织结构属于柱状上皮为主的结构	直肠的下段与肛管相接,上皮成分由柱状上皮过渡到鳞状上皮
治疗策略	除非一些临床判断不可切除的病例,结肠癌一般较少进行术前新辅助治疗	直肠癌,特别是局部进展期直肠癌,术前综合治疗非常普遍,正确的临床分期就显得十分重要

结直肠癌肝转移

(中华医学会外科学分会胃肠外科学组 结直肠肛门外科学组
中国抗癌协会大肠癌专业委员会)

诊 疗 指 南

肝脏是结直肠癌血行转移最主要的靶器官。结直肠癌肝转移是结直肠癌治疗的重点和难点之一。有 50%~60% 的结直肠癌患者在初诊时或根治术后发生肝转移,其中绝大多数患者(80%~90%)的肝转移灶无法获得根治性切除。结直肠癌肝转移也是结直肠癌患者最主要的死亡原因,肝转移灶无法切除患者的中位生存期仅 6.9 个月,5 年生存率为 0,而肝转移灶能根治性切除患者的中位生存期为 30 个月,5 年生存率可达 30%~40%。因此,通过多学科合作团队

(MDT)开展积极的综合治疗,有望预防结直肠癌肝转移的发生、提高肝转移灶手术切除率和术后 5 年生存率。

目前,我国在该领域内存在着观念陈旧、治疗方案混乱、缺乏多学科协作治疗机制和患者无法得到合理的综合治疗等许多不足。受卫生部临床重点学科项目资助,中华医学会外科学分会胃肠外科学组和结直肠肛门外科学组及中国抗癌协会大肠癌专业委员会联合发起《结直肠癌肝转移诊断和综合治疗指南(草案)》的编写工作,通过总结国内外经验和最新进展,指导我国结直肠癌肝转移的诊断和治疗。

结直肠癌肝转移的诊断

(一)结直肠癌肝转移的定义

同时性肝转移是指结直肠癌确诊时发现或结直肠癌原发灶根治性切除术后 6 个月内发生的肝转移;而异时性肝转移是指结直肠癌根治术 6 个月后发生的肝转移。

由于结直肠癌根治术后 6 个月内发生的肝转移诊断和治疗与异时性肝转移类似,因此本指南中的诊断和治疗按照"结直肠癌确诊时合并肝转移"和"结直肠癌根治术后发生肝转移"两方面阐述。

(二)结直肠癌确诊时肝转移的诊断

对已确诊结直肠癌的患者,除血清 AFP、CEA 和 CA19-9 检测、病理分期评估外,应常规进行肝脏 B 超、增强 CT 等影像学检查以了解有无肝转移的发生,对于怀疑肝转移的患者应加行肝脏 MRI 检查(1a 类证据,A 级推荐)。PET-CT 检查不作为常规推荐,可在病情需要时酌情应用(2a 类证据,B 级推荐)。

肝转移灶的经皮针刺活检由于针道种植转移的潜在危害,以及针刺活检的假阴性等缺陷,仅限于病情需要时应用(4 类证据,C 级推荐)。

结直肠癌手术中必须常规探查肝脏,进一步排除肝转移的可能。对可疑的肝脏结节可考虑术中活检(3a 类证据,B 级推荐),术中 B 超检查有助于发现术前影像学检查未检测到的肝转移灶。

(三)结直肠癌原发灶根治术后肝转移的诊断

结直肠癌根治术后,应对患者密切随访,以了解有无肝转移的发生。

1. 血清 AFP、CEA、CA19-9 的检测和 B 超检查:建议术后 6 个月内每1~2 个月 1 次;术后 6 个月至 2 年内,每 3~6 个月 1 次;术后 2~5 年间,每 6 个月 1 次。怀疑肝转移的患者加行肝脏增强 CT 和(或)MRI 检查。

2. 全面检查:包括病史采集、体格检查、全血细胞计数、生化检查、全胸片、电子肠镜和肝脏增强CT等。建议术后6个月时进行1次,以后每12个月进行1次,共5年。

3. 存在肝转移高危因素患者的随访:对于存在肝转移高危因素的高危Ⅱ期(T4组织分化差、肿瘤周围淋巴管侵犯、肠梗阻或T3伴有局部穿孔或封闭、切缘不确定或阳性、淋巴结活检数量少于12枚)和Ⅲ期结直肠癌患者,建议进行更为密集的随访[8](1b类证据,A级推荐)。

(四)结直肠癌肝转移灶根治性切除术后的随访

结直肠癌肝转移灶根治性切除术后,对患者应进行更为密切的随访,了解有无肝转移复发。建议术后2年内,每1～2个月检测1次血清AFP、CEA、CA19-9检测和B超;每3～6个月进行1次全面检查(包括病史采集、体格检查、全血细胞计数、生化检查、全胸片和肝脏增强CT等);每6个月进行1次胸、腹部和盆腔增强CT扫描。2年后每12个月进行1次上述全面检查,共5年(1a类证据,A级推荐)。

关于术后随访的频次,目前仍有不同意见。例如,也有推荐无论Ⅱ、Ⅲ期结直肠癌或肝转移切除术后均3～6月复查1次或术后2年内每2～3月1次,以后每3～6月1次,直至5年,5年后每年1次。

结直肠癌肝肺转移分组
(ESMO 2012)

2012年11月,欧洲肿瘤内科学会(ESMO)颁布了《ESMO结直肠癌诊疗共识指南》(ESMO Consensus Guidelines for management of patients with colon and rectal cancer,下称共识),发表于《肿瘤内科学年鉴》(Ann Oncol 2012,23:2079)。这篇共识源于在瑞士卢加诺举行的ESMO结直肠癌(CRC)共识会议讨论,会议汇集了37名专家,覆盖全球大多数国家和地区。基于会上形成的初步共识,经会后进一步完善和所有参与者审阅,最终成文发表。本文将就《共识》中结直肠癌肝(肺)转移患者的治疗决策部分,着重解读。

晚期CRC患者的分组

根据肿瘤(位置、生长速度、相关症状、化疗敏感性等)、患者(年龄、伴发病、治疗耐受性等)、治疗的可获得性等因素,共识将晚期转移患者划分为4组(图3-2)。针对不同分组患者的不同治疗目标,制定治疗方案,是晚期CRC治疗的关键。

第0组 → 转移瘤局限于肝和(或)肺，明确可以R0切除

第1组 → 肝和(或)肺转移灶初始难以达到R0切除，但经过化疗±靶向治疗可能R0切除

第2组 → 多发转移无法手术切除，而且肿瘤进展迅速，出现或存在肿瘤相关症状

第3组 → 多发转移无法手术切除，起始无症状，病灶相对惰性

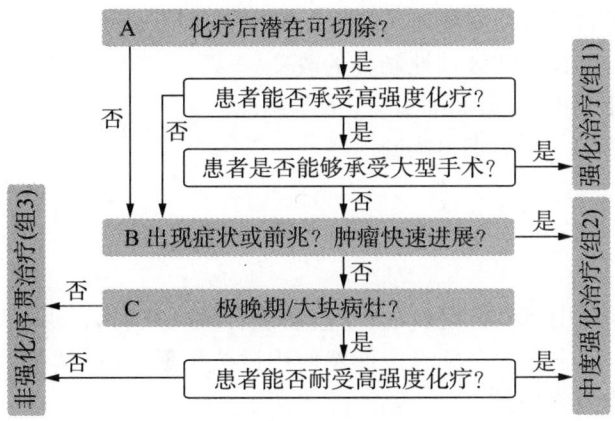

图 3-2 决定不同治疗目标分组的因素

缺血性肠病

由于缺血性肠病症状上无特异性，因此，根据临床表现进行早期诊断较困难。有发生缺血性肠炎基础病变者，如出现持续或突发腹痛，经检查无特殊时应想到缺血性肠炎的可能，如胃肠分泌物中潜血阳性或血便、外周血白细胞升高等对诊断有一定帮助，如出现剧烈腹痛、急腹症或休克体征需警惕有无肠穿孔之可能。对疑及该病患者必要时可进行血清学、CT、血管造影、彩色多普勒及内镜等检查。CT的典型影像学改变包括：①肠壁增厚；②靶信号即肠壁内外增厚，中心及两边之间减弱的信号；③节段性肠膨胀；④肠系膜血管肿胀；⑤肠系膜脂肪减少。上述五项中必须符合三条诊断才能成立。对疑有急性肠系膜缺血的患者，应早期作血管造影，其主要征象有：①肠系膜上动脉分支变窄；②肠道血管分支不规则；③动脉弓痉挛；④透壁血管充盈受损。

缺血性肠炎(一)

确定诊断

(1) 临床上有充分根据考虑到有血流减少的原因。
(2) 突然起病、便血、腹痛。
(3) 内镜检查有急性区域性肠炎的改变。
(4) 未使用任何抗生素而细菌学检查为阴性。
同时具备以上4项者,即可确诊。

疑诊病例

(1) 上列4项中,病变部位仅见于直肠或有跳跃式病灶(skip lesions)出现。
(2) 上列4项中欠缺一项者或偶然使用过抗生素,或虽然细菌学检查阴性,但可考虑为继发感染所致。

缺血性结肠炎(二)
(Wittenberg et al)

(1) 年龄在50岁以上,有急性下消化道症状者。
(2) 发病前未用过抗生素,无肠炎、肠梗阻、腹部血管疾病等。
(3) 结肠镜检查黏膜有急性炎症变化。
(4) X线钡剂灌肠有溃疡或渗出性变化,可完全恢复或遗留狭窄。
(5) 结肠以外的消化道无缺血性改变。
(6) 组织学检查有黏膜下出血及水肿等。

缺血性结肠炎分型

Marston将本病分为3型。
一过性肠炎型(急性缺血性结肠炎):腹痛主要位于下腹或左下腹,有腹泻,鲜红或暗红色血便,伴有发热、心动过速和腹部压痛及腹肌强直。此类患者症状较轻,数日内症状即可消失。X线检查正常或仅有黏膜不规则及指压征,数月后复查可全部恢复正常,一般不易复发。

狭窄型(慢性缺血性结肠炎):由于全部肠壁受损,造成肠腔狭窄,从急性期发展为慢性期,可有反复发作史,临床上有肠梗阻样的腹绞痛、便秘或腹泻、便血,但不一定有急性缺血性结肠炎史。X线检查见结肠有狭窄或梗阻者,不经手术治疗不能自愈。

坏疽型:病程短,症状危重,剧烈腹痛伴腹肌强直,肠鸣消失,心率加快,可在肛门出血之前出现休克症状。此型常合并有肠道感染。

难辨梭状芽孢杆菌结肠炎

(1) 流行病学资料:常见于使用克林霉素、万古霉素、青霉素、头孢菌素、四环素、甲硝唑和复方增效磺胺过程中,或停药1~2周后。也见于患有重症的患者中。

(2) 临床特征:轻度腹泻至暴发性结肠炎。

(3) 实验室检查:从粪便标本中分离难辨梭状杆菌及检测细胞毒素。迄今为止,所有含毒的粪便标本均获阳性培养,但有少数阳性培养的标本中检查不出毒素,因此,阳性分离物被认为是难辨梭状杆菌难辨梭状芽孢杆菌结肠炎(PMC)诊断的有力基础,而粪便毒素的检出则是PMC确诊的可靠证据。

(4) 乙状结肠检查:观察特征性损伤,以活组织检查加以确诊。

过敏性结肠综合征(一)

(日本 川上澄等)

1. 持续性排便异常(便秘、腹泻呈交替性)和以腹痛为主的多变的腹部自觉症状。
2. 肠道内外及有关脏器无明显的器质性病变。
3. 检查结果提示肠道运动功能或分泌功能亢进。
4. 症状的恶化常与心理、社会的刺激因素有关。

过敏性结肠综合征(二)

1. 腹泻、便秘或交替出现持续 3 个月以上。
2. 与饮食有关或无关的用其他疾病不能解释的腹部疼痛。
3. 内镜检查无明显异常;X 线钡剂灌肠检查除憩室、痉挛外无明显异常。
4. 粪便检查或培养,大便潜血阴性,无病原菌,无虫卵。
5. 无乳糖不耐症的病史。

过敏性结肠综合征(三)
(罗马定义,Rome definition)

下述 1 及 2 的症状至少要反复出现 3 个月。
1. 腹痛或腹部不快感,并具以下诸特征。
(1) 排便可致轻快感。
(2) 伴有排便次数的变化。
(3) 伴有粪便性状的变化。
2. 下述(1)~(5)症状至少有 2 个以上,出现在有症状期的 25% 以上。
(1) 排便次数变化。
(2) 粪便性状异常(兔粪状便/硬便或软便、水样便)。
(3) 排便时的异常(便意急切、残便感)。
(4) 黏液便。
(5) 腹部膨满感。
注:以研究为目的的病例排便次数如下:>3 次/天或<3 次/周。

过敏性结肠综合征分型

Rothman 根据排便异常将本病分为以下 3 型。
1. 痉挛性便秘(spastic constipation):患者有便秘或便秘与腹泻交替、腹部不适、腹痛、腹胀等腹部症状。
2. 慢性腹泻型(chronic diarrhea type):患者主诉为长期持续或间歇腹泻,也有的称为神经性腹泻。

3. 分泌型(secretory type)：其特征是患者有强烈腹痛,继之排出大量的非炎症性黏液。

Drossman 将本病分为痉挛性结肠、无痛性腹泻和腹泻便秘交替型 3 种类型。

结肠憩室的分类

Ⅰ：无症状。

Ⅱ：以肠管运动异常为基础而出现的排便异常、腹胀满、腹部不适、腹痛等。

Ⅲ：憩室炎及其并发症引起脓肿、泛发性腹膜炎、瘘管、狭窄等。

Ⅳ：憩室出血。

肠易激综合征(IBS)(一)

（全国慢性腹泻学术讨论会　1986 年）

1. 以腹痛、腹胀、腹泻及便秘等为主诉,伴有全身性神经官能症症状。
2. 一般情况良好,无消瘦及发热,系统体检仅发现腹部压痛。
3. 多次粪常规及培养(至少 3 次)均阴性,粪潜血试验阴性。
4. X 线钡剂灌肠检查无阳性发现,或结肠有激惹征象。
5. 纤维结肠镜示部分患者运动亢进,无明显黏膜异常,组织学检查基本正常。
6. 血、尿常规正常,血沉正常。
7. 无痢疾、血吸虫等寄生虫病史,试验治疗无效。

科研病例选择标准。

1. 病程　一般超过 2 年。
2. 临床表现(具备一种基本症状及两种以上有关症状)

（1）基本症状：腹痛、腹泻(一般少于 5 次)、便秘或腹泻便秘交替。

（2）有关症状：

① 经常腹胀。

② 排便或排气后腹痛缓解。

③ 晨起或餐后便意窘迫。

④ 粪便带有黏液。

⑤ 便后不爽感。

（3）体格检查：

① 可及乙状结肠肠曲，并有压痛。

② 结肠区广泛压痛。

③ 肛门指检提示括约肌张力增高，且患者有痛感。

3. 下列实验室检查均正常　血、尿常规；粪常规及培养（至少3次）；隐血试验；甲状腺功能测定；肝、胆、胰腺功能及B超检查；血沉。

4. 其他检查（符合两项以上）

（1）X线钡剂灌肠无阳性发现，或示结肠充盈迅速，或袋形增多、加深。

（2）纤维结肠镜无明显异常，或示肠腔痉挛、黏液增多，黏膜活检基本正常。

（3）结肠动力学检查示结肠压力波形及肠肌电波异常。

5. 试验性治疗

（1）甲硝唑0.2g，每天3～4次，共1周，无效。

（2）停用乳制品，麦胺类食品或食物调制品后，症状仍不消失。

肠易激综合征（二）

Manning 提出的四大症状。

（1）便后腹痛缓解。

（2）腹痛开始时肠蠕动明显增加。

（3）便前有腹痛。

（4）具有客观依据的腹胀。

Manning 认为90%以上的IBS患者具有上述两项以上的症状，而器质性疾病者仅30%具有上述两项以上的症状。

体征上具有参考价值的 Fielding 标准。

（1）触及结肠，并有痛觉过敏（特别是乙状结肠）。

（2）右髂窝部嘈杂音。

（3）肛检插入手指时痛觉过敏并感肛门括约肌张力增加。

（4）指套带单纯的黏液或具有球状粪块。

肠易激综合征（三）
（中华医学会消化病学分会）

前　言

　　肠易激综合征（IBS）是一种以腹痛或腹部不适伴排便习惯改变为特征的功能性肠病，该病缺乏可解释症状的形态学改变和生化异常。各地研究的报道显示，IBS是一种世界范围内的多发病，西方国家人群患病率为5%～24%，其中25%以上的患者为此而就诊，每年花费高额的医疗费用，并且患者的生存质量受到不同程度的影响。我国1996年北京的1份调查显示，人群患病率按Manning标准和罗马标准分别为7.26%和0.82%，其中有20%患者频繁就诊。2001年广州的1份调查显示，人群按罗马Ⅱ标准患病率为5.6%，就诊率为22.4%。可见IBS在我国也是值得重视的医疗问题。

　　IBS的病因和发病机制尚不十分清楚。一般认为IBS属多因素的生理心理性疾病。IBS的病理生理学基础主要是胃肠动力障碍和内脏感知异常，而造成这些变化的机制尚未完全阐明。已知心理社会因素与IBS发病密切相关。近年来，已注意到肠道急性感染后在易感者可引起IBS。脑-肠轴神经-内分泌调节功能失调以及影响该调节功能的肠道免疫系统的异常，也已受到重视。

诊断标准、分型与诊断步骤

（一）诊断标准

　　推荐采用目前国际认同的1999年提出的IBS罗马Ⅱ诊断标准，详见表3-27。

（二）分型

　　根据临床症状，可分为腹泻为主型、便秘为主型和腹泻便秘交替型3个亚型。分型依据的症状：①每周排便<3次；②每天排便>3次；③块状或硬便；④稀烂便或水样便；⑤排便费力；⑥排便急迫感。

表 3-27 IBS 的罗马 Ⅱ 诊断标准

条 件	症 状
一、过去 12 个月至少累计有 12 周(不必是连续的)腹痛或腹部不适,并伴有如下 3 项症状中的 2 项。	1. 腹痛或腹部不适在排便后缓解 2. 腹痛或腹部不适发生伴有排便次数的改变 3. 腹痛或腹部不适发生伴有粪便性状的改变
二、以下症状不是诊断所必备,但属 IBS 常见症状,这些症状越多则越支持 IBS 的诊断。	1. 排便频率异常(每天排便＞3 次或每周排便＜3 次) 2. 粪便性状异常(块状/硬便或稀/水样便) 3. 粪便排出过程异常(费力、急迫感、排便不净感) 4. 黏液便 5. 胃肠胀气或腹部膨胀感
三、缺乏可解释症状的形态学改变和生化异常。	

1. 腹泻为主型 符合上述症状②、④、⑥项中 1 项或以上,而无①、③、⑤项;或有②、④、⑥项中 2 项或以上,可伴①、⑤项中 1 项,但无③项。

2. 便秘为主型 符合上述症状①、③、⑤项中 1 项或以上,而无②、④、⑥项;或有①、③、⑤项中 2 项或以上,可伴②、④、⑥中 1 项。

3. 腹泻便秘交替型 上述症状交替出现。

关于诊断标准的说明:IBS 诊断标准以症状学为依据。罗马 Ⅱ 诊断标准是根据近年流行病学及临床研究的证据,对以往提出的诊断标准的修改。该诊断标准体现了如下几个重要原则:①诊断应建立在排除器质性疾病的基础上。②IBS 属肠道的功能性疾病;强调腹痛或腹部不适与排便的关系,体现 IBS 作为一个特定的综合征有别于其他肠道功能性疾病(如功能性腹泻、功能性便秘、功能性腹痛等)。③该诊断标准将判断的时间延长至 12 个月,规定其间至少 12 周时间有症状,但可以不连续,反映了本病慢性、反复发作的特点,可使器质性疾病、特别是肠道肿瘤的漏诊概率降低。④该诊断标准在必备条件中没有对排便次数和粪便性状作硬性规定,只强调腹痛或腹部不适伴随有排便次数和粪便性状的改变,可使更多病例得到诊断,提高了诊断的敏感性。

(三) 诊断步骤

在严格遵循上述诊断标准并排除器质性疾病的基础上作出 IBS 诊断。检查方法的选择,要求既不漏诊器质性疾病,又尽可能减少不必要的检查,以免增加患者的经济负担及精神负担。

1. 详细的病史询问和细致的系统体格检查 这项至关重要,当发现伴有"报警症状和体征",包括发热、体重下降、便血或黑粪、贫血、腹部包块以及其他不能用功能性疾病解释的症状和体征者,应做相关检查以彻底查明病因;新近出现持续的大便习惯(频率、性状)改变或与以往发作形式不同或症状逐步加重者、有大肠癌家族史者、年龄≥40岁者,应将结肠镜检查或钡剂灌肠X线检查列为常规。无上述情况、年龄在40岁以下、一般情况良好、具有典型IBS症状者,粪便常规(红、白细胞及粪便隐血试验、寄生虫)为必要的检查。可视情况选择相关检查;也可先予治疗,视治疗反应,有必要时再选择进一步检查。

2. 实验室和器械检查 根据临床表现与需要鉴别的器质性疾病,选择相关检查。在科研病例选择中,下列项目为基本的必备检查:①血、尿、粪(红、白细胞、大便隐血试验、寄生虫)常规,粪便细菌培养;②血液生化(血糖、肝、肾功能检查)、血沉;③结肠镜或钡剂灌肠X线检查;④腹部B超检查。

3. 随诊 有助于发现隐匿的器质性疾病。

肠易激综合征(四)

(日本 河野友信)

定 义

IBS是肠,尤其是结肠功能亢进而发生的功能性肠疾病,具有身心病病态。

鉴 别 诊 断

1. 肠管器质性疾病 肿瘤、炎症、先天异常、吸收不良综合征等。
2. 肠管以外的腹部器质性疾病 胃、十二指肠、肝脏、胆囊、胰腺、泌尿生殖系的各种疾病。
3. 腹部以外的器质性疾病 中枢神经系统疾病、内分泌疾病、代谢异常、慢性感染症、变态反应性疾病等。
4. 精神病、内脏癫痫。
5. 单纯性便秘。

诊 断 标 准

1. 特有的腹痛、排便异常及大便的性状。
2. 肠管以外的自主神经症状、精神症状的存在。

3. 精神性应激的参与。
4. 胃结肠反射亢进。
5. 通过检查可见功能亢进、再现症状。
6. 其他。

青壮年较多,一般状态良好,血沉正常,症状易变(由于环境等其他原因)。夜间症状消失,有开腹手术既往史,治疗性诊断。

肠易激综合征(五)
(罗马定义)

症状持续或反复发作至少 3 个月。

腹痛或不适,便后缓解和(或)伴大便次数和(或)粪便稠度改变;至少 25% 的时间里排便不规则。

大便次数改变(每日>3 次或每周<3 次)。

粪便外形改变(呈颗粒样/坚硬便或稀/水样便)。

排便变化(用劲排或急便或便意不尽)。

排黏液。

腹胀感觉。

肠易激综合征(六)
(日本 川上澄)

肠易激综合征以肠功能紊乱所致排便异常为主要症状。关于其诊断标准,学者们意见尚不一致。日本学者并木正义、川上澄、中川哲也等提出本病的定义为由于肠功能紊乱,引起肠运动亢进、肠肌张力亢进及其他不适,持续排便异常并伴有各种腹部症状。许多情况下,从身心医学的角度来考虑是具有重要意义的综合征。川上澄提出肠易激综合征的诊断标准如下。

1. 有典型症状

(1) 儿童时期有过腹痛的病史。

(2) 因腹部剧痛,受过紧急治疗。

(3) 过去有腹痛主诉。

(4) 肠部加热,可减轻腹痛。

(5) 排便可减轻腹痛。
(6) 有肠功能紊乱。
(7) 排便时可诱发腹痛。
(8) 有伴腹痛的腹泻。
(9) 腹泻和便秘交替出现。
(10) 腹泻和便秘较过去频繁。
(11) 兔粪样粪便。
(12) 有兔粪样粪便和腹痛。
(13) 粪便中可见黏液。

(如仅有上述中 6 项者为疑诊)

2. 一般检查无异常　不发热,红细胞、白细胞、Hb、血沉等无异常。

3. 粪便潜血试验阴性。

4. 大肠 X 线检查无异常,如有必要也可做大肠内镜检查。

5. 有从身心医学上也可充分理解的发病机制与精神状态的症状(不安、癔症、抑郁状态)、性格,与应激有关系。

肠易激综合征(七)

(中国中西医结合学会消化系统疾病专业委员会　2003 年)

一、概念

肠易激综合征(irritable bowel syndrom,IBS)是一种以长期或反复发作的腹痛、腹胀,伴排便习惯和大便性状异常而目前尚缺乏形态学、细菌学和生化学指标异常的肠功能障碍性综合征。

二、临床表现

1. 腹痛或腹部不适感　疼痛性质多样、程度各异,多见于左下腹部,可伴腹胀,进餐后出现,排便后缓解。

2. 排便异常　排便次数<3 次/周或>3 次/天。性状为稀便、水样便或干硬便,可带黏液,排便费力或不尽感,也可表现为秘泻交替。

3. 肠外症状　可有上消化道症状如烧心、早饱、恶心、呕吐等,也可有其他系统症状如疲乏、背痛、心悸、呼吸不畅感、尿频、尿急、性功能障碍等。

4. 症状特点　起病缓慢,间歇性发作,不具特异性,症状的出现或加重常与精神心理因素或应激状态有关,白天明显,夜间睡眠时减轻。

三、临床类型

1. 西医分类 ①腹泻为主型。②便秘为主型。③混合型：腹泻便秘无规则交替发作为主。

2. 中医证型

（1）肝郁气滞证 主要症候：①便秘，欲便不畅，便下艰难。②胸胁或少腹胀满窜痛。③烦躁易怒。④脉弦。次要症候：①肠鸣矢气。②嗳气呃逆，食少纳差。③后重窘迫。④失眠多梦。⑤口苦咽干或咽部如有物梗阻感。证型确定：具备主症2项加次症2项，或主症第1项加次症3项。

（2）肝气乘脾证 主要症候：①腹痛即泻，泻后痛缓（常因恼怒或精神紧张而发作或加重）。②少腹拘急。③胸胁胀满窜痛。④脉弦或弦细。次要症候：①肠鸣矢气。②便下黏液。③情志抑郁，善太息。④急躁易怒。⑤纳呆腹胀。证型确定：具备主症2项加次症2项，或主症第1项加次症3项。

（3）脾胃虚弱证 主要症候：①经常餐后即泻，大便时溏时泻，夹有黏液。②食少纳差。③食后腹胀，脘闷不舒。④舌质淡，舌体胖有齿痕，苔白。⑤脉细弱。次要症候：①腹部隐痛喜按。②腹胀肠鸣。③神疲懒言，肢倦乏力。④面色萎黄。证型确定：具备主症2项加次症2项，或主症第1项加次症3项。

（4）寒热夹杂证 主要症候：①腹泻便秘交替发作。②便下黏冻或夹泡沫。③便前腹痛，得便即宽而停止发作。④舌暗红，苔白腻。⑤脉弦细或弦滑。次要症候：①腹胀肠鸣。②口苦。③肛门下坠。④排便不爽。证型确定：主症2项加次症2项，或主症3项。

（5）大肠燥热证 主要症候：①大便秘结，数日一行。②粪如羊矢，外裹黏液。③少腹结块，按之胀痛。④舌质红，苔黄少津。⑤脉细数。次要症候：①头晕头胀。②形体消瘦。③口干或口臭。④失眠、焦虑。证型确定：主症2项加次症2项。

四、诊断标准

1. 症状指标 过去1年中至少12周连续或间断的腹部不适或疼痛，并符合以下其中两点即可诊断为IBS：①排便后缓解。②发作时伴大便次数改变（>3次/天或<3次/周）。③发作时伴大便性状改变。此外辅助指标有：①大便<3次/周。②大便>3次/天。③羊粪样或块状便。④糊样便或水样便。⑤排便费力。⑥排便紧迫感。⑦排便不尽感。⑧大便中有黏液。⑨腹部胀满、胀气。⑩全身神经症症状。腹泻为主型：符合第②、④、⑥项中的1项或多项而不伴①、③、⑤项。便秘为主型：符合第①、③、⑤项中的1项或多项而不伴②、④、⑥项。混合型：上述两型症状混杂者。

2. 检查指标(用于排除器质性病变) ①一般情况良好,系统检查仅发现腹部压痛。②血、尿、粪便常规及培养(至少3次)正常,粪便潜血阴性。③肝、胆、胰腺功能及B超正常。④甲状腺功能测定正常。⑤X线钡餐灌肠检查无阳性发现或结肠有激惹征象。⑥肠镜检查示部分患者肠运动亢进,无明显黏膜异常,组织学检查基本正常。

3. 注意事项 既应避免轻率的诊断,又应避免盲目的检查,一般可按症状指标诊断并给予试验治疗,但对下列情况应注意排除器质性病变:①年龄在45岁以上者。②症状在夜间重或影响睡眠者。③伴发热、贫血、便血、体重减轻明显、有肠梗阻症状者。④随访中有任何症状、体征变异者,均应认真检查,以排除器质性疾病,特别应注意排除乳糖酶缺乏症、甲状腺功能亢进症等疾病。

五、疗效判定标准

治愈:症状全部消失,肠道功能正常,舌、脉象正常,随诊复查无异常。好转:症状好转,大便次数减少,粪便性状接近正常或便秘减轻。无效:症状无减轻,大便次数、大便性状及排便过程异常无改善。

肠易激综合征(八)

(中华医学会消化病学分会胃肠动力学组 2007年)

肠易激综合征(irritable bowel syndrome,IBS)是一种常见的功能性肠病,以腹痛或腹部不适为主要症状,排便后可改善,常伴有排便习惯改变,缺乏可解释症状的形态学和生化学异常。世界各地流行病学研究报道显示IBS是一种世界范围内的多发病。西方国家人群患病率达10%~20%,我国的一项按罗马Ⅱ标准的流行病学调查显示社区人群IBS患病率为5.7%,其中22%曾因IBS症状而就诊。IBS的症状常与其他功能性胃肠病,如功能性消化不良的症状有重叠。IBS症状常影响患者的学习、生活和工作,对患者的生存质量产生不同程度的负面影响。与正常人相比,IBS患者较易寻求各种医疗帮助,花费高额的医疗费用。同时患者因疾病而旷工、旷课也造成间接的经济损失。因此,IBS是值得重视的临床与社会问题。

总体来说,IBS的病因和发病机制尚不十分清楚。现有研究结果显示IBS的发病与下列因素有关:①胃肠道动力异常。部分腹泻型IBS表现为胃肠通过时间缩短、结肠收缩增强等肠道动力亢进,而部分便秘型IBS则可存在肠道动力不足表现。②内脏敏感性增高。直肠气囊扩张试验表明IBS患者痛阈下降,对直肠扩张等机械性刺激敏感性增高。③中枢神经系统感知异常。功能性磁共振

(fMRI)研究表明,IBS患者对直肠气囊扩张刺激所引起大脑反应区与正常人有所不同,且腹泻型IBS与便秘型IBS之间的大脑反应区也有所不同。④脑-肠轴调节异常。中枢神经系统对肠道传入信号的处理及对肠神经系统的调节异常可能与IBS的症状有关。⑤肠道感染与炎症反应。有研究表明,肠道急性细菌感染后部分患者发展为IBS,肠道感染引起的黏膜炎症反应、通透性增加及免疫功能激活与IBS发病的关系值得进一步研究。⑥精神心理异常。部分IBS患者存在焦虑、紧张、抑郁、失眠等精神心理异常,精神心理应激也可诱发或加重IBS症状,说明精神心理因素与IBS有密切的关系。

肠易激综合征的诊断

一、诊断标准与分型

(一) 诊断标准

推荐采用目前国际认同的罗马标准。以下是2006年修订的罗马Ⅲ IBS诊断标准*。

反复发作的腹痛或腹部不适**,最近3个月内每月发作至少3天,伴有以下2项或2项以上。

1. 排便后症状改善
2. 发作时伴有排便频率的改变
3. 发作时伴有粪便性状(外观)改变

以下症状未列入诊断标准,但对诊断有支持意义,包括排便频率异常(①每周排便少于3次,或②每日排便多于3次);粪便性状异常(③干球粪或硬粪,或④糊状粪/稀水粪);⑤排便费力;⑥排便急迫感、排便不尽、排黏液以及腹胀。

罗马Ⅲ标准中所使用的腹痛/腹部不适的频率阈值主要依据有关研究资料,有一定的随意性,可根据应用的目的作适当的调整。建议在病理生理研究及临床试验中,在筛选合格受试者时将腹痛或腹部不适的发作频率设定为每周至少2天。

(二) 分型

以往使用的罗马Ⅱ IBS亚型分型标准复杂且难以使用,罗马Ⅲ简化为仅依据粪便性状作为分型的指标,具有一定的实用性和可操作性,推荐使用罗马Ⅲ分

注:*诊断前症状出现至少6个月,近3个月符合以下诊断标准;**腹部不适是指不舒服的感觉,而非疼痛。

型方法(图3-3)。粪便性状可参考Bristol粪便性状量表(表3-28),1~2型为便秘;6~7型为腹泻。

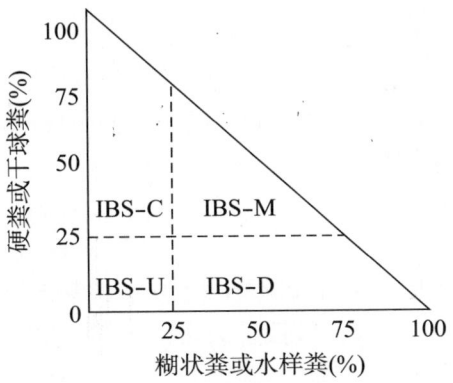

图3-3 IBS罗马Ⅲ分型方法

注:二维图显示根据粪便性状将IBS分为4种亚型。IBS-D=IBS腹泻型:至少25%的排便为松散(糊状)粪或水样粪,且硬粪或干球粪<25%的排便*;IBS-C=IBS便秘型:至少25%的排便为硬粪或干球粪,且松散(糊状)粪或水样粪<25%的排便*;IBS-M=IBS混合型:至少25%的排便为硬粪或干球粪,且至少25%的排便为松散(糊状)粪或水样粪*;IBS-U=IBS不定型:粪便性状异常不符合上述IBS-C、D或M中的任一标准*(*在未用止泻剂或者轻泻药的情况下)。

表3-28 Bristol粪便性状量表

分 型	粪 便 性 状
1型	分散的干球粪,如坚果,很难排出
2型	腊肠状,多块的
3型	腊肠样,表面有裂缝
4型	腊肠样或蛇状,光滑而柔软
5型	柔软团块,边缘清楚(容易排出)
6型	软片状,边缘毛糙,或糊状粪
7型	水样粪,无固形成分

(三) 诊断注意事项

2006年颁布的罗马Ⅲ IBS诊断标准是以近年的流行病学以及临床研究为证据,基于症状学的诊断标准。在实际应用中应注意以下几个方面:①诊断应建立在排除器质性疾病的基础上。②IBS的肠道症状具有一定的特点,如腹痛或腹部不适与排便的关系,这组症状有别于其他的功能性肠病(如功能性便秘、功能性腹泻、功能性腹痛)。③IBS常与其他功能性胃肠病共存。

从对罗马Ⅲ就IBS分型标准阐述的理解,考虑到汉语的表达特点,我们建议将 IBS 亚型命名的汉语翻译为：IBS 腹泻型(IBS-D)、IBS 便秘型(IBS-C)、IBS 混合型(IBS-M)[与 IBS 交替型(IBS-A)在某种程度上属同意词]和 IBS 不定型(IBS -U)。

罗马Ⅲ标准的修改依据主要来源于西方的研究资料,我国 IBS 的临床特点可能与西方有所不同,文化和社会生活习惯的差异也可能会影响对 IBS 的认识,建议在使用以上诊断标准时,要考虑到中国人 IBS 的特点,以求为今后制订更适合中国人群应用的诊断和分型标准。

二、诊断步骤

在严格遵循上述诊断标准并排除器质性疾病的基础上作出 IBS 诊断。对检查方法的选择,要求既不漏诊器质性疾病,又尽可能减少不必要的检查,以免增加患者的经济和精神负担。

(一) 详细的病史询问和细致的系统体格检查

对 IBS 的诊断和鉴别诊断至关重要,当发现警报征象,如发热、体重下降、便血或黑粪、贫血、腹部包块以及其他不能用功能性疾病来解释的症状和体征时,应进行相关的检查以明确排除器质性疾病。对新近出现症状的患者或症状逐步加重、近期症状与以往发作形式有不同、有结直肠癌家族史、年龄≥40 岁者,建议将结肠镜或钡剂灌肠 X 线检查列为常规检查。如无上述情况、年龄在 40 岁以下、一般情况良好、具有典型的 IBS 症状者,可常规行粪便常规(红、白细胞和隐血试验、寄生虫)检查,根据结果决定是否需要进一步检查。也可以先予治疗,根据治疗反应,必要时再选择进一步检查。

(二) 实验室检查和器械检查

除以上提及的检查项目外,还可根据患者的具体情况以及需要鉴别的器质性疾病来选择相关的检查。在科研和临床治疗试验中,应进行全面的检查,包括:①血、尿、粪常规,粪便细菌培养;②血生化学检查:肝肾功能、血糖、血沉;③结肠镜或钡剂灌肠 X 线检查;④腹部超声检查。

(三) 鉴别诊断

需要与 IBS 鉴别诊断的疾病主要有炎症性肠病、结直肠肿瘤,还要注意 IBS-D 与乳糖不耐受、小肠细菌过度生长、寄生虫感染等鉴别。

(四) 随诊

特别强调随诊的重要性。随诊有助于发现隐匿的器质性疾病,特别是对没有经过检查的患者。

肠易激综合征的分类

肠易激综合征(irritable bowel syndrome，IBS)是一种常见的慢性功能性肠道疾病，其特征是大便习惯和性状的改变、腹痛、腹胀而无器质性病理改变。在肠易激综合征的流行程度上，女性与男性相比有明显的不同。在美国家庭调查中，肠易激综合征存在于14.5%的女性，而在男性仅为7.7%。相似的流行病学上的差别在其他西方国家的研究中也有报道。在我国，IBS患者占消化专科门诊的比例竟高达20%~50%。目前，IBS的各种诊断方法是以症状为基础的，并不评估疾病的严重性，故不能对IBS的治疗策略提供充分的帮助。为此Drossman等根据疾病的临床特征将IBS患者分为轻、中、重三类（表3-29）。

表3-29 IBS患者的临床特征分类

临床特征	轻度	中度	重度
所占百分比估计	70%	25%	5%
常见就诊场所	普通门诊	消化专科门诊	会诊中心
与肠道生理的相关程度	+++	++	+
症状持续程度	0	+	+++
精神心理症状	0	+	+++
就诊频率	+	++	+++

肠易激综合征的分型(一)
（日本　并木）

1. 不稳定型　以伴有腹痛的痉挛性便秘开始，排出坚硬的兔粪样粪便，常转化为间歇性有时持续性的腹泻；除腹痛多在左下腹部之外，有时伴有排气症状，或粪便中混有黏液(占55%)。

2. 持续性腹泻型　长期腹泻，但并无相应消瘦。无腹痛，即使有也是轻度腹痛。因常伴有胃结肠反射亢进，可见食后就想排便的症状。有的病例排软便或水样便，一日5~6次甚至更多(占44%)。

3. 分泌型 继便秘后,有剧烈腹泻的倾向,常反复排出黏液。此种类型多有精神因素参与(只占1%)。

肠易激综合征的分型(二)

（日本　河野友信）

为临床方便,根据排便情况与心理反应特点,可将病情按如下类型进行分类治疗。

1. 排便异常型

（1）持续腹泻型：也称神经性腹泻,突然感觉到伴有腹痛的很强便意后腹泻,如果转为重症和难治时,常怕乘坐交通工具,害怕食物。

（2）便秘型：是痉挛性便秘型,困难地排出兔粪状便乃至细便。排便后还感到有不快的残留感。

（3）交替性排便异常型：这是腹泻期与痉挛性便秘期交替型,这种类型最多。

除以上3种基本排便异常型外,治疗上作为亚型,可分为强产气症状型(有伴有吞气症、气体综合征型、放屁、肠鸣强的病例,过度苦于臭气型等。苦于臭气型多具有后述精神医学上的问题)、多黏液型(伴随着剧烈腹痛排泄大量的黏液便)和便意频数型等。

2. 精神状态、心理反应　不仅对排便类型,而且将精神状态,心理反应也进行分型,在临床上是方便的。可以按照神经官能症分类对IBS患者精神状态和对症状、发病状态的心理反应进行分类。

（1）担心状态：这是神经官能症前期状态,是担心症状的阶段。

（2）紧张型。

（3）焦虑型。

（4）情绪型。

（5）恐怖型：这种类型包括害怕食物,害怕交通工具,害怕残留便等。

（6）抑郁型：这是神经官能症抑郁状态,与后述的抑郁病、假面抑郁病不同。

（7）强迫型：有种种强迫性言行,针对所采取的一些行为实际上也是强迫性的。

（8）癔症型：包括有逃避疾病,愿得疾病的心理机制。

除以上之外,作为亚型,还有呈精神病样反应的类型,常可被作为界限性病例,表现为幻嗅症及被害妄想样症状。

IBS 诊断记分系统
（Kruis）

阳 性 症 状

(1) 胃肠胀气 34 分。
(2) 病程超过 2 年 16 分。
(3) 剧烈腹痛 23 分。
(4) 便秘和腹泻相交替 14 分。

阴 性 症 状

(1) 体检或病史中有其他疾病（-47 分）。
(2) 血沉＞20 mm/2 h（-13 分）。
(3) 白细胞数＞$10×10^9$/L（-98 分）。
(4) 血红蛋白：女性低于 120 g/L；男性低于 140 g/L（-98 分）。
(5) 便血（-98 分）。

其敏感性 83%，特异性 97%。积分＞43 分时，诊断 IBS 的可靠性为 99%，但该记分系统所涉及的器质性病少，而且未排除种族差异，故有其局限性。

与 IBS 有关的抑郁

(1) 一日中以抑郁占多。
(2) 兴趣和愉快明显减少。
(3) 体重减轻及厌食。
(4) 失眠。
(5) 精神活动表现为不安或迟钝。
(6) 疲乏和怕冷。
(7) 无欲望或不适当的内疚感。
(8) 集中力减少。

(9) 反复想着会死或欲自杀。

2 周内上述表现几乎每天发生或每周至少 5 次即可诊断。

肠道菌群失调

(《中华消化杂志》编委会)

正常情况下,肠道菌群在体内与外部环境保持着动态平衡,并对人体的健康起着重要作用。如果这种平衡在某些情况下被打破,便形成肠道菌群失调(intestinal dysbacteriosis, ID),其表现为肠道菌群在种类、数量、比例、定位和生物学特性上的改变。临床上,引起肠道菌群失调的原因和疾病很多,常互为因果。主要表现是腹泻、便秘、腹胀、腹痛、消化不良等。肠道菌群失调对许多疾病的发生、发展和转归有重要影响。

肠道菌群失调在临床上并不少见,但常被医师所忽视,且目前尚缺乏较为客观的临床诊断标准与规范的治疗方案,为此《中华消化杂志》编委会召集了国内部分专家,对此进行了深入的探讨,提出肠道菌群失调的诊断与治疗建议,供各科临床医师在工作中参考。

一、肠道菌群失调的病因

引起肠道菌群失调的病因尚未完全明确,但与下述因素有关:①原发于肠道的疾病:如肠道的急慢性感染、炎症性肠病、小肠细菌过度生长综合征等。②全身性疾病:如感染性疾病、恶性肿瘤、代谢综合征、结缔组织病、肝肾功能受损等慢性消耗性疾病。③其他:如抗生素应用不合理、化学治疗、放射治疗后、各种创伤、多脏器功能衰竭(MOF)、胃肠道改道手术后、营养不良、免疫功能低下等。这些因素均可导致肠道正常菌群在质和量上的改变,从而引起肠道菌群失调。

二、肠道菌群失调的临床表现

肠道菌群失调的原发病的各种症状,并在原发病的基础上出现腹泻、腹胀、腹痛、腹部不适,少数伴发热、恶心、呕吐,并产生水、电解质紊乱、低蛋白血症,重症患者可出现休克症状。腹泻为肠道菌群失调的主要症状,大多发生在抗生素使用过程中,少数见于停用后。轻者每天 2~3 次稀便,短期内可转为正常;重者多为水样泻或带黏液,可达每日数十次,且持续时间较长。

三、肠道菌群失调的实验室检查

菌群分析是肠道菌群失调的主要检查方法,定性分析以直接涂片法为主,定量检查以细菌培养为主(需氧菌与厌氧菌培养)。

直接涂片是目前广泛采用的分析方法,由于所需设备简单,操作简便,耗时短,适宜临床应用。该方法是通过显微镜观察革兰染色粪便涂片的菌群像,估计细菌总数、球菌与杆菌比例,革兰阳性菌与革兰阴性菌的比例,结合各种细菌的形态特点、有无特殊形态细菌增多等,当非正常细菌明显增多(如酵母菌、葡萄球菌和艰难梭菌),甚至占绝对优势时可能会引起严重的伪膜性肠炎和真菌性肠炎,应引起高度重视。

培养法是将新鲜粪便直接接种于多种不同的培养基上,对生长出来的菌落进行菌种鉴定,通过控制接种粪便重量的方法可以对肠道菌群进行定量培养。将每种细菌的数量与参考值进行比较,或计算双歧杆菌/肠杆菌(B/E)值,即可评估肠道菌群的状况。B/E 值>1 表示肠道菌群组成正常,B/E 值<1 表示肠道菌群失调,B/E 值越低,表示菌群失调越严重。

有条件的单位可选择下列检查,更有助于肠道菌群失调的诊断。①以小亚基 RNA/DNA 为基础的分子生物学技术对肠道菌群失调诊断有较高的价值。②粪便中应用指纹技术检测肠道菌群,如肠杆菌基因重复一致序列 PCR(ERIC-PCR)指纹图动态监测。③通过对人体的尿液、血液等生物体液和活检组织的代谢组学特征分析,经模式识别处理,可以得到具有正常菌群和菌群失调的早期诊断和病程监控效力的生物标识物。

四、肠道菌群失调的临床分型

临床上,肠道菌群失调可分为轻度、中度和重度三型。

轻度:为潜伏型,菌群失调较轻,只能从细菌定量上发现变化,临床上常无不适或有轻微排便异常。为可逆性改变,即去除病因后,不经治疗也可恢复。

中度:临床主要症状为慢性腹泻,类似慢性肠炎、慢性痢疾、溃疡性结肠炎等。一般不能自然恢复,即使消除诱因,仍保持原来的菌群失调状态,需治疗后才能纠正。

重度:肠道的原籍菌大部分被抑制,而少数菌种过度繁殖,占绝对优势,例如伪膜性肠炎。重度肠道菌群失调的患者必须及时积极治疗。

五、肠道菌群失调诊断依据

可根据:(1)病史中具有能引起肠道菌群失调的原发性疾病。(2)有肠道菌群失调的临床表现,如:腹泻、腹胀、腹痛、腹部不适等症状。(3)有肠道菌群失调的实验室依据:①粪便镜检球/杆菌比紊乱(成人正常参考值为 1∶3)。但正常参考值各家报道不一,有人建议采用康白标准(3∶7)。②粪便培养中计算 B/E 值<1。③粪便菌群涂片或培养中,非正常细菌明显增多,甚至占绝对优势。

上述①与②项可作为临床诊断依据,为诊断肠道菌群失调所必须条件,如在实验室检查中出现任何一项阳性即可基本诊断本病,如实验室检查出现阳性机会越多,则诊断越可靠。

肠道菌群失调抗生物质诱发的假膜性肠炎
(日本 岛田馨)

1. 症状 无论是否口服抗生物质都可引起本症,多在投药 7～10 天发病,但也有用药 1 天即发生腹泻及长时间用药中止后发病者。轻症为软便、糊状便、水样便等一日数次,重症除腹泻外尚有发热、白细胞增多,腹部膨满等症状,病程中出现低蛋白血症及水、电解质异常。肠道内潴留含有大量蛋白质的血性渗出液,重症也有死亡者。

2. 诊断
(1) 最主要者为腹泻与使用抗生物有关。
(2) 大肠内镜检查发现假膜。
(3) 粪便中证明有 Cl. difficilc 毒素。

具备以上 3 条即可确诊。事实是只要内镜发现假膜,几乎 100% 都可检出 Cl. difficile 的胞毒素(cytotoxin),故内镜发现假膜为诊断本症的要点。

溃疡性大肠炎定义
(WHO 的国际医学科学组织理事会)

本病为原因不明,非感染性的大肠炎症性疾病,具有与过敏性大肠综合征不同的器质性病变。WHO 的国际医学科学组织理事会的定义为:"以侵袭黏膜与黏膜下层为主的大肠,特别是直肠的、特发性非特异性的疾病。"

溃疡性大肠炎
(日本 福岛恒男)

溃疡性大肠炎诊断标准(下列 1 加上 2 中的任意一项即可诊断)。
1. 持续性或反复性黏液血便,或有其既往史。

2. 实验室检查

(1) 内镜检查：

1) 黏膜粗糙或呈细颗粒状，质脆易出血，且有黏液、脓血性分泌物附着。

2) 多发性糜烂、溃疡及假性息肉。

(2) 活检见黏膜炎症性反应，且有糜烂、溃疡、隐窝脓肿及腺排列异常或上皮变化。

(3) 灌肠 X 线检查：

1) 黏膜表面呈粗糙或细颗粒状变化。

2) 多发性糜烂，溃疡。

3) 假性息肉，有时可见肠管短缩或狭窄。

过敏性大肠综合征定义
（WHO 的国际医学科学组织理事会）

WHO 的国际医学科学组织理事会定义为："与情绪紧张、应激相应出现的，导致种种肠功能障碍的肠运动疾病。经常并发菌痢，检查见不到器质性病变。临床表现为腹痛、胀满感、稀便与便秘交替发生的一种疾病。"

过敏性大肠综合征
（日本 福岛恒男等）

本病诊断的重点在于详细采集病史，排除器质性疾病。

1. 直肠镜或结肠内镜：可以确认直肠结肠无器质性病变。本病特异性所见是当内镜插入时引起乙状结肠下端痉挛性收缩。由于疼痛，内镜无法继续向里插入。

2. 灌肠造影法：本检查法也是先排除大肠器质性病变。依据本病的特征性所见不难诊断。阳性所见是袋的增加及深环的出现，反映强烈痉挛纵行减缓，反映分泌亢进的斑纹状影响、残留减缓像，由于过度紧张，大肠变细，看上去似线一样，即所谓线状征。

3. 其他：与剧烈的临床表现相比，并无吸收障碍、发热、血沉增速等。活检亦无异常所见，但肠内压检查及肌电图则有异常曲线出现。心理测验、性格测验也多有异常所见，说明此病与心理因素关系密切。

抗生素引起的大肠炎(AAC)

诊断 AAC 的基本条件有 3 项。
(1) 可以确定肠炎与使用抗生素有关。
(2) 确认有大肠炎的存在。
(3) 能够除外大肠原有的感染症。

功能性胃肠病(FGD)分类

（世界知名专家小组　1998 年）

A. 食管病：A_1 癔球；A_2 反流；A_3 功能性食管源性胸痛；A_4 功能性烧心感；A_5 功能性吞咽困难；A_6 非特异性功能性食管病。

B. 胃、十二指肠病：B_1 功能性消化不良；B_2 吞气症。

C. 肠病：C_1 肠易激综合征；C_2 功能性腹胀；C_3 功能性便秘；C_4 功能性腹泻；C_5 非特异性功能性肠病。

D. 腹痛：D_1 功能性腹痛综合征；D_2 非特异性功能性腹痛。

E. 胆病：E_1 胆囊功能失调，E_2 Oddi 括约肌功能失调。

F. 肛门直肠病：F_1 功能性排便失禁；F_2 功能性肛门直肠病(肛提肌综合征、肛痛)；F_3 功能性便秘；F_4 非特异性功能性肛门直肠病。

B_1 功能性消化不良(FD)定为有上腹痛或不适,持续或间歇发作时间超过 3 个月,经临床、实验室、影像学检查(B 超、内镜等)排除可解释症状的器质性疾病者,建议把一些混淆诊断如非溃疡性消化不良、胃肠神经功能症等统一命名为 FD。

消化不良(一)

（中华医学会消化病学分会胃肠动力学组）

临床上,消化不良是指一组表现为上腹部不适、疼痛、上腹胀的症状,常餐后加重,伴有早饱、食欲不振、恶心或呕吐等。这些症状主要是以胃为主的一组消化不良症状。消化不良是很常见的病症,各国报道的患病率为 20%～49%,据我国广州报道,消化不良占普通门诊的 11.04%,占消化门诊的 52.85%。消化不良明显影响患者的生活和工作。从病因上，消化不良可分为器质性消化不良（organic dyspepsia, OD）和功能性消化不良（functional dyspepsia, FD）。前者经过有关检查能显示相关的病因，如消化性溃疡病、糜烂性胃炎、食管炎及恶性疾病等。也包括系统疾病引起的消化功能异常，如糖尿病性消化不良、进行性系统性硬皮病。而 FD 患者经内镜等检查未能显示有结构上的明显异常，或难以用这些表现来解释其症状。

消化不良相当常见（20%～54%），并严重影响生活质量，患者常多次就诊，耗费巨大，在国内外均已引起密切的关注。德国 Classen 对 3 001 例 FD 患者进行为时 2 年的调查，结果表明，FD 的生活质量明显降低；在随访 1 年后，其中 75% 患者的生活质量恢复正常，表明多数 FD 患者的预后良好。研究还显示，选择内镜检查后进行治疗和一开始就选择经验治疗，两组的结果差别不大。这一研究也进一步表明，制定消化不良的诊治流程很有必要，能使患者及时得到诊断和合理的治疗，同时减少不必要的检查和增加患者的费用负担。目前，国际上已制定出有关消化不良的诊治流程，制定适合我国消化不良的诊治流程和指南十分必要。

一、国际消化不良的诊治流程

1998 年，Talley 在 Geneva 会议就消化不良的诊治流程指出，对未调查的消化不良病例，应根据病史进行相应的处理，比如对有烧心患者的抗反流治疗，对合并有肠易激综合征（IBS）的消化不良患者，按 IBS 治疗。如患者有吞咽困难、呕血、黑粪、消瘦等报警症状，应作内镜检查后再进行相应处理。对无报警症状，应检查幽门螺杆菌（HP），或观察后再评估。如 HP 阴性，则抑酸剂或促动力剂治疗。2000 年的亚太地区消化年会上，Talley 提出，对消化不良的患者，如无报警症状，年龄在 45～50 岁以下，可以根据经验进行治疗，即溃疡样型消化不良可试用抑酸剂（PPI），动力障碍样型消化不良用促动力剂。如果经以上处理无效，可以采用互换药物进行治疗，即对抑酸药无效者，接受促动力剂治疗，对促动力剂无效者则接受抑酸剂治疗。但他也认为，内镜检查对向患者解释病情很有用。

二、我国消化不良的诊治流程

我国的胃癌患病率比西方高，遇有消化不良伴有报警症状，应做进一步检查。重视肿瘤家族史。提出年龄以 40 岁以上作为参考，但应密切结合临床。对有明显情绪因素或心理障碍患者，应及时进行有关检查，对明确诊断和解释病情更为有利。

如果患者无以上情况，而且一般情况良好，或以往已经进行有关检查，最近症状复发,或患者暂不能接受有关检查时,可根据经验治疗。经验治疗应结合消化不良的症状特点,症状和进餐的关系,推测其可能的病理生理基础。

健康人在消化间期表现为特征性的移行性复合运动(MMC),其中 MMC Ⅲ 期起清道夫的重要作用。餐后进入消化期,近端胃呈适应性舒张,容纳食物。远端胃收缩、蠕动,消化食物,使其变成细小的颗粒。胃窦、幽门与十二指肠的协调运动在排空过程中起重要的作用。许多研究表明,胃运动功能障碍是 FD 的主要发病基础。FD 患者的胃、幽门及十二指肠动力异常,不仅存在消化期的动力异常,且也见于消化间期。50%以上的患者有胃排空的延缓。有些病例虽然胃排空无异常,但餐后胃内食物分布异常。餐后胃底松弛损害或对扩张的感觉异常可能和早饱有关。约 50%FD 患者的胃、十二指肠对机械性刺激高敏,解释了患者进食量少,但很容易出现上腹饱胀症状。此外,十二指肠动力紊乱引起十二指肠酸清除降低和恶心有关。FD 患者在空腹时出现症状的基础可能是其 MMC 活动异常,包括 MMC Ⅲ 期出现次数减少,MMC Ⅱ 期的动力减弱以及十二指肠胃反流等,这些可以解释有些患者空腹就有症状,餐后不减轻,甚或加重。患者常有不敢多进食,以免加重症状。

注重进餐和消化不良症状的关系有助于判断和分析其病理生理基础,即是酸相关性疾病或是动力相关性消化不良。食物能缓冲胃酸,使胃 pH 值上升,因而能减轻由于胃酸刺激引起的症状。如患者空腹时上腹不适、上腹疼痛或发胀,进餐后减轻,很可能是酸相关性疾病。如患者在进餐后出现上腹部不适、疼痛、早饱和上腹胀等症状,而空腹时无症状,或空腹也有症状,餐后加重时,均应注意有无过多或不当的进食,致胃消化负荷加重,或不符合胃消化生理的情况。如无食物的因素,可视为胃动力障碍相关性消化不良。其病因可能是器质性疾病或 FD。对以上情况,建议选择抗酸剂或抑酸剂治疗酸相关性疾病,选用促动力剂治疗胃动力障碍相关的消化不良。服用的时间为 2 周,如症状减轻或消失,则进一步支持以上的判断,如无效,建议做进一步检查。

参考国际消化不良诊治流程,结合我国常见胃病以及诊治消化不良的特点,并总结以上依据,历经 2 年多讨论与征求意见,现提出我国消化不良诊治流程(图 3-4)。在诊治流程中 2 次提出问题(菱形标志),选择进一步处理方案(箭头标志),即需进一步检查或根据症状和进餐的关系,选择经验治疗。对经验治疗有效的病例,可判断其为酸相关性疾病或动力障碍相关性消化不良(长方框标志)。对经验治疗无效的病例,应作进一步检查,包括生化检查、B 超和胃镜检查等。根据检查结果,作相应处理。如有关检查显示阴性结果或不能解释其症状的阳性结果时,必要时还应作进一步检查,包括胃电图、胃排空等以了解胃动力功能,采用内脏感知检查了解有无异常,必要时进行心理测试等。目前我国的内镜开展已很普遍,且相对费用较低,结合我国患者的就医系统,提出内镜检查是诊断消化不良的主要手段。由于消化不良患病率很高,难以做到都安排内镜检查,因而,经验治疗仍很必要。

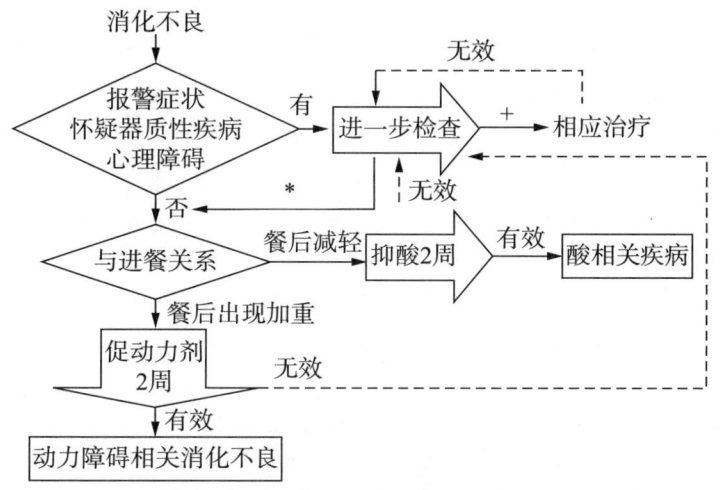

图 3-4 我国消化不良的诊治流程

注:*无异常或胃镜病理活检为非活动性慢性胃炎。

FD 的发病机制不完全清楚。目前认为,FD 常无胃酸分泌异常,但 FD 的胃对物理或化学刺激的敏感性可能增强,有胃、幽门及十二指肠的动力异常,Hp 感染在消化不良中的作用有待明确,精神应激在 FD 发病中可能有作用,FD 和慢性胃炎之间的关系仍有待探讨。进食过快及食物本身的刺激可加重消化不良。因而,尚需深入研究 FD 的病因及发病机制。我国内镜检查时常规作 Hp 检查已较普遍,对 Hp 阳性的患者是否进行根治,取决于其基础病变。由于 FD 和 Hp 的关系尚有争论,因而,对 Hp 阳性的 FD 或慢性非活动性胃炎患者进行 Hp 根治尚未得到共识,还需要有循证医学的支持。

消化不良(二)

近年来,一个国际权威工作小组(包括临床医师、流行病学专家、病理学家在内)十分活跃,对消化不良进行了多次专题研究(诸如伦敦 1991 年、雅典 1992 年、曼谷 1992 年、巴塞罗那 1993 年、洛杉矶 1994 年等),而新的消化动力药的出现,又大大促进了这种研究。他们建议将消化不良的定义确定为:持续性或反复发作性的上腹部不适,这是必备的一项,还可包括下列症状中的一项或数项。
 (1) 餐后饱胀。
 (2) 腹部胀气。
 (3) 嗳气。
 (4) 早饱(进正常食量未完即饱而弃食)。
 (5) 厌食。
 (6) 恶心。
 (7) 呕吐。
 (8) 烧心。
 (9) 胸骨后痛。
 (10) 反胃。
而慢性的期限指症状至少在3个月以上。

消化不良(三)

(中华医学会消化病学分会胃肠动力学组 2007年)

一、定义

消化不良(dyspepsia)是指一组表现为上腹部疼痛或烧灼感、餐后上腹饱胀和早饱感的综合征,可伴食欲不振、嗳气、恶心或呕吐等。消化不良症状的产生与消化系统器官疾病有关,从病因上可分为器质性消化不良(organic dyspepsia, OD)和功能性消化不良(functional dyspepsia, FD)。其中,FD患者的症状源于上腹部,血生化及内镜等检查无异常发现,临床表现难以用器质性疾病解释。

二、消化不良的流行病学

我国广东城镇居民的问卷调查显示消化不良患病率为18.9%,美国社区居民的患病率为25%;女性患病率高于男性,患病率随年龄增长而升高。流行病学调查的患病率是指未经检查的消化不良症状,经检查后发现OD仅占消化不良患者的少数,多数患者为FD。有关消化不良发病率的流行病学资料相对较少,推测年发病率约为1%。

虽然人群中消化不良的患病率很高,但总体就诊率不到50%。研究表明,腹部症状明显、胃肠外症状较多者就诊率较高。此外,焦虑及缺乏有效的心理疏导也是导致消化不良患者就诊的重要原因。据统计,在我国以消化不良为主诉的患者占普通内科门诊的11.05%,占消化专科门诊的52.85%。采用罗马Ⅲ诊断标准对消化专科门诊连续就诊消化不良的患者进行问卷调查,发现符合FD罗马Ⅲ诊断标准者占就诊患者的28.52%,占接受胃镜检查患者的7.2%。

与消化不良发病的相关因素有:脑力劳动、工作紧张、睡眠状况差、服用非甾体类抗炎药(NSAID)和饮食不当等。

三、消化不良的病因与病理生理

(一) OD

消化系统的良、恶性疾病均可引起消化不良,其中以消化性溃疡和胃-食管反流病(GERD)最为多见,消化系统恶性病变引起的消化不良在我国也不少见。

消化系统以外的疾病也可引起消化不良,如糖尿病、慢性肾功能不全、充血性心力衰竭、甲状腺功能亢进以及硬皮病等。某些药物如NSAID、选择性环氧合酶(COX)-2抑制剂、茶碱、口服抗生素及补钾剂等均可引起消化不良症状。

(二) FD

FD的发病机制尚未完全阐明,其病理生理学基础主要包括以下几个方面。

1. 运动功能障碍　FD患者近端胃适应性舒张功能受损,顺应性下降,致使餐后胃内食物分布异常,引起餐后饱胀、早饱等。FD患者还存在移行性复合运动(MMC)Ⅲ期出现次数减少、Ⅱ期动力减弱及胃十二指肠反流等。研究表明,运动功能障碍是FD的主要发病基础,约有40%的FD患者存在胃排空延缓,可能与胃电节律紊乱有关。

2. 内脏高敏感性　FD患者对胃扩张刺激产生不适感的严重程度明显高于健康对照者,表明FD患者存在内脏高敏感。内脏高敏感可解释患者餐后出现的上腹饱胀或疼痛、早饱、体质量下降等症状。

3. 胃酸分泌　虽然FD患者基础胃酸分泌在正常范围,但刺激引起的酸分泌增加,临床上患者的酸相关症状,如:空腹时上腹部不适或疼痛、进食后减轻以及抑酸治疗有效均提示其症状与胃酸的关系。

4. 幽门螺杆菌(HP)感染　对HP感染是否为FD的发病因素尚存在争议,国内学者的共识意见为HP感染是慢性活动性胃炎的主要病因,有消化不良症状的HP感染者可归属FD的范畴。

5. 精神心理因素　约半数以上FD患者存在精神心理障碍,FD症状的严重程度与抑郁、焦虑及恐惧等有关。因此,精神心理社会因素是 FD 发病的重要因素之一。

四、消化不良的诊断

(一) 对消化不良及相关症状的评估

对消化不良症状的评估可为是否进行相关检查及选择治疗方案提供重要的线索。罗马Ⅲ诊断标准对消化不良主要症状给予的定义如下:①餐后饱胀:食物长时间存留于胃内引起的不适感;②早饱感:指进食少许食物即感胃部饱满,不能继续进餐;③上腹痛:位于胸骨剑突下与脐水平以上、两侧锁骨中线之间区域的疼痛;④上腹烧灼感:局部的灼热感,与烧心不同;烧心是指胸骨后的烧灼样疼痛或不适,是 GERD 的特征性症状。

询问病史时需了解:①消化不良症状及其程度和频度;②症状的发生与进餐的关系,有无夜间出现症状,以及症状与体位、排便的关系;③进食量有无改变,有无体质下降及营养状况;④患者的进食行为、心理状态以及是否影响生活质量;⑤有无重叠症状,如烧心、反酸、腹泻或便秘等;⑥引起消化不良的可能病因,注意有无报警征象。

消化不良的报警征象包括:消瘦、贫血、上腹包块、频繁呕吐、呕血或黑便、年龄40岁以上的初发病者、有肿瘤家族史等。对有报警征象者建议及时行相关检查。对有精神心理障碍者,也建议及时进行检查,明确排除器质性疾病对解释病情更为有利。

(二) 相关检查

对初诊的消化不良患者应在详细采集病史和进行体格检查的基础上,有针对性地选择辅助检查。在我国,胃镜检查已很普遍,建议将胃镜检查作为消化不良诊断的主要手段。其他辅助检查包括肝、肾功能及血糖等生化检查、腹部超声及消化系统肿瘤标志物,必要时行腹部 CT 扫描。对经验性治疗或常规治疗无效的 FD 患者可进行 HP 检查。对怀疑胃肠外疾病引起的消化不良患者,还要选择相应的检查帮助病因诊断。

(三) 胃功能检查

对症状严重或对常规治疗效果不明显的 FD 患者,可进行胃电图、胃排空、胃容纳功能及感知功能检查,对其动力与感知功能进行评估,指导调整治疗方案。上述检查也可用于对其他动力相关疾病所致消化不良的评估,如糖尿病性消化不良等。

(四) FD 的罗马Ⅲ标准

FD 患者临床表现个体差异大,根据 FD 患者的主要症状特点、与症状相关的病理生理学机制以及症状的模式将 FD 分为两个亚型,即餐后不适综合征 (postprandial distress syndrome, PDS) 和上腹痛综合征 (epigastric pain syndrome, EPS)。临床上两个亚型常有重叠,有时可能难以区分,但通过分型对不同亚型的病理生理机制的理解对选择治疗将有一定帮助。在以研究为目的时应进行较严格的亚型分类(表 3-30)。在 FD 的诊断中,还需注意其与 GERD 和肠易激综合征(IBS)等其他功能性胃肠病的重叠。

表 3-30 功能性消化不良的罗马Ⅲ诊断标准

项目	内容
功能性消化不良的诊断标准* 必须包括:	1. 以下 1 项或多项: a. 餐后饱胀; b. 早饱感; c. 上腹痛; d. 上腹烧灼感 2. 无可以解释上述症状的结构性疾病的证据(包括胃镜检查)
餐后不适综合征的诊断标准* 必须包括以下 1 项或 2 项:	1. 发生在进平常餐量后的餐后饱胀,每周发作数次 2. 早饱感使其不能完成平常餐量的进食,每周发作数次 支持诊断的条件有: 1. 上腹胀或餐后恶心或过度嗳气 2. 可同时存在上腹痛综合征
上腹痛综合征的诊断标准* 必须包括以下所有项:	1. 至少中等程度的上腹部疼痛或烧灼感,每周至少 1 次 2. 疼痛为间断性 3. 不放射或不在腹部其他区域/胸部出现 4. 排便或排气后不缓解 5. 不符合胆囊或 Oddi 括约肌功能障碍的诊断标准 支持诊断的条件有: 1. 疼痛可为烧灼样,但不向胸骨后传导 2. 疼痛常因进餐诱发或缓解,但也可发生在空腹状态 3. 可同时存在餐后不适综合征

注: *诊断前症状出现至少 6 个月,且近 3 个月符合以上诊断标准。

五、消化不良的诊治流程

参考国际消化不良诊治流程,结合我国消化不良的特点以及近年的研究进展,在 2000 年我国消化不良诊治流程的基础上作适当的修改(图 3-5)。

在诊治流程中,2 次提出问题,选择处理方案,即需进行相关检查,或根据症状与进餐的关系,选择经验性治疗。特别是对有报警征象或伴有心理障碍状况的患者,要选择相关检查,包括胃镜和血生化学、超声检查等,根据检查结果(FD

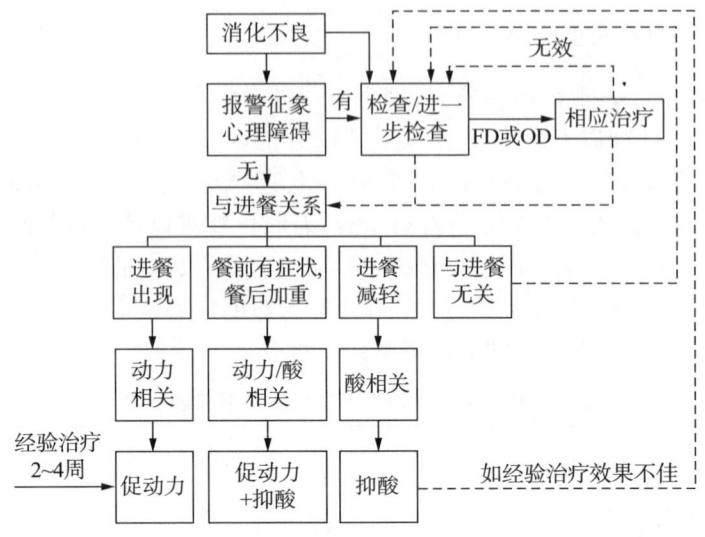

图 3-5 消化不良诊治流程图

或 OD)予以相应处理。如对相应处理疗效不佳,或有关检查无阳性发现,或不能解释其症状时,应进一步检查,必要时还可进行有关胃功能检测,并进行心理评估,以了解患者有无精神心理障碍。经验治疗的基础是根据症状与进餐的关系,考虑与动力和(或)酸相关的可能性,选择相应的治疗。对经验治疗无效的患者,可进行进一步相关检查,根据检查结果调整治疗方案。

消化吸收障碍

(日本厚生省特定疾病吸收不良综合征调查研究班)

(一) Ⅰ型:原发性吸收不良综合征

1. 成人乳糜泻 在日本只有为数不多的报道,但欧美并不少见。可见由于摄入面粉(含 gluten 谷胶)发生的小肠绒毛萎缩,引起全部营养素吸收障碍的情况。给予无谷胶膳食即获改善。

2. β-脂蛋白缺乏症 为一种引起阿朴蛋白-β合成障碍的遗传病,特征在于不能生成乳糜微粒。

(二) Ⅱ型:症状性吸收不良综合征

1. 肠管实际吸收面积减少型吸收不良综合征

(1) 肠管术后障碍:一是短肠综合征,一般指大量切除小肠,使残存小肠不足 1 m 的病理状态。由于小肠的吸收面积极度缩小,导致营养不能维持。为维持营养，目前将成分营养品以及家庭内中心静脉营养两种方法并用已十分普及，而且有可能回归社会。二是回肠终末端切除，容易导致维生素 B_{12} 和胆汁酸等的吸收障碍。因胆汁酸流入大肠易发生腹泻，还易发生反流性小肠炎。

（2）肠管广泛性病变　小肠广泛病变和回肠终末端病变，是由于广泛的小肠病变、吸收实效面积减少，从而引起障碍的一组疾病群，包括肠结核、Crohn 病和淀粉样变性症等。近年来，艾滋病引起的消化吸收障碍越来越受到瞩目。

（3）小肠原虫感染：特指蓝氏贾第鞭毛虫等的感染。

（4）血管性：包括放射性肠炎和慢性肠系膜血流不全等。

（5）药物性：新霉素和秋水仙碱，前者可引起黏膜障碍，后者导致细胞内转运障碍。最近还有质子泵阻碍药物引起维生素 B_{12} 吸收障碍的报道。

2. 肠管运动亢进　类癌综合征时，由于释放 5-羟色胺，引起肠管运动亢进，不能充分消化吸收。

3. 小肠内细菌过度繁殖综合征　也称小肠淤滞综合征或盲襻综合征。因小肠内容物淤滞，肠内的细菌异常增殖，引起各种营养素的消化吸收障碍，可见于各种病理生理变化，如肠管粘连、小肠狭窄、假性肠闭塞、存在盲襻、巩皮症、小肠憩室、胃酸低下、胃切除（B-Ⅱ法）和淀粉样变性症等。由于结合型胆汁酸发生游离，容易引起脂肪吸收障碍，且往往导致胆汁性腹泻。上述情况与细菌消耗维生素 B_{12} 叠加在一起，还能发生黏膜本身的吸收障碍。

4. 内分泌异常　据报道，糖尿病时胃排空时间明显延长，但若为甲亢，则可引起小肠通过时间的缩短。

（三）Ⅲ型：消化吸收障碍性吸收不良综合征

1. 食块与消化液分泌的时机失调　胃切除后（B-Ⅱ法）等。
2. 乳化障碍　胃切除后（B-Ⅱ法）等。
3. 胰液分泌不全　胰脏切除后或慢性胰腺炎。
4. 消化酶活化障碍　肠激酶缺乏症，系指肠激酶先天缺乏，因而不能活化胰蛋白酶原。
5. 消化酶失活
6. 小肠内水分过多
7. 胆汁分泌不全　肝细胞障碍和胆汁淤滞时，可引起胆汁分泌不全，从而无法形成混合乳糜。
8. 胆汁酸池（pool）的减少

（四）Ⅳ型：刷状缘膜病

由于刷状缘膜水解酶活性低下或者酶缺损以及吸收上皮细胞膜上缺乏转运载体所致。可见于某些先天性疾病，也可见于乳糖吸收不良症，哈纳病和布鲁达波综合征等。

功能性消化不良
(消化道动力学专题会议 1991年)

定义:所谓"消化不良"(dyspepsia)是指上腹部出现阵发性或持续性的疼痛或不适,并可伴有其他上消化道的症状。对具有消化不良症状的患者,必须通过详细的检查,特别是内镜检查,将功能性消化不良与由器质性疾病所引起的消化不良区分开来。

功能性消化不良的分型(一)
(功能性消化不良专题讨论会)

1991年10月,在荷兰举行功能性消化不良专题讨论会,认为非溃疡性消化不良(NUD)也可称为功能性消化不良,临床分型为4型。
1. 运动障碍型。
2. 反流样型。
3. 溃疡样型。
4. 复合型。

功能性消化不良的分型(二)
(香港北京国际胃肠病学术会议)

在会上,瑞士A. L. Blum教授将NUD分型如下。
1. 反流型。
2. 溃疡型(常伴HP感染)。
3. 胃窦潴留(胃窦或十二指肠异常)。
4. 胆道疾病样。
5. 混合型。

功能性消化不良的分型(三)

功能性消化不良(FD)各型患者根据其附加症状及严重程度分型。

1. 溃疡性消化不良(UD) 伴夜间痛、饥饿时疼痛或不适、进食后上腹痛缓解,其中1项或1项以上者。
2. 运动障碍样消化不良(DD) 上腹部症状以腹胀为主,伴嗳气及嗳气后腹胀减轻、早饱、进食后腹痛或腹胀加重、恶心,其中1项或1项以上者。
3. 反流样消化不良(RD) 伴烧心、反酸、胸骨后疼痛、频频打嗝,其中1项或1项以上者。
4. 消化不良(ND) 仅有上腹痛、不适或腹胀,无其他附加症状者。

非溃疡性消化不良(NUD)(一)
(美国消化病学会 1987年)

1987年美国消化病学会在芝加哥召开了一次国际性工作会议,专门讨论了本症的病名及分型。结论意见如下。

有关消化不良的命名意见。

消化不良(dyspepsia):指上腹部或胸骨后疼痛、不适、烧心、恶心、呕吐或其他与近端消化道有关的症状。

器质性消化不良(organic dyspepsia):由器质性病变引起的上述症状,如消化性溃疡、反流性食管炎、胃癌、胆石症等。

非溃疡性消化不良:指非器质性病变引起的上述症状,病程必须超过4周。

非溃疡性消化不良(二)
(Dolmonte)

Dolmonte提出NUD的诊断标准包括。
(1) 慢性上腹痛、饱胀、嗳气、恶心和呕吐等症状。
(2) 纤维内镜检查正常或排除溃疡或肿瘤。
(3) 实验室、腹部B型超声及X线等检查排除了肝、胆及胰器质性病变。
(4) 追踪2~5年,两次以上胃镜复查,未发现新的器质性病变。

非溃疡性消化不良(三)
(全军非溃疡性消化不良专题研讨会 1991年)

会议经充分讨论认为,NUD的诊断标准如下。

1. 具有典型的上腹不适或疼痛、饱胀、易饱、纳差、恶心、呕吐、烧灼或反胃等上消化道症状。持续或间断发作,时间超过 4 周以上。

2. 经详细询问病史、体检、三大常规及肝、肾功能检查,内镜或胃肠道 X 线检查、消化系 B 超检查等未能发现有器质性病变存在。

3. 消化道运动功能检查提示有食管、胃运动障碍存在。

非溃疡性消化不良(四)
(Talley et al)

1. 上腹胀痛、早饱、餐后腹胀、嗳气、恶心、呕吐、反酸等消化不良症状至少持续 4 周以上。

2. 内镜检查未发现胃和十二指肠溃疡、糜烂、肿瘤、息肉等病变,未发现食管炎,也无以上疾病病史。

3. 实验室、B 型超声波、X 线检查排除肝胆胰病变。

4. 无糖尿病、胶原性疾病、精神病。

5. 无腹部手术史。

6. 有上述症状同时伴有肠易激综合征症状患者除外。

非溃疡性消化不良的分型(一)
(美国消化病学会 1987 年)

主要基于临床症状,结合可能的发病因素,将本症分为 5 个临床类型。

1. 胃-食管反流型:具有典型的反流症状,如胸骨后不适、烧心(特别在餐后)、仰卧或弯腰前倾位时尤为明显,抗酸药物可暂时缓解症状,但周期性加剧。值得注意的是本型主要指具有反流症状,但内镜尚未发现有食管炎症的病例。

2. 动力障碍型:本型可与肠易激综合征重叠,具有腹胀、早饱、上腹不适、重压感、恶心,对食物变化不定的不耐受,无固定位置的上腹痛,夜间可以缓解等症状群。

3. 溃疡型:较局限的上腹疼痛、夜间痛、周期发作、食管及抗酸药物可以缓解,症状虽似溃疡,但内镜不能发现有溃疡。

4. 吞气症型:与精神因素关系密切,餐后饱胀,频繁干吞,吞咽时颈向前移动。

5. 特发或原发型:约 25% 病例无法进行上述分类,尚需进一步研究。

非溃疡性消化不良的分型(二)
(Spiro et al)

从临床应用的角度,采用 Spiro 等的分型,将 NUD 分为两型。
1. 典型组(classical type):以溃疡样症状为主。
2. 不典型组(atypical type):以上腹胀、早饱症状为主。

非溃疡性消化不良的分型(三)

Dal Monte 分型,将本病分为真性功能性消化不良和溃疡前期两型。

非溃疡性消化不良的分型(四)

Colin-Jones 分型,将本病分为 5 型。
1. 胃-食管反流型。
2. 运动障碍型。
3. 溃疡型(Maynihan 病,相当于上种的溃疡前期)。
4. 吞气症。
5. 特发性(常合并肠易激综合征)。

吸收不良综合征
(日本厚生省吸收不良综合征调查研究班)

1. 营养不良(营养失调)的评价法 凡同时出现以下两种情况者为营养不良症。
(1) 血清蛋白<6.0 g/dl。
(2) 血清总胆固醇<120 mg/dl。
2. 消化吸收障碍的评价法 依上法确定为营养不良症者,并不一定都是吸收不良综合征,须进一步依下法追求其原因始能确定为吸收不良综合征。若虽未出现营养不良症,而依下法发现异常者,应诊为吸收不良综合征。
(1) 粪脂染色镜检(半定量法)。

(2) 粪脂定量测定(Van de Kamer 法)。
(3) 平衡试验。
(4) 消化吸收试验

1) 葡萄糖耐量试验(50 g 法)呈低平曲线。
2) D-木糖吸收试验(25 g 法,5 g 法)。
3) ^{131}I-油酸脂肪消化吸收功能试验。
4) 其他：^{131}I RISA 蛋白质消化吸收功能试验、^{51}钴-维生素 B_{12} 吸收试验(Schilling 试验)。

早期大肠癌

日本大肠癌研究会将癌灶限于大肠黏膜层(m 癌)及黏膜下层(sm 癌)者,不管其有无淋巴结转移均称为早期大肠癌。

早期大肠癌浸润度分类

表 2-31 黏膜下层癌浸润度分类

黏膜下层癌浸润度分类	L	B/A
sm1(a)	＜最上 1/3 L	＜1/4
sm1(b)	＜最上 1/3 L	≥1/4,＜1/2
sm1(c)	＜最上 1/3 L	≥1/2
sm2	≥上 1/3 L,且＜2/3 L	
sm3	≥2/3 L	

注：L：癌在黏膜下层浸润深度；A：癌在黏膜层的浸润最大直径；B：癌在黏膜下层浸润的最大直径。

早期大肠癌的肉眼形态分类

1. 隆起型 本型分为有蒂(Ip)、亚有蒂(Isp)、无蒂(Is)。
2. 表面型 本型分为表面隆起(Ⅱa、Ⅱa+dep)、表面平坦(Ⅱb)、表面凹陷(Ⅱc、Ⅱc+Ⅱa、Ⅱa+Ⅱc)、LST(腺型、非腺型)。

早期大肠癌的肉眼分型

（中国抗癌协会　1998年）

1. 息肉隆起型（Ⅰ型）：根据肿瘤蒂的形态，也可进一步分为有蒂型（Ⅰp）、广基型（Ⅰs）两个亚型。息肉隆起型在组织学上多为黏膜内癌。
2. 扁平隆起型（Ⅱ型）：肿瘤如分币状隆起于黏膜表面，此型多为黏膜下层癌。
3. 扁平隆起伴溃疡型（Ⅲ型）：肿瘤如小盘状，边缘隆起，中心凹陷，此型均为黏膜下层癌。

进展期大肠癌的分型

（中国抗癌协会　1998年）

1. 隆起型　凡肿瘤的主体向肠腔内突出者，均属本型。肿瘤呈结节状、息肉状或菜花状隆起，有蒂或为广基。切面肿瘤与周围组织境界常较清楚，浸润较为浅表局限。若肿瘤表面坏死，形成浅表溃疡，形如盘状者，则另立一亚型，称盘状型。其特点为：肿瘤向肠腔作盘状隆起，边界清楚，广基，表面有浅表溃疡，其底部一般高于周围肠黏膜。切面肿瘤边界多较清楚，局部肠壁肌层虽可见肿瘤浸润，但肌层结构仍可辨认。
2. 溃疡型　肿瘤形成较深（深达或超出肌层）之溃疡者均属此型。根据溃疡之外形及生长情况它又可分为两类亚型。

（1）局限溃疡型：肿瘤外观似火山口状，溃疡边缘肿瘤组织呈围堤状明显隆起于黏膜面。溃疡中央坏死，形成不规则形深溃疡。切面可见肿瘤底部向肠壁深层浸润，但边界尚清楚。

（2）浸润溃疡型：肿瘤主要向肠壁深层浸润生长，中央形成溃疡。溃疡口边缘多无围堤状隆起之肿物组织，而系正常肠黏膜覆盖之肿瘤组织。切面肿瘤浸润至肠壁深层，边界不清楚。

3. 浸润型　肿瘤向肠壁各层弥漫浸润，使局部肠壁增厚，但表面常无明显溃疡或隆起。肿瘤可累及肠管全周，常伴纤维组织异常增生，有时致肠管周径明显缩小，形成环状狭窄，此时局部浆膜面可见到因纤维组织牵引而形成之缩窄环。
4. 胶样型　肿瘤外形不一或隆起，或伴有溃疡形成，但外观及切面均呈半透明胶冻状。

大肠癌的分类

（日本大肠癌诊疗规范）

表3-32 大肠癌诊疗规范修订的病期分类*

期	壁深达度	淋巴结转移	腹膜转移	肝转移	腹腔外远隔脏器转移
0	m	n(−)	P0	H0	M(−)
Ⅰ	sm,mp	n(−)	P0	H0	M(−)
Ⅱ	ss,se,a_1,a_2	n(−)	P0	H0	M(−)
Ⅲ-a	si,ai	n_1(+)	P0	H0	M(−)
-b	与壁深达度无关	n_2(+)	P0	H0	M(−)
Ⅳ	与壁深达度无关	n_3(+) n_4(+)	P1以上	H1以上	M(+)

注：组织学病期的 P、H、M 采用临床所见，如有组织（细胞）学阳性结果则应用之。早期癌的壁深达度不论有无淋巴结转移均以 m、sm 表示之。

大肠癌 Dukes 分期

（改良 Astler Coller 法）

1. 早期浸润。

A 期：病灶局限于黏膜。

B1 期：病灶超过黏膜位于肠壁内。

B2(m)期：在显微镜下病灶超过肠壁。

B2(g)期：肉眼观察病灶超过肠壁。

B3 期：病灶浸及周围组织和器官。

2. 有区域淋巴结转移。

C1 期(m)：病灶局限于肠壁。

C2 期：在显微镜下病灶超过肠壁。

C2(g)期：在肉眼观察病灶超过肠壁。

C3 期：病灶浸及周围组织和器官。

D 期：有远处转移。

大肠多原发癌

(1) 病灶间应间隔正常的肠壁。
(2) 病理形态学上,肿瘤与正常黏膜之间有异形细胞和异形腺体构成的移行区,借以鉴别原发性还是转移性。
(3) 每个病灶均为浸润性癌,不包括限于黏膜层的原位癌。
(4) 其他器官转移而来的或复发性癌除外。
(5) 不包括家族性腺瘤病和溃疡性结肠炎的多原发癌。
(6) 诊断后 6 个月以内发现的为同时原发癌,超过 6 个月发现的为异时原发癌。

同时多发大肠癌

自从 1880 年 Czerny 在世界上首次报道多发大肠癌至今,已经一个多世纪过去了。随着人们对该病认识程度的不断提高以及医学诊断技术的不断进步,对多发大肠癌的诊断和治疗越来越引起人们的重视。现综合国外报道提出如下诊断标准。
(1) 两个或两个以上肿瘤于同时或 6 个月内发现。
(2) 癌灶间应间隔以正常肠壁,至少 2 cm 以上。
(3) 肿瘤与正常肠黏膜间应有异型细胞及异型腺体构成的移行带。
(4) 每个癌灶均应为浸润癌,不包括限于黏膜内的原发癌。
(5) 不包括家族性息肉病及溃疡性结肠炎患者中的多发癌。
(6) 排除非腺癌。

多原发大肠癌

文献中多原发大肠癌的诊断标准为以下 5 点。
(1) 癌灶间间隔以正常的肠壁。
(2) 肿瘤与正常黏膜间应有由异型细胞及异型腺体所构成的移行带,此为病理上区分原发癌还是转移灶的重要标志。
(3) 每个癌灶均为浸润癌,不包括限于黏膜层的原位癌。
(4) 需排除一癌灶系另一癌灶的转移灶或术后复发灶。
(5) 不包括家族性腺瘤病或溃疡性结肠炎患者中的多原发癌者。

青年大肠癌

青年人患大肠癌一般认为与遗传因素有关,但近年来检出率的快速上升,说明其与环境因素、生活饮食的改变也有明显关系。

通过文献资料分析,显示青年大肠癌有如下特点。

(1) 男性总体发病率高于女性,而青年大肠癌男女发病率相近,青年人大肠癌男女发病率相近的原因可能是具有遗传背景的青年大肠癌为常染色体显性遗传病。

(2) 有肿瘤家族史比例高,提示青年肿瘤可能具有遗传倾向。

(3) 出现首发症状至确诊时间长。其原因为青年人对自己身体重视不够,认为自己身体健康而未引起注意,或因工作忙而未引起重视;青年女性患者出现贫血被认为与女性月经多有关,考虑结肠癌的很少;对结肠镜检查有恐惧心理;临床缺乏特异性,由于结肠癌许多症状与其他肠道疾病表现类似,特别是患者年纪轻,往往会忽视直肠指诊。

(4) 常表现为腹泻中伴有黏液样便、脓血便、鲜血便、黑便或果酱样便、里急后重、腹泻与便秘交替出现、大便隐血阳性、大便习惯改变,腹泻特点与肿瘤部位有关,腹部肿块、腹痛、消瘦发生率低。

(5) 好发部位以结肠为主,但与对照组无差异,近年来结肠癌(特别是右半结肠癌)的发病率明显上升,直肠癌上升不明显。

(6) 浸润广,转移快。青年人大肠癌的组织类型以高恶性度为主,年龄越小,恶性的比例越高,肿瘤浸润范围广且较早转移,有些肉眼不能发现的廓清组织,术后证实已有淋巴结转移。

(7) 手术治疗比例高。中老年患者生理功能减退,主要器官功能免疫力低下,由于疾病关系,常伴有贫血、低蛋白血症、不同程度的水电解质紊乱等,对手术耐受性差,而青年患者对手术及麻醉的耐受力强所以多选择手术治疗为主。

(8) 1年生存率和3年生存率相似,这可能与青年人并发症少且多能选择手术治疗有关;另外,青年患者求生欲望更强烈,他的积极配合治疗及随诊,也改善了预后的情况。

总之,青年大肠癌具自身临床及病理特点,应提高对本病的认识,扩大大便潜血及肛门指诊的检查范围,若大便潜血及肛门指诊阳性或虽然阴性但临床症状无法解释者,应进一步进行钡灌肠或内窥镜的检查,以提高大肠癌的诊断率。一经确诊应行手术治疗,术后放疗和化疗是青年人大肠癌的必要辅助治疗措施,对于接受非根治性手术者、术后复发或有转移者意义重大。

遗传性非息肉病性大肠癌(一)
(国际 HNPCC 合作组 1990 年)

(1) 家族中至少有 3 例组织学证实的大肠癌,而且其中 1 例应为其他 2 例的一级亲属(包括父母、兄弟姐妹、子女),家族性腺瘤病应除外。
(2) 至少有连续两代发病。
(3) 有 1 例应在 50 岁之前被确诊。

遗传性非息肉病性大肠癌(二)
(世界各国标准)

遗传性非息肉病性大肠癌(herediary nonpolyposis colorectal cancer, HNPCC),又称 Lynch 综合征,是一种常染色体显性遗传性疾病,其特征为发病较早,具有家族聚集性,并可能伴发其他肿瘤。

诊断标准:临床上 HNPCC 的诊断依赖于家族史。1990 年,HNPCC 国际研究合作组制定了该病的诊断标准,亦即 Amsterdam 标准。按照此标准,一个家系必须符合以下 3 个条件才能被诊断为 HNPCC:①家族成员中至少有 3 人经病理确诊为结直肠癌,且其中 1 人为其他 2 人的直系亲属;②必须累及到连续 2 代人;③至少有 1 人大肠癌发病早于 50 岁。符合该国际诊断标准的家系简称为 ICG-HNPCC(international collaborative group-HNPCC)。应用 Amsterdam 标准,HNPCC 约占结直肠癌的 1%~5%。因为该标准相当严格,小的家系很难符合这一标准而无法诊断。另外,该标准未考虑结肠外恶性肿瘤的重要性,所以应用这一标准,该病的临床诊断率较低,如果将此标准用于临床诊断,可能会使一些真正的 HNPCC 家族漏诊。

为解决这些问题,不少研究者致力于发掘新的诊断标准。1993 年,日本大肠癌研究会对此标准进行了修正,认为凡符合以下 2 组标准者,皆可诊断为 HNPCC:①1 个家族中其子代有 3 例或 3 例以上患大肠癌;②1 个家族中其子代有 2 例患大肠癌并伴以下任何情况之一者:癌发病年龄<50 岁;为右侧结肠癌;有同时或异时多原发大肠癌;有其他器官癌。

近年来,国际合作组对 HNPCC 的诊断标准进行了广泛的讨论,对建立新的诊断标准达成以下共识,即这样的标准应该是简单、容易掌握,而且与经典的标准相比变化不多。此外,标准应实用于临床。在此基础上 HNPCC 国际研究合作组制定了修订的 ICG-HNPCC 标准(Amsterdam 标准Ⅱ):①1 个家族中至少有 3 例以上患 HNPCC 相关癌(结直肠癌、子宫内膜癌、小肠癌、输尿管和肾盂癌);②其中 1 例是另外 2 例的直系亲属;③必须累及到连续 2 代人;④至少有 1 人诊断时<50 岁;⑤除外家族性腺瘤;⑥肿瘤经病理证实。

近年来,针对一些小型家系分析,提出了可疑 HNPCC(suspected HNPCC)的概念,并提出了可疑 HNPCC 的诊断标准:①不符合 Amsterdam HNPCC 诊断标准;②家系中至少有 2 例经组织病理学明确诊断的大肠癌患者,他(她)们必须是父母和子女关系或同胞兄弟姐妹关系;③至少有 1 例大肠癌为多发肿瘤(包括腺瘤),或有 1 例发病早于 50 岁,或至少有 1 例家族成员患有 HNPCC 相关性大肠外恶性肿瘤。此标准已用于国际上的合作研究。

遗传性非息肉病性大肠癌(临床标准)(三)

表 3-33 HNPCC 临床标准

名 称	标 准
Amsterdam 标准[+]	家族中 3 例患 CRC,其他 2 例的一级亲属 1 人;至少 2 代人患 CRC;50 岁前诊断 CRC 者≥1 例
改良 Amsterdam 标准[+]	1. 家族很小,无法再扩展,一级亲属中仅 2 例 CRC 考虑为 HNPCC;至少 2 代人患 CRC;必须有 1 例于 55 岁前诊断 2. 在有 2 例一级亲属受 CRC 影响的家族中,第三名亲属患有异常早发肿瘤或子宫内膜癌症
年轻发病[+]	先证诊断<40 岁,没有家族史满足 Amsterdam 或改良 Amsterdam 标准
变异型 HNPCC	家族史提示 HNPCC,但未满足 Amsterdam 标准、改良 Amsterdam 标准、年轻发病标准
Bethesda 条款[‡]	1. 满足 Amsterdam 标准家族的患癌个体 2. 患有两种 HNPCC 相关癌症,包括同时发生或异时发生的 CRC 或相关结肠外癌症 3. 个体患有 CRC 和 1 例一级亲属患有 CRC 和(或)HNPCC 相关结肠外癌症和(或)结肠腺瘤;其中 1 例癌症诊断年龄<45 岁,腺癌诊断年龄<40 岁 4. 个体患有 CRC 或子宫内膜癌症,诊断年龄<45 岁 5. 个体患有右侧 CRC,有<45 岁的分化不良形式(固体/多孔)的病理诊断 6. 个体患有细胞型 CRC,诊断年龄<45 岁 7. 个体患有腺癌,诊断年龄<40 岁

注:HNPCC:遗传性非息肉病性大肠癌;CRC:大肠癌。[+]所有标准必须满足。[‡]满足所列任何标准的所有特点。

大肠癌合并大肠外恶性肿瘤

Warran 和 Gates 对大肠癌患者合并大肠外恶性肿瘤的诊断标准。
(1) 每个肿瘤都确诊为恶性肿瘤。
(2) 病理类型各不相同。
(3) 除外一个癌灶系另一癌或恶性肿瘤转移。

肠 衰 竭

肠衰竭(intestinal failure)一词在 20 世纪 50 年代即见于文献并沿用至今。但由于肠道不像其他器官有着较明确的功能监测参数,因此至今尚无普遍认可的确切定义,由此导致肠衰竭的诊断与治疗相对其他器官衰竭更为困难。1980年,Miles Irving 教授成立了英国第一个专门的肠衰竭治疗中心(intestinal failure units, IFUs),主要收治需要控制腹腔感染、加强监护以及可能需要大手术治疗的复杂肠病患者。在我国,南京军区南京总医院黎介寿教授于 1969 年成立了国内第一个 IFUs,当时主要收治最严重的肠衰竭病例——肠外瘘。经过40 年的艰辛努力,已由组建初期的 4 张病床发展到目前的 100 余张病床,治疗领域包括严重腹腔感染、肠瘘、短肠综合征、放射性肠病、重症炎症性肠病、需要手术治疗的重度便秘以及复杂肠病等,成为国际上最大的 IFUs 之一。现结合该中心多年来对肠衰竭的治疗经验和近年来的研究进展,对肠衰竭的若干新理念进行阐述。

一、关于肠衰竭的定义

1981 年,Fleming 和 Remington 首先提出肠衰竭的定义:肠衰竭是"有功能的肠管减少至难以维持消化、吸收营养的最低限度"。但在多数情况下,这一定义其实等同于那些需要长期家庭全胃肠外营养(TPN)的患者,而忽略了可能仅需要液体和(或)电解质补充的患者。2001 年,Nightingale 将肠衰竭的定义更新为:"由于肠道吸收能力的降低,需要补充营养和(或)水分及电解质以维持患者健康和(或)生长发育"。但上述定义均未提及肠衰竭的病因。手术切除导致的肠道结构丢失(structural loss)和肠道疾病本身导致的肠道功能丧失(functional loss)均可引起肠衰竭,这两种不同病因引起的肠衰竭的治疗与预后亦有不同。近年,一个国际共识团体对肠衰竭提出了包含肠衰竭病因在内的新定义:肠衰竭是"由于肠梗阻、肠道运动障碍、外科切除、先天性缺陷或肠道本身病变引起的肠道吸收功能丧失,其特征是机体不能满足蛋白质——能量、液体、电解质和微量营养物质的平衡"。

上述定义对肠功能的认识偏重于对营养物质的消化吸收功能。但肠道除了有消化、吸收、蠕动的功能,还有免疫调节、激素分泌、黏膜屏障等功能。其中黏膜屏障功能是肠道具有的特定功能,是由上皮/分子与免疫等组成的复杂功能,能阻止肠道细菌及毒素经肠壁逸至机体内。这一特定功能目前已愈加引起临床的重视。肠道细菌易位是肠腔内固有菌群在肠道外的内环境中重新分布,肠道细菌易位和细胞因子的产生可导致全身炎症反应综合征(SIRS),甚至多器官功能障碍综合征(MODS)。因此,肠道也被称为应激器官的中心。肠道细菌易位所导致的肠源性感染,是近年来医学领域中的重要研究课题之一。肠黏膜屏障功能障碍的发生率远超过肠道消化、吸收面积的减少,在许多疾病,尤其是严重创伤应激情况下,其危害性也重于单纯的消化、吸收功能不足。显然,在肠衰竭的定义中应包含肠黏膜屏障功能,这也是目前文献中有关肠衰竭定义的不足之处。

器官衰竭(organ failure)是20世纪70年代以来临床研究的热点问题。既往,对器官衰竭的理解是指器官功能损害到了不可逆转的程度。因此,在不同学者所认定的器官功能衰竭诊断标准中,各项指标都选定在监测参数的上限,以致被诊断为"多器官衰竭"的患者病死率极高,当有3~4个器官达到"衰竭"的诊断标准时,少有能存活者。因此,此类器官衰竭的诊断标准有失临床"早期发现、及时治疗"的要求。1991年,美国胸腔医师学会(ACCP)与危重医学学会(SCCM)联合讨论了有关感染与多器官衰竭等有关问题,建议以"功能障碍(dysfunction)"取代"衰竭(failure)",将监测指标参数改为从异常值的下限开始,以达到早期诊断,早期治疗,主张临床治疗的目的应是预防与阻止器官进入衰竭状态。但是,在这次讨论会上,对肠功能障碍的概念及防治缺乏明确的表述。

总之,由于肠道功能的复杂性及其缺乏明确的功能监测指标,至今尚没有普遍认可的肠衰竭定义,以"肠功能障碍"取代"肠衰竭"也不像其他器官功能障碍那样得到认可。黎介寿院士认为,从概念上来说,以"肠功能障碍"一词替代"肠衰竭"更适合临床的需要,肠功能障碍应包含消化、吸收障碍与肠黏膜屏障障碍。因此,建议肠功能障碍的含义应是"肠实质和(或)功能的损害,导致消化、吸收营养和(或)黏膜屏障功能产生障碍"。

二、肠衰竭的分类

以往临床上根据原发疾病的不同,将肠衰竭分为两大类。

(1) 继发于肠道疾病的肠功能障碍,包括炎性肠道疾病、肠外瘘、术后早期炎性肠梗阻、短肠综合征、放射性肠炎等。

(2) 继发于肠道外疾病的肠功能障碍,包括重症急性胰腺炎、腹腔感染、创伤、烧伤等。

第四章 肝胆疾病

肝内胆汁淤积

（日本厚生省公共卫生局特定疾病调查研究联络协会）

肝内胆汁淤积分为急性、反复性、慢性和乳儿期肝内胆汁淤积4类，主要症状为皮肤瘙痒。应排除：①阻塞性黄疸（肿瘤、胆石等机械阻塞引起的黄疸）；②合并其他疾病的肝内胆汁淤积（如 Weil 病、Hodgkin 病、酒精性肝炎、肝硬化、慢性肝炎等）；③体质性黄疸。

一、急性肝内胆汁淤积

1. 急性肝内胆汁淤积　通常显性黄疸持续1个月以上，6个月以内消退。很少向慢性肝炎、肝硬化转变。主要原因为药物、病毒及其他。

2. 诊断标准

（1）组织学诊断标准：主要呈小叶中心部胆汁淤积象（肝细胞和星状细胞内胆色素沉着，胆栓形成）。以这些表现为主者为"单纯淤积型"，而伴有肝细胞大小不等、嗜酸小体、小坏死灶（但无带状坏死）、星状细胞活跃者为"混合型"，可有细胆管增生和管腔内胆栓形成。

（2）不做肝活检者，大体以下述检查结果作为标准：血清总胆红素＞8 mg/dl；碱性磷酸酶＞20K-A 单位；血清总胆固醇＞220 mg/dl。

二、反复性肝内胆汁淤积

1. 良性反复性（家族性）肝内胆汁淤积　反复出现一过性的胆汁淤积，缓解期功能检查、肝组织象正常。通常小儿时期发病，多为家族性。

2. 妊娠性反复性肝内胆汁淤积　主要在妊娠7个月后发生肝内胆汁淤积，产后迅速恢复，再次妊娠多数再发生同样病情，非妊娠时可因服用雌激素而激发。

三、慢性肝内淤积

1. 原发性胆汁性肝硬化（PBC）好发于中年以上女性，首发症状多为皮肤瘙痒。功能检查显示胆汁淤积,常伴有血清总胆固醇显著增高和黄色瘤。早期肝组织病变主要在直径 40~80 μm 中等大的胆管或隔胆管(septal bile duct)出现:①慢性非化脓性破坏性胆管炎(CNSDC);②抗线粒体抗体(AMA)常为阳性,数年内发生门脉高压而死亡。

诊断:具备第①项慢性非化脓性破坏性胆管炎者;或第②项(AMA)阳性,组织学检查虽未发现 CNSDC,但与 PBC 表现无矛盾者,或从临床表现和经过考虑为 PBC 者。

2. 慢性药物性肝内胆汁淤积 引起疾病发生的药物有甲基睾丸酮、氯丙嗪、磺胺类等。临床上类似 PBC,黄疸持续一年以上,可有黄色瘤。肝组织无 CNSDC 且无高效价的 AMA 者,本症也有治愈的病例。

3. 原发性硬化性胆管炎(PSC)多合并溃疡性结肠炎,由肝内、肝外或两者的炎症性硬化性病变引起。

4. 原因不明者。

四、乳儿期肝内胆汁淤积

1. 新生儿肝炎(乳儿肝炎) 能推断为自新生儿期开始持续存在的肝内胆汁淤积性肝炎,但应排除胆道闭塞、溶血性疾病、败血症、尿路感染、梅毒、其他全身性感染症及全身代谢性疾病等所引起的继发性黄疸。

注:(1)黄疸原则上在出生后 2 个月内出现。

(2)显性黄疸伴灰白色大便(或淡黄色)和深黄色尿持续 1 个月以上。

(3)组织学上常见巨细胞性肝炎征象。

2. 特发性乳儿肝内胆汁淤积

(1)进行性(持续性)肝内胆汁淤积:自乳儿期开始的慢性肝内胆汁淤积有下列临床表现和组织象者,为家族性(Byler 病)和散发性。早期类似新生儿肝炎临床表现,多数发病一开始就有皮肤瘙痒、伴佝偻病和脂肪泻等,肝组织仅为肝内胆汁淤积,但没有巨细胞性肝炎象。肝脏纤维化呈进行性,常死于小儿期。高胆固醇血症不显著。

(2)良性反复性(家族性)肝内胆汁淤积[见二之 1]。

(3)并发淋巴性水肿的反复性(家族性)肝内胆汁淤积:在乳儿期,类似新生儿肝炎的临床表现,黄疸常反复;至幼儿、学龄期时,下肢出现淋巴性水肿。

3. 肝内胆管闭塞(减少)症 为乳儿期开始的慢性肝内胆汁淤积,伴肝外胆管闭塞,组织学上以小叶间胆管数目显著减少或消失为特征。以高胆固醇血症、黄色瘤为特征,与肝外胆道梗阻不同,可长期生存。有如下几种。

(1)特发性。

(2)Alagille 综合征:伴有末梢性动脉狭窄,其他的循环器官异常、脊椎骨异常、特殊容貌等,以及家族性。

(3) 其他。

良性复发性肝内胆汁淤积

1. 临床诊断要点　胆汁淤积的首次发作通常出现于儿童或青年时期。在出现黄疸之前常先出现斑疹、极度瘙痒、厌食和体重下降,而无明显发热或寒战。常有尿色加深、粪便颜色变浅和肝轻度肿大伴有触痛。

2. 实验室诊断要点　生化检查所见与胆汁淤积有关,包括血清胆红素、胆酸、碱性磷酸酶和 γ-谷氨酰转肽酶(γ-GT)升高,氨基转移酶水平轻度上升。在临床缓解期所有肝脏检查的结果均正常。

3. 放射学/影像学诊断要点　肝脏和肝外胆管分支于肝超声及内镜下逆行胆管造影(ERC)检查时显示正常。对于某些病例可能需了解胆道解剖结构以排除引起胆汁淤积的机械性原因。

4. 形态学诊断要点　主要的组织学特征为小叶中心(3区)胆汁淤积,伴极轻度门脉区单核细胞性炎症。电镜下可见胆汁淤积的改变,包括胆小管扩张、微绒毛变短。缓解期则肝脏恢复正常。

5. 病原学诊断要点　典型的于儿童期起病,同胞兄妹中常有发生,不影响下一代,表明该病为一种外显率低的常染色体隐性遗传。

妊娠期胆汁淤积

1. 临床诊断要点　这种疾病在北欧、阿根廷和智利特别多见,主要症状为极度瘙痒,可不伴有黄疸。它通常出现于妊娠的最后3个月,但可早至妊娠第2个月发生。可有尿色加深、粪便颜色变浅但不常见。健康状况没有变化,体格检查除黄疸和继发性皮肤剥脱外皆正常。这些症状偶见于同胞姐妹。

2. 实验室诊断要点　血清胆红素(主要为结合型)介于 $34\sim136\ \mu mol/L$,伴有胆红素尿、血清碱性磷酸酶活性较正常妊娠者相对增高。氨基转移酶虽可显著升高,但通常为正常或轻度升高。分娩后4~10天碱性磷酸酶活性可能继续增高,它是最晚恢复至正常的实验室检查指标。患者未怀孕时肝脏检查正常。

3. 放射学/影像学诊断要点　超声检查未见胆道系统异常。

4. 形态学诊断要点　肝组织学检查表明有轻度的小叶中心性胆汁淤积,不伴有肝细胞坏死或炎症。妊娠后肝组织活检标本表现正常。

5. 病原学诊断要点　在妊娠后 3 个月出现瘙痒，伴或不伴有高胆红素血症，且有碱性磷酸酶活性的升高时应考虑本病的存在，分娩后所有症状和体征迅速得以改善，再次妊娠过程中此综合征的全部或部分表现可能再次出现。口服含有雌激素的避孕药后也可能发生此病。病毒或药物所致的肝炎、胆道疾病和原发性胆汁性肝硬化亦应加以考虑。本病表现为常染色体显性遗传。

妊娠肝内胆汁淤积症（ICP）

ICP 是妊娠晚期合并症。1966 年 Hammerli 首次以 ICP 命名，20 世纪 70 年代后绝大多数学者在文献中普遍采用 ICP 病名，以与其他胆汁淤积症相区别。Reyes 总结的较为公认的诊断标准如下。

1. 妊娠期间皮肤瘙痒是突出的症状。

2. 肝功能试验 ALT 轻、中度升高，而胆汁淤积特征性的指标是血清胆酸浓度显著升高，可达正常值的 100 倍，且在皮肤瘙痒与其他实验指标改变前已升高。

3. 有黄疸者，血清总胆红素及直接胆红素升高，但总胆红素波动在 1.2～5.0 mg/dl。如胆红素超过 10.0 mg/dl 则可排除 ICP。

4. 妊娠是皮肤瘙痒、黄疸及生化指标异常的唯一原因。

5. ICP 患者无剧吐、严重食欲不振、衰弱、精神或出血症状及肾功能衰竭，如出现上述症状则应考虑其他疾病。

6. 最重要的是所有症状、体征及生化异常在分娩后即消退，血胆酸及碱性磷酸酶（AKP）水平在产后 4～6 周内恢复正常。

纯粹性胆汁淤积

1. 临床诊断要点　某些药物如 C-17 烷基类固醇及合成类固醇可引起一种胆汁淤积性综合征，其特点为出现轻度的全身症状，一般都有瘙痒，黄疸不常见。

2. 实验室诊断要点　生化检查表明有碱性磷酸酶和 ALT 水平的升高。胆红素水平无明显升高，氨基转移酶接近正常值。

3. 形态学诊断要点　此种病损的特点为胆汁蓄积于小叶中心的肝细胞内，胆小管内有胆栓，但不伴有肝细胞坏死或炎症。

伴有胆管胆汁淤积

1. 临床诊断要点　百草枯(一种有毒的化学除草剂——译者注)和混有苯胺油的油菜籽油可引起伴有胆管受损的肝内胆汁淤积,其特点为出现瘙痒和黄疸。
2. 实验室诊断要点　胆红素、碱性磷酸酶和 γ-谷氨酰转肽酶升高。氨基转移酶水平也可能升高。
3. 形态学诊断要点　小叶中心性胆汁淤积,伴有小叶间胆管的退变和门脉区单个核细胞浸润。

淤血性胆汁淤积

1. 临床诊断要点　通常很少见到由肝脏疾病直接引起的症状和体征,可有食欲缺乏(厌食)、恶心和右上腹部不适。黄疸见于15%的患者。可有右心衰竭的体征,包括颈静脉怒张、肝颈静脉反流和外周性水肿。常有肝肿大(占90%)。
2. 实验室诊断要点　胆红素水平轻度升高(占50%),介于 34～68 μmol/L。碱性磷酸酶常升高但低于正常值的 2 倍,30%的患者氨基转移酶轻度增高。
3. 放射学/影像学诊断要点　超声检查可见肝静脉和下腔静脉扩张。
4. 形态学诊断要点　典型所见为中央静脉和小叶中心处血窦因红细胞滞留所致的扩张或充血。肝素可能受压或因肝脏细胞的衰亡而萎缩。于肝细胞内可见胆色素。通常网状纤维网未受损,门脉区也正常。长期淤血后可发生中央静脉周围纤维化,它使中央静脉与中央静脉间出现桥状连接。充血性肝硬化伴可逆性小叶结构变化可不常见。
5. 病原学诊断要点　引起右心衰竭的损伤因素(如慢性阻塞性肺部疾病、二尖瓣狭窄、三尖瓣反流、缩窄性心包炎或急性肺栓塞)可导致伴有淤血的胆汁淤积的发生。

术后胆汁淤积

1. 临床诊断要点　在大手术特别是腹部大手术后 48 小时内出现黄疸应疑

有此综合征的发生。症状不多且常为手术后的不适所掩盖。

2. 实验室诊断要点 主要异常所见为血清结合胆红素升至 85~170 μmol/L。如果出现下述情况则血清胆红素可超过 340 μmol/L：①红细胞破坏加速；②大量输血；③肾功能受损。血清氨基转移酶和碱性磷酸酶水平的升高幅度与胆红素的升高不成比例而偏低。

3. 形态学诊断要点 于 3 区胆小管中可见胆栓所引起的胆汁淤积。伴发的休克可导致中央区（3 区）肝细胞坏死和脓毒症伴灶性炎症。

4. 病原学诊断要点 外伤、休克、脓毒症、溶血、药物和已有的肝脏疾病均可促成或引发此综合征。无这些因素存在的情况下也可能发生。

脓毒症性胆汁淤积

1. 临床诊断要点 与肝脏受累有关的症状很少。原发感染包括革兰氏阴性菌和某些革兰氏阳性菌所引起的感染（如肺炎链球菌性肺炎）。新生儿发生脓毒症并时常出现黄疸，但在成人则罕见。脓毒症发生于感染后 1~3 天。50% 的患者有肝肿大。血清胆红素常低于 170 μmol/L。碱性磷酸酶和氨基转移酶无显著升高。

2. 形态学诊断要点 对有明显胆汁淤积的患者，可在小叶中心（3 区）肝细胞内有胆汁，胆小管内有散在分布的胆栓。门脉区周围可见扩张的胆管中胆汁淤积伴胆汁浓缩。肝细胞坏死和门脉改变极小。某些肺炎链球菌性肺炎患者可能出现肝细胞肿胀伴局灶性坏死和轻度门脉炎。

3. 病原学诊断要点 感染引起胆汁淤积的发生，无明显肝脏受累的表现（如胆管炎）、肝脏低灌注，发生休克后使胆管周围血管丛受损，内毒素血症和葡萄球菌外毒素可能起一定的作用。

药物性肝内胆汁淤积

1. 临床诊断要点 大多数药物性胆汁淤积于停药后消失。但是，有些药物可造成类似原发性胆汁性肝硬化的持久性损伤。它与原发性胆汁性肝硬化的不同之处在于临床急性起病，包括瘙痒在内的胆汁淤积的体征可持续存在。罕见黄疸，偶见黄瘤和黄斑瘤。一般有肝肿大。

2. 实验室诊断要点 胆汁淤积实验室检查典型所见包括碱性磷酸酶、γ-谷氨酰转肽酶、氨基转移酶、胆红素和胆固醇升高。无抗线粒体抗体。

3. 形态学诊断要点　组织学改变类似于特发性原发性胆汁性肝硬化。胆小管内胆汁淤积更为显著(如由酚噻嗪所引起的)而汇管区单个核白细胞浸润则相对较轻。汇管区可有嗜酸粒细胞浸润。

4. 病原学诊断要点　已知服用酚噻嗪、甲苯磺丁脲、噻嗪类、丙咪嗪、有机砷和噻唑苯咪唑后可发生慢性胆汁淤积。如患者有持续的肝功能异常和症状时,应注意有无该病的存在。

药物性肝病分型
（Popper）

1. 可能预知型
(1) 中毒性肝炎。
(2) 脂肪肝。
(3) 胆汁淤积型。
(4) 毛玻璃状肝细胞型。
(5) 蓄积型。
(6) 肿瘤形成型。
(7) 胆红素代谢异常型。
2. 不可能预知型
(1) 代谢性特异体质。
(2) 过敏性反应型。
1) 非特异性药物性肝炎。
2) 肉芽肿形成型。
3) 肝炎型。
4) 胆汁淤积型。
5) 混合型。

肝细胞毒性所致肝病
（日本　山中正已）

1. 可疑药物的使用　服用足量肝细胞毒性药物后,肝功能出现障碍,通常潜伏期短。
2. 特征性的组织象　不同药物有不同特点的组织象(肝细胞坏死、胆汁淤积、脂肪肝),但特殊的药物(黄绵马素酸、碘番酸、新生霉素)主要引起胆红素代谢障碍。

3. 伴发其他脏器的损害　常并发其他脏器,特别是肾的损害。

4. 疾病的可重复性　偶然再用药且量足时,可再引起同型肝病。

5. 排除其他疾病　排除其他原因所致的肝病,特别是病毒性肝炎,胆汁淤积时应排除肝外胆汁淤积。

6. 无过敏症状　一般无发热、发疹等全身症状,嗜酸粒细胞也不增高,而且淋巴细胞刺激试验为阴性。

注：诊断时以1和2或1和4为主要依据。

药物过敏反应所致肝病
（日本"药物与肝"研究会）

1. 服用药物开始后(1～4周)出现肝功能障碍。
2. 首发症状主要为发热、发疹、皮肤瘙痒和黄疸等(两项以上者为阳性)。
3. 末梢血象：嗜酸粒细胞增加(6%以上),或白细胞增加。
4. 药物敏感试验(淋巴细胞培养试验、皮肤试验)为阳性。
5. 偶然再用药时可再引起肝病。

确诊：具1、4或1、5者。
拟诊：具1、2或1、3者。
注1：时间没有特别规定。
注2：应在发病初期检查。

药源性肝损害(一)
（日本　中野　哲）

在药源性肝损害中,变态反应性机制引起的有如下诊断标准。

(1) 服用药物后出现肝功能损害。
(2) 初发症状有发热、发疹、皮肤瘙痒、黄疸等。
(3) 末梢血象可见嗜酸粒细胞增加6%以上。
(4) 药物感受性试验(淋巴细胞培养、皮试)阳性。
(5) 偶尔的再投药可发现肝损害。

药物性肝损害(二)

1988年,Danan提出了药物性肝损害欧洲共识诊断标准,该标准以急性肝细胞损伤为对象,较为细化并量化,分为发病与服药时间关系、发病后ALT变化情况、病程进展评价、相关症状、自身抗体和酶诱导激活因素等综合临床评价以及最终药物与肝损关系判定等。1997年,Maria等在《Hepatology》杂志上提出了新的诊断标准,该标准在用药与肝损害的时间关系、除外项目、肝外症状和该药物致肝损害的报道统计情况等项目各自量化评分,提高了可操作性(表4-1)。

表4-1 药物性肝损害的诊断标准(评分)

诊断标准	评分	诊断标准	评分
Ⅰ. 用药与临床症状出现的时间关系		完全除外	3
A. 用药至症状出现或检查异常时间		部分除外	1
		可能有其他原因	-1
4天~8周(再用药时4天以内)	3	可疑其他原因	-3
4天以内或8周以后	1	Ⅲ. 肝外症状	
B. 从停药至症状出现时间		出疹、发热、关节痛、白细胞减少、嗜酸细胞增多(>6%)	
0~7天	3	4项以上阴性	3
8~15天	0	2~3项阴性	2
>16天*	-3	1项阴性	1
C. 停药至检查正常的时间**		无	0
胆汁淤积<6个月或肝细胞损伤<2个月	3	Ⅳ. 有意或无意再用药	
		出现症状	3
肝细胞损伤>2个月	0	无症状或未再给药	0
Ⅱ. 除外其他原因***		Ⅴ. 所用药物有肝损报告	
病毒性肝炎(HAV、HBV、HCV、CMV和EBV)、酒精性肝炎、阻塞性黄疸、其他(妊娠血压低下)		有	2
		无(上市5年内)	0
		无(上市5年以上)	-3

注:最后判断:>17确定,14~17可能性大,10~13有可能,6~9可能性小,<6除外。*除胺碘酮(amiodarose)等体内长期滞留;**不足正常值2倍者视为正常;***确定适当的除外标准。

急性药物性肝损伤

(中华医学会消化病学分会肝胆疾病协作组)

药物肝毒性是临床用药过程中需要重视和监测的问题。在已上市应用的化学性或生物性药物中,有1 100种以上具有潜在的肝毒性,很多药物的赋形剂、中草药以及保健药亦有导致肝损伤的可能。其中,急性肝损伤是药物性肝病最常见的发病形式,约占报道病例数的90%以上,少数患者可发生威胁生命的暴发性或重症肝功能衰竭,是药物肝毒性临床监测和防治的重点,也是临床医师执业过程中可能遇到的职业风险问题。根据国内13个地区16家大型综合医院多中心大宗病例统计,近5年来急性药物性肝损伤住院病例数有逐年增加趋势。因此,有必要提出我国急性药物性肝损伤诊治意见,以期进一步规范和提高我国药物性肝病的临床诊治水平。

一、急性药物性肝损伤的定义和分型

急性药物性肝损伤是指由药物本身或其代谢产物引起的肝脏损害,病程一般在3个月以内,胆汁淤积型肝损伤病程较长,可超过1年。为避免药物导致肝脏损害所用名词不一致,建议采用国际共识意见规定的统一术语"肝损伤"(liver injury)。根据用药后发生血清生化检测异常情况,将肝损伤定义为血清丙氨酸氨基转移酶(ALT)或结合胆红素(CB)升高至正常值上限2倍以上;或血清天冬氨酸氨基转移酶(AST)、碱性磷酸酶(ALP)和总胆红素(TB)同时升高,且其中至少有1项升高至正常值上限2倍以上。

由于不同药物导致急性肝损伤的靶位不同,采用国际共识意见的分类标准有助于识别某些已知药物肝毒性反应特点。根据用药后血清酶升高的特点,将药物相关性急性肝损伤分为3种类型。①肝细胞性损伤(hepatocellular injury):主要表现为ALT水平明显升高,常先于TB水平升高和显著大于ALP升高水平,其临床诊断标准为血清ALT升高至少超过正常值上限2倍,血清ALP正常;或ALT/ALP升高倍数比值≥5。②胆汁淤积性肝损伤(cholestatic liver injury):主要表现为ALP水平升高先于氨基转移酶,或者ALP水平升高比氨基转移酶水平升高更明显,其临床诊断标准是血清ALP活性超过正常值上限2倍,血清ALT正常;或ALT/ALP升高倍数比值≤2。③混合性肝损伤:即血清ALT和ALP水平同时升高,其中ALT水平升高必须超过正常值上限2倍,ALT/ALP升高倍数比值在2~5之间。

在药物诱导的肝细胞性损伤时,有明显临床意义的肝脏血清检测情况是:①ALT 水平升高超过正常范围上限的 8～10 倍,可明确肝脏实质细胞受到损伤。②药物诱发的肝细胞性黄疸预后较差,其血清检测征象是用药后血清 ALT 水平高于正常值上限 3 倍和 TB 高于正常上限 2 倍,而血清 ALP 正常。③既往无肝硬化,在 26 周内出现肝功能恶化而导致的凝血功能障碍(凝血酶原时间国际标准化比值 INR≥1.5)及任何程度的意识改变(肝性脑病),则定义为急性肝功能衰竭(acute liver failure),有紧急肝移植的指征。

二、急性药物性肝损伤临床分析线索及其诊断标准

(一)临床分析线索

急性药物性肝损伤没有特异的临床征象或标志,诊断的可信度主要取决于被评价病例的数据完整性及其证据支持力度。在急性药物性肝损伤诊断过程中,特别强调排除肝损伤其他病因的鉴别诊断,强调收集详细的用药史及其肝损伤反应过程的临床数据,从而获得与药物反应特征有关的临床标识性证据。急性药物性肝损伤的主要临床分析内容及其诊断线索如下。

1. 是否完全排除肝损伤的其他病因?应追问患者既往有无肝脏或胆道疾病史以及嗜酒史。需通过多种检查手段,仔细分析排除现症肝损伤是否因为肝炎病毒(包括 HAV、HBV、HCV、HDV、HEV)、巨细胞病毒(CMV)、EB 病毒、Herpes 病毒感染、胆道病变、酒精性肝损伤、低血压、休克、心力衰竭、自身免疫性疾病、遗传或代谢性肝脏病变、职业或环境毒物所致的肝损伤等。

2. 是否具有急性药物性肝损伤血清学指标改变的时序特征?药物暴露必须出现在肝损伤发生前,才能考虑药物诱发肝损伤。急性药物性肝损伤血清学指标改变的时序特征是:首剂用药至发生肝损伤的时间一般在 5～90 天内;停药后肝脏异常升高指标一般迅速恢复;再次服用该药后又出现肝脏指标明显异常(再用药反应阳性)。后者是评价药物性肝损伤关联性非常强的诊断依据,但应注意故意再用可疑肝毒性药物是有害的。此外,再用药并不总会导致肝损伤复发;每种药物诱发肝损伤的潜伏期变化较大,可从数天到 12 个月;在严重病例中,停药后肝酶水平下降,但伴有肝功能指标恶化时,可能提示即将出现肝功能衰竭而不是病情改善,需结合临床全面分析,综合判断。

3. 肝损伤是否符合该药已知的不良反应特征?某些具有明显毒性药物大多具有特定的急性肝损伤类型、时序特征和(或)免疫过敏反应全身征象,在药

品说明书中已注明或曾有报道,是诊断急性药物性肝损伤的重要参考依据。然而,具有潜在肝损伤的药物众多,各种药物肝毒性发生率及其所致肝病的临床征象不一,尚缺乏详尽描述各种药物肝毒性数据库资料,尤其中草药和保健药更难以获得有关药物不良反应的参照资料。因此,对于肝毒性不明的可疑药物,尚需上网检索,尽可能获得有关药物肝毒性的报道性信息,依此作为诊断药物性肝损伤的重要参照信息。

(二) 临床诊断标准

在综合分析上述临床线索的基础上,对临床诊断药物相关性肝损伤病例可作出下列3种关联性评价。

1. **诊断标准** ①有与药物性肝损伤发病规律相一致的潜伏期:初次用药后出现肝损伤的潜伏期一般在5~90天内,有特异质反应者潜伏期可<5天,慢代谢药物(如胺碘酮)导致肝损伤的潜伏期可>90天。停药后出现肝细胞损伤的潜伏期≤15天,出现胆汁淤积性肝损伤的潜伏期≤30天。②有停药后异常肝脏指标迅速恢复的临床过程:肝细胞损伤的血清ALT峰值水平在8天内下降>50%(高度提示),或30天内下降≥50%(提示);胆汁淤积的血清ALP或TB峰值水平在180天内下降≥50%。③必须排除其他病因或疾病所致的肝损伤。④再次用药反应阳性:有再次用药后肝损伤复发史,肝酶活性水平升高至少大于正常值上限的2倍。

符合以上诊断标准的①+②+③,或前3项中有2项符合,加上第④项,均可确诊为药物性肝损伤。

2. **排除标准** ①不符合药物性肝损伤的常见潜伏期。即服药前已出现肝损伤,或停药后发生肝损伤的间期>15天,发生胆汁淤积型或混合性肝损伤>30天(除慢代谢药物外)。②停药后肝脏异常升高指标不能迅速恢复。在肝细胞损伤中,血清ALT峰值水平在30天内下降<50%;在胆汁淤积中,血清ALP或TB峰值水平在180天内下降<50%。③有导致肝损伤的其他病因或疾病的临床证据。

如果具备第③项,且具备第①、②项中的任何1项,则认为药物与肝损伤无相关性,可临床排除药物性肝损伤。

3. **疑似病例** 主要包括下列2种状况:①用药与肝损伤之间存在合理的时序关系,但同时存在可能导致肝损伤的其他病因或疾病状态;②用药与发生肝损伤的时序关系评价没有达到相关性评价的提示水平,但也没有导致肝损伤的其他病因或疾病的临床证据。对于疑似病例或再评价病例,建议采用国际共识意见的药物性肝损伤因果关系评价表(RUCAM)评分系统(表4-2)进行量化评估。

表 4-2 RUCAM 简化评分系统*

指标	评分	指标	评分
1. 药物治疗与发生肝损伤的时间关系		③ 有伴随用药导致肝损伤的证据（如再用药反应等）	-3
① 初次治疗 5～90 天；后续治疗 1～15 天	+2	5. 排除其他非药物因素	
② 初次治疗＜5 天或＞90 天；后续治疗＞15 天	+1	6. 主要因素：甲型、乙型或丙型病毒性肝炎；胆道阻塞；乙醇性肝病，近期有血压急剧下降史。其他因素：本身疾病并发症；巨细胞病毒、EB 病毒或 Herpes 病毒感染	
③ 停药时间≤15 天	+1		
2. 撤药反应			
① 停药后 8 天内 ALT 从峰值下降≥50%	+3	① 除外以上所有因素	+2
② 停药后 30 天内 ALT 从峰值下降≥50%	+2	② 除外 6 个主要因素	+1
③ 停药 30 天后，ALT 从峰值下降≥50%	0	③ 可除外 4～5 个主要因素	0
		④ 除外主要因素＜4 个	-2
④ 停药 30 天后，ALT 峰值下降＜50%	-2	⑤ 高度可能为非药物因素	-3
3. 危险因素		7. 药物肝毒性的已知情况	
		① 在说明书中已注明	+2
① 饮酒或妊娠	+1	② 曾有报道但未在说明书中注明	+1
② 无饮酒或妊娠	0	③ 无相关报告	0
③ 年龄≥55 岁	+1	8. 再用药反应	
④ 年龄＜55 岁	0	① 阳性（再用药后 ALT 升高＞2 倍正常值上限）	+2
4. 伴随用药			
① 伴随用药肝毒性不明，但发病时间符合	-1	② 可疑阳性（再用药后 ALT 升高＞2 倍正常值上限，但同时合并使用其他药物）	+1
② 已知伴随用药的肝毒性且与发病时间符合	-2	③ 阴性（再用药后 ALT 升高＜2 倍正常值上限）	-2

注：最后判断：＞8，极有可能；6～8，很可能有关；3～5，可能有关；1～2，可能无关；≤0，无关。

三、急性药物性肝损伤临床监测和防治

（一）提高防治急性药物性肝损伤的临床意识

贯彻少而精的合理用药原则，慎重使用和及时停用可能具有肝毒性的药物，是防治急性药物性肝损伤的重要对策。如果在用药过程中，患者出现肝损伤症状和（或）肝脏血清生化检测异常，继续用药有可能导致急性重症药物性肝损伤。早期发现并停用可能致病的药物，可以阻断急性药物性肝损伤的进一步发展，将

发生急性重症药物性肝损伤的风险降至最低限度。

(二) 药物肝毒性临床监测建议

肝脏血清学指标是临床监测药物肝毒性的重要方法,需要在用药过程酌情确定临床监测方案。对于未曾报道有明显肝毒性的药物,一般不需要监测;对于可能有肝毒性的药物(如抗结核药物或抗甲状腺素药物等),需要在用药过程中监测肝脏血清学指标,尤其在有合并肝病、嗜酒、妊娠等危险因素时,推荐至少每月监测1次。对于血清氨基转移酶升高达正常值上限2~5倍的无症状者,建议每1~2周监测肝脏血清学指标的动态变化;如果血清氨基转移酶水平继续升高,或血清氨基转移酶大于正常值上限10倍,则肯定为急性肝损伤,需要立即停药观察。如果用药后血清氨基转移酶大于正常值上限3倍,血清胆红素随之增高至正常上限2倍以上,而血清 ALP 正常,提示为肝细胞性黄疸,容易发展为急性肝功能衰竭,需要立即停药,密切监测病情变化。

(三) 治疗方法

急性药物性肝损伤缺乏特异的治疗措施。轻者在停药后或经一般对症处理后可很快好转,重者则需住院治疗。对于有明显临床表现和(或)出现中毒症状的患者,宜严密监护病情的发展,并采取以下措施:①治疗的关键是停用和防止再使用引起肝损伤的药物,且也应尽可能避免使用与致病药物在生化结构和(或)药物作用属于同一类的药物。②误服大量肝毒性药物的患者,宜早期洗胃、导泻,并加用吸附剂,以清除胃肠内残留的药物,可采取血液透析、利尿等措施,以促进其排泄和清除。③加强支持疗法,维持内环境稳定,维护重要器官功能,促进肝细胞再生。④应用特殊解毒剂和(或)防治肝损伤药物(如还原型谷胱甘肽、S-腺苷蛋氨酸、甘草酸铵、必需磷脂等)。目前认为,早期应用 N-乙酰半胱氨酸可有效治疗乙酰氨基酚中毒性肝损伤,对于明显胆汁淤积或瘙痒患者可应用熊去氧胆酸。防治肝损伤药物种类繁多,但多数药物的治疗效果尚需进行循证医学研究评价。⑤重症患者出现肝功能衰竭时,除积极监测和纠正其并发症外,建议采用人工肝支持疗法,对于预期有可能发生死亡的高危患者,应考虑紧急肝移植治疗。

药物性肝损伤

(第五届免疫介导消化系统疾病论坛 2014年)

药物性肝损伤(DILI)的发生与药物本身和(或)其代谢产物有关,部分病例亦可由于个体对药物的超敏所致。

DILI 在临床上可表现为各种急、慢性肝病,可有发热、皮疹、关节痛和嗜酸粒细胞增高等非特异性全身表现。

由于免疫机制参与了 DILI 发生的全过程，DILI 也可伴有自身抗体阳性，因而常需要与自身免疫性肝炎（AIH）相鉴别（见表 4-3）。

就预后而言，轻症 DILI 患者停用肝脏损伤药物后可自行恢复，但重症 DILI 患者可表现为肝功能衰竭而危及生命，需要及时加用保肝利胆药物，甚至需要人工肝支持、肝移植等手段治疗（见表 4-4）。

由于免疫激活、全身炎症反应参与了 DILI 的发生，糖皮质激素在重症 DILI 患者治疗中的使用和治疗作用，尤其是药物所致肝衰竭中的抢救作用得到了认可，但其应用时机以及用药策略尚存在一定争议。

表 4-3　AIH 与 DILI 伴发的临床特点

AIH 合并 DILI	既往明确有 AIH 病史，偶然合并 DILI，组织学通常表现为较严重的纤维化。
药物诱导的 AIH	● 患者既往无 AIH 病史，AIH 由 DILI 诱发； ● 通常对糖皮质激素治疗反应好，但免疫抑制治疗停止后容易复发，因而需要持续性的免疫抑制治疗； ● 服药后有 AIH 表现的初诊 DILI 不能除外本病。
免疫介导的 DILI	● 临床表现、生化检查及组织病理学检查表现与 AIH 相似，可伴有嗜酸性粒细胞增多及皮疹； ● 通常无严重的纤维化，糖皮质激素治疗反应好，激素撤药后病情不易反复。

表 4-4　DILI 程度分类

分级	严重度	标　准
1	轻度	升高的 ALT/ALP 浓度达到 DILI 标准，但胆红素浓度<2×ULN。
2	中度	升高的 ALT/ALP 浓度达到 DILI 标准，胆红素浓度≥2×ULN 或出现有症状的肝炎。
3	重度	升高的 ALT/ALP 浓度达到 DILI 标准，胆红素浓度≥2×ULN 并且出现下列情况之一： ● 国际标准化比率≥1.5； ● 腹水和（或）肝性脑病、病程<26 周，并且缺少肝硬化的证据； ● 由于 DILI 导致的其他器官衰竭。
4	致命	死亡或肝移植。

药物性肝损害（DILI）

药物性肝损害（DILI）是常见的肝病之一，其发病率仅次于病毒性肝炎和脂肪性肝病(酒精性和非酒精性肝病)。DILI 属药物不良反应范畴,是指在治疗过程中应用治疗剂量的药物,由药物本身或其代谢产物而引起的程度不同的直接或间接肝脏损害。慢性 DILI 是指服药后氨基转移酶等肝功能试验持续或反复异常伴肝组织学病变,且超过 6 个月以上,可伴有肝纤维化或肝硬化。

目前尚无统一、公认 DILI 的诊断标准。鉴别肝损伤是否由药物所致,须遵循卡拉切(Karach)和拉萨尼亚(Lasagna)评价准则,即用药与反应出现的时间顺序是否合理,以往是否有该药反应的报告,发生反应后撤药的结果,反应症状清除后再次用药出现的情况,有否其他原因或混杂因素。较常用的诊断标准包括改良达南(Danan)评分表、马里亚(Maria)诊断量表(表 4-5)、2004 年日本消化病周(DDW)改良表(表 4-6)及罗素优克福因果关系评估方法(RUCAM)标准。

诊断量表只是参考,当前在无特异性诊断标志的情况下,DILI 的诊断多依赖于排除其他疾病,寻找可能为 DILI 的证据,必要时进行组织学评估。

表 4-5 Maria 诊断量表

诊断内容	计分	诊断内容	计分
1. 用药与临床症状出现的时间关系		完全除外	3
① 用药至症状出现或检查异常时间		部分除外	1
		可能有其他原因	-1
4 天~8 周(再用药时 4 天以内)	3	可疑其他原因	-3
4 天以内或 8 周以后	1	3. 肝外症状(出疹、发热、关节痛、白细胞减少、嗜酸性粒细胞增多>6%)	
② 从停药至症状出现时间			
0~7 天	3	4 项以上阳性	3
8~15 天	0	2~3 项阳性	2
>16 天(除胺碘酮等体内长期滞留药物)	-3	1 项阳性	1
		无	0
③ 停药至检查正常的时间(不足正常值 2 倍者视为正常)		4. 有意或无意再用药	
		出现症状	3
胆汁淤积<6 个月或肝细胞损伤<2 个月	3	无症状或未再给药	0
肝细胞损伤>2 个月	0	5. 所用药物有肝损伤报告	
2. 除外其他原因[病毒性及酒精性肝炎、阻塞性黄疸、其他(妊娠、血压低下)]		有	2
		无(上市 5 年内)	0
		无(上市 5 年以上)	-3

注:最后判断:>17 为确定;14~17 为可能性大;10~13 为有可能;6~9 为可能性小;<6 为除外。

表 4-6　日本 DDW 改良表（2004 年）

	肝细胞型		胆汁淤积或混合型		评价
1. 服药至发病时间（如不明确不记分）					
	首次用药	再次用药	首次用药	再次用药	
用药中发病	5～90 天	1～15 天	5～90 天	1～90 天	+2
用药中发病	<5 天或>90 天	>15 天	<5 天或>90 天	>90 天	+1
停药后发病	≤15 天	≤15 天	≤30 天	≤30 天	+1
停药后发病	>15 天	>15 天	>30 天	>30 天	0
2. 病程	ALT 峰值与 ALT 正常上限差值		ALT 峰值与 ALT 正常上限差值		
停药后	8 天内降低≥50%		不适用		+3
	30 天内降低≥50%		180 天内下降≥50%		+2
	不适用		180 天内下降<50%		+1
	无相关资料		不变、上升或无资料		0
	在 30 天内下降≤50%		不适用		−2
继续用药或不明	30 天后下降<50%或再升高				0
3. 危险因子	饮酒		饮酒或妊娠		+1
	无饮酒		无饮酒或妊娠		0
4. 药物以外原因*	所有原因，包括①和②完全排除				+2
	①中所有原因排除				+1
	①中 4～5 个原因排除				0
	①中少于 3 个原因被排除				−2
	非药物原因高度可能性				−3
5. 药物既往肝损害报告	曾有报告或产品介绍标明药物反应				+1
	无				0
6. 嗜酸性细胞	嗜酸性细胞>6%				+1
	嗜酸性细胞<6%或未测				0
7. 药物淋巴细胞刺激试验(DLST)	DLST(+)				+2
	DLST 可疑(+)				+1
	DLST(−)或未检测				0
8. 偶然再用药反应					
单用该药	ALT 升高倍增		ALP(或 TBil)倍增		+3

(续表)

	肝 细 胞 型	胆汁淤积或混合型	评价
与首次损伤时合并用药一起给药	ALT 升高倍增	ALP(或 TBil)倍增	+1
与首次损伤时同样条件下给药	ALT 升高仍在正常范围	ALP(或 TBil)仍在正常范围	−2
未再用药或不明			0

注：最后判断：≤2 可能性低，3、4 有可能，≥5 可能性大。*①为近期有 HAV、HBV 或 HCV 感染、胆道疾患、酗酒和急性循环衰竭；②为近期有提示巨细胞病毒、EB 病毒感染。病毒以相应的抗体等感染标志物判断。

酒精性肝损害

在酒精性肝损害，可见包括以脂肪肝、肝纤维化和肝细胞坏死为主体的酒精性肝炎直至肝病之终末病变肝硬化，因而其组织学所见可有类似慢性肝炎的多种表现，如有肝炎病毒重叠感染则其临床表现越发复杂。日本现行的《酒精性肝损害诊断标准》如表 4-7。

表 4-7 酒精性肝损害诊断标准

A. 酒精性肝损害	1. 习惯性饮酒者(换算酒精每日饮 70 g，连续 5 年以上)，但女性及 ALDH2 缺陷者例外。
	2. 禁酒便可显著改善 AST、ALT(4 周降至 80 U 以下，基础值在 100 U 以下者可降至正常值)，但重症酒精性肝炎及伴发肝癌者例外。
	3. 肝炎病毒标志物(HBsAg、抗-HCV)阴性，如 HCV-RNA 阴性尤为确实。
	4. 下列检查项目中至少有一项为阳性： (1) γ-GT 于禁酒后显著降低(4 周降至基础值之 40% 以下，或降至正常上限值之 1.5 倍以下)。 (2) 肝脏呈现明显之缩小(可经叩诊或 B 超检查确认)，唯重症酒精性肝炎，并发巨大肝癌病例以及肝硬化于正中线上可扪及肝脏者例外。肿大肝脏之回缩于禁酒后早期(1 周以内)表现明显，故须于禁酒后立即进行检查。
	5. 下列酒精标志物倘为阳性，则诊断尤为确实： (1) 血清运铁蛋白之微细变化 (2) 经 CT 检查认定肝脏容积增大(>720 ml/m² 体表面积) (3) 酒精肝细胞膜抗体阳性 (4) 血清 GDH/OCT 比值>0.6

(续表)

B. 酒精性＋病毒性肝损害	病毒标志物（HBsAg、抗-HCV 或 HCV-RNA）阳性，禁酒后除 AST、ALT 改变外均达到酒精性肝损害的条件者。AST、ALT 检值于禁酒 4 周后降至 120 U 以下，或禁酒前检值如在 120 U 以下则须降至 70 U 以下。
C. 其他	在不能满足上列条件的病例，例如虽为酗酒者而不易确诊其为酒精性肝损害时，即使做不到充分追踪其禁酒后的变化，但一经取得酒精性肝损害的典型组织学所见证据，便可确诊其为"酒精性"或"酒精性＋病毒性"。

酒精性肝损害的分型

日本文部省科研费综合研究（A）"酒精与肝"研究组（高田）将酒精性肝损害划分为以下 10 个病型：①非特异性改变；②酒精性脂肪肝；①酒精性肝纤维化；④酒精性肝炎；⑤重症酒精性肝炎；⑥酗酒（豪饮）者慢性肝炎；⑦酒精性肝硬化；⑧酗酒者肝癌；⑨酒精性肝损害（临床表现）；⑩酒精性肝损害（拟诊）。见表 4-8 诊断条件原则上应以肝穿活检肝组织学所见为据。但在不作活检的情况下，对于认为可能是酒精性脂肪肝、酒精性肝炎和酒精性肝硬化的病例，也可依症状表现、一般肝功能检验指标及影像学所见进行诊断。对于有过量饮酒而考虑其可能为病因但又不能推测病型的病例，也可作出临床诊断，并明确表述其特征。

表 4-8 酒精性肝损害的病型诊断标准

病 型	诊断标准
1. 非特异性改变	肝功能虽有异常改变，但组织学所见呈非特异性改变或正常
2. 酒精性脂肪肝	约 1/3 以上肝小叶呈现脂肪变，小叶中心区尤其明显。虽未作肝活检，但 CT 或 US 等影像诊断上呈脂肪肝特征性所见，也可作为临床诊断
3. 酒精性肝纤维化	可见中心静脉周围性纤维化、肝细胞周围性纤维化以及由汇管区伸展出的星芒状纤维化，炎症细胞浸润与细胞坏死为轻度。伴发于脂肪肝的纤维化称为"脂肪肝＋纤维化"
4. 酒精性肝炎	(1) 小叶中心区呈现肝细胞之明显膨胀 (2) 程度不一的肝细胞坏死 (3) 马洛里小体 (4) 多核粒细胞浸润 　　a) 典型：具备(1)～(4)各项，或缺后两项之一 　　b) 非典型：不具(3)、(4)两项

(续表)

病 型	诊 断 标 准
4. 酒精性肝炎	c) 临床诊断的酒精性肝炎病例：未作肝活检，唯具下述临床条件之必要项目与附加项目之三项以上者 Ⅰ．必要项目：(a) 以饮酒量之增加为契机而发病或病情加重，(b) AST 占优势之血清氨基转移酶增升，(c) 血清总胆红素水平增升(>20 mg/L)。 Ⅱ．附加项目：(a) 腹痛，(b) 发热，(c) 白细胞数增多，(d) ALT 增升(正常上限值之 1.5 倍以上)，(e) γ-GT 增升(正常上限值之 2 倍以上) 注：酒精性肝炎中存在许多不具上述症状的亚临床型病例，故其确诊必须采用活检。对并存肝硬化的病例，应诊作"酒精性肝炎＋肝硬化"
5. 重症型酒精性肝炎	指酒精性肝炎伴发肝性脑病、肺炎、急性肾衰、消化道出血等并发症，或伴内毒素血症等，于禁酒后仍然持续肝肿大而多在 1 个月内死亡的病例。其凝血酶原时间<50%，并有中性粒细胞显著增多。组织学可见有大量马洛里小体及重度肝细胞变性、坏死等
6. 酗酒者慢性肝炎	汇管区小圆形细胞浸润，呈病毒性肝炎之同样所见
7. 酒精性肝硬化	包括病理诊断和(或)临床诊断病例
8. 酒精性肝损害 （临床诊断）	此多符合"酒精性"或"酒精＋病毒性"的诊断条件，但无肝活检资料，而又不能分类于上列任何一种临床病型的病例
9. 酒精性肝损害（拟诊）	指于禁酒之后未能作密切追踪随访的病例，固可依肝组织学所见而行诊断，但无典型所见，然而依病史分析与检查所见仍可高度疑诊其属"酒精性"乃至"酒精＋病毒性"

酒精性肝损伤的病型分类

脂肪肝：几乎可见于全部酒精性肝损伤之组织学所见，全部肝小叶约 1/3 的区域内可见脂肪沉积。HBV 或 HCV 健康携带之饮酒者，多可观察到脂肪肝组织学改变。

酒精性肝炎：可有发热、腹痛及白细胞增多，肝活检有 Mallory 小体，此为酒精性肝损伤特征性改变之一。

肝纤维化：多无肝炎病毒感染。中心静脉性、肝细胞周围性及星芒状纤维变为酒精性肝损伤之特征性组织学所见。

肝硬化：以单纯酒精为成因者约占全部肝硬化之 10%强，与同时感染肝炎病毒而致者多难以区别。

肝细胞癌：几乎全部的酗酒者肝细胞癌病例均可检证 HCV 标志,但亦有少数病例确系单纯由酒精所致。

酒精依赖症(ADS)
(WHO 1997)

1. 饮酒行为的变化
(1) 对饮酒量、饮酒时间,饮酒机会的控制力减弱。
(2) 饮酒行为的多样性减弱(向单纯化收敛)。
(3) 对负强化的饮酒反应性变化。
2. 主观状态的变化
(1) 饮酒的控制力出现障碍或失控。
(2) 渴望。
(3) 酒癖或强迫性酒欲。
3. 精神生物学状态的变化
(1) 戒断症状：不快感、自主神经症状、震颤、幻觉、痉挛发作、震颤谵妄。
(2) 旨在减轻戒断症状的饮酒。
(3) 耐受性。

醉酒的分类

病理醉酒这一概念由 Krafft-Ebing 率先确立(1868)并作为诊断名启用(1892),指一种以完全遗忘、运动性兴奋、无躯体麻痹症状为特征的急性醉酒状态。近百年来,Binder 等著名学者都对醉酒作过专著,其中首推 Binder。

Binder(1935)研究了 208 例醉酒,根据醉酒时意识有无障碍分成病理醉酒、复杂醉酒和单纯醉酒 3 类,并提出病理醉酒-无责任能力；复杂醉酒-限定责任能力；单纯醉酒-完全责任能力的"三分法"原则。

酒 依 赖

　　饮酒成癖即为嗜酒者，也称酒依赖者，在日本又称习惯性饮酒者，其特征为心理上追求酒，不喝不行，一旦断酒会出现戒酒反应。

　　酒依赖的诊断标准：①强烈的饮酒渴求；②酒瘾发作时间固定；③饮酒意向高于一切活动；④清晨空腹饮酒；⑤不饮酒时出现生理和心理症状；⑥戒酒后易重新酗酒。具备其中三条就可诊断为酒依赖。

酒依赖的分类（一）

　　按嗜酒程度中国常分为两类：①普通嗜酒者：每日饮含酒精≥40 g 的酒；②重度嗜酒者：每日饮含酒精≥100 g 的酒，均连续 5 年以上者。

酒依赖的分类（二）

　　日本则分为：①习惯性饮酒者：平均每天饮清酒量≥3 合（折合酒精 69 g/d）；②大量饮酒者：平均每天饮清酒量≥5 合（折合酒精 115 g/d），且连续 5 年以上。

酒精性肝病的分类（一）

　　欧美分类法：欧美多数国家将酒精性肝病分为 3 型，即：酒精性脂肪肝、酒精性肝炎和酒精性肝硬化。近年来，欧美各国在酒精性肝炎和酒精性肝硬化之间增加了酒精性肝纤维化一型，因此有 4 型分类法。欧美诸国的 3 型或 4 型分类法虽简单实用，但尚有大量轻症酒精性肝病患者被遗漏，使其在早期病变较轻阶段未得到及时的戒酒和治疗，所以此分类诊断标准尚不够全面。到 20 世纪 70 年代，美国和丹麦学者在上述 3 型之前，再加"接近正常"1 型。德国和英国的学者同期亦提出"接近正常"、脂肪肝、酒精性肝炎、肝纤维化、酒精性肝硬化的 5 型分类法。

酒精性肝病的分类(二)

日本分类法：第一次分类(1979年)：通过调查94所医科大学附属医院10年间的酒精性肝病病例，将酒精性肝病分为：①酒精性脂肪肝；②酒精性肝炎；③酒精性肝硬化；④酒精性肝损害。

酒精性肝病的分类(三)

第二次分类(1986年)：经过10年的实践，提出6型分类：①酒精性脂肪肝；②酒精性肝炎；③酒精性肝硬化(其中合并肝细胞癌者要加以记载)；④酒精性肝纤维化(合并脂肪肝的纤维化，即脂肪肝＋肝纤维化病例归入此类)；⑤"习惯性饮酒者"的慢性肝炎；⑥非特异性变化或正常肝。附重症酒精性肝损害，即临床症状表现为重症，发病大约1个月内出现重症肝炎症状或死亡者。

酒精性肝病的分类(四)

第三次分类(1994年)：分为10型：①非特异性变化；②酒精性脂肪肝；③酒精性肝纤维化；④酒精性肝炎；⑤重症型酒精性肝炎；⑥"大量饮酒者"慢性肝炎；⑦酒精性肝硬化；⑧"大量饮酒者"肝癌；⑨临床型酒精性肝损害，符合"酒精性"或"酒精性＋病毒性"条件，但缺乏肝活检所见，又不能列入上述任何一型者。⑩可疑酒精性肝损害，即戒酒后病例，未能继续观察其病情变化，或虽经肝组织学检查，但仍未能观察到酒精性肝损害的典型所见。

酒精性肝病的分类(五)

1993年，北京中日友好医院提出酒精性肝病的6型分类：①酒精性脂肪肝(AFL)；②酒精性肝炎(AH)；③酒精性肝纤维化(AF)；④酒精性肝硬化(AC)；⑤轻症酒精性肝病(AML)；⑥酒精性肝病合并慢性病毒性肝炎(ACH)。为了临床和病理医生易于掌握分类和观察疗效，该院于1995年进一步将6型修改为5型分类法：①轻症酒精性肝病(AML)；②酒精性脂肪肝，并分级为：轻度、中度和重度脂肪肝；③酒精性肝炎(AH)，对有肝性脑病、上消化道出血、肺炎、急性肾功能衰竭、凝血酶原时间延长及活动度低于50%等临床症状表现重，并约1个月内死亡者诊断为重症酒精性肝炎；④酒精性肝纤维化(AF)，并分为1级(轻度)、2级(中度)、3级(重度)、4级(早期肝硬化)；⑤酒精性肝硬化(AC)。如遇乙型肝炎或丙型肝炎病毒标志物阳性病例，应注明合并何种肝炎病毒感染。

酒精性肝病(一)

(中华医学会肝脏病学分会脂肪肝和酒精性肝病学组 2001年)

酒精性肝病表现多样，初期通常表现为脂肪肝，进而可发展成酒精性肝炎、酒精性肝纤维化和酒精性肝硬化。在严重酗酒时可诱发广泛肝细胞坏死甚或肝功能衰竭。

酒精性肝病临床诊断标准

目前，我国乙型肝炎病毒(HBV)和丙型肝炎病毒(HCV)感染较为常见，因此，在诊断上应考虑区分为单纯酒精性肝病抑或酒精性肝病合并HBV和HCV等病毒感染。

一、酒精性肝病

1. 有长期饮酒史，一般超过5年，折合酒精量>40 g/d，女性略低；或2周内有暴饮史。
2. 禁酒后血清ALT和AST明显下降，4周内基本恢复正常，即在2倍正常上限值(ULN)以下。如禁酒前ALT和AST<2.5倍ULN者则禁酒后应降至1.25倍ULN以下。
3. 下列2项中至少1项阳性 ①禁酒后肿大的肝脏1周内明显缩小，4周内基本恢复正常；②禁酒后GGT活性明显下降，4周后降至1.5倍ULN以下，或小于禁酒前40%。
4. 排除病毒感染、代谢异常和药物等引起的肝损伤。

二、酒精性肝病合并肝炎病毒感染

1. 肝炎病毒现症感染标志阳性。
2. 禁酒后除血清ALT和AST下降可能不明显外，其他符合酒精性肝病诊断标准。

3. 通常禁酒 4 周后 ALT 和 AST 均应下降至 3 倍 ULN 以下,禁酒前＜3 倍 ULN 者则应至少下降 70%。

未能符合上述条件者,应取得组织学诊断证据。下列项目可供诊断参考:AST/ALT＞2,血清糖缺失转铁蛋白(CDT)增高,平均红细胞容积(MCV)增高,酒精性肝细胞膜抗体阳性,血清谷氨酸脱氢酶(GDH)/鸟氨酸氨甲酰转移酶(OCT)＞0.6,以及早期 CT 测定肝体积增加(＞720 cm^3/m^2 体表面积)。应注意在 Ⅱ 型醛脱氢酶(ALDH2)活性低下者,即使饮酒折合酒精量＜40 g/d 也会发生酒精性肝病。酒精量换算公式为:饮酒量(ml)×酒精含量(%)×0.8(酒精比重)=(g)。

酒精性肝病的组织学诊断

酒精性肝病的组织学诊断可分为酒精性脂肪肝、酒精性肝炎、酒精性肝纤维化和酒精性肝硬化 4 型。

1. 酒精性脂肪肝　在酒精性肝病的组织学改变中,酒精性脂肪肝出现最早,出现率也最高。形态学上尚不能与其他原因引起的脂肪肝区别,因此诊断须依靠临床资料。低倍镜下,脂肪变性和脂肪贮积的肝细胞占肝小叶 1/3～1/2 为轻度脂肪肝;占肝小叶 1/2～2/3 为中度脂肪肝;占小叶 2/3 以上者或肝细胞弥漫脂肪变性呈鱼网状者为重度脂肪肝。部分可表现为泡沫状特殊类型的小滴型脂肪化。

2. 酒精性肝炎　酒精性肝炎组织学特点是:①肝细胞明显肿胀呈气球样变,尤为小叶中央的肝细胞,气球样变性的肝细胞内有时可见巨大的线粒体,甚至有不同程度的坏死;②门管区和小叶内有明显嗜中性多型核细胞浸润,有聚集在坏死和含酒精透明小体(alcohol hyaline body)的肝细胞周围的倾向;③肝细胞胞浆内有凝集倾向,酒精透明小体出现率高。

3. 酒精性肝纤维化　表现为细胞外间质,包括 Ⅰ、Ⅲ、Ⅳ 型胶原和层粘连蛋白在肝中央静脉周围和肝细胞周围沉积,形成所谓肝细胞周围纤维化。随着纤维化进展,门管区原为轻至中等程度的纤维沉积增加并扩展,并有细长纤维向小叶内延伸,形成所谓"星芒状纤维化"。

4. 酒精性肝硬化　形成的纤维隔从中央静脉到门管区分隔小叶。假小叶纤维隔一般细窄,结节较小,大小较均匀,为小结节性肝硬化,少数以小结节为主混有大结节。同时肝细胞明显脂肪变,酒精性肝炎的表现仍可存在。肝界板不清,但无碎屑样坏死。

酒精性肝病临床分型诊断

符合酒精性肝病临床诊断标准者,其临床分型诊断如下。

(1) 轻型(亚临床型)酒精性肝病　有长期饮酒史,但肝功能检查基本正常,肝组织学表现为非特异性变化或基本正常,缺乏酒精透明小体和中性粒细胞浸润。

(2) 酒精性脂肪肝　病变主要在肝小叶,低倍镜下肝小叶中 1/3 以上肝细胞脂肪变性,无其他明显组织学改变,未作肝活检者影像学检查(CT 或 B 超)有脂肪肝特异性表现。

(3) 酒精性肝炎　如未作肝活检,临床酒精性肝炎应符合下列诊断标准和附加项目中 3 项或以上。诊断标准:①饮酒量增加可作为发病或恶化的诱因;②AST 为主的血清氨基转移酶升高;③血清胆红素升高($>34.2\ \mu mol/L$)。附加项目:①腹痛;②发热;③外周血象白细胞增加;④ALT 增高>1.5 倍 ULN;⑤GGT 增高>2 倍 ULN。

(4) 酒精性重型肝炎(肝功能衰竭)　酒精性肝炎合并肝性脑病等肝功能衰竭表现,或出现严重内毒素血症、急性肾功能衰竭和消化道出血等,尽管禁酒,肝脏持续肿大,凝血酶原活动度$<40\%$,白细胞明显增高,组织学可见多数酒精透明小体和严重肝细胞变性坏死。本型包含合并肝硬化者,但晚期肝硬化者除外。

(5) 酒精性肝纤维化和(或)肝硬化　据临床和实验室检查很难诊断酒精性肝纤维化。在未作肝活检情况下,应结合临床影像学检查结果。血清学检查,如透明质酸(HA)、Ⅲ型前胶原肽(PⅢP)、层粘连蛋白(LN)和Ⅳ型胶原等标志物有助于临床诊断。在诊断为肝硬化时应区分为代偿性和失代偿性。

酒精性肝病(二)

(中华医学会肝脏病学分会脂肪肝和酒精性肝病学组　2002 年)

酒精性肝病表现多样,初期通常表现为脂肪肝,进而可发展至酒精性肝炎、酒精性肝纤维化和酒精性肝硬化。在严重酗酒时可诱发广泛肝细胞坏死甚或肝功能衰竭。

一、酒精性肝病临床诊断标准

1. 有长期饮酒史,一般超过 5 年,折合乙醇量$\geqslant 40$ g/d,女性$\geqslant 20$ g/d;或 2 周内有大量饮酒史(>80 g/d)。乙醇量换算公式为:g=饮酒量(ml)×酒精含量(%)×0.8(乙醇比重)。

2. 禁酒后血清丙氨酸氨基转移酶(alanine aminotrans-ferase,ALT)、天冬氨酸氨基转移酶(aspartate aminotrans-ferase,AST)、和 γ-谷氨酰转肽酶(gamma-glutamyltrans ferase,GGT)明显下降,4 周内基本恢复正常,即在 2 倍正常上限值以下。肿大的肝脏 1 周内明显缩小,4 周基本恢复正常。

3. 诊断时应注意是否合并 HBV 或 HCV 感染,排除代谢异常和药物等引起的肝损伤。

未能符合上述条件者,应取得组织学诊断证据。下列项目可供诊断参考:AST/ALT>2,血清糖缺陷转铁蛋白增高、平均红细胞容积增高、酒精性肝细胞膜抗体阳性、血清谷氨酸脱氢酶/鸟氨酸氨甲酰转移酶>0.6,以及早期 CT 测定肝体积增加,每平方米体表面积>720 cm³。应注意有遗传易感性等因素时,即使饮酒折合乙醇量<40 g/d 也会发生酒精性肝病。

二、酒精性肝病临床分型诊断

符合酒精性肝病临床诊断标准者,其临床分型诊断如下。

1. 轻型酒精性肝病 有长期饮酒史,但肝功能检查基本正常,肝组织学表现符合轻型酒精性肝病者。

2. 酒精性脂肪肝 影像学诊断(CT 或 B 超)有脂肪肝特异性表现或经病理证实者。

3. 酒精性肝炎 未作活检,应符合下列诊断依据和附加项目中 3 项或以上。诊断依据:①饮酒量增加可作为发病或恶化的诱因;②AST 为主的血清氨基转移酶升高;③血清胆红素升高(>34.2 μmol/L)。附加项目:①腹痛;②发热;③外周血象白细胞增加;④ALT 增高>2.0 倍 ULN;⑤GGT 增高>2.0 倍 ULN(注:ULN 为正常值上限)。

重型酒精性肝炎可合并肝性脑病和凝血酶原活动度降低(<40%)等肝功能衰竭表现。

4. 酒精性肝硬化 有肝硬化临床表现者,在诊断时应区分为代偿性和失代偿性。

三、酒精性肝病病理诊断标准

1. 轻型酒精性肝病 肝内可见酒精性肝病的几种基本病变,但程度较轻。

2. 酒精性脂肪肝 肝小叶内>30%肝细胞发生脂肪变,依脂变范围分轻、中和重度。脂肪变肝细胞达 30%~50%者为轻度,50%~75%者为中度,>75%者为重度,脂肪变以大泡性为主,偶见脂肪性肉芽肿。少数酗酒者可发生小泡性脂肪变。禁酒后 2~4 周轻度脂肪变可消失。

3. 酒精性肝炎　肝细胞呈气球样变和透明性变,细胞浆内可见 Mallory 小体。有时可见巨大线粒体、肝细胞内胆汁淤积、小胆管增生及铁颗粒沉积。炎症坏死灶内有中性粒细胞浸润,易见凋亡小体,坏死可融合。可伴不同程度的脂肪变性及纤维化。

据炎症坏死灶范围和分布,可分为轻、中和重度。轻度:坏死灶主要见于3带;中度:炎症坏死灶明显增多,不限于3带,周围常见气球样变或透明变性肝细胞,胞浆内可见 Mallory 小体;重度:在慢性酒精性肝炎病变基础上,发生肝细胞弥漫变性、坏死和胆汁淤积,多见于短期内有大量饮酒史。

4. 酒精性肝纤维化　肝细胞周围纤维化和静脉周围纤维化多见,严重者可致终末静脉闭塞。汇管区纤维化向周围延伸形成星芒状纤维化,可发展形成纤维间隔,可伴或不伴脂肪变和炎症。

据纤维化程度可分为轻、中和重度。轻度:肝细胞周围纤维化见于3带或波及2带,少数纤维间隔形成,小叶结构保留;中度:纤维间隔增多,广泛肝细胞周围及静脉周围纤维化,至小叶结构紊乱;重度:早期有时可见广泛的终末静脉周围纤维化,沿3带形成含扩张血窦的血管纤维间隔,将小叶分隔成微小结节,随结节的再生改建,逐渐向典型的小结节性肝硬化发展。

5. 酒精性肝硬化　早期结节甚为细小,晚期再生结节增大,界限清楚,绕以致密纤维组织。结节内有时可见肝细胞脂变或铁颗粒沉积。根据肝内有无活动性炎症,又将肝硬化分为活动性和非活动性。

非酒精性脂肪性肝病(NAFLD)

(亚太地区　2011 年)

非酒精性脂肪性肝病(Nonalcoholic fatty liver disease,NAFLD)是指除过量饮酒和其他明确的损肝因素之外所致的,以弥漫性肝细胞大泡性脂肪变为主要特征的临床病理综合征。大量流行病学研究表明,NAFLD 已成为一种呈现全球化趋势的常见慢性肝病。随着肥胖及其相关代谢紊乱的增多,近 10 余年来亚太地区 NAFLD 患病率增长迅速。有限的研究资料显示,亚太地区 NAFLD 患者肝组织学改变及其自然史与欧美人种相似,同样包括单纯性脂肪肝、NASH 到肝硬化和肝细胞癌整个疾病谱。然而欧美成人肥胖和代谢综合征的诊断标准并不适用于亚洲人种,并且至今在亚太地区尚无统一的 NAFLD 诊断标准与治疗建议。

为此,在澳大利亚 Farrell 教授的牵头下亚太地区 NAFLD 工作组于 2006 年 11 月在中国香港制定了 NAFLD 的工作定义、评估意见以及治疗原则,并在同月召开的亚太地区消化疾病周（菲律宾宿务）NAFLD 专题研讨会上讨论通过。现择其主要内容简介如下，旨在提高本地区医生对 NAFLD 及其相关疾病的诊治水平。

推荐1　工作定义

鉴于 NAFLD 的病理诊断通常难以获得，为此从科学研究和临床实践需要出发亟须制定 NAFLD 的工作定义。

推荐1A　根据日本学者研究，具备以下 3 项腹部超声异常发现中的任意两项或两项以上者可诊断为脂肪肝。

（1）肝脏近场回声弥漫性增强（明亮肝），回声强度高于肾脏或脾脏；

（2）肝内管道结构显示不清；

（3）肝脏远场回声逐渐衰减。对于排除其他损肝因素[特别是过量饮酒（折含乙醇量男性每周＞140 g，女性每周＞70 g）和相关药物]的脂肪肝患者，需高度怀疑 NAFLD 可能。

推荐1B　对于不明原因的血清 ALT 持续升高者，如果影像学检查提示脂肪肝并且存在代谢综合征相关组分，那么 NAFLD 最有可能是其血清氨基转移酶异常的原因。

推荐2　排除标准

1. 排除大量饮酒（男性每日折含乙醇量＞60 g 或每周乙醇摄入量＞420 g，女性每日乙醇摄入量＞40 g 或每周乙醇摄入量＞280 g）对于 NAFLD 的诊断至关重要，因为大量饮酒者脂肪肝属于酒精性肝病的范畴。将男性每日饮用乙醇＜20 g（＜140 g/周），女性每日饮用乙醇＜10 g（＜70 g/周）作为"非酒精性"肝病的诊断标准在亚太地区已成共识。饮酒量介于两者之间的患者肝损伤的原因通常难以判断，过量饮酒和代谢紊乱可能共同参与其肝损伤的发病，建议禁酒一段时间后再作评估。

2. 排除存在可导致脂肪肝的全身性疾病以及正在服用或近期内曾经服用可引起血清 ALT 和 GGT 升高的药物（包括中药）的患者。此时疾病的命名应该包括病因和相应的病理改变，例如：他莫昔芬相关的脂肪性肝炎、全胃肠外营养相关脂肪肝、炎症性肠病累及肝脏，而不是笼统地诊断为"继发性 NASH"。

3. 在将肝脏酶学异常归结于 NAFLD 之前，需排除乙型肝炎、丙型肝炎、自身免疫性肝病、肝豆状核变性、α-1 抗胰蛋白酶缺乏症等慢性肝病，以及肝脏恶性肿瘤、感染和胆道疾病。然而对于肝酶异常的 HBsAg 阳性患者，若其血清

HBV DNA 滴度小于 10^4 拷贝/ml 且存在代谢危险因素时,则其肝酶异常更有可能是由脂肪性肝病所致。

推荐 3 初步评估

对于存在代谢综合征相关组分(肥胖、2 型糖尿病、血脂紊乱)的患者,应通过肝功能试验和肝脏超声检查明确有无脂肪肝。对于肝功能异常和(或)影像学检查提示脂肪肝的患者,需做进一步的检查,目的如下。

1. 明确 NAFLD 的诊断;
2. 寻找潜在的代谢危险因素;
3. 排除其他肝脏疾病;
4. 分析 NAFLD/NASH 可能的严重程度。具体内容包括人体学指标、血液学和生物化学指标、胰岛素敏感性以及肝脏影像学检查。

常规检查如下。
1. 人体学指标:身高、体重、腰围,计算体重指数(BMI);
2. 动脉血压;
3. 全血细胞计数(血常规);
4. 血清 HBsAg、抗-HCV、抗核抗体(ANA);
(5) 生化全套:ALT、AST、GGT、白蛋白、球蛋白以及总胆红素;
(6) 血脂全套:包括甘油三脂(TG)、高密度脂蛋白-胆固醇(HDL-C)、低密度脂蛋白-胆固醇(LDL-C);
(7) 胰岛素敏感性:空腹血糖(FPG),对于 FPG≥5.6 mmol/L 且既往无糖尿病史的患者,建议行 75 g 葡萄糖耐量试验(OGTT);
(8) 影像学检查:腹部超声,并根据推荐 1A 相关内容进行评估。

肥胖症的诊断建议参照世界卫生组织 2000 年为亚太地区成人所制定的超重和肥胖标准,亚太地区成人代谢综合征的诊断建议采用改良的美国国家胆固醇教育计划成人治疗组第三次指南(NCEP-ATPⅢ)标准,即符合以下 5 项指标中任意 3 项或 3 项以上者诊断为代谢综合征。

(1) 肥胖:男性腰围>90 cm(女性>80 cm)和(或)体重指数>25 kg/m^2(性别不限);
(2) 高 TG 血症:TG≥1.7 mmol/L 或已接受针对此脂质异常的特殊治疗;
(3) 低 HDL-C 血症:男性<1.03 mmol/L,女性<1.29 mmol/L;
(4) 血压升高:收缩压≥130 mmHg 和(或)舒张压≥85 mmHg,或此前已被诊断为高血压而接受治疗;
(5) 空腹血糖增高(FPG≥5.6 mmol/L)或已被诊断为 2 型糖尿病。

一旦 NAFLD 诊断确定,可供选择的检查项目包括:

(1) 腹部 CT:通常用于肝脏超声检查结果模棱两可时;

(2) 胰岛素敏感性:对于空腹血糖正常者做 75 g OGTT,空腹和餐后 2 小时血清胰岛素、C 肽;

(3) 凝血酶原时间;

(4) 肝活组织检查:NAFLD 的诊断通常无需肝活组织检查证实,推荐肝活组织检查用于以下特殊情况:①常规检查难以明确诊断的患者;②进展性肝纤维化的高危人群但缺乏临床或影像学肝硬化证据者;③入选临床治疗试验的患者;④由于其他目的而行腹腔镜检查(如胆囊切除术、胃捆扎减肥手术)的患者,此举旨在减少肝活组织检查风险和增加顺从性。

建议只用于科学研究的检测项目:质子磁共振光谱学定量检测肝脏 TG 含量;双能 X 线检查(DEXA)或腹部 CT 明确体脂分布类型;通过某些血清生化指标区分单纯性脂肪肝与 NASH,以及评估肝纤维化程度。

推荐4 肝活组织检查评估

推荐肝活组织检查病理组织学诊断和临床治疗试验的疗效评估采纳美国国立卫生研究院 NASH 临床研究网病理工作组 2005 年所定指南,无论是常规病理报告还是科学研究最好进行 NAFLD 活动度积分(a NAFLD activity score, NAS)和纤维化积分。[注:该组织学评分系统包括 14 项病理改变,其中 4 项指标进行了半定量评估:肝脂肪变(0~3)、小叶内炎症(0~2)、肝细胞气球样变(0~2)、肝纤维化(0~4),其余指标以"有或无(1/0)"表示。根据前 3 项计算 NAS,NAS≥5 者可明确 NASH 的诊断,NAS<3 可排除 NASH,两者之间者为 NASH 可能。]

临床上,不要轻易将没有脂肪性肝炎组织学特征的隐源性肝硬化归因于 NAFLD 或 NASH,必须寻找有无其他原因所致肝硬化的可能。

非酒精性脂肪肝(一)

(中华医学会肝脏病学分会脂肪肝和酒精性肝病学组 2001 年)

非酒精性脂肪肝是一种无过量饮酒史而以肝实质细胞脂肪变性和脂肪贮积为特征的临床病理综合征。疾病谱随病程的进展表现不一,包括单纯脂肪肝、脂肪性肝炎、脂肪性肝纤维化和肝硬化。

临床诊断标准

凡具备下列第 1~5 项和第 6 或第 7 项任一项者即可诊断为非酒精性脂肪肝。

1. 有易患因素如肥胖、2 型糖尿病、高脂血症和女性等。
2. 无饮酒史或饮酒折合酒精量每周<40 g。
3. 排除病毒性肝炎、药物性肝病、Wilson 病、全胃肠外营养和自身免疫性肝病等。
4. 除原发病临床表现外,可出现乏力、肝区隐痛等症状,可伴肝脾肿大。
5. 血清氨基转移酶可升高,并以 ALT 为主,可伴有 GGT、铁蛋白和尿酸等增高。
6. 肝脏组织学有典型表现。
7. 有影像学诊断依据。

影像学诊断

一、单纯性脂肪肝

B 超表现为:①肝区近场弥漫性点状高回声、回声强度高于脾脏和肾脏,少数表现为灶性高回声;②远场回声衰减、光点稀疏;③肝内管道结构显示不清;④肝脏轻度或中度肿大,肝前缘变钝。仅具备①项者作为疑似诊断;具备第①项加其余 1 项以上者可确诊为脂肪肝。

CT 平扫表现为肝脏密度普遍低于脾脏或肝/脾 CT 比值≤1。肝脏密度降低,CT 值稍低于脾脏,肝/脾 CT 比值≤1.0 者为轻度;肝/脾 CT 比值≤0.7,肝内血管显示不清者为中度;肝脏密度显著降低甚至呈负值,肝/脾 CT 比值≤0.5,肝内血管清晰可见者为重度。

二、脂肪性肝炎

除上述影像学表现外,可出现肝实质密度和信号改变,脾增厚或肿大,胆囊壁增厚或胆囊形态改变等。

三、脂肪性肝纤维化和肝硬化

影像学主要表现为肝裂增宽,肝包膜厚度增加,肝表面不规则,肝内回声/密度/信号不均匀,各肝叶比例失常,门静脉主干管径增粗,门静脉每分钟血流量参数增加,脾脏体积指数增大,胆囊壁增厚或胆囊形态改变等。

组织学诊断

非酒精性脂肪肝病理改变主要为大泡性或大泡性为主伴小泡性的混合性肝细胞脂肪变性，组织学诊断可分为单纯性脂肪肝、脂肪性肝炎、脂肪性肝纤维化和肝硬化。

一、单纯性脂肪肝

低倍镜下 1/3 以上的肝细胞脂肪变性和脂肪贮积，但无其他明显组织学改变，即无炎症、坏死和纤维化。脂肪变性和脂肪贮积的肝细胞<1/3 者为肝细胞脂肪变；占肝小叶 1/3～1/2 为轻度脂肪肝；占肝小叶 1/2～2/3 为中度脂肪肝；占肝小叶 2/3 以上者或肝细胞弥漫脂肪变性呈鱼网状者为重度脂肪肝。

二、脂肪性肝炎

主要表现为肝细胞内有大泡性脂肪滴贮积，伴肝细胞气球样变，甚至肝细胞不同程度的坏死，以及小叶内和门管区混合性炎症细胞浸润。可伴有肝纤维化、糖原核、小叶内脂肪性肉芽肿、嗜酸小体和脂肪囊肿等表现，少数病例可见 Mallory 小体和肝细胞巨大线粒体。

三、脂肪性肝纤维化和肝硬化

根据肝腺泡 3 区纤维化、门静脉纤维化、架桥纤维化的程度和肝硬化的有无可将脂肪性肝纤维化分为 4 期：S1 为局灶或广泛的肝腺泡 3 区窦周纤维化；S2 为上述病变＋局灶性或广泛性门静脉周围纤维化；S3 为 S2 病变＋局灶性或广泛桥接纤维化；S4 为脂肪性肝硬化，形成的纤维隔从中央静脉到门管区分隔肝小叶，形成假小叶。在肝硬化发生后，肝细胞脂肪变性和炎症可减轻，有时可完全消退。

临床分型诊断

符合非酒精性脂肪肝临床诊断标准者，其临床分型如下。

一、单纯性脂肪肝

凡具备下列第 1～2 项和第 3 或第 4 项任一项者即可诊断。
1. 具备临床诊断标准 1～4 项。
2. 肝功能检查基本正常。

3. 影像学表现符合轻、中度脂肪肝。
4. 肝脏组织学表现符合单纯性脂肪肝,无明显肝内炎症和纤维化。

二、非酒精性脂肪性肝炎

凡具备下列第 1～2 项和第 3 或第 4 项任一项者即可诊断。
1. 具备临床诊断标准 1～4 项。
2. 血清 ALT 和(或)GGT 高于正常值上限的 1.5 倍,持续时间大于 4 周。
3. 有影像学诊断依据。
4. 肝脏组织学诊断证实。

三、脂肪性肝纤维化和(或)肝硬化

凡具备下列第 1～2 项和第 3 或第 4 项任一项者即可诊断。
1. 具备临床诊断标准 1～4 项。
2. 肝功能和血清肝纤维化标志可正常或异常。
3. 影像学提示脂肪肝伴肝纤维化或肝硬化。
4. 肝脏组织学诊断证实。

非酒精性脂肪肝(二)

(中华肝脏病学会脂肪肝和酒精性肝病学组　2002 年)

非酒精性脂肪性肝病是一种病变主体在肝小叶,以肝细胞脂肪变性和脂肪贮积为病理特征,但无过量饮酒史的临床综合征,包括单纯性脂肪肝、脂肪性肝炎、脂肪性肝硬化 3 种主要类型。患者常伴有体重过重或肥胖、糖耐量异常或 2 型糖尿病,以及血脂紊乱等易患因素。

临床诊断标准

凡具备下列第 1～4 项和第 5 或第 6 项中任一项者即可诊断为非酒精性脂肪性肝病。
1. 无饮酒史或饮酒折合乙醇量每周<40 g。
2. 排除病毒性肝炎、全胃肠外营养等可导致脂肪肝的特定疾病。
3. 除原发病临床表现外,可出现乏力、腹胀、肝区隐痛等症状,可伴肝脾肿大。
4. 血清氨基转移酶可升高,并以 ALT 增加为主,常伴有谷胺酰转肽酶、三酰甘油等水平增高。

5. 肝脏影像学表现符合弥漫性脂肪肝的影像学诊断标准。
6. 肝脏组织学改变符合脂肪性肝病的病理学诊断标准。

临床分型标准

符合非酒精性脂肪性肝病临床诊断标准者,其临床分型如下。

一、非酒精性单纯性脂肪肝

凡具备下列第1～2项和第3或第4项任一项者即可诊断。
1. 具备临床诊断标准1～3项。
2. 肝功能检查基本正常。
3. 影像学表现符合脂肪肝诊断标准。
4. 肝脏组织学表现符合单纯性脂肪肝诊断标准。

二、非酒精性脂肪性肝炎

凡具备下列第1～2项和第3或第4项任一项者即可诊断。
1. 具备临床诊断标准1～3项。
2. 血清 ALT 水平高于正常值上限的2倍,持续时间大于4周。
3. 影像学表现符合脂肪肝诊断标准。
4. 肝脏组织学表现符合脂肪性肝炎诊断标准。

三、非酒精性脂肪性肝硬化

凡具备下列第1项和第2或第3项任一项者即可诊断。
1. 具备临床诊断标准1～3项。
2. 影像学提示脂肪肝伴肝硬化。
3. 肝脏组织学改变符合脂肪性肝硬化诊断标准。

影像学诊断

一、脂肪肝

B超诊断依据为:①肝区近场弥漫性点状高回声,回声强度高于脾脏和肾脏,少数表现为灶性高回声;②远场回声衰减,光点稀疏;③肝内管道结构显示不清;④肝脏轻度或中度肿大,肝前缘变钝。

CT 诊断依据为肝脏密度普遍低于脾脏或肝/脾 CT 比值≤1。肝脏密度降低,CT值稍低于脾脏,肝/脾CT比值≤1.0者为轻度;肝/脾CT比值≤0.7,肝内血管显示不清者为中度;肝脏密度显著降低甚至呈负值,肝/脾CT比值≤0.5,肝内血管清晰可见者为重度。

二、肝硬化

影像学诊断依据为肝裂增宽,肝包膜厚度增加,肝表面不规则,肝内回声/密度/信号不均匀,各肝叶比例失常,门脉主干管径增粗,门静脉每分钟血流量参数增加,肝脏体积指数增大,胆囊壁增厚或胆囊形态改变等。

组 织 学 诊 断

非酒精性脂肪性肝病的病理改变主要为大泡性或大泡性为主伴小泡性的混合性肝细胞脂肪变性,组织学诊断可分为单纯性脂肪肝、脂肪性肝炎、脂肪性肝纤维化和肝硬化。

一、单纯性脂肪肝

诊断依据为:低倍镜下视野内30%以上的肝细胞脂肪变性,但无其他明显组织学改变,即无炎症、坏死和纤维化。视野内30%～50%的肝细胞脂肪变者为轻度脂肪肝;50%～75%肝细胞脂肪变者为中度脂肪肝;75%以上肝细胞脂肪变者为重度脂肪肝。低倍镜下视野内脂肪变的肝细胞<30%者称为肝细胞脂肪变性。

二、脂肪性肝炎

诊断依据为:①肝细胞大泡性或以大泡性为主的混合性脂肪变性;②肝细胞气球样变,甚至伴肝细胞不同程度的坏死;③小叶内混合性炎症细胞浸润,或小叶内炎症重于汇管区。

三、脂肪性肝纤维化和肝硬化

根据肝腺泡3区纤维化、门脉纤维化、架桥纤维化的程度和肝硬化的有无可将脂肪性肝纤维化分为4期。

S1为局灶或广泛的肝腺泡3区窦周纤维化。
S2为上述病变+局灶性或广泛性门脉周围纤维化。
S3为S2病变+局灶性或广泛桥接纤维化。
S4为脂肪性肝硬化,形成的纤维隔从中央静脉到门管区分割肝小叶,形成假小叶。在肝硬化发生后,肝细胞脂肪变性和炎症可减轻,有时可完全消退。

非酒精性脂肪性肝炎

1999年,Brunt等学者通过NASH肝组织活检标本研究后发现,NASH组织学表现与其他病因的肝炎有区别,肝细胞脂肪变性和气球样变,汇管区及腺泡内炎症及NASH组织学分级关系密切,故提出一种分级和分期方法。分级:1级:肝细胞大泡性脂肪变性累计66%以上,腺泡3区偶见气球样变,偶有中性粒细胞浸润,汇管区无炎症。2级:不同程度的肝细胞脂肪变性,腺泡3区肝细胞明显气球样变,腺泡及汇管区有慢性炎症。3级:全腺泡脂肪变,腺泡3区肝细胞气球样变,排列紊乱,腺泡及汇管区炎症明显。

分期:1期:腺泡3区窦周纤维化;2期:腺泡3区窦周纤维化,并有汇管区周围纤维化;3期:除以上纤维化外还有桥状纤维化;4期:肝硬化期。

酒精性脂肪肝(一)

(日本 莲村靖 他)

1. 换算为日本酒,每日平均饮用3合(每合≈0.18 L)以上,至少持续5年以上的嗜酒者。
2. 肝病变的主体是约1/3以上肝小叶(全部肝细胞的约1/3以上)脂肪化。
3. 此外无显著的形态学异常者。

注:未实施肝活组织检查,但图像诊断为酒精性脂肪肝病例,要另外记载。

酒精性脂肪肝(二)

1. 此为饮酒后最常出现的肝脏病变。
2. 患者可无症状或仅有轻度右上腹不适,常有肝肿大。
3. 脂肪变常为大泡性和小叶中心性,不伴有肝细胞坏死和胆汁淤积,小泡性脂肪变可见于3区的某些肝细胞。可有巨噬细胞、淋巴细胞、脂肪,偶有被称为脂肪肉芽肿的巨细胞在局部积聚。
4. 酒精性脂肪肝患者预后良好,戒酒和摄入适当饮食30~40天,肝细胞内脂肪可消失。

恶性营养不良性脂肪肝

1. 此病多见于饮食中蛋白质摄入不足的儿童。
2. 患者出现肝肿大伴肝细胞大泡性脂肪变,脂肪变最初见于门脉周围,随疾病进展向小叶中央延伸,可有右上腹触痛。
3. 可伴有水肿、腹水和生长发育迟缓。
4. 可出现肝纤维化,但不会进展为肝硬化。
5. 饮食中补充蛋白质后肝脏病变可迅速逆转。

四氯化碳性脂肪肝

1. 四氯化碳可通过工业吸入或直接摄入被其污染(意外或有意)的食物而进入体内。
2. 预先应用微粒体酶诱导剂如乙醇,可使肝损害加重。
3. 小叶中心性脂肪肝和肝细胞坏死为其特点。
4. 临床经过各异,病变可轻可重,甚至出现肝功能衰竭和肾损害。

四环素性脂肪肝

1. 静脉内大剂量应用四环素 2～13 天常可引起脂肪肝。
2. 常有厌食、不适、疲劳、恶心、呕吐和右上腹不适的症状伴氨基转移酶和胆红素的明显升高,肝细胞出现小泡性脂肪变,细胞核不发生移位,这些病变常呈弥漫性分布。
3. 可发生进行性肝性脑病、肾功能衰竭和低凝血酶原血症,并可导致死亡。

妊娠急性脂肪肝(AFLP)

对妊娠晚期 30～38 周的初产妇出现下列情况者应想到本病之可能。
1. 骤发的持续的恶心、呕吐,起病时可伴有上腹部灼痛,一周内出现黄疸,有不同程度的意识障碍或昏迷。

2. 血清胆红素轻至中度升高,以直接胆红素为主,ALT(丙氨酸氨基转移酶)轻度升高,浊度试验正常。

3. 超声检查示脂肪波形。

4. 常有多系统器官受累。

5. 有明显出血倾向,病前有高血压和末梢水肿等先兆子痫表现者。

肝脂肪变的分级分类

Saadeh(2002)拟订的 US 与 CT 所见肝脂肪变分级分类标准可作实用参考(表4-9)。

表4-9 US、CT 所见肝脂肪变的分级分类

分级	US	CT
0级	肝实质回声正常	正常
1级	肝实质回声水平略呈升高	肝密度较脾稍低
2级	肝实质回声水平中度上升,肝内管道及膈肌显示稍呈欠佳	肝密度较脾显示更加降低,肝内管道无显示或呈较肝密度稍高
3级	肝实质回声显著升高,肝内管道及膈肌显示明显欠佳	肝密度明显低下,肝内管道对比度明显

酒 精 性 肝 炎

1. 嗜酒者。
2. 过度饮酒后出现急性肝损害临床症状的病例。
3. 在下述3项肝组织学检查所见中,证实有2项以上的病例。①酒精玻璃体;②伴有中性粒细胞浸润的肝细胞坏死;③肝细胞的气球样变化。

注:未进行肝活组织检查,证明有上述1和2而诊断为酒精性肝炎的病例要另外记载。

酒精性肝纤维化症

1. 嗜酒者。

2. 肝病变的主体是下述项目之一乃至全部项目。①中心静脉性纤维化；②肝细胞周围性纤维化；③从肝纤维囊星状伸展的纤维化。

3. 未证实有明显炎症细胞浸润和肝细胞坏死。

注：伴有脂肪肝的纤维化病例列于此类。

肝纤维化的早期信号

目前研究已发现多种信号参与肝纤维化发生。近期发表于《自然评论：胃肠病学与肝脏病学》(Nat Rev Gastroenterol Hepatol 2010,7：425)的文章就对肝纤维化发生信号作了概述。

趋化因子信号

CC趋化因子受体CCR1和CCR5均被发现能促进肝纤维化发生，两者有不同的细胞来源。CCR1来源于骨髓细胞，CCR5来源于肝脏驻留细胞。而CCR2的表达随肝损伤进展发生变化，其初始来源为骨髓细胞，但之后可由肝脏驻留细胞产生。

相反，CXC趋化因子配体9(CXCL9)可通过它的识别受体CXCR3发挥抗纤维化活性。编码CXCL9基因的多态性可能增加慢性肝病患者肝纤维化发生的危险。

脂肪因子信号

随着对脂肪因子在肝脏外代谢中自稳作用的了解，脂肪因子(来源于脂肪的多肽)信号的重要意义也日趋提高。

一些脂肪因子只来源于脂肪，另一些则也可由肝脏驻留细胞产生。如瘦素和脂联素均来源于肝星状细胞(HSC)，他们之间相互作用的失调，如瘦素水平上升而脂联素水平下降，可通过局部旁分泌信号促进肝纤维化发生。

神经内分泌信号

在肝脏中也发现神经内分泌活性，其中最主要的发现是大麻素(CB)信号。阻断CB受体信号可能是肝纤维化治疗的靶点。如CB1受体可促进肝纤维化发生，这一受体的阻断在动物模型中有抗纤维化作用。相反，CB2受体信号是抗纤维化的，但有促进炎症作用，因此拮抗CB1可能比定向CB2更合理。

有研究显示神经营养素、5-羟色胺及阿片类在局部肝纤维化发生中有信号作用,并且与 CB 相似,这些复合物在 HSC 中可能有不同的作用,并由不同受体亚型所介导。

血管发生信号

血管发生信号是肝纤维化损伤修复的主要成分,不仅促进细胞外基质(ECM)的产生,也参与门脉高压的形成。经典的血管发生介质特别是血管内皮生长因子(VEGF)及血小板衍生生长因子(PDGF)可同时促进血管发生和纤维化发生反应,同时也有助于形成肝细胞癌(HCC)发生的微环境。另一方面,血管发生也在慢性肝损伤的再生反应中起到重要作用,因此拮抗血管发生信号时必须有效调节,使其能够在促进正常生长反应的同时抑制肿瘤发生。

NADPH 氧化酶信号

很久以前就已经发现氧化应激对纤维化发生的刺激作用,细胞间介导氧化应激分子产生的途径也有广泛报告。在几种调节氧化应激的酶中,还原型烟酰胺腺嘌呤二核苷酸磷酸(NADPH)氧化酶蛋白复合物显得特别重要,抑制 NADPH 氧化酶是重要的抗纤维化治疗靶点。HSC 吞噬凋亡小体的促纤维化发生作用也由 NADPH 氧化酶所介导。

慢性丙肝患者长期给予血管紧张素受体阻断剂氯沙坦可显著降低 NADPH 氧化酶、I 型胶原、基质金属蛋白酶 2 和尿激酶型纤溶酶原激动剂的表达。1 项动物研究采用对肝脏定向的含氯沙坦的复合物,显示氯沙坦可能对肝脏发挥有益作用,同时减少其不需要的活性(如降低血压)。未来的抗氧化治疗可能会更致力于定向传递药物作用于肝脏而促进疗效,或采用配方使药物到达肝脏后才被激活而发挥作用。

肝 纤 维 化
(中华肝脏病学会肝纤维化学组 2002 年)

一、肝纤维化的诊断

(一)组织病理学诊断

1. 肝活检组织病理学检查的基本要求　病理组织学检查是明确诊断、衡量炎症活动度、纤维化程度,以及判定药物疗效的重要依据。为避免因肝穿组织太小给正确诊断带来困难,力求用粗针穿刺(最好用 16 g),标本长度需在 1 cm 以上(1.5～2.5 cm),至少在镜下包括 6 个以上汇管区。肝穿标本应作连续切片,常规作苏木精-伊红、网状纤维和(或)Masson 三色染色,以准确判断肝内炎症、结构改变及纤维化程度,并根据需要增加免疫组织化学染色或病毒抗原或核酸的原位检查。病理医生应力求对病变定性准确,划分程度恰当,并密切与临床相结合,保证病理诊断的准确性。

2. 慢性肝炎组织学分级(Grade,G)、分期(Stage,S) 依据 2000 年西安全国肝病会议通过的标准,将肝炎病变依炎症活动度及纤维化程度分别分为 1～4 级和 1～4 期,前者又将汇管区及汇管区周围炎症(界面炎)与小叶内炎症分为两项,分别按程度定级,当两项的程度不一致时,总的炎症活动度以高者为准(表 4-10)。

表 4-10 慢性肝炎分级、分期标准

炎症活动度			纤维化程度	
级(G)	汇管区及周围	小叶内	期(S)	纤维化程度
0	无炎症	无炎症	0	无
1	汇管区炎症	变性及少数点状坏死	1	汇管区纤维化扩大,局限窦周及小叶内纤维化
2	轻度 PN 或嗜酸小体	变性,点、灶状坏死	2	汇管区周围纤维化,纤维间隔形成,小叶结构保留
3	中度 PN	融合坏死或见 BN	3	纤维间隔伴小叶结构紊乱,无肝硬化
4	重度 PN	BN 广泛,累及多个小叶(多小叶坏死)	4	早期肝硬化

注:PN:碎屑坏死(界面炎);BN:桥接坏死。

病理诊断以病因为基础,按 G、S 确定慢性肝炎的轻、中、重度,诊断内附分级分期,如中度慢性乙型肝炎 G3S2。

(二) 非创伤性诊断

1. 临床评估 临床评判系统包括:相关病因、年龄、性别、病程、发病过程、治疗情况及现症临床表现等观察参数。病原是决定病理改变特征及其病变的基本因素,应积极探查原发性或继发性、单因素或多因素以及病变不同阶段的相关病因。肝纤维化的临床表现为慢性肝炎、门静脉高压症及伴同于原发病的其他临床综合征。应尽量采用量化观察,将症状和体征的轻重程度、数量多寡进行综合计分评估。

2. 生化学评估 血清生化学评估应动态联合检测有意义的指标,其中包括肝纤维化血清标志物,相关肝功能及必要的免疫功能检查。①血清标志物:应为有助于预测或监测肝脏内炎症和纤维化、肝脏纤维生成或降解反应的相关参数。目前认为反映细胞外间质(ECM)成分的透明质酸(HA)、Ⅲ型前胶原肽或其代谢片段(包括PⅢP、PⅢNP、PⅢCP)、Ⅳ型胶原或其代谢片段(包括PⅣ-NP、PⅣ-NC1、PⅣ)及层黏蛋白(LN);反映ECM改变相关酶的基质蛋白酶抑制因子-1(TIMP-1)和反映纤维化形成的相关细胞因子转化生长因子β_1(TGFβ_1)进行联合检测较有意义。上述6项指标中有2项或以上指标有异常者具有肝纤维化诊断提示意义。目前认为这些指标对纤维化分期无直接指导意义。检测中应特别注意检测标本的新鲜度并避免反复冻存,同时应选用质量可靠的检测试剂,力争在同一家医院或实验室做到定人、定机、定试剂并有良好的质量控制,以便在实际应用中动态观察和比较各项指标的变化。②相关肝功能及免疫功能:除Child-Pugh分级外,白蛋白、凝血酶原时间、天冬氨酸氨基转移酶、丙氨酸氨基转移酶、γ谷氨酰转肽酶、载脂蛋白A_1、2-巨球蛋白、γ球蛋白、IgG及甲胎蛋白等可用于辅助观察。③影像学评估:超声、CT和(或)MRI的合理选用及相互对照验证,有助于动态观察。量化或半量化标准观察肝脏的弹性、肝脏体积、肝脏表面的边缘、肝包膜厚度、肝实质、肝内血管和胆管、脾脏和脾静脉以及胆囊等指标的改变,对肝纤维化的诊断和评估病变的活动度可提供有价值的参考资料。

现有的资料表明,门静脉主干、门静脉每分钟血流量参数、脾厚度、脾静脉宽度及肝右叶最大斜径等参数的改变与肝纤维化的程度有较好的相关性。

二、肝纤维化的治疗原则

1. 了解病因、病理生理基础和纤维化进展的自然史。
2. 明确纤维化的分期及疾病的活动程度。
3. 满足安全、有效并对肝脏有特异性靶向要求。
4. 合理安排科学序贯性和治疗的时间性。

三、疗效评估

(一)疗效评估的基本原则

1. 分别按肝组织病理学和临床综合评定系统评估其疗效,不以"总有效率"作为判断疗效标准。
2. 疗效考核包括治疗终止时效果及停药3个月或更长时间随访的持续效果。
3. 有效者应在停药后病情无反复或再次用药仍有效。

（二）组织病理学疗效评估

组织学疗效评估可采用半定量计分系统(SSS)。SSS是针对研究目的而设的数学模型,它代表的是病变的相对严重程度,是病理学家依据大量科学数据、随访资料,经反复验证,确定各类病变在疾病进展中的意义,然后依据病变程度和严重性予以的量化(表4-11、表4-12)。

表4-11 炎症活动度半定量计分系统

计分	汇管区炎症(P)	小叶内炎症(L)	碎屑坏死(PN)	桥接坏死(BN)
0	无	无	无	无
1	部分汇管区少量炎细胞浸润	变性及少数点状坏死	局限PN主为P—P	偶见
3	多数汇管区较多炎细胞浸润	多数灶状坏死	多数汇管区PN达周长50%	少数出现C—P
4	汇管区扩大炎细胞集聚/淋巴滤泡形成	灶状坏死相融合	PN广泛＞周长50%深达小叶中带	多数BN小叶结构失常(包括多小叶坏死)

注：计分：$P+L+2\times(PN+BN)$

表4-12 纤维化半定量计分系统

计分	小叶(L) 静脉周/窦周	汇管区(P)	纤维间隔* 数量(N)	纤维间隔* 宽度(W)
0	无	无	无	—
1	局限、少数	扩大无隔	≤6/10 mm	细
2	弥漫、多数	扩大有隔	＞6/10 mm	疏松、宽
3	—	肝硬化	肝硬化	致密、宽
4				≥2/3活检面积

注：计分：$L+P+2\times(N\times W)$；*：标本内仅一细纤维隔,W计分0.5;间隔宽度居两者之间者,计分取平均值

2. 疗效判断标准

有效：肝组织活检肝纤维化SSS评分较治疗前下降≥2分。

无效：凡未达到有效标准者为无效。

（三）非创伤性指标的疗效评估

可按临床、生化、影像三大部分参数改变考核治疗的显效、有效和无效。

1. 血清肝纤维化标志物　有效者在疗程结束后应满足前述6项指标中至

少 2 项或以上测定值较治前下降≥40%,且停药后维持稳定。

2. 相关肝功能及免疫指标　有效者在疗程结束后应有明显改善,各项指标趋于正常,且停药后维持稳定。

3. 临床症状和体征　有效者在疗程结束及其后随访中,临床症状和体征明显减轻并稳定。

4. 影像学　有效者在疗程结束后,上述 5 项影像学指标中至少门静脉主干内径及脾厚度有明显缩小。

肝纤维化病理分期

对慢性肝炎的肝活检结果进行评分越来越受到重视。

1981 年,诺德尔(Knodell)提出的对无症状慢性肝炎组织学活动性进行评估的评分系统(表 4-13)已经被广泛应用,并不断被完善。伊沙克(Ishak)简化的记分系统目前也在应用。法国 METAVIR 小组制订的包含 27 项组织学特点的复杂系统逐渐被简化成基于界面肝炎和小叶坏死的简单易行系统。毋庸置疑,简单的系统比复杂的系统更具实用性和可重复性。

表 4-13　慢性肝炎的 Knodell 评分系统

分　级		分期
A. 门管区炎症和界面肝炎	B. 小叶活动性	
0 无或轻微	0 无	0 无纤维化
1. 仅有门管区炎症	1. 有炎症细胞而无肝细胞损伤	1. 纤维局限于门管区
2. 门管区周围或门管区-门管区之间间隔形成,但血管关系正常	2. 轻度或局灶的界面肝炎	2. 局灶性坏死或凋亡
3. 中度或较广泛的界面肝炎	3. 严重的肝细胞损伤	3. 纤维化伴有结构扭曲但硬化不明显
4. 严重而弥漫的界面肝炎	4. 损伤包括桥接大片坏死	4. 确定的硬化

在这些已经被广泛应用的评分系统中,应将病理学特征(肝细胞损伤和炎症)与结构改变分别进行评估,因为坏死-炎症这一过程是肝炎的本质,而结构改变是坏死-炎症所导致的结果,包括腺泡内血管关系的变化和纤维化、硬化等。借用肿瘤学中的概念,将肝脏坏死炎症的评分称为分级,将结构改变的评分称为分期。

但我们应认识到,任何一个评分系统中的数字都只代表对某种类型的评估,而不是精确的测算,对界面肝炎、门管区炎症及肝细胞损伤等不同损伤程度的界定都不是线性相关。

因此,不仅不同观案者之间存在差异,同一观察者在不同时间进行的评估也可能存在差异,这就需要采用多个项目累加的方法,以尽量缩小这个偏差。临床医师在进行统计分析时,也应考虑到评分结果的局限性。

嗜酒者慢性肝炎

1. 嗜酒者。
2. 从组织学上证明肝脏有与犬山分类或欧洲分类一致的慢性肝炎所见。
3. 有前文记载的酒精性特征的病例。

注:酒精以外原因引起的病例除外。

非特异变化或正常肝

1. 嗜酒者。
2. 肝功检查有异常,但肝脏在组织学上仅证明有非特异性变化,或大致正常的病例。

附:重症酒精性肝损害:临床症状严重,发病后约1个月以内或表现重症肝炎样症状,或死亡的病例。

注:实际上,重症酒精性肝炎属于此类。

重症型酒精性肝炎

在酒精性肝炎中,伴有肝性脑病、肺炎、急性肾功能不全、消化道出血等并发症及内毒素血症等,多在1个月内死亡。凝血酶原时间在50%以下,有明显的多核白细胞增加。

组织学上有明显的Mallory小体(MBs)出现和较重的肝细胞变性坏死。

注1:也包括合并肝硬化病例。
注2:不包括末期肝硬化。

肝硬化(一)
（日本　铃木宏）

一、形态学诊断标准

肝脏显著纤维化,再生结节形成,出现假小叶。

二、临床(和功能性)诊断标准

1. 门脉高压症状　腹壁静脉怒张,食道、胃静脉瘤、脾大。
2. 肝功能不全的表现
(1) 体征：蜘蛛痣、肝掌、乳房增大、睾丸萎缩。
(2) 肝功能检查：血清胆红素增高,血清白蛋白减少,血清胆碱酯酶减少,凝血酶原时间延长,血清胆固醇减少等。
(3) 腹水。
(4) 肝性昏迷。
(5) 肝闪烁扫描、CT扫描：肝闪烁扫描显示肝萎缩(尤其右叶),有时左叶增大。CT扫描显示由于再生结节所致的肝表面不整。

肝硬化(二)
（古巴　哈瓦那会议）

哈瓦那会议上,对肝硬化的诊断就病理上提出如下标准。
(1) 病变遍及整个肝脏,但并非每一肝小叶均受累。
(2) 病程曾有肝细胞坏死阶段。
(3) 有再生结节。
(4) 有弥漫性纤维组织增生。
(5) 肝小叶结构紊乱,小叶中心和汇管区有纤维束相连,因此病理上的特征是肝实质细胞坏死和变性,不但有肝细胞和库普弗细胞减少,而且出现肝内循环障碍。

肝硬化(三)
(日本厚生省特定疾患难治性肝炎调查研究班)

1. 经尸检、腹腔镜、肝活检等诊断为肝硬化。
2. 可见蜘蛛痣、肝掌、男性乳房发育、食管静脉曲张、腹壁静脉怒张、腹水、肝脏肿大、脾肿大等肝硬化引起的临床表现。

诊 断 判 断

1. 确定诊断　具备1或2项。
2. 怀疑诊断　不完全具备1或2项。

肝硬化(四)

肝硬化是一种常见的慢性、进行性、弥漫性肝病,由一种或几种病因长期或反复作用引起。病理组织学上有广泛肝细胞变性坏死、肝细胞结节性再生、结缔组织增生及纤维化等改变,导致正常肝小叶结构破坏和假小叶形成,肝逐渐变形、变硬而发展为肝硬化。临床上可有多系统受累,以肝功能损害和门静脉高压为主要表现,晚期常出现消化道出血、肝性脑病、继发感染等严重并发症。

诊 断 标 准

一、形态学标准

肝脏显著纤维化,再生结节形成,出现假小叶。

二、临床标准

(一) 门脉高压症状

腹壁静脉曲张,食管、胃底静脉曲张,脾大。

(二) 肝功能不全表现

1. 体征：蜘蛛痣、肝掌、乳房增大、睾丸萎缩。
2. 肝功能检查：血清胆红素增高、白蛋白减少、胆碱酯酶降低、胆固醇降低、凝血酶原时间延长。
3. 腹水。
4. 肝性昏迷。
5. 肝脏核素扫描：肝萎缩（尤其右叶），有时左叶增大。
6. CT 检查：由于再生结节所致的肝表面不整。

三、形态学上分类

(一) 小结节型（相当于过去的门脉性）

特点为结节大小和纤维间隔粗细相似，结节直径一般不超过 1 cm。

(二) 大结节型（相当于过去的坏死后性）

特点为结节直径超过 1 cm，但大小不等，最大直径可达 5 cm，纤维间隔粗细也不等。

(三) 混合型

大结节和小结节相混杂。

(四) 不完全分割型（又称多小叶型）

多个小叶为纤维组织所包围形成结节，纤维间隔可向小叶内伸展，但并不完全使之分隔，结节再生不明显。

疗效判断标准

一、治愈标准

无症状，肝功能恢复正常，腹水完全消失，无并发症。

二、好转标准

症状减轻，肝功能腹水及并发症明显好转。

三、无效标准

未达到上述标准。

肝硬化(五)

(中国中西医结合学会消化系统疾病专业委员会)

一、概念

肝硬化是一种常见的由不同病因引起的肝脏慢性、进行性、弥漫性病变。其特点是在肝细胞坏死的基础上纤维化,并代之以肝纤维包绕的异常结节(假小叶),临床以肝功能损害和门脉高压为主要表现,晚期常有大量腹水形成。属于中医学"胁痛"、"积聚"、"癥积"、"臌胀"范畴。

二、分类

(一)西医分类

(1)肝炎后肝硬化。
(2)胆汁淤积性肝硬化。
(3)酒精性肝硬化。
(4)血吸虫性肝硬化。
(5)心源性肝硬化。
(6)其他原因肝硬化。

(二)中医证型

1. 肝气郁结证(含肝胃不和、肝脾不调)

(1)主要症候　①胁肋胀痛或窜痛。②急躁易怒,善太息。③口干口苦,或咽部有异物感。④脉弦。

(2)次要症候　①纳差或食后胃脘胀满。②便溏。③腹胀。④嗳气。⑤乳房胀痛或结块。⑥舌苔白或薄黄,舌质红。

(3)证型确定　具备主症 2 项(第 1 项必备)加次症 2 项。

2. 水湿内阻证

(1)主要症候　①腹胀如鼓,按之坚满或如蛙腹。②胁下痞胀或疼痛。③脘闷纳呆,恶心欲吐。④舌苔白腻或白滑。

(2) 次要症候 ①小便短少。②下肢水肿。③大便溏薄。④脉细弱。

(3) 证型确定 具备主症2项(第1项必备)加次症1项。

3. 湿热蕴结证

(1) 主要症候 ①目肤黄染,色鲜明。②恶心或呕吐。③口干或口臭。④舌苔黄腻。

(2) 次要症候 ①脘闷,纳呆,腹胀。②小便黄赤。③大便秘结或黏滞不畅。④胁肋灼痛。⑤脉弦滑或滑数。

(3) 证型确定 具备主症2项加次症2项。

4. 肝肾阴虚证

(1) 主要症候 ①腰痛或腰酸腿软。②胁肋隐痛,劳累加重。③眼干涩。④五心烦热或低热。⑤舌红少苔。

(2) 次要症候 ①耳鸣、耳聋。②头晕、眼花。③大便干结。④小便短赤。⑤口干咽燥。⑥脉细或细数。

(3) 证型确定:具备主症3项,或主症2项加次症2项。

5. 脾肾阳虚证

(1) 主要症候 ①腹部胀满,入暮较甚。②脘闷纳呆。③阳痿早泄。④神疲怯寒。⑤下肢水肿。

(2) 次要症候 ①小便清长或夜尿频数。②大便稀薄。③面色萎黄或苍白。④舌质淡胖,苔润。⑤脉沉细或迟。

(3) 证型确定 具备主症3项加次症1项,或主症2项加次症2项。

6. 瘀血阻络证

(1) 主要症候 ①胁痛如刺,痛处不够。②腹大坚满,按之不陷而硬。③腹壁青筋暴露。④胁下积块(肝或脾肿大)。⑤舌质紫暗,或瘀斑瘀点。⑥唇色紫褐。

(2) 次要症候 ①面色黧黑或晦黯。②头、项、胸腹红点赤缕。③大便色黑。④脉细涩或芤。⑤舌下静脉怒张。

(3) 证型确定 具备主症2项加次症1项。

三、诊断标准

(一) 诊断依据

1. 主要指征

(1) 内镜或食管吞钡X线检查可见食管胃底静脉曲张。

(2) B超提示肝回声明显增强、不均、光点粗大;或肝表面欠光滑,凹凸不平或呈锯齿状;或门静脉直径≥1.4 cm;或脾脏增大,脾静脉直径≥1.0 cm。

(3) 腹水,伴腹壁静脉怒张。

(4) CT 显示肝外缘结节状隆起,肝裂扩大,脾大。

(5) 腹腔镜或肝穿刺活组织检查诊为肝硬化。

以上除(5)外,其他任一项结合部分次要指征,可以确诊。

2. 次要指征

(1) 化验　一般肝功能异常(血清白蛋白含量下降,A/G 倒置,血清胆红素升高,凝血酶原时间延长等),或血清透明质酸(HA)、Ⅳ型胶原(Ⅳ-C)、Ⅲ型前胶原肽(PⅢP)、层粘连蛋白(LN)增高。

(2) 体征　肝病面容(脸色晦黯无华),可见多个蜘蛛痣、肝掌、黄疸、下肢水肿、肝脏质地偏硬、脾大、男性乳房发育。

以上所列化验指标及体征不必悉数具备。

(二) 病因诊断依据

①肝炎后肝硬化需有 HBV-M(任何一项)或 HCV-M(任何一项)阳性,或有明确重症肝炎病史。②酒精性肝硬化需有长期大量嗜酒史(80 g/天,10 年以上)。③血吸虫性肝纤维化需有慢性血吸虫病史。④其他病因引起的肝硬化需有相应的病史及诊断,如长期右心衰或下腔静脉阻塞、长期使用损肝药物、自身免疫性疾病、代谢障碍性疾病等。

(三) 分期、分级判断依据

1. 分期　分代偿期和失代偿期。凡具有较明显的肝功能损害(血浆白蛋白降低、直接胆红素升高、凝血酶原时间延长等)及门脉高压表现(脾肿大、脾功能亢进、腹水等)者,可定为失代偿期。

2. 分级　按 Child(Child-Pugh)评分分级,见表 4-14。

表 4-14　肝硬化 Child-Pugh 分级

项　目	1 分	2 分	3 分
白蛋白(g/L)	>35	28~35	<28
胆红素(μmol/L)	<34	34~51	>51
凝血酶原时间(活动度%)	>50	30~50	<30
腹水	无	轻度	中~重度
肝性脑病	无	1~2 级	3~4 级

注：A 级：总分 5~6 分；B 级：总分 7~9 分；C 级：总分≥10 分。

四、疗效判定标准

1. 显效 ①疗程(3个月)结束时,症状完全消失,一般情况良好。②肝脾肿大稳定不变,无叩痛及压痛,有腹水者腹水消失。③肝功能(ALT、胆红素、A/G或蛋白电泳)恢复正常。④以上3项指标保持稳定1/2～1年。

2. 好转 ①疗效程结束时,主要症状消失或明显好转。②肝脾肿大稳定不变,无明显叩痛及压痛,有腹水者腹水减轻50%以上而未完全消失。③肝功能指标下降幅度在50%以上而未完全正常。

3. 无效 未达好转标准或恶化者。

注:单项肝功能指标的疗效判定,同显效、好转、无效中有关规定。

肝硬化分型、分类和病情分度

肝硬化是临床常见的慢性进行性肝病,由一种或多种病因长期或反复作用形成的弥漫性肝损害。病理组织学上有广泛的肝细胞变性坏死,残存肝细胞结节性再生、结缔组织增生与纤维隔形成,导致肝小叶结构破坏和假小叶形成,肝脏逐渐变形、变硬而发展成为肝硬化。临床上以肝功能损害和门脉高压症为主要表现,并有多器官多系统受累,晚期常出现上消化道出血、肝性脑病、继发感染等并发症。

分 型

国际上按形态将肝硬化分为:小结节型、大结节型、大小结节混合型及不全分隔型肝硬化(为肝内小叶结构尚未完全改建的早期硬变)。

我国常采用的是结合病因、病变特点以及临床表现的综合分类方法,分为:门脉性、坏死后性、肝汁性、瘀血性、寄生虫性和色素性肝硬化等。以上除坏死后性相当于大结节及大小结节混合型外,其余均相当于小结节型。其中门脉性肝硬化最常见,其次为坏死后性肝硬化。其他类型较少见。

分 类

引起肝硬化的病因很多,也很复杂。临床上炎症程度、病情进展速度与程度也会有很大的差异。所以目前尚没有统一的分类方法,有按病因、病理、临床分;也有按病因结合病理进行分类的。

一、病因分类

按我国不同病因和发病情况分为 10 类。

(一) 病毒性肝炎肝硬化

占我国肝硬化病因的 40%～65%,主要由乙、丙、丁型肝炎病毒引起,其中最常见的是乙型肝炎。其发病机制与肝炎病毒引起的免疫异常有关。其致病方式主要是经过慢性肝炎,尤其是慢性活动性肝炎阶段,而逐渐演变为肝硬化。肝炎后肝硬化多数表现为大结节性肝硬化;少数病例如病程缓慢迁延,炎性坏死病变较轻但较均匀,亦可表现为小结节性肝硬化。从病毒性肝炎发展至肝硬化的病程,可短至数月,长至数十年。

(二) 酒精性肝硬化

约占我国肝硬化的 7% 左右,但近些年来,随着人们物质生活水平的提高,我国对酒的消耗量正逐年升高,尤其是长江以北地区。因此,对酒精性肝硬化也应引起警惕。

(三) 寄生虫性肝硬化

多由于感染血吸虫或肝吸虫等引起。血吸虫寄生在肠系膜静脉分支,虫卵随血流进入肝脏后主要沉积于汇管区,虫卵及其毒性产物的刺激,引起大量结缔组织增生,导致肝脏纤维化和门脉高压。血吸虫性肝硬化左叶受累较重,肝表面有较大的结节。因除邻近虫卵沉积处的肝细胞有萎缩外其他部分肝细胞无明显变性及再生,故临床上肝功能改变较轻微,而门脉高压出现较早,过去称之为血吸虫病性肝硬化,应称为血吸虫病性肝纤维化。

(四) 毒物和药物性肝硬化

长期反复接触某些化学毒物,如砷、磷、四氯化碳等以及长期服用某些药物,如甲基多巴、四环素、氯丙嗪、硫氧嘧啶、异烟肼、甲氨蝶呤、双醋酚酊等,均可引起肝细胞坏死、胆汁淤积,或肝内过敏性炎症反应,从而引起慢性肝炎,最后演变为肝硬化。

(五) 代谢性肝硬化

由遗传性和代谢性疾病致某些物质因代谢障碍而沉积于肝脏,引起肝细胞变性坏死、结缔组织增生而形成肝硬化。重要的有:①铁代谢紊乱,见于血红蛋白病。②铜代谢紊乱,见于肝豆状核变性,即 Wilson 病。③α_1-抗胰蛋白酶缺乏症(α_1-Antitrypsindeficiency)。④糖原累积病Ⅳ型(Type iv ghycogensis)。⑤半乳糖血症(Talacto-saemia)。⑥酪氨酸代谢紊乱症(Tyrosinosis)等。

(六)肝静脉回流受阻性肝硬化

静脉阻塞性疾病导致肝硬化,如布-加综合征(Budd-chiarisyndrone)、缩窄性心包炎、慢性心力衰竭等,导致肝脏长期淤血,以致肝细胞缺氧坏死,纤维结缔组织增生,而引起肝硬化。

(七)胆汁性肝硬化

肝内胆汁淤积或肝外胆管阻塞持续存在时,可导致肝细胞缺血、坏死、纤维组织增生而形成肝硬化。由于肝内胆管梗阻引起者为原发性;由肝外胆管梗阻引起者为继发性。

(八)营养不良性肝硬化

营养不良是否会导致肝硬化,长期以来,一直缺乏证据。多数学者认为,营养不良可导致含胱氨酸的蛋白质减少,肝细胞内酶的生成减少,趋脂物质、胆碱或合成胆碱所必需的蛋白质缺乏,肝内与中性脂肪合成的磷脂减少,引起肝细胞脂肪堆积、变性、发生脂肪肝,最后形成肝硬化。但也有学者认为营养不良与脂肪肝并无直接关系,而是长期营养缺乏,造成肝细胞对其他致病因素的抵抗力降低,使一些肠内毒素在经门静脉入肝后,肝脏无法将其有效清除,从而导致肝细胞变性坏死,而形成肝硬化。

(九)先天梅毒性肝硬化

孕妇感染梅毒后经胎盘传染给胎儿所致。

(十)隐源性肝硬化

为由患者病史及组织病理学检查无法确诊其病因的肝硬化。

引起肝硬化的病因很多,不同地区的主要病因亦不相同。在国外,特别是北美、西欧以酒精性肝硬化最多见。在国内以病毒性肝炎所致肝硬化最为常见,其次为血吸虫病肝纤维化,酒精性肝硬化亦逐年增加。据流行病学调查,80%以上的患者既往有过乙型肝炎病毒感染,约70%的肝硬化患者HBsAg阳性。研究证实,两种病因先后或同时作用于肝脏,更易导致肝硬化。如各型肝炎病毒的交叉重叠感染、血吸虫病或长期大量饮酒者合并乙型病毒性肝炎等,都可加速肝纤维化的形成和肝硬化的发生。

二、病理分类

病理分类的核心是肝脏结缔组织弥漫性增生伴有肝细胞结节状再生。肝脏受致病因素作用后,肝细胞变性、坏死,有炎性反应,肝细胞再生,最后导致肝小叶结构被破坏和血管改建,肝脏变形、缩小、变硬而成肝硬化。肝纤维化是肝硬化病理过程中重要一环,但如果肝脏仅有纤维组织增生,而无肝细胞结节存在,如先天性肝纤维化、心力衰竭所致肝腺泡第三区纤维化,不能称为肝硬化。反之,如仅有肝细胞结节,而无纤维组织增生,如局灶性结节性肝细胞增生,也不是肝硬化。

(一) 按病理表现分

1. 早期肝硬化　肝大小正常,质稍硬。主要特点是纤维增生活跃,形成大小不一的纤维束,但再生结节不均匀,仅少数假小叶形成。
2. 晚期肝硬化　肝体积缩小,表面不平,质硬。纤维隔充满,有较大的多小叶性再生结节形成,肝细胞辐射状排列的小叶不复可见,假小叶广布肝实质。

(二) 按病理形态分

1. 小结节型肝硬化　其特点为结节大小比较一致,多数结节直径为1～3 mm。纤维隔的宽窄也比较一致,多在2 mm以内。
2. 大结节型肝硬化　结节的大小不等,直径一般超过3 mm,大的可达3 cm,常由许多小叶构成。纤维隔宽窄不等,一般较宽。
3. 混合型肝硬化　兼有大小结节的肝硬化,大小结节接近等量。

此外,有一种不完全分隔型肝硬化,其特点是纤维隔伸向小叶内,但并不将它完全分隔,肝实质再生形成大结节或小结节不明显。有些学者把此型肝硬化归入混合型肝硬化。

三、功能性分类或临床分类

肝组织学证实为肝硬化,但肝功能检测结果不一。

(一) 无症状肝硬化

患者无明显的肝病相关症状,肝脏无活动性炎症。

(二) 代偿型或非活动型肝硬化

呈慢性肝病表现,有中度肝功能不全,如丙氨酸氨基转移酶(ALT)、天冬氨酸氨基转移酶(AST)轻度升高,无黄疸,血清清蛋白轻中度降低,凝血酶原时间正常,血氨正常。肝脏可有轻微炎症。

(三) 活动型肝硬化

肝功能失代偿,有急性营养障碍,如有皮肤晦黯、色素斑、毛细血管扩张、蜘蛛痣等体征,ALT、AST升高,血清胆红素升高,凝血酶原时间延长,血氨升高;或肝功能衰竭,如黄疸显著升高,凝血酶原时间明显延长,血清清蛋白严重不足,氨基转移酶升高,胆固醇降低,血氨升高,出现意识障碍。肝脏呈广泛炎症坏死。

(四) 失代偿型肝硬化

有明显的门静脉高压症、食管静脉曲张,或消化道出血、腹水出现,尿少、腹胀或出现其他并发症。肝脏组织呈广泛纤维化。

病 情 分 度

肝硬化代偿期与失代偿期是临床上对肝硬化患者肝功能的一个粗略估计,两者的界限很难划分,失代偿期患者病情轻重差异也很大。常采用Child-Pugh改良分级法进行评价(表4-15)。Child-Pugh改良分级法分三级,A级为5～6分;B级为7～9分;C级为10～15分。

表4-15 Child-Pugh肝脏疾病严重程度记分与分级

指 标	异常程度记分		
	1	2	3
肝性脑病	无	1～2	3～4
腹水	无	轻	中度以上
血清胆红素(μmol/L)	<34.2	34.2～51.3	>51.3
血清白蛋白(g/L)	≥35	28～34	<28
凝血酶原时间(秒)	≤14	15～17	≥18

肝硬化的病理生理学分级

肝纤维化是各种慢性肝病共同的病理学特征,其发生常是一个隐匿和漫长的过程。肝纤维化甚至早期肝硬化可以被逆转目前已成为共识。对肝纤维化进行早期诊断和治疗也是防止患者发展到肝硬化和出现并发症的有效手段。

肝硬化的表现及可逆性

组织学分期　肝硬化在组织学上表现为弥漫性病变，正常的解剖学小叶结构被异常的结节和纤维组织间隔所替代。在 METAVIR 分期、Ishak 和 Scheuer 积分系统中，一旦肝纤维化达到最后一期，病理学上的"硬化"诊断就已建立，并已达到终末期。

临床表现分期　在临床上，肝硬化被分为代偿期和失代偿期。代偿期患者又被分为预后不同的有和无静脉曲张两种。失代偿肝硬化定义为出现门脉高压（腹水、静脉曲张出血、肝性脑病）或肝功能失代偿，失代偿期肝硬化又可进一步分出更严重的复发性静脉曲张出血、难治性腹水、低钠血症和（或）肝肾综合征时期。

血流动力学分期　肝静脉压力梯度（HVPG）可间接反映门脉压力，能较好地预测静脉曲张和失代偿并发症的发生。

HVPG 正常值为 $3\sim5$ mmHg，>10 mmHg 可预测患者发生静脉曲张和（或）临床失代偿事件，并被定义为出现临床显著门脉高压的阈值。HVPG<12 mmHg 时不发生复发性静脉曲张出血和腹水。在失代偿肝硬化急性静脉曲张出血时，HVPG>20 mmHg 是临床预后较差的预测指标。

HVPG 与肝纤维化严重程度及组织学纤维间隔厚度相关。

动物模型和人的研究提示肝硬化具有可逆和不可逆因素。与"不可逆"相关的因素有基质交联、富含弹性蛋白、间隔新生血管化、实质细胞减少及损伤持续存在和加重所致的反复炎症和修复过程。

非硬化肝脏和硬化肝脏的抗纤维化治疗难度不同。由于肝硬化持续进展可能导致患者快速进入失代偿期，因此对其逆转的需求更迫切，速度也需要更快。然而，硬化的肝脏病变更为严重，加之病因可能持续存在和有并发症，治疗更为困难。

肝硬化多级分期的修订

根据现有分期系统，"肝硬化"只是一个静止的反映肝损伤修复终末期的诊断。须对肝硬化进行基于组织学形态、功能和临床的更精细的病理生理学分期，使其形成一个从"静"到"动"的新概念。修订过的肝硬化分期至少须从代偿和失代偿的划分开始（图 4-1）。

组织学	F1～F3		F4（肝硬化）	
临床	非肝硬化	代偿期	代偿期	失代偿期
症状	无	无(无静脉曲张)	无(有静脉曲张)	腹水、静脉曲张出血、脑病
亚期		1期	2期	3、4期
HVPG(mmHg)	>6	>10	>12	
生物学	纤维增生血管形成	瘢痕或交联	厚瘢痕和小结形成	不能消退的瘢痕

图4-1 基于组织学、临床、血流动力学和生物学参数的慢性肝病分期

代偿期肝硬化包括有静脉曲张（1期）或无静脉曲张（2期）两个亚期。代偿期肝硬化可被进一步细化为：①无门脉高压（HVPG<6 mmHg）；②有门脉高压，但无临床显著意义（HVPG=6～10 mmHg）；③有临床显著意义的门脉高压（HVPG>10 mmHg 或出现侧支循环）。进一步根据门脉高压和肝脏循环失功能的程度（有反复发生的静脉曲张出血、难治性腹水和肝肾综合征为更严重的分期）对失代偿肝硬化进行分期。

摘译自《肝脏病学》杂志(2010,51：1)

肝硬化的分型及分类

1. Fogarty委员会制订的分型

(1) 先天性：遗传性、出血性、毛细血管扩张症。

(2) 先天性代谢紊乱：半乳糖血症、Ⅵ型糖原累积病、酪氨酸代谢紊乱症、遗传性果糖不耐受性、α_1-抗胰蛋白酶缺乏症、地中海贫血和其他先天性贫血、蛋氨酸血症、Wilson病、铁负荷过重（血色病）。

(3) 继发于纤维囊肿症的不完全性胆汁性肝硬化。

(4) 药物、化学剂引起：继发于可预知的中毒性损害和不可预知的损害，酒精性肝硬化。

(5) 继发于感染（传染）：B型病毒性肝炎、C型病毒性肝炎、先天性梅毒。

(6) 营养紊乱。

(7) 继发于胆管梗阻继发性胆汁性肝硬化。
(8) 继发于被动充血性肝硬化。
(9) 原因未明隐源性肝硬化：原发性胆汁性肝硬化、印度儿童肝硬化、肉瘤样肝硬化。

2. 肝硬化的病情分度　目前尚无统一标准，但一般认为出现下列情况时病情较重。
(1) 血清胆红素 5 mg/dl 以上，血清白蛋白 2 g/dl 以下，凝血酶原时间 30% 以下者。
(2) 内镜检查食管静脉出现红色征象(red color sign)，有破裂出血倾向者。
(3) 甲胎蛋白 400 mg/dl 以上，合并肝癌者。

3. 肝硬化的分类　在 1974 年一次国际会议中，废弃了门脉性和坏死性肝硬化的名称，形态学上以下列分类来替代。
(1) 小结节性(相当于过去的门脉性)：特点为结节大小和纤维隔粗细相似，结节直径一般不超过 1 cm。
(2) 大结节性(相当于过去的坏死性)：特点为结节超过 1 cm，但大小不等，最大可达 5 cm，其纤维隔也粗细不等。
(3) 混合性：大结节和小结节相混杂。
(4) 不完全分隔性(又称多小叶型)：多个小叶为纤维组织所包围形成结节，纤维隔可向小叶内伸展但并不完全使之分隔，结节再生不明显。

4. 按结节多寡还分为 3 期。
(1) 第一期：仅少量的结节。
(2) 第二期：至少有 50% 的肝实质转变为结节。
(3) 第三期：所有肝小叶均为再生结节所替代。

肝硬化病理命名以及分期

"肝硬化"一词用于描述各种慢性肝脏疾病终末阶段，一直沿用至今。近年来随着诊断方法的提高以及治疗手段的进步，"肝硬化"一词已经不能满足临床工作的需要。2009 年(旧金山，美国)和 2010 年(伦敦，英国)召开的世界肝脏病理研究小组会议上，病理专家已经提出对肝硬化进行重新命名及分期；2011 年召开的美国肝病年会，Pinzani 教授对肝硬化的病理分期进行了专题讲座，并于 2012 年发表了相关文章；新的专家共识也于 2012 年刊登于《美国病理学杂志》。因此，现将主要内容简述于下。

一、肝硬化不再是"不可逆"、"终末阶段"的代名词

肝硬化是各种慢性肝脏疾病发展的终末阶段,其首要的病理特征是肝实质慢性不可逆性损伤并伴有广泛纤维化及再生结节形成。在过去的200多年中,人们一直强调的肝硬化的两个特点:一是"不可逆";二是"终末期"。由于肝硬化治疗效果差,患者生存时间短,人们往往忽视了病因的重要性。目前多项动物实验及临床研究均证明肝硬化是一个可逆的、多阶段发展的过程。由此可见,肝硬化这一术语已经不能体现这一过程中可逆性和多阶段发展的特点,因此需要对肝硬化进行重新定义及分期。

二、会议关于取消肝硬化的推荐意见

1. "进展期肝病"代替"肝硬化":会议建议使用"进展期肝病"代替"肝硬化"来描述各种慢性肝脏疾病发展的终末阶段,并建议将"进展期肝病"分为三期:进展期肝病伴消退征象、进展期肝病无消退征象以及终末期肝病,其中Pinzani根据是否伴并发症将进展期肝病无消退征象进一步分为两期。符合进展期肝病伴消退征象的患者包括病理检查显示肝脏结构改善以及伴有消退征象的患者。符合进展期肝病无消退征象的患者主要包括既往诊断为肝硬化,或病理诊断为明显纤维化及结构紊乱的患者。当肝静脉压力梯度(hepatic venous pressure gradient,HVPG)$>10\sim12$ mmHg,临床上有明显门静脉高压征的患者,则使用"终末期肝病"来定义。

《美国病理学杂志》推荐的新的肝硬化病理命名以及分期诊断的流程,见图4-2。

2. 病因学诊断:此次会议的重点之一是提高病因学诊断的地位。明确疾病的病因不仅对了解肝硬化的发病机制有重要意义,对治疗药物的选择、疾病恶变的判定及临床预后的评估等方面都起着非常重要的作用。但目前肝硬化是一个广泛的定义,包括各种病因导致的肝脏疾病的终末阶段。因此,在对肝硬化重新命名及分期时,病因学诊断是一个值得考虑的重要因素。

3. 消退征象:新的命名增加了对疾病消退征象的描述,而消退征象也是决定疾病分期的一个重要标准。Wanless等对肝硬化消退的病理征象作了详细的描述,包括:细的纤维间隔中断(出现窗口);孤立的粗纤维束;汇管区周围细的纤维芒刺;汇管区残留;肝静脉残留(伴肝细胞垂入);纤维间隔分离(成串的肝细胞伸入间隔的胶原纤维);小的再生结节;异位的实质小静脉。此外,对不同时期的肝穿刺标本进行比较,也是得到疾病消退征象的一个重要途径。

4. 临床与病理相结合:新的会议内容推荐在诊断"进展期肝病"时应加强临

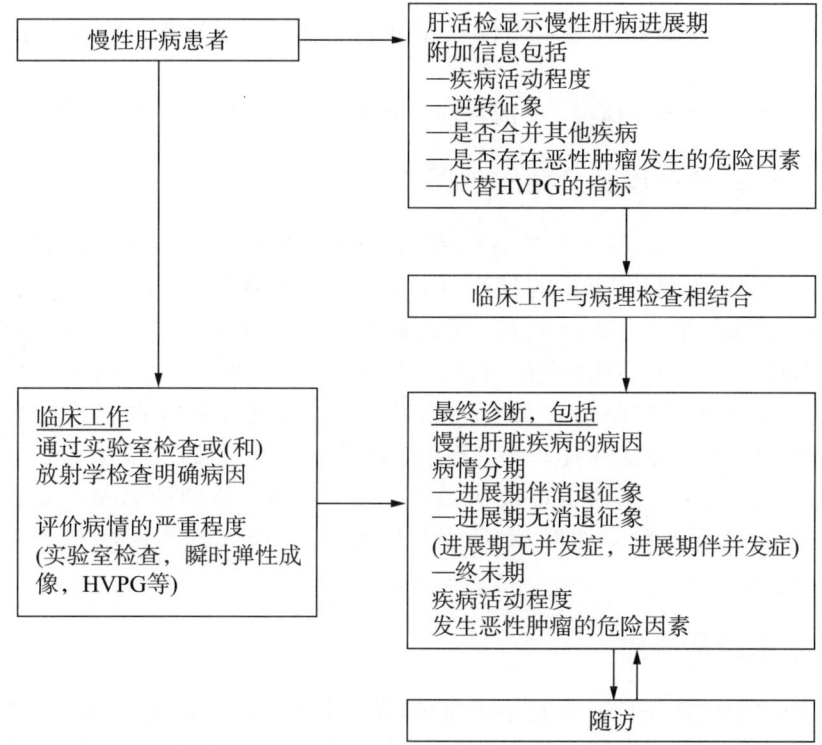

图4-2 《美国病理学杂志》推荐的新的肝硬化病理命名以及分期诊断的流程图

床医生以及病理医生的协作。病理医生在诊断"进展期肝病"时,除了对胶原形成情况以及炎症坏死程度进行描述外,还应对疾病活动程度、消退征象、合并病、恶性肿瘤发生的危险因素及 HVPG 的代替指标作出详细的描述。临床医生在诊断"进展期肝病"时,除了参照病理诊断结果,还应根据实验室检查、影像学检查明确病因,加强对疾病病因的诊断。

三、规范化诊断示例

会议强调"进展期肝病"的最终诊断应包括4方面内容。首先,对慢性肝脏疾病病因的诊断;其次,对疾病不同分期进行描述,包括3个阶段:进展期肝病无消退征象、进展期肝病伴消退征象以及终末期肝病;再者,对疾病不同活动程度进行分期,可以分为:无活动以及轻、中、重活动期;最后对是否存在恶性肿瘤的危险因素进行辨别,如:是否存在肝细胞大细胞变、肝细胞小细胞变等。规范化诊断如下。

例1. 肝活体组织检查:自身免疫性肝炎,进展期,重度活动期。

例2. 肝活体组织检查:慢性丙型病毒性肝炎,进展期,中度活动期,肝细胞大细胞变。

例3. 肝活体组织检查：慢性乙型病毒性肝炎，进展期，伴消退征象，静止期。

例4. 肝活体组织检查：非酒精性脂肪性肝炎，进展期，轻度活动期。

四、新的命名以及分期的创新点

从本次大会讨论的主要内容来看，首先，各种慢性肝脏疾病的终末期并不是静止不变的、不可逆转的过程，而是一个动态的、双向发展的过程，可表现在临床、病理等各方面。其次，新的命名及分期更加重视对病因的诊断，明确疾病的病因，为临床病情分析以及疾病治疗提供了线索，也对疾病的早期监测及恶性肿瘤的防治有重要的指导作用。再次，新的命名及分期不仅对疾病活动程度、炎症坏死程度、合并症以及肿瘤发生的危险因素进行了评价，而且也强调对疾病消退征象的评估。由此可见，新的命名及分期使人们更加全面地理解各种慢性肝病的自然发展史，为疾病的诊断提供了更加全面的信息。

五、总结及展望

术语的变更是一件非常复杂的事情，尤其是像"肝硬化"这样被广大医务人员广泛使用的术语。但随着研究的深入，肝硬化已经不能准确地反映各种终末期肝病的特点及分期需要。新的命名及分期虽然在某种程度上补充了既往命名及分期的不足，但其科学性、准确性、实用性仍需在实际工作中进行验证，存在的问题也需要在临床应用中得到解决，使新的分期标准更加科学、完整、实用。因此，我们建议中华医学会肝病学分会联合病理学分会进行详细讨论，共同达成适合中国国情的肝硬化病理命名及分期的共识。

原发性胆汁性肝硬化的早期诊断标准
（Mitchison et al）

1. 没有发现伴有肝疾病的临床症状。
2. 胆红素、ALP、GOT 正常。
3. AMA（抗线粒体抗体）40 倍以上阳性。
4. 肝组织活检符合原发性胆汁性肝硬化的表现。

原发性胆汁性肝硬化(一)

1. 异常的肝功能指标：碱性磷酸酶至少为正常高限4倍，或胆红素至少为正常高限2倍，或氨基转移酶至少为正常高限的2倍。
2. 血清AMA滴度＞1∶40。
3. 肝活检组织学符合原发性胆汁性肝硬化的表现。

原发性胆汁性肝硬化(二)
（日本　佐佐木博）

胆汁性肝硬化为最终引起胆汁淤积的慢性肝疾病。原发性胆汁性肝硬化为慢性胆汁性肝硬化的代表性疾病。好发于女性，早期多有皮肤瘙痒感，出现黄疸，而发展为门脉高压症者，预后不良，但亦有无先驱症状而发病者。

诊 断 标 准

具有下列情况之一者应诊断为原发性胆汁性肝硬化（primary biliary cirrhosis，PBC）。

（1）组织学可看到早期肝组织中有中等度大的小叶间胆管，甚至隔胆管（septal bile duct）有慢性非化脓性破坏性胆管炎（chronic non-suppurative destructive cholangitis，简称CNSDC）的征象；连续切片可提高诊断率。

（2）抗线粒体抗体（AMA）阳性，虽经组织学检查看不到CNSDC的变化，但组织象与PBC并不矛盾。

（3）没有观察组织学的机会，但AMA阳性，并确有PBC的临床表现及临床经过，可考虑PBC。

原发性胆汁性肝硬化(三)

原发性胆汁性肝硬化为原因不明的肝内胆汁淤积性肝硬化，主要病变为肝内小胆管的慢性非化脓性、破坏性炎症，多见于中年以上女性。起病隐匿，病情进展缓慢，有长期持续性的肝内胆汁淤积，最终演变为再生结节不明显的肝硬化。主要临床表现为慢性梗阻性黄疸和肝脾肿大,晚期出现门静脉高压和肝功能衰竭。

诊 断 标 准

1. 中年以上女性,有乏力、皮肤瘙痒、肝大、黄色瘤,并除外其他肝内或肝外胆汁淤积性疾病。
2. 有显著胆汁淤积性黄疸的生化改变:血清 ALP、GGT 和胆汁酸明显升高。
3. 血清学检查抗线粒体抗体(AMA)及其 M2 型均阳性。
4. 肝活检符合原发性胆汁性肝硬化的组织学改变。
5. 经 1~2 年随访,符合原发性胆汁性肝硬化的自然病程。
6. 排除其他肝内或肝外胆汁淤积性疾病及其他类型的自身免疫性肝病。

疗效判断标准

一、治愈标准

症状、体征消失,血清学检查 ALP、GGT 和胆汁酸检查正常。

二、好转标准

1. 症状及体征好转。
2. 血清学检查 ALP、GGT 和胆汁酸下降。
3. 肝活检组织学有改善。

胆汁性肝硬化分类、分期

分 类

胆汁性肝硬化分原发性胆汁性肝硬化(primary biliary cirrhosis,PBC)和继发性胆汁性肝硬化(secondary biliary cirrhosis)。后者由肝外胆管长期梗阻引起。一般认为 PBC 是一种自身免疫性疾病,淋巴细胞被激活后,侵袭中、小胆管,导致炎症反应。

分　　期

第一期：为胆小管炎期，其特征为肝小叶间胆管或中隔胆管的慢性非脓性炎症，胆小管管腔、管壁及其周围有炎性细胞浸润。主要为淋巴细胞、浆细胞。汇管区因炎性细胞浸润而扩大，并有肉芽肿变，但肝细胞及界板正常。

第二期：为胆小管增生期，胆小管由于慢性炎症的进行性破坏，代之以纤维组织，多数汇管区难以发现小叶间胆管，但有不典型小胆管增生，此期仍可见肉芽肿。肝小叶周围毛细胆管极度扩张，含浓缩胆栓，毛细胆管破裂，形成胆糊，其周围肝细胞肿胀，胞浆疏松呈透亮网状，即羽毛样变性。

第三期：为瘢痕形成期，汇管区胶原含量增多而炎细胞及胆管减少，偶见淋巴滤泡伴生发中心，中等大小汇管区纤维化最著，肉芽肿不常见，纤维分隔自汇管区向另一汇管区伸展，或向肝小叶延伸，由于碎屑样坏死的并存以及淤胆、铁、铜的沉积，引起肝细胞损伤，以致界板模糊不清。

第四期：为肝硬化期，汇管区纤维隔互相扩展和连接，分割肝小叶形成假小叶，可见再生结节，一般为小结节性肝硬化，也可呈不完全分隔性，假小叶中央有坏死。

原发性胆汁性肝硬化免疫学诊断

原发性胆汁性肝硬化（primary biliary cirrhosis，PBC）是以肝内小胆管进行性、非化脓性、破坏性炎症为特征的慢性胆汁淤积性疾病，可发展至肝纤维化及肝硬化。近年来，关于 PBC 的发病机制、诊断及治疗有较多的报道，也取得了一定的进展。

免 疫 学 诊 断

AMA 是诊断 PBC 的特异性指标。临床上常用的检测方法是间接免疫荧光法（indirect immuno-fluorescence，IIF）及酶联免疫吸附法（ELISA），其阳性率约 90%。为了提高 AMA 检测的阳性率，研究者不断尝试新的检测方法。Dähnrich 等研发了新的酶联免疫法（抗-M2-3E ELISA），混合纯化的 PDC 及包含 PDC-E2、BCOADC-E2 和 OGDC-E2 3 个 E2 亚基的杂交体（MIT3）作为靶抗原，发现其检测阳性率高于传统的 ELISA 及 IIF。

除 AMA 外，抗核抗体（antinuclear antibody，ANA）亚类也是诊断 PBC 的重要标志。对于 PBC 较特异的抗核抗体包括抗-Sp100、抗-gp210、抗-P62、抗核板素 B 受体等,虽然其阳性率较低,但对于 AMA 阴性的 PBC 有较好的诊断价值。Granito 等发现抗-Sp140 也是诊断 PBC 的特异性抗体。最近,有人研发出双免疫球蛋白酶联免疫吸附法(dual isotype IgG,IgA ELISA),并已商品化(PBC Screen),其可以提高 PBC 特异性抗体(抗-MIT3、抗-gp210、抗-Sp100)检测的阳性率。Liu 等报道,在免疫荧光法检测为 AMA 阴性的 253 例 PBC 患者中,使用 PBC Screen 可使 113 例(44.7%)检测到 PBC 特异性抗体。

ANA 亚类检查不仅在诊断中具有价值,对疾病进展的预测也有一定的帮助。抗-gp210 阳性是进展为肝功能衰竭的危险因素,而抗着丝点抗体与门静脉高压的发生相关。

原发性胆汁性肝硬化分类

(日本 佐佐木博)

(一) 继发性胆汁性肝硬化

1. 非肿瘤性
(1) 先天性胆道闭锁。
(2) 瘢痕性胆道狭窄。
(3) 胆石症。
(4) 胆管炎。
(5) 胆囊炎。
(6) 胰腺炎等。

2. 肿瘤性
(1) 胆管癌。
(2) 胆囊癌。
(3) 胰腺癌。
(4) 十二指肠癌。
(5) 壶腹部癌。
(6) 转移癌等。

(二) 慢性肝内胆汁淤积

1. 原发性胆汁性肝硬化。
2. 慢性药物性肝内胆汁淤积。
3. 原发性硬化性胆管炎(PSC)。

4. 青年性小叶间胆管形成不全症。
5. 婴幼儿型肝内胆汁淤积。

原发性胆汁性肝硬化的分期

按病程将原发性胆汁性肝硬化分成 3 期。
Ⅰ. 临床前期：即无症状期。肝功能可正常或不正常。
Ⅱ. 临床期：有瘙痒、黄色瘤、乏力、黄疸、肝大和其他肝外表现。瘙痒可能与胆盐淤积、激素水平失调和中枢阿片肽的异常调节有关；黄色瘤则与胆固醇代谢旺盛有关。常见肝外表现包括干燥综合征、甲状腺功能低下等，肝功能明显异常。
Ⅲ. 终末期：常有门脉高压表现，肝功能异常，在整个病程中，血清 AMA 多为阳性，肝组织学也符合 PBC 表现。

继发性胆汁性肝硬化

1. 临床特点　通常有胆管疾患病史和既往胆道手术史。经常出现瘙痒和黄疸，肝脏增大常见。
2. 实验室检查　典型表现为碱性磷酸酶和血清胆红素水平增高。
3. 形态学特点　肝硬化结节通常为大小均一型，可以出现小叶中央和残存小叶周缘的胆汁淤积，可见胆汁外溢形成的"胆汁湖"。疾病早期出现静脉周围纤维化，纤维隔形成和胆管迂曲。
4. 病原学特点　诊断必须依靠经内镜或经皮胆管造影。疾病早期造影可显示胆管扩张。

血清 α_1-抗胰蛋白酶缺乏的肝硬化

1. 年龄　可发生于任何年龄，儿童患者在婴幼儿期已开始显示临床表现。成人患者多数为中年和老年。幼年发病，演变为肝硬化的时间不等。
2. 性别　男女差别不大。
3. 症状　新生儿或婴儿表现为胆汁淤积性黄疸，陶土色大便，尿色深，易误诊为"先天性胆道闭锁"。成人起病往往无自觉症状，一旦发生症状已存在肝硬化,常无肝炎、寄生虫、输血和饮酒史,不一定并存肺气肿。

4. 体征 肝脾肿大,晚期脾脏尤甚,肝掌、蜘蛛痣、轻度皮下水肿和腹水等。

5. 化验 早期肝功能可正常,疾病明显时则有氨基转移酶、胆红素、碱性磷酸酶和血清蛋白定量的改变,α_1-AT定量和TIC明显降低。HBsAg、AFP、抗核抗体、抗平滑肌抗体和抗线粒体抗体均阴性。

6. 肝脏活检 α_1-AT极度缺乏者的活检对诊断有一定帮助,用PAS或荧光染色均可见肝细胞内特征性的球状包涵体。

7. 遗传学调查 用各种电泳方法,从电泳图谱确定Pi表现型,也可采用免疫学方法,如对流免疫电泳和放射免疫方法测定。

心源性肝硬化
(日本 谷川久一)

1. 有缩窄性心包炎或风湿病(特别是三尖瓣瓣膜病变)心功能不全持续在6个月以上,或反复出现的心功能不全。

2. 肝脏不缩小,但硬度增加。

3. 血清蛋白呈肝硬化图像,总蛋白减少,白蛋白明显减少,球蛋白增加,尤为γ-球蛋白增加为著。

4. 肝活检。

充血性肝硬化

1. 临床诊断要点 系充血性心力衰竭的少见并发症。更多见于缩窄性心包炎或三尖瓣关闭不全的患者。肝静脉流出道梗阻可以发生于真性红细胞增多症、下腔静脉隔膜、肿瘤、使用避孕药或摄入植物毒素。黄疸和腹水为其主要特征。

2. 实验室诊断要点 碱性磷酸酶、血清胆红素和氨基转移酶升高,可以发生显著的凝血酶原时间延长。

3. 放射学/影像学诊断要点 在有心脏疾病时,用超声可发现肝静脉和下腔静脉扩张。Budd-Chiari综合征时可能观察到肝静脉血流消失和(或)血栓形成。多普勒超声可以识别门静脉血流的搏动性变化。

4. 形态学诊断要点 典型肝硬化结节为均一型。假小叶形成时汇管区可位于小叶中央,小叶中央充血显著。

5. 病原学诊断要点　无其他导致肝硬化的病因,而有右心衰竭或静脉流出道梗阻合并肝脏增大。

隐源性肝硬化

1. 临床诊断要点　没有特异性标准。常发生于中年人。
2. 实验室诊断要点　实验室检查无特异性改变。氨基转移酶常升高,可以出现非器官特异性自身抗体。
3. 形态学诊断要点　肝硬化常为大结节型。ALT升高的患者,其组织形态学可能与自身免疫性慢性肝炎导致的肝硬化没有区别。

酒精性肝硬化(一)
（日本　莲村靖　他）

1. 换算成日本酒,每日饮用5合以上,持续10年以上,或累计饮酒量相当于该量的大量饮酒者。
2. 根据临床症状特征,或腹腔镜检查和(或)肝活组织检查诊断为肝硬化。
3. 认为酒精是上述2主要原因的病例。

注：其中合并肝细胞癌的病例,要把情况记下来。

酒精性肝硬化(二)

1. 临床诊断要点　发展至酒精性肝硬化的危险性与饮酒的量及时间长短有关,遗传因素也起一定作用。酒精性肝硬化不能单纯凭借饮酒史就进行诊断,但是如果酒精消耗量平均<40 g乙醇/天,患病可能性小,如≥160 g乙醇/天,患病可能性就大。女性对酒精性肝损害更敏感。若出现酒精导致的其他器官损害,如慢性胰腺炎、神经病变或脑萎缩则支持本病的诊断。可能还会出现与门脉高压、营养不良和免疫反应改变有关的并发症。
2. 实验室诊断要点　慢性酒精中毒时,红细胞平均体积常增大,天冬氨酸氨基转移酶/丙氨酸氨基转移酶比值通常大于2,血清γ-球蛋白升高,尤其是IgA。如果否认饮酒史,诊断可以凭两次或更多次血或尿酒精含量升高为参考。
3. 形态学诊断要点　肝硬化多表现为小结节性,当再生和戒酒后可转为大结节性。肝细胞明显脂肪变性、Mallory 小体，由巨噬细胞和胶原包绕脂肪球而形成的脂性肉芽肿都支持酒精性肝硬化的诊断，但这些表现在戒酒几周后可能消退。细胞周围纤维化和由粗纤维隔包绕的小结节也支持酒精性肝硬化的诊断。

4. 病原学诊断要点　有大量乙醇消耗而无其他病因的患者发生肝硬化应疑诊为酒精性肝硬化，但是还不清楚为什么只有 10%～20% 的慢性饮酒者发展至酒精性肝硬化。

慢性乙型肝炎感染性肝硬化

1. 临床诊断要点　既往有急性或慢性乙型肝炎感染的血清学证据。患者可能属于乙型肝炎感染的已知危险人群，包括性伴侣是乙型肝炎携带者、静脉吸毒者、同性恋者或某些种族。

2. 实验室诊断要点　持续性病毒复制的患者，ALT 常增高 1.5～4 倍，HBsAg、HBeAg 和 HBV-DNA 常为阳性而抗-HBe 阴性。无 HBV 复制的患者，HBV 标志物有多种表现。有丁型肝炎病毒（HDV）同时感染者，可检出抗-HDV 或 HDAg。可有不同程度的高胆红素血症和凝血障碍。

3. 形态学诊断要点　肝硬化常为大结节型。慢性肝炎的特征主要有门静脉区单个核细胞炎性浸润和肝细胞坏死。毛玻璃样细胞、肝细胞地衣红染色阳性或核内免疫组化染色 HBeAg 阳性则是诊断 HBV 为其病原的证据。

4. 病原学诊断要点　患者血清或组织中存在乙型肝炎标志物提示既往或现症感染。血清 HBsAg、HBV-DNA、抗-HBe 和 HBeAg（除了前 C 区突变的 HBV）可以联合出现。若同时感染了 HDV，可以出现抗-HDV 或 HDAg。对于无活动性 HBV 复制者，HBV 标志物有多种表现，可有 HBsAg、抗-HBe 和抗-HBc 的存在。

慢性丙型肝炎感染性肝硬化

1. 临床诊断要点　患者常有输血或用血制品史。无论有否原因，慢性丙型肝炎的患者都可能发展至肝硬化。

2. 实验室诊断要点　氨基转移酶常升高至正常的 1.5～3 倍，而且有可能波动。其他有关肝功的检查有不同变化。可出现丙型肝炎病毒抗体（抗-HCV）。

3. 形态学诊断要点　肝硬化通常表现为大结节型，慢性肝炎的特征也可出现。淋巴滤泡、散在的肝细胞脂肪变性、胆管病变（胆管细胞分层、空泡形成和单个核细胞浸润）和小叶及门静脉炎症支持本病的诊断。

4. 病原学诊断要点　血清 HCV 抗体阳性（第Ⅱ代 ELISA 试剂）支持本诊断，也可检测血清和（或）组织 HCV-RNA。

原因未明的慢性病毒性肝炎性肝硬化

1. 临床诊断要点　患者常有应用血液或血制品、静脉注射毒品的病史。病毒感染的来源常不明。肝病的临床体征和症状不常出现。
2. 实验室诊断要点　氨基转移酶（ALT）常比正常高 1.5～3 倍。氨基转移酶水平经常波动支持本诊断。
3. 形态学诊断要点　肝硬化常为大结节型，可出现慢性病毒性肝炎的特点。淋巴滤泡、散在的肝细胞脂肪变性、胆管病变（胆管细胞分层、空泡形成和单个核细胞浸润）和小叶性炎症支持本诊断。

空肠回肠旁路性肝硬化

1. 临床诊断要点　空肠回肠旁路术后肝硬化的发生率约为 10%，于高危者术后第 1 年内出现黄疸，极少病例出现肝衰竭。
2. 实验室诊断要点　AST 常升高，而 ALT 可以正常，外周血白细胞常增多。
3. 形态学诊断要点　肝硬化开始时为小结节型，约 25% 患者有与酒精性肝炎相似的特点，包括 Mallory 小体、小叶多形核白细胞浸润和小叶中央坏死。

特发性门脉高压症
（日本厚生省特定疾患特发性门脉高压症调查研究班）

1. 概念　具有脾肿、贫血、门脉压增高，但又未发现具有肝硬化、肝外门脉-肝静脉闭塞、血液病、寄生虫病等原因的疾病。
2. 主要症状
(1) 脾肿。
(2) 门脉高压症状的侧支循环的形成（腹壁静脉怒张、吐血等）。
(3) 贫血。

3. 诊断时可资参考的检查所见

(1) 肝功能检查：正常以至轻度异常。

(2) X线检查、内镜检查：常可发现上消化道的静脉瘤。

(3) 血液检查：一种以上有形成分的减少（骨髓象多伴有幼稚型细胞相对增加）。

(4) 肝扫描：肝无明显的萎缩，脾肿大，骨髓扫描极少。

(5) 肝静脉导管法：无肝静脉闭塞，闭塞肝静脉压正常或轻度上升。

(6) 腹腔镜、术中肝表面观察：无肝硬化征象。

(7) 肝活检或尸检：无肝硬化征象，也无淤血、寄生虫病等征象，但可见不同程度的肝纤维性变。

(8) 门脉造影（包括动脉摄影静脉象）：无肝外门脉阻塞，常可证明有侧支循环。

(9) 门脉压测定：出现高压。

4. 判定

(1) 可疑病例：具有2（主要症状）两项以上，并通过3（检查所见）的(1)、(3)、(4)、(5)的任何一种方法证明可以排除血液病，并很少可能怀疑是肝硬化者。

(2) 确诊病例：在上述可疑的病例的基础上，再加上通过3（检查所见）的(2)、(8)、(9)的任何一种方法发现有门脉压增高，而又能排除具有肝硬化、肝外门脉-肝静脉闭塞、寄生虫病［可通过3的(5)、(6)、(7)、(8)的若干检查］等原发病者。

门静脉高压症的分类(一)

门静脉系统血流受阻和（或）血流量增加，导致门静脉及其属支血管静力压升高称为门静脉高压症(portal hypertension，PHT)。主要临床表现有脾大、门腔静脉侧支循环形成和开放以及腹水，常伴发脾功能亢进、消化道出血和自发性腹膜炎等。正常门静脉压力为 5～10 mmHg（1 mmHg＝0.133 kPa），门静脉压力和肝静脉嵌塞压超过下腔静脉压 5 mmHg；肝静脉压力梯度（HVPG）＞5 mmHg 时提示门脉压高。门静脉高压症的病因很多，主要为各种原因引起的肝硬化，占 80%～90%，在我国、东南亚和南非以肝炎后肝硬化为主，西方国家则以酒精性肝硬化为主。酒精性肝病合并乙型肝炎病毒感染时更易致肝硬化。

多年来，许多作者从不同角度对病因学进行分类，根据疾病的发病机制或解剖部位，或以两者相结合提出多种分类方法。以往普遍按病变部位划分，如肝内型和肝外型；肝上型、肝内型、肝外型；窦前性、窦性和窦后性。还有大体解剖部位与显微结构划分相结合的分类方法,如肝前性、肝内性(包括窦前性、窦性、窦后性)或窦前性(包括肝内性、肝外性)、窦性、窦后性(包括肝内性、肝外性)等多种分类。随着研究的深入,在肝内性门静脉高压范畴里分出窦前混合性、窦混合性、窦后混合性各亚型。

门静脉高压症的分类(二)

(Bass and Sombery)

门静脉高压症发病机制主要是门静脉血流阻力增加和血流量增加所致,即后向性血流学说与前向性血流学说。前者认为,门静脉高压是因肝前、肝内或肝后"梗阻"引起门脉阻力增加,导致门静脉系统血流被动"淤血"。后一学说的建立归功于放射性微球技术应用于门静脉高压症的实验研究,该技术首先准确地测出门脉回流系统各分支器官血流量,门脉侧支分流量。结果表明门脉流入总量增加,只不过相当一部分(约90%)经侧支流入到体循环。研究还证明:肝硬化时,门脉血流阻力增加是产生PHT的首发因素,其血管阻力增加主要部位在肝的微循环(肝窦),同时侧支循环阻力对门脉总阻力及压力增加亦有很大影响。门脉血流增加的原因可以是肝内或肝外的血管因素。肝硬化时主要是门脉血流系统的内脏器官小动脉明显扩张及体液因素导致,它是维持中晚期肝硬化PHT的重要附加因素。鉴于此,引用Bass and Sombery等提出的分类方法,见表4-16。

表4-16 门静脉高压症的病因分类

类型		病因
Ⅰ 原发性血流增加		动脉-门静脉瘘(肝内、脾内、内脏)、脾毛细血管瘤
Ⅱ 原发性血流阻力增加		
A 肝前性		血栓形成/门静脉海绵样变、脾静脉血栓形成
B 肝内性		
	窦前性	血吸虫病*、结节病、骨髓增生性疾病、骨髓纤维化*、先天性肝纤维化、特发性门静脉高压症(肝门静脉硬化症)、砷的慢性肝毒性、硫唑嘌呤肝毒性、氯乙烯肝毒性、早期原发性胆汁性肝硬化*、早期原发性肝硬化性胆管炎*
	窦性/混合性	慢性肝炎后肝硬化、酒精性肝硬化、甲氨蝶呤中毒、维生素A中毒、酒精性肝炎、不完全间隔性纤维化、肝细胞结节再生性增生
	窦后性	静脉阻塞性疾病,肝静脉栓塞(布-加综合征)
C 肝后性		下腔静脉闭塞性疾病、缩窄性心包炎、三尖瓣功能不全、严重心衰

注:*通常早期为窦前性,进一步发展成为窦性/混合性。

门静脉高压症的分类(三)

门静脉高压(portal hypertension)是由于门静脉血流受阻,使门静脉压力持续超过 1.33~1.59 kPa 而引起的综合征。一般可分为 4 型。

(一) 肝前型

病因有先天性门静脉发育畸形,如门静脉闭锁、狭窄等;后天性有门静脉炎、门静脉或脾静脉受肿瘤压迫或腔内阻塞;门静脉或脾静脉血栓形成,血流淤滞阻塞等。发病率低于总门脉高压的 5%。

(二) 肝内型

主要有各种类型的晚期肝硬化所致,也可见于慢性重型肝炎、肝纤维化等。约占门脉高压症的 90%。

(三) 肝后型

主要由肝静脉排血受阻所致,成为 Budd-chiari syndrome(布-加综合征),主要原因是下腔静脉与肝静脉在胚胎期由于畸形连接或存在 Eustachian 膜。也有血栓阻塞或静脉炎、肝癌或肝硬化外压所致。

(四) 特发性门静脉高压

病因不详。可能与肝内门静脉硬化症或胶体在狄氏间隙沉积有关。

门静脉高压症疗效标准

一、治愈标准

内镜或 X 线钡餐检查均未发现食管静脉曲张。

二、好转标准

内镜或 X 线钡餐检查显示曲张静脉较前有所好转。

三、无效标准

内镜或 X 线钡餐检查显示曲张静脉情况如初。

门脉高压症分级

1983年,武汉门脉高压会议上提出了我国的分级标准(表4-17)。

表4-17 我国门脉高压症分级标准

检查项目	分级标准		
	Ⅰ	Ⅱ	Ⅲ
Bil(μmol/L)	$\leqslant$20.5	20.5~34.2	>34.2
Alb(g/L)	$\geqslant$35.0	26.0~34.0	$\leqslant$25.0
PT延长秒数	1~3	4~6	>6
ALT(赖氏单位)	<40	40~80	>80
腹水	无	少,易控制	大量,不易控制
肝性脑病	无	无	有

食管静脉曲张(内镜诊断标准)
(日本门脉亢进症研究会)

表4-18 日本食管静脉曲张内镜诊断标准

内镜所见	分型	
部位 L	L_g 胃静脉曲张	
	L_i 食管上1/3静脉曲张	
	L_m 食管中1/3静脉曲张	
	L_s 食管下1/3静脉曲张	
色泽 C	C_W 白色的静脉曲张	
	C_B 蓝色的静脉曲张	
	C_R 红色的静脉曲张	
形态 F	F_1 血管扩张、迂曲	
	F_2 串珠样隆起	
	F_3 结节状隆起,有时似血管瘤样变化	
并发食管炎 E	E_0 无糜烂	
	E 伴糜烂	

食管静脉曲张红色征分类

(日本消化器内视镜学会用语委员会)

表 4-19　日本食管静脉曲张红色征分类

中文名称	英文名称
红色斑	Red wale marking(+)(++)(+++)
樱桃红色斑	Cherry-red spot(+)(++)(+++)
血管囊状斑	Hemastocystic spot
弥漫发红	Diffuse redness

食管静脉曲张的分类

表 4-20　食管静脉曲张的分类标准

级别	血管直径	形状	占据部位
轻	<3 mm	直行	食管下 1/3
中	3~6 mm	迂曲隆起	不超过中、下段
		串球或结节状隆起	
重	>6 mm	部分阻塞食管腔	可超过中、下段达上段

食管胃底静脉曲张(一)

(中华消化内镜学会　2000 年)

食管胃底静脉曲张内镜下记录及分级标准

一、食管静脉曲张(esophageal varices，EV)记录方法

1. 形态(form，F)

F_0：EV 已消失（作为治疗后的描述）

F_1：EV 呈直线形或略有迂曲

F_2：EV 呈蛇形迂曲隆起

F_3：EV 呈串珠状，结节状或瘤状

附记：如 EV 不同形态同时存在，应选择最重要的记录。

2. 基本色调(color，C)

(1) 白色静脉曲张(white varices，Cw)

(2) 蓝色静脉曲张(blue varices，C_B)

3. 红色征(red color sign，RC)　无红色征 RC(−)；有红色征 RC(+)：表现为红斑，红色条纹，血泡样。

4. 部位(location，L)　EV 最重要的部位，以其与门齿的距离分为：食管下段(locus inferior，Li)；食管中段(locus medialis，Lm)；食管上段(locus superior，Ls)。

附记：伴发食管炎(esophagitis，E)有/无(+/−)黏膜糜烂。

二、EV 内镜分级(grade，G)标准

按照 EV 的形态及出血的危险程度分轻、中、重 3 级。见表 4-21。

表 4-21　食管静脉曲张(EV)分级(grade，G)标准

分级(度)	EV 形态(F)	EV 红色征(RC)
轻度(GⅠ)	EV 呈直线形或略有迂曲(F_1)	无
中度(GⅡ)	EV 呈 F_1	有
	EV 呈蛇形迂曲隆起(F_2)	无
重度(GⅢ)	EV 呈 F_2	有
	EV 呈串珠状、结节状或瘤状(F_3)	无或有

三、胃静脉曲张(gastric varices，GV)记录方法

胃底静脉曲张的部位(Lg)

1. 胃贲门部的静脉曲张(gastric cardia，Lg-c)。

2. 离开胃贲门部的孤立(或瘤样)的静脉曲张(gastric fundus，Lg-f)。

附记：(1) 有糜烂 E(+)，无糜烂 E(−)；(2) RC：有 RC(+)，无 RC(−)；(3) Lg(+)→(−)：指 GV 经内镜治疗后消失；Lg：E(+)→E(−)表明有效；RC(+)→RC(−)表明有效；(4) 红色血栓　有/无；白色血栓　有/无。

食管胃底静脉曲张(二)

(中华医学会消化内镜学分会 2003年)

中华医学会消化内镜学分会于 2003 年 10 月 19～22 日在济南召开了全国食管疾病诊断治疗研讨会,会议对学会 2000 年 3 月昆明会议建立的食管胃静脉曲张内镜下诊断治疗规范试行方案进行了总结回顾,与会代表充分肯定了食管胃静脉曲张内镜下诊断治疗规范试行方案,一致认为该规范确实起到了指导全国食管胃静脉曲张临床诊治的作用,检索近 3 年国内相关文献,均在引用该规范。与会代表就其应用过程中认为应该修改的部分提出了具体修改意见,2004 年 2 月 7 日学会又专门进行了讨论、统一,现综合、整理修改稿如下。

食管胃静脉曲张内镜下记录及分级标准

一、食管静脉曲张(esophageal varices,EV)记录方法

1. 形态(form,F)

F_0:EV 已消失(作为治疗后的描述)

F_1:EV 呈直线形或略有迂曲

F_2:EV 呈蛇形迂曲隆起

F_3:EV 呈串珠状,结节状或瘤状

附记:如 EV 不同形态同时存在,应选择最重要的记录。

2. 基本色调(color,C)

(1) 白色静脉曲张(white varices,Cw)

(2) 蓝色静脉曲张(blue varices,C_B)

3. 红色征(red color sign,RC) 无红色征 RC(一);有红色征 RC(+):表现为红斑,红色条纹,血泡样。

4. 部位(location,L) EV 最重的部位,以其与门齿的距离分为:食管下段(locus inferior,Li);食管中段(locus medialis,Lm);食管上段(locus superior,Ls)。

附记:伴发食管炎(esophagitis,E)有/无(+/-)黏膜糜烂。

二、EV 内镜分级(grade,G)标准

按照 EV 的形态及出血的危险程度分轻、中、重 3 级。见表 4-22。

表 4-22　食管静脉曲张(EV)分级(grade,G)标准

分级(度)	EV 形态(F)	EV 红色征(RC)
轻度(GⅠ)	EV 呈直线形或略有迂曲(F_1)	无
中度(GⅡ)	EV 呈 F_1	有
	EV 呈蛇形迂曲隆起(F_2)	无
重度(GⅢ)	EV 呈 F_2	有
	EV 呈串珠状,结节状或瘤状(F_3)	有或无

三、胃静脉曲张(gastric varices, GV)记录方法

胃静脉曲张的部位(Lg)

1. 胃贲门部的静脉曲张(gastric cardia, Lg-c)
2. 胃贲门胃底部的静脉曲张(gastric cardia+fundus, Lg-cf)
3. 胃底部的孤立(或瘤样)的静脉曲张(gastric fundus, Lg-f)

对于胃底部的孤立(或瘤样)的静脉曲张,须注意与邻近脏器疾病引起的静脉曲张鉴别。

附记:(1) 有糜烂 E(+),无糜烂 E(−);(2) RC:有 RC(+),无 RC(−);(3) 红色血栓 Th-r(+)/(−);白色血栓,Th-w(+)/(−)。

门静脉高压性胃病(PHG)

门静脉高压:在肝硬化患者,参照 Bayraktar 等标准,符合以下两项或两项以上的诊断为门静脉高压:①巨脾(B 超下脾脏长轴超过 13 cm);②血小板计数少于 $100×10^9$/L 和(或)白细胞计数少于 $4.0×10^9$/L(连续 3 次以上);③B 超下门脉宽度超过 14 mm 或脾静脉宽度超过 10 mm;④胃镜下食管静脉曲张;⑤存在腹水或胃镜下胃底静脉曲张。

PHG:以内镜下诊断为主,参照 McCormack 的诊断标准:轻度:①淡红色小斑点或猩红热样疹;②黏膜皱襞表面条索状发红;③马赛克图案——白黄色微细网状结构将红色或淡红色水肿黏膜衬托间隔成蛇皮状。重度:①散在樱桃红斑点;②弥散性出血性胃黏膜病变。

HP 感染:同时做快速尿素酶试验、HP 的甲基绿-哌罗宁染色法和血清 HP-IgG 抗体检查,采用第二届全国 HP 专题研讨会制订的 HP 科研阳性诊断标准:即三项中有两项或两项以上阳性者诊断为 HP 阳性,三项均为阴性者诊断为 HP 阴性,其余患者不进入有关 HP 感染的实验研究。

门腔分流的分型

临床上常见的门腔分流多继发于肝硬化、门脉高压及门静脉血栓形成,先天性肝内或肝外门腔分流均罕见。

Morgan 等于 1994 年将此畸形分为 2 型:Ⅰ型指门静脉完全缺如,即胃肠静脉与下腔静脉及其分支端-侧吻合,胃肠静脉完全注入下腔静脉及其分支,同时又根据肠系膜静脉与脾静脉是否汇合分为Ⅰa 及Ⅰb 型,最近亦有报道门静脉主干形成后再直接注入下腔静脉;Ⅱ型指门静脉部分灌流入肝,但血流减少,门静脉属支在进入肝脏前已有部分血流分流入下腔静脉及其分支,如在脾静脉与左肾静脉间形成分流。先天性肝内门腔分流尚少有明确分类,有待进一步研究总结,临床可表现为肝性脑病及消化道出血。

Watanabe 于 2000 年将原因不明所致的门腔分流分为 5 型;Ⅰ型为肝内型,即在肝内形成门静脉与肝静脉之间的分流,其中又分为 3 个亚型,Ⅰa 型系左右肝脏弥漫性分流交通支形成,Ⅰb 型指仅在部分肝脏出现分流交通支,Ⅰc 型为遗传性出血性毛细血管扩张症出现肝内门腔分流畸形,又称混合型;Ⅱ型为肝内/肝外型,指门静脉发出迂曲的交通支穿过肝脏进入下腔静脉;Ⅲ型为肝外型,即门静脉属支在进入肝脏前已有部分血流分流入下腔静脉及其分支;Ⅳ型为门脉高压表现合并Ⅲ型改变;Ⅴ型为门静脉缺如。

肝功能分级(一)
(Child)

表 4-23 肝功能分级

项 目	A	B	C
白蛋白(g/dl)	>3.5	3.0~3.5	<3.0
胆红素(mg/dl)	>2.0	2.0~3.0	>3.0
腹水	无	少或易控制	大量或不易控制
神经系统	无	少	重或昏迷
营养	佳	好	差

肝功能分级(二)

Pugh 改良了 Child 分级法,用"凝血酶原时间延长的秒数"替代"营养状况"这一指标,并改变了原分级中以一项定全局的评级法而代之以评分法,即以 5 项指标的总得分来综合评定肝功能的好坏,因此较 Child 分级更客观和合理(见表 4-24)。

表 4-24　Pugh 肝功能评分法

项目	异常程度的得分		
	1	2	3
血清总胆红素(mg/dl)	1～2	2～3	>3
血清白蛋白(g/dl)	>3.5	2.8～3.5	<2.8
凝血酶原时间的延长(秒)	1～4	4～6	>6
肝性脑病	无	轻度	中度以上
腹水	无	少量、易控制	中等量不易控制

评 分 标 准

A 级:总分 5～6 者,肝功能良好。
B 级:总分 7～9 者中等。
C 级:总分 10 分以上者,肝功能差。

肝功能的评分分级

此法较 Child 分类细致和合理,以 Campbell 和 Pugh 等评分法为例(见表4-25)。

表 4-25　肝功能评分分级标准

项目	1分	2分	3分
血清胆红素(mg/dl)	<2	2～3	>3
血清白蛋白(g/dl)	>3.5	3.0～3.5	<3.0
凝血酶原时间(延长秒数)	≤2	3～5	>5

(续表)

项　　目	1分	2分	3分
腹水	无	少、中量	大量
脑病	无	轻度	中、重度

注：5～7分者属A级；8～9分者属B级；10～15分者属C级。

肝脏指数分类

Mc Dermott根据一些肝功能检查结果制定出肝脏指数，用来估计患者的肝脏功能（见表4-26）。

表4-26　肝脏指数分类

肝脏指数	0	1	2	3	4
磺溴酞钠(%)	<4	<10	<20	<30	>30
白蛋白(g/dl)	>3.9	<3.9	<3.5	<3.0	<2.5
胆红素(mg/dl)	<1.0	<1.5	<3.0	<6.0	>6.0
碱性磷酸酶(单位)	<4	<6	<15	<30	>30
脑磷脂絮状试验	—	+	++	+++	++++
凝血酶原时间(与正常的百分比)	>80	<80	<60	<40	<20

注：肝脏指数0～2级相当于Child A级，3～4级相当于Child B、C级。

肝性脑病(HE)

(1) 原发性肝病的存在，应警惕少数隐匿型肝硬化的存在。
(2) 有肝性脑病的诱因。
(3) 明显肝功能损害现象(体征及肝功能等检验)。
(4) 神经精神改变。
(5) 扑翼样震颤和(或)肝臭。
(6) 血氨增高。
(7) Ⅱ期及以上肝性脑病脑电图均有明显异常。

上述(1)~(4)是主要诊断条件,(5),(6)条则有重要参考价值。

肝性脑病分级

(1) 0级:无脑病。
(2) 隐性或亚临床型:只能通过作业试验查出异常,临床检查正常。
(3) Ⅰ级:轻度知觉障碍,欣快或淡漠,注意力广度减少,易激惹,不安定。
(4) Ⅱ级:嗜睡,人格变化,轻微神经系统改变(特别是扑翼样震颤),一般状况比Ⅰ级差。
(5) Ⅲ级:精神混乱、定向力障碍,木僵。
(6) Ⅳ级:昏迷、对疼痛刺激有或无反应。

肝性脑病的分类与分级

肝性脑病(HE)系严重肝病所致、以代谢紊乱为主要特征的中枢神经系统功能失调的综合征,主要临床表现为意识障碍、行为异常及昏迷。HE可分成门-体脑病、急性脑病及慢性脑病3型。

诊 断 标 准

一、肝性脑病的分类

(一) A类(Acute)

也即与急性肝功能衰竭相关的HE;

(二) B类(Bypass)

门-体分流相关,无肝实质损伤的HE;

(三) C类(Cirrhosis)

与肝硬化、门静脉高压和(或)门体分流相关的HE。该类肝性脑病又可进一步分为:
1. 发作性HE:慢性肝病患者,突然出现意识障碍,意识障碍持续时间短,自动或药物治疗后清醒者。①诱因型：它的发生多有明确的诱因，如胃肠道的出血、尿毒症以及利尿剂、抗精神病类药物的使用及电解质紊乱等。②自发型：其发作找不到明确的诱因。③复发型：在1年之内发生2次或2次以上HE者。

2. 持续性HE：包括认知力的下降，以及非器质性神经功能异常，重者可进一步发展为昏迷，直至死亡。①轻型：相当于HE Ⅰ级；②重型：相当于肝性脑病 Ⅱ～Ⅳ级；③治疗依赖型：经短暂药物治疗能够很快清醒者。

3. 轻微HE：又称为亚临床肝性脑病（SHE）。轻微HE因其症状轻微，常被临床医师和患者忽略，由此引起安全事故的潜在威胁值得重视。

二、肝性脑病的分级

（一）Ⅰ期

又称昏迷前驱期。有细微的性格和行为异常。如有的不言不语，有的则多言多语；突然出现幼稚轻率的动作，或衣帽不整，或随地吐痰，随处大小便，脱衣服等；反应和回答问题尚正确，但有时吐字不清，动作缓慢等。此期一般无神经体征，或仅有轻微的表现，可引出扑击性震颤。

（二）Ⅱ期

又称昏迷前期。以精神错乱、意识模糊、睡眠障碍、行为失常为主要表现。定向力和理解能力均减低，不能完成简单的计算和智力动作等。此期可查出神经系统体征，如肌张力增高、腱反射亢进，锥体束征阳性、脑电图常出现不正常波形，具有一定的特征性。

（三）Ⅲ期

又称昏睡期。以整天昏睡和严重精神错乱为主，各种神经病理体征陆续出现，并逐渐加重。患者24小时中大部分时间处在昏睡之中，但呼之能醒，醒后答话极不准，幻觉，神志不清。仍可引出扑击性震颤，肌张力增高，四肢被动运动有抵抗，锥体束征常呈阳性，脑电图不正常。

（四）Ⅳ期

又称昏迷期。患者完全丧失神志，进入昏迷状态，呼之不应，不能叫醒。对疼痛刺激尚有反应，有时出现张目凝视，膝腱反射亢进，肌张力增高。深昏迷时则各种反射消失，肌张力降低，瞳孔散大，呼吸过度换气，阵发性惊厥，对各种刺激无反应。

肝昏迷分期
(Chalmer TC*)

表 4-27 肝昏迷分期

分期	临 床 表 现
I	常表现为欣快感,偶情绪消沉,个性改变,思想过程缓慢及障碍,睡眠节律改变及胡言乱语
II	嗜睡,行为不当,呼之能应
III	木僵但呼之能醒,语无伦次,精神错乱,对疼痛刺激有反应
IV	呼之不应,昏迷,对疼痛刺激几乎或根本无反应

肝硬化合并 DIC

Minna 等根据肝硬化合并 DIC 的特点,提出诊断标准。
(1) 凝血酶原时间(PT)>25 秒(对照 13 秒左右)。
(2) 血小板低于 5.0×10^{10}/L。
(3) 纤维蛋白原(fg)<1.25 g/L。
若 3 条不完全符合,则根据肝素疗效判断;应用肝素后,PT 缩短 5 秒以上,fg 增加 0.4 g/L,血小板上升 5.0×10^{10}/L 者也可诊断。

肝硬化难治性腹水(一)

难治性腹水的定义和诊断标准的提出是基于下列假设:①有用内科治疗未能满意地处理的一般术语定义的腹水;②难治性腹水不是一个独特情况,其每个亚型应有一个特异性名称;③难治性腹水的每个亚型的诊断标准应确立。

注:美国纽约西奈山医学院院长、内科教授、国际著名肝炎研究专家,1983 年 3 月 29 日至 31 日在上海的讲学稿。

定义：难治性腹水：腹水不能被动员，或药物治疗不能满意地预防其早期复发。"难治性腹水"这个术语包括两个不同亚型："利尿剂抵抗性腹水"和"利尿剂难治性腹水"。

利尿剂抵抗性腹水：由于对饮食限钠和利尿剂加强治疗缺乏效应，因而腹水不能被动员或不能预防其早期复发。

利尿剂难治性腹水：由于因利尿剂产生的并发症阻止了使用有效剂量的利尿剂因而腹水不能动员或不能预防其早期复发。

诊断标准：腹水：腹水这个术语是指临床上可检出的2级或3级腹水（1级：轻度腹水；2级：中度腹水；3级：大量腹水或紧张性腹水）。

腹水动员：指腹水减少至少到1级。

以时间来下难治性腹水的定义：对患者进行利尿剂加强治疗至少1周。

缺乏反应：在持续4天利尿剂加强治疗期间，平均体重减少低于200 g/天，尿排钠量＜50 mmol/天，螺内酯400 mg/天，加呋塞米160 mg/天（布美他尼4 mg/天，或相等剂量的其他利尿剂）。

早期腹水复发：腹水动员4周内，重新出现2级至3级腹水。腹腔穿刺放液后2～3天内出现腹水再积聚不认为是早期腹水复发，因为这是间隙液体向腹腔内转移。

肝硬化难治性腹水（二）

20世纪50年代，"难治性腹水"（或称"顽固性腹水"、"抗利尿剂性腹水"）定义为对限钠和利尿剂无反应的腹水。

1988年罗马第13次国际胃肠病会议，将肝硬化难治性腹水定义为尽管严格限制钠的摄入量（40 mmol/天）和应用大剂量利尿剂治疗（螺内酯400 mg/天加呋塞米160 mg/天），仍不能缓解的腹水。但1991年在西班牙召开的欧洲肝脏研究协会会议上，代表们认为上述关于难治性腹水的定义过于严格。有些研究者将肝硬化难治性腹水定为虽经饮食控制和一般药物仍不能缓解者或腹水量巨大，持续3个月以上，经常规治疗无效者；另有定为腹水反复出现或持续不退，经正规利尿治疗6周仍无明显消退者。此又显得不具体，而难以掌握。随着治疗方法的不断改进，对肝硬化难治性腹水的规定又有所改变。

最近，Arroyo等对肝硬化难治性腹水的定义和诊断标准作了新的规定，提出难治性腹水为不缓解或快速复发（例如：治疗性腹穿放水后）且医疗措施不能有效防止的腹水。包括两种不同亚型，"抗利尿剂性腹水"即不缓解或快速复发，对饮食限钠和强力利尿治疗缺乏反应而不能防止的腹水；"利尿剂难治性腹水"

即不缓解或快速复发,出现利尿剂诱发的并发症,无法应用有效剂量利尿剂而不能防止的腹水,并具体制定以下标准:腹水减至轻度方可称之为腹水减少;患者须接受强力利尿治疗至少1周;强力利尿治疗持续4天,体重平均下降少于200 g/天,且尿钠排泄少于50 mmol/天,称为缺乏反应;饮食含钠50 mmol/天;强力利尿治疗包括螺内酯400 mg/天加呋塞米160 mg/天(布美他尼4 mg/天或相当剂量的其他利尿剂);开始治疗4周内重新出现中到重度腹水,称为腹水快速复发,而腹穿放水2～3天内腹水重新增多不属此范围,因其为间质液移入腹腔内。利尿剂诱发的并发症包括:肝性脑病,指没有其他因素参与的情况下出现者;肾衰,指在对利尿治疗有反应并有腹水的患者中,血清肌酐增加超过100%至大于2 mg/dl;低钠血症,指血钠浓度降低大于10 mmol/L至低于125 mmol/L水平;低或高钾血症,指尽管采取了维持血钾正常的措施,血钾浓度仍下降到小于3 mmol/L或增高到大于6 mmol/L。此规定比较具体,但内容繁琐,执行起来有一定困难。

综合国内外文献,目前认为难治性腹水是肝硬化末期表现,其应为伴有大量腹水的肝硬化患者,经过限制钠、水摄入,大剂量利尿剂严格治疗后,腹水持续存在或无明显减少,同时尿钠<10 mmol/天,肌酐清除率<50 ml/分钟者。

肝硬化顽固性腹水

腹水是肝硬化由代偿转化为失代偿的一个重要标志。顽固性腹水则是失代偿早中期转化为晚期的重要表现。按照国际腹水协会定义,顽固性腹水(refactory ascites)为药物治疗后腹水消退不满意和(或)经排放腹水治疗后不能防止腹水的早期复发。它分两种亚型:①利尿剂抵抗性腹水:对限制钠盐饮食(50 mmol/天)和强大的利尿剂(螺内酯400 mg;呋塞米160 mg)缺乏反应,以致腹水不能消除或不能防止短期内复发。②利尿剂难治性腹水:在使用利尿剂时出现并发症,妨碍了利尿剂的有效剂量,以致腹水难以消除。由于肝硬化顽固性腹水患者常常腹水量大,症状明显,常伴有稀释性低钠血症,肾功能不全,对多种利尿剂不敏感,因此治疗十分困难。

肝硬化腹水循环紊乱分级

Balolus 1961年根据肾脏功能改变将其分为以下4级。

Ⅰ级:无腹水期。有效循环量及心排出量维持正常,肌酐清除率为80～

120 ml/分钟。

Ⅱ级：反应性腹水期。利尿剂反应良好，循环功能仍处于代偿，心排出量及有效循环血量增加，肌酐清除率为50～80 ml/分钟。

Ⅲ级：顽固性腹水期。心排出量、有效循环量、肾血流、肾小球过滤率（GFR）均下降，肌酐清除率为20～50 ml/分钟。

Ⅳ级：肝肾综合征期。尿少，氮质血症及稀释性低血钠，尿素氮>71.4 mmol/L，尿量<500 ml/天，肌酐清除率<70 ml/分钟。

腹 水 分 度

Ⅰ度（少量）：腹水量<1 000 ml。膝肘位时腹部叩诊呈浊音，仰卧时脐部呈鼓音，变换体位时移动性浊音不明显。

Ⅱ度（中量）：腹水量为1 100～3 000 ml。变换体位时移动性浊音明显，但在仰卧位时腹部浊音界不超过两侧锁骨中线延长线内侧。

Ⅲ度（大量）：腹水量≥3 000 ml。两侧同时抬高，腹壁张力增强，脐凹凸起，患者不能平卧。

肝硬化腹水感染

1. 感染表现：多有发热，少有发冷，发热可高可低，多数为低热且热型不定，有的仅数天短暂发热或无发热表现。

2. 腹痛：常缺乏典型性，有突然剧痛、阵发性绞痛、隐痛、胀痛等，约半数无腹痛发生。腹部多柔软兼有压痛，以下腹为著，少有肌紧张，多有反跳痛。

3. 末梢血：白细胞计数升高或在原低水平有动态升高，中性粒细胞比例增加，但亦有低于正常者。

4. 应用利尿剂出现利尿不佳或腹水有快速增长表现者。

5. 出现低血压、中毒性休克、肾功能衰竭、黄疸加深以及诱发肝昏迷等。

6. 腹水常规检查：李凡他反应阳性或阴性，比重多小于1.016，蛋白定量接近2.0 g/dl或以上，腹水细胞计数均在100/mm^{3}以上，且中性粒细胞增高者占85%。腹水介于渗出液与漏出液之间，李凡他反应或细胞数多像渗出液，但比重、蛋白定量却又达不到渗出液水平，同时李凡他反应的结果与细胞计数的升降有时亦不一致。

肝硬化性肾小球肾炎
（Nochy 等）

1. 在肾小球肾炎进展过程中常有肉眼血尿,而镜下血尿几乎恒见。
2. 轻度蛋白尿,24 小时 1 g 左右。
3. 肾病综合征,常为弥漫的膜性-增殖型肾小球肾炎,在低蛋白血症时较难肯定是由于肾脏漏出过多还是肝脏合成不足。
4. 高血压在肝硬化者中较为少见,人们发现以往有高血压的肝硬化患者,可表现为动脉血压正常,同时出现食管静脉曲张,因此,在同时有高血压和门脉高压的肝硬化者可提示肾小球肾炎（特别是弥漫的膜性-增殖型肾小球肾炎）的诊断。
5. 肾功能衰竭常并发于膜性-增殖型肾小球肾炎,通常为轻度。

肝硬化合并急性肾损伤及肝肾综合征

HRS 诊断及早期治疗时机建议

根据近来对急性肾损伤(AKI)的共识(表 4-28)提出建议,对Ⅰ型肝肾综合征(HRS)的诊断,可考虑为血清肌酐水平升高值≥0.3 mg/dl(≥26.4 μmol/L),或升高幅度≥50%(达基线值的 1.5 倍)。

如果直到血清肌酐水平升高到诊断标准才开始治疗似乎并不恰当,因为血清肌酐基线水平是 HRS 逆转的预测因素,且血清肌酐水平较基线值每上升 1 mg/dl,HRS 逆转的可能性就减小 39%。因此,应早期开始 HRS 的治疗,即在血清肌酐水平较基线值增加 1.5 倍时就开始治疗。

- 近期更名为"急性肾损伤(AKI)"的"急性肾衰竭(ARF)"是一个较为常见的临床问题,约 20%的住院肝硬化患者会合并 AKI。
- 在 AKI 的诊断中,判断患者是否发生 AKI 的标准应该为血清肌酐水平突然增加≥0.3 mg/dl(≥26.4 μmol/L),或增加≥50%(即达到基线值的 1.5 倍)。采用该标准可能会低估肝硬化肾功能损伤的程度。
- 肝硬化合并 AKI 最常见的原因是肾前性氮质血症(容量反应性肾前性 AKI)、急性肾小管坏死和肝肾综合征。肝硬化的进行性血管扩张状态导致患者存在相对低血容量和肾脏低灌注,肝硬化失代偿的患者一旦有效血容量减少,则极易加快 AKI 的进展。肝肾综合征可自发产生,但出现加重血管舒张的事件如自发性细菌性腹膜炎时,则易被诱发。

- 针对 AKI 的特异治疗方法依赖于其最可能的发病原因和发病机制。血管收缩剂是治疗肝肾综合征的有效过渡疗法。最后,对于难治性的 AKI 患者,肝移植是另一个合理的选择。

表 4-28 AKI 的分类/分级诊断标准

分期	血清肌酐水平标准	尿量标准
1 期	升高值≥0.3 mg/dl(26.4 μmol/L)或升高至基线的 150%~200%(1.5~2 倍)	<0.5 ml/(kg·小时),持续时间超过 6 小时
2 期	升高至基线的 200%~300%(2~3 倍)	<0.5 ml/(kg·小时),持续时间超过 12 小时
3 期	升高至基线的 300% 以上(>3 倍),或血清肌酐≥354 μmol/L(4 mg/dl),且急性增加≥44 μmol/L(0.5 mg/dl)	<0.3 ml/(kg·小时),持续时间超过 24 小时,或无尿达 12 小时

注:任何需要接受肾替代治疗的患者均定义为 3 期 AKI。

肝 肾 综 合 征

肝肾综合征(hepatorenal syndrome,HRS)又称功能性肾衰竭,是慢性肝病和晚期肝功能衰竭患者的严重并发症,更是造成患者死亡的主要原因。近年来,随着对 HRS 发病机制研究的深入,HRS 的诊断也取得了一定的进展。现对 HRS 诊断方面的研究进展内容综述如下。

一、HRS 的分型

临床上根据 HRS 的病情进展、严重程度及预后等,将其分为两个型。即 Ⅰ 型(急进型)和 Ⅱ 型(缓慢型)。

1. Ⅰ 型 HRS 通常有严重原发病表现,以快速进展的肾功能减退为特征,在几天或 2 周内血清肌酐水平升高至基础值的 2 倍(>221 μmol/L),或 24 小时血清肌酐清除率下降 50%(<20 ml/min),稀释性低钠血症及肾功能衰竭等。Ⅰ 型HRS病情进展快,预后差,发病后平均生存期不超过 2 周。可无任何先兆与诱因,也可在某些并发症如严重感染、自发性细菌性腹膜炎,或不当腹腔穿刺大量排液等之后出现。

2. Ⅱ型 HRS 表现为进展缓慢稳定的中度肾衰竭,循环功能紊乱,难治性腹水为其突出表现。此型患者血清肌酐值为 133～221 μmol/L,或血清肌酐清除率<40%,多为自发性起病,亦可由自发性腹膜炎等诱发。其肾功能损害相对较轻,进展较慢,通常见于肝硬化肝功能相对稳定、利尿剂无效的难治性腹水患者。其生存期较Ⅰ型 HRS 长,但较无氮质血症的肝硬化腹水患者生存期短。

二、HRS 的诊断标准

国际腹水联合会分别于 1996 年和 2005 年先后发布了 HRS 的诊断标准。新的 HRS 诊断标准基于以下方面考虑。

(1) 血清肌酐清除率比血清肌酐水平的计算更困难,由于尿液搜集误差,易导致假阳性率升高,因此用血清肌酐值来代替原来的血清肌酐清除率;

(2) 肾功能障碍且有感染存在时,只要患者不是处于休克状态,也可以诊断 HRS。这意味着不必等到感染控制后才开始针对 HRS 进行治疗;

(3) 治疗应选择白蛋白而不是等渗盐水,白蛋白比等渗盐水能更有效且持久地达到扩容的目的;

(4) 删除急性肝病,是由于急性肝病少见于 HRS,而以肝硬化伴腹水多见;

(5) 次要诊断标准对 HRS 的诊断不是必要条件,应予以全部删除(见表 4-29、表 4-30、表 4-31)。

表 4-29 1996 年国际腹水联合会发布的肝肾综合征诊断标准

分 类	
主要标准	1. 伴有进行性肝衰竭和门静脉高压的慢性或急性肝病 2. 肾小球滤过率减低,血清肌酐水平>132.6 μmol 或 24 小时血清肌酐清除率<40 ml/分钟 3. 无休克、进行性细菌感染和当前或最近使用肾毒性药物的证据。无胃肠道丢失(反复呕吐或剧烈腹泻)或肾性体液丢失(外周水肿的患者体重下降>500 g/天,持续数日,外周水肿的患者体重减轻>100 g/天) 4. 停利尿剂及扩容治疗(输等渗盐水 1.5 L)后肾功能无持续改善,血清肌酐下降至<132.6 μmol。或血清肌酐清除率升至>40 ml/分钟 5. 尿蛋白<5 g/L 和超声检查肾及尿路无梗阻及肾实质损害等异常
次要标准	1. 尿量<500 ml/天 2. 尿钠<10 mmol/L 3. 尿渗透压>血浆渗透压 4. 尿红细胞<50 个/高倍视野 5. 血钠<130 mmol/L

表 4-30　2005 年国际腹水联合会发布的肝肾综合征诊断标准

序号	诊 断 标 准
1	肝硬化合并腹水
2	血清肌酐＞133 μmol/L(15 mg/L)
3	I 型肝肾综合征：2 周内血清肌酐浓度为 2 倍基线值，＞25 mg/L(226 μmol/L)
4	停利尿剂至少 2 天以上并经白蛋白扩容后血清肌酐值没有改善（未降至≤133 μmol/L），白蛋白推荐剂量为 1 g·kg^{-1}·天$^{-1}$，最大量为 100 g/天
5	排除休克
6	目前或近期没有应用肾毒性药物或扩血管药物治疗
7	排除肾实质性疾病：尿蛋白＞500 mg/天，显微镜下观察血尿＞50 个红细胞或超声检测结果为肾实质性病变

表 4-31　2005 年诊断标准相对 1996 年诊断标准的改动

序号	诊 断 标 准
1	使用血清肌酐值来代替原来的血清肌酐清除率
2	发生肾功能障碍且有感染存在时，只要患者不是处于休克状态，也可以诊断为肝肾综合征
3	扩容治疗应选择白蛋白而不是等渗盐水
4	删除急性肝病
5	原有的次要诊断标准全部删除

这里再一次强调诊断 HRS 前需注意排除其他原因引起的肾功能衰竭，因为 HRS 是一种排他性诊断。首先应排除多种肝病以外的原因所致的肾衰竭，如血容量不足所致的肾前性氮质血症、尿路梗阻和器质性急性与慢性肾衰竭。临床上提高对肝衰竭合并 HRS 的认识，采取相应的预防及治疗措施，对提高患者的生存率十分重要。

肝肾综合征分型

（EASL　2010 年）

欧洲肝脏研究学会（EASL）指南将肝肾综合征（HRS）分为以下两型：1 型 HRS 的特征为快速进行性肾功能损害（2 周内血肌酐水平较基线增长≥100％或大于 2.5 mg/dl）；2 型 HRS 的特征为稳定或非进行性肾功能损害。

肝硬化肝肾综合征

(国际腹水俱乐部)

主要标准：慢性或急性肝病伴晚期肝衰竭和门脉高压；低 GFR，血浆肌酐浓度≥1.5 mg/dl，或 24 小时肌酐清除率<40 ml/分钟。

不存在休克，持续性细菌感染和当时或最近应用肾毒性药物。不存在胃肠道丢失液体（反复呕吐或持续腹泻）或肾脏丢失液体（有几天肝硬化不伴水肿患者体重下降＞500 g/天或有水肿患者体重下降＞1 000 g/天）。

在停用利尿药后和用 1.5 L 生理盐水扩容后，肾功能无持久改善（血肌酐≤1.5 mg/dl，或肌酐清除率提高≥40 ml/分钟），尿蛋白<500 mg/dl，并无阻塞性尿路病或实质性肾病的超声依据。

辅助标准：尿量<500 ml/天；尿钠<10 mmol/L；尿渗透压＞血浆渗透压；尿红细胞<50/HP；血钠浓度<130 mmol/L。

肝硬化性脊髓病

(1) 有肝病症候，如肝功能障碍、黄疸、腹水、呕血或肝性脑病反复发作等。
(2) 做过门体静脉吻合手术，或有广泛的门体间侧支循环形成。
(3) 有持久的神经系统异常，主要表现为双下肢痉挛性截瘫，发病缓慢，但进行性加重，不伴有浅感觉障碍和括约肌障碍，也无明显的肌萎缩。在痉挛性截瘫前期，如伴有一过性视力障碍，应与视神经脊髓炎及多发性硬化症相鉴别。开始即从痉挛性截瘫发病者，应与脊髓压迫症鉴别。

皮 质 盲

皮质盲为晚期肝硬化的一种特殊表现，其特点如下。
(1) 有肝硬化临床表现。
(2) 有肝性脑病。
(3) 双眼视力完全丧失，瞳孔对光反射存在及眼底正常。
(4) 无后遗症。

肝硬化腹水(一)
(EASL 2010年)

在2010年9月份的《肝脏病学杂志》(J Hepatol 2010,53:397)上,欧洲肝脏研究学会(EASL)发表了《肝硬化腹水、自发性细菌性腹膜炎和肝肾综合征处理临床实践指南》。

该指南与国际腹水俱乐部(ICA)的共识(2003年)及美国肝病研究学会(AASLD)的《肝硬化腹水成人患者处理指南》(2009年)一起,成为近年来国际上发表的关于肝硬化腹水等并发症临床诊疗的重要指导性文献。

腹水的评估与诊断

腹水检查

无论是EASL新版指南、AASLD指南,还是ICA共识,它们均指出,在患者新出现腹水时,应该进行腹腔穿刺和相应的腹水检查,以便尽快明确腹水原因,排除其他疾患引起的腹水,确诊是否为自发性腹膜炎。

EASL指南、AASLD指南和ICA共识也均强调了血清腹水白蛋白浓度梯度[SAAG,计算公式为血清白蛋白浓度(g/L)-腹水白蛋白浓度(g/L)]在腹水鉴别诊断中的意义,即如果SAAG≥11 g/L,则诊断门脉高压性腹水的准确性可以达到97%。

EASL指南建议,对所有患者、均应在床旁进行培养,以排除细菌感染。但AASLD指南只推荐在怀疑有腹腔感染时,即患者有发热、腹痛、不明原因的肝性脑病、酸中毒、氮质血症、低血压或体温过低,才进行腹水培养。

腹水分度

EASL指南和ICA共识增加了单纯腹水(uncomplicated ascites)的定义,即无感染、无肝肾综合征的腹水。

根据腹水多少又将其分为1度、2度、3度。

1度腹水是指患者只有通过超声检查才能被发现的腹水;

2度或中度腹水是指患者常有中度腹胀和对称性腹部隆起;

3度腹水是指患者有大量腹水,并伴有明显的腹胀。

EASL指南还建议,对于不同程度的腹水患者,应给予不同的治疗方案。

对于1度腹水患者,无须给予特殊治疗;

对于2度腹水患者,应进行利尿和限钠治疗;

对于3度腹水患者,应严格限钠和进行利尿治疗,并结合腹腔穿刺放液治疗。

尽管这种分度似乎很有道理,但是由于腹水量的大小并非客观指标,临床实践起来比较困难,故AASLD指南中没有这种区分。

顽固性腹水

定义

EASL指南的顽固性腹水定义与ICA共识相同,即药物治疗无效或腹水短期内复发。顽固性腹水分为两型:一种是利尿剂抵抗性腹水,即患者对限钠和利尿剂治疗无应答;另一种是利尿剂不耐受性腹水,即因患者出现利尿剂相关并发症而无法接受有效剂量利尿剂的治疗。

EASL指南指出应联合螺内酯(400 mg)加呋塞米(160 mg)治疗至少1周,且患者每天钠摄入量小于90 mmol;利尿剂治疗无应答是指治疗4天,体重减轻少于0.8 kg,且尿钠排出量小于每天摄取量;短期复发是指腹水消失后4周内再次出现2~3度腹水;利尿剂相关并发症是指利尿剂引起的肝性脑病、肾功能损害、低钠血症、低钾血症或高钾血症。

AASLD指南对顽固性腹水的定义基本与EASL指南相同,但将短期复发的顽固性腹水限制为穿刺性放腹水治疗后的患者。

肝硬化腹水(二)

(EASL 2010年)

自发性细菌性腹膜炎

EASL指南指出,在肝硬化腹水患者中,有1.5%~10%的患者会发生自发性细菌性腹膜炎(SBP),且临床症状表现多样,可以从无症状(尤其是院外患者)直至出现休克临床表现。

诊断

SBP 的诊断主要依靠诊断性腹水穿刺检查,当腹水中的中性粒细胞计数≥250 个/mm³(0.25×10⁹/L)时,诊断 SBP 的敏感性最大,该数值也是 EASL 和 AASLD 两个学会指南所推荐的诊断 SBP 的临界值。但是,在该类患者中,有相当一部分患者的腹水细菌培养阴性(30%~60%)。因此,腹水细菌培养的主要意义在于指导抗生素的应用。

肝肾综合征

EASL 指南将肝肾综合征(HRS)分为以下两型:1 型 HRS 的特征为快速进行性肾功能损害(2 周内血肌酐水平较基线增长≥100%或大于 2.5 mg/dl);2 型 HRS 的特征为稳定或非进行性肾功能损害。

与此类似,对于 1 型 HRS,AASLD 指南的定义包括了 24 小时内肌酐清除率下降 50%或<20 ml/分钟的患者。

引起 1 型 HRS 的最主要原因是 SBP。因此,EASL 指南推荐,对于 1 型 HRS 患者,应通过血、尿和腹水检查尽早明确是否有细菌感染,并予以抗生素治疗。对于无感染证据患者,如已应用抗生素,也应继续预防性抗生素治疗。

对于 1 型 HRS 患者,EASL 指南仍推荐呋塞米类利尿剂治疗,但是禁止使用螺内酯。

两个学会的指南都认为,特立加压素可能有利于 1 型 HRS 的肾功能恢复,但是否能改善这些患者的生存目前尚无定论。

另有研究证实,可以改善 1 型 HRS 患者肾功能的治疗还包括:白蛋白联合去甲肾上腺素(或米多君+奥曲肽)、TIPS、人工肝或透析治疗,但这些研究样本量较小,故没有成为推荐意见。

肝移植有效治疗 HRS 已经有 30 年的历史,故两个学会的指南均认为,对于 HRS,肝移植是目前最有效的治疗选择。

EASL 指南要点总结

EASL 2010 年新发表的《肝硬化腹水、自发性细菌性腹膜炎及肝肾综合征处理临床实践指南》基本延续了 ICA 共识的观点,也与 AASLD 学会肝硬化腹水处理指南的主要推荐意见类似。

我国的现状

目前我国尚没有发表肝硬化腹水处理临床实践指南,但是,在腹水的治疗中,我国也积累了不少临床经验。

据国内文献报告,对于治疗顽固性腹水或大量腹水,腹水浓缩后腹腔内回输治疗有一定疗效,且患者的耐受性和治疗安全性良好,临床开展也较为广泛。

但是,腹水浓缩后腹腔内回输治疗尚缺乏大样本、多中心、前瞻性临床研究来证实其对腹水消退速度、减少或延缓复发等客观疗效指标的改善作用,以及缩短患者住院天数及降低医疗费用的作用。

因此,我国肝脏病临床及基础研究工作者应该遵循临床流行病学的基本原则,开展设计良好的临床研究,为制定我国自己的指南提供高质量的循证医学证据,并探索符合中国卫生、经济和社会发展水平的治疗模式,从而进一步提高我国临床医师对肝硬化腹水的治疗水平。

肝硬化腹水(三)

正常人腹腔内仅有少量液体,一般少于 200 ml,若有过量液体积聚,即称为腹水,如果发生腹水的原因是因为肝硬化所致,则称为肝硬化腹水(ascites of cirrhosis)。

一、诊断标准

1. 腹水性质为漏出液。
2. 有慢性肝病和肝硬化的体征,如肝掌、蜘蛛痣、男性乳房发育、月经紊乱,有时可见腹壁静脉曲张。
3. 内镜检查或食管吞钡 X 线摄片显示食管静脉曲张。
4. B 超或 CT 显示肝硬化的征象,如肝外形不光整、结节状、肝叶比例失调等。

二、检查所见

(一)肝功能检查

正常或轻度异常。

(二) X 线检查、内镜检查

常可发现上消化道的静脉曲张。

(三) 血液检查

一系或以上成分的减少(骨髓象多数有幼稚型细胞相对增加)。

(四) 肝脏核素扫描

无明显肝萎缩。

(五) 肝静脉导管检查

无肝静脉闭塞;闭塞的肝静脉压正常或轻度上升。

(六) 腹腔镜、术中肝表面观察

无肝硬变征象。

(七) 肝活检

无肝硬化征象,也无瘀血、寄生虫感染等征象,但可见不同程度的肝纤维化。

(八) 门静脉造影

无肝外门脉阻塞,常可证明有侧支循环。

(九) 门静脉压测定

出现高压。

三、判定

(一) 疑诊

具有主要症状中的 2 项以上,并通过"检查所见"中的(一)、(三)、(四)、(五)项任何方法证明可以排除血液病,并很少怀疑为肝硬化者。

(二) 确诊

在上述疑诊的基础上,再通过"检查所见"中的(二)、(八)、(九)项的方法发现有脉压增高,而又能排除具有肝硬化、肝外门脉、肝静脉闭塞、寄生虫病等原发病者。

肝硬化腹水(疗效判断标准)

一、治愈标准

1. 症状体征消失,肝功能和血液学检查正常。
2. 门脉压测定正常。

二、好转标准

1. 症状及体征减轻。
2. 肝功能检查好转,血液学检查好转。
3. 门脉压测定示压力下降。

三、无效标准

症状、体征加重,肝功能和血液学检查和门脉压力测定异常。

无症状菌腹水

[自发性细菌性腹膜炎(SBP)]

SBP 是肝硬化常见的严重并发症,曾记载过两种 SBP。

(1) 经典的 SBP 定义是腹水中有细菌存在,伴腹水多形核白细胞(PMN)计数增高(临界值为 $250/mm^3$)。

(2) 培养阴性中性细胞腹水(CNNA):指患者腹水无细菌但 PMN 计数增高,而菌腹水(bacterasccites, BA)则是另一个发现,其定义是指腹水培养阳性而无 PMN 增高。通常认为 BA 无 SBP 的临床证据。

自发性细菌性腹膜炎(SBP)(一)

Stassen 前瞻性研究评价单项及多项指标联合诊断 SBP 的价值:发现按 AFpH(腹水 pH)$\leqslant 7.34$,A-AFpHG(动脉血与腹水 pH 值梯度)$\geqslant 1.0$,PMN $>500\times 10^6/L$,AL(腹水乳酸)$\geqslant 4.33$ mmol/L,动脉血与腹水 LA 梯度$\leqslant$

—2.22 mmol/L为诊断指标,仅 AFpH 特异性为 100%,诊断准确性为 98%;而联合腹水 PMN$>500\times10^6$/L 与其他指标中任何一项,则各组合的诊断特异性及准确性分别提高达 100% 及 98%。

自发性细菌性腹膜炎(二)
(EASL 2010 年)

EASL 指南指出,在肝硬化腹水患者中,有 1.5%~10% 的患者会发生自发性细菌性腹膜炎(SBP),且临床症状表现多样,可以从无症状(尤其是院外患者)直至出现休克临床表现。

诊 断

SBP 的诊断主要依靠诊断性腹水穿刺检查,当腹水中的中性粒细胞计数≥250 个/mm³(0.25×10^9/L)时,诊断 SBP 的敏感性最大,该数值也是 EASL 和 AASLD 两个学会指南所推荐的诊断 SBP 的临界值。但是在该类患者中,有相当一部分患者的腹水细菌培养阴性(30%~60%)。因此,腹水细菌培养的主要意义在于指导抗生素的应用。

自发性细菌性腹膜炎(三)

自发性细菌性腹膜炎(SBP)是肝硬化腹水患者的主要并发症。在住院的肝硬化腹水患者中,发生率为 8%~30%。SBP 的病死率与静脉曲张破裂出血大致相等,接近 30%~50%。近 10 年来,随着对 SBP 早期诊断和治疗水平的提高,其病死率有所下降,但院内病死率仍在 20%~40%。

早期诊断是治疗 SBP 的关键,近年临床上达成共识,无论有无腹膜感染的症状和体征,肝硬化腹水患者均应行诊断性腹腔穿刺,做腹水常规和细菌培养。多采用腹水多形核粒细胞(PMN)计数$>0.25\times10^9$/L(250/ml)为即刻诊断 SBP 的标准。

但是现有的腹水 PMN 计数及腹水培养方法耗时长,对检验人员有较高要求,亦受转运过程污染及人为误差影响,不利于在基层医疗机构及急诊快速诊断,故迫切需要寻找快速、简便的床边检测方法。近年来国内外众多学者一直锲而不舍地探索新的 SBP 快速诊断技术,现简介如下。

一、腹水总有核细胞计数

常规 PMN 计数的第一步是用自动细胞计数法计算腹水总有核细胞数目,第二步将腹水标本离心后涂片行 May-Grunwald-Giemsa 染色,行光学显微镜下人工 PMN 计数。该过程须受过专业训练的工作人员进行,在时间和经济上都有较大花费。以 PMN>250/ml 为金标准,研究表明以总有核细胞计数 1 g/L 为阈值,对 SBP 的诊断敏感性为 69.2%,特异性为 95.7%,阳性预测值为 81%,阴性预测为 90.4%,诊断准确率为 95.3%。但该研究以 1 g/L 为阈值,导致对部分 SBP 患者的漏诊,如以 0.3 g/L 为阈值,诊断敏感性提高但特异性下降,且该组研究所选取的腹水标本来源非单一的肝硬化患者,未剔除肿瘤、结核及其他原因的腹水患者,影响了该研究的临床应用,故有必要在肝硬化腹水患者中进一步研究腹水总有核细胞计数快速诊断 SBP 的有效性。

二、白细胞酯酶浸试条

白细胞酯酶浸试条(LERS)常被用于诊断尿液、支气管肺泡灌洗液、胸水、脑脊液、腹膜渗透液的感染情况,甚至用于幽门螺杆菌感染的检测。

近年来国内外学者尝试将 LERS 用于快速床边诊断肝硬化 SBP,方法为将试纸条插入腹水中观察 120 秒。由于白细胞胞质内含酯酶,作用于浸试条试剂中的吲哚酚酯,使之产生吲哚酚,与重氮盐反应形成紫色缩合物而显色,其颜色深浅与白细胞数量呈正相关。故可根据试条颜色变化评定试验结果,可分为 0~3 级。

目前多组实验结果已被报道,但各实验研究结果差异较大,Nguyen-Khac 等进行的一项大型研究表明,如果腹水中的多形白细胞数小于 1 000/mm^3,LERS 的诊断敏感性降至 45.3%,对无症状的 SBP 患者其诊断敏感性仅 16.7%~25%。但随后的研究认为诊断敏感性之所以较低,是因为该研究以≥3 级为阳性。

Koulaouzidis 等对 17 组该类研究结果行 Meta 分析,以 PMN 计数为诊断 SBP 金标准,表明 LERS 诊断 SBP 的敏感性为 45%~100%,特异性 81%~100%,阳性预测值 42%~100%,阴性预测值为 87%~100%,该研究表明各研究结果以 LERS 诊断 SBP 的敏感性,阳性预测值差异较大,但阴性预测值较稳定,且花费较 PMN 计数明显下降。LERS 是一种快速、简便、廉价的床边诊断 SBP 的方法,但目前诊断的准确性及合适诊断阈值的选择,仍需要多中心研究明确。

三、乳铁蛋白

乳铁蛋白(LF)又称"乳转铁蛋白",是一种糖蛋白,属于转铁蛋白家族。LF

与金属离子、蛋白质和 DNA 等结合而发挥其多种生物学功能。已报道的可与 LF 结合的蛋白质有酪蛋白、白蛋白、免疫球蛋白 A 和溶菌酶以及 β-乳球蛋白。LF 还可与细胞结合从而发挥其抗癌、抗微生物的作用。

LF 属于广谱抑菌剂,既抑制需铁的革兰阴性菌(如大肠菌群、E. coli、沙门氏菌和志贺氏菌等),也抑制革兰阳性菌(如金黄色葡萄球菌、杆菌和单细胞李斯特菌),但对铁需求不高的微生物(如乳酸菌),则基本不抑制。LF 具有调节巨噬细胞活性和刺激淋巴细胞合成的能力。LF 还能促进多形核白细胞(PMN)、巨噬细胞对细菌的吞噬作用,促进自然杀伤(NK)细胞的活化及淋巴细胞的增殖作用。LF 对抗体生成、T 细胞成熟、淋巴细胞中自然杀伤细胞所占比例都具有调节作用。

有研究表明,LF 是在中性粒细胞的转化中合成的(前中幼粒细胞转化为中幼粒细胞过程),从多形核中性粒细胞释放,存在于哺乳动物的外分泌物中,如乳汁、眼泪、唾液和精液等,在血浆以及中性细胞的次级溶酶体内也广泛存在。Parsi 等用多克隆酶联免疫反应测定腹水中乳铁蛋白(AFLAC)的定量诊断 SBP。218 例肝硬化腹水样本,PMN 计数 $>0.25\times10^9$/L 诊断为 SBP,SBP 腹水样本与非 SBP 腹水样本的 PMN 计数中位数不同。SBF 腹水样本中 AFLAC 含量(中位数,3 744 ng/ml)明显高于非 SBP 腹水样本中 AFLAC 含量(中位数,31 ng/ml),其诊断 SBP 的最佳诊断值为 242 ng/ml,敏感性和特异性分别为:95.5%、97%。AFLAC 定量诊断 SBP 具有快速、方便的特点,可用于床边快速筛查 SBP,但以上试验涉及患者样本均较小,尚有待大规模试验证实。

四、细胞因子

多种细胞因子参与 SBP 的发病机制,检测腹水和(或)血清中的某些细胞因子可望作为 SBP 的诊断指标。

IL-6 是与 SBP 相关的主要促炎因子。研究发现,肝硬化患者伴发 SBP 时腹水和血清 IL-6 显著增加,SBP 死亡组患者入院时和死亡前 IL-6 水平均高于治愈组,提示 IL-6 对 SBP 有诊断及判断预后的价值。

SBP 时单核-巨噬细胞在细菌脂多糖刺激下活化并分泌 TNF-α。研究发现,院内感染 SBP 的患者入院时血清 TNF-α 高于未发展为 SBP 者;多变量分析显示,血清 TNF-α 已接近作为独立预测 SBP 指标的标准。

Matinez-Bru 等发现,SBP 患者的血清和腹水 IL-8 显著升高,并在抗生素治疗后明显下降;若以腹水 IL-8 浓度 100 ng/L 为界,诊断 SBP 的敏感性和特异性均为 100%。

SBP 时产生的血管内皮生长因子(VEGF)增多。肝硬化 SBP 患者腹水中 VEGF 高于无 SBP 者,而两者血浆中 VEGF 无差异,提示 SBP 时 VEGF 产生于腹腔局部,故对诊断 SBP 有一定意义。

五、其他

1. 降钙素原 细菌内毒素是刺激降钙素原(PCT)产生的主要因素。肝硬化时由于肝细胞和库普弗细胞功能降低、肠道菌群失调、肠黏膜通透性增加以及门-体分流等原因,常发生内毒素血症,促使 PCT 产生,血清 PCT 升高;当合并 SBP 时,其增高更明显。Viallon 等认为血清 PCT 是诊断 SBP 的最好指标之一,若以浓度 0.75 μg/L 为界,诊断敏感性为 95%,特异性为 98%。但也有不同意见,研究发现 SBP 组血清 PCT 较非 SBP 组显著升高,但腹水 PCT 在两组间无显著差异,故 PCT 不是诊断 SBP 的敏感指标。由于血清 PCT 对各种细菌、真菌感染的高度敏感性和特异性,故疑似 SBP 而血清 PCT 升高的患者必须首先排除其他组织、器官的感染和全身感染。

2. NO 吞噬细胞在细菌脂多糖及细胞因子刺激下,通过表达诱生型 NO 合酶产生 NO。NO 在体内迅速转变为硝酸盐和亚硝酸盐,后两者以 NO_X 表示,常测定其量代表 NO 量。Jimenez 等测定肝硬化伴 SBP 患者腹水中的 NO_X,明显高于无 SBP 的肝硬化患者;而且同一 SBP 患者的腹水 NO_X 高于血清 NO_X,提示检测腹水 NO_X 有助于诊断 SBP。

3. 粒细胞弹性蛋白酶

血清粒细胞弹性蛋白酶(GE)是诊断感染性疾病的敏感指标。Casafont 等发现 SBP 患者腹水 GE 明显高于非 SBP 者,若以 50 μg/L 为界,其诊断 SBP 的敏感性和特异性均为 100%。

4. 腹水 pH 值

炎性细胞无氧糖代谢增强,乳酸堆集故腹水 pH 值下降。以 pH 值<7.31 为界诊断 SBP,敏感性为 57%~100%,特异性为 88%~100%。腹水 pH 值<7.35,或动脉血腹水 pH 值梯度差>0.1 为诊断 SBP 的较佳指标。pH 值易受动脉血 pH 值异常升降影响出现假阳性、假阴性,部分肿瘤和结核的 pH 值与 SBP 重叠,但 pH 值测定简便、时间短是其优点。

六、SBP 的确诊方法

腹水培养阳性对 SBP 具有确诊意义,但是大多数可疑的 SBP,通过常规腹水涂片和培养方法为阴性,故容易漏诊。改用新的培养方法,即床边无菌法抽取更多量的腹水标本 10 ml 立即注入血液瓶内培养,并与原始的常规方法比较,结果发现,这种血培养瓶法使 PMN>$0.25×10^9$/L 的腹水标本细菌培养阳性率由 41%~62% 提高到 63%~93%。近年由 Sugihara 等发现腹水细菌 DNA 对于早期确诊 SBP 具有一定的意义,并能早期明确细菌感染类型,对于及时治疗肝硬化合并 SBP 或亚临床 SBP 患者,改善其预后有着重要意义。该研究中发现,对于同一组患者,细菌 DNA 检测以常规细菌培养方法为金标准,对 SBP 的检出率为 75%,两种方法检出 SBP 的符合率为 83.3%,两种方法得出结果花费的时间分别是(1.47±0.96)天(细菌 DNA 检测)和(5.14±2.6)天(常规腹水细菌培养)。因此,即使细菌 DNA 检测和常规腹水培养有相似的诊断率,但细菌 DNA 检测较细菌培养检出时间缩短了近 4 倍,对于临床早期及时治疗肝硬化腹水患者有着重要价值。16Sr RNA 在生物进化中比其他基因演变慢,因其保守性,被冠以细菌"分子化石"之称,在细菌鉴定中的作用日益受到重视,它几乎可以识别所有的病原菌,已经成为细菌快速鉴定的一种手段。采用通用引物通过 PCR 方法扩增细菌 16Sr RNA 基因具有高度敏感性、特异性,可应用于肝硬化患者腹水中细菌 DNA 的检测。

综上所述,寻求新的快速有效对 SBP 进行初筛的方法,使肝硬化 SBP 患者得到及时治疗,有效降低病死率,延长其生存时间,是临床工作者长期艰巨的任务。其中多种细胞因子及 PCT、NO、GE、腹水 pH 值受除感染外的其他多种因素影响,而腹水总有核细胞计数及 LERS 不同阈值诊断 SBP 的敏感性和特异性差异较大,无法同时得到较高的诊断敏感性和特异性,故合理阈值的选择较困难,因此,AFLAC 对 SBP 的快速诊断价值更为可靠,更有前景,但仍需大规模的临床研究证实。

肝硬化合并原发性腹膜炎

(全国医院内感染学术研讨会 1993 年)

肝硬化患者合并原发性腹膜炎的临床特点。

(1) 少数患者无发热,发热者多为低热或不规则热,WBC 升高超过 $10 \times 10^9 / L$ 者,仅占 39%~50%。

(2) 约 90% 的患者有不同程度的腹部压痛及反跳痛。

(3) 几乎所有患者均有黄疸出现且腹水增多。

(4) 腹水 WBC 计数、分类及 pH 值是早期诊断腹膜炎较为简单而可靠的指标。

(5) 细菌培养多为肠杆菌科细菌,但培养阳性率低,此类免疫功能低下者抗继发感染反应差,因此早期发现、早期诊治对预后更为重要。

肝硬化并发自发性细菌性腹膜炎(一)

1. 腹痛和(或)发热。

2. 腹水多形核白细胞计数>500/mm³。

3. 临床表现、实验室检查、放射和超声检查可排除继发性腹膜炎。腹水培养阳性不考虑为诊断必备条件。

肝硬化并发自发性细菌性腹膜炎(二)

自发性细菌性腹膜炎(spontaneous bacterial peritonitis, SBP)是指腹腔内无原发感染病灶和脏器损伤而出现的急性或亚急性细菌性腹膜炎。它是肝硬化的严重并发症之一，也是肝硬化肝功能失代偿的重要标志。多见于肝硬化腹水的患者，也可见于重型肝炎或其他原因致终末期肝病的患者。肝硬化腹水患者SBP的发生率高达10%~30%，且1年内的复发率高达70%以上。一旦发生SBP，既可使原发的肝脏疾病迅速恶化，又可导致肝性脑病和肝肾综合征，其病死率高达48%~57%。因此，在临床上对于肝硬化腹水的患者早期诊断、治疗和预防SBP至关重要，可明显改善患者的预后、降低病死率。

SBP 的临床诊断

由于肠道黏膜屏障功能受损、机体免疫力下降等原因，肝硬化的患者非常容易合并SBP。对于肝硬化的患者来说，腹腔的感染可以发生在腹水形成的基础之上，也可以先出现感染，之后才出现腹水。细菌可通过以下3条途径感染腹腔。

① 淋巴途径：肠道细菌-肠淋巴循环-体循环，即细菌从肠腔转移到淋巴结中，然后发生菌血症和腹水感染，这是主要途径；

② 门静脉途径：肠道细菌穿过肠壁毛细血管-门静脉系统-体循环；

③ 腹膜途径：肠道细菌-肠黏膜-腹膜。由于细菌感染腹腔的途径不同，SBP的临床表现较复杂，诊断应结合临床表现及实验室检查来作出。

1. SBP的临床特点　典型的临床表现是：发热、腹痛、腹部压痛、反跳痛或肌紧张及肠鸣音减弱等腹膜炎表现；一部分患者则以原发病加重、顽固性腹水和腹泻、出现肝性脑病或肾功能不全为主要表现；此外，还有一些患者起病隐匿，没有任何症状和体征，易漏诊。因此，只要疑诊为SBP，就要进行腹腔穿刺术，作腹水检查，特别是新出现腹水、有感染表现、腹痛、合并脑病或胃肠道出血的患者，必须立即作腹水检查，以排除SBP。意大利最近的一项临床研究进一步证实，肝硬化腹水的患者，特别是有上消化道出血或1年内曾患过SBP的患者更容易并发SBP。绝大多数SBP患者起病隐匿，无任何临床症状和体征，而出现肝性脑病或肾功能不全可能是主要的临床特点。

2. 外周血白细胞计数　约有60%的患者在发生SBP时外周血白细胞计数可高达$(10\sim 30)\times 10^9/L$，中性粒细胞常增高。但是需要注意的是，脾功能亢进的SBP患者白细胞和中性粒细胞计数可以不增高。

3. 血细菌培养　由于SBP患者腹腔细菌感染的途径多经过血液循环，约有50%的SBP患者血培养可与腹水培养出同样的细菌，特别是有30%腹水培养为阴性的患者，血培养可为阳性。

4. 腹水白细胞计数　腹水多形核白细胞(polymorphonuclear leukocyte, PMN)计数是诊断SBP最为敏感的指标。$PMN \geqslant 0.25 \times 10^9/L$，排除原发性感染灶，即可作出初步诊断。其敏感性达100%，准确性达83%~92%。对于腹水量较多的患者，往往是在原有腹水为漏出液的基础上发生的SBP，腹水实为漏出液和渗出液的混合液，白细胞计数$\geqslant 0.3 \times 10^9/L$，中性粒细胞占25%以上，亦应高度怀疑为SBP。

5. 腹水细菌培养　腹水培养阳性即可确定诊断。然而腹水细菌培养的阳性率仅为20%~30%。提高腹水培养阳性率的方法即床边无菌法抽取腹水20ml，立即注入血液瓶内培养，并应在应用抗生素之前进行腹水细菌培养。这样腹水标本细菌培养阳性率提高到60%以上。在培养出来的细菌中，80%是革兰阴性细菌，而又以大肠杆菌最为常见。但近年来革兰阳性细胞的感染逐渐增多。在所有感染中，29%为院内感染，71%为社区获得性感染。

6. 其他实验室检查　腹水的pH值、血清与腹水的白蛋白比值、腹水中乳酸脱氢酶等都对SBP的诊断有帮助。

目前大多数国家的指南均认为SBP诊断应包括：①病史、症状和(或)体征；②腹水细菌培养阳性；③腹水PMN计数$\geqslant 0.25 \times 10^9/L$；④排除继发性感染。

肝硬化腹水并发自发性细菌性腹膜炎

（全国腹水学术讨论会　1988年）

肝硬化患者尤其失代偿期易并发自发性细菌性腹膜炎(spontaneous bacterial peritonitis, SBP)，如不及时治疗，病死率高达60%以上，少数SBP患者可无症状，约半数病例可无腹部体征，对此种不典型病例甚易误诊或漏诊，而失去早期治疗的机会。腹水检查是诊断SBP的主要方法，但对诊断标准各家意见不尽一致。为达到早诊早治的目的，现提出以下诊断标准供参考。

肝硬化腹水患者，具有下列表现而能排除结核或继发性腹膜炎、肿瘤等情况时，应考虑SBP。

1. 出现发热、腹痛及腹部压痛、反跳痛等腹膜刺激征。
2. 凡腹水白细胞$>0.5\times10^9$/L,多形核白细胞(PMN)$>50\%$,腹水培养有致病菌生长或涂片阳性者,可确诊为 SBP。
3. 凡腹水白细胞$>0.3\times10^9$/L,PMN$>50\%$,结合临床表现,可诊断 SBP。
4. 凡腹水白细胞$>0.3\times10^9$/L,PMN$>25\%$,即使无临床表现,应视作菌腹水症(bacterias-cites),应高度疑及 SBP,并按 SBP 治疗。
5. 如腹水检查不能达到上述标准,下列试验阳性者,也可诊断为 SBP。
    (1) 腹水 pH 值<7.30,或血清腹水 pH 值梯度>0.10,腹水 pH 值测定必须在抽出腹水后迅速完成,超过 30 分钟则腹水中 CO_2 增多,pH 值下降。
    (2) 腹水乳酸盐>0.63 mmol/L,但恶性腹水中乳酸盐也可呈高水平,酸中毒时腹水乳酸盐也可升高,应注意鉴别。
    (3) 腹水鲎试验(测定内毒素)阳性。
    (4) 腹水腺苷脱氨酶(ADA)>6 ku/L,但恶性腹水中 ADA 也可升高,结核性腹膜炎时 ADA 达更高水平。

为了提高 SBP 的诊断率,有必要改进腹水细菌培养技术,并同时作厌氧菌培养。

肝硬化性自发性细菌性脓胸
(Xiol)

1. 有感染的临床经过。
2. 胸水细菌培养或胸水多核粒细胞计数$>500/mm^3$。
3. 感染前即有胸水。
4. 排除肺炎。

肝硬化并发多器官功能衰竭(MOF)

所有患者均为乙肝病毒和(或)丙肝病毒性肝硬化。确诊的依据如下。
1. 患者均为乙肝病毒和(或)丙肝病毒血清标志物阳性。
2. 除有腹水、脾肿大等临床表现外,均有肝功能异常,包括血清白蛋白降低、球蛋白升高等。
3. 胃镜检查均显示有食管静脉曲张。
4. CT 检查及 ECT 检查,均提示为肝硬化。

并发 MOF 的标准为:在诱发因素始动下,短期内贯序性相继发生 2 个或 2

个以上器官功能衰竭。

肝源性腹泻

1. 腹泻次数不多,一般每日 1～3 次,排便多在清晨或早餐后连续排 2～3 次,量不多,夜间多不排便。
2. 粪便稀薄不成形,多为溏泻与脂泻,肉眼无脓血,脂泻明显时大便有油光。
3. 多不伴有腹痛,或有轻度腹痛,便后缓解,无里急后重,但排便不畅,排便时间长(需 10～20 分钟)。
4. 常有肝病其他非特异性症状存在,如乏力、腹胀、肝区痛、恶心、呕吐、排气多等症状。
5. 粪便常规检查多正常,即使肉眼见便有油光,但常规检查往往查不到脂滴存在,粪便培养无致病菌生长。

肝源性糖尿病

1. 糖尿病发病前有肝病史。
2. 无糖尿病的既往史及家族史。
3. 有明确的肝脏损害及肝功能障碍的临床表现、生化检查或组织学证据。
4. 符合 WHO 关于糖尿病的诊断标准。
5. 血糖和糖耐量的好转或恶化与肝功能的改变多呈一致性。
6. 除外垂体、胰腺、肾上腺、甲状腺疾病所致的继发性高血糖症。
7. 并发症极少。

肝沙门菌病

1. **临床诊断要点** 若急性沙门菌感染患者出现肝脏肿大则提示可能有肝脏受累,可发生脾肿大,约 10% 的患者可发生黄疸,亦可有发热和肝脏压痛。
2. **实验室诊断要点** 约 50% 的患者出现氨基转移酶和胆红素轻度升高。
3. **形态学诊断要点** 组织学特点为显著的库普弗细胞增生并聚集成所谓"伤寒结节",在汇管区内可见巨噬细胞,偶尔可见多核巨细胞,可发生局灶性肝细胞坏死。

4. 病原学诊断要点　可由沙门菌属中的任何一种细菌引起,血清学检查及从血液、大便、尿液、肝和骨髓中培养出细菌可确定诊断。

肝放线菌病

1. 临床诊断要点　肝脏感染通常为继发性,表现为压痛和肿大,常有发热,从脓肿局部可形成引流窦道。
2. 实验室诊断要点　脓肿形成时,可有 AKP 升高,白细胞增多很常见。
3. 形态学诊断要点　可从穿刺液或肝活检组织中检测到本致病菌。起初,肝脏有肉芽肿性反应,以后可形成厚壁的多房性脓肿,这些病变可以到达肝脏表面,并扩展至腹壁和毗邻脏器,形成窦道或瘘管,可见硫化颗粒。
4. 病原学诊断要点　从肝组织或穿刺抽取的脓液中用 Brown 和 Brenn 染色或乌洛托品银染色可以找到伊氏放线菌,从脓肿物培养很少阳性。

肝诺卡菌病

1. 临床诊断要点　肝脏受累常继发于肺部感染,可有肝脏肿大、压痛,亦可发生脑脓肿。
2. 实验室诊断要点　氨基转移酶和胆红素轻度升高,AKP 中度升高。
3. 形态学诊断要点　肝脏诺卡菌感染的病变特点为肝脓肿内有分隔,极少见到肝脏肉芽肿性病变。本细菌为染色抗酸性,无硫化颗粒,可资与放线菌病相区别。
4. 病原学诊断要点　革兰染色和体外培养及动物接种试验有助于诊断,组织切片用乌洛托品银染色可显示此病菌,血清学试验亦有帮助。

肝土拉菌病

1. 临床诊断要点　患者常表现为发热性全身疾病,伴有不适、肌痛和乏力,亦可出现头痛和皮疹,常有肝脏肿大、压痛,可出现黄疸。
2. 实验室诊断要点　外周血白细胞计数多正常、可出现 AKP 增高,胆红素和氨基转移酶轻度升高。

3. 形态学诊断要点 起初有局灶性坏死和中性粒细胞浸润，以后局部坏死灶周围有类上皮细胞、多核巨细胞和成纤维细胞，呈放射状排列，形成肉芽肿。

4. 病原学诊断要点 可通过检测凝集性抗体而建立诊断。从血液、痰液或淋巴结培养出病原菌或豚鼠接种试验有助于诊断。感染后2～4周可出现皮肤试验阳性反应。

肝李斯特菌病

1. 临床诊断要点 多发于新生儿或免疫抑制状态的成人，常发生脑膜脑炎伴或不伴败血症，可有黄疸及肝脾肿大。另一种人类李斯特菌病的例子为婴儿败血症性肉芽肿（granulomatosis infantiseptica）。

2. 实验室诊断要点 氨基转移酶和胆红素轻度升高，外周血白细胞增多。

3. 形态学诊断要点 可有局灶性坏死和微小脓肿形成，在新生儿李斯特菌病，可发生肉芽肿性炎。

4. 病原学诊断要点 可从肝脏和其他器官中分离出本细菌，脑脊液、血液和病灶标本培养有助于诊断。

肝类鼻疽病

1. 临床诊断要点 临床表现依发病类型不同而异，分①隐性感染；②急性局限性化脓性肺部感染或败血症；③慢性化脓性感染。急性型类似伤寒，而慢性型类似结核病。

2. 实验室诊断要点 急性型有白细胞升高和氨基转移酶轻度异常，在慢性型亦可见轻度肝脏功能试验异常。

3. 形态学诊断要点 在急性败血症性类鼻疽病，可发生肝脏局灶性坏死和多发性小脓肿。在慢性型组织坏死和肉芽肿性炎症并存，大病灶的中心为干酪样坏死，周围有肉芽肿性炎症反应。

4. 病原学诊断要点 在急性型，用特殊染色较易发现病原菌，而在慢性型，较难发现细菌，抗体滴度升高有助于诊断。

肝包膜炎

1. 临床诊断要点　淋球菌感染,常发生于青年女性,表现为盆腔炎症性疾病的伴有右上腹痛、发热、肝包膜表面摩擦音及肝脏压痛(Curtis-Fitz-Hugh 综合征)。肝包膜炎亦可由沙眼衣原体感染所致。
2. 实验室诊断要点　可有白细胞增多,胆红素和氨基转移酶轻度升高。
3. 形态学诊断要点　腹腔镜检查可发现肝脏和膈肌之间的细小粘连而有助于诊断,肝活检示局灶性肝坏死。伴中性粒细胞浸润。
4. 病原学诊断要点　血液、滑膜液及皮肤病灶的脓液和肝脏中可培养出淋球菌,亦可用血清学方法(RIA 和 ELISA)检测淋球菌鞭毛及其外膜的抗体,亦可从腹水中分离出衣原体,或经血清学手段确定诊断。

肝念珠菌病

1. 临床诊断要点　发热和肝脾肿大常见于由免疫抑制而发生播散性念珠菌感染者,有肝脏念珠菌感染者绝大多数为白血病或淋巴瘤、肝移植或艾滋病患者。
2. 实验室诊断要点　可见氨基转移酶和胆红素中度升高,50%的患者血培养阴性。
3. 形态学诊断要点　在免疫抑制的患者中,念珠菌很少或根本不引起肝脏的反应,可发生出血性肝细胞坏死,但炎症反应相对轻微,在部分患者可形成微小肝脓肿。有时可见菌丝,肉芽肿不常见。用 Gomori 乌洛托品银染色,Gridley 染色或过碘酸 Schiff(PAS)染色能观察到真菌。
4. 病原学诊断要点　用显微镜观察受累的组织和血液、组织培养或血清学方法可作出诊断,免疫抑制患者若有原因不明的发热应怀疑本病。

肝隐球菌病

1. 临床诊断要点　患者较少出现肝脏受累的症状,肝脾肿大常见,亦可累及胆囊。在免疫抑制的患者中本病常见(如艾滋病患者),患者常伴有脑膜炎和肺炎。
2. 实验室诊断要点　依感染的范围和程度,AKP 可中度升高。

3. 形态学诊断要点　组织反应可以很轻微或呈肉芽肿性炎症,后者的特点为局灶性坏死呈肥皂泡样,亦可发生干酪化。特殊染色(PAS 染色、Grocott 染色或 Gridley 染色)可发现隐球菌。

4. 病原学诊断要点　诊断依赖于:①已知其他部位有隐球菌感染(脑膜脑炎、肺或皮肤病变),肝活检见到肉芽肿;②特殊染色在肝活检组织中发现隐球菌。在脑脊液和血清中可检测到隐球菌抗原和抗体,组织纤溶酶抗原试验、乳胶玻片凝集试验或免疫电泳可检测到抗原。

肝组织胞浆菌病

1. 临床诊断要点　本病可发生于年幼、高龄或有免疫抑制者。发热、口咽或喉部溃疡、淋巴结肿大、肺部受累及肾上腺功能不全提示播散性组织胞浆菌病。在播散型患者,50%以上有肝脾肿大。X 线片可显示肺、脾或肝脏有营养不良性钙化,很少发生黄疸和腹水。

2. 实验室诊断要点　血清胆红素和氨基转移酶轻度升高,AKP 中度升高。

3. 形态学诊断要点　可有局灶性肉芽肿,中央可见干酪性坏死。在部分肉芽肿及库普弗细胞中可发现荚膜组织胞浆菌。在非洲型组织胞浆菌病,组织反应以含有大量真菌的巨细胞为主。

4. 病原学诊断要点　诊断依赖于鉴定出组织胞浆菌属。肝脏受累见于播散性感染者,骨髓穿刺或血培养可发现病原,用特殊染色(如 Gomori 乌洛托品银染色)可从库普弗细胞或肉芽肿中发现病原,感染后 2～5 周,乳胶凝集试验、免疫沉淀或免疫扩散试验可以呈阳性,在疾病后期,补体结合滴度升高。

肝曲菌病

1. 临床诊断要点　曲菌病肝脏受累较少见。即使受累,肝脏方面的表现亦不常见,可见肝肿大,偶有黄疸,患者通常为免疫抑制者(如癌症或器官移植患者),曾见于 Budd-Chiari 综合征。

2. 实验室诊断要点　可见肝脏酶学轻度改变。若同时有 Budd-Chiari 综合征,则氨基转移酶、AKP 和胆红素明显升高。

3. 形态学诊断要点　在肝脏可见汇管区周围粟粒性脓肿,并有环形嗜酸性无定形物质,极少形成肉芽肿。

4. 病原学诊断要点　诊断依赖于在肝活检中用乌洛托品银染色检出菌丝

片段及组织培养阳性。

肝毛真菌病

1. 临床诊断要点　这种少见的肝脏疾病多继发于肺部病变,常有发热、全身不适和肝肿大,患者多为免疫抑制者。
2. 实验室诊断要点　可见 AKP 和胆红素中度升高,极少情况下,严重的肝脏损害可类似急性病毒性肝炎。
3. 形态学诊断要点　真菌感染可累及肝脏血管,可导致小叶中央(第 3 区)坏死和梗死,其菌丝较宽,显得扭曲,菌丝分隔和分支不常见。
4. 病原学诊断要点　在生前很少能培养出本真菌。在组织切片可见到(Giemsa 和过碘酸 Schiff 染色)此真菌。

肝芽生菌病

1. 临床诊断要点　一般北美芽生菌病多始于肺部感染,而南美芽生菌病多为口、咽部感染,且后者更易播散。播散性感染者 20% 发生肝脾肿大。大多数南美芽生菌病发生口、鼻黏膜、皮肤淋巴结和肺部损害,北美型亦可累及中枢神经系统。
2. 实验室诊断要点　可有血清 AKP 升高,白蛋白降低,球蛋白升高。
3. 形态学诊断要点　肝脏组织检查可见局灶化脓性损害及类上皮细胞肉芽肿性反应,伴巨细胞、微小脓肿、局灶性坏死和纤维化,这些病变部位常有真菌存在,汇管区可有炎症细胞浸润、弥漫性纤维化很少见,但可发生于慢性病例,并导致门脉高压。
4. 病原学诊断要点　肝活检组织用 Grocott 染色可发现芽生菌。

肝球孢子菌病

1. 临床诊断要点　原发性感染多发生在肺部,播散性感染少见,播散性感染中约 1/3 的患者有肝肿大,在新生儿、儿童和免疫抑制者中较常见。
2. 实验室诊断要点　肝脏受累常伴有血清 AKP 和胆红素升高。
3. 形态学诊断要点　可见非特异性炎症和局灶性坏死,用特殊染色(HE,

PAS 或 Grocott 法），可见非干酪性肉芽肿，偶尔可见干酪性肉芽肿伴粗球孢子菌小球体（Spherules）。

4. 病原学诊断要点　诊断依赖于分离出粗球孢子菌或在肝活检中发现典型的双球形小球体。培养很重要，但操作需特别小心，感染 2～4 周后可产生 IgM 和 IgG 沉淀性抗体，可用多免疫扩散和乳胶汇集试验来检测，以后补体结合试验滴度升高，并持续较长时间，皮肤试验对诊断急性期疾病作用不大。

肝结节性病灶

（第 10 届世界胃肠病大会　1994 年）

专家小组考虑了人类肝脏所有的由肝细胞组成的肿块病灶，为再生性或异型增生性，但不包括间质错构瘤和肝胚瘤。异型增生一词用来描述有下列特征的细胞群：具有可能因遗传学变化引起异常生长的组织学特点，或确有遗传学改变的证据。

1. 再生性损害

（1）单腺泡再生结节：再生结节是一个局限的实质团块，是机体对坏死、循环改变以及其他刺激而发生的增生反应。一个单腺泡再生结节含有单一的终末门脉系统，这些结节通常为多发性的，并累及肝的大部分，称为弥漫结节样增生（diffuse nodular hyperplasia, DNH）。DNH 分为两个亚型：第一为无纤维间隔，称之为结节性增生（NRH）；第二亚型是原有肝硬化的基础上出现的 DNH。

注：粟粒性肝细胞腺瘤病、结节形成、多发性结节增生和非肝硬化结节等名称应停止使用。多发性肝细胞腺瘤的命名不应用于这种情况。

（2）多腺泡再生结节：再生结节是一个局限肝实质团块，是肝实质对坏死、循环改变和其他刺激的增生反应。一个多腺泡再生结节包含一个以上的汇管区，这些结节可发生于肝硬化或非肝硬化的肝脏。当多腺泡再生结节直径大于 5 mm，在肝脏中明显大于肝硬化的结节，即称为大再生结节（macroregenerative nodule）。

注：大再生结节的名称仍可沿用，但以下名称如：大再生结节Ⅰ、Ⅱ型，部分结节形成，腺瘤样增生，类腺瘤样增生和硬化性假瘤等应废弃。

（3）肝叶或肝段增生：表现为一个肝叶的全部或大部分增大，常伴有因门脉或肝静脉血栓形成而引起的肝叶萎缩或纤维化。因此，血供良好区域呈增生现象，在 Budd - Chiari 综合征因尾叶引流不依赖于肝静脉，肝尾叶通常表现为增生。

(4) 肝硬化性结节：此类再生结节的大部分或全部被纤维隔包绕。单腺泡硬化结节包含有一条终末门脉管系统，而多腺泡硬化结节则含有一个以上的门脉管系统。

(5) 局灶性结节增生：此类再生结节发生于正常肝组织，分两个解剖亚型：局灶结节样增生实体型；局灶结节样增生毛细血管扩张型。两个临床亚型各为：孤立性局灶性结节性增大和多发性局灶性结节样增生综合征。

注：在 Rendu-Osler-Weber 病和血管瘤附近的相关性损害均可表现为增生性结节。以下名词如：局灶性肝硬化、假性肝硬化、混合性错构瘤、错构瘤样胆管肝细胞瘤、孤立性增生性结节、结节形成2型、混合性腺泡等应停止应用。

2. 异型增生或肿瘤性病变

(1) 肝细胞腺瘤：来源于正常肝组织的肝细胞所组成的良性肿瘤。

注：原来的良性肝细胞瘤应废除。实际上多发性腺瘤、多发性肝细胞腺瘤病和腺瘤病，实际可代表其他的病变，如多发性局灶性结节增生综合征、结节再生性增生、再生性结节或分化良好的肝细胞癌。

(2) 异型增生灶：由一群异型增生细胞组成的病灶，直径小于 1 mm。

注：腺瘤性再生和腺瘤样增生应废除。在这些病灶中，常可见到大细胞和小细胞性的改变，特别见于硬化的肝脏。

(3) 异型增生结节：肝细胞结节直径大于 1 mm，有细胞间变性增生的特征，但尚未达恶性肿瘤组织学诊断的标准。此类增生结节常见于肝硬化，可有两个亚型：低度异型增生结节，系轻度不典型增生；高度异型增生结节，至少有中度或以上的不典型增生，但不足以诊断为恶性肿瘤。

注：不提倡使用腺瘤样增生这一术语。在描述增生性结节时，不再用下述名词，如巨再生结节、增生性结节、不典型巨增生性结节、再生结节和结节性增生。此外，应注意肝假肿瘤不属于肝细胞性病损范畴。

(4) 肝细胞肝癌：由肝细胞性分化的细胞组成的恶性肿瘤。小肝细胞癌的定义为直径小于 2 cm。

注：早期肝细胞癌、肝细胞瘤、肝癌和恶性肝瘤等术语应废除。

肝细胞毒性肝病

（日本药物与肝研究会）

1. 可疑药物的使用　细胞毒性明确的药物，在充分剂量的使用过程中，发生肝功能损害。一般潜伏期较短。

2. 特征性的组织象　可见一般药物性的特征改变(肝细胞坏死、胆汁淤滞、脂肪肝等)。但特殊的药物(黄绵马酸、碘潘诺酸、新生霉素等)以胆红素代谢障碍为主。

3. 伴随其他脏器的损害　常伴其他脏器尤其肾脏的损害。

4. 损害的再现性　偶然再使用时,用量充分则再发生同样的肝病。

5. 排除其他疾病　排除由其他原因引起的肝病,尤其是病毒性肝炎的胆汁淤滞型需排除肝外胆汁淤滞。

6. 缺乏过敏反应的症状　缺乏发热、皮疹等一般全身症状及嗜酸粒细胞增高,且淋巴细胞转化试验阴性。

职业性中毒性肝病

（GBZ 59　2010 年）

一、范围

本标准规定了职业性中毒性肝病诊断及处理原则。

本标准适用于因化学毒物所引起的职业性急性、慢性中毒性肝病的诊断。非职业性急性、慢性中毒性肝病的诊断可参照本标准执行。

二、规范性引用文件

下列文件中的条款通过本标准的引用而成为本标准的条款。凡是注明日期的引用文件,其随后所有的修改单(不包括勘误的内容)或修订版均不适用于本标准,然而,鼓励根据本标准达成协议的各方研究是否可使用这些文件的最新版本。凡是不注明日期的引用文件,其最新版本适用于本标准。

GBZ 79　职业性急性化学物中毒性肾病诊断标准

GBZ 76　职业性急性化学物中毒性神经系统疾病诊断标准

GB/T 16180　劳动能力鉴定　职工工伤与职业病致残等级

三、诊断原则

根据明确的肝脏毒物职业接触史,确切的肝病临床表现、实验室检查结果,以及动态临床资料,结合现场职业卫生学调查结果,综合分析,做好鉴别诊断后,方可诊断。

四、诊断及分级

1. 急性中毒性肝病

（1）轻度：短期接触较高浓度肝脏毒物，出现常规肝功能试验 ALT 超过正常参考值，可伴有其他指标一项或多项异常，并具有下列表现之一者。

a）出现乏力、食欲不振、恶心、肝区疼痛等症状；

b）临床检查肝脏质软、肝区压痛或叩击痛，B 型超声声像学诊断为肝脏肿大，可伴有轻度黄疸，血清总胆红素＞17.1 μmol/L，且≤51.3 μmol/L。

（2）中度：临床病情加重，并具有下列表现之一者。

a）中度黄疸，血清总胆红素 51.3 μmol/L～85.5 μmol/L；

b）B 型超声声像学诊断为脾脏肿大。

（3）重度：临床病情进一步加重，具有下列表现之一者。

a）肝性脑病；

b）重度黄疸，血清总胆红素≥85.5 μmol/L；

c）腹水；

d）肝肾综合征；

e）凝血酶原时间延长大于或者等于正常值的一倍，伴有出血倾向。

2. 慢性中毒性肝病

有明确的 3 个月以上肝脏毒物密切接触史，且病程在 3 个月以上，主要根据肝病临床表现、慢性肝病肝功能试验异常程度及影像技术检查综合分析作出相应分级诊断。

（1）轻度：出现慢性肝病肝功能试验生化指标 1 项或多项轻度异常（表 4-32），并具有下列表现之一者。

a）出现乏力、食欲减退、恶心、上腹饱胀、肝区疼痛等症状；

b）临床检查肝脏质软或柔韧、肝区有压痛或叩击痛，B 型超声声像学诊断为肝脏肿大。

（2）中度：临床病情加重，慢性肝病肝功能试验生化指标 1 项或多项中度异常（见表 4-32），并具有下列表现之一者。

a）临床检查肝脏质地变硬，伴有肝区明显压痛，B 型超声声像学诊断为肝脏肿大；

b）B 型超声声像学诊断有脾脏肿大。

（3）重度：临床病情进一步加重，并具有下列表现之一者。

a）肝功能试验白蛋白、胆红素、凝血酶原活动度、胆碱酯酶 4 项指标中，至少有 1 项达到重度异常（见表 4-32）；

表 4-32 慢性肝病肝功能试验生化指标异常程度

项 目	轻 度	中 度	重 度
丙氨酸氨基转移酶(ALT,μ/L)	≤正常3倍*	正常3倍*～正常5倍*	≥正常5倍*
总胆红素(μmol/L)	>17.1～≤51.3	51.3～85.5	≥85.5
白蛋白(g/L)	≥35	35～32	≤32
白/球蛋白(A/G)	≥1.4	1.4～1.0	≤1.0
电泳γ-球蛋白(γEP)(%)**	≤21	21～26	≥26
凝血酶原活动度(PTA)(%)	≥70	70～60	≤60
胆碱酯酶(ChE,μ/L)	≥5 400	5 400～4 500	≤4 500

*"正常×倍"即"正常参考值×倍"；** 用电泳法测定血清γ-球蛋白。

b) 肝硬化失代偿期；
c) 中、重度肾脏损害(按 GBZ 79 执行)；
d) 肝性脑病；
e) 严重上消化道出血或脑出血。

肝 衰 竭

　　肝衰竭在临床上常见、病死率极高，各国学者不断探索研究，旨在标准化和规范化肝衰竭的诊断和治疗，先后出台了多部"肝衰竭诊疗指南"。我国的 2012 版《肝衰竭诊疗指南》(以下简称"指南")是在 2006 版的基础上，结合国内外肝衰竭诊断和治疗的最新研究进展，采纳大量的循证医学资料，由中华医学会感染病分会肝衰竭与人工肝学组和肝病学分会重型肝病与人工肝学组，经过多次讨论和修改后制订。该指南既适合我国的肝衰竭临床诊治需要，又与国际接轨，对指导临床医生进行肝衰竭的诊疗具有很强的实用性。

一、肝衰竭的定义

　　仍然强调肝衰竭这一病理过程是在多因素的共同作用下引起的。

二、对肝衰竭分类一致

　　两版指南都分为急性肝衰竭、亚急性肝衰竭、慢加急性(亚急性)肝衰竭、慢性肝衰竭，其定义在细节方面更加清晰。

三、肝衰竭的诊断

新版指南引入国际标准化比值(INR),与凝血酶原活动度(PTA)同时作为出血倾向的量化指标。

四、肝衰竭的分期

在新版指南中,肝衰竭仍分为早、中、晚期,晚期肝衰竭的定义有所变化。此外,新版指南中引入了肝衰竭前期的定义。

新版指南强调,在肝衰竭患者诊断明确后,应对其进行病情评估,收入重症监护病房进行监护治疗。

五、肝衰竭前期定义的引入

新版指南仍将肝衰竭分为早、中、晚期。其中,晚期肝衰竭的定义与2006版指南比较有所变化,将有严重出血倾向(注射部位淤斑等)、PTA≤40%作为必须条件,肝性脑病由旧版的3度改为2度,突出强调了凝血功能在肝脏功能评定中的价值。

此外,新版指南中引入了肝衰竭前期的定义,具体如下:①极度乏力,并有明显厌食、呕吐和腹胀等严重消化道症状;②黄疸升高(51 μmol/L≤血清总胆红素≤171 μmol/L)且每日上升≥17.1 μmol/L;③有出血倾向,40%＜PTA≤50%。

因肝衰竭治疗困难,病死率高,故要求临床医生对肝衰竭前期的患者要予以足够重视,积极处理,提高患者的生存率。

六、肝衰竭的疗效判断和预后评估

肝衰竭的疗效判断和预后评估是在2006版指南的基础上新增加的内容。患者及家属都希望了解治疗效果和预后情况,临床医生可以参照疗效评定指标对自己的治疗进行评估,及时调整治疗方案。虽然目前尚无统一指标对肝衰竭的疗效进行评估,但指南推荐了几种有一定价值的评估指标。

临床医生在肝衰竭治疗的过程中,可以进行数据的收集和统计,为肝衰竭治疗疗效及预后提供循证医学依据,并且寻找更加灵敏和科学的疗效评估指标。

小　　结

综上所述,本文建立在对比新版与2006版指南基础上,对2012版《肝衰竭诊疗指南》进行解读,从肝衰竭定义、诊断、治疗方面的内容进行了阐述。当前肝衰竭的诊断和治疗还有很多难点,希望广大医务工作者共同努力,降低肝衰竭病死率。

细菌性肝脓肿

细菌性肝脓肿(bacterial liver abscess)是指由化脓性细菌侵入肝脏形成的肝内化脓性感染灶。本病可来自胆道疾病(占16%～40%)、门静脉血行感染(8%～24%),直接感染少见。致病菌以革兰阴性细菌多见,其中2/3为大肠埃希菌,革兰阳性菌以金葡菌最常见,感染为混合性,细菌性肝脓肿致70%～83%发生于肝左叶,与门静脉分支走向有关,脓肿多为单发且大,多发者较少而小,临床上以寒战、高热、肝区疼痛、肝肿大和压痛为主要表现。

诊 断 标 准

1. 起病急,近期多有全身细菌感染、急性肠道或胆道感染、腹腔感染、手术、外伤史等。
2. 寒战、高热,多为弛张热,体温在38℃～40℃;伴乏力、纳差、恶心、呕吐。
3. 肝区持续性钝痛;肝肿大伴触痛。
4. 白细胞升高,可达$(20～30)×10^9/L$,中性粒细胞增多伴核左移或有中毒颗粒。
5. B型超声检查可见肝内液性暗区,并可显示脓肿大小、部位,其内可见大小不等的点、片或絮状回声。
6. X线检查可见右膈肌升高,活动受限,肋膈角模糊或少量胸腔积液,右下肺不张,炎性改变等;CT检查表现为密度减低区,CT值介于肝囊肿和肝肿瘤之间,CT还可直接显示肝脓肿的范围、大小、数目和部位。
7. 放射性核素扫描、MRI及选择性肝动脉造影证实。

疗效判断标准

1. 治愈标准
症状、体征消失,血象正常,B超仅提示低回声区或杂乱声区。
2. 好转标准
脓肿局限化,形成慢性局限性厚壁脓肿。

阿米巴性肝脓肿

阿米巴性肝脓肿（amebic liver abscess）为阿米巴原虫从结肠阿米巴溃疡经门静脉系统入肝，为肠阿米巴病最多见的主要并发症。本病多发于温、热带地区，在热带及亚热带国家特别多见，好发于20～50岁中青年男性，男女比例约为10∶1。脓肿以肝右后叶最多见，占90%以上，脓肿单腔者多见，但肝左右叶多发者亦不罕见，病变小的可愈合形成瘢痕，大者形成慢性结缔组织厚壁，但不会引起肝硬化，该病主要表现为不规则发热、肝肿大、肝区疼痛、消瘦和贫血等。

诊 断 标 准

世界卫生组织提出五条。
1. 肝脏肿大和触痛。
2. 有右侧横膈抬高的X线依据。
3. 肝脓肿穿刺有阿米巴脓液。
4. 肝扫描有冷区。
5. 发热和多形核白细胞增多。

肝 结 节 病

结节病是一种病因未明、多器官系统受累的慢性疾病，以病变部位出现非干酪样肉芽肿为病理特征。该病可累及全身任何部位，以肺部最多见（86%～92%），其次是双侧肺门淋巴结，皮肤、眼、肝、脾、肾、骨髓、神经系统、心脏等脏器也可被累及。其中肝脏受累并不少见，肝活检可见50%～79%的结节病患者累及肝脏，但仅极少数患者表现出临床症状，且因临床表现及辅助检查缺乏特异性，容易被误诊及漏诊，应引起临床医生的注意。本文就肝结节病在诊断和治疗方面的研究进展作一综述。

一、临床特点

结节病发病呈世界性分布，任何年龄、性别及种族均可发病，但本病好发于20～40岁的中青年女性，近来研究表明50岁以上中年期也呈现出发病高峰。由于人种不同，结节病的发病率可能不同，黑人最高、白种人次之、黄种人较低。

该病临床表现多样,可分为全身症状和受累器官特异性症状。前者在疾病早期较为常见,可表现为发热、盗汗、肌痛、体重减轻等。后者主要取决于受累器官的范围和程度,临床主要表现为肺部浸润,双侧肺门淋巴结肿大,皮肤和眼等器官的损害。其中肺部是结节病受累的最常见器官,常表现为肺间质疾病(可表现为限制性或阻塞性),可有咳嗽、呼吸困难、胸痛等症状,肺部病变严重者可发展成广泛肺纤维化而出现气促、甚至发绀。腹部脏器受累时,全身其他部位往往已表现出结节病的征象。但值得注意的是,极少部分患者发病时仅累及肝脏,而不伴有肺部病变。

尽管肝脏受累在结节病患者中并不少见,但40%~80%患者无任何临床症状。有症状者可表现为瘙痒、右上腹胀痛、不适等,21%的患者可有肝大;少部分患者出现黄疸,可能与肝内胆汁淤积、溶血、肝功能障碍有关,也可能由肉芽肿性肝门淋巴结肿大所致的肝外胆道梗阻引起。该病引起的肝内胆汁淤积有时与原发性胆汁性肝硬化及原发性硬化性胆管炎不易鉴别。部分病例可因肉芽肿压迫、合并炎症及纤维化、长期肝内胆汁淤积等原因而导致门脉高压,表现为食管静脉曲张、腹水等。极少数病例就诊时即已出现肝硬化,甚至导致终末期肝病而需要接受肝移植治疗。由结节性肉芽肿或其并发的血栓阻塞肝静脉尚可引起Budd-Chiari综合征。

二、实验室检查

血液学检查可有轻度贫血、白细胞、血小板减少、血沉加快等非特异性表现,少数病例可有C反应蛋白增高。有2%~10%活动期患者合并高钙血症及高钙尿症;35%的患者可有肝功能异常,以碱性磷酸酶(ALP)和谷氨酰转肽酶(GGT)升高为主,但其水平与病理表现及疾病的严重度并无相关性。

40%~80%的患者血清血管紧张素转换酶(serum angiotensin converting enzyme,SACE)和溶菌酶水平升高。其中SACE是反映疾病活动度的良好指标,许多研究已证实,活动性结节病患者的SACE明显升高,病情缓解时下降,复发时可再度升高,目前认为该值反映的并非单纯肺部病变情况,而是全身肉芽肿的严重程度。但由于SACE敏感性及特异性均不高,故该值正常并不能排除结节病的诊断。

最近有研究提出了一些新的血清学指标,对结节病的诊断和评估病情有重要意义。Kieszko等发现结节病患者血清可溶性TNF受体Ⅱ(soluble TNF receptorⅡ,sTNFRⅡ)浓度显著升高,且与疾病的严重度和预后相关。Hata等发现结节病患者血清IL-12p40浓度升高且与受累器官数量呈正相关。Ashitani等通过对30例结节病患者研究发现,其血清和支气管灌洗液中α-defensin浓度均显著升高,但其意义尚未完全明确,有待进一步临床研究证实。

三、影像学检查

超声和CT检查是检出肝结节病和进行鉴别诊断的主要影像学手段。有报道本病常规超声检查无特异性表现,但超声造影可见肝内多发低增强小结节病变,提示其在肝结节病诊断中可能具有更大的应用价值。肝结节病在CT上表现为多发低密度结节影,直径5～20 mm不等,同时可伴腹腔淋巴结肿大,肿大的淋巴结主要位于肝门区(86%)、主动脉旁(77%)、腹腔干附近(59%)。MRI表现与增强CT相似,无特异性,但若与临床特点相结合则对诊断有一定的提示作用。

四、病理

因绝大多数肝结节病患者无任何临床症状和体征,或仅有轻微的临床表现和肝功能异常,且缺乏特异性,某些患者可能无肺部影像学的异常,故病理诊断显得尤为重要,是确诊的主要手段。

非干酪性肉芽肿是结节病的典型病理表现。结节病肉芽肿在肝脏内弥漫分布,但以汇管区周围较常见,由类上皮细胞不规则紧密排列而成,偶可见多核巨细胞和嗜酸性粒细胞。肉芽肿内常可见多种类型的胞浆内包涵体,如星状小体、Schaumann小体等,但对于诊断无特异性。结节周围常伴有一薄层淋巴细胞,中心可出现颗粒状嗜酸性纤维素样坏死,但呈非干酪性。病变严重者可见融合性肉芽肿。当结节病肉芽肿消退时,上皮样细胞逐渐消失,可导致纤维化形成。在绝大多数病例肉芽肿转变成纤维组织,少数病例可有进行性汇管区和肝实质纤维化,导致进行性肝病的临床表现。

少数结节病患者胆汁淤积,组织学上很难与原发性胆汁性肝硬化鉴别,常有小叶间胆管破坏,汇管区界板分辨不清。结节病有慢性胆汁淤积者,易发展为继发性胆汁性纤维化或肝硬化。

五、诊断思路

由于本病可有多器官系统损害、临床表现多样且缺少特异性确诊试验,故肝结节病(尤其以肝脏为首发部位者)诊断可能比较困难,应结合临床资料、血清学检查、影像学检查及肝活检等作出诊断。一般来说,具有上述临床、生化及影像学表现的患者,肝穿组织学证实为非干酪性类上皮细胞肉芽肿,能排除已知原因的其他肉芽肿性疾病,即可作出诊断。若同时存在其他器官系统结节病病史或临床及辅助检查提示其他器官结节病,则更提示肝结节病的诊断。

确诊为肝结节病的患者应对其进行全面检查以估计疾病的严重程度和器官受累情况,判断疾病的活动性,进而决定是否治疗以及治疗给患者带来的可能益处。如果血沉加快、外周血白细胞增多、血小板减少、SACE 水平升高等,则提示疾病处于活动状态。

脾脏肿大

一、超声表现

1. 脾的长度、厚度均增大。
2. 脾大的程度,通常分为三度。
（1）轻度脾大:超过正常值,平静吸气时脾下缘在肋下 4 cm 以内。
（2）中度脾大:脾门切迹变浅、下缘圆钝,各径测值明显增大,平静吸气时脾下缘超过肋下 4 cm,但未超过脐平面。
（3）重度脾大:形态明显失常,脾门切迹消失,平静吸气时脾下缘超过脐平面。
3. 脾脏实质呈均匀分布的低回声,超声无特异性改变或脾脏实质内局部病灶异常回声,即脾内显示囊性、实性或混合性肿块表现。
4. 脾静脉系统扩张,脾静脉及脾内静脉明显增粗,脾静脉主干内径>0.8 cm,脾门处分支>0.5 cm,脾内分支>0.3 cm。

二、诊断标准

具备第 1 条可诊断脾大,结合第 2 条可判断脾大的程度。具备第 1、4 两条可提示门脉高压症的诊断。具备 1、3 两条可提示脾脏占位病变引起的局限性畸形肿大。

脾脏囊肿

脾脏囊肿可分为真性、假性。真性者囊壁有上皮被覆,如上皮样囊肿、内皮囊肿、某些寄生虫性囊肿和多囊脾。假性囊肿少见,多为血肿或梗死吸收后形成,囊壁为结缔组织。

一、超声表现

1. 脾实质内见圆形、椭圆形无回声区,单个,较大,囊壁光滑,囊后方回声增强。

2. 囊肿较大可致脾脏外形不规则,呈局限性肿大。

3. 多囊脾为脾实质内多数大小不等的囊腔,分布较密集。常合并多囊肝、肾。

4. 假性囊肿内部可显示纤维状分隔光带及弥漫性细点状回声。

二、诊断标准

具备第 1 条可明确诊断脾脏囊肿。假性囊肿除应具备第 1、4 两条外,要密切结合病史。多囊脾声像图极富特征性,具备第 3 条可明确诊断。

脾 脏 梗 死

一、超声表现

1. 脾大或变形,见于多发性梗死范围较大者。

2. 梗死灶呈楔形或不规则形,常位于脾前缘切迹处,大小不一,可单发或多发。

3. 梗死灶周边多为低回声,内部为不均匀的中等偏强回声及不规则的无回声区。陈旧性梗死则内部呈强回声区,后方可有声影。

二、诊断标准

尖端指向脾门的楔形病变及局部血流消失为典型脾梗死的声像图改变,结合临床多可确诊。对于不典型病例,尤其出现液化坏死或合并感染时,应注意与脾脓肿、脾肿瘤、脾包虫病相鉴别。

脾 脓 肿

脾脓肿多继发于全身性感染疾病。脾梗死、脾血肿及脾动脉结扎或栓塞术后亦可继发感染,形成脾脓肿。临床上常有高热,左上腹痛,牵涉到左肩、左胸痛等表现。

超 声 表 现

1. 脾实质内见单个或多发不规则形的液区,其内有散在点状、片状回声,后方回声增强。脓肿内有气体时,气体强回声后方可出现特征性的多重反射回声。

2. 囊壁较厚,厚薄不均,内缘不光整,呈虫蚀样。

3. 脾大,形态饱满。

4. 在超声引导下经皮细针穿刺抽吸脓肿,可达到诊断和治疗目的。

脾脏先天性异常

数目异常:副脾较常见,发生率15%~40%;脾缺如多见于婴幼儿,常合并心脏大血管畸形;多脾患者常于体检时发现,无临床表现。

位置异常:脾脏反位罕见,多合并肝、心脏及大血管反位;脾脏异位则由于脾蒂和韧带过长,可异位于盆腔或右下腹。

一、超声表现

1. 副脾 脾门及胰尾附近见单个或数个边界清楚的圆形低回声区,有包膜,回声强度同脾脏。

2. 脾缺如 左季肋部多切面扫查及整个腹、盆腔均未显脾脏图像。

3. 多脾 于脾区探及多个椭圆形低回声区,大小不等,回声与脾组织相似。彩色多普勒可探及多个回声区内血供均来自脾动脉。

4. 脾脏反位 脾脏位于右季肋区,肝脏位于左季肋区,多合并心脏及大血管畸形。

5. 脾异位 脾区无典型脾脏图像,而在附近(游走脾)、盆腔及右下腹探及脾脏图形,追溯该肿块血供来自脾动脉。

二、鉴别诊断

副脾应与脾门肿瘤及肿大淋巴结鉴别。副脾回声与脾脏相同,有包膜,呈球形,血供与脾脏同来自脾动脉。淋巴结或肿瘤组织回声常较脾脏低,血供来源不同,动态观察可持续增大。

肝囊肿分级

根据肝囊肿类型、性质、并发症,可将其分为以下3级。

Ⅰ级:囊肿大,压迫胃肠道合并上腹胀满,影响进食者。

Ⅱ级:囊肿引起各种并发症。

Ⅲ级：囊肿合并恶性变或本身即肿瘤性囊肿者。

肝脏活检的分级
（Ven Kerkhor P C M 等）

肝脏活检分类(LBC)分为5级：Ⅰ级为正常组织学表现；Ⅱ级为中等到重度脂肪浸润，细胞核多形性，门脉扩张，炎症和坏死；ⅢA级为轻度门脉纤维化；ⅢB级为中、重度门脉纤维化；Ⅳ级为肝硬化。

先天性肝纤维化

该病确诊有赖于肝组织病理活检。以下几点有助于本病诊断。
1. 幼年发现门脉高压症，无肝炎病史。
2. 肝功能正常，与严重门脉高压不平行。
3. B超、门静脉造影排除门脉海绵样变、门脉性肝硬化等门脉高压性疾病。
4. 大体标本仅见弥漫的粟粒大小结节。
5. 肝活检显微镜下见汇管区增大，大量纤维组织增生与小胆管增生的表现并存，无典型的再生性假小叶形成，即可最后确定诊断。

肝移植排异
（第10届世界胃肠病大会 1994年）

专家小组将排异广义地定为：机体对异体组织或器官的免疫反应，可能导致移植物的功能失常或衰竭。从生物学角度来看，任何受者的免疫系统均可在移植后发生紊乱，而导致免疫激活。但是从临床来看，由于应用基础免疫抑制疗法，临床上仅有一部分受者出现识别同种移植物的反应。以肝移植为例，可表现为生化异常（经常出现）或明显的肝衰竭。因此，区分"生物学的"和"临床的"排异是至关重要的（后者需要免疫抑制治疗）。但并非总能清楚地区分两者，且在不同的移植中心，治疗原则亦各不相同。

我们提出了有关肝移植排异诊断名称摘要，整个文本代表了该领域专家的意见，目的在于更新该诊断名称并使其统一。本建议系从肾移植排异的诊断名称引申而来，选择这些术语是因为：①已被多数移植中心采用；②已被多数从事器官移植专业的医师理解;③有助于患者的治疗。一个各种排异类型的发病原理的术语似乎不易得到国际的接受。请注意本摘要没有包括诊断和分期的标准。

1. 体液性排异　较少见,主要由抗体和补体介导的移植物的损伤和随后的功能衰竭,在移植后立即(超急性)出现,或在移植后第一周内(急性)出现。这些抗体可以是预先形成的或者是在移植术后产生的抗供体抗体(如抗主要组织相容性复合物、抗-ABO、抗内皮细胞、异种反应性)。

最低诊断标准:在无其他明确的导致缺血和梗塞的原因时,迅速发生的肝功能不全,其组织学特征为缺血性坏死和中性粒细胞为主的浸润。如还有中性粒细胞性和坏死性动脉炎,肝内免疫球蛋白沉积,或是发现了预先形成的抗移植供体抗体,则进一步支持本诊断。应仔细排除其他引起缺血和器官保存方面的原因。

2. 细胞性排异　由于供体和受体间遗传学差异所致移植物的炎症,病变主要累及小叶间胆管和血管内皮细胞,包括门静脉和肝静脉,偶可累及肝动脉及其分支。

最低诊断标准(临床的排异反应):活检证实有汇管区混合细胞性浸润(以淋巴细胞为主,常伴嗜酸粒细胞和中性粒细胞),并伴有明确的胆管损伤和肝损害的临床及生化检查的改变。如50%以上的胆管损伤或有明确的门静脉、终末肝静脉分支的内皮炎,则进一步支持本诊断。

3. 慢性排异(胆管减少性排异)　慢性排异通常不会发生于移植术60天以内,具有两种主要组织学特点:闭塞性血管病变和胆管消失。多数情况下,两种病变共存,但偶可单独存在。上述病变的产生是由于供体和受体间遗传学差异所致,但也可能涉及其他辅助因素。

最低诊断标准:肝穿活检标本显示有泡沫细胞性闭塞性动脉病变或胆管缺失(50%以上的汇管区受累),证明有肝动脉及其分支,但胆管缺失,或三者均缺失。如证实存在细胞排异,疾病演化为慢性过程和长期肝功能异常,且对抗排异治疗无效,更支持诊断。若移植失败,则慢性排异较易诊断,在肝门处的一些肌性动脉至少应见到泡沫细胞闭塞性动脉病变。在某些动脉,泡沫细胞可能被肌成纤维细胞取代。通常汇管区的胆管毁损超过50%。

4. 排异反应不足以确定为慢性(胆管丧失不肯定)　尽管胆管丧失不是细胞排异的诊断特征,但可认为它是细胞排异的结果,而且是细胞排异(常可逆)和慢性排异(经常为不可逆性)之间的一个演变阶段。在这种情况下,胆管损害很严重,但几乎不伴有炎症反应,这些仍不能严格算为胆管丧失。这些病例可能代表了"慢性"排异的最早期,可分类为排异伴不肯定的胆管丧失。

特发性细菌性腹膜炎(SBP)

（日本 林茂树等）

腹水中检出细菌、腹水中性粒细胞 500/mm³ 以上和否定有直接感染灶，具备3个条件者即可确定 SBP 诊断。

腹膜炎（一）

Vas 等人于 1983 年提出腹膜炎的诊断必须具备下列 3 项中之 2 项。
1. 腹痛和（或）反跳痛。
2. 透出液混浊和白细胞计数超过 100 个/mm³。
3. 透出液中分离出致病菌。

腹膜炎（二）

最近 Walshe 指出：腹膜炎必须符合下述 3 项中 2 项。
1. 腹痛和反跳痛。
2. 透出液中中性粒细胞占 50% 以上，伴或不伴混浊。
3. 透出液中分离出致病菌。

腹膜炎（三）

（Leehey et al）

Leehey 等人提出的诊断标准，即符合下列 3 项中的 2 项。
1. 腹膜炎的症状和体征。
2. 透出液混浊，白细胞数大于 100 个/mm³，其中中性粒细胞占 50% 以上。
3. 透出液中找到致病菌。

复发性腹膜炎

复发性腹膜炎是指停用抗生素后 4 周内发生同一病原菌引起的腹膜炎,其原因与顽固性腹膜炎相似。

顽固性腹膜炎

顽固性腹膜炎是指经相应的抗生素治疗 3～5 天,症状未改善者,发生率占腹膜炎的 5%～15%。可能与下列因素有关。
1. 抗生素应用不合理或量不足。
2. 伴有隧道炎。
3. 腹腔内脓肿形成或脏器穿孔。
4. 细菌在腹腔内吞噬细胞中生存。
5. 细菌在透析管内繁殖。

腹膜炎的腹水

国外一直沿用 Conn 的标准,即规定白细胞总数 $<300/mm^3$,多形核细胞 $<25\%$ 者,为无感染性腹水。若白细胞总数 $>300/mm^3$,多形核粒细胞 $>25\%$ 者,则可诊断为腹膜炎。

腹膜炎的临床分型

1. 普通型 最常见。急性起病,突然腹痛,继而发热或先有不规则发热,而后腹痛。检查全腹有压痛,腹壁轻中度紧张,有反跳痛。腹水迅速增长,血常规白细胞数增加及核左移,腹水常规检查符合急性炎症性改变。
2. 休克型 常在剧烈腹痛或急性发热后不久,几小时至 1 天内迅速出现循环衰竭。休克发生后常体温不升,一般情况重笃,唇指发绀,休克不易纠正。白细胞数增加,血培养时为阳性,腹部检查可发现压痛,诊断有赖于腹水检查。

3. 肝昏迷型　常无发热、腹痛等主诉,表现为早期出现神经精神症状,迅速进入昏迷。黄疸很深,肝功能严重损害,血氨多增加。

4. 顽固型　腹水进行性增加,属难治性。应用各种利尿剂及放腹水,均不奏效。患者腹胀难受,常无腹痛,若有亦不足以引人注意。仔细检查腹部,可发现轻微腹膜刺激征,诊断亦有赖于腹水穿刺。

5. 无症状型　属感染较轻,原来体质与肝功能均较良好的患者。不能明确叙述发病日期,除可有轻微腹胀或偶尔低热外,平日尚可自由走动。肝功能损害轻微甚或正常。仔细检查腹部,深触诊时方可发现有轻度压痛,若不做腹水检查,极易漏诊。

腹水细菌感染的即刻诊断标准

最具诊断准确性的界限值为腹水 pH 值 $\leqslant 7.34$,动脉血-腹水 pH 值梯度 $\geqslant 0.10$,腹水乳酸 $\geqslant 39$ mg/dl,静脉血-腹水乳酸梯度 $\leqslant -20$ mg/dl,腹水 PMN $>500/\text{mm}^3$。

血 性 腹 水

Natelson 将血性腹水的标准定为:腹水外观血性,红细胞计数 $>50\,000/\text{mm}^3$。

乳 糜 腹 水

临床特点如下。
1. 发病率男性高于女性。
2. 慢性起病,病程可达数年。
3. 临床表现以腹部膨胀和疼痛为主。
4. 可合并胸水。
5. 腹水脂类分析以三酰甘油为主,脂蛋白电泳显示 β-脂蛋白增高较为显著。
6. 腹水有核细胞计数因病因不同而差异较大,但细胞分类以淋巴细胞为主。
7. 以肝硬化及炎性疾病为常见病因。

外伤性胰源性腹水

外伤性胰源性腹水诊断主要依据以下几点。

1. 上腹部外伤史。
2. Cameron 三联征,即血清淀粉酶升高、腹水或胸水淀粉酶(或脂肪酶)和白蛋白升高,尤以腹水或胸水淀粉酶升高显著。
3. B超或内镜逆行胰管造影(ERP)是术前诊断和鉴别诊断的重要依据,尤以后者对指导手术治疗有重要意义。
4. 手术探查胰腺有损伤、胰管损伤或假性囊肿形成者,即可确诊。
临床主要依据前两条,术前即作出诊断。

良、恶性腹水

(全国腹水学术会议 1988 年)

良性和恶性腹水的诊疗和预后不同,对两者进行鉴别极为重要。恶性腹水多为渗出液,血性腹水高度提示为恶性腹水。但其他原因也可引起,如乳糜腹水约半数由肿瘤所致。腹水中找到癌细胞对诊断恶性腹水有决定意义,但阳性率仅 40%～75%,且可出现假阳性。

腹水生化检查对鉴别良、恶性腹水有参考价值。根据各单位的条件,可选用以下检查。

1. 比重:恶性腹水的比重常>1.018。但无法与感染性腹水鉴别,且约有 40% 的癌性腹水比重<1.016。
2. 蛋白定量:恶性腹水中蛋白含量常在 30 g/L 以上。腹水/血清白蛋白比值>0.5,但感染性腹水中蛋白含量也可较高,且少数肝硬化单纯性腹水蛋白含量可>30 g/L。因此,腹水蛋白含量对鉴别良性腹水的意义不大。
3. 乳酸脱氢酶(LDH):癌肿和感染引起的渗出性腹水中 LDH>3.34 μmol/(s·L)。腹水/血清 LDH 的比值>0.6;如 LDH>8.35 μmol/(s·L),腹水/血清 LDH 的比值>1.0,则高度提示癌性腹水。但若腹水为血性,则失去诊断意义。腹水 LDH 同工酶分析也有一定价值,恶性腹水中以 $LDH_{3,4,5}$ 为主,而肝硬化腹水中以 LDH_2 为主。
4. 纤维连接蛋白(fibronectin, FN):FN 为一种高分子糖蛋白,存在于人体组织细胞外间隙中。分为可溶性(血液中)和不溶性(组织中)两型。FN 在恶性腹水中浓度较高,而在肝硬化腹水中处于低水平。恶性腹水中 FN 多超过 75 μg/L,而在自发性细菌性腹膜炎时低于此值,但结核性腹膜炎时腹水 FN 也升高,肝硬化失代偿期合并肝癌的腹水 FN 也可较低。

5. 脂质:腹水脂质中,以胆固醇测定对鉴别良、恶性腹水最有价值。腹水胆固醇>1.24 mmol/L 则肿瘤可能性大。但某些自发性细菌性腹膜炎腹水胆固醇水平也可较高,应注意鉴别。

6. 癌胚抗原(CEA)和甲胎蛋白(AFP):良性腹水中 CEA<15 μg/L,而在恶性腹水中大于此值。原发性肝癌转移所致的腹水中 AFP 升高。

7. 铁蛋白:渗出性腹水中铁蛋白常大于 100 μg/L,而漏出液中往往小于此值。如高于 500 μg/L,常提示恶性,腹水/血清铁蛋白的比值也有鉴别价值,在恶性腹水时常>1.0,良性腹水往往<1.0。

8. 溶菌酶:该酶存在于单核细胞、巨噬细胞和中性多形核白细胞的溶酶体内。在炎症时,这些细胞释放出溶菌酶,而淋巴细胞、病毒和癌细胞中不含此酶,故恶性腹水中该酶含量低于其他原因所致的腹水。如腹水溶菌酶小于 23 mg/L,则提示为恶性。

9. 其他:腹水染色体检查呈现超 2 倍体非整倍体异常,高度提示恶性腹水存在,腹水中纤维蛋白衍生物、纤维蛋白原、α-酸性黏蛋白、酸性可溶性蛋白、酸性稳定性蛋白酶抑制物等测定也有助于良性或恶性腹水鉴别,在恶性腹水中常升高,联合检测可望提高诊断的正确率。应用单克隆抗体进行腹水中细胞的免疫酶标志或免疫荧光检查,可以提高细胞学诊断的阳性率,此项检查将有待推广。

肝性胸水(一)
(日本 奥田邦雄ろ)

1. 肝硬化腹水病例伴有胸腔积液。
2. 无引起胸水的其他病因。
3. 胸水为漏出液,但偶可呈血性,蛋白含量比腹水的略高。
4. 因无胸膜粘连,压缩肺的位置可随体而改变。

肝性胸水(二)

Mekgy 的诊断标准。

1. 肝硬化腹水伴胸腔积液。
2. 胸水量大于 500 ml,且为漏出液。
3. 除肝硬化外,无其他产生胸水的原因。

肝性胸水的分型
（日本　奥田邦雄ろ）

Ⅰ型：裂孔较大,气泡、液体都可在胸腹腔间自由出入,气腹后出现气胸者属此型。

Ⅱ型：裂孔较小,液体可以通过,气泡则由于其分子较大不能进入胸腔。裂孔且有活瓣作用,可阻止胸水返回腹腔,所以某些肝性胸水患者在抽胸水后不久胸水又迅速增加,而腹水则可逐渐减少。

Ⅲ型：裂孔更小,吸气时出现的胸腔负压可使腹水渗入胸腔,久保在尸检时发现无腹水的胸水病例。Singer 认为少量腹水可因胸腔负压而转至胸腔,因此如腹水生成量与胸膜吸收量基本相等则出现不伴腹水的胸水。所以腹水量不多,腹压不高的胸水病例多属孔小的Ⅲ型。

Ⅳ型：裂孔亦小,气泡和腹水均不能通过,但胸水因其重力关系反可流至腹腔。在抽腹水后胸水迅速消失者属此型。

妊娠特有的肝病

1. 妊娠肝内胆汁淤积(ICP)。
2. 妊娠急性脂肪肝(AFLP)。
3. 先兆子痫-子痫。

妊娠期肝性腹水

妊娠期肝性腹水与非孕期肝炎肝硬化腹水相比,有以下特点。
1. 患者年轻。
2. 腹水的出现、加重和消退既受肝病左右,也受妊娠、分娩和并发症的影响。分娩中紧张、劳累、失血和(或)麻醉、手术,使腹水出现或加重,而中止妊娠可使腹水消退,此时妊娠本身的并发症也缓解,故可将结束妊娠视为本症去因疗法之一。

3. 本症腹水既见于暴发型肝炎、慢重肝、重型慢活肝和 AFLP 等炎症、纤维化或变性严重的肝病,也可见于轻、中型慢活肝和有并发症的慢迁肝,与非孕期肝性腹水多见于晚期肝硬化或严重、慢重肝不尽相同。

肝 肉 芽 肿
(Gillinsky NH et al)

1. 在肝或其他组织中,用染色或培养检出有病原体存在。
2. 活检标本有特异性组织学表现。
3. 有非干酪性肉芽肿,临床、X 线和实验室检查资料符合结节病。
4. 临床表现符合对适当治疗的反应。
5. 有与肝肉芽肿有关的疾病或毒素存在。

肝静脉阻塞综合征

按日本学者意见,局限于肝静脉之病变称为"查氏病"(Chiari);在肝静脉及其开口处下腔静脉均有改变则称为"布-加综合征"(Budd-Chiari syndrome)(表 4-33)。

表 4-33 Budd-Chiari 综合征的不同分型法

年份	作者	分型依据	分型	病理解剖
1954	Jonas	起病缓急	A 型(急性型)	肝静脉血栓形成
1956	FitzGerald		B 型(慢性型)	下腔静脉肝段阻塞
1968	Yamamoto	下腔静脉阻塞程度	A 型	膜状,部分性阻塞
			B 型	薄膜状,轻-中度阻塞
			C 型	厚膜状,重度阻塞
1970	Hirooka	下腔静脉膜状或纤维狭窄;肝静脉受累情况	Ⅰ型 a	隔膜在通畅的肝静脉开口上方
			Ⅰ型 b	隔膜在闭塞左肝静脉和通畅右肝静脉之间
			Ⅰ型 c	隔膜在通畅的肝静脉开口下方
			Ⅱ型 a	隔膜在闭塞的肝静脉上方

(续表)

年份	作者	分型依据	分型	病理解剖
1970	Hirooka	下腔静脉膜状或纤维狭窄;肝静脉受累情况	Ⅱ型b	隔膜在闭塞的肝静脉下方
			Ⅲ型	腔静脉横膈部狭窄,肝静脉通畅
			Ⅳ型	腔静脉肝段血栓性栓塞,肝静脉受累
			Ⅴ型	腔静脉肝段狭窄,肝静脉受累
			Ⅵ型	腔静脉肝段节段性闭塞,肝静脉受累
			Ⅶ型	肝静脉闭塞
1971	Michaud	下腔静脉膜状阻塞及纤维狭窄	Ⅰ型	薄膜状阻塞,部分性
			Ⅱ型	薄膜状阻塞,部分性,伴有轻度纤维狭窄
			Ⅲ型	厚膜状阻塞,完全性,伴有明显狭窄
			Ⅳ型	膜状阻塞,部分性,伴有腔静脉周围纤维性增厚
1979	Marion	下腔静脉病变部分和范围	Ⅰ型	右心房入口处阻塞
			Ⅱ型	肝段阻塞,肝静脉通畅(一般为右支)
			Ⅲ型	下腔静脉全长阻塞

综述各种分类法,就目前手术水平来看,根据下腔静脉阻塞的特性,肝静脉受累情况,最好将 Hitooka 分型简化为 4 型。

Ⅰ型:下腔静脉膜状阻塞,部分或完全性;肝静脉主干均通畅,或一支通畅,一支闭塞,或两支闭塞(即 HirookaⅠ、Ⅱ型)。

Ⅱ型:两侧肝静脉主干开口处闭塞,腔静脉无病变(HirookaⅦ型)。

Ⅲ型:下腔静脉纤维性狭窄,两侧肝静脉主干通畅(HirookaⅢ型)。

Ⅳ型:下腔静脉狭窄,血栓形成或闭塞,肝静脉闭塞(HirookaⅣ、Ⅴ、Ⅵ型)。

药物所致的肝小静脉闭塞病(VOD)

在使用常规剂量的 6-硫基嘌呤(6-MP)、硫唑嘌呤、阿胞糖苷(Ara-C)、硫鸟嘌呤(TG)、N-氧化吲啶(Indine N-Oxide)、氮烯咪胺(DTIC)、大尾摇碱(arshenamine)、乌拉坦，或大剂量环磷酰胺、卡氮芥(BCNU)、洛莫司汀(CCNU)、白福恩(GT-41)、丝裂霉素C在4～5周时出现：

1. 黄疸。
2. 肝肿大和(或)右上腹疼痛。
3. 腹水或无原因可解释的体重增加。

符合上述3项中2项可考虑为"可能存在VOD"；仅一项者认为"VOD存在与否不定"；无一项符合者判断为"不存在VOD"。

先天性肝内胆管囊性扩张症
（Caroli 病）

Caroli描述本病的特点为如下。
1. 肝内胆管节段性囊性扩张。
2. 多数伴有肝内胆管结石。
3. 无肝硬化及门脉高压表现。
4. 可伴有多发性肾小管扩张。

临床上以反复的胆道感染为本病的特点。

先天性肝内胆管囊性扩张症的分型

本病在临床上可分为2型。
Ⅰ型：即单纯型，多伴肝内胆管结石，以反复胆道感染为主要表现。
Ⅱ型：即汇管区周围纤维化型，以肝脾肿大及门脉高压等为主要表现。

原发性肝细胞癌(PHC)

甲胎蛋白(AFP)诊断PHC的标准。

国外学者所定标准往往偏高，常以AFP≥400 ng/ml为阳性，容易漏诊。国内大多数学者意见如下。

(1) AFP高浓度增加(>500 ng/ml)持续1个月以上诊断为肝癌。
(2) 中等度增加(201～500 ng/ml)持续2个月以上考虑肝癌。

(3) 低浓度增加(50~200 ng/ml)列为密切随访对象。重视(2)、(3)两项标准可以发现更多的早期肝癌。

原发性肝癌(一)
(中国抗癌协会肝癌专业委员会 1999年)

1. 病理诊断 肝内或肝外病理学检查证实为原发性肝癌。
2. 临床诊断

(1) AFP>400 μg/L,能排除活动性肝病、妊娠、生殖系胚胎源性肿瘤及转移性肝癌,并能触及坚硬及有肿块的肝脏或影像学检查具有肝癌特征性占位性病变者。

(2) AFP≤400 μg/L,有两种影像学检查具有肝癌特征性占位性病变或有两种肝癌标志物(AFP异质体、异常凝血酶原、γ-谷氨酰转肽酶同工酶Ⅱ及α-L-岩藻糖苷酶等)阳性及一种影像学检查具有肝癌特征性占位性病变者。

3. 有肝癌的临床表现并有肯定的肝外转移病灶(包括肉眼可见的血性腹水或在其中发现癌细胞)并能排除转移性肝癌者。

4. 原发性肝癌临床分期见表4-34。

表4-34 原发性肝癌临床分期(讨论稿)

分期	肿瘤	门静脉癌栓(下腔静脉、胆管癌栓)	淋巴结肿大(肝门、腹腔)	远处转移	肝功能Child-Pugh分级	对应分期 1977年分期	TNM分期
Ⅰ	单个或两个≤5 cm在一叶	无	无	无	A	Ⅰ	Ⅰ、Ⅱ
Ⅱa	单个或两个>5 cm和≤10 cm在一叶,或≤5 cm在两叶	无	无	无	A或B	Ⅱ	ⅢA
Ⅱb	单个或两个>10 cm或三个≤10 cm在一叶,或单个或两个>5 cm和≤10 cm在两叶	无或分支有	无	无	A或B	Ⅱ	ⅢA
Ⅲ	肿瘤超出Ⅱb,或虽未超出Ⅱb但伴有门静脉主干癌栓、肝门及腹腔淋巴结肿大、远处转移及肝功能Child-Pugh C级之一者					Ⅲ	ⅢB、ⅣA、ⅣB

原发性肝癌(二)

(中国抗癌协会肝癌专业委员会 2001年)

中国抗癌协会肝癌专业委员会关于修订"原发性肝癌的临床诊断与分期标准"的说明：原发性肝癌的临床诊断与分期标准，在我国最早由1977年的全国肝癌防治研究协作会议拟定。20余年来在全国各地广泛使用，对我国的肝癌防治研究工作起到了一定的促进作用。但随着科技进步、经验的积累，亦发现其中的许多不足之处，虽曾有几次局部修改，但缺乏更广泛的论证。期间国际抗癌联盟(UICC)亦曾发布原发性肝癌的TNM分期标准。日本、欧美等国亦有各自的肝癌分期标准。中国抗癌协会肝癌专业委员会考虑到UICC的标准需在取得病理检查后方能作出判断，而我国肝癌病例能做手术切除或病理检查的不多，参照世界各国结合肝功能情况一并考虑的临床分期方案，拟定了适合我国国情的临床诊断和分期标准。1999年在成都召开的全国肝癌学术会议上提出后曾引起了广泛的讨论。近两年来征求了各方意见。在此基础上，2001年9月在广州召开的第八届全国肝癌学术会议上正式通过了"原发性肝癌的临床诊断与分期标准"。现介绍如下。希望全国临床工作者采用，并在实践中不断加以完善。

诊 断 标 准

1. AFP≥400 μg/L，能排除妊娠、生殖系胚胎源性肿瘤、活动性肝病及转移性肝癌，并能触及肿大、坚硬及有大结节状肿块的肝脏或影像学检查有肝癌特征的占位性病变者。

2. AFP<400 μg/L 能排除妊娠、生殖系胚胎源性肿瘤、活动性肝病及转移性肝癌，并有两种影像学检查有肝癌特征的占位性病变或有两种肝癌标志物(DCP、GGT Ⅱ、AFU 及 CA19-9 等)阳性及一种影像学检查有肝癌特征的占位性病变者。

3. 有肝癌的临床表现，并有肯定的肝外转移病灶(包括肉眼可见的血性腹水或在其中发现癌细胞)，并能排除转移性肝癌者。

分 期 标 准

Ⅰa 单个肿瘤最大直径≤3 cm，无癌栓、腹腔淋巴结及远处转移；肝功能分级 Child A。

Ⅰb 单个或两个肿瘤最大直径之和≤5 cm,在半肝,无癌栓、腹腔淋巴结及远处转移;肝功能分级 Child A。

Ⅱa 单个或两个肿瘤最大直径之和≤10 cm,在半肝或两个肿瘤最大直径之和≤5 cm,在左、右两半肝、无癌栓、腹腔淋巴结及远处转移;肝功能分级 Child A。

Ⅱb 单个或两个肿瘤最大直径之和>10 cm,在半肝或两个肿瘤最大直径之和>5 cm,在左、右两半肝,或多个肿瘤无癌栓、腹腔淋巴结及远处转移;肝功能分级 Child A。或肿瘤情况不论,有门静脉分支、肝静脉或胆管癌栓和(或)肝功能分级 Child B。

Ⅲa 肿瘤情况不论,有门静脉主干或下腔静脉癌栓、腹腔淋巴结或远处转移之一;肝功能分级 Child A 或 B。

Ⅲb 肿瘤情况不论,癌栓、转移情况不论;肝功能分级 Child C,将表 4-35。

表 4-35 原发性肝癌临床分期标准

分期	肿瘤	癌栓	腹腔淋巴结转移	远处转移	肝功能 Child 分级
Ⅰa	单个≤3 cm	无	无	无	A
Ⅰb	单个或两个≤5 cm,在半肝	无	无	无	A
Ⅱa	单个或两个≤10 cm,在半肝	无	无	无	A
	或两个≤5 cm,在左、右两半肝	无	无	无	A
Ⅱb	单个或两个>10 cm,在半肝	无	无	无	A
	或两个>5 cm,在左、右两半肝				
	任意	门静脉分支、肝静脉或胆管癌栓	无	无	A
	任意	无	无	无	B
Ⅲa	任意	门静脉主干或下腔静脉癌栓	有或无	有或无	A 或 B
	任意	有或无	有	有或无	A 或 B
	任意	有或无	有或无	有	A 或 B
Ⅲb	任意	有或无	有或无	有或无	C

原发性肝癌（三）

（全国肝癌防治研究协作会议　1977年）

诊 断 标 准

1. 病理诊断　组织学证实为原发性肝癌。
2. 临床诊断　具有下列条件之一。

(1) 如无肝癌其他证据，甲胎蛋白对流免疫电泳法阳性或定量>500 ng/ml 持续7个月以上，并能排除妊娠、活动性肝病、生殖腺胚胎性肿瘤等。

(2) 有肝癌临床表现，加上同位素扫描（或肝造影）、超声波[1]、X线横膈征[2]、酶学[3]检查中三项肯定阳性，并能排除继发性肝癌及肝良性肿瘤者。

(3) 有肝癌临床表现，加上肯定的远处转移灶（如肺、骨、锁骨上淋巴结[4]等）、血性腹水[5]（或腹水中找到癌细胞），并能排除继发性肝癌者。

原发性肝癌的分型

（全国肝癌防治研究协作会议　1977年）

单纯型：临床和化验无明显肝硬化表现者。
硬化型[6]：有明显肝硬化的临床和化验表现者。
炎症型：病情发展快，伴有持续性癌性高热或谷丙氨基转移酶持续增高在一倍以上者。

---

① 重复检查为丛状波或迟钝微波者。
② 指有局限性隆起者。
③ 指碱性磷酸酶，γ-谷氨酰转肽酶、AKP及LDH同工酶3项中2项明确阳性者。
④ 肺与骨转移应有明确X线证据，锁骨上淋巴结应有组织学检查证据，其他部位肯定转移灶亦可作诊断依据。
⑤ 指肉眼可见的血性腹水。
⑥ 如兼有炎症型表现者划入炎症型。

原发性肝癌的分期
(全国肝癌防治研究协作会议 1977年)

Ⅰ期：无明确肝癌症状和体征者。
Ⅱ期：超过Ⅰ期标准而无Ⅲ期证据者。
Ⅲ期[①]：有明确恶病质、黄疸、腹水或远处转移之一者。

原发性肝癌功能性分期
(Don)

Ⅰ期：一般状况＞80％(按 Karnofsky 评分法)肝肿大±。
血清白蛋白 3.5 g。
凝血酶原时间和凝血激酶时间正常。
无腹水、水肿、黄疸。

Ⅱ期：肝肿大±。
血清白蛋白正常，凝血酶原时间正常。
凝血激酶时间延长。
无腹水或食管静脉曲张。
轻度黄疸，胆红素＜3.5 mg/dl。
有水肿。

Ⅲ期：有下列情况：
黄疸(胆红素＞3.5 mg/dl)。
腹水。
食管静脉曲张。
恶病质。
肝功能衰竭。
转移。
凝血酶原及凝血激酶时间延长。
严重血小板减少(血小板＜8×10^{10}/L)。

---

① 病型病期的划分，手术探查后不另更正。

严重中性粒细胞减少(中性粒细胞<1 000/mm³)。

原发性肝癌肝动脉造影标准
(中国抗癌协会 1998年)

原发性肝癌常见表现。
1. 肿瘤血管,出现在早期动脉相,为肿瘤区出现管腔大小不均的紊乱血管。
2. 肿瘤染色,在毛细血管相出现,其密度较周围肝实质浓,勾画出肿瘤大小和形态。
3. 肝内动脉移位、扭曲、拉直或扩张。
4. 肿瘤包绕动脉,血管壁不规则,呈锯齿状、串珠状或血管失去柔韧度而呈僵硬状。
5. 动静脉瘘,在早期动脉相出现门静脉影,肿瘤区域内可见肝动脉分支和门静脉分支同时显示。
6. "池样"和"湖样"造影剂充盈区,出现在动脉相,消退较慢。
7. 肝内充盈缺损或不规则斑驳区,出现在静脉相。
8. 门静脉主干或分支内见有线条状表现,出现在静脉相,系癌栓形成所致。
9. 腹腔动脉造影时,可出现第2次肝实质象,肿瘤区可显示为造影剂缺损。

在上述表现中,并非只有单一征象,往往多种征象同时存在。小肝癌则常以肿瘤染色和肿瘤血管为主要表现。

肝癌(一)
[全国肝癌研究协作会议(修改方案)]

一、病理诊断
1. 肝组织学检查证实为原发性肝癌者。
2. 肝外组织的组织学检查证实为肝细胞癌。

二、临床诊断
1. AFP≥400 μg/L,并能排除妊娠、活动性肝病、生殖腺胚胎源性肿瘤及转移性肝癌,同时能扪及肝脏肿大并有明显的大结节或影像学检查证实肝脏有占位性病变。

2. 影像检查肝内有实质性占位性病变,能排除肝血管瘤和转移性肝癌,并具有下列条件之一者:

(1) AFP＞200 μg/L,无明显肝病活动证据,且 AFP 小扁豆凝集素结合型＞25％。

(2) 典型原发性肝癌影像学表现。

(3) 有肝癌临床表现,加上肯定的远处转移灶(如肺、骨、锁骨上淋巴结等)或肉眼可见的血性腹水或在其中找到癌细胞。

(4) 有明确的乙型或丙型肝炎病毒感染标志阳性的肝硬化。

肝癌(二)
(卫生部医政司)

一、病理诊断

1. 肝组织学检查证实为原发性肝癌者。
2. 肝外组织的组织学检查证实为肝细胞癌。

二、临床诊断

1. 如无其他肝癌证据,AFP 对流法阳性或放射免疫法≥400 ng/ml,持续4周以上,并能排除妊娠、活动性肝病、生殖腺胚胎源性肿瘤及转移性肝癌者。

2. 影像学检查有明确肝内实质性占位病变,能排除肝血管瘤和转移性肝癌,并具有下列条件之一者。

(1) AFP≥200 ng/ml。

(2) 典型的原发性肝癌影像学表现。

(3) 无黄疸而 AKP 或 γ-GT 明显增高。

(4) 远处有明确的转移性病灶或有血性腹水,或在腹水中找到癌细胞。

(5) 明确的乙型肝炎标志阳性的肝硬化。

肝癌的 TNM 分期(一)

[国际抗癌联盟(UICC) 1987]

表 4-36 UICC 关于肝癌的 TNM 分期标准

分期	T	N	M
Ⅰ	T1	N0	M0
Ⅱ	T2	N0	M0
Ⅲ	T3	N0	M0
	T1～T3	N1	M0
ⅣA	T4	N0,N1	M0
ⅣB	T1～T4	N0,N2	M1

T：原发肿瘤,适用于肝细胞癌或胆管(肝内胆管)细胞癌。

Tx：原发肿瘤不明。

T0：无原发癌证据。

T1：孤立的肿瘤,最大直径在 2 cm 或以下,无血管侵犯。

T2：孤立的肿瘤,最大直径在 2 cm 或以下,有血管侵犯。

或孤立的肿瘤,最大直径超过 2 cm,无血管侵犯。

或多发的肿瘤,局限于一叶,最大的肿瘤直径在 2 cm 或以下,无血管侵犯。

T3：孤立的肿瘤,最大直径超过 2 cm,有血管侵犯。

或多发的肿瘤,局限于一叶,最大的肿瘤直径在 2 cm 或以下,有血管侵犯。

或多发的肿瘤,局限于一叶,最大的肿瘤直径超过 2 cm,有或无血管侵犯。

T4：多发的肿瘤分布超过一叶。

或肿瘤侵犯门静脉或肝静脉的一级分支。

注：依胆囊床与下腔静脉之连线划分肝脏之两叶。

N：区域淋巴结,指肝十二指肠韧带淋巴结。

Nx：区域淋巴结不明。

N0：区域淋巴结无转移。

N1：区域淋巴结有转移。

M：远处转移。

Mx：远处转移不明。

M0：无远处转移。

M1：有远处转移。

肝癌的 TNM 分期(二)

UICC 的 TNM 分期于 1997 年第 5 版作了一些修改。T、N、M 分类主要依据体检、医学影像学和(或)手术探查。

T1 单个结节,≤2 cm,无血管侵犯。

T2 单个,≤2 cm,侵犯血管;或多个,局限一叶,≤2 cm,未侵犯血管;或单个,>2 cm,未侵犯血管。

T3 单个,>2 cm,侵犯血管;或多个,局限一叶,≤2 cm,侵犯血管;或多个,一叶内,>2 cm,伴或不伴血管侵犯。

T4 多个,超出一叶;或侵犯门静脉主要分支或肝静脉;或穿破内脏腹膜。

N1 有局部淋巴结转移。

M1 有远处转移。

进一步分为 I~IV 期。

I 期	T1	N0	M0
II 期	T2	N0	M0
IIIA 期	T3	N0	M0
IIIB 期	T1	N1	M0
	T2	N1	M0
	T3	N1	M0
IVA 期	T4	任何 N	M0
IVB 期	任何 T	任何 N	M1

肝癌的 TNM 分期(三)

[美国癌症研究联合会(AJCC) 2002 年]

TNM 定义

1. 原发肿瘤(T)

Tx 原发肿瘤无法评估

T0 没有原发肿瘤的证据

T1 孤立肿瘤没有血管侵犯

T2　孤立肿瘤伴血管侵犯或多发肿瘤最大径≤5 cm

T3　多发肿瘤最大径＞5 cm或者肿瘤侵犯门静脉或肝静脉分支

T4　肿瘤直接侵犯邻近器官(除外胆囊)或者穿透脏层腹膜

2. 区域淋巴结(N)

Nx　淋巴结转移无法评估

N0　无淋巴结转移

N1　有淋巴结转移

3. 远处转移(M)

Mx　远处转移不能被评价

M0　无远处转移

M1　有远处转移

分　期

Ⅰ期	T1	N0	M0
Ⅱ期	T2	N0	M0
ⅢA期	T3	N0	M0
ⅢB期	T4	N0	M0
ⅢC期	任何T	N1	M0
Ⅳ期	任何T	任何N	M1

肝细胞癌(一)

(美国肝病学会　2010年)

美国《Hepatology》杂志于2010年7月在线发布了由Bruix和Sherman共同执笔的美国肝病学会肝细胞癌(HCC)诊断与治疗的临床实践指南,经历若干小修改后正式刊出。现摘译指南中推荐的建议及部分重要的图表。

1. 基于研究设计的证据分级：见表4-37。

2. HCC的监测：涉及的术语定义,见表4-38。

3. HCC的高危人群应予以监测(等级Ⅰ)。高危人群,见表4-39。

4. 对排队等待肝移植的患者应进行HCC筛检,因为在美国一旦发生HCC则有更高的肝移植优先权,且他们可能已患HCC并超出等待标准但未被医师发现(等级Ⅲ)。

5. 应采用超声对HCC进行监测(等级Ⅱ)。

表 4-37 基于研究设计的证据分级

等级	定义
Ⅰ	随机对照试验
Ⅱ-1	非随机对照试验
Ⅱ-2	队列或病例对照分析研究
Ⅱ-3	多时间序列结果的非对照试验
Ⅲ	权威专家意见描述性流行病学研究

表 4-38 肝细胞癌监测用到的术语定义

术语	定义
筛查	对肝细胞癌高危人群进行诊断性检查,不包括为其他原因怀疑肝细胞癌者
监测	重复定期进行筛检
加强随访	当监测检查结果异常时为排除肝细胞癌的诊断所需要的系列检查。除额外的诊断检查项目外,检查时间间隔也比监测更短,因为担心癌症已经存在
领先时间偏倚	早期确诊患者的生存率明显高于症状出现后确诊患者的生存率。如果没有严格对照,监测研究表现的生存改善可能只是因为确诊时间领先
长度偏倚	由于监测优先发现生长缓慢的肿瘤而使生存率明显偏高。在筛检的间期进展更快的癌肿可能因为发展太快而失去治疗的机会

表 4-39 推荐进行 HCC 监测的人群和患 HCC 风险增加,但监测效果尚不确定的人群

人群		监测有效的发病率阈值(>0.25增加的寿命年)(%/年)	HCC 的发病率
建议监测人群	>40 岁的亚洲男性乙型肝炎患者	0.2	0.4%~0.6%/年
	>50 岁的亚洲女性乙型肝炎患者	0.2	0.3%~0.6%/年
	有 HCC 家族史的乙型肝炎患者	0.2	高于无家族史者
	非洲/北美非裔的乙型肝炎患者	0.2	在早年更容易患 HCC
	有肝硬化的乙型肝炎患者	0.2~1.5	3%~8%/年
	丙型肝炎肝硬化	1.5	3%~5%/年
	4 期原发性胆管性肝硬化	1.5	3%~5%/年
	遗传性血色素沉着症肝硬化	1.5	尚不确定,可能>1.5%/年
	α₁-抗胰蛋白酶缺乏肝硬化	1.5	尚不确定,可能>1.5%/年
	其他类型肝硬化	1.5	尚不确定

(续表)

人群		监测有效果的发病率阈值(>0.25 增加的寿命年)(%/年)	HCC 的发病率
不确定监测效果的人群	<40 岁(男性)/50 岁(女性)的乙型肝炎患者	0.2	<0.2%/年
	丙型肝炎患者伴 3 期肝纤维化	1.5	<1.5%/年
	非硬化型非酒精性脂肪性肝病	1.5	<1.5%/年

6. 患者应每隔 6 个月进行一次筛查(等级Ⅱ)。
7. 无需因患者罹患 HCC 的风险增加而缩短监测间隔时间(等级Ⅲ)。
8. 超声筛检或监测发现结节时建议采取的处理方案：见图 4-3。

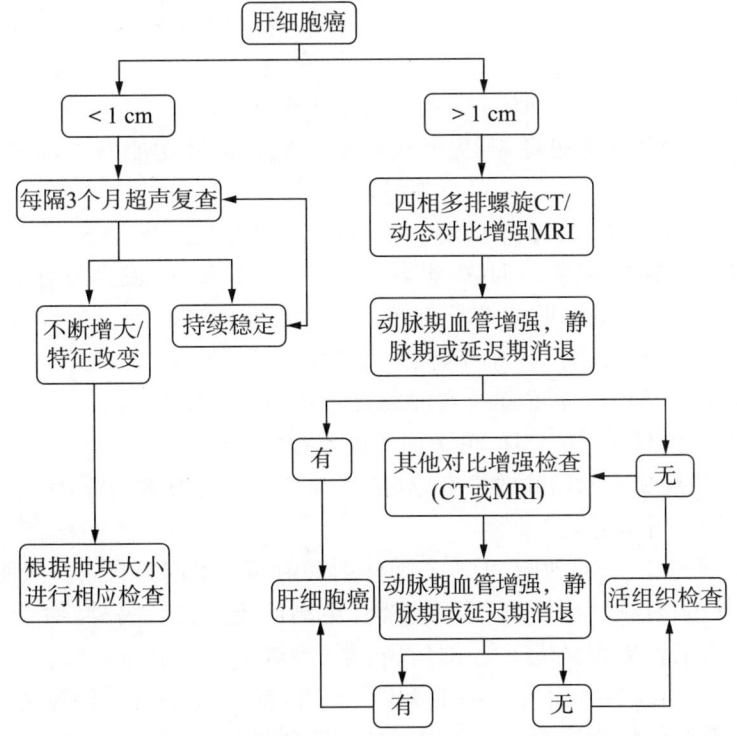

图 4-3　肝细胞癌高危患者超声筛查发现结节时的推荐处理方法

9. 超声检查发现<1 cm 的结节,应每隔 3~6 个月复查超声(Ⅲ)。若 2 年内结节无增长,可恢复为常规监测间隔时间(Ⅲ)。
10. 肝硬化患者超声筛检发现>1 cm 的结节,应行四相多排螺旋 CT 扫描或动态对比增强 MRI 进一步检查。若为 HCC 典型表现(动脉期血管增强、门静脉期或延迟期消退),应予 HCC 治疗。若表现缺乏特异性或血管成像不典型,应用其他影像学检查方法行二次对比增强检查,或进行肝活组织病理学检查(等级Ⅱ)。

11. 小病灶的肝活组织病理学检查应请病理学专家进行评估。不能确认为 HCC 的组织,应用所有可用标志物(CD34、细胞角蛋白 7、磷脂酰肌醇蛋白聚糖 3、热休克蛋白 70 和谷氨酰胺合成酶等)进行染色,以提高诊断准确性(等级Ⅲ)。

12. 如果 HCC 患者肝活组织病理学检查结果阴性,应每隔 3~6 个月对病变进行一次影像学检查,直至结节消失、增大或表现出 HCC 的诊断性特征。若病变增大但仍不具备 HCC 的典型特征,建议重新进行肝活组织病理学检查(等级Ⅲ)。

13. 为了最好地评价 HCC 患者的预后,推荐分期系统应考虑到肿瘤分期、肝功能和机体状况。评估预期寿命时,应考虑治疗的影响。目前,唯有巴塞罗那临床肝癌(Barcelona clinic liver cancer, BCLC)分期系统符合上述要求(等级Ⅱ)。

14. BCLC 分期系统和相应治疗策略:见图 4-4。

15. 有单处病灶的患者,若无肝硬化或肝硬化但肝功能尚可,胆红素正常,肝静脉压力梯度<10 mmHg,可行外科切除(等级Ⅱ)。

16. 不推荐切除术前或术后的辅助治疗(等级Ⅱ)。

17. 符合 Milan 标准的 HCC 患者(单个肿瘤≤5 cm,或多发肿瘤不超过 3 个,且单个肿瘤≤3 cm),肝移植是有效的治疗方案(等级Ⅱ)。若等待时间过长而使肿瘤进展以致失去排队等待资格,可选择活体肝移植(等级Ⅱ)。

18. 对超出 Milan 标准而放宽标准者,不作推荐(等级Ⅲ)。

19. 若等待时间>6 个月,可考虑术前治疗(等级Ⅱ)。

20. 不能接受手术切除的患者,局部消融是安全有效的治疗,可作为肝移植前的过渡治疗(等级Ⅱ)。

21. 对于<2 cm 的肿瘤,无水乙醇注射和射频消融同等有效。然而,无论任何大小的肿瘤,射频消融对坏死效应具有更高的预测性。另外,对于较大的肿瘤,射频消融的效果明显优于无水乙醇注射(等级Ⅰ)。

22. 大病灶或多病灶的非手术 HCC 患者,尚未发生血管侵犯或肝外播散者,推荐肝动脉化疗栓塞为一线非根治性疗法(等级Ⅰ)。

23. 不能接受切除、移植、消融或经动脉化疗栓塞,且肝功能储备尚可的患者,推荐索拉非尼作为一线选择(等级Ⅰ)。

24. 不推荐使用他莫昔芬、抗雄激素药物、奥曲肽或肝动脉结扎/栓塞术(等级Ⅰ)。

25. ^{90}Y 标记的玻璃微球进行放射栓塞可以导致广泛的肿瘤坏死,且具有可

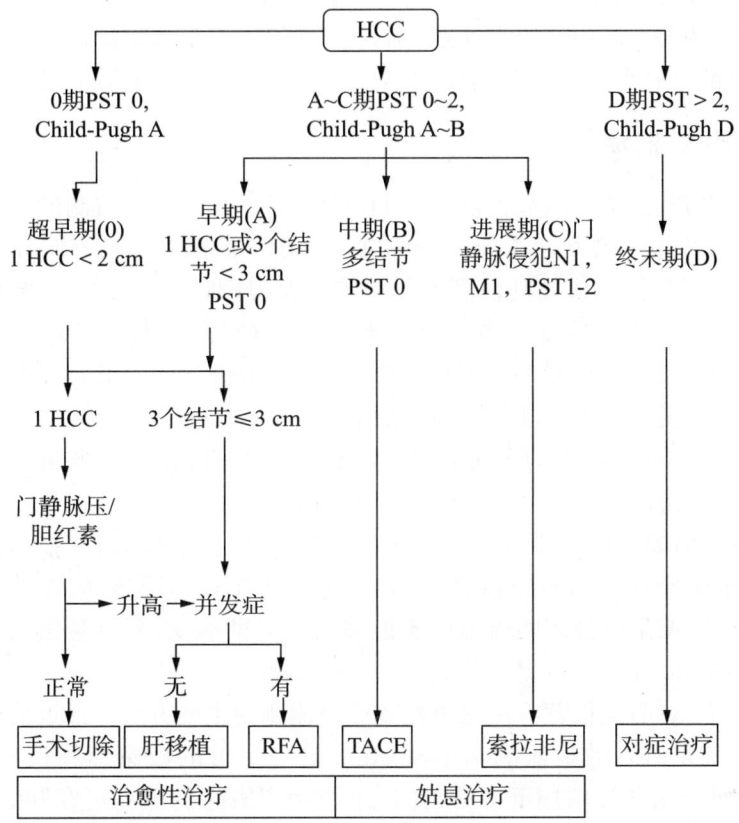

注：HCC：肝细胞癌；PST：体力状况分析；RFA：射频消融治疗；TACE：肝动脉化疗栓塞

图 4-4 巴塞罗那临床肝癌分期系统和相应治疗策略

接受的安全性。然而没有研究结果证明它能改善生存情况，因此，无法确定其临床价值。除进行临床试验外，不推荐作为进展期 HCC 的标准疗法（等级Ⅱ）。

26．不推荐全身性或选择性动脉内化疗，不应将其作为标准治疗方案（等级Ⅱ）。

肝细胞癌（二）

美国肝病研究学会（American Association for the Study of Liver Diseases，AASLD）2005 年发布的《肝细胞癌临床指南》是在国际上获得最广泛公认的肝细胞癌（HCC）临床诊断、治疗的指南，也是国际临床试验设计与评价最主要的依据。2010 年，AASLD 根据 5 年来肝癌临床实践的循证医学证据，对 2005 年版指南进行全面更新，在线全文发表了《肝细胞癌临床指南更新》（以下简称《指南更新》），并历经若干小修改。今年 3 月，在《Hepatology》杂志上正式发表了该《指南更新》的要点。本文重点评述《指南更新》对 2005 年版指南的增补和修改内容[初稿部分刊登于《中国医学前沿杂志（电子版）》2011 年第 1 期]。

一、HCC 监测

《指南更新》强调对高危人群进行 HCC 监测。推荐纳入监测的高危人群包括：男性 40 岁以上或女性 50 岁以上的亚裔 HBV 携带者，有 HCC 家族史或肝硬化的 HBV 携带者，以及其他肝硬化患者。在美国，由于 HCC 患者优先安排肝移植，故列入肝移植等候名单的患者均筛选 HCC。HCC 监测已经被广泛应用。我国的前瞻性随机对照试验（randomized control test，RCT）证实实行每 6 个月进行甲胎蛋白（AFP）和超声检查的监测对 HCC 患者的生存有益，HBV 感染患者监测组 HCC 相关的病死率明显降低。这是国际上证实监测作用的唯一 RCT，仍然有必要在其他地区开展 RCT 以评价监测是否获益。HCC 监测的目标是减少疾病病死率，至少也应能延长生存期。评价监测的研究报告需要考虑几个来源的偏倚，如领先时间和长度的偏倚。只有 RCT 能够彻底排除这些偏倚。一些研究结果已经表明监测确实能够发现早期病变，所有受领先时间偏倚影响的非对照研究结果也提示监测延长了生存期。

《指南更新》明确推荐应用超声检查作为监测的主要方法。最近的研究结果显示 AFP 测定对有效地监测和诊断 HCC 缺少足够的敏感性和特异性，认为 AFP 或其他血清学试验用于 HCC 监测不及超声敏感。监测可在肿瘤＜2 cm、2～5 cm 和＞5 cm 三个不同的阶段进行，其目标是尽早确定 HCC，以最大可能获得根治 HCC 的机会。HCC 监测应在肿瘤＜3 cm（最好＜2 cm）时能确定 HCC。资料显示，当肿瘤直径＜2 cm 时，AFP 升高不明显。国外学者认为以 AFP 20 ng/ml 作为界定值敏感性太低，仅有 60%，故 AFP 检测不能作为监测试验使用。我国 HCC 大多与 HBV 感染相关，而与国外 HCC 致病因素不同（多为丙型肝炎、酒精、代谢性因素），结合我国 RCT 结果，HCC 常规监测方法仍应包括 AFP 检测。在有肝占位的肝硬化患者中 AFP＞200 ng/ml 有很高阳性预测值，AFP 在 HCC 诊断中仍有作用。此外，已经明确 AFP 持续升高是发生 HCC 的危险因素。所以，AFP 有助于确定患者的危险性，但作为筛查试验其作用有限。美国国家综合癌症网络（national comprehensive cancer network，NCCN）2010 年指南中也推荐在高危险人群中，定期进行 AFP 和超声检查以监测 HCC。

2005 年指南中提及的监测间隔时间为 6～12 个月。根据最新的循证医学证据，《指南更新》中明确提出每间隔 6 个月应使用超声进行 HCC 监测。已有文献证实接受 6 个月筛查间隔的患者肿瘤分期较早、微小肝癌（肿瘤＜2 cm）的比例较高；接受有效治疗的患者比例更高；生存期也显著长于 12 个月监测间隔的患者。但即使高危人群也不需要缩短监测间隔时间至 3 个月。

二、HCC 诊断

HCC 的诊断主要包括血清学、影像学和组织细胞学。

血清学诊断即肿瘤标志物的检测。AFP 是 HCC 相对特异的肿瘤标志物。但近年国外的临床研究结果提示，AFP 在肝内胆管细胞癌（intrahepatic cholangio carcinoma，ICC）和结肠癌肝转移患者中也可升高，而且 ICC 也多伴有肝硬化。尽管 ICC 发病率远较 HCC 为低，但两者均常见于肝硬化患者，肝内发现占位性病变伴 AFP 升高并不一定患有 HCC，需要仔细加以鉴别。因此，《指南更新》不再推荐 AFP 作为诊断 HCC 的依据，而主要取决于影像学检查和细胞学诊断。但在我国以及亚太大部分地区，AFP 明显升高多为 HCC 患者，与 ICC 相比有鉴别价值，仍可用于 HCC 的诊断。

影像学诊断包括 CT、MRI 和超声检查。由于超声造影在美国尚未普遍应用，《指南更新》强调主要以对比增强的动态 CT 扫描或 MRI 进行影像学诊断。HCC 的典型表现为在动脉期呈显著强化，在静脉期其强化不及周边肝组织，而在延迟期则造影剂持续消退，这是 HCC 高度特异的影像学表现。确切的 HCC 诊断，需要平扫期、动脉期、静脉期、延迟期的四期检查。在 2010 年版 NCCN 的肝癌指南中，超声造影和动态增强 CT、MRI 都是诊断肝癌的影像学方法。最近的研究结果表明，超声造影有可能将 ICC 误认为 HCC，ICC 在动态 MRI 扫描中并不表现为静脉期和延迟期的消退。对于呈现典型影像学特征的 HCC，一般不需要做肝活组织病理学检查。

2005 年版指南依据专家的意见和增强扫描的典型表现将 HCC 病灶分为 <1 cm、1～2 cm 和 >2 cm 三种状况，《指南更新》中则根据近年的循证医学证据将病灶分为 <1 cm 和 >1 cm 两种状况。对于超声监测发现的 <1 cm 肝脏结节，两版指南都推荐应每间隔 3～6 个月超声检查随访，如果直到 2 年的随访期未见增长，可改为常规监测。超声检查直径 <1 cm 的病灶，特别是有肝硬化的患者，HCC 可能性很小。如果它们在动态显像中未见血管增强，则恶性的可能性不大。即使是 CT 或 MRI 显示小结节动脉期增强，血管强化的区域可能和 HCC 病灶并不对应。但是超声发现的肝脏微小结节随着时间延长转变为恶性的可能性仍旧很高。所以，这些结节每隔数个月就要随访以发现提示恶性转变的进展情况。超过 1～2 年没有生长的结节提示病灶不是 HCC。

《指南更新》提出，对于肝硬化患者超声筛查发现 >1 cm 的结节，应使用四相多排 CT 扫描或动态对比增强 MRI 进一步检查，如呈现典型的 HCC 病灶（动脉期血管丰富，而在门静脉期或延迟期消退），则无需进一步的检查即可确诊 HCC。如结果不典型或血管影像不典型，应采用其他的影像模式行对比增强检查，或对病灶行肝活组织病理学检查。单纯动脉期强化而无静脉期的消退对于 HCC 的诊断是不充分的。对于慢性乙型肝炎尚未完全进展至肝硬化的患者，也同样适用此影像学诊断。但在正常肝脏中发现的病灶，则 HCC 的可能性很小，不适用影像学诊断。动态影像学的诊断标准仅适用于各种原因导致的肝硬化患者和尚未发展为肝硬化或肝硬化消退的慢性乙型肝炎患者。鉴于影像学对 HCC 诊断的重要性，《指南更新》推荐应在有经验的中心进行。

　　肝活组织病理学检查结果的解释以及高度异型增生结节与 HCC 的鉴别仍然是临床上的难题。小病灶的肝活组织病理学检查应由经验丰富的病理学家评估，未明确肝癌的组织应使用所有可获取的标志物染色，包括 CD34、细胞角蛋白 7(CK7)、磷脂酰肌醇蛋白聚糖 3(glypican 3)、热休克蛋白(HSP)-70 和谷氨酰胺合成酶，以提高诊断的准确性。组织染色有助于 HCC 与异型增生结节的鉴别。病理诊断结果通过 glypican 3、HSP-70 和谷氨酰胺合成酶染色可以得到进一步肯定；若这 3 个指标中有 2 个染色阳性可以诊断为 HCC。血管内皮 CD34 染色在 HCC 呈强阳性，而良性组织中窦状隙染色仅为弱阳性。HCC 的细胞角蛋白(CK7/CK19)染色为阴性，而阳性则 HCC 可能性很小。

　　HCC 患者肝活组织病理学检查如为阴性，病灶应每间隔 6 个月进行影像学随访，直至结节消失、增大或呈现 HCC 诊断特征。如病灶增大但仍无典型的 HCC 改变，推荐重复做肝活组织病理学检查。

三、HCC 分期

　　目前尚无全球公认的 HCC 分期系统。为更好地评估 HCC 患者预后，分期系统需充分考虑到肿瘤分期、肝功能和全身状况；当估计生存期时，也应考虑到治疗的影响。目前，巴塞罗那临床肝癌(Barcelona clinic liver cancer，BCLC)分期系统是唯一的综合考虑了肿瘤、肝功能和患者体力状况的分期系统，通过患者的不同病程来确定 HCC 的治疗，可以更好地预测 HCC 患者的预后。BCLC 分期系统已广泛而有效地用于 HCC 临床试验以确定入组人群和不同的治疗组。《指南更新》强调，只有应用 BCLC 分期系统才能为临床研究的结局与不同 HCC 患者的预后提供有价值的比较。

原发性肝癌(规范化病理诊断)

(中国抗癌协会肝癌专业委员会 中国抗癌协会临床肿瘤学协作专业委员会 中华医学会肝病学分会肝癌学组 全国肝胆肿瘤及移植病理协作组)

我国是肝癌高发国家之一。随着肝脏外科诊断、治疗技术的不断发展,我国肝癌临床病理诊断学也得到了快速发展,在肝癌病理标本的数量和类型上具有明显优势。为制订个体化治疗方案、提高肝癌远期疗效,临床上对肝癌病理报告的内容也提出了新的要求。虽然目前已有医疗单位积累了数千甚至数万例的诊断经验,但从总体上看,我国肝癌病理诊断的发展仍不平衡,病理报告的内容及格式差异很大,还不能完全满足临床个体化精细治疗的需要。为此,由中国抗癌协会肝癌专业委员会、中国抗癌协会临床肿瘤学协作专业委员会、中华医学会肝病学分会肝癌学组和全国肝胆肿瘤及移植病理协作组共同组织的"原发性肝癌规范化病理诊断方案专家共识研讨会"于2010年1月17日在上海举行。会上,相关专业学会的主要负责人及与会专家学者就原发性肝癌的规范化病理诊断问题展开了热烈研讨,并对所在单位对肝脏肿瘤免疫病理和分子病理诊断与研究实践中积累的经验和方法进行了广泛交流,从临床诊断、治疗的实际需要角度对肝癌的规范化病理诊断提出了许多富有建设性的意见和建议,并介绍了国外一些医院在肝脏肿瘤专科病理诊断方面的方法,力求制订出一个能较好满足我国临床需要的肝脏肿瘤病理诊断共识方案。在此基础上,提出了初步共识草案,并进一步扩大征求意见,反复进行修改,最终形成该共识方案,以供临床病理医师在实际工作中参考使用,并将不断修改完善。

一、病理报告的内容

原发性肝癌统指起源于肝细胞和肝内胆管上皮细胞的恶性肿瘤,其中以肝细胞癌和肝内胆管癌最为常见,但本方案中的大部分内容也适用于发生在肝脏的其他类型肿瘤。肝癌在肝脏外科的诊断、治疗实践中占有十分重要的地位,其病理诊断是临床制订治疗方案、提高医疗水平的重要参考依据。因此,在书写病理报告时,既要注重病理诊断的准确性,也要注重系统描述可能影响患者预后的主要病理生物学特点,为临床医师判断肝癌的恶性程度、侵袭转移潜能和手术预后提供有价值的参考依据。

(一) 大体标本描述的重点内容

1. 标本类型：部分肝切除、肝移植切除病肝、肝楔形活组织检查组织、肝粗针穿刺组织、肝细针穿刺细胞等。
2. 肿瘤形态：大小、数目、色泽、出血坏死的程度、包膜完整性以及有无肉眼瘤栓。
3. 癌旁肝组织病变：癌旁肝组织有无子灶、肝硬化的类型、手术切缘距肿瘤的最小距离以及切缘有无癌组织。
4. 对体积较大或形态特殊的肿瘤标本应称取质量并拍照存档。

肝细胞癌的大体分型可以参考中国肝癌病理研究协作组于1979年制定的"五大型六亚型"分类。为使肝癌瘤体大小分型适应当前肝脏外科的诊断、治疗水平，我们建议：瘤体最大直径相加≤1.0 cm 为微小癌，1.1～3.0 cm 为小肝癌，3.1～5.0 cm 为中肝癌，5.1～10.0 cm 为大肝癌，>10.0 cm 为巨块型肝癌；全肝散在分布小癌灶(类似肝硬化结节)为弥漫型肝癌。肝内胆管癌的大体类型可分为结节型、管周浸润型、结节浸润型和管内生长型。

(二) 光学显微镜下描述的重点内容

参照世界卫生组织等肝癌病理学专著的描述。

1. 肝细胞癌的组织学类型，常见有细梁型、粗梁型、假腺管型和团片型等。
2. 肝细胞癌的细胞形态，包括透明细胞型、富脂型、梭形细胞型和未分化型等多种细胞变异型。
3. 肝细胞癌的分化程度，可按照高分化、中分化、低分化和未分化 4 级分级法，也可采用经典的 Edmondson-Steiner 4 级分级法。
4. 肝内胆管癌以腺癌最为常见，但也可出现多种组织学和细胞学上的特殊类型。
5. 肝细胞癌-胆管癌混合型：在一个肿瘤结节内同时存在肝细胞癌和胆管腺癌两种癌细胞。
6. 肿瘤的生长方式：包括肿瘤边界、包膜侵犯、子灶形成、肝内转移和微血管癌栓形成等情况。
7. 周围肝组织的病变：可按照我国 2000 年全国病毒性肝炎防治方案中对慢性肝炎分级和分期的病理标准，对肝炎的炎症活动程度及肝纤维化程度分别按 G0～G4 分级和 S0～S4 分期，或可参照 Knodell 组织学活动指数(HAI)等国际常用的评分系统进行评估。

(三) 癌前病变描述的重点内容

1. 肝细胞癌的癌前病变：多在慢性病毒性肝炎或肝硬化基础上发生。
(1) 低度异型增生结节。
(2) 高度异型增生结节。
(3) 结节内结节：高度异型增生结节内出现早期癌变灶。
(4) 异型增生灶：由不典型增生肝细胞构成的直径≤1.0 mm 的病灶。
(5) 肝细胞变(不典型增生)：可分为小细胞性和大细胞性。

2. 肝内胆管癌的癌前病变：包括：(1) 胆管上皮内瘤变：可分为低级别和高级别。(2) 胆管管内乳头状肿瘤：可分为低级别和交界性或高级别。

(四) 病理诊断的重点内容

病理诊断是对病理报告中有关肿瘤性质、组织来源、分化程度、生物学行为和重要检测指标的高度概括和总结，需要时可加用备注，对诸如影响肿瘤侵袭、转移和预后的重要生物学行为特性和需要鉴别诊断的病变等问题加以解释或补充说明。

二、标本取材的部位和数量

1. 肿瘤组织：2～4 块，<3.0 cm 小肝癌切面全部取材。
2. 癌与癌旁组织交界处：2 块。
3. 手术切缘组织：2 块。
4. 癌旁肝组织(距肿瘤1.0 cm以外)：2 块。
5. 癌栓和子灶：各 2 块。每块组织大小为(1.0～2.0)cm×1.0 cm×0.2 cm。

三、肝穿刺组织的基本要求

对在超声或 CT 引导下进行的肝穿刺，建议选用16G 穿刺针，一般应在肿瘤和周边肝组织各穿刺 1 条组织以便相互对照，每张玻片上放≥6 张连续性组织切片。满意的肝穿刺组织呈完整的圆柱状，长度为 1.5～2.0 cm。

四、标本的固定

对标本沿冠状面作间隔 1.0 cm 的平行切面，做常规病理学检查的组织用 10% 中性甲醛溶液固定，时间为 8～12 小时；肝穿刺组织的固定时间在 1～2 小时以内。

五、辅助诊断标志物

可根据患者的具体情况和实验室条件酌情选择。

(一) 诊断性标志物

1. 肝细胞癌

(1) 肝细胞抗原 Hep Par 1(不能区别阳性肝细胞的性质)。

(2) 多克隆性癌胚抗原(pCEA)(不能区别阳性肝细胞的性质)。

(3) 磷脂酰肌醇蛋白聚糖-3(glypican-3,GPC-3)(肝癌细胞阳性,癌旁肝细胞阴性)。

(4) CD34(肝窦呈现弥漫性微血管染色)。

(5) 甲胎蛋白(AFP)。

(6) HBsAg。

(7) HBcAg。能同时表达胆管细胞标志物的双表型肝细胞癌恶性程度明显增高。

2. 肝内胆管癌

(1) 细胞角蛋白 CK19/CK7。

(2) 黏蛋白-1(MUC-1)。

(3) 水通道蛋白-1(AQP-1)。这些标志物在非肿瘤性胆管上皮细胞也可阳性。

3. 肝细胞癌-胆管癌混合型:两种肿瘤细胞能分别表达上述各自肿瘤的标志物。

(二) 细胞增殖活性标志物

1. Ki-67 阳性指数(阳性细胞数/500~1 000 个细胞×100%):≤5%(低度),5%~10%(中度),>10%(高度);

2. $p53$ 等。

(三) 分子生物学标志物

目前,肝癌的分子分型研究取得一定进展,有报道胰岛素样生长因子Ⅱ mRNA 结合蛋白 3(IMP3)、骨桥蛋白(OPN)、Stathmin 蛋白以及 microRNA 等分子标志物与肝癌细胞的侵袭与转移潜能以及预后有关,但其实际意义仍有待进一步评估。对多结节性和复发性肝癌的克隆起源方式,可以采用微卫星杂合性缺失(loss of heterozygosity,LOH)模式分析等检测方法,以了解肿瘤是单克隆性(单中心性)起源还是多克隆性(多中心性)起源,为临床医师制订个体化诊断、治疗策略提供参考依据。此外,肿瘤细胞抗癌药物分子靶点的检测已开始成为一种常规检查项目;其在肝癌分子病理学方面的研究和应用值得关注。

(四) 特殊染色

Masson 三色染色或 Van Gieson(VG)染色可显示肝组织内胶原纤维的增生程度;网状纤维染色可显示肝板网状支架或肝小叶结构的完整性,可提高评估癌旁肝组织改建及肝纤维化程度的准确性。

附录:病理报告模式举例

一、大体所见

1. 肝右叶标本 5.0 cm×4.5 cm×4.2 cm,切面见 2.6 cm×2.2 cm 灰白色肿瘤,伴灶性出血坏死,周边纤维包膜完整,周围肝组织呈小结节性肝硬化,未发现瘤栓及子灶;肿瘤距手术切缘的最小距离为 1.0 cm,切缘无肿瘤裸露。

2. 肝左叶标本 3.0 cm×2.0 cm×2.2 cm,切面见直径 1.0 cm 瘤结节,灰白色,无明显包膜,但与周边肝组织分界清楚。

二、镜下所见

1. 肝右叶肿瘤细胞排列成细梁型结构,瘤细胞呈多边形,胞质丰富嗜酸性,核圆形,轻度异型。癌周大部分有包膜围绕,伴有较多淋巴细胞浸润,部分癌组织与周围肝组织之间有移行,偶见包膜内有小血管癌栓,癌旁肝组织及血管未见侵犯。周围肝组织呈假小叶结构伴汇管区界面炎,可见由大细胞性肝细胞变聚集构成的异型增生灶,对周围肝组织呈膨胀性挤压,少量肝细胞脂肪变性。切缘肝组织未找到肿瘤细胞。

2. 肝左叶肿瘤呈假腺管结构,瘤细胞小、呈立方形,核异型性不大。肿瘤周边无包膜,与周边肝组织有移行,分界清楚。

三、免疫组织化学检测结果

Hep Par 1 阳性;GPC-3 阳性;HBsAg 阳性;HBcAg 阳性;CD34 显示微血管弥漫性分布;假腺管区域 CK19 阴性;Ki-67 阳性指数≤5%。

四、分子病理学检测结果

对肝左叶和肝右叶肿瘤同时做了一组 10 个高频微卫星 LOH 检测。结果显示:两个肿瘤结节出现 4 个(40%)微卫星 LOH 差异表达模式,提示两个肿瘤结节分别起源于不同的肿瘤细胞克隆(可另附分子病理学检测报告)。

五、病理学诊断

1. (肝右叶)小肝细胞癌,细梁型,Ⅱ级。
2. (肝左叶)小肝细胞癌,假腺管型,Ⅱ级。
3. 乙型肝炎后小结节型肝硬化,活动性。
4. 癌旁肝组织异型增生灶。

继发性肝癌

一、概述

身体其他部位的癌肿转移到肝,并在肝内继续生长、发展,其组织学特征与原发癌肿相同,称转移性肝癌,或继发性肝癌。肝的恶性肿瘤转移较原发性肿瘤多20倍。75%的病例转移来自乳房、肺、胰、胃、大肠、肾、卵巢和子宫的癌肿。有文献统计,胃癌有44.5%发生肝脏转移,结肠癌47%发生肝转移,直肠癌47%发生肝转移,此外头部的恶性肿瘤也可以发生肝转移。

二、转移途径

1. 门静脉系统 为主要转移途径,消化道及盆腔部位的恶性肿瘤多经此道转移至肝,占转移癌的35%~50%。有文献报道,门静脉系统的血流存在分流现象,及脾静脉和肠系膜下静脉的血流主要进入左肝,而肠系膜上静脉的血流主要进入右肝,因此门静脉支所属不同脏器的肿瘤细胞可转移至其相应的肝脏部位。
2. 肝动脉 消化道以外的肿瘤经血行转移时,可有癌细胞经肝动脉而入肝,如肺癌、乳腺癌、肾癌、恶性黑色素瘤等可经此途径转移到肝脏。
3. 淋巴途径 盆腔和腹膜后的癌肿细胞可经过淋巴途径转移至主动脉旁和腹膜后淋巴结,然后倒流至肝脏,消化道癌肿细胞也可经过肝门淋巴管逆行到肝脏,肺和乳腺的癌细胞可通过纵隔淋巴管逆行到肝,胆囊癌可经过胆囊窝的淋巴管逆行到肝。
4. 直接蔓延 胆囊、胃、横结肠、右肾脏、右肾上腺及巨大的胰腺癌可以因其位置而直接侵犯到肝脏。

三、分类

对肝转移有不同的分类法。

1. Pake 根据原发病灶和肝转移灶出现的先后将肝转移分为3种类型。

(1) 早发生的转移(precocious metastases)：有大的肝转移性结节,但未能发现原发灶,其预后极差。

(2) 同时发生的转移(synchronous metastases)：转移灶和原发灶几乎同时发现。

(3) 后发生的转移(metachronou metastases)：原发灶局部控制后随访过程中发现的肝转移。

2. 日本胃癌研究会对肝转移的分类方法。

H0：无肝转移。

H1：局限在一叶内的肝转移。

H2：两叶内有少数转移灶。

H3：两叶内有较多散在转移灶。

3. Horace 根据临床肝肿大的情况、肝功能、体重、身体状况等将大肠癌肝转移的分为3期。

Ⅰ期：早期无症状期。

Ⅱ期：进行性代偿期。

Ⅲ期：进行性失代偿期。

4. 1982年,Gennari 提出了肝转移临床分类的建议,表示各个字母代表的含义。1985年他又提出了临床分期的建议,将转移性肝癌分为4期。

Ⅰ期：H1s。

Ⅱ期：H1m、b,H2s。

Ⅲ期：H2m、b,Hs、S、M、B。

Ⅳ期：A 剖腹探查发现的极小的肝外转移;B 肝外转移。

如表4-40。

表4-40 转移性肝癌的分类表

分 类	含 义
H1	肝受累≤25%
H2	肝受累25%~50%
Hs	肝受累>50%
S	单个转移灶
M	一叶内多发转移灶
B	两叶转移
I	浸润到邻近的组织结构
F	肝功能受损害

5. 为了更精确地比较大肠癌肝转移外科治疗的效果，Fortner 提出了手术后证实的肝转移分级系统。

Ⅰ级：肿瘤局限在切除的标本内，切缘无癌。

Ⅱ级：肿瘤已局部扩散（肿瘤破溃，直接蔓延到邻近器官，组织学检查切缘阳性）或直接浸润大的血管或胆管。

Ⅲ级：有转移，包括淋巴结转移、腹腔内其他器官转移或远处转移。

四、临床表现及分型

继发性肝癌和原发性肝癌的临床表现相似，根据临床上发现原发癌和继发性肝癌先后不同，将转移性肝癌分为3种类型。

1. 早发型　即未发现原发病灶而先发现肝转移癌。这种肿瘤的恶性程度非常高，主要表现为肝脏症状，表现为右上腹胀痛不适，体检可以触到肿大的肝脏。

2. 同步型　原发病灶和肝转移癌同时发现。

3. 迟发型　原发癌手术数月或数年后，发现肝转移癌。患者多主诉上腹或肝区闷胀不适或隐痛，随着病情发展，患者又出现乏力、食欲差、消瘦或发热等，体检时可触到肿大的肝脏或质地坚硬有触痛的结节，晚期患者可出现贫血、黄疸和腹水等。

五、检查

1. 血清学检查　血清 AFP 为阴性，来源于胃肠道的肝转移肿瘤，CEA 常为阳性。

2. B超检查　常见肝内多发强回声或低回声结节。乳腺癌的转移常出现"牛眼征"或"声晕样"声像图，结肠癌转移灶钙化可见钙化强回声结节。胰腺癌转移可见均匀的低回声结节，后方无回声增强。肺腺癌、卵巢癌等转移可见囊变或囊实性结节声像图。黑色素瘤表现为多发弱回声，结节中心出现很多点状强回声。

3. X线血管造影检查　血管造影可见血供丰富的多发结节瘤灶，瘤灶内有病理血管、肿瘤染色、动静脉瘘等，周围血管受压弯曲。

4. CT检查　平扫可见肝实质内多发小圆形或类圆形的低密度肿块，少数也可单发。肿块密度均匀，发生钙化或出血，肿瘤内有高密度灶，液化坏死、囊变则在肿瘤中呈水样密度。对比增强扫描动脉期呈不规则边缘强化，门静脉期可出现整个瘤灶均匀或不均匀强化，平衡期对比增强消退，少数肿瘤中央见无增强的低密度，边缘强化成高密度，外周有一稍低于肝密度的水肿带，构成所谓"牛眼征"，有时肿瘤很小也可发生囊变，表现边缘强化、壁厚薄不一的囊状瘤灶。

六、诊断标准

1. 具有原发性肝癌的临床表现,但一般无慢性肝炎和肝硬化病史及临床表现,血清 AFP 为阴性而有其他肿瘤标志物。
2. 具有肝外脏器肿瘤病史,肝内发现多发结节。
3. B超检查 常见肝内多发强回声或低回声结节,转移灶常出现"牛眼征"。
4. 增强 CT 检查 发现病灶早期短暂边缘性强化,且持续时间较长。

肝癌的临床分期
(UICC)

表 4-41 肝癌的临床分期

项目指标	Ⅰ期	Ⅱ期	Ⅲ期
腹水	无	治疗有效	治疗无效
血清胆红素(mg/dl)	<2.0	2.0~3.0	>3.0
血清白蛋白(g/dl)	>3.5	3.0~3.5	<3.0
靛青绿潴留率(%)	<15	15~40	>40
凝血酶原活性(%)	>80	50~80	<50

肝细胞癌的分类
(肝癌病理协作组)

具体分类:Eggle(1901年)首先提出巨块型、结节型和弥漫型3类。在此基础上,我国肝癌病理协作组提出的分类(1982年)如下。

(1) 弥漫型:癌结节小,呈弥漫性分布,与肝硬化假小叶结节易混淆。

(2) 块状型:癌肿直径>5 cm,其中>10 cm 为巨块型,常见的亚型有:①单块型:单个癌块边界清楚或不规则,包膜完整和不完整;②融合块型:相邻癌肿融合成块,直径多大于 5 cm,周围肝组织中常有散在的卫星癌结节;③多块型:由多个单块或融合块癌肿形成。

(3) 结节型:癌结节一般小于 5 cm,常见的亚型有:①单结节:单个癌结节边界清楚有包膜,周边常见小的卫星结节;②融合结节:边界不规则,周围卫星结节散在；③多结节：分散于肝脏各处，边界清楚或不规则。

（4）小癌型：单个癌结节直径≤3 cm，或相邻两个癌结节直径之和≤3 cm者均属此型。小癌边界清楚，常有明显的包膜，切除后血清 AFP 应转为正常，以表明双结节为原发性质。

肝细胞癌的组织学分类
（中国抗癌协会 1998年）

按癌肿实质与间质数量及相互关系，有下列组织学类型。

（1）索状/梁状型：癌细胞呈索状/梁状排列，其中细梁由 1~2 层细胞构成，而粗梁由 20~30 层细胞构成，索/梁间血窦丰富，衬以单层内皮细胞。

（2）索状腺样型：粗梁中部分毛细胆管扩张形成腺状结构，其中可有胆汁充盈。

（3）实体型：癌细胞可呈弥漫状排列，其中无血窦或结缔组织，部分癌细胞可呈镶嵌鹅卵石样排列。

（4）硬化型：癌组织中纤维间质丰富，癌细胞被分隔，呈不规则之细梁或巢状，细胞较其他类型明显为小。

肝细胞癌的分级
（Edmondson）

目前常用的 Edmondson(1956)肝细胞癌分级标准的主要依据是：癌细胞胞质嗜酸性着色程度、胞核大小、核浆比例、胞核深染程度、细胞功能及粘合性状、组织结构等。各级的形态标准见表 4-42。

表 4-42 肝细胞癌分级比较

项目指标	较成熟		未成熟	
	Ⅰ级	Ⅱ级	Ⅲ级	Ⅳ级
胞质嗜酸性	明显	明显	不甚明显	不明显
胞核深染	不明显	轻度	显著	显著
核浆比例	近正常	近正常/略大	大	大
细胞功能(胆汁分泌)	易见	易见	少见/无	偶见/无

Ⅰ级：癌细胞的形态与正常肝细胞相似，胞质嗜酸性着色明显，核圆而规则，核仁明显，核分裂少；细胞排列呈索状，索间血窦明显，衬以单层内皮细胞。

Ⅱ级：癌细胞胞质嗜酸性和颗粒性强，略有形态异形，胞核较大，着色深浅不一，核仁明显，核浆比例增大；细胞多呈腺泡状排列，胞质有较多胆汁小滴。

Ⅲ级：癌细胞异型明显，胞质呈嗜碱性着色，核大而不规则，染色质粗，着色不一致，核仁明显，核浆比例明显增大，出现瘤巨细胞，胞质中少见胆汁小滴。

Ⅳ级：癌细胞有明显的异型性，胞质少，核大，着色不均匀，核仁不规则，核浆比例显著增大；细胞排列松散，无一定结构，偶见血窦。

肝细胞癌的组织病理诊断标准

（中国抗癌协会　1998年）

1. 癌细胞形态具有肝细胞的许多特征，如胞质呈嗜酸性着色，颗粒性强，可有胆汁小滴；胞核大，核仁厚，核仁明显呈嗜酸性。
2. 癌细胞排列呈索状，索粗细不一，索间有血窦相隔，窦壁可见内皮细胞，部分有腺泡或毛细胆管形成。
3. 浸润性生长，累及血管可形成癌栓，累及肝索使之发生变形或破坏，癌细胞可侵入血窦。
4. 异形癌细胞如透明细胞、梭形细胞、癌巨细胞、鳞形细胞偶可出现。

原发性肝细胞癌的伴癌表现

不少肿瘤可伴有内分泌失调或血清中某些成分的异常，引起"伴癌表现"。有的伴癌表现可作为癌肿的首发症状在疾病早期出现。据文献报道，原发性肝细胞癌（PHC）的伴癌表现已超过50种。现将PHC较常见的伴癌表现作一简介。

1. 内分泌方面：较常见PHC伴癌表现为红细胞增多症、高钙血症、性的变化，例如：早熟、男性乳房发育和男性女性化3种类型。以及甲状腺功能亢进等。
2. 代谢方面：较多见的为低血糖、高胆固醇血症，伴发血卟啉病较罕见。
3. 血液方面：PHC可伴类白血病反应，此外尚有浆细胞增多症、血小板增多症、溶血性贫血、冷性纤维蛋白原血症（cryofibri-nogenemia）。
4. 其他方面：亦可发生周围性神经炎。

微 小 肝 癌
（日本　奥田邦雄　他）

1. AFP 测定：对轻度异常且随诊时上升者需密切观察，高度危险者每 2～3 个月测定一次。

2. 超声波检查：可见到圆形低密度病灶，直径 1 cm 即可检出，亦可在超声波指引下行肝穿活检。

3. CT 检查：微小肝癌不一定做 CT。

4. 核素扫描：^{99m}Tc 扫描需 2 cm 以上病灶方有可能识别。

5. 肝动脉造影：为最灵敏的检查法之一，在 AFP、超声波高度可疑时使用。

微小肝癌在病理上应符合：单个病灶直径 4.5 cm 以下；多发病灶在 4 个以下，且每个病灶最大直径在 3.5 cm 以内。

细 小 肝 癌

早期肝癌的定义尚不明确。1987 年日本肝癌研究会出版的《原发性肝癌处理规则》（第 2 版）中，将早期肝癌如小型肝癌、微小肝癌、小肝癌等统称为细小肝癌，其定义：切除或尸检时 2 cm 以下的单发肝癌。

小肝癌（一）

小肝癌的定义已由＜5 cm 改为≤3 cm 的肝癌，1983 年，日本肝癌研究协作组定为≤2 cm。

小肝癌（二）

国内多定为：单个肿瘤、最大直径小于或等于 5 cm 者，或者两个肿瘤最大直径之和小于或等于 5 cm 者；部分单位则定为单个肿瘤、直径小于或等于 3 cm 等。

混合型肝癌的分型
(中国抗癌协会 1998年)

混合型肝癌包含肝细胞癌和胆管细胞癌,有3种亚型。
1. 两种癌肿并存,但截然分隔,不相混杂。
2. 两种癌肿相互联系,难以区分。
3. 两种癌肿混杂,此亚型最常见。

多中心发生性肝癌

确认肝内有多数肝癌结节时,在其治疗上最重要的是首先鉴别是肝内转移还是多中心发生的。肝癌的肝内转移多数是经门静脉引起的血行转移,而多中心发生的一个个结节则是单发,但两者的鉴别是相当困难的,而且在肝癌切除后的残留肝上又长出癌结节的情况下,鉴别是肝癌再发还是不同时期的多中心发生性肝癌也是很困难的。一般情况下,残留肝的再发性肝癌多数在肝癌术后的早期发生,而手术5年后残留肝的肿瘤在临床上可以考虑是多中心发生性肝癌,但是对于生长缓慢的肝癌,严格说不是多中心发生性肝癌。

在原发性肝癌的处理章程中规定,腺瘤样增生或者是保存已有肝脏组织结构的初期高分化型肝细胞癌以及中分化、低分化癌组织的边缘有高分化癌组织存在的肝细胞癌,此时所发生的增殖性病变,应认为是多中心发生的。还有B型肝炎病毒DNA与肝细胞癌核DNA编排产生大小不同结节的情况下,都可以认为是多中心发生性肝癌。

纤维板状肝癌(FLC)

纤维板状肝癌是近年才被认识的一种肝癌类型。1956年,Edmondson在一个14岁女孩的肝切除标本中发现其肝组织学以嗜酸性瘤细胞及丰富的纤维间质为特征,且术后生存期较长,首次提出是一种特殊类型的肝细胞癌。20年后Peters(1976)发现5例患者,其病理特点与Edmondson报道的相似,都具有特殊的纤维化排列,呈板状或层状并将癌细胞分隔。据此特点首先命名为伴层状纤维化的嗜酸性肝细胞癌。此后国外报道渐多,命名各不相同,如板状纤维性肝癌、伴纤维性基质的多角形肝细胞癌、层状纤维性嗜酸细胞肝癌、嗜酸细胞性肝癌等,并深入研究了其发病特点、病理变化、血清学改变及临床预后均与普通型原发性肝细胞癌有明显区别,普遍认为是普通型原发性肝细胞癌的一个变种。

肝癌的甲胎蛋白(AFP)诊断标准

AFP诊断标准,国外学者往往定得偏高,且忽视动态观察,例如:Wepsic在国外唯一的一本论述AFP的书中定出如下标准:AFP(μg/L)20～100不拟肝癌;100～350复查;350～500可能肝癌;500～1 000考虑肝癌;>1 000必须除外肝癌。按此标准,将会漏诊大量肝癌病例。国内多数学者认为AFP>500 μg/L,且持续4周,或AFP200～500 μg/L持续8周,在排除其他引起的AFP增高的因素后,结合定位检查,即可作出肝癌诊断。重视后一标准有助于早期诊断。

肝细胞癌边缘病变

依厚生省癌研专题组最近提出的《早期高分化型肝细胞癌及其边缘病变的诊断标准方案》,广义的肝细胞癌边缘病变定义为:"发生于慢性损伤肝脏的,肉眼上肝结构破坏不大,但结节突出明显,内有Glisson鞘成分和假小叶间结缔组织的小结节性病变。"符合这一定义的各种病变分类,有大型再生结节(large regenerative nodule)、腺癌样增生(adenomatoushyperplasia,AH)和早期肝细胞癌(early hepatocellular carcinoma,eHCC)。AH的定义为"细胞密度较周围肝组织呈中等度增大,而结构未见异常的结节";eHCC为"具有细胞密度增大(通常为周围肝组织之2倍以上)和结构异常而可诊断为癌的占位结节"。对具有上述两者之中间性状,难以确定是否癌变的结节则暂定为非典型腺瘤样增生(aAH)(即狭义的"边缘病变")诊断。

晚期肝癌的分期比较

制定肿瘤分期系统的目的是准确预测患者预后。晚期肝细胞癌(HCC)的转归与肿瘤分期及肝脏功能受损范围相关,已有多种分期系统兼顾这两个方面,但哪种系统具有最佳的患者生存预测作用依然不得而知。美国学者在《临床肿瘤学杂志》(J Clin Oncol)在线发表了研究论文,对第 6 版 TNM 分期、奥田邦雄(Okuda)、巴塞罗那分期(BCLC)、意大利肝癌计划(CLIP)、香港中文大学预后指数(CUPI)、日本综合分期(JIS)及法国肝细胞癌治疗研究组(GETCH)等 7 种较为常用的分期系统进行了比较。

CLIP、CUPI 及 GETCH 概览

表 4-43 CLIP 各指标及评分

指标	0 分	1 分	2 分
Child-Pugh 分级	A	B	C
肿瘤	单结节	多结节	巨块
形态学(肿瘤范围)	≤50%	≤50%	>50%
门静脉血栓	否	是	
AFP(ng/dl)	<400	≥400	

注:AFP,甲胎蛋白。总评分越高,预后越差。

表 4-44 CUPI 各指标及评分

项目指标	评分
胆红素(μmol/L)	
<34	0
34~51	3
≥52	4
腹水	3
碱性磷酸酶≥200 IU/L	3
TNM 分期(第 5 版)	
Ⅰ和Ⅱ	−3
ⅢA 和ⅢB	−1
ⅣA 和ⅣB	0
AFP≥500 ng/ml	2
无症状发病	−4

注:危险分组:低危−7~1,中危 2~7,高危 8~12。

表 4-45　GETCH 各指标及评分

项目指标	0 分	1 分	2 分	3 分
Karnofsky 指数	≥80%			<80%
血清胆红素(μmol/L)	<50			≥50
血清碱性磷酸酶(ULN)	<2		≥2	
血清 AFP(μg/L)	<35		≥35	
门静脉阻塞	否		是	

注：危险分组：A 组(低危)0,B 组(中危)2~5,C 组(高危)≥6。

美国马列罗(Merrero)等：在 7 种 HCC 分期系统中,BCLC 具有最强的患者生存独立预测价值。论文发表于《肝脏病学》[Hepatology 2005,41(4)：707]。

日本近藤(Kondo)等：对于接受肝脏切除的 HCC 患者,JIS 是最好的预后预测系统。论文发表于《肝脏胃肠病学》[Hepatogastroenterology 2007,54(77)：1534]。

意大利格列科(Grieco)等：对早中期患者、CLIP 和 BCLC 的分层作用比 Okuda 更有效,在非常早期即获诊断的患者中,BCLC 的预后预测作用更佳。

肝脏、胆囊、胆管、胰腺癌前病变
（上海交通大学附属第一人民医院消化科）

一、肝脏的癌前病变

肝脏的异型增生病灶是指存在于肝小叶或硬化结节内<1 mm 的不典型肝细胞群,只有肝活检或切除的肝标本在显微镜下才能见到。这些不典型肝细胞有小的和大的两种,小肝细胞变的胞质减少,呈嗜碱性,胞核有轻度多形性,染色增深,核质比例增加,其中呈扩张型生长者常伴随肝细胞癌存在。弥漫性的往往表现为再生肝细胞与再生性改变很难区别。大细胞变原被称为肝细胞异型增生,是指细胞与胞核都增大,但核质比例仍获得保持,胞核常深染及多核,在肝硬化标本散见于弥漫再生结节中,是肝细胞癌的癌前病变,具有嗜银核仁组成区(AgNOR)的高值,与肝细胞癌的发生有关。从非异型增生的肝硬化到大细胞变、小细胞变及肝细胞癌,可有端粒酶的长度进行性减短,大细胞变仍有 p21 及

p16 表达，但小细胞变中已见减少，而在肝细胞癌中已不能见到，这提示小细胞变是癌前病变。另外，在遗传性血色病中无铁质病灶的增殖病变可与肝细胞癌高发有关。在肝活检中可见到小细胞变或大细胞变或无铁质病灶，肝细胞癌的危险性增加，这些都被称为癌前病变。

低度异型增生结节可见于肝硬化，它和周围肝实质的色泽不同，可膨出于肝切面，但和大的再生结节很难鉴别。高度异型增生结节非汇管区有动脉，常提示该结节是癌前病变而非再生结节，高度异型增生结节的细胞学与结构不典型，但未达到肝细胞癌的程度，有的还可见到结节中结节的特点，其细胞核的厚度可为邻近肝硬化实质的 2 倍，但在肝活检中因标本少几不可能与肝细胞癌鉴别。高度异型增生结节可有新生血管，这有利于和大的再生结节区别。动态 CT 及 MRI 检测这些结节病变依赖其血供情况。低度和高度异型增生结节都是发生肿瘤的危险标志，而肝细胞癌可以在这些结节中见到。

肝细胞癌在多数专家看来是源起于 Hering 细胆管，其中存在的干细胞即具有双向分化潜能的卵圆细胞(oval cell)。近年来还有提出肿瘤干细胞这一概念，是干细胞恶性转变还是本身就是恶性细胞的生长，目前尚无法确知。

大的再生结节和小肝细胞癌的鉴别取决于小肝癌有肝动脉血供，注射造影剂时，动脉相中小肝癌可见增强，而大的再生结节血供来自门静脉分支不增强；在螺旋 CT 与超声造影下，大的再生结节和背景结节不能区别；MRI 上，它和背景结节在 T1 及 T2 呈同样等信号，但也有在 T1 呈高信号而 T2 呈低信号者，小肝癌在 T2 呈高信号。异型增生结节和小肝癌的鉴别在于前者 T2 无高信号与再生结节相仿，并可有铁质沉积，因此在 T1 及 T2 均呈低信号影像。结节内结节在 MRI 影像中在 T2 可呈低信号，结节中有一高信号的病灶，其中央结节在肝动脉相中有增强，与新生血管增强一致。

治疗：对高度异型增生及小肝癌应作局部切除，后者还可手术切除或肝移植。

二、胆囊、肝外胆管的癌前病变

胆管的癌前病变较少见，这部分是因为胆囊、胆管的临床表现缺乏特征性，胆管疾病缺乏有效的检测措施，这些和食管、胃、结肠不同，因此，不易发现其癌前病变。胆道肿瘤是一种和炎症相关的肿瘤，发生癌前病变时常有慢性炎症。胆管腺癌也可见于原发性硬化性胆管炎、华支睾吸虫感染及胆总管囊肿，这些都反映了与炎症有关。在这些部位鉴别恶变前的变化很难，因为炎性反应的异型增生和肿瘤性转变的组织学鉴别带有主观性。胆道癌的癌前病变有两种。

(1) 平坦的异型增生，这和 Barrett 食管和炎症性肠病听见的相似。

(2) 有恶性潜能的良性肿瘤。异型增生现也被称为上皮内瘤变，高度异型增生可见于1‰～3.5‰，常因胆石症而作胆囊切除时被发现。低度异型增生发病率为 4%,而高度异型增生仅 0.01%。异型增生在胆囊癌较常见,提示炎症→癌这一发展顺序,其平均年龄可随恶变的发生而增加。有分析示低度异型增生常见于平均年龄 50 岁,高度异型增生常见于 58 岁,而胆囊癌常见于 64 岁。在肝外胆管手术标本中异型增生发生率更低。

病理变化:上皮内肿瘤可见不典型柱状或立方形细胞,排列紊乱,常伴有染色深及假分层,与结肠的异型增生相似。细胞核增大、极性丧失,这可区别肿瘤与反应性增生,也可存在有丝分裂及凋亡细胞,其背景可有肠化。肠化伴不典型细胞表明是真正的异型增生,采用免疫组化法检测 $p53$、$Ki-67$ 对病理诊断用处不大。

多数上皮内瘤变患者与侵袭性胆囊癌同时存在,诊断原位癌者有 1/3 患者 10 年后死于胆囊癌。

胆管上皮息肉或腺瘤也有腺瘤→癌这一发展顺序而被诊断为恶性前期,还有一种胆管内乳头状黏液腺瘤。胆管腺瘤及乳头状瘤不常见,仅见于 1%～0.2%,是在胆管切除或在胆囊手术时偶然发现的。

临床表现:腺瘤主要发生于女性,约 10% 为多发性,腺瘤也见于 Peutz-Jehger 综合征与 Gardner 综合征,其半数与胆管结石同时并存。形态表现可为小叶状或菜花样,这取决于绒毛状结构的程度,少数为无蒂性,常发生于胆囊体部与底部,一般 <2 cm,恶变危险随其增大而增加。腺瘤基于其生长类型可呈管状、乳头状或管状乳头状,发生腺癌的概率低。

治疗:胆囊腺瘤可与侵袭癌并存,或伴有胆管内癌,因此也被认为是异型增生。有一种向外生长但保留良性腺瘤特点,同时有癌细胞区域则提示有腺瘤恶变,如为乳头状腺瘤则有癌变可能。

囊腺瘤→囊腺癌与胰腺黏液囊性肿瘤相似,多数呈多房性改变,发生于成年妇女,有激素受体及卵巢样基质的特点,内衬立方体或柱形细胞,有时其顶端有大量黏液,囊腔有多个息肉样突起,可藏匿有侵袭性癌。

三、胰腺的癌前病变

胰腺的癌前病变有 3 种,即胰管内乳头状黏液腺瘤、黏液性囊性瘤、胰腺上皮内瘤变,这 3 种癌前病变都没有穿透上皮的基底膜,也未侵袭其周围胰腺实质。

1. 胰管内乳头状黏液腺瘤

胰管内乳头状黏液腺瘤,肉眼可见非侵袭性黏液的上皮瘤,乳头如指样长 1 cm,累及胰管的一个分支。在胰头较胰尾常见,平均患病年龄为 65 岁(25～95)岁,男女之比为 3∶2,临床有腹痛、糖尿病、消瘦、黄疸及胰腺炎、背痛,CEA 及 CA19-9 常正常,CA19-9 升高仅见于伴有侵袭性的胰腺癌患者。CT 可示胰管扩大,其分支也扩大呈多囊样,从壶腹乳头流出黏液为其特征。ERCP 与 MRCP 对诊断均有帮助。乳头状上皮可示胃型黏液细胞,有杯状细胞的肠型细胞,也可有胰胆管型上皮,一个肿瘤可有3种上皮类型,有一种类型具有大量嗜酸细胞胞质。

Kras2 基因突变常随异型增生加重而增加,PIK3CA 基因突变见于 10%,非侵袭性的病例可呈多灶性,部分胰腺切除可以复发,>3 cm 的病变应手术切除胰腺包括主胰管。

2. 黏液性胰腺囊肿

有卵巢型基质的特点,女性多见,男女之比为 1∶20,平均患者年龄为 40~50 岁(14~95)岁,非侵袭性患者较侵袭性的年龄轻(5~10)岁。上腹胀满及腹块为主要表现,血清 CA19-9 增高仅见于伴有侵袭性癌的患者。CT 常显示分界清楚的厚壁多腔肿块,由 1~3 cm 囊肿组成,伴有侵袭性囊肿的较常见囊壁结节,其 90% 源起于胰体与胰尾,这些囊肿与较大的胰管不沟通,囊肿含黏液或血性液,其内衬为多黏液的柱状上皮,可有低度或高度异型增生,后者有明显的结构改变。基质细胞含有黄体酮受体、雌激素受体和抑素(inhibin),1/3 伴有侵袭性癌。

Kras2 基因突变是癌发生的早期事件,$p53$ 和 SMAD4 基因突变为晚期变化。

3. 胰腺上皮内瘤变

胰腺上皮内瘤变是侵袭性腺癌的癌前变化,它本身是侵袭性上皮肿瘤,位于小胰管内,基于其上皮不典型程度可分为轻、中、重三度,轻度的又分平坦型与乳头型,随年龄的增加而更常见,位于胰头的比胰尾更常见;中度的更常见于有胰腺癌,而重度的仅见于胰腺癌患者。研究报道在 2 314 例患者中,82% 可见于侵袭性胰腺癌,60% 见于有慢性胰腺炎的患者,16% 见于正常胰腺,这种胰腺病变也见于邻近的壶腹周围癌。这一病变约 1% 会发展为侵袭性癌,邻近胰腺上皮内瘤变的胰腺实质有形态学改变,多灶性上皮内瘤变常伴有小叶中央区胰实质萎缩,此也可被超声内镜发现。现行最佳的诊断方法为 CT 结合超声内镜,但因为这一病变过小,很难被检测到,希望将来有更敏感的分子标志与影像学方法问世。

胆 石 症

一、临床表现

胆石症在我国常见,其临床表现取决于胆石是否阻塞胆道、结石所在位置及有无并发症。胆石阻塞胆道最易诱发感染。临床表现为发热、脉快、白细胞计数增高等全身症状,并有上腹部或右肋缘下疼痛,血清氨基转移酶升高,提示感染病灶在肝胆。胆总管或肝总管梗阻引起肝外梗阻型急性化脓性胆管炎,除急性胆囊炎的临床表现外,还出现黄疸。全身反应重者,可迅速出现休克,有的还可并发急性胰腺炎。胆道急性感染可以致命,但也可因梗阻,上游的胆道扩张而使胆石漂浮移动,使梗阻得以解除,炎症消退,遗留下胆囊和胆管的慢性炎症。

胆石在胆道内移动阻塞胆道而无感染时,表现为单纯的胆绞痛,疼痛位于心窝部或右肋缘下,呈持续性疼痛,阵发性加重,剧烈时辗转不安,大汗淋漓,可伴恶心呕吐,疼痛多由饱餐或油腻食物引起,持续十几分钟至七八个小时,可自行缓解或用药缓解,常发作于夜间。

梗阻性黄疸也常出现在胆石症患者中,有个别患者胆总管或肝总管既无阻塞又无感染发生,也不出现胆绞痛,仅表现为黄疸。

胆石症又可分为有症状胆石症与无症状胆石症。

有症状胆石症:只要经过一次感染或绞痛的急性发作,就会出现第 2 次、第 3 次乃至多次急性发作。胆道感染或胆绞痛的急性发作期与梗阻解除后相对平静的间隙期反复交替,形成绝大多数有症状胆结石患者临床过程的特征。如不治疗,这种交替过程可持续 10~30 年,由胆道梗阻合并感染产生的急性梗阻性胆管炎可引起严重的脓毒症,若治疗不当,会因腹膜炎或休克致死。

无症状胆石症:这种类型患者多在体检或因其他疾病在 X 线下或 B 超时意外发现胆结石。对无症状胆囊结石患者进行随访长达 15~20 年,有 70%~80% 的人一直没有症状出现。有的患者可有消化系统不良症状,酷似慢性胃炎。胆囊结石如嵌顿胆囊颈部,可有绞痛,胆囊结石和肝内外胆管结石的临床过程差别甚大。

二、特殊检查

凡有上述临床表现者,应考虑胆石症的可能,需选用 B 型超声波、腹部 CT、内镜下逆行性胰胆管造影(ERCP)等检查以进一步确诊。我们认为 X 线检查和 B 超对诊断胆石症是一种简单易行而且比较准确的方法,现介绍如下。

1. X 线检查 腹平片可显示结石影(阳性结石),如无阳性发现,口服碘泛酸后拍片,可显示结石阴性影(阴性结石),静脉胆管造影可显示胆管有否结石。

2. B 超检查

(1)胆囊结石 胆囊结石超声的典型声像图表现为:强回声团、声影,可随体位移动。结石的强回声团因结石的成分不同造成波穿透性不同而表现为圆形、半圆形、新月形,形态稳定,并能在两个垂直的切面中得到证实。多发泥沙样结石堆积于胆囊后壁时,则形成一片强回声带,难以分辨各个结石的大小及形态。胆囊结石后方的声影边缘锐利,内部无多重反射的"干净"声影,与胃肠道气体回声有明显差别。有时结石的强回声不明显,而声影显著,声影的出现对于结石,特别是较小结石的诊断更有价值。多数胆囊结石的出现对于结石,特别是较小结石的诊断更有价值。多数胆囊结石的强回声团在改变体位时可依重力方向移动,从而对胆囊结石或胆囊新生物的鉴别有重要意义。同时具备以上三点特征,是超声诊断胆囊结石的可靠依据。充满型胆囊结石不能探及胆囊的液性暗区,也不能分辨各个结石的形态,仅可于胆囊窝见胆囊轮廓的前壁呈弧形或半月形中等或强光带,其后托有宽大的声影,胆囊后半部及后壁轮廓不显示,另一种表现为增厚的胆囊壁的弱回声带包绕着结石的强回声。后方伴有声影,即"囊壁结石声影三合征",此为结石合并胆囊炎的一种后期表现。胆囊颈部结石当发生嵌顿时,强回声团变得不明显,仅表现为胆囊肿大或颈部声影,因此对于胆囊肿大的患者应仔细探查,胆囊颈部右前斜位有利于暴露颈部。

还有部分患者表现为胆囊壁增厚,囊壁可见单发或多发的数毫米大小的强回声团,其后方出现多重反射形成的"彗星尾征",且变换体位时不移动,此为胆囊壁内结石。

(2) 肝外胆管结石　肝外胆管结石在我国的发病率很高,可以来源于肝内胆管或胆囊结石,也可原发于胆总管。静止期或慢性阶段可以无症状,胆石移行到壶腹部,可发生绞痛,常伴有黄疸、高热寒战,重症可出现休克,应注意及时诊断治疗。肝内胆管结石临床上也较多见,患者可表现为右上腹不适、疼痛,也可无明显症状。

肝外胆管结石典型的超声表现有肝外胆管扩张,管壁增厚,回声增强,一般胆总管内径超过 0.6 cm 时,就应仔细探查胆总管下段。结石位于扩张的管腔内多表现为形态稳定的强光团,并能在两个垂直的断面中得到证实,多为球形,仅少数为松散的泥沙样结石,呈中等或较弱回声团,结石后方多伴有声影。一般结石的强回声团与胆管壁之间分界清楚,管壁连续性好。梗阻不完全时,可见细窄的液性暗区包绕结石的强回声。用胸膝位或脂餐后结石强回声团可发生位置移动,是诊断的可靠佐证。超声诊断肝外胆管结石比较困难,主要是由于胆管细窄弯曲且走行受含气肠襻干扰显示困难,可通过引水法、脂餐法或胸膝位、坐位,采用凸阵探头加压扫查,可提高胆管下段结石的显示率。

(3) 肝内胆管结石　肝内胆管结石好发于左右肝管汇合部,多为泥沙样结石,且多伴有胆总管结石,患者可有腹痛、发冷、发热、黄疸,肝功损害而胆囊功能可能正常。声像图上同样可见结石的强回声团及后方声影,同时结石回声团具有沿左右肝管走行分布的特点。结石阻塞部位以上的小胆管扩张,与伴行的门脉分支形成"平行管征",肝外胆管也可轻度扩张,肝内胆管结石超声显像效果良好,一般诊断不困难,但需与肝内胆管积气及肝内钙化灶鉴别,主要结合病史,如胆系手术史、肝病史等及其他临床资料鉴别。

3. CT 扫描　准确的层面图像对胆道疾病诊断率可达 89%～97%,对肝内胆管结石,如钙盐成分少,胆色素性结石诊断率受影响。

4. 内镜逆行胆道造影(ERCP)　是目前诊断胰胆疾病的金指标。ERCP 对胆总管结石的敏感性为100%,而超声和CT仅为47%。

5. 磁共振胆胰管成像(MRCP)　是近年来用于诊断胰胆疾病的新技术,无创伤性,不需造影剂,无放射性损伤,能较好显示胆总管结石,敏感性91.6%,特异性100%,准确性96.8%。

6. 经皮肝胆管造影(PTC)　可清晰地显示胆管分支,有助于确定梗阻性黄疸的部位及病因。在做PTC前应做好手术准备。

肝胆管结石

[全国胆道外科疾病专题讨论会(肝胆管结石专题讨论会纪要附件)]

1. 原发性胆管结石　原发性胆管结石系指原发于肝内外胆管的结石,而胆囊内常无结石存在,故胆囊结石合并胆总管结石不在此例。根据结石的部位,可分为3种类型。

(1) 原发性肝外胆管结石:经手术探查和胆管造影或尸检证实,结石位于肝外胆管,而肝内胆管无结石存在。

(2) 原发性肝胆管结石:经手术探查和胆道造影或尸检证实,结石位于肝胆管内,而肝外胆管内无结石存在。

(3) 原发性肝内、外胆管结石:经手术探查和胆道造影或尸检证实,结石位于肝内、外胆管,有时胆囊内亦有结石合并存在(注明"有胆囊结石"或"无胆囊结石")。

2. 胆管狭窄　这里所指的胆管狭窄是由于胆管结石和胆管炎所引起的炎性胆管狭窄。因胆管损伤、肿瘤、原发性硬化性胆管炎等其他疾病所引起的胆管狭窄则不包括在内。

根据狭窄的部位可分为:

(1) 胆总管狭窄(注明下端或主干)。

(2) 肝总管狭窄。

(3) 左、右总肝管汇合部狭窄。

(4) 左、右肝管狭窄(注明左、右或双侧)。

(5) 二级肝胆管狭窄(注明狭窄部位)。

肝外胆管狭窄可通过手术探查或胆管造影证实,肝内胆管狭窄则必须经胆管造影确定诊断。

胆管狭窄的程度可分为:

(1) 轻度狭窄:在胆道造影X线像上显示狭窄以上胆管的最大直径为狭窄处胆管最小直径的2倍以下者。

(2) 重度狭窄:在胆道造影X线像上显示狭窄以上胆管的最大直径为狭窄

处胆管最小直径的 2 倍以上者。

3. 胆管炎　胆管炎是由于结石的梗阻或伴有狭窄所引起的胆道感染。根据胆道梗阻和感染的程度，其临床过程可分为 4 种类型。

（1）急性胆管炎：为胆管炎的急性发作，其临床症状可经一般非手术治疗控制，有时亦可发展为重症急性胆管炎。

（2）重症急性胆管炎[①]：是急性胆管炎的严重类型，发病急骤，病情严重，多需进行紧急胆道引流方能控制临床症状。梗阻的部位可在肝外胆管、左右肝管或二级肝胆管。出现休克（收缩压<70 mmHg）或下列 2 项以上症状者，即可诊断为本病：①精神症状；②脉搏>120 次/分；③白细胞计数>20 000/mm^3；④体温>39℃或<36℃；⑤胆汁为脓性伴有胆管内压力明显增高；⑥血培养阳性。

（3）慢性胆管炎：有胆管结石及狭窄，但未造成胆管炎的急性发作，临床症状较轻，但可反复出现；有时急性胆管炎经过适当治疗后，可以转为慢性胆管炎。

（4）反流性胆管炎：系指肝内无病变（如肝胆管结石、狭窄、肝叶萎缩等），或虽有肝内病变，但已经过较为彻底的处理，在行胆管肠道吻合等内引流手术后，因肠道内容物经常逆流入胆道所引起的急性或慢性胆管炎反复发作。尚存在各种肝内病变未经手术处理即行胆管肠道内引流手术，术后症状加重者，不在此列。

4. 并发症　原发性肝胆管结石可以并发感染性胆道出血、胆管源性肝脓肿、肝叶萎缩、胆汁性肝硬化和门静脉高压症等，以及肝胆管癌。

胆结石性胆囊炎

1. 临床特点：急性胆囊炎常有上腹或右上腹痛，其特征为逐渐加剧—持续—逐渐减轻，并向右肩部放射。如果并发腹膜炎症，则可有局限性右上腹痛及压痛。慢性胆囊炎患者可无临床症状。

2. 形态学诊断要点：肝组织学无特异性病理改变，胆囊壁可有出血、水肿及炎症浸润。在慢性胆囊炎可有胆囊壁增厚、纤维增生及淋巴细胞炎症浸润，亦可发现钙化、胆囊壁内囊肿形成及黏膜溃疡。

3. 放射学/影像学诊断要点：超声检查通常能发现胆结石。口服胆囊造影可显影或不显影。

4. 病原学诊断要点：胆囊炎症常发生于胆结石患者。

注：①即一般称之为急性梗阻性化脓性胆管炎（AOSC）。

急性非结石性胆囊炎

Mirvis 等提出 BUS(B 超)和 CT 的诊断标准。
1. 胆囊壁厚≥4 mm。
2. 胆囊周围有液体或浆膜下水肿而无腹水。
3. 胆囊壁内有气体。
4. 腐离的黏膜。

胆囊、胆管结石大小分度

一、胆囊结石大小分度

Ⅰ度(小)：直径≤1.0 cm。
Ⅱ度(中)：直径为 1.0~2.5 cm。
Ⅲ度(大)：直径＞2.5 cm。

二、胆管结石大小分度

Ⅰ度(小)：直径≤0.8 cm。
Ⅱ度(中)：直径为 0.9~1.5 cm。
Ⅲ度(大)：直径≥1.6 cm。

Mirizzi 综合征

Mirizzi 综合征是胆囊颈(管)结石嵌顿伴胆囊炎症、压迫或波及肝总管、胆总管和胆囊管三管汇合部而发病，引起周围组织增生、炎症和肝总管狭窄，临床上表现为胆管炎、梗阻性黄疸为特征的一系列症候群，临床过程及病理特点远较一般胆囊结石复杂。由于结石的长期压迫或胆囊收缩引起胆囊内压增高，发生压迫性坏死，使胆囊管-肝总管发生融合，并出现胆囊、胆管瘘，Mirizzi 于 1948 年将其命名为肝管综合征。胆囊管过长且与肝总管并行的解剖变异是发病的必要条件，并行的胆囊管与肝总管间仅隔一层结缔组织，当结石嵌顿在胆囊管时，肝总管就很容易受压坏死形成瘘，结石可骑跨在瘘口上，引起胆管部分或完全梗阻。

诊断：由于 Mirizzi 综合征临床上缺乏典型症状，术前诊断较困难，应在排除肝管及胆总管结石后，结合以下情况作出诊断：①慢性胆囊结石病史伴反复胆绞痛；②腹痛、黄疸伴肝功能损害但无肝内、外胆管结石；③B 超或 CT 发现胆囊颈（管）结石嵌顿而胆囊管水平以上胆管扩张和胆囊管水平以下胆管正常；④ERCP 或经皮经肝胆管造影（PTC）检查发现肝总管右侧弧形光滑充盈缺损及肝总管和肝内胆管扩张；⑤术中见胆囊内多发结石，胆囊萎缩，Calot 三角区严重粘连，胆囊管短粗与肝总管并行，胆囊颈（管）结石嵌顿，本组术中确诊的 9 例均符合第 5 条的特点。

Mirizzi 综合征的分型：一般分为胆囊颈（管）结石嵌顿（Ⅰ型）、胆囊胆管瘘型（Ⅱ型）及胆囊颈（管）结石嵌顿与胆囊、胆管瘘同时存在的混合型（Ⅲ型）。Csendes 提出根据胆囊管瘘及内瘘造成胆管缺损的程度，将其分为 4 型。但目前对 Mirizzi 综合征仍未有一明确、统一的分类标准，我们认为按 3 型分类较符合临床实际。

Mirizzi 综合征与合流部结石

Mirizzi 综合征与合流部结石（confluence stone）是胆囊结石的一种特殊类型。

Mirizzi 综合征是胆囊颈部结石压迫肝总管造成梗阻或狭窄，可出现梗阻性黄疸的症状；合流部结石是胆囊管的巨大结石，部分结石通过胆囊管口进入胆总管，也可出现梗阻性黄疸症状。

1905 年，Kehr 报道胆囊颈部结石嵌顿伴有炎症可引起胆总管的部分机械性闭塞。1940 年，Mirizzi 在术中胆道造影中发现肝总管括约肌，1948 年，又提出胆囊结石可引起肝总管的狭窄，提出"肝管狭窄综合征"的名称。1963 年，Ditrich 提出胆囊管与肝管并行显影成为该综合征的必要条件。1965 年，Clemett 补充了 3 个条件。

（1）胆囊管或胆囊颈部结石嵌顿。
（2）胆石炎症引起部分机械性肝管狭窄。
（3）因梗阻出现复发性胆管炎，肝硬化等症状。

临床特点如下。
（1）发病年龄较大。
（2）有反复发作之胆绞痛史。
（3）胆囊结石而有黄疸史者。

(4) 腹痛、黄疸是主要症状,但腹痛多为隐痛,黄疸多为轻度一过性。

(5) 肝功能可能有较明显的损害。

(6) 特殊检查(B超、PTC、ERCP)除发现胆囊结石外,或许发现肝总管狭窄,狭窄的近端胆管扩张,要考虑本征的可能。

胆汁酸性腹泻

胆汁酸影响肠道对水、电解质的运转和胃肠运动。回肠对胆汁酸吸收减少时,大量胆汁酸到达结肠,可引起腹泻,这种腹泻称为"胆汁酸性腹泻","胆源性肠病"或"胆源性泻"。

分型:根据引起胆汁酸肠肝循环障碍的不同原因,分为3型。

Ⅰ型:最常见,继发于回肠功能不全,包括回肠末端疾病、回肠末端切除和(或)回肠短路等,其中以回肠末端切除<100 cm者最多见。

Ⅱ型:又称功能性胆源性肠病,系先天性回肠选择性胆汁酸转运缺陷所致。

Ⅲ型:该型除粪便胆汁酸排出量增加外,伴有与回肠疾病无关的消化道疾病,例如胆囊切除术后和迷走神经切断术后等。

原发性硬化性胆管炎(PSC)(一)

(Mayes)

1. 无胆石。
2. 无胆道手术史。
3. 经长期随访排除胆管系统恶性肿瘤。
4. 肝活检无原发性胆汁性肝硬化。
5. 不伴有溃疡性结肠炎和腹膜后纤维化。
6. 肝外胆管普遍增厚与狭窄。
7. 进行性梗阻性黄疸可诊为本病。

原发性硬化性胆管炎(二)

(Wiesner et al)

1. 临床表现为间歇性进行性阻塞性黄疸。

2. 排除药物或病毒性肝炎导致的淤胆性肝炎。
3. 无胆管结石。
4. 无胆道手术史。
5. 长期随访、活检或尸检证实不存在胆管癌。
6. 手术或胆管造影显示肝外胆管狭窄,部分病例还存在肝内胆管狭窄。

原发性硬化性胆管炎(三)
(Meyers)

1. 进行阻塞性黄疸。
2. 无胆管结石。
3. 既往无胆道手术史。
4. 胆管系统普遍增厚及狭窄。
5. 定期随访以排除恶性病变。
6. 肝活检无原发性胆汁性肝硬化。

原发性硬化性胆管炎(四)

原发性硬化性胆管炎是一种由可以累及整个胆管系统的弥漫性炎症和纤维化引起的胆汁淤滞性肝病变。进行性的病理过程造成肝内和肝外胆管闭塞,最终引起肝硬化、门脉高压和肝功能衰竭。10%～30%的患者在病程中可以出现胆管癌。

原发性硬化性胆管炎主要见于年轻男性(男女之比为 2∶1),虽然可以在任何年龄诊断,但大多数患者为 25～40 岁,近来已经认识到,它是引起儿童慢性肝病的重要原因。广泛认可的诊断标准如下。

1. 胆管造影显示胆道系统广泛的串珠样改变和狭窄。
2. 没有胆总管结石(或胆管手术的病史)。
3. 排除胆道肿瘤,通常需长期随访。

脓性胆管炎

1. 为多种强毒力的革兰阴性杆菌感染。

2. 易合并败血症、休克和肝脓肿。
3. 胆源性肝脓肿的特点是脓腔小,数量多,散在或大片分布和多菌种混杂,是引起多变菌种顽固败血症、胆道大出血和胆源性脓血病的主要原因。
4. 因病灶极难消除,故反复激发。
5. 发作次数越多,对抗生素耐药性越强,治疗越困难,肝损害越大。

胆 道 出 血

1. 剧烈的右上腹部或剑突下疼痛,随后出现呕吐和便血等上消化道出血症状时,必须考虑到胆道出血的可能。
2. 上述两种症状以间隔数日至十余日为周期的反复出现,则本病的可能性更大。
3. 伴有寒战、发热及黄疸,结合既往的胆道疾患史或肝区的外伤史,则可肯定胆道出血的诊断。

先天性胆管囊性扩张症

Alonso‐Lej 于 1959 年提出第一个分类法。
Ⅰ型:胆总管囊性扩张,为最常见的类型。
Ⅱ型:胆总管憩室。
Ⅲ型:胆总管末端囊肿。
Carole 分型。
Ⅰ~Ⅲ型:与 Alonso‐Lej 分型相同;
Ⅳ型:肝内外胆管多发性交通性囊肿,此型又称为 Carole 病。
Ⅴ型:肝内胆管单发性或多发性囊性扩张。

原发性胆囊癌
(Piehler et al)

1. 老年妇女患有慢性胆囊炎或胆石症,经久不愈反复发作者,应当考虑是否有胆囊癌。
2. 贫血、消瘦、体重减轻、右季肋部有肌紧张而找不到其他原因者。

3. 右上腹部或右季肋部可扪及肿块,肿块与肝附着,但经扫描证明肝形态完整者。

4. 胆囊造影85%不显影,或显影模糊不清者。

5. 利用选择性胆囊血管造影表现异常者,如胆囊动脉增加,不规则的胆囊壁有异常血管、新生血管、胆囊池等。

6. 经内镜逆行胆管造影胆囊显影缺损。

7. 穿刺或剖腹探查,经病理证实者。

胆 囊 癌
[美国癌症联合研究会(AJCC) 2002年]

TNM 的定义

1. 原发肿瘤(T)

Tx 原发肿瘤不能估计

T0 无原发肿瘤

Tis 原位癌

T1 肿瘤侵犯黏膜或肌层

T1a 肿瘤侵犯黏膜层

T1b 肿瘤侵犯肌层

T2 肿瘤侵犯肌周围结缔组织,未扩展至肝脏或超出浆膜

T3 肿瘤侵犯浆膜(脏腹膜)和(或)直接侵犯肝脏和(或)一个其他邻近器官或组织,如胃、十二指肠、结肠、胰腺、网膜或肝外胆管

T4 肿瘤侵犯门静脉主干或肝动脉或侵犯多个肝外器官或组织

2. 区域淋巴结(N)

Nx 区域淋巴结无法评估

N0 无区域淋巴结转移

N1 有区域淋巴结转移

3. 远处转移(M)

Mx 远处转移无法评估

M0 无远处转移

M1 有远处转移

分　期

0 期	Tis	N0	M0
ⅠA 期	T1	N0	M0
ⅠB 期	T2	N0	M0
ⅡA 期	T3	N0	M0
ⅡB 期	T1	N1	M0
	T2	N1	M0
	T3	N1	M0
Ⅲ 期	T4	任何 N	M0
Ⅳ 期	任何 T	任何 N	M1

胆 囊 癌

胆囊是肝外胆管癌的好发部位。胆囊癌虽然不常见，但是临床上的治疗效果很差，应得到临床上的重视。可能与胆囊结石的发生率有一定的关系，胆囊癌多发生于 50 岁以上的中老年患者，女性多于男性。结石与胆囊癌的病因学之间的关系尚不很明确，可能由于结石的长期刺激及胆囊黏膜的慢性炎症改变，或胆汁中的致癌物质作用的结果。

诊 断 标 准

1. 反复发作的胆囊结石或慢性胆囊炎病史。
2. 近期右上腹疼痛性质改变或出现皮肤、巩膜黄染并进行性加重。
3. 相关实验室指标，如胆红素增高、AKP 增高、白细胞升高、贫血等。
4. 相关肿瘤标记物改变，CEA、CA19-9、CA125、CA15-3 等肿瘤标志物均可增高，但早期假阴性率高，亦无特异性。随着癌浸润胆囊壁深度的增加，其阳性率也增高。
5. B 超显示胆囊壁有不均匀增厚，腔内有形态及位置固定的不伴声影的回声团块为胆囊癌的基本特征，亦可显示肝实质受侵犯程度，周围转移性淋巴结肿大以及并存结石等情况；对于已出现黄疸的患者，亦可显示胆管受侵犯位置、程度及梗阻以上平面胆管扩张情况。
6. 内窥镜超声检查用于早期胆囊癌的诊断，其阳性率可达 90%，可显示胆囊壁三层结构,对早期胆囊癌的诊断和分期有较高价值,但对胆囊底部的扫描较为困难。彩色多普勒检查可呈现异常的高速动脉血流信号,具有区别胆囊良恶性病变的特征。

7. CT显示胆囊内或胆囊壁软组织肿块,肝实质受侵犯程度,肝管或肝外胆管受侵犯程度、梗阻平面、梗阻平面以上胆管扩张情况,区域淋巴结转移情况。

8. MRI和MRCP显示病变情况类似CT,但对准确判断肝脏受累情况及胆管受累情况更有意义。

9. PET-CT显示局部病变清晰程度类似普通CT或MRI,但依据病变部位放射性浓聚程度判断良、恶性及转移病灶之有无有独到之处,对于术前准确评估及制订治疗(手术)方案有较好指导意义。

10. 病理学证据、B超或CT引导下细针穿刺活检可获直接病理诊断,必要时可获取该资料,但作为常规诊断手段值得商榷。

超声诊断依据

一、二维超声

(一)胆囊内出现自囊壁突向腔内的肿块,呈乳头状中等回声,基底较宽,表面不平整,体积较小,1.0~2.5 cm,好发于颈部。

(二)基底部宽而边缘不整齐的蕈伞样肿块突入胆囊腔,呈弱回声或中等回声,常见多发,可连成一片,肿块周边常可见胆泥形成的点状回声。

(三)胆囊壁呈现不均匀增厚,可以是局限型或是弥漫型,后者往往以颈部、体部增厚显著,内壁多不规则。

(四)胆囊肿大,正常液体腔消失,呈现为一个弱回声或回声粗而不均的实性肿块。在胆囊内充满不均质的斑点状回声,其内有时可见结石的强回声团块伴有声影。肝与胆囊之间的强回声带被破坏、中断或消失。肿块侵及周围组织和肠襻时,则胆囊轮廓显示不清。

(五)胆囊与肝实质的正常界面回声特征消失,表现为界限不清、形态不规则的实性偏低回声。晚期肝内可出现多个转移灶。

(六)肝门部管状结构受压,常可见阻塞扩张的胆管。

(七)胆囊颈、肝门及胰头周围多发的实性回声结节,可伴有胆管的扩张。

二、多普勒超声

增厚的胆囊壁和胆囊肿瘤内检测到高速动脉样血流信号。

三、超声诊断意见

（一）仅一（一）或（二），胆囊内性肿块，不能除外胆囊癌（小结节型/蕈伞型），建议进一步检查。

（二）仅一（三），胆囊壁增厚，不能除外胆囊癌（厚壁型），建议进一步检查。

（三）仅一（四），胆囊区实性肿块，多为胆囊癌（实块型）。

（四）（一）+（二）+（三），胆囊内实性肿块，多为胆囊癌（混合型）。

（五）（一）或（二）或（三）+（二），胆囊实性肿块，符合胆囊癌声像图表现。

（六）（一）或（二）或（三）+（五）或（六）或（七）或（二），胆囊癌伴肝内转移或胆管梗阻/淋巴结转移。

胆囊癌的分型

一、肉眼分型

1. 进展期胆囊癌的肉眼分型

(1) 乳头型：乳头膨胀型；乳头浸润型。

(2) 结节型：结节膨胀型；结节浸润型。

(3) 平坦型：平坦膨胀型；平坦浸润型。

(4) 充满型。

(5) 块状型。

(6) 其他型。

其中(1)、(2)型常见，占75%～80%。

2. 早期胆囊癌的肉眼分型

(1) 隆起型（Ⅰ）：Ⅰp型（有蒂性）；Ⅰs型（无蒂性）。

(2) 表面型（Ⅱ）：Ⅱa型（表面隆起型）；Ⅱb型（表面平坦型）；Ⅱc型（表面凹陷型）。

(3) 凹陷型。

二、组织学分型

根据国际抗癌协会（UICC）的标准，胆囊癌依其分化程度，可分为高分化（G1）、中分化（G2）、低分化（G3）和未分化癌。以下为日本胆管癌处理规约的病理组织学分类。

1. 腺癌

(1) 乳头腺癌。

(2) 管状腺癌：高分化型；中分化型；低分化型。

(3) 实性腺癌。

(4) 黏液癌：高分化型；低分化型。

(5) 印戒细胞癌。

2. 腺鳞癌

3. 鳞癌

4. 小细胞癌（内分泌细胞癌）

5. 腺内分泌细胞癌

6. 未分化癌

7. 绒毛状癌

8. 癌肉瘤

9. AFP 阳性腺癌

10. 类癌

11. 不能分型的癌

组织学分型中，腺癌最为常见，约占 85%；其次为未分化癌，约占 10%。

三、分期

（一）从临床的角度，胆囊癌可分为 3 期

Ⅰ期：术中未怀疑胆囊癌，术后病理报告为胆囊癌。

Ⅱ期：术中已确诊为胆囊癌，但病变局限可行根治术。

Ⅲ期：病变已属晚期，无法切除肿瘤，诊断从术中活体组织检查或尸检时获得。

（二）根据组织受侵犯的深度，胆囊癌又可分为 5 期

Ⅰ期：病变局限于胆囊黏膜（原位癌）。

Ⅱ期：病变侵及肌层。

Ⅲ期：病变侵犯胆囊壁全层。

Ⅳ期：癌肿已转移到胆囊淋巴结。

Ⅴ期：已有远处转移，包括肝脏及其他脏器。

（三）关于胆囊癌的分期，文献中多采用 Nevin 分期方法

Ⅰ期：肿瘤局限于胆囊黏膜内。

Ⅱ期：侵及肌层。

Ⅲ期：侵及胆囊壁全层。

Ⅳ期：侵及全层合并周围淋巴结转移。

Ⅴ期：直接侵及肝脏或转移至其他脏器。

(四) 美国抗癌联合会(AJCC)分期方法

Tis：原位癌。

T1：侵及肌层。

T2：侵及浆膜层。

T3：侵及胆囊外组织或一个邻近脏器。

T4：直径大于2 cm的肝脏转移或2个以上脏器转移。

四、1987年，国际抗癌协会联盟和美国抗癌联合会公布了统一的胆囊癌TNM分期标准

该标准成为全面衡量病情、确定治疗策略和评估预后的重要参考。

(一) 定义

1. T(原发癌瘤)

(1) Tx：未见原发癌瘤。

(2) T：无癌瘤病理学证据。

(3) Tis：原位癌。

(4) T1：侵犯限于黏膜层和肌层。

(5) T2：侵犯限于肌周结缔组织，浆膜或肝脏无受侵。

(6) T3：侵犯全层，直接侵犯浆膜或邻近脏器之一，或两者皆有(浸润<2 cm)。

(7) T4：侵犯全层，直接浸润≥2 cm或累计两个或两个以上周围脏器。

2. G(组合病理学分级)

(1) Gx：不能评定分级。

(2) G1：高分化。

(3) G2：中分化。

(4) G3：低分化。

(5) G4：未分化。

3. N(受累淋巴结)

(1) Nx：区域淋巴结无转移。

(2) N0：无组织学证据。

(3) N1：组织学证实第一站淋巴结转移。

(4) N2：组织学证实第二站淋巴结转移。

4. M(远处转移)

(1) Mx：不能评价。
(2) M0：无远处转移。
(3) M1：有远处转移。

(二) 分期标准

(1) 0 期	Tis	N0	M0
(2) Ⅰ期	T1 或 T2	N0	M0
(3) Ⅱ期	T3 或 T4	N0	M0
(4) Ⅲ期	T3 或 T1	N1 或 N2	M0
(5) Ⅳ期	T3 或 T1	N0 或 N2	M1

胆囊癌的超声分型(一)

胆囊癌多发生于胆囊体部和底部，腺癌多见。女性发病率为男性的 3～4 倍。流行病学显示，胆囊结石长期的物理刺激与胆囊癌的发生有关，特别是"陶器样胆囊"恶变率较高。早期无特异性症状，与慢性胆囊炎、胆结石相似，晚期可有右上腹痛，触及右上腹包块，腹胀、消瘦，甚至出现黄疸、腹水等。

1. 根据胆囊癌的大体病理形态特点可将声像图分为 4 型

(1) 厚壁型：胆囊壁呈局限性或弥漫性不均匀增厚，常以颈部或体部更为显著。回声分布不均匀，外壁不光滑，内壁粗糙，不规则。

(2) 实变型：胆囊轮廓不规则，表现为杂乱的低回声或中等回声实性包块，液区消失，常与肝脏组织分界不清。

(3) 蕈伞型：胆囊壁上见局限的蕈伞状结构向囊腔内突出，常为低回声或中等回声，局部胆囊壁正常连续性回声线破坏。

(4) 混合型：同时具有壁厚型和蕈伞型声像图表现。

2. 彩色多普勒超声表现　病变区域有血供增多的特点，频谱多普勒可发现高速的动脉血流。

3. 伴随的其他超声表现

(1) 可伴有胆囊结石。

(2) 可伴有肝内胆管扩张、肝总管扩张。

(3) 晚期可伴有肝内转移、肝门部淋巴结肿大等转移征象。

4. 超声造影检查　可帮助了解胆囊病变区域的血供情况。

胆管癌的超声分型(二)

胆管癌是指发生在肝外胆管,即左、右肝管至胆总管下端的恶性肿瘤。大体病理形态分为乳头状癌、结节状癌和弥漫性癌。临床以黄疸为主要症状。

1. 胆管癌根据其大体病理形态特点可将声像图分为 3 型

(1) 乳头型:扩张的胆管内见乳头状软组织肿块,胆汁与肿块界面形成倒"U"字形。可为低回声至中等回声,分布不均匀,边缘不整齐,无声影,位置固定。

(2) 截断型:肿块在扩张的胆管内呈不规则的结节,骤然截断管腔,胆汁与肿块的界面回声与管壁近似直角。肿块多数呈中等回声,无声影,与管壁分界不清。

(3) 狭窄型:管壁不均匀增厚,膨胀性增宽,呈中或高回声带,与周围组织分界不清。管腔逐渐狭窄或闭塞,梗阻端呈"V"字形。

2. 胆管系统扩张　梗阻部位以上的胆管扩张。

3. 彩色多普勒超声表现　胆管癌的瘤体内可有丰富的血流。

胆囊癌疗效判断标准

一、治愈标准

根治性切除后,症状、体征消失,切口愈合,无并发症。

二、好转标准

姑息性治疗后,症状、体征减轻。

三、无效标准

症状体征加重,肿块增大。

早期胆道癌

(日本　山川裕久等)

早期胆道癌系指癌肿无深部增殖浸润,手术切除后可望长期生存的病例。

这个概念正在被广泛接受,基于这个定义,胆道癌处理规约委员会下设早期癌规定委员会制定了早期胆道癌的诊断标准。

1. 从上皮连续向深层组织局部浸润和远隔转移的可能性小。
2. 预后明显好于进行期癌。
3. 浸润层次容易判断,不同病理医生的诊断误差小。

胆 管 癌

1. **临床诊断要点** 男性多见,常于 50～60 岁发病。阻塞性黄疸为其最常见表现。其他症状包括腹痛(60%)、体重下降(50%)、瘙痒(30%)和胆管炎伴寒战及发热(10%)。如果胆囊管为肿瘤所阻塞,可发生急性胆囊炎。常有黄疸(80%)伴尿色加深、粪便颜色变浅和肝肿大(40%)。

2. **实验室诊断要点** 有胆管阻塞的患者出现血清胆红素及碱性磷酸酶和 γ-谷氨酰转肽酶升高。

3. **形态学诊断要点** 腹腔镜检查或外科手术中见肝脏增大、绿染伴胆囊萎陷,则提示可能有胆管癌。肝活检显示有胆管阻塞的改变,可为乳头状、黏液性、肠型、透明细胞型、印戒细胞型腺癌或腺鳞癌。

4. **放射学/影像学诊断要点** 超声检查表明肿瘤以上部位胆管扩张,经内镜或经肝胆管造影检查见管腔内有一块状损害伴不完全性或完全性胆管阻塞。

5. **病原学诊断要点** 肿瘤可并发于硬化性胆管炎,亦可由恶性乳头状腺瘤、胆总管囊肿和先天性肝内胆管扩张综合征发展而来,其他有关因素包括华支睾吸虫感染和接触砷、聚氯乙烯及胶质二氧化钍。

肝 外 胆 管 癌
[美国癌症联合研究会(AJCC)]

TNM 定义

1. 原发肿瘤(T)

Tx 原发肿瘤不能评估

T0 无原发肿瘤的证据

Tis 原位癌

T1 组织学上肿瘤局限于胆管

T2 肿瘤侵犯胆管壁

T3 肿瘤侵犯肝脏、胆囊、胰腺和(或)门静脉或肝动脉的一侧分支(左或右)

T4 肿瘤侵犯下列任何结构：门静脉主干或其双侧分支，肝总动脉或其他的邻近结构，如结肠、胃、十二指肠或腹壁

2. 区域淋巴结(N)

Nx 区域淋巴结转移无法评估

N0 无区域淋巴结转移

N1 有区域淋巴结转移

3. 远处转移(M)

Mx 远处转移不能评估

M0 无远处转移

M1 有远处转移

分　　期

0 期	Tis	N0	M0
ⅠA 期	T1	N0	M0
ⅠB 期	T2	N0	M0
ⅡA 期	T3	N0	M0
ⅡB 期	T1	N1	M0
	T2	N1	M0
	T3	N1	M0
Ⅲ 期	T4	任何 N	M0
Ⅳ 期	任何 T	任何 N	M1

肝门部胆管癌影像学诊断

肝门部胆管癌(hilar cholangiocarcinoma)是指原发于胆囊管开口与左、右二级肝管起始部之间的胆管癌，亦称 Klatskin 瘤、上段胆管癌、近端胆管癌。肝门部胆管癌占全部胆管癌的 23.50%～58.0%，癌肿主要侵犯肝总管及其分叉部以上左、右肝管。根据国外文献，胆管癌占胆道手术的 0.29%～4.73%，在常规尸检时的发现率为 0.01%～4.46%。1840 年 Durand Fardel 首次报道肝门部胆

管癌,但到1965年Klatskin报道了13例肝门部胆管癌患者诊治资料后才广泛引起重视。肝门部胆管癌起病隐匿,早期无特异性的临床表现,临床症状出现较晚,且肿瘤易侵犯周围器官,手术切除率低,预后较差。大多数患者在发病1年内因恶病质、肝功衰竭、败血症、胆道梗阻而死亡。据近30年报道,肝门部胆管癌患者5年生存率<5%。尽管近年来影像技术及外科手术的进展治疗效果有改善,肝门部胆管癌仍是临床难题之一。

肝门部胆管癌主要靠临床表现和影像学检查诊断。影像学诊断依据两个基本证据:即胆管梗阻证据和肿瘤占位证据。临床上常用的影像学诊断方法依次为:B超、CT、MRI、PTC、ERCP和PET。本文就肝门部胆管癌的影像学诊断进展作一综述。

一、超声检查

超声学检查目前常用B超有黑白二维和彩色B超,是肝门部胆管癌的首选检查方法,三维超声应用尚在探索。肝门部胆管癌的B超诊断符合率国内约为80%。肝门部胆管癌典型的超声表现有:左右肝内胆管扩张并在肝门处呈截断性改变,左右截断的胆管之间有一回声不均的团块,大多境界不清,或位于胆管内,或浸润周围肝组织以致胆管壁显像不清,肿瘤与扩张的胆管形成"蝴蝶征"改变。此外还有胆囊缩小,胆总管不扩张,胰头不肿大等征象。

根据B超声像可分为4型:①团块型(>5 cm),肿块无明显境界,形态不规则,回声稍高而杂乱不均,受累胆管穿行于不均回声区,肿瘤周边扩张的胆管呈截断性改变,于胆管截断处可见肿块实体凸入管腔;②结节型(<5 cm),肝实质与扩张的肝内胆管内出现多个低、高或等回声结节,肝实质内结节与肝管内结节相连或不相连;③弥漫狭窄型:肿瘤影像无边界,肝某一叶内Ⅱ、Ⅲ级胆管扩张,管壁节段性增厚呈短杵状强回声;④厚壁小乳头型:肝内胆管扩张呈囊状,管壁明显增厚达5 mm,黏膜上见乳头状细小突起,管腔内见黏液状物回声。由于肝门部胆管癌的病理类型多样,声像图表现也多样,有低回声、中等偏低或中等偏高回声、高回声等。发生于肝边缘小胆管的肿瘤超声诊断较困难,一般不伴有胆管扩张,呈境界不清、内部回声欠均匀的结节或团块。较大胆管的肿瘤可引起其远端的胆管扩张。肝门部胆管癌除沿胆管壁浸润扩散外,还常以病变胆管为中心向周围肝组织浸润,导致肿瘤境界不清。

胆管的早期肿瘤难以辨认,病变以纤维化改变为主,超声仅显示胆管壁僵硬、增厚,或类似结石影像,容易漏诊或误诊。

近年发展的彩色多普勒超声检查可以明确肿瘤与其邻近门静脉和肝动脉的关系,有利于术前判断胆管癌特别是肝门部胆管癌根治切除的可能性。超声内镜检查法(endoscopic ultrasonography,EUS)通过内镜将超声探头直接送入胃十二指肠检查胆道,成像更清晰,对病灶的观察更细微,能弥补常规超声的不足。

超声检查易受肥胖、肠道气体和检查者经验的影响,超声对肝门部胆管癌手术可切除性判断价值局限,但作为一种价格低廉的非侵入性方法,更多地应用于胆管癌的临床筛查及协助引导进行 PTC、PTCD 检查。

二、CT(computed tomography)检查

CT 已作为肝门部胆管癌术前必检项目,对于胆管癌的定性及定位诊断有重要意义,并可对血管进行三维重建。由于 CT 对淋巴结的转移和腹膜浸润显示较好,已被作为评价肝门部胆管癌可切除性的主要影像依据。对于胆管癌病变局部而言,CT 可发现肝门部肿块影或胆管壁局部不规则增厚征象。胆管癌肿块在增强早期(动脉期)呈低密度,门静脉期肿块密度逐渐增高即延迟强化。肝门部胆管癌多乏血管,而包绕腺腔的致密纤维基质潴留造影剂的时间较长,故在 CT 增强时动脉期往往呈现低密度或等密度,而在门静脉期或平衡期相对高密度,这就是肝门部胆管癌延迟强化的病理基础。胆管癌间接影像有胆道梗阻征象、受累相应胆管引流区域肝萎缩征象。若同时肝内见有多个小结节低密度影,提示胆管癌有肝内转移。若胆管癌较小或肿瘤沿管壁生长而直接征象不明显,诊断胆管癌主要靠 CT 间接征象,即肝内外胆管扩张、范围、胆囊的大小及肝门淋巴结等来确定胆管病变的部位和性质。

近年发展的 CT 多层三维重建技术(multislice three-dimensional spiral CT cholangiography,3-D CTC)将有助于提高肝门部胆管癌术前评估水平。3-D CTC 对于肝门部胆管癌定位和定性的准确率分别为 100%、96%,高于常规 CT(92%、92%)和 B 超(92%、92%)。Zandrino 等在不使用胆道造影剂的情况下通过 3-D CTC 对已被 MRC 显示存在胆道狭窄的 36 例胆系肿瘤患者进行影像学诊断,3-D CTC 准确诊断出其中 34 例,并据此认为 3-D CTC 可以作为替代 MRCP 的非侵入诊断方法,是无法进行 MRCP 患者的又一种选择。此外,Larghi 等采用多层螺旋 CT 通过最小密度成像(minimum intensity projection,MinP)和仿真内镜成像(CT virtual endoscopy,CTVE)的方法,在胆汁密度基础上进行胆道三维成像。

三、磁共振成像(magnetic resonance imaging,MRI)及磁共振胆胰管成像(magnetic resonance cholangio-pancreatogrophy,MRCP)

由于胆管癌细胞常常分散或集群出现在以纤维结缔组织为主的背景中,而纤维结缔组织在 T2W1 表现为较低信号,癌组织在 T2W1 表现为较高信号,两种成分共同存在导致胆管细胞癌在 T2W1 上呈等或略高信号。MRI 的 FLASH+脂肪抑制技术还可避免肝门脂肪而掩盖小病灶。

MRCP 利用水成像进行胆管三维重建,其图像清晰度与胆管直接造影类

似，因此 MRCP 作为非侵入性检查的优越性显而易见，不仅被用于定位，而且被作为肝门部胆管癌定型和在术前可切除性判断的主要依据。肝门部胆管癌表现在 MRCP 征象与除胆管直接造影基本一致外，还可显示肿块组织影及有无肝内转移信号。作为无创性检查，MRCP 可以准确地反映肝内外胆管解剖、胆管癌肿累及范围，以及是否淋巴结转移和远处转移，已基本取代 PTC 和 ERCP 检查。需要提及的是，受空间分辨率和容积效应的影响，胆总管周围的弱信号会使 MRCP 对胆总管狭窄的评估程度降低。

四、正离子发射断层显像（positron emission tomography，PET）

PET 是目前有效的灌注/代谢成像技术，反映病变在组织细胞代谢、受体、酶和基因表达水平的变化。18F-脱氧葡萄糖正电子发射断层显像（FDG-PET）对肝门部胆管癌的诊断价值并不高于其他影像学检查，但它可发现 CT 和 MRI 都难以发现的淋巴结转移和腹膜转移，从而避免不必要的外科手术。Wakabayashi 等报道 FDG-PET 对淋巴结转移的诊断准确性达到 86%，高于 CT 的 50%。在另一项研究中，PET 仅发现了 13.3%（2/15）的肝十二指肠韧带淋巴结转移，但发现了 70%（7/10）的远处转移（腹膜种植、肺转移）。由于 PET 检查十分昂贵，目前尚难在国内普及。

五、其他影像学检查

经皮肝穿刺胆管造影（percutanous trans-hepatic cholangiography，PTC）能获得清晰的胆管树 X 线照片，显示梗阻上段胆管的形态及肿瘤梗阻部位，是对肝门胆管癌传统的 X 线检查方法。当胆管分叉处阻塞时，则需双侧分别穿刺方能显示胆管系统。PTC 能清晰显示梗阻部位及肝管受累范围，其诊断正确率可达 90% 以上。由于 PTC 有创伤性和增加胆管感染等可能，同时其对肿瘤梗阻水平以下胆管情况无从了解。对于个别胆管内压力过高、胆汁浓稠的患者，PTC 的造影效果往往不甚满意。PTC 的应用价值并无 MRCP 优越，故正逐步被 MRCP 检查取代。

经内镜逆行胰胆管造影（endoscopic retrograde cholangiopancreatography，ERCP）是通过十二指肠乳头，选择性地插管至胆总管内作逆行造影。若肝门部胆管癌为胆管不完全性梗阻，则可显示病变范围，若为完全性梗阻则仅能显示梗阻远端的影像，即显示肿瘤的下界及梗阻以下的胆管情况。因此，ERCP 对肝门部胆管癌的诊断及可切除性判断价值很有限，已不作为对肝门部胆管癌检查的常规手段。

综上所述，对肝门部胆管癌的诊断和评估尚无理想影像学方法，即使是三维成像技术也未能在此方面有重大突破，这与肿瘤和周围组织密度差别不大有关。

今后的研究可能着重在用造影或增强方法,以期清晰显示肿瘤与周围组织的境界,尤其是清晰显示肿瘤与血管及邻近结构的关系,提供全面准确的术前评估信息。

肝门部胆管癌病理分型

肝门部胆管癌起源于左、右肝管和肝总管。尽管起源部位不同,但是大体形态相似。当肿瘤发生后,癌组织向胆管腔内生长,呈乳头状或息肉状,导致管腔阻塞或胆管壁内浸润生长,胆管壁明显增厚并向上下蔓延生长,癌组织还可能向胆管外软组织浸润性生长。根据以上生长方式,大体上可将肝门部胆管癌分为4型。

1. 息肉样或乳头状型　此型特点是肿瘤呈息肉状向胆管内生长,临床上较少见,可能来源于胆管黏膜乳头状腺瘤的恶变。该类肿瘤分化程度高,一般不向胆管周围的血管、神经淋巴组织及肝组织浸润,故治愈性切除后预后良好。但早期病例有可能误诊为良性的乳头状腺瘤。

2. 结节型　肿瘤呈结节状向管腔内突出,瘤体一般较小,表面不规则,基底宽。此类肿瘤亦多属于高分化细胞类型,生长、发展缓慢,但具有向周围组织和血管侵犯并向肝组织扩展的特点。临床上较少见,手术切除率较高,预后亦较好。

3. 硬化型　系肝门部胆管癌中最常见者,肿瘤内纤维组织增生明显,故较硬而有明显的缩窄性倾向;癌细胞沿胆管壁浸润扩展,使管壁增厚,管腔狭窄,并向胆管外软组织浸润,形成纤维性肿块,肉眼观察为灰白色环状硬结。硬化型胆管癌有明显的向胆管周围纤维结缔组织、神经周围间隙、血管、淋巴管及肝实质侵犯的倾向,多向肝侧浸润,阻塞肝管二级分支,手术时常需附加肝叶切除。有时癌细胞在胆管黏膜下扩展而黏膜外观尚属正常,肿瘤的上、下端常无明确界限,故在手术切除时胆管断端应送冷冻切片检查,以防切缘癌细胞残留。

4. 浸润型　浸润型胆管癌分化程度低,在肝内、外胆管呈弥漫性侵犯。Cameron 收集 1 011 例肝外胆管癌病例中,该型有 35 例,占 3.5%。镜下癌细胞内充满黏液,游离黏液亦见于基质中,少数细胞呈巢状沉积于大量纤维组织中。35 例中 12 例直接侵犯肝组织,癌细胞沿胆管和胆管周围扩展,3 例在正常黏膜下扩展,5 例沿肝内外小静脉扩展,7 例沿肝门淋巴管扩展,19 例(73%)沿神经周围间隙或神经内扩展。

肝门部胆管癌按癌细胞分化程度和细胞类型可分为乳头状腺癌、高分化腺癌、中分化腺癌、低分化腺癌、未分化腺癌、黏液腺癌、腺鳞癌、磷状细胞癌等几种类型,其中95%以上为腺癌。按 Brode 标准:Ⅰ级占19%,Ⅱ级占48%,Ⅲ级占

25%,Ⅳ级占 3%。Klempnauer(1997 年)报道 147 例中,高分化 33 例、中分化 107 例、低分化 7 例。北京大学第一医院的统计资料显示高分化腺癌占 27.5%,中分化占 31%,低分化占 41.3%。

由于肝门部胆管癌患者导致死亡的主要原因是高位胆管梗阻及肝衰竭,以往临床治疗的成败取决于是否能解除胆管梗阻并长期维持,故对其病理学特点的认识不够重视,且曾一度认为肝门部胆管癌分化好,生长慢,转移晚。从近几年手术切除后的远期疗效观察发现事实并非如此,第三军医大学西南医院肝胆外科中心 20 年来手术治疗 181 例,其中病理资料完整者 94 例中有一半以上为中分化或低分化,而术后预后较好者均为高分化腺癌。

中、下段胆管癌病理分型

1. 肉眼分型　黄志强将胆管癌的肉眼分型分为 4 型。

(1) 息肉样或乳头状癌:此型较为少见。其特点是肿瘤呈息肉样向胆管内生长,以致胆管膨胀。肿瘤可能只有一部分与胆壁相连,一般不向胆管周围组织侵犯。细胞分化程度高。

(2) 结节性胆管癌:此型的特点是瘤体一般较小,向管腔突起,基底部较宽,发展缓慢,但可向周围组织和血管侵犯,属高分化细胞类型。

(3) 硬化性胆管癌:此型最为常见。肿瘤内纤维组织增生明显,故较硬而有明显的缩窄倾向。胆管癌沿胆管壁浸润、扩展,使胆管壁增厚、管腔变窄,并可向胆管外组织浸润,形成肿块。

(4) 浸润性胆管癌:此型细胞分化程度低,肝内外胆管受到广泛侵犯,手术切除难以彻底。

2. 组织学分型　胆管癌的组织学类型多属分化较好的腺癌,常见的有 6 种类型。

(1) 乳头腺癌:除个别为硬化性胆管癌以外,几乎均为乳头状癌。多数病例可见分化好的癌组织,同时有胆管壁浸润;少数病例可产生黏蛋白。早期可出现黄疸、胆管炎,一般预后好。

(2) 高分化腺癌:在胆管癌中最为常见。在胆管壁内浸润生长,环绕管腔。癌组织呈大小不等、形状不规则的腺体结构。

(3) 低分化腺癌:癌组织为腺体结构,部分为不规则实性片块,于管壁呈弥漫性浸润。

(4) 未分化癌:较少见,癌组织在胆管壁内弥漫浸润,间质较少,常侵犯胆管周围或邻近器官。

(5) 印戒细胞癌：较少见。由分化程度不等的含有黏液的癌细胞所构成,无一定组织结构,呈弥漫性浸润。

(6) 鳞状细胞癌：较罕见。

胆管癌肝门部影像分度

根据 ERCP、CT、US 检查技术,按 Bismuth 分度法将其分为以下 4 度。

Ⅰ度(Ⅰ型)：肿瘤位于肝总管近端,但未侵犯左右肝管分叉部。

Ⅱ度(Ⅱ型)：肿瘤侵及肝总管和左右肝管分叉部。

Ⅲ度(Ⅲ型)

Ⅲa：肿瘤侵及肝总管和右肝管。

Ⅲb：肿瘤侵及肝总管和左肝管。

Ⅳ度(Ⅳ型)：肿瘤同时侵及肝总管和左右肝管。

Vater 壶腹癌

［美国癌症联合研究会（AJCC） 2002 年］

TNM 定义

1. 原发肿瘤(T)

Tx 原发肿瘤无法评估

T0 无原发肿瘤证据

Tis 原位癌

T1 肿瘤局限于 Vater 壶腹或 Oddi 括约肌

T2 肿瘤侵犯十二指肠壁

T3 肿瘤侵犯胰腺

T4 肿瘤侵犯胰周软组织或其他邻近器官或结构

2. 区域淋巴结(N)

Nx 区域淋巴结无法评估

N0 无淋巴结转移

N1 有淋巴结转移

3. 远处转移(M)

Mx　远处转移无法评估
M0　无远处转移
M1　有远处转移

分　　期

0期	Tis	N0	M0
ⅠA期	T1	N0	M0
ⅠB期	T2	N0	M0
ⅡA期	T3	N0	M0
ⅡB期	T1	N1	M0
	T2	N1	M0
	T3	N1	M0
Ⅲ期	T4	任何N	M0
Ⅳ期	任何T	任何N	M1

第五章 胰腺疾病

急性胰腺炎(一)
（日本　武田和宪）

表 5-1　急性胰腺炎的诊断标准、重症度判定标准、等级分类

分　类	标　准
A. 急性胰腺炎的临床诊断标准	(1) 上腹部急性疼痛发作与压痛 (2) 血、尿或腹水中胰酶升高 (3) 影像诊断胰腺可见伴随急性胰腺炎而出现的异常
B. 急性胰腺炎重症度判定标准和重症度记分	预后因素：① 休克、呼吸困难、神经症状、重度感染、出血倾向、Ht≤30%、BE≤－3 mmol/L、BUN≥40 mg/dl（或Cr≥2.0 mg/dl）。各 2 分 ② Ca≤7.5 mg/dl、FBS≥200 mg/dl、PaO_2≤60 mmHg、LDH≥700 IU/L、总蛋白≤6.0 g/dl、凝血酶原时间≥15 秒、血小板≤$100×10^9$/L、CT 级Ⅳ/Ⅴ。各 1 分 ③ SIRS 诊断标准中阳性项目≥3 项,2 分　年龄≥70 岁,1 分 (1) 原则上，入院 48 小时以内判定，其后行动态检测 (2) 临床症候及 CT 级的诊断标准： 休克：收缩压＜80 mmHg，或即使 80 mmHg 以上，但出现休克症状者 呼吸困难：需人工呼吸者 神经症状：中枢神经症状伴意识障碍者(仅有疼痛反应) 重症感染：伴 WBC 升高的 38℃以上发热,血细菌培养(＋)或证明存在内毒素，或确认有腹腔内脓肿者 出血倾向：消化道出血、腹腔内出血（包括 Cullen 征、Grey-Turner 征）或发现 DIC SIRS 诊断标准：①体温＞38℃或＜36℃；②脉搏≥90 次/分；③呼吸≥20 次/分或 PaO_2＜32 mmHg；④WBC≥12 000/mm^3 或≤4 000/mm^3，或出现 10%以上幼稚细胞 CT 级Ⅳ/Ⅴ：Ⅳ级，全部胰腺内呈不均一所见，或炎症已超出胰腺周围。Ⅴ级，胰腺内不均一所见见于整个胰腺，而且炎症范围超出胰腺周围

(续表)

分 类	标 准
B. 急性胰腺炎重症度判定标准和重症度记分	(3) 全身症状良好,无预后因素①及②,血液检查结果接近正常者判定为轻症 (4) 无预后因素①,预后因素②中仅一项阳性者判定为中等度 (5) 预后因素①1项以上,或预后因素②2项以上阳性者判定为重症 (6) 重症急性胰腺炎,计算包括预后因素③各项因素的阳性项目的分数总和作为重症度的记分
C. 急性胰腺炎的等级分类	0级　轻度胰腺炎 1级　中等度胰腺炎 2级　重症胰腺炎(重症Ⅰ)重症度记分2～8分 3级　重症胰腺炎(重症Ⅱ)重症度记分9～14分 4级　重症胰腺炎(极重症)重症度记分15分以上

急性胰腺炎(二)

(中华医学会消化病学分会胰腺疾病学组　2003年)

急性胰腺炎(AP)是指多种病因引起的胰酶激活,继以胰腺局部炎症反应为主要特征,伴有或不伴有其他器官功能改变的疾病。临床上,大多数患者的病程呈自限性,20%～30%患者临床经过凶险。总体病死率为5%～10%。

术 语 和 定 义

根据国际AP专题研讨会制定的AP分级和分类系统(1992年,美国亚特兰大)和世界胃肠病大会颁布的AP处理指南(2002年,泰国曼谷),结合我国具体情况,规定有关AP术语和定义,旨在对临床和科研工作起指导作用,并规范该领域学术用词。

一、临床术语

1. AP　临床上表现为急性、持续性腹痛(偶无腹痛),血清淀粉酶活性增高≥正常值上限3倍,影像学提示胰腺有或无形态改变,排除其他疾病者。可有或无其他器官功能障碍。少数病例血清淀粉酶活性正常或轻度增高。

2. 轻症AP(MAP)　具备AP的临床表现和生化改变,而无器官功能障碍或局部并发症,对液体补充治疗反应良好。Ranson评分<3,或APACHEⅡ评

分<8，或 CT 分级为 A、B、C。

3. 重症 AP(SAP)　具备 AP 的临床表现和生化改变，且具下列之一者：局部并发症（胰腺坏死，假性囊肿，胰腺脓肿）；器官衰竭；Ranson 评分≥3；APACHEⅡ评分≥8；CT 分级为 D、E。

4. 建议　①对临床上 SAP 患者中病情极其凶险者冠名为暴发性胰腺炎（fulminate pancreatitis），或早期重症 AP。其定义为：SAP 患者发病后 72 小时内出现下列之一者：肾功能衰竭(血清肌酐＞176.8 μmol/L)、呼吸衰竭[PaO_2≤60 mmHg(1 mmHg＝0.133 kPa)]、休克（收缩压≤80 mmHg，持续 15 分钟）、凝血功能障碍[凝血酶原时间<70％和（或）部分凝血活酶时间＞45 秒]、败血症（体温＞38.5℃、白细胞＞16.0×10^9/L、剩余碱≤4 mmol/L，持续 48 小时，血/抽取物细菌培养阳性）、全身炎症反应综合征（体温＞38.5℃、白细胞＞12.0×10^9/L、剩余碱≤2.5 mmol/L，持续 48 小时，血/抽取物细菌培养阴性）。②临床上不使用病理性诊断名词"急性水肿性胰腺炎"或"急性坏死性胰腺炎"，除非有病理检查结果。临床上废弃"急性出血坏死性胰腺炎"、"急性出血性胰腺炎"、"急性胰腺蜂窝炎"等名称。③临床上 AP 诊断应包括病因诊断、分级诊断、并发症诊断，例如：AP[胆源性、重症、急性呼吸窘迫综合征（ARDS）]，AP（胆源性、轻症）。④AP 临床分级诊断如仅临床用，可应用 Ranson 标准或 CT 分级；临床科研用，须同时满足 APACHE-Ⅱ评分和 CT 分级。

二、其他术语

1. 急性液体积聚　发生于病程早期，胰腺内、胰周或胰腺远隔间隙液体积聚，并缺乏完整包膜。

2. 胰腺坏死　增强 CT 检查提示无生命力的胰腺组织或胰周脂肪组织。

3. 假性囊肿　有完整非上皮性包膜包裹的液体积聚，内含胰腺分泌物、肉芽组织、纤维组织等。多发生于 AP 起病 4 周以后。

4. 胰腺脓肿　胰腺内或胰周的脓液积聚，外周为纤维囊壁。

AP 病因

AP 的病因较多，且存在地区差异。在确诊 AP 基础上，应尽可能明确其病因，并努力去除病因，以防复发。

1. 常见病因　胆石症(包括胆道微结石)，乙醇，高脂血症。

2. 其他病因　壶腹乳头括约肌功能不良，药物和毒物，逆行性胰胆管造影术（ERCP）后，十二指肠乳头旁憩室，外伤，高钙血症，腹部手术后，胰腺分裂，壶腹周围癌，胰腺癌，血管炎，感染性疾病（柯萨奇病毒、腮腺炎病毒、获得性免疫缺陷病毒、蛔虫症），自身免疫性疾病系统性红斑狼疮、干燥综合征），α_1-抗胰蛋白酶缺乏症等。

3. 经临床与影像、生化等检查,不能确定病因者称为特发性。

AP 病因调查

1. 详细询问病史　包括家族史、既往病史、乙醇摄入史、药物服用史等。计算体重指数。
2. 基本检查　血清淀粉酶、肝功能、血脂测定、血糖及血钙测定;腹部 B 超。
3. 深入检查　病毒、自身免疫标志物、肿瘤标志物(癌胚抗原、CA19-9)测定;CT 扫描(必要时行增强 CT)、ERCP/核磁共振胰胆管造影、超声内镜检查、壶腹乳头括约肌测压(必要时)、胰腺外分泌功能检测等。

AP 诊断流程

一、AP 临床表现

腹痛是 AP 的主要症状,位于上腹部,常向背部放射,多为急性发作,呈持续性,少数无腹痛。可伴有恶心、呕吐。发热常源于急性炎症、坏死胰腺组织继发感染或继发真菌感染。发热、黄疸者多见于胆源性胰腺炎。

除此之外,AP 还可伴有以下全身并发症:心动过速和低血压或休克,肺不张、胸腔积液和呼吸衰竭;有研究表明胸腔积液的出现与 AP 严重度密切相关并提示预后不良;少尿和急性肾功能衰竭;耳鸣、复视、谵妄、语言障碍及肢体僵硬、昏迷等胰性脑病表现,可发生于起病后早期,也可发生于疾病恢复期。

体征上,轻症者仅为轻压痛,重症者可出现腹膜刺激征,腹水,Grey-Turner 征,Cullen 征。少数患者因脾静脉栓塞出现门静脉高压,脾脏肿大。罕见横结肠坏死。腹部因液体积聚或假性囊肿形成可触及肿块。其他可有相应并发症所具有的体征。

二、辅助检查

1. 血清酶学检查　强调血清淀粉酶测定的临床意义,尿淀粉酶变化仅作参考。血清淀粉酶活性高低与病情不呈相关性。患者是否开放饮食和病情程度的判断不能单纯依赖于血清淀粉酶是否降至正常,应综合判断。血清淀粉酶持续增高要注意:病情反复、并发假性囊肿或脓肿、疑有结石或肿瘤、肾功能不全、巨淀粉酶血症等。要注意鉴别其他急腹症引起的血清淀粉酶增高。血清脂肪酶活性测定具有重要临床意义,尤其当血清淀粉酶活性已经下降至正常,或其他原因引起血清淀粉酶活性增高,血清脂肪酶活性测定有互补作用。同样,血清脂肪酶活性与疾病严重度不呈正相关。

2. 血清标志物　推荐使用 C 反应蛋白(CRP),发病 72 小时后 CRP>150 mg/

L提示胰腺组织坏死。动态测定血清白细胞介素-6水平增高提示预后不良。

3. **影像学诊断** 在发病初期24~48小时行B超检查,可以初步判断胰腺组织形态学变化,同时有助于判断有无胆道疾病,但受AP时胃肠道积气的影响,对AP不能作出准确判断。推荐CT扫描作为诊断AP的标准影像学方法。必要时行增强CT或动态增强CT检查。根据炎症的严重程度分级为A~E级。A级:正常胰腺。B级:胰腺实质改变,包括局部或弥漫的腺体增大。C级:胰腺实质及周围炎症改变,胰周轻度渗出。D级:除C级外,胰周渗出显著,胰腺实质内或胰周单个液体积聚。E级:广泛的胰腺内、外积液,包括胰腺和脂肪坏死,胰腺脓肿。A~C级:临床上为MAP;D~E级:临床上为SAP。

4. **建议** ①必须强调临床表现在诊断AP中的重要地位。持续性中上腹痛、血清淀粉酶增高、影像学改变,排除其他疾病,可以诊断本病。②临床上不再应用"中度AP"或"重症AP倾向"。③临床上应注意一部分AP患者从MAP转化为SAP的可能。因此,必须对病情作动态观察。除Ranson指标、APACHE-Ⅱ指标外,其他有价值的判别指标有:体重指数超过28 kg/m^2;胸膜渗出,尤其是双侧胸腔积液;72小时后CRP>150 mg/L,并持续增高等均为临床上有价值的严重度评估指标。

三、AP的诊断流程

见图5-1。

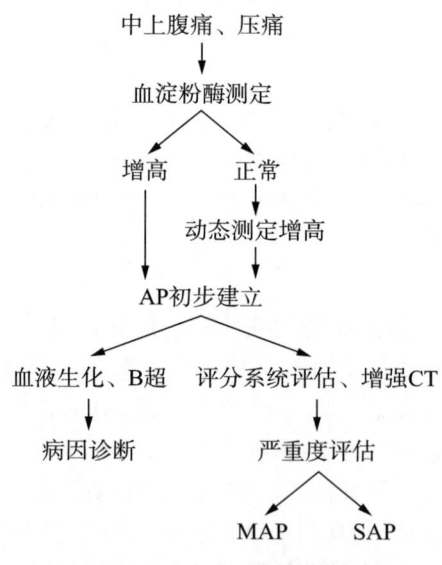

图5-1 AP诊断流程图

急性胰腺炎(三)

表 5-2 急性胰腺炎 Ranson 标准

入院时	入院 48 小时	急性胰腺炎	
		酒精性	胆源性
年龄	—	>55 岁	>70 岁
血白细胞	—	>16×10^9	>18×10^9
血糖	—	>11.1 mmol/L	>11.1 mmol/L
AST	—	>250 U/L	>250 U/L
LDH	—	>350 U/L	>400 U/L
—	HCT	下降>10%	下降>10%
—	BUN	上升>1.8 mmol/L	上升>0.72 mmol/L
—	血钙	<2 mmol/L	<2 mmol/L
—	PaO_2	<8 kPa	
—	BE	>4 mmol/L	>5 mmol/L
—	失液量	>6 L	>4 L

注:凡符合表中标准的,每项记 1 分,体液隔离或失液量计算公式=48 小时入水量-(48 小时胃肠减压量+48 小时尿量+48 小时其他引流量)。

急性胰腺炎(四)

表 5-3 急性胰腺炎 Glasgow 或 Imrie 评分标准

序号	评 分 标 准
1.	年龄>55 岁
2.	WBC>15×10^9/L
3.	EBS>10 mmol/L(排除糖尿病)
4.	血 BUN>16 mmol/L(补液后)
5.	PaO_2<8 kPa
6.	血钙<2 mmol/L
7.	血清白蛋白<32 g/L
8.	LDH>600 U/L
9.	SGOT>100 U/L;或 AST/ALT>100 U/L

急性胰腺炎（五）
（Santiani）

1. 血 Ca^{2+} < 2 mmol/L(8 mg/dl)。
2. 明显的呼吸困难。
3. 显著的血气分析异常，pH 值<7.35 或 PaO_2<60 mmHg。
4. 入院时出现低血容量性休克。
5. 复苏需大量液体。

具以上 1 项或 1 项以上为重症。

急性胰腺炎（六）
（Moosa）

1. 出血征象(Grey-Turner 征或 Cullen 征)。
2. 心血管受累(休克、持续性心动过速或心律失常)。
3. 肾功能不全。
4. 肺部受累(呼吸困难或啰音)。
5. 代谢失衡(谵妄、发热或水肿)。
6. 难治性肠梗阻及腹肌紧张。

具以上 1 项或 1 项以上为重症。

急性胰腺炎（七）
（Williamson）

1. 血压<13.3 kPa(100 mmHg)。
2. 血 Ca^{2+} < 2 mmol/L。
3. PaO_2<8 kPa。
4. 腹腔穿刺抽出液>10 ml，呈黑啤酒色。

急性胰腺炎(八)

一、急性胰腺炎的诊断

1. **诊断标准**　①急性上腹部疼痛及压痛。②血、尿以及腹水中胰酶升高。③影像学显现急性胰腺炎时的异常征象。3 项中有 2 项以上符合,排除其他疾病就可以诊断为急性胰腺炎。但在高龄或伴有重症肝炎的胰腺炎患者也可无腹痛以及无胰酶升高,特别是影像学上胰腺有时也没有变化。因此,以上每一项都不是必需的条件。

2. **胰酶变化**　目前测定的血中胰酶一般有 6 种,包括胰淀粉酶、胰脂肪酶、胰蛋白酶、磷酯酶 A_2、弹性蛋白酶-1 以及胰分泌性蛋白酶抑制物(pancreatic secretory trypsin inhibitor, PSTI)。在急性胰腺炎发病数小时后全部胰酶都升高。胰淀粉酶可达到正常上限 30 倍,弹性蛋白酶能达到正常上限 8 倍。但血清胰酶在胰腺炎发作后 2～3 天内几乎正常。所以在发作数日以及合并肾功能障碍的急性胰腺炎病例,弹性蛋白酶-1 的测定对于诊断与鉴别诊断是有意义的。在临床上对急性胰腺炎的诊断,血清总淀粉酶的活性测定应用最广泛。但在唾液腺疾病、肠系膜动脉栓塞等胰腺炎以外的疾病其测定值也有升高;相反,在高脂血症引起的急性胰腺炎和慢性胰腺炎的复发病例,血清总淀粉酶有时可不升高。当然,在怀疑急性胰腺炎时,特异的胰淀粉酶、胰脂肪酶等其他胰酶也有必要同时测定。

3. **影像学诊断**　急性胰腺炎的影像学诊断中,CT 检查不受消化道气体的影响,特别是动态 CT 非常有意义。CT 可以显示:①因水肿致胰腺实质肿大;②因坏死出血导致胰腺实质内部不均一;③因炎症向胰腺外扩展而致胰腺周围组织膨胀或有渗出液。

胰腺坏死程度的判定对决定疾病预后以及治疗措施至关重要,动态 CT 可鉴别胰腺病变是水肿还是坏死。胰腺是血运丰富的脏器,通常造影早期显示胰腺实质浓染,但坏死部不显影。坏死范围越大,病死率越高,坏死范围超过 30%,病死率达 40%以上。因为胰腺炎发病后 2～3 天有恶化的可能性,所以为慎重起见跟踪 CT 所见,判定临床经过是必要的。CT 造影对胰腺坏死的诊断也是必不可少的,但是因为造影剂本身可引起胰腺炎恶化,诱发或加重肾功能障碍,所以有必要仔细斟酌。

腹部超声(US)也与 CT 同样能显示急性胰腺炎的各种影像学改变,但因麻痹性肠梗阻而存在消化道气体可干扰对胰腺观察的情况,故其应用有很多困难。

4. 重症程度的判定　如果诊断为急性胰腺炎,就要按照"日本厚生省难治性胰腺疾病调查研究班"的重症度判定标准,在48小时内对其重症度进行判定。中度急性胰腺炎的病死率是2%,但是重症急性胰腺炎的病死率则高达30%。

急性胰腺炎有多脏器功能衰竭发生时,其临床表现可称为全身性炎症反应综合征(SIRS)。SIRS是通过主要免疫细胞和炎症细胞产生的细胞因子而引起的,其诊断标准:①体温<36℃,>38℃。②心率>90次/分钟。③呼吸>20次/分钟或者$PaCO_2$>32 mmHg。④白细胞数>$12\times10^9/L$,<$4\times10^9/L$或者出现10%以上幼稚细胞。如果满足以上4项中2项,就可以诊断为SIRS。SIRS持续7天以上的病例或者存在上述标准3项以上阳性的病例,病死率高达40%。

急性胰腺炎(九)
(GASTRO　2009年)

在GASTRO 2009会议上,有关胰腺疾病方面的文章共有110余篇,包括急性胰腺炎、胰腺癌、胰腺疾病的内镜诊治和胰腺疾病的基础研究。现仅将其中有关AP临床研究主要内容介绍如下。

对急性胰腺炎分类的挑战

针对目前的AP亚特兰大分类,有研究者提出了增加"极重度"新分类的建议。他们对9项研究进行荟萃分析。在367例器官衰竭患者中,193例(52%)合并感染性胰腺坏死(其中78例死亡),174例合并无菌性胰腺坏死(其中30例死亡)。

结果显示,在器官衰竭患者中,发生感染性胰腺坏死与病死率升高显著相关(相关系数=1.97,P=0.000 2),即在AP并发器官衰竭患者中,感染性胰腺坏死可使死亡风险升高2倍。

该结果支持AP的一种新分类,即非常严重或"极重度"AP。

影响疾病严重程度的因素

对重症AP(SAP)评分系统中年龄和预后关系进行的研究显示,SAP发生与年龄无明显相关。

关于血清饥饿激素水平与AP严重程度关系的研究表明,存在SAP危险因素的患者在被确诊时,其血清饥饿激素浓度更高。因此,饥饿激素可作为AP患者急性严重程度的标志物。

有研究者对 97 例中重度 AP 患者进行研究发现,患者住院时的低血细胞比容值与胰腺坏死发生率低相关,血清肌酐和尿素氮与胰腺坏死无关。

高龄急性胰腺炎患者

对于一些特殊人群的 AP 研究也有报告。

一项研究对 80 岁以上急性胰腺炎患者进行的回顾性分析纳入 40 例患者(平均 84 岁,女性 23 例)。15 例(37%)因格拉斯哥(Glasgow)评分≥3 而被诊断为 SAP。病因包括胆石症(n=28,70%),药物性(n=4,10%)和特发性(n=8,20%)。

10 例(25%)患者在住院初期死亡,其中 5 例是在未接受任何影像学检查以明确病因之前即死亡。6 例患者(其中 5 例有胆石症)后因 AP 发作再次入院。11 例患者于住院初期接受内镜逆行胰胆管造影(ERCP)治疗,另 4 例患者于住院后期接受 ERCP 治疗。3 例急性胆源性胰腺炎患者接受腹腔镜下胆囊切除术。

研究者认为,老年 AP 的病死率较高。对于胆源性胰腺炎老年患者,应早期实施 ERCP 治疗;对于老年胆囊结石患者,腹腔镜下胆囊切除术是适当的选择。

抗丙肝病毒治疗相关急性胰腺炎

在一项对聚乙二醇干扰素(Peg-IFNα-2b)+利巴韦林(RBV)治疗慢性丙肝的研究中,147 例经肝活检确诊有慢性活动性丙肝患者(平均 48.4 岁)入选。这些患者均无 AP 病史,也无其他明确 AP 病因。

结果显示,在 147 例患者中,1 例(0.7%)发生 AP,其他患者在治疗期间血清淀粉酶和脂肪酶水平无明显变化。这例 39 岁男性患者在接受 Peg-IFNα-2b(100 μg/w)+RBV(800 mg/d)治疗 15 周后发生 AP,停用抗病毒联合方案数天后胰腺炎痊愈。患者症状消失和血清淀粉酶、脂肪酶水平正常后,重新接受 Peg-IFN 单药抗病毒治疗。2 周后,该患者胰腺炎复发,再次停止 Peg-IFN 治疗。之后未再接受抗病毒治疗,3 年随访中无胰腺炎复发。

AP 是 Peg-IFN+RBV 的罕见并发症,在停止抗病毒治疗后症状迅速缓解,故 Peg-IFN 应被视为药物诱导胰腺炎的一个可能原因。

妊娠相关先兆子痫女性的急性胰腺炎

研究者在 2001~2007 年期间对一家医院产科住院的 10 名妊娠期女性进行回顾性分析。这些女性平均(26.9±0.9)岁,妊娠期为 35~40 周,主要表现为急性上腹痛(锐痛且局限在上腹部),腹部有压痛。有胎动,子宫为正常妊娠周大小,无压痛。患者白细胞计数升高[$(19.7±2.7)×10^9$/L],血清淀粉酶升高[$(300.5±62.3)$U/L],低蛋白血症[$(47.5±2.9)$g/L],诊断为 AP。

超声检查显示为正常宫内妊娠。患者在接受常规治疗后腹痛未减轻,胎儿监护提示胎儿处于缺氧状态。所有患者均接受剖腹产术,7 例术后血淀粉酶和尿淀粉酶水平迅速降至正常。新生儿体重和急性生理和慢性健康状况(APACHE Ⅱ)评分均正常。

研究者认为,对有先兆子痫和 AP 的妊娠女性进行剖宫产手术,可降低胰腺坏死风险。

急性胰腺炎(十)

(中华医学会消化病学分会胰腺疾病学组　中华胰腺病杂志编辑委员会　中华消化杂志编辑委员会　2013 年)

急性胰腺炎(acute pancreatitis,AP)的发病率逐年升高,病死率仍居高不下。中华医学会消化病学分会曾于 2003 年制定了《中国急性胰腺炎诊治指南(草案)》,对提高我国 AP 的救治水平起到了重要作用。近 10 年来,随着对 AP 诊断和分类标准的更新,以及国内外对该病临床诊治研究的不断深入,有必要修订新的 AP 指南,以进一步规范我国该疾病的临床诊治。

AP 是指多种病因引起的胰酶激活,继以胰腺局部炎性反应为主要特征,伴有或不伴有其他器官功能改变的疾病。临床上,大多数患者的病程呈自限性,20%～30%的患者临床经过凶险,总体病死率为 5%～10%。

一、术语和定义

根据国际 AP 专题研讨会最新修订的 AP 分级和分类系统(2012 年,美国亚特兰大),结合我国具体情况,规定有关 AP 术语和定义,旨在对临床和科研工作起指导作用,并规范该领域学术用词。

(一)临床术语

1. 轻度 AP(mild acute pancreatitis,MAP):具备 AP 的临床表现和生物化学改变,不伴有器官功能衰竭及局部或全身并发症,通常在 1～2 周内恢复,病死率极低。

2. 中度 AP(moderately severe acute pancreatitis,MSAP):具备 AP 的临床表现和生物化学改变,伴有一过性的器官功能衰竭(48 小时内可自行恢复），或伴有局部或全身并发症而不存在持续性的器官功能衰竭（48小时内不能自行恢复）。对于有重症倾向的AP患者，要定期监测各项生命体征并持续评估。

3. 重度AP（severe acute pancreatitis，SAP）：具备AP的临床表现和生物化学改变，须伴有持续的器官功能衰竭（持续48小时以上、不能自行恢复的呼吸系统、心血管或肾脏功能衰竭，可累及一个或多个脏器）。SAP病死率较高，为36%～50%，如后期合并感染则病死率极高。

4. 建议：MSAP由2003年版《中国急性胰腺炎诊治指南（草案）》中定义的"SAP"中划分出来，符合原"SAP"的条件，但不伴有持续的器官功能衰竭。不建议使用"暴发性胰腺炎（fulminant acute pancreatitis，FAP）"，因该术语提及的起病时间"72小时之内"不能反映预后，并且其诊断标准之一的全身炎性反应综合征（systemic inflammatory response syndrome，SIRS）也只是部分AP的临床表现，不能反映病情的严重度。

（二）影像学术语

1. 间质水肿性胰腺炎（interstitial edematous pancreatitis）：大多数AP患者由于炎性水肿引起弥漫性胰腺肿大，偶有局限性肿大。CT表现为胰腺实质均匀强化，但胰周脂肪间隙模糊，也可伴有胰周积液。

2. 坏死性胰腺炎（necrotizing pancreatitis）：5%～10%的AP患者伴有胰腺实质坏死或胰周组织坏死，或两者兼有。早期增强CT有可能低估胰腺及胰周坏死的程度，起病1周之后的增强CT更有价值，胰腺实质坏死表现为无增强区域。

（三）其他术语

1. 急性胰周液体积聚（acute peripancreatic fluid collection，APFC）：发生于病程早期，表现为胰腺内、胰周或胰腺远隔间隙液体积聚，并缺乏完整包膜，可单发或多发。

2. 急性坏死物积聚（acute necrotic collection，ANC）：发生于病程早期，表现为液体内容物，包含混合的液体和坏死组织，坏死物包括胰腺实质或胰周组织的坏死。

3. 胰腺假性囊肿（pancreatic pseudocyst）：有完整非上皮性包膜包裹的液体积聚，内含胰腺分泌物、肉芽组织、纤维组织等，多发生于AP起病4周后。

4. 包裹性坏死（walled-off necrosis，WON）：是一种成熟的、包含胰腺和（或）胰周坏死组织，具有界限分明炎性包膜的囊实性结构，多发生于AP起病4周后。

5. 胰腺脓肿(infected necrosis)：胰腺内或胰周的脓液积聚，外周为纤维囊壁，增强 CT 提示气泡征，细针穿刺物细菌或真菌培养阳性。

二、AP 病因

在确诊 AP 基础上，应尽可能明确其病因，并努力去除病因，以防复发。

1. 常见病因：胆石症(包括胆道微结石)，高三酰甘油血症，乙醇。胆源性胰腺炎仍是我国 AP 的主要病因。高三酰甘油血症性胰腺炎的发病率呈上升态势。当三酰甘油≥11.30 mmol/L，临床极易发生 AP；而当三酰甘油＜5.65 mmol/L时，发生 AP 的危险性减少。

2. 其他病因：壶腹乳头括约肌功能不良(sphincter of Oddi dysfunction, SOD)，药物和毒物，外伤，高钙血症，血管炎，先天畸形(胰腺分裂、环形胰腺、十二指肠乳头旁憩室等)，肿瘤(壶腹周围癌、胰腺癌)，感染(柯萨奇病毒、腮腺炎病毒、获得性免疫缺陷病毒、蛔虫症)，自身免疫性疾病(系统性红斑狼疮、干燥综合征)，1-抗胰蛋白酶缺乏症等。近年来，内镜逆行胰胆管造影(endoscopic retrograde cholangio pancreatography, ERCP)后、腹部手术后等医源性因素诱发的 AP 的发病率也呈上升趋势。

3. 经临床与影像、生物化学等检查，不能确定病因者称为特发性。

三、AP 病因调查

1. 详细询问病史：包括家族史、既往病史、乙醇摄入史、药物服用史等。计算 BMI。

2. 基本检查：包括体格检查，血清淀粉酶、血清脂肪酶、肝功能、血脂、血糖及血钙测定，腹部超声检查。

3. 进一步检查：病毒、自身免疫标志物、肿瘤标志物(CEA、CA19-9)测定，增强 CT 扫描、ERCP 或磁共振胰胆管成像、超声内镜检查、壶腹乳头括约肌测压(必要时)、胰腺外分泌功能检测等。

四、AP 诊断流程

(一) AP 临床表现

腹痛是 AP 的主要症状，位于上腹部，常向背部放射，多为急性发作，呈持续性，少数无腹痛，可伴有恶心、呕吐。发热常源于 SIRS、坏死胰腺组织继发细菌或真菌感染。发热、黄疸者多见于胆源性胰腺炎。临床体征方面，轻症者仅表现为轻压痛，重症者可出现腹膜刺激征、腹水、Grey-Turner 征、Cullen 征。少数患者因脾静脉栓塞出现门静脉高压，脾脏肿大。罕见横结肠坏死。腹部因液体积聚或假性囊肿形成可触及肿块。其他可有相应并发症所具有的体征。

局部并发症包括急性液体积聚、急性坏死物积聚、胰腺假性囊肿、包裹性坏死和胰腺脓肿,其他局部并发症还包括胸腔积液、胃流出道梗阻、消化道瘘、腹腔出血、假性囊肿出血、脾静脉或门静脉血栓形成、坏死性结肠炎等。局部并发症并非判断 AP 严重程度的依据。

全身并发症主要包括器官功能衰竭、SIRS、全身感染、腹腔内高压(intra abdominal hypertension,IAH)或腹腔间隔室综合征(abdominal compartment syndrome,ACS)、胰性脑病(pancreatic encephalopathy,PE)。

1. 器官功能衰竭:AP 的严重程度主要取决于器官功能衰竭的出现及持续时间(是否超过 48 小时),出现 2 个以上器官功能衰竭称为多器官功能衰竭(multiple organ failure,MOF)。呼吸衰竭主要包括急性呼吸窘迫综合征(acute respiratory distress syndrome,ARDS),循环衰竭主要包括心动过速、低血压或休克,肾功能衰竭主要包括少尿、无尿和血清肌酐升高。

2. SIRS:符合以下临床表现中的 2 项及以上,可以诊断为 SIRS。①心率>90 次/分钟;②体温<36℃或>38℃;③WBC 计数<4×10^9/L 或>12×10^9/L;④呼吸频率>20 次/分钟或 PCO_2<32 mmHg(1 mmHg=0.133 kPa)。SIRS 持续存在将会增加器官功能衰竭发生的风险。

3. 全身感染:SAP 患者若合并脓毒症,病死率升高,为 50%~80%。主要以革兰阴性杆菌感染为主,也可有真菌感染。

4. IAH 和 ACS:SAP 时 IAH 和 ACS 的发生率分别约为 40% 和 10%,IAH 已作为判定 SAP 预后的重要指标之一,容易导致多器官功能不全综合征(multiple organ dysfunction syndrome,MODS)。膀胱压(urinary bladder pressure,UBP)测定是诊断 ACS 的重要指标,膀胱压≥20 mmHg,伴有少尿、无尿、呼吸困难、吸气压增高、血压降低时应考虑出现 ACS。

5. 胰性脑病:是 AP 的严重并发症之一,可表现为耳鸣、复视、谵妄、语言障碍及肢体僵硬、昏迷等,多发生于 AP 早期,但具体机制不明。

(二)辅助检查

1. 血清酶学检查:强调血清淀粉酶测定的临床意义,尿淀粉酶变化仅作参考。血清淀粉酶活性高低与病情严重程度不呈相关性。患者是否开放饮食或病情程度的判断不能单纯依赖于血清淀粉酶是否降至正常,应综合判断。血清淀粉酶持续增高要注意病情反复、并发假性囊肿或脓肿、疑有结石或肿瘤、肾功能不全、高淀粉酶血症等。要注意鉴别其他急腹症引起的血清淀粉酶增高。血清脂肪酶活性测定具有重要临床意义,尤其当血清淀粉酶活性已经下降至正常,或其他原因引起血清淀粉酶活性增高时,血清脂肪酶活性测定有互补作用。同样,血清脂肪酶活性与疾病严重程度不呈正相关。

2. 血清标志物:推荐使用 CRP,发病 72 小时后 CRP>150 mg/L 提示胰腺组织坏死。动态测定血清 IL-6 水平增高提示预后不良。血清淀粉样蛋白升高对 AP 诊断也有一定价值。

3. 影像学诊断:在发病初期 24~48 小时行超声检查,可以初步判断胰腺组织形态学变化,同时有助于判断有无胆道疾病,但受 AP 时胃肠道积气的影响,对 AP 不能作出准确判断。推荐 CT 扫描作为诊断 AP 的标准影像学方法,且发病 1 周左右的增强 CT 诊断价值更高,可有效区分液体积聚和坏死的范围。在 SAP 的病程中,应强调密切随访 CT 检查,建议按病情需要,平均每周 1 次。按照改良 CT 严重指数(modified CT severity index,MCTSI),胰腺炎性反应分级为,正常胰腺(0 分),胰腺和(或)胰周炎性改变(2 分),单发或多个积液区或胰周脂肪坏死(4 分);胰腺坏死分级为,无胰腺坏死(0 分),坏死范围≤30(2 分),坏死范围>30(4 分);胰腺外并发症,包括胸腔积液、腹水,血管或胃肠道等(2 分)。评分≥4 分可诊断为 MSAP 或 SAP。此外,MRI 也可以辅助诊断 AP。

(三) AP 的诊断体系

1. AP 的诊断标准:临床上符合以下 3 项特征中的 2 项,即可诊断为 AP。①与 AP 符合的腹痛(急性、突发、持续、剧烈的上腹部疼痛,常向背部放射);②血清淀粉酶和(或)脂肪酶活性至少>3 倍正常上限值;③增强 CT/MRI 或腹部超声呈 AP 影像学改变。

2. AP 的分级诊断:①MAP 为符合 AP 诊断标准,满足以下情况之一,无脏器衰竭,无局部或全身并发症,Ranson 评分<3 分,急性生理功能和慢性健康状况评分系统(acute physiology and chronic health evaluation,APACHE Ⅱ)评分<8 分,AP 严重程度床边指数(bedside index for severity in AP,BISAP)评分<3 分,修正 CT 严重指数(modified CT severity index,MCTSI)评分<4 分。②MSAP 为符合 AP 诊断标准,急性期满足下列情况之一,Ranson 评分≥3 分,APACHE Ⅱ 评分≥8 分,BISAP 评分≥3 分,MCTSI 评分≥4 分,可有一过性(<48 小时)的器官功能障碍。恢复期出现需要干预的假性囊肿、胰瘘或胰周脓肿等。③SAP 为符合 AP 诊断标准,伴有持续性(>48 小时)器官功能障碍(单器官或多器官),改良 Marshall 评分≥2 分(表 5-4)。

3. 建议:①临床上完整的 AP 诊断应包括疾病诊断、病因诊断、分级诊断、并发症诊断,例如 AP(胆源性、重度、ARDS)。②临床上应注意一部分 AP 患者有从 MAP 转化为 SAP 的可能。因此,必须对病情作动态观察。除 Ranson 评

分、APACHEⅡ评分外,其他有价值的判别指标如 BMI>28 kg/m²,胸膜渗出,

表 5-4 判断重度急性胰腺炎伴有器官功能衰竭的改良 Marshall 评分系统

项目	评分(分)				
	0	1	2	3	4
呼吸(PaO_2/FiO_2)	>400	301~400	201~300	101~200	<101
循环(收缩压,mmHg)	>90	<90,补液后可纠正	<90,补液不能纠正	<90,pH值<7.3	<90,pH值<7.2
肾脏(肌酐,$\mu mol/L$)	<134	134~169	170~310	311~439	>439

注:PaO_2 为动脉血氧分压;FiO_2 为吸入气氧浓度,按照空气(21%)、纯氧 2 L/分钟(25%)、纯氧 4 L/分钟(30%)、纯氧 6~8 L/分钟(40%)、纯氧 9~10 L/分钟(50%)换算;1 mmHg=0.133 kPa。

尤其是双侧胸腔积液,72 小时后 CRP>150 mg/L,并持续增高等,均为临床上有价值的严重度评估指标。

(四) AP 诊断流程图

AP 诊断流程见图 5-2。

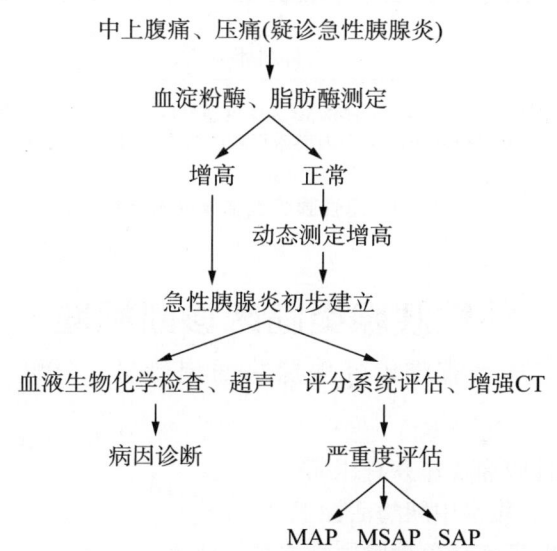

注:CT 为计算机断层扫描;MAP 为轻度急性胰腺炎;MSAP 为中度急性胰腺炎;SAP 为重度急性胰腺炎

图 5-2 急性胰腺炎诊断流程图

五、AP 处理原则

急性胰腺炎临床处理流程见图 5-3。

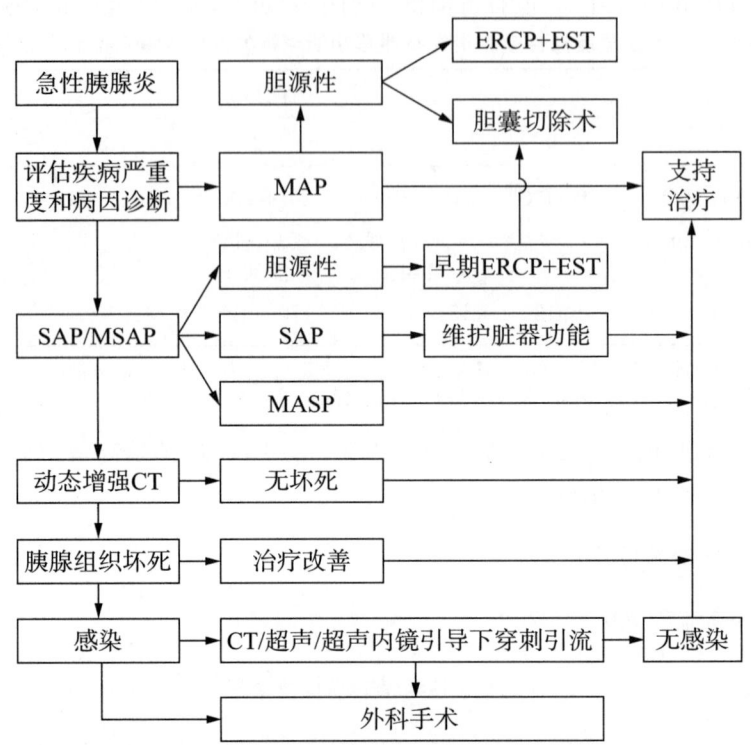

注：MAP 为轻度急性胰腺炎；MSAP 为中度急性胰腺炎；SAP 为重度急性胰腺炎；CT 为计算机断层扫描；ERCP 为内镜逆行胰胆管造影；EST 为内镜下十二指肠乳头括约肌切开术

图 5-3　急性胰腺炎临床处理流程

急性胰腺炎临床诊断标准

（日本厚生省难治性胰腺疾病调研班　1990 年）

1. 上腹部急性腹痛发作并有压痛。
2. 血、尿及（或）腹水中胰酶活性上升。
3. 影像学诊断证实伴急性胰腺炎之异常所见。

上列 3 项中具备 2 项,并除外胰腺其他疾病及急腹症者即可确诊为急性胰腺炎。慢性胰腺炎急性发作亦包括于急性胰腺炎中。经手术或剖检证实者亦应加以注明。

胰酶宜选胰腺特异性高者（如 P-淀粉酶）检测之。

急性胰腺炎重度判定标准

(日本厚生省难治性胰腺疾病调研班 1990年)

重症度判定标准的预后因子

1. 临床表现
（1）休克
（2）呼吸困难
（3）神经症状
（4）重症感染
（5）出血倾向

2. 血液生化学检测结果

BE≤－3 mmol/L　　　　Ca≤7.5 mg/dl
Ht≤30%（输液后）　　　FBS≥200 mg/dl
BUN≥40 mg/dl,或　　　PaO_2≤60 mmHg
Cr≥2.0 mg/dl　　　　　　（室内空气）
　　　　　　　　　　　　LDH≥700 IU/L
　　　　　　　　　　　　TP≤6.0 g/dl
　　　　　　　　　　　　PT≥15 s
　　　　　　　　　　　　血小板≤$100×10^9$/L

3. 影像学检查所见
CT：见相关章节。
US：准CT判定标准

注：今后尚宜加CRP的检测。总胆红素及AST可参考基础疾病或原有疾病适当选用，对并存其他疾病（如肝硬化）者，判定上要慎重。

重　　症

临床表现及血液生化学检测上，预后因子：①只要具备1项即可判定为重症；血液生化学检测及影像学检查之预后因子；②须有2项以上阳性，方可定为重症。
临床表现诊断：
休克：收缩期血压80 mmHg以下或虽在80 mmHg以上，但确有休克症状者。
呼吸困难：须用人工呼吸机者。

神经症状：中枢神经症状有意识障碍（仅存痛觉反应）者。

重症感染：白细胞增多并伴 38℃ 以上发热，血培养阳性或证实有内毒素血症，或证实腹腔内伴发脓肿者。

出血倾向：消化道出血、腹腔内出血（含 Cullen 征、Grey-Turner 征）或发生 DIC 者。

中 等 度

全身状态较好，无明显循环衰竭及重要脏器功能衰竭表现。临床表现预后因子中无属①项者，血液生化检测中亦无①项值异常者，或血液生化检测及影像学检查预后因子中仅有一项属②项阳性者可判定为中等度病例。

轻 症

全身状态良好，预后因子①及②项者皆无，血液生化检测指标亦均接近正常。

重症度判定时间：原则上于住院后 48 小时内判定，然后定时观察检测，随时调整判定。

急性胰腺炎的分类

（国际专题研讨会 1992 年美国亚特兰大）

本次研讨会制订了新的分类系统，并具下列 3 个要点。

严重的急性胰腺炎最重要的指标是有脏器功能衰竭，其特征为休克、呼吸衰竭、肾功能衰竭及胃肠道出血，其次包括一些局部并发症如坏死、假性囊肿或脓肿。在发生脏器功能衰竭前应有一早期识别严重性的指标，包括 Ranson 诊断指标和 APACHE Ⅱ 记分法，使临床医生能尽早识别那些可能发展为重症胰腺炎的患者。一般认为在发病最初 48 小时内，如 Ranson 指标≥3 和（或）APACHE Ⅱ 记分≥8 时，是严重急性胰腺炎有价值的早期诊断指标。

增强 CT 造影术可鉴别间质性胰腺炎与坏死性胰腺炎，后者常伴有长时间脏器功能衰竭，感染的危险性和病死率均较高。

提出较精确分类定义和摒弃过时的命名：急性胰腺炎早期常可有液体急性积聚，无确切的囊壁。＞50％ 的患者积聚液体可自行消失，相反假性囊肿至少需发病后 4 周形成，并有明确的囊壁，因此急性胰腺炎 4 周前在小网膜和后腹膜各腔形成的液体积聚不能称为假性囊肿。

胰腺脓肿指以下两种感染过程。

1. 靠近胰腺有界限分明、几乎不含胰腺坏死组织的脓液积聚,一般这种脓肿极少见,且一定在发病至少 6 周后始能形成。
2. 假性囊肿内脓液亦应称为胰腺脓肿。临床医生应知道胰腺脓肿的部位,并通过手术引流或猪尾状导管引流进行有效治疗,但对感染的坏死必须作扩创手术。蜂窝织炎这一名词已过时,应以更确切的间质性胰腺炎无菌性坏死或感染性坏死代之。另外,出血性胰腺炎的名称亦已废除,这种新的分类法很重要。统一命名可增强解释临床研究结果的能力。

急性胰腺炎的分级

根据急性胰腺炎临床表现的严重程度可分为 3 级。
1. 轻度(水肿性胰腺炎)　无黄疸,亦无下列参数的异常:血糖、血钙、血肌酐和血细胞比容。
2. 中度(局限性胰腺坏死)
(1) 轻度黄疸。
(2) 上述几个参数的异常:血糖升高、血钙下降、血肌酐升高、血细胞比容下降。
(3) 治疗后病情进一步加重。
3. 重度(重症,弥漫性坏死性胰腺炎)
(1) 出现休克、呼吸衰竭、脑病等表现。
(2) 上述几个参数显著异常。
(3) 治疗监测下,病情逐步恶化。

急性胰腺炎 CT 分级系统

表 5-5　Balthazar CT 分级系统

分级	胰腺组织影像学改变	积分
A 级	胰腺显示正常	0
B 级	胰腺局限性或弥漫性肿大(包括轮廓不规则、胰管扩张、局限性积液)	1
C 级	除 B 级病变外,还有胰周的炎症改变	2
D 级	除胰腺病变外,胰腺有单发性积液区	3
E 级	胰腺或胰周有 2 个或多个积液积气区	4

急性胰腺炎 CT 严重指数

表 5-6 急性胰腺炎的 CT 严重指数(CTSI)

急性胰腺炎分级	评分	胰腺坏死程度	评分
A 正常胰腺	0	无坏死	0
B 胰腺肿大	1	—	1
C 胰腺及胰周脂肪炎症	2	1/3 胰腺坏死	2
D 胰周一处积液、蜂窝织炎	3	—	3
E>2 处胰周积液或脓肿	4	1/2 胰腺坏死	4
—	6	>1/2 胰腺坏死	6

注：CTSI＝急性胰腺炎分级＋胰腺坏死程度。Ⅰ级：0～3分；Ⅱ级：4～6分；Ⅲ级：7～10分。

急性胰腺炎 CT 分级分类法

（日本厚生省难治性胰腺疾病调研班 1990年）

Ⅰ级：胰腺无肿大，实质内部亦无不均匀影像所见。

Ⅱ级：胰腺呈局限性肿大，实质内部显示均匀，无炎症向周边波及浸润象。

Ⅲ级：胰腺普遍肿大，实质内部呈局限性不均匀；或有炎症向胰腺周围浸润象，可见腹腔或肾前间隙积液（注1）或肪脂坏死（注2）象。

Ⅳ级：胰腺呈不同程度肿大，整个实质内部显示不均匀，或炎症播散超越胰腺周围组织，而且出现胸水、结肠系膜根部或肾后间隙脂肪坏死。

Ⅴ级：胰腺呈不同程度肿大，整个实质内部显示不均匀，且有肾后间隙及肾下极以下后腹膜腔脂肪坏死。

注：1. 积液：胰腺周边（包括网膜囊或肾前间隙）出现渗出液，CT 上显示为均匀低密度区，造影表现境界清晰。

2. 脂肪坏死：胰腺周围、结肠系膜根部（肠系膜上动脉周围）、肾前后间隙和（或）肾周边脂肪囊坏死，CT 上呈现不均匀性密度（较积液为高），造影显示境界欠清晰。

急性胰腺炎 Glasgow 评分法

根据 Ranson 标准修改。其标准如下。
(1) WBC$>15\times10^9$/L。
(2) 血糖$>$10 mmol/L(无糖尿病病史)。
(3) 血尿素$>$16 mmol/L(补液后无变化)。
(4) 动脉氧分压$<$8.0 kPa(60 mmHg)。
(5) 血清钙$<$2.0 mmol/L。
(6) 血清白蛋白$<$32 g/L。
(7) 血清乳酸脱氢酶$>$600 U/L。
(8) 血清天冬氨酸氨基转移酶$>$200 U/L。
起病后 48 小时内,有$\geqslant$3 项者为重型。此标准可适用于酒精或胆石所致的急性胰腺炎。

急性胰腺炎 APACHE Ⅱ 评分法

将发病后 12 项生理指标(脉率、平均血压、呼吸率、体温、红细胞、白细胞数、血清钾、血清钠、血清肌酐、血 pH 值或 HCO_3^-、FiO_2 或 PO_2、Glasgow 昏迷等级)结合年龄、慢性病病史评分。积分$\leqslant$7 者为轻型,$>$7 者为重型。

急性胰腺炎的急性生理评分系统

表 5-7　Banks 预后标准

器官	表现
心脏	休克或心动过速$>$130 次/分钟,且心律失常,ECG 异常
肺	呼吸困难,$PO_2<$60 mmHg 或 ARDS
肾脏	尿量$<$50 ml/小时,BUN 或肌酐上升
代谢	血钙、pH 值、白蛋白减少或下降
血液	HCT 下降;DIC
神经系统	应激性增加,意识障碍

评论 Bank 认为无一项阳性者为轻型急性胰腺炎,有 1 项或 1 项以上者则为重型急性胰腺炎。病死率达 50%。Bank 临床分级指标的特点是强调腹腔外脏器受累的情况。其缺点也是需要 48 小时的观察时间。

香 港 标 准

香港学者 Fan 认为急性胰腺炎患者入院时血 BUN＞4.7 mmol/L(28.2 mg/dl)和(或)血糖＞11 mmol/L(198 mg/dl)则诊断重症急性胰腺炎的敏感性和特异性与 Imrie 的多因素评分系统相当。因而将其定为香港标准。

评论 其优点是简单易行,且能于入院时预测急性胰腺炎严重度。另外,香港学者们还发现其总体准确性也可与 APACHE Ⅱ 评分系统相当。尽管如此,其准确性仍需进一步验证。

APACHE Ⅱ 评分

为 Knaus 创立的急性生理学和慢性健康评估系统(Acute Physiology and Chronic Health Evaluation,APACHE),这是一项根据生理测量值改变、年龄和以往健康状况来评估疾病严重性的方法。APACHE Ⅱ 评分系统用于评估疾病最初的严重程度和以后出现并发症的概率大小。评分是由急性生理参数、年龄指数和慢性健康指数相加的总和所得。8 分或 8 分以上为重症病例,许多分数较低却有并发症产生的病例也应属于重症。

A. 总急性生理参数 下述 12 个参数之和(表 5-8)。

表 5-8 急性生理评分系统

急性生理评分(A)	高于正常上限					低于正常下限			
	+4	+3	+2	+1	0	+1	+2	+3	+4
肛温(℃)	≥41.0	39.0～40.9		38.5～38.9		34.0～35.9	32.0～33.9	30.0～31.9	≤29.9
平均动脉血压(mmHg)	≥160	130～159	110～129		70～109		50～69		≤49
心室率(次/分钟)	≥180	140～179	110～139		70～109			55～69	40～54
呼吸频率(次/分钟)	≥50	35～49		25～34	12～24	10～11	6～9		≤5

(续表)

急性生理评分(A)	高于正常上限					低于正常下限			
	+4	+3	+2	+1	0	+1	+2	+3	+4
氧合情况									
$FiO_2 \geq 0.5$ 记录 A-aDO_2	≥500	350~499	200~349		<200				
$FiO_2 < 0.5$ 记录 PaO_2				>70	61~70		55~60		<55
动脉血pH 值	≥7.70	7.60~7.69		7.50~7.59	7.33~7.49		7.25~7.32	7.15~7.24	<7.15
血钠(mmol/l)	≥180	160~179	155~159	150~154	130~149		120~129	111~119	<110
血钾(mmol/l)	≥7.0	6.0~6.9		5.5~5.9	3.5~5.4	3~3.4	2.5~2.9		<2.5
Scr(mg/dl)	≥3.5	2.0~3.4	1.5~1.9		0.6~1.4		<0.6		
HCT(%)	≥60.0		50.0~59.9	46.0~49.9	30.0~45.9		20.0~29.9		<20.0
WBC($\times 10^9$/L)	≥40.0		20.0~39.9	15.0~19.9	3.0~14.9		1.0~2.9		<1.0

注:FiO_2(吸入氧浓度)=空气氧浓度常数 21+鼻导管吸氧流量(L/分钟)×4(%)
　　$AaDO_2$(肺泡－动脉氧压差)=713×FiO_2－PaO_2－PCO_2

B. 年龄分数
≤44 岁　0 分;
45~54 岁　2 分;
55~64 岁　3 分;
65~74 岁　5 分;
≥75 岁　6 分。

C. 慢性健康状况评分　如患者有严重器官衰竭病史或存在免疫抑制的病史,按如下规定:①非手术或急诊手术后,记 5 分。②拟择期手术,记 2 分。病史中的严重脏器不全或免疫抑制必须符合以下标准:①肝:穿刺活检证实的纤维化或门脉高压症、食管曲张静脉破裂出血,或肝功能衰竭/肝性脑病病史。②心血管:达到纽约心脏协会的Ⅵ级标准。③呼吸:严重限制性、阻塞性、心血管性肺疾病所致活动严重受限,如不能上楼梯、做常规家务、慢性缺氧、高碳酸血症、红细胞增多症、肺动脉压>40 mmHg、呼吸机依赖。④免疫抑制:患者接受免疫抑制剂治疗或化疗或放疗或长期或大量糖皮质激素治疗,患有免疫功能抑制的疾病,如白血病等。

总 APACHE Ⅱ 分数＝A＋B＋C。

评论 本方法的优点是：①标准客观,对刚入院的患者本方法可识别 2/3 的严重病例,优于临床评估。②可采用常规检查,能每日重复应用。③APACHE Ⅱ 诊断标准在急性胰腺炎进程中的任何时期都可用来定量其严重程度。随后每日的 APACHE Ⅱ 评分可用于随访评估,观察其变化可判断疾病恢复、发展或恶化。不足之处是其过于复杂而可行性差。在对急性胰腺炎的评估中,其理想分数界限难以确定。一般认为,APACHE Ⅱ 在入院时≤7 项阳性可能为轻型,若超过此数值,常宜考虑为重型。另外,其缺陷就是该标准非急性胰腺炎所特异。

表 5-9 Balthazar CT 分级系统

分级	胰腺组织影像学改变	积分
A 级	胰腺显示正常	0
B 级	胰腺局限性或弥漫性肿大(包括轮廓不规则、胰管扩张、局限性积液)	1
C 级	除 B 级病变外,还有胰周的炎症改变	2
D 级	除胰腺病变外,胰腺有单发性积液区	3
E 级	胰腺或胰周有 2 个或多个积液积气区	4

1985 年,Balthazar 提出了 CT 检查的 5 项指标,以胰腺大小、轮廓、密度和胰周改变作为分级根据,将 AP 的严重程度分为 5 级。根据胰腺炎症分级和胰腺坏死范围的两方面所得积分评定 3 级严重度：Ⅰ级：0～3 分；Ⅱ级：4～6 分；Ⅲ级：7～10 分。急性胰腺炎患者的并发症发生率和病死率随着该评分系统的累计评分而明显增加,小于 2 分时无死亡,7～10 分的病死率为 17%,大于 7 分可以作手术治疗；A、B 级无并发症,C、D、E 级时脓肿发生率为 34.6%,D 级病死率为 8.3%,E 级病死率为 17.4%。

评论 从影像学角度评估胰腺和胰外的病变,弥补了以上诸标准的不足。该系统具有定位准确,评分方法简单易掌握等优点,因而具有代表性。由于 CT 检查是非创伤性,可以动态观察,多次检查,观察胰腺病变是恶化还是改善,所以在局部估计的方法中具有独特的优点。在众多的 CT 检查评分中,Balthazar CT 分级系统在全世界范围影响较广,已广泛应用于科研和临床工作中。值得注意的是,大多数急性胰腺炎的患者产生胰腺坏死是在临床症状出现后的第 1 个 24 小时内,凡有坏死的患者均在 72 小时内出现。因为 CT 在 24～48 小时内对坏死的检测可能模棱两可,所以首次 CT 扫描应推迟到临床确诊为急性重症胰腺炎后的 72 小时以后,除非该患者特别严重需要急诊手术。近年来,国外还推荐应用动态增强 CT(DCT)对 AP 及其并发症进行诊断和分级,AP 的许多并发症通过 DCT 后能得以早期发现,并尽早行恰当的外科手术或内镜治疗来减轻并发症的发生率和病死率。

胰腺炎 CT 分级

Balthager 根据胰腺实质的坏死程度和胰周侵犯的 CT 征将其分为以下 5 级。
Ⅰ级：胰腺正常。
Ⅱ级：胰腺局部或弥漫性肿大（包括轮廓不规则、密度不均匀、胰管扩张、局限性积液），但无胰周侵犯。
Ⅲ级：除Ⅱ级病变外，还有胰周脂肪结缔组织的炎症改变。
Ⅳ级：除胰周病变外，胰周有单发积液区。
Ⅴ级：胰周有 2 个或多个积液积气区。

重症急性胰腺炎（一）
（中华医学会外科学会胰腺外科学组　2000 年）

重症急性胰腺炎（SAP）的诊治非常复杂，治疗方针变化很大，且发展迅速。我国胰腺外科学组在 1991 年订立了《急性胰腺炎诊断及分级标准初稿》。1996 年结合 Atlanta 国际会议的急性胰腺炎（AP）分类标准又对《初稿》进行修订，本来有分歧的治疗方案到 1996 年在贵阳举行的第六届全国胰腺外科研讨会上才取得基本一致的观点。在此基础上，1998 年拟订了《重症急性胰腺炎诊治规范初稿》，于同年成都第七次全国胰腺外科研讨会上进行讨论。

重症急性胰腺炎（二）

人类对周围事物总是从不认识逐步走向认识，随着对事物规律认识的不断深化形成共识。人类对疾病的认识过程也是如此，这个最终形成共识并具有临床指导意义的文件就是"规范"。人们对重症急性胰腺炎的认识过程就是一个典型的实例。

国际上胰腺炎诊治规范形成过程回顾

1889 年，Fitz 对急性坏死性胰腺炎进行了系统介绍后，在临床上引起了重视，但是，由于对其病理了解甚少，治疗混乱，因此疗效极差，患者大都死亡，亦令医者闻之生畏。1963 年，国际上第一次提出了"首次胰腺炎分类法——马赛

1963(first classification of pancreatitis—Marseille 1963)"（简称"马赛一"）。该分类法将胰腺炎分为：(1)急性胰腺炎；(2)复发性急性胰腺炎；(3)慢性复发性胰腺炎；(4)慢性胰腺炎。

1984年，在马赛举行的第二次胰腺炎分类会议对"马赛一"进行了简化，制定了"修订版胰腺炎分类法——马赛1984（rivised classification of pancreatitis—Marseille 1984)"（简称"马赛二"），将胰腺炎仅分为急性胰腺炎与慢性胰腺炎两大类，在急性胰腺炎下再分为急性水肿性胰腺炎和急性坏死性胰腺炎两个亚类。尽管"马赛一"和"马赛二"的提出对胰腺炎初步理清了一个眉目，为胰腺炎的研究打开了一扇大门，但这两个分类法都是以病理学为基础的分类法，缺少临床指标，在临床诊断及治疗上仍然没有共同的标准，另外，急性胰腺炎的并发症很多，对众多的并发症也缺少统一的名称，非常混乱。

1992年，在美国亚特兰大召开的国际急性胰腺炎讨论会提出了"以临床为基础的急性胰腺炎分类法（a clinically based classification system for acute pancreatitis)"（简称ATLANTA）。这个分类法仅讨论急性胰腺炎，将急性胰腺炎（acute pancreatitis，AP)、轻型急性胰腺炎（mild acute pancreatitis，MAP)、重症急性胰腺炎（severe acute pancreatitis，SAP）及其4大并发症（急性液体集聚、胰腺坏死、急性假性囊肿和胰腺脓肿）的定义、临床表现以及病理所见都作了明确的描写和界定；同时，还对一些含义模糊不清的名词如 phlegmon、infected pseudocyst、hemorrhagic pancreatitis 和 persistent pancreatitis 作了废用说明。

上述3个分类法的先后提出，既反映了对急性胰腺炎认识上的提高，也为在治疗层面上形成"共识"创造了条件。20世纪中叶以后，特别是在20世纪的最后20年，随着科学技术日新月异的快速发展，随着影像学、ICU、药物、营养、内镜、麻醉、手术技术以及相关基础研究的不断进步，对急性胰腺炎的治疗方法也愈加多样。这种情况下，在相同条件下进行交流、对比并形成共识也显得愈加迫切。2002年，国际胰腺病学会（IAP）组织来自多个国家、多个学科的专家，对过去已发表的有关文献采用循证医学的方法进行了多回合的讨论，制定了"国际胰腺病学会急性胰腺炎外科处理规范（IAP guidelines for the surgical management of acute pancreatitis)"（以下简称IAP）。这是一个重点突出、说服力很强的规范性的学术文件，此后提出的一些同类规范实际上都是在IAP基础上的加减文件。但是IAP只是一个关于外科处理的规范，而ATLANTA则是侧重于诊断分类的规范，因此可以说，ATLANTA＋IAP＝当代急性胰腺炎诊治规范。

从以上回顾可见，从1889年Fitz的系统介绍到2002年IAP的提出，经过历时113年、先后4次认识上的升华，才形成了一个被大家公认的规范，真是来之不易！

重症急性胰腺炎(三)

(中华医学会消化病学分会胰腺病学组 2009年)

一、诊断和分类

重症急性胰腺炎(severe acute pancreatitis，SAP)的诊断至少应该满足以下3项中的2项：①上腹疼痛、血清淀粉酶水平升高3倍以上；②X线断层成像(CT)或磁共振(MR)有急性胰腺炎的变化，同时有胰周广泛渗出和(或)胰腺坏死和(或)胰腺脓肿等改变；③器官功能衰竭。

应用多因素评分系统预测SAP的严重度，推荐相应的评分指标和系统包括：①APACHE Ⅱ评分：重复性好，且敏感性和特异性均较高。APACHE Ⅱ≥8分为SAP的指标。②Ranson评分：简便易行，但敏感性与特异性欠佳。Ranson评分≥3分为SAP的指标。③C-反应蛋白(CRP)：动态监测血CRP水平，发病后48小时CRP≥150 mg/L为SAP的指标。

下列几项也可被作为前瞻性评估SAP的指标，包括年龄、体重指数、血细胞比容和有无胸腔积液。

在影像学上，动态增强CT是目前诊断胰腺坏死的主要方法之一，建议采用Balthazar CT分级指标，D级以上为SAP。

二、SAP并发器官功能衰竭

对器官功能衰竭判断通常采用Marshall评分系统，如呼吸衰竭：氧合指数<200 mmHg；肾功能衰竭：血肌酐≥170 μmol/L；循环功能衰竭：收缩压(SBP)<90 mmHg，补液后无反应和pH值<7.3。Marshall系统评分≥2分，并持续48小时以上定义为器官衰竭。

重度急性出血性坏死性胰腺炎(AHNP)

(美国麻省总医院)

该院制定4项重度AHNP判断指标为：窦道经久不愈，伴有消化道瘘。

局部并发症

急性液体积聚：发生于胰腺炎病程的早期，位于胰腺腔内或胰周，无囊壁包裹的液体积聚。通常借助影像学检查发现为无明显囊壁包裹的急性液体积聚，大多会自行吸收，少数可发展为急性假性囊肿或胰腺脓肿。

胰腺及胰周组织坏死：指胰腺实质的弥漫性或局灶性坏死，伴有胰周脂肪坏死。胰腺坏死根据感染与否又分为感染性胰腺坏死和无菌性胰腺坏死。增强CT是目前诊断胰腺坏死的最佳方法。经静脉注射增强剂后，坏死区的增强密度≤50 Hu(正常区的增强为50～150 Hu)。

急性胰腺假性囊肿：指AP后形成的有纤维组织或肉芽囊壁包裹的胰液积聚。其患者的假性囊肿少数可通过触诊发现，多数经影像学检查确定诊断。常呈圆形或椭圆形，囊壁清晰。

胰腺脓肿：发生于AP胰腺周围的包裹性积脓，含少量或不含胰腺坏死组织。感染是其最常见的临床表现。其发生于重症胰腺炎的后期，常在发病后4周或4周以后。有脓液存在，细菌或真菌培养阳性，极少含或不含胰腺坏死组织，这是区别于感染性坏死的特点。胰腺脓肿多数情况下是由局灶性坏死液化继发感染而形成的。

1. 血清白蛋白<30 g/L。
2. 血细胞比容<0.30。
3. 血清钙离子水平<2.0 mmol/L。
4. 血清肌酐水平>176.8 μmol/L。

当出现上述4项实验室指标时表示病情严重，预后不良。

出血坏死性胰腺炎

严重程度的判断标准

为判断疾病的严重程度，Ranson等提出了11项指标。

1. 年龄>55岁。
2. 白细胞计数>16 000/mm³。
3. 血糖>10 mmol/L。
4. 血清乳酸脱氢酶>350 IU/dl。
5. SGOT>250 U/L。

以上5项是入院时的指标，入院后，前48小时的指标如下。

6. 血尿素氮>5 mg/dl。
7. 动脉血氧分压<8 kPa。

8. 血钙<2.0 mmol/L。
9. 血细胞比容下降>10%。
10. 碱缺失>4 mmol/L。
11. 估计体液丢失>6 000 ml。

有 3 项指标者即为重型，病死率为 16%，有 5～6 项指标者为 40%，有 7 项以上指标者为 100%。

严重急性胰腺炎

1. 出血性胰腺炎的证据(Grey‐Turner 征或 Cullen 征)。
2. 累及心血管系统(休克、持续心动过速或心律失常)。
3. 肾功能不全(少尿)。
4. 肺累及(呼吸困难或有啰音)。
5. 代谢紊乱(精神错乱、发热、兴奋性增高或液体潴留)。
6. 持久的肠梗阻和腹壁紧张。胰腺炎严重度与淀粉酶增高程度之间无相关。

麻省总医院的经验表明，血清白蛋白<30 g/L、血细胞比容<0.30、血肌酐>20 g/L 和血钙<2 mmol/L(8 mg/dl)为严重胰腺炎的 4 项最有价值的指标。

复发性急性胰腺炎

诊断此疾病最重要的是排除慢性胰腺炎和胰腺癌，因为，这 3 者在临床表现上有诸多相似之处。鉴于 RAP 是不同病因所致，故应努力争取对不同病因做相应检查。

一、胆石症

胆石症是 RAP 最常见的病因，当 ERCP 或 B 超分别发现微小结石或胆泥(胆总管结石病)，有暂时性胆汁淤积表现及 ALT 升高则可诊断为"复发性胆源性胰腺炎"。CT 及 MRCP 可显示胆囊及胆管系统结石(直径>5 mm)，超声内镜也可发现胆囊和肝外胆管结石，但时有漏诊。对已行胆囊切除术的患者，需进一步检查以确定其病因是肝胰壶腹括约肌高压，还是其他病因引起的胰胆管阻塞，如壶腹水肿、肿瘤、胰管结石或狭窄、先天性胰管胆管畸形。ERCP 可明确诊断。

二、肝胰壶腹括约肌功能障碍(SOD)

SOD 好发于中年妇女。最主要的临床表现为腹部疼痛。根据罗马Ⅱ诊断标准,疼痛位于上腹部及右上象限,呈持续性剧烈疼痛,发作持续 30 分钟或以上,一年前有过类似发作。疼痛影响日常生活,但缺乏结构异常的证据。体检也无特异性,多见轻度、非特异性腹部触痛。治疗酸相关消化性疾病及 IBS 的药物不能缓解疼痛。实验室检查包括疼痛发作时有短暂的肝功能异常。然而,SOD 的临床特征很难与其他器质的异常(胆总管结石)或功能性胰胆源性异常鉴别。对可疑 SOD 患者,先检测血清肝功能、淀粉酶和(或)脂肪酶(酶学检查以疼痛发作时进行为佳),腹部超声和计算机轴向体层摄影(CAT)检查。SOD 患者血清酶轻度升高(<正常上限的 2 倍),若明显升高则提示结石、肿瘤和肝脏实质性疾病。

诊断 SOD 的特殊检查包括非侵入性及侵入性。

1. 非侵入性

(1) 吗啡-新斯的明激发试验　吗啡引起肝胰壶腹括约肌收缩,新斯的明为拟胆碱药,两者合用,可诱发肝胰壶腹括约肌(SO)痉挛,刺激胰腺外分泌,产生典型的疼痛。同时有 AST、ALT、AKP、淀粉酚、脂肪酶升高。它简便易行,但敏感性、特异性低,故不作为首选。近年有研究联合应用吗啡激发与闪烁法可确定患者有 SO 高压,且可避免测压及引起的并发症。

(2) 肝胆管定量闪烁显像法　肝胆管定量闪烁显像法是通过静脉注射 ^{99m}Tc-DISADA 定量、定性地测定放射性核素从肝脏、胆道排空的时间,近来也有报道此方法与吗啡激发试验同时进行。肝胆管定量闪烁显像法可能对 SO 器质性病变(狭窄)更敏感,而对括约肌功能障碍敏感性则较低。一般来说,肝胆管定量闪烁显像法主要用于诊断胆管 SOD,对诊断胆管Ⅰ型 SOD 较敏感,而Ⅱ、Ⅲ型 SOD 敏感性较低。该方法虽费时,但结果较可靠且重复性好。

(3) 超声-促胰泌素试验(US-S)　US-S 可间接检测 SO 功能变化。注射促胰泌素(1 U/kg)后,用超声测量胰管的直径。胰泌素可产生最大的胰液流,若 SO 功能正常,胰管会因胰液流的增加而暂时扩张;若 SO 功能异常,主胰管则持续扩张>20 分钟。同样,在进食脂肪后,用超声测量胆管直接的变化,胆管扩张延时则提示括约肌相对狭窄。该方法重复性好,结果可靠。但费时,且由于胰腺位于腹膜后腔,显像易受肠道气体影响。

(4) 促胰泌素试验(MRCP-S)　MRCP-S 是一种观察胆胰管形态学特征的非侵入性方法,现在已成为诊断胰、胆源性疾病的首选方法。MRCP-S 机制同 US-S,它可以更好地观察胆胰管系统,并在十二指肠灌注的基础上对胰腺外分泌进行定量评估。敏感性、特异性较高,可提供形态学及功能指标。但是费用昂贵且费时,对仪器质量要求高。

2. 侵入性 不作为常规检查,只有在发现括约肌功能异常拟行治疗(括约肌部分切除)时才用。

(1) 胆管造影 胆管造影是为了排除结石、肿瘤或其他胆道系统阻塞的原因,它们可产生与 SOD 相似的症状。对可疑 SOD 患者,胰管扩张(胰头部>6 mm,体部>5 mm)及收排空延迟(俯卧位≥9 分钟)可作出 SOD 的诊断。

(2) 超声内镜-促胰泌素试验(EUS-S) EUS-S 主要测定主胰管基础直径、促胰液素刺激后最大扩张程度及 15 分钟时的直径。因此,EUS-S 对诊断胰腺 SOD 敏感性和特异性高。EUS-S 比 US-S 准确,但费时、昂贵、技术要求高。

(3) ERCP ERCP 可排除引起复发性上腹部疼痛的器质性原因。一些数据如胆总管直径(不超过 12 mm)及胆囊排空延迟(>45 min)可提示胆管 SOD。主胰管直径(通常≤5 mm)及主胰管排空延迟(>10 min)提示胰管 SOD。但 ERCP 易引起术后胰腺炎。

(4) 肝胰壶腹括约肌测压(SOM) SOM 是诊断 SOD 的金标准,且可预测治疗效果。当非损伤性检查及 ERCP 未发现有结构异常时,可考虑对胆管及胰管括约肌进行测压检查。测压法可在 ERCP 时经内镜进行,也可在术中直接向胆管插管进行或在术后经 T 形管进行。在内镜下进行,将标准三腔一孔的导管插入 Vater 乳头,持续灌注蒸馏水,将水压转换至与计算机系统相连的换能器上。在做 SOM 前通常要先做 ERCP 以排除其他病因。在正常情况下,胆总管不存在收缩活性,其压力比十二指肠高 5~15 mmHg。主胰管的压力与胆总管相近。SO 的基础压比胆总管高 5~15 mmHg,周期性收缩加在 SO 的基础压上,其振幅在 50~150 mmHg 之间,收缩频率在 3~8 次/分钟之间,多数周期性收缩是顺向传播的。SOM 异常包括:基础压增加(>40 mmHg),振幅增加(>240 mmHg)或收缩频率增加(>10 分钟),逆行收缩(>50%)及时 CCK 或蛙皮缩胆囊肽过度兴奋反应。但 SOM 价格昂贵,对操作者要求高,还涉及许多技术性问题、患者的合作问题,一些药物如镇静药等可影响结果,重复性不佳。故目前尚不能普及。

三、代谢性因素

若上述检查为阴性,则要考虑是否存在代谢性因素。高脂血症引起胰腺炎者,其三酰甘油>1.1 mmol/L,可有明显的脂血症和黄瘤等外部特征。高钙血症者 90% 以上源于甲状旁腺功能亢进。另外,要排除药物因素、是否嗜酒、胶原血管性疾病(多动脉炎、SLE)及罕见的病因,如病毒、寄生虫感染等。

四、恶性肿瘤

这也是一个重要病因,其多是环绕胰管的小肿瘤。对>35 岁患者,单独存在的，无法解释的胰管狭窄要考虑恶性肿瘤。EUS 有助于诊断，胰液的生化、细胞学检查及狭窄部刷检（端粒酶分析等）可为诊断提供重要依据。

五、先天性畸形

1. 胰腺分裂（PD） 传统的诊断方法是 ERCP，近年来，MRCP 已证实可准确诊断 PD，其准确率与 ERCP 相似。当 MRCP 发现背侧胰管管径恒定，跨越胆总管，与较小的腹侧胰管分离时，可诊断为 PD。促胰泌素激发试验（MRCP-S）可通过增加胰腺外分泌水和碳酸氢盐导致胰管内液体容量增加而改善胰管显影。

2. 其他 如胆胰管联合处异常、胆总管囊肿、十二指肠重复畸形等，ERCP 是诊断的金标准。MRCP-S 也可用于诊断。

六、其他

上述检查均排除了可能的常见病因，则要考虑遗传易感性，尤其是青少年。

严重胰腺炎

Bank 等提出如下临床诊断标准。
1. 心血管：休克、心动过速＞130 次/分、心律失常、心电图有改变。
2. 呼吸系：气急、罗音、PO_2＜8 kPa、ARDS。
3. 肾：排尿量＜50 ml/h、BUN 及 Cr 增高。
4. 血液：血细胞比容下降、DIC。
5. 代谢：低血钙、低白蛋白血症。
6. 神经系：烦躁不安、意识模糊、局限性神经体征。

其他还可有出血性病变（体征及血性腹水）、腹部感染、重度肠麻痹、腹水等临床表现。

急性胰腺炎（严重程度的判断标准）

（日本厚生省特种病难治性胰腺疾病调查研究班）

1. 根据全身状况看，是否合并重要脏器的衰竭。
2. 是否有腹膜刺激征、麻痹性肠梗阻等，有时可使用影像诊断技术。
3. 化验 WBC、Ht、BUN 或肌酸、肌酐、FBS、Cu、B、E、PaO_2、LDH 等 8 项，

观察是否异常,研究人员认为根据其中3项检查,就可判断严重程度。

上述1中的休克、呼吸困难、少尿或无尿、中枢神经障碍症状等重要脏器衰竭的症状,在伴有严重感染及出血倾向的同时,只要出现其中的一个症状,即可判断为重症,临床检查项目中,如有2项以上的异常即可判定。关于影像诊断目前正在研究。

坏死性胰腺炎

(第12届国际肝胆胰学术年会 1990年)

西班牙Garcia-Sobrido报告55例经手术证实的坏死性胰腺炎,术前诊断标准为如下。

1. 血细胞比容下降多于10点。
2. 血钙在7 mg/dl以下。
3. 腹腔灌洗液为血性。
4. CT扫描有损害。

Garcia-Sobrido按剖腹所见及临床结果分成4类。

1. 暴发性出血性全胰炎(FTHP)。
2. 非感染性胰腺坏死(NiPN)。
3. 感染性胰腺坏死(IPN)。
4. 多发性胰腺脓肿(MPA)。

猝死型胰腺炎

猝死型胰腺炎又称无痛性急性坏死性胰腺炎(painless acute necrotic pancreatitis),是急性胰腺炎的一种特殊表现类型。结合文献报道,主要有以下特点。

1. 男性青壮年居多,可占全部病例的2/3。
2. 猝死前半数以上可无明显诱因。
3. 多在睡眠中死亡。
4. 死前多无胰腺炎症状和体征,如多数患者无腹痛表现,对无痛性坏死性胰腺炎的解释,有人认为胰腺在短期内受到剧烈的破坏,很快患者进入昏迷而不能反应疼痛,或患者极度衰竭而无法诉说症状,少数患者死前数日或数小时有上腹不适、隐痛、食欲不振等表现,但往往不能引起患者及其家属注意。
5. 死亡迅速,发病至死亡常少于6小时。

6. 多无冠心病病史。

难治性胰腺炎（一）
（中日难治性胰腺疾病讨论会于1988年11月在北京制定的诊断标准）

1. 急性胰腺炎的临床诊断标准。
(1) 急性腹痛发作伴有上腹部压痛或腹膜刺激征。
(2) 血、尿或腹水中胰酶升高。
(3) 影像学检查、手术及活检发现胰腺有异常。
具有含第(1)项在内的2项以上标准,并排除其他急腹症者即可诊断为急性胰腺炎。

2. 急性胰腺炎病情程度的诊断标准。
(1) 重度
1) 全身状态不良,有明显的循环障碍或重要脏器功能不全(休克、呼吸困难、少尿或无尿及精神症状等)。
2) 有腹膜刺激征、麻痹性肠梗阻及多量腹水(腹部X线平片示广泛性肠梗阻,超声及CT检查示胰腺肿大,炎症侵及周围组织及渗出液潴留)。
3) 下列8项临床检查中有2项以上异常:①白细胞计数$\geqslant 20.0\times 10^9$/L(20 000/mm³);②血细胞比容$\geqslant 0.50$(输液前)或0.30(输液后);③尿素氮12.495 mmol/L(35 mg/dl)或肌酐$\geqslant 176.8\ \mu$mol/L(2 mg/dl);④空腹血糖11.1 mmol/L(200 mg/dl);⑤钙$\leqslant 1.575$ mmol/L(7.5 mg/dl);⑥氧分压$\leqslant 9.3$ kPa(60 mmHg);⑦碱剩余或碱缺失$\leqslant -5$ mmol/L(-5 mEq/L);⑧乳酸脱氢酶$\geqslant 700$ U/L。

(2) 中度
1) 全身状态尚可,无明显循环障碍及重要脏器功能不全。
2) 腹膜刺激征或麻痹性肠梗阻局限于上腹部,如为全腹性则体征较轻(腹部X线平片示局限性麻痹性肠梗阻,超声及CT检查胰腺轻度肿大,周围有少量液体潴留)。
3) 前述"重度"所属8项临床检查中仅1项异常。

(3) 轻度
1) 全身状态良好,无重要脏器功能不全。
2) 腹痛、压痛及轻度的腹膜刺激征局限于上腹部(超声及CT检查仅提示胰腺肿大)。

上述病情程度判定标准仅适用于急性胰腺炎发病5日以内的患者。发病超过5

日,伴有下述并发症者为重度:①伴有消化道出血,腹腔内出血,严重感染(败血症)或弥漫性血管内凝血(出血倾向);②超声及 CT 检查示胰腺脓肿或腹腔内脓肿。

难治性胰腺炎(二)

(日本厚生省难治性胰腺疾病调查研究班　1998 年)

1. 有可确诊的胰腺组织学改变。
2. 有明确的胰腺钙化灶。
3. 有明显的胰腺外分泌障碍。
4. 有可确诊的胰管或胰腺影像学表现。
5. 持续性上腹疼痛、压痛达 6 个月以上;胰腺功能、胰管或胰腺影像学检查,或者胰腺组织学检查有异常改变。

具有上述一项者可诊断为慢性胰腺炎,但应排除胰腺肿瘤及肿瘤并发的病变。不具备上述标准,综合患者自觉症状、检查结果及临床疗效,仍难以排除慢性胰腺炎诊断者,可作为临床疑诊病例。

慢性胰腺炎(一)

(日本胰腺病研究会)

1. 有明确的组织学诊断。
2. X 线可见确实的胰腺钙化影。
3. 有显著的胰腺外分泌功能紊乱。

如果具有以上 3 项之一者,临床上就可以诊断为慢性胰腺炎。然而,如果再有以腹痛为主的自觉症状,合并有糖尿病或糖耐量试验的血糖曲线的异常改变,有脂肪性腹泻,可触及胰腺肿块等就可进一步确定诊断。

有主观及客观的检查所见,但不符合上述诊断标准,也不能否定为包括慢性胰腺炎的慢性胰疾患,这时,最好行辅助的胰腺功能检查及形态学检查,以便获得明确诊断。

4. 假性囊肿　胰腺炎引起大腺管阻塞后,可致小腺管及腺泡腔扩张,胰液积聚,上皮细胞萎缩,形成假性囊肿,或由于腺管破坏,胰液分泌受阻,胰液同炎性渗出物被周围之浆膜、腹膜或肠系膜等包裹。假性囊肿可在胰腺实质内或胰腺表面,主要表现为腹痛、低热上腹部包块、少数有黄疸。B 超检查可诊断直径 2~3 cm 以上的囊肿。

慢性胰腺炎(二)

(全国胰腺疾病座谈会 1987年)

症状：上腹疼痛或无痛,消化不良等。
体征：上腹压痛,消瘦等。
实验室检查[①]：
血尿淀粉酶活性：急性发作时可升高。
粪 Sudan Ⅲ 染色查中性脂肪：进正常膳食(脂肪含量>80 g/天),每低倍显微镜视野超过 10 个脂肪球有意义。轻度脂肪痢(粪脂肪<15 g/24 小时)时阴性,中度脂肪痢时阳性。
粪脂肪定量：进固定脂肪膳食(脂肪食量 100 g/天),收集 72 小时粪进行脂肪定量,脂肪排出量>6 g/24 小时有意义。
N-苯甲酰-L-酪、氨酰-对氨基苯甲酸(BT - PABA)试验：口服 0.5 g,正常时 6 小时内尿中 PABA 回收率>60%,若<55% 有意义；口服 1.0 g,正常时服后 2 小时血中 PABA 浓度为 $(36.9±8.1)\mu mol/L$,若$<20 \mu mol/L$ 有意义。
影像检查[②]：
腹平片：胰腺钙化和导管结石。
胰腺超声扫描：胰腺钙化,胰管结石,腺管扩张,胰腺局限性或弥漫性增大或萎缩,胰腺假囊肿。
CT 扫描：同上。
ERCP：胰管扭曲、扩张和狭窄,囊状扩张。
活组织检查：与胰腺癌难以鉴别时可做经皮针吸活组织检查,必要时剖腹探查做活组织检查。

慢性胰腺炎(三)

(日本 1995年)

典型慢性胰腺炎病例有腹痛和腹部缩紧等临床症状,或具胰腺外、内分泌功

---

① 可先选做血尿淀粉酶活性测定、粪 Sudan Ⅲ 染色查中性脂肪、BT - PABA 试验。
② 可先选做腹平片、胰腺超声扫描,与胰腺癌难以鉴别时可进行 CT 扫描、ERCP、甚至选择性动脉造影。

能不全临床表现。临床诊断标准为具备上述临床症状与表现者,但也有在观察期间表现为无痛性或无症状性者。此类病例则须采用严格的临床诊断标准,须依间隔一定时期复查的结果进行诊断。

有关诊断标准各项目的检查程序如下,各个项目并具独立的诊断意义。

1. 确诊病例(definite chronic pancreatitis)

(1) 两种情况:US:胰腺呈伴声影之高回声(胰腺结石)。

CT:可显示胰腺钙化影像。

(2) ERCP:①胰腺内呈不均匀分布,不均匀[*1]分支损害之不规则[*2]扩张;②主胰导管结石:非阳性胰腺结石、蛋白栓等引起闭塞或狭窄时,乳头端的主胰导管或分支胰管呈不规则之扩张。

(3) 促胰泌素试验:碳酸氢盐浓度低下,并存在胰酶分泌量和(或)胰液量减少。

(4) 胰腺组织活检:可见胰腺实质组织减少,全面散在纤维化,胰腺纤维化不规则,主要见于小叶间。单纯小叶内纤维化不符合慢性胰腺炎,此外,又可见伴发蛋白栓,胰腺结石,胰管扩张、增生、上皮化生和囊肿形成等。

2. 准确诊病例(probabkle chronie pancreatitis)

(1) 两种情况:US:胰腺实质内部呈粗大点状高回声,胰腺导管呈不整形扩张,胰腺边缘呈不规则凹凸状变形。上述各条,显示 1 项以上。

CT:显示为边缘不规则之凹凸变形影像。

(2) ERCP:胰主导管呈不规则扩张,或非阳性结石或蛋白栓,可有其一。

(3) 两种情况:促胰泌素试验:仅有碳酸氢盐浓度低下,或表现胰酶分泌量及胰液量同时减少。

BT-PABA 试验:尿中 PABA 排泄率低下[*3],合并粪便胰凝乳蛋白酶活性低下(须经复查证实)。

(4) 胰腺组织学所见:纤维化主要见于小叶内并伴胰腺实质脱落病变,或胰岛形成孤立状,或假性囊肿,可有其一。

说明 1:US 或 CT 显示:①胰腺囊肿,②胰腺肿瘤乃至肿大,③胰管扩张(内腔>2 mm,不整扩张)。上述为胰腺病变之重要的检出指标。唯其作为慢性胰腺炎诊断指标的特异性不强,故当出现①~③所见时,须进一步检查 ERCP 等以求确诊。

ERCP 检查时,毋须过大加压而能观察分支胰管造影为最佳。

促胰泌素试验的方法及正常参考值按日本消化病学会胰液测定检讨小委员会的终结报告(《日消志》84:1920—1924;1987)标准。胰腺外分泌功能检查的胰腺病变诊断价值不大。

说明 2:

[*1]. "不均匀":指所见程度依部位不同而各异。

[*2]. "不规则":指胰管径和管壁失去平滑的连续性。

[*3]. BT-PABA 试验(PFD 试验)尿中 PABA 排泄率降低:指 6 小时排泄率<70%。

注：1. 不符合本临床诊断标准确诊、准确诊条件的胰腺慢性炎症有：

（1）慢性闭塞性胰腺炎：胰腺导管明显闭塞、狭窄部上游胰管明显扩张，分支胰管扩张呈局限性。

（2）胰管狭窄型慢性胰腺炎：整个胰腺导管皆呈狭窄，此可能与自身免疫异常有关，有待日后研讨。

2. 持续性上腹部疼痛、压痛或反复复发，并伴血清胰酶异常的病例，临床上可认作是一时性慢性胰腺炎可疑病例，虽其有关检查呈现异常，但不符合慢性胰腺炎之确诊、准确诊标准。

3. 肿瘤形成性胰腺炎 指形态上有肿瘤形成的胰腺炎，多数符合慢性胰腺炎确诊，也存在不相吻合之病例。

上列现行诊断标准，简洁明了，系国际通用，其中确诊及准确诊病例列为慢性胰腺炎而不包括可疑病例。

值得一提的是，临床诊断标准注1之(2)提出自身免疫参与的胰管狭窄型慢性胰腺炎归属于胰腺慢性炎症的问题，作者等总结出此类病例的临床表现特征为：①一般无胰腺炎症状，即便有，亦为轻度；②可有高发生率之黄疸；③具高 γ-球蛋白血症；④自身抗体阳性；⑤胰腺呈弥漫性肿大；⑥胰主导管弥漫性变窄；⑦胰腺组织学表现为萎缩、纤维化和圆形炎性细胞浸润；⑧无胰腺结石和囊肿；⑨胆总管下段（胰腺内胆管）有狭窄；⑩常见并发自身免疫性疾病，如干燥综合征；⑪对糖皮质激素有良好效应，因而有自身免疫性胰腺炎之称。

慢性胰腺炎（四）

慢性胰腺炎（chronic pancreatitis，CP）在西方国家的流行率为$(10\sim15)/10$万，发病率为$(4\sim7)/10$万。由于目前广泛用于诊断CP的各种手段与方法对于早期CP的敏感性较差，甚至可认为无法用于早期CP的诊断，因而无论是CP的流行率还是发病率均低于其真实的发病情况。CP在全球不同地区的发病率不同，差异较大。CP在我国的发病率低于西方国家，但并不属于少见疾病，与全球一样呈上升趋势。日本新近采用影像学技术获得的流行率和发病率均高于2000年日本全国CP流行病调查的数据。因此，在新世纪中随着对其认识的深入以及诊断技术的发展，将提高CP，特别是早期CP的确诊率，为CP患者提供更多的治疗方法。

(一) CP 的分类

CP分类长期以来是归属在胰腺炎的大分类范畴之中，且CP尚无统一分类。1963年,法国马赛举行的国际学术会议,根据临床和病理将胰腺炎分为4类:①急性胰腺炎;②急性复发性胰腺炎;③慢性复发性胰腺炎;④CP。由于是以病理为基础,临床较难应用。1983年在英国剑桥国际会议上,对1963年马赛会议提出的胰腺炎分类进行修改,其中强调CP必须有结构上不可逆的改变,并提出CP分级。

1995年,随着分子生物学研究对CP病因的认识,从危险因素与病因角度提出CP的分类,称为"TIGAR-O"(表5-10)。首次将基因突变也归入CP的分类。

表5-10 CP的TIGAR-O分类

名称	特征
T—toxic metabolic	酒精,尼古丁,药物,高脂血症,高钙,肾功能不全
I—idiopathic	特发
G—genetic	丝氨酸蛋白酶抑制剂Kazal 1(serine protease inhibitor kazal type 1, SPINK1)
	囊性纤维化跨膜调节因子(cystic fibrosis transmembrane conductance regulator, CFTR)
	阳离子胰蛋白酶原(cationic trypsinogen)
A—autoimmune	干燥综合征,克罗恩病,原发性胆汁淤积性肝硬化
R—recurrent	重症胰腺炎,坏死后,放射,反复发作
O—obstruction	胰腺分裂,Oddi括约肌障碍,外伤,肿瘤

(二) CP的诊断

我国CP的诊断一直沿用1987年5月在桂林全国胰腺疾病座谈会提出的诊断标准。2001年亚太地区CP共识会上,综合亚太各地区的诊断标准以及诊断技术的进展,提出CP诊断标准的基本要素:①ERCP显示有胰管改变;②促胰泌素试验阳性;③胰腺钙化;④有CP超声内镜(EUS)的典型异常改变;⑤组织学检查证实。符合以上一项或一项以上者可诊断CP。与我国1987年诊断标准相比,仅增加了EUS的改变。

由于经皮胰腺穿刺活检的危险性高,难以得到组织学的诊断。目前也没有被人们广泛接受的CP诊断"金标准"。目前对于晚期CP的诊断并不困难,主要依据临床表现、影像学诊断以及辅以胰腺外分泌功能检查。北京协和医院回顾性研究显示:ERCP对CP诊断敏感性为92.0%,准确率为80.6%。其在敏感性方面明显优于CT的64.4%和B超的58.9%;其中28例行EUS的CP患者中,EUS与病理诊断有较好的一致性(92.9%),EUS与ERCP诊断CP的一致率为75％。上海长海医院的研究显示,EUS与ERCP的符合率为90％,联合应用可提高对CP的诊断准确率。国外已有研究报告,ERP胰管3级异常的一致率为96％,由于ERP胰管1级异常是指非主胰管的侧支异常,故EUS呈阴性结果;但ERP正常的CP中,63％的EUS可显示有胰腺实质的改变。对于可疑CP患者,即嗜酒但无临床症状者,58％有EUS异常。EUS是否是早期诊断的方法,仍需EUS与病理的一致研究,以及扩大样本数目的研究。再者EUS与US相同,受检查者经验的影响。

磁共振胰胆管造影(MRCP)是无创性的影像学检查。结合胰泌素刺激的MRCP(S-MRCP)将可能成为早期CP诊断的手段。有研究对拟诊为胰腺疾病的43例患者采用该方法,其中79.1％ S-MRCP可见异常,诊断为CP;仅20.9％ S-MRCP正常。S-MRCP异常者,再依据剑桥分类,其中88.2％为轻度,5.9％为中度,5.9％为疑诊。还有研究显示,S-MRCP可评价胰腺外分泌功能。研究病例为轻度($n=8$)、重度($n=12$)胰腺外分泌功能异常和健康对照组($n=10$),结果提示CP患者在注射胰泌素后胰实质T2期的信号明显低于健康对照。S-MRCP可能成为新的、无创的检测胰腺外分泌功能的方法。S-MRCP将有可能发现胰管早期的病变并同时评估其外分泌功能,与EUS一样需组织学对照和扩大样本的深入研究。

慢性胰腺炎(五)

(中华医学会消化病学分会 2005年)

慢性胰腺炎(chronic pancreatitis,CP)是指由于各种不同病因引起胰腺组织和功能的持续性损害,其病理特征为胰腺纤维化。临床以反复发作的上腹疼痛、胰腺外分泌功能不全为主要症状,可并有胰腺内分泌功能不全、胰腺实质钙化、胰管结石和胰腺假性囊肿形成。国内缺乏流行病学统计资料。

一、CP病因

CP的病因较多,且存在地区差异。

1. 常见病因　酗酒与CP关系密切。资料表明我国与西方国家不同,胆道系统疾病可能是其病因之一。

2. 其他病因　高脂血症、遗传因素、自身免疫性疾病、胰腺先天性异常(如胰腺分裂症、囊性纤维化等)、甲状旁腺功能亢进等。

有10％~30％的CP病因不能明确,称特发性CP。

二、CP 的诊断

1. 临床表现　临床症状仍是诊断 CP 的重要依据。

轻度 CP 无明显特异性临床表现。中、重度 CP 临床表现包括：①腹痛、腹胀、黄疸等。腹痛是 CP 的主要临床症状，初为间歇性，后转为持续性，多位于上腹部，可放射至背部或两胁。腹痛常因饮酒、饱食、高脂肪餐或劳累而诱发。②消化吸收不良、脂肪泻、体重减轻等症状。③并发症可有：糖尿病、胰腺假性囊肿、腹水、胰瘘、消化道梗阻及胰源性门脉高压症等。

2. 体征　可有轻度压痛。当并发巨大假性囊肿时可扪及包块。当胰头显著纤维化或假性囊肿压迫胆总管下段，可出现黄疸。由于消化吸收功能障碍导致消瘦，亦可出现与并发症有关的体征。

3. CP 的影像诊断

(1) 腹部 X 线片可有胰腺钙化。

(2) 腹部 B 超：根据胰腺形态与回声及胰管变化可作为 CP 的初筛检查，但诊断的敏感性不高。

(3) 内镜超声(EUS)：对 CP 的诊断优于腹部 B 超，诊断敏感性达 80%。声像图表现主要有胰实质回声增强、主胰管狭窄或不规则扩张及分支胰管扩张、胰管结石、假性囊肿等。

(4) CT、MRI 检查：CT 显示胰腺增大或缩小、轮廓不规则、胰腺钙化、胰管不规则扩张或胰周胰腺假性囊肿等改变。MRI 对 CP 的诊断价值与 CT 相似，但对钙化和结石逊于 CT。

(5) 胰胆管影像学检查：是诊断 CP 的重要依据。轻度 CP：胰管侧支扩张、阻塞(超过 3 个)，主胰管正常；中度 CP：主胰管狭窄及扩张；重度 CP：主胰管阻塞，狭窄，钙化，有假性囊肿形成。胰胆管影像检查主要方法有：内镜逆行胰胆管造影术(ERCP)和磁共振胰胆管成像术(MRCP)。

4. 实验室检查

(1) 急性发作期：可见血清淀粉酶升高，如合并胸、腹水，其胸、腹水中的淀粉酶含量往往明显升高。血糖测定及糖耐量试验可反映胰腺内分泌功能。CP 也可出现血清 CA19-9 增高，但升高幅度一般较小，如明显升高，应警惕合并胰腺癌的可能。

(2) 胰腺外分泌功能试验：胰腺外分泌功能检查理论上是诊断 CP 的重要依据，但目前国内外开展的各种试验敏感性较差，仅在中、重度 CP 才有变化，因而临床价值有限，仅有胰腺外分泌功能改变，不能诊断为 CP。有条件的单位应尽可能开展此项工作并寻找更为敏感、特异的胰外分泌功能检查方法。

5. CP 的病理变化

(1) CP 的病理改变:早期可见散在的灶状脂肪坏死,小叶及导管周围纤维化,胰管分支内有蛋白栓及结石形成。在进展期,胰管可有狭窄、扩张改变,主胰管内可见嗜酸性蛋白栓和结石。导管上皮萎缩、化生乃至消失,并可见大小不等的囊肿形成,甚至出现小脓肿。随着纤维化的发展,可累及小叶周围并将实质小叶分割成不规则结节状,而被纤维组织包裹的胰岛体积和数量甚至会有所增加,偶尔会见到残留导管细胞芽生所形成的类似于胚胎发生时的胰岛细胞样组织,类似于肝硬化时假小叶的形成。晚期,病变累及胰腺内分泌组织,导致大部分内分泌细胞减少,少数细胞如 A 细胞和 PP 细胞相对增生,随着病变的进一步发展,多数胰岛消失,少数病例胰岛细胞显著增生,呈条索状和丛状。

(2) 胰腺标本的获取:手术活检是最理想的标本,但通常难以获得;经超声(腹部、EUS)或 CT 引导下的穿刺活检是最常用的方法。

三、CP 的诊断标准

在排除胰腺癌的基础上,建议将下述 4 项作为 CP 的主要诊断依据。
1. 典型的临床表现(腹痛、胰腺外分泌功能不全症状)。
2. 病理学检查。
3. 影像学上有 CP 的胰胆改变征象。
4. 实验室检查有胰腺外分泌功能不全依据。

第 1 项为诊断所必须,第 2 项阳性可确诊,1+3 可基本确诊,1+4 为疑似患者。

四、CP 诊断流程

详细询问病史:包括家族史、既往病史、酒精摄入量等,尽可能明确其病因。

CP 诊断流程如图 5-4 所示:对有典型症状的患者,应尽可能做胰腺(或胰管)的影像检查和外分泌功能检查,力求达到基本确诊水平。对疑似患者应做影像学检查,影像学检查阴性的患者,有条件的单位可做病理检查。

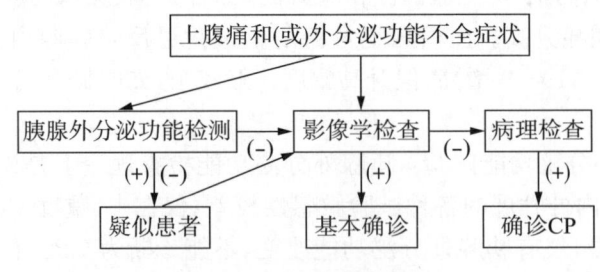

图 5-4 CP 诊断流程图

慢性胰腺炎(六)
（日本胰脏病研究会）

临床诊断标准

1. 组织学的诊断明确。
2. X线平片在胰腺部位有确切的钙化。
3. 胰腺分泌功能检查,有明显的胰分泌功能减低。

具有以上3项之一即可临床诊断慢性胰腺炎。但若以腹痛症状为主、合并糖尿病而糖耐量试验示异常血糖曲线、脂肪泻、扪及胰腺瘤等,则更为确定诊断。

对主、客观所见不符合上述诊断标准又不能否定包括慢性胰腺炎在内的慢性胰腺疾病者,则应进一步行胰腺功能检查、形态学的检查等辅助性检查。暂判断为临床怀疑诊断。

慢性胰腺炎(七)
（Marseilles Symposiam）

组织学诊断标准

1. 不规则的纤维化伴胰腺实质的局灶性、节段性或弥漫性破坏及消失。
2. 可并有胰管系统（大小胰管单独或同时发生）不同节段、不同程度的扩张,绝大多数伴管内狭窄或结石。
3. 各型的炎细胞浸润相应地存在于不同程度的水肿、坏死及脓肿形成等时期。
4. 囊肿及假性囊肿可能阻塞或不阻塞胆总管。
5. 胰岛相对地保持较好。

慢性胰腺炎(八)

慢性胰腺炎(CP)是指各种病因引起的胰腺组织和功能不可逆性慢性炎症性疾病,发病率逐年升高。CP病理特征为胰腺腺泡萎缩、破坏和间质纤维化,长期以来一直是临床诊治难题。近年来,我国科研人员和临床医生在 CP 基础和临床研究领域做了大量工作,新的科研成果和技术不断涌现。为了更好地规范 CP 的临床诊治,由中华医学会杂志社、《中华胰腺病杂志》牵头在上海召开研讨会,多学科专家集思广益,共同制定了 2012 年版《慢性胰腺炎诊治指南》。该指南已经发表于《中华内科杂志》、《中华胰腺病杂志》和《中华消化内镜杂志》。

在此之前,我国 CP 诊治指南主要有 2 个版本:中华医学会消化病学分会 2005 年南京版本;中华外科学会胰腺外科学组制定的 2008 年版本。两部指南分别从不同学科详细阐述了 CP 的临床诊治,对规范我国 CP 诊治有重要影响。

本指南的最大特色为经多学科协作模式,在参考上述两个版本及国内外最新研究结果、证据、指南基础上,集中讨论制定而成。参与制定的国内著名胰腺病专家来自内科、外科、内镜、内分泌、营养和病理等多学科,是我国首部 CP 多学科诊治指南(以下简称为"多学科指南")。

加入我国 CP 流行病学数据

既往研究多引用西方国家和日本的 CP 流行病学资料,缺乏我国数据。

多学科指南引用了我国 1994—2004 年间对 22 家医院的 2 008 例 CP 调查研究结果,显示我国 CP 患病率约为 13 例/10 万。该研究虽为基于医院的临床流行病学调查,但可基本反映我国目前 CP 概况。据此估算,我国 CP 人数超过 15 万人。

首次提出我国 CP 临床表现分期分型法

历史上的 CP 分类系统繁多,均较为繁琐且不适合我国 CP 发病特征。

多学科指南在既往指南基础上,提出了符合我国 CP 特征的临床表现分型和分期方法(表 5-11),简单明了,易于临床操作。更为重要的是,该指南对临床治疗有重要指导意义。

表 5-11 CP 的临床表现分期和分型

分期	分型	主要表现
1 期	Ⅰ型(急性发作型)	急性上腹痛,伴血淀胰酶升高和影像学急性炎症改变
	Ⅱ型(慢性腹痛型)	间歇性或持续性上腹部疼痛
2 期	Ⅲ型(局部并发症型)	假性囊肿、消化道梗阻、左侧门脉高压症、腹水、胰瘘等并发症
3 期	Ⅳ型(外、内分泌功能不全型)	消化吸收不良、脂肪泻、糖尿病和体重减轻等症状

比如,对1期CP患者,应积极缓解腹痛等症状;对2期患者,主要采用外科手术的方法处理并发症;对3期患者,主要采取胰酶替代治疗和降低血糖等措施,改善营养状况,提高患者的生活质量。

修订CP诊断标准

在2005年版南京版本中曾提到,典型的临床表现(腹痛、胰腺外分泌功能不全症状)为诊断所必须,但近年来临床上的确有不少CP患者在体检时才被确诊,既往并无明显临床表现,称为"无症状CP"。因此,多学科指南修订了CP的诊断标准,强调CP的影像学和病理学改变在诊断中的作用。由于我国很少有单位能开展胰腺外分泌功能检测,并且早期的胰腺外分泌功能不全常无任何症状(出现脂肪泻时,胰腺外分泌功能已降到正常值的10%以下),因此本指南并未强调胰腺外分泌功能不全在CP诊断中的价值。

修订CP诊断流程

本指南优先考虑了我国最常用、临床最易获得的检查手段(图5-5),建议对

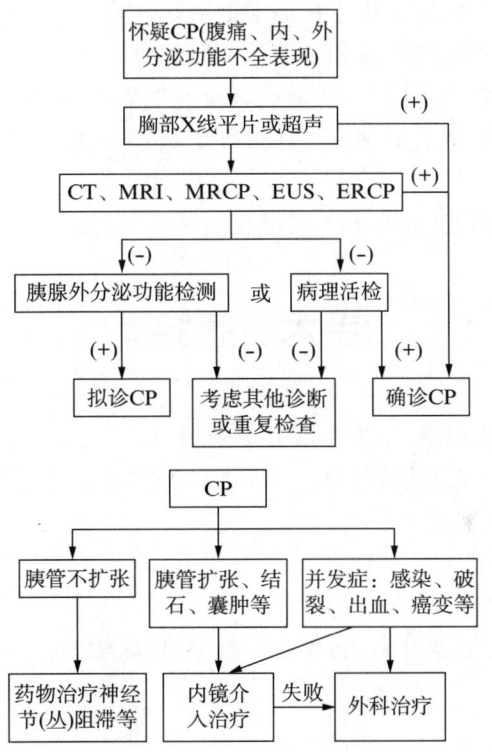

图5-5 CP诊断和治疗流程:磁共振胰胆管成像(MRCP)

怀疑 CP 患者首先行腹部 X 线或超声检查,一旦明确,即考虑确诊。若常规影像学检查如 CT、磁共振成像(MRI)、超声内镜(EUS)等不能明确,可考虑胰腺外分泌功能检测或病理检查。若上述检查仍不能明确诊断,可考虑重复检查或随访。

增加对 CP 预后的评估

CP 是一种迁延不愈的慢性疾病,自然病程有其独有的特征。早期可表现为腹痛或急性胰腺炎反复发作,中期逐渐出现囊肿、左侧门脉高压等并发症,晚期多数患者会出现胰腺内、外分泌功能不全,部分患者还会发展为胰腺癌。新指南增加了 CP 预后评估内容,并强调定期随访对 CP 患者非常重要。

慢性胰腺炎的分型

Kaplan、Collius 和 Oroens 等将慢性胰腺炎分成下列几种类型。
无痛型:主要是没有疼痛发作,只有腰背部酸痛或胀痛。
胃肠型:主要为胃肠消化不良或类似溃疡病症状。
腹泻型:粪内含有脂肪球和不消化的肌纤维。
黄疸型:主要症状是黄疸,在早期可没有疼痛或有剧痛。
结石型:大多数患者有绞痛,但亦有少数患者无明显症状,X 线检查有钙化影。
消瘦型:明显消瘦,并常感上腹部食后不适、腹胀。

手术后胰腺炎

根据 Dupont 的观察,至少半数有下列特点。
1. 最初的临床表现常在手术后 48 小时内出现。
2. 常发生严重休克。
3. 少尿或无尿。
4. 几乎总有高热。
5. 血清淀粉酶显著升高,病死率一般高,预后较差。

遗传性胰腺炎

综合 Gross, Girard 和 Scharnetzky 等的建议,提出以下诊断标准供参考。
1. 不明原因的反复发作性腹痛,可追溯到儿童期。
2. 同一家族中至少有 3 名以上成员确诊为胰腺炎。
3. 呈常染色体显性遗传。
4. ERCP 显示胰管系统异常。

自身免疫性胰腺炎(一)
(日本胰腺学会 2002 年)

诊 断 标 准

1. 胰腺影像学表现 胰管不规则狭窄伴胆总管下段狭窄(狭窄超过胰管总长度的 1/3),胰腺肿大。
2. 实验室检测 血清 γ-球蛋白升高(>2 g/dl),血清 IgG 浓度>1 800 mg/dl,自身抗体阳性。
3. 组织病理学表现 伴随淋巴细胞、浆细胞浸润的纤维化改变。

判 定 标 准

其中 1 为必备条件,结合 2 和 3 任何一项即可诊断。

自身免疫性胰腺炎(二)

自 1961 年萨尔莱断(Sarles)等首次报告了因自身免疫而引起的慢性胰腺炎炎症性硬化后,1995 年,日本学者义田(Yoshida)等正式提出自身免疫性胰腺炎(AIP)的概念。2001 年,AIP 已被作为慢性胰腺炎的一种独立分型而存在。
2004—2008 年期间,北京协和医院收治了 16 例 AIP 患者,提示我国也存在 AIP。

随着AIP诊断标准的相继公布,AIP作为慢性胰腺炎的一种特殊分类已为人们所接受,如何对该病进行诊断与治疗非常重要。

AIP是由自身免疫介导、以胰腺肿大和胰管不规则狭窄为特征的一种特殊类型的慢性胰腺炎。国外文献报告,AIP发病率占慢性胰腺炎的1.86%~8.4%。

AIP有其自身的临床表现、影像学、血清学和组织学改变的特点,但因缺乏特异性指标,所以诊断需要结合该病各方面的特点。关于AIP诊断的最大挑战是与胰腺癌和胆道肿瘤的鉴别。

AIP患者对糖皮质激素治疗反应良好,正确的诊断可使患者避免不必要的手术创伤。

自身免疫性胰腺炎的临床特点

多数研究显示,AIP多发于老年人,以男性居多,男女比例为2:1~4:1。

但日本学者在451例慢性胰腺炎患者中诊断出21例AIP,发现该病并无性别差异。

在AIP的临床表现方面,患者往往起病隐匿,多数以梗阻性黄疸为首发症状。此外,患者还可伴有明显的消瘦,上腹部胀痛、腰背部放射痛和腹泻等症状。

国外文献还报告仅在体检时发现胰腺肿大而无症状,最后确诊为AIP的患者。

自身免疫性胰腺炎的诊断

在实验室检查方面,血清IgG和γ-球蛋白升高被认为在AIP的诊断中具有重要意义。影像学检查(CT)有特殊的改变是诊断的主要依据。

目前,AIP诊断标准主要有日本标准、韩国标准、美国标准和意大利标准。2008年6月推出的亚洲标准,为AIP的诊断提供了更为明确和统一的指南。

日本诊断标准的演变

2002年,日本胰腺协会(Japan Pancreas Society,JPS)首先提出了AIP诊断标准。

该标准的最大特点是将影像学异常作为诊断必不可少的条件。规定AIP必须同时具有胰腺弥漫性肿大和主胰管弥漫性不规则狭窄(其狭窄长度需超过整个胰腺的1/3)两个特点,并伴有下列至少1项支持点,即:①血清γ-球蛋白和(或)IgG升高或自身抗体阳性,②组织学异常(明显的淋巴浆细胞浸润和纤维化)。

然而,随着对AIP认识的日趋深入,发现并非所有AIP均符合上述JPS的诊断标准,如局灶性胰腺炎或局灶性主胰管狭窄的 AIP 患者并不少见。因而,在临床应用中该标准的敏感性有所下降。

2006 年 JPS 出台了新的 AIP 诊断标准。虽然新的标准仍将影像学作为必备条件,但已作了相应修改。

首先,新的标准去除了对主胰管狭窄长度的限制,并且将胰管部分狭窄和胰腺局灶性肿大列入诊断标准;其次,血清 IgG$_4$ 升高也被纳入修改后的新标准。由此不难看出,新标准主要是基于近些年对 AIP 的重新理解而将影像学标准作了适当扩大。

对局灶性 AIP 认识的演变

在患者没有得到及时治疗的情况下,随着时间的推移,局灶性 AIP 可能会转变成全胰腺受累。但有研究显示,胰腺局灶性肿大的 AIP 患者病灶更易于自行消失,而弥漫性肿大者经激素治疗后复发的可能性更大。

总之,对局灶性 AIP 的认识需要积累更多经验。临床研究发现,部分影像学不满足 JPS 标准的 AIP 患者,在激素治疗后病变明显好转甚至消退。

对各诊断标准的评价

虽然 AIP 诊断标准不尽相同,但总体来看,不外乎影像学、血清学、组织学、激素治疗和胰腺外器官受累等几个方面(见表 5-12～表 5-15)。

有研究显示,JPS 标准、韩国亚洲医学中心的金(Kim)标准和美国梅奥医院的 HISORt 标准的敏感性分别为 78%、96% 和 85%。

诊断标准的变化既反映出人们对 AIP 认识和研究的演变史,也为未来临床诊断和基础研究提供了方向。

目前,我国对 AIP 的认识尚处于起步阶段,尤其在基层医院,诊断 AIP 往往尤为谨慎。但随着研究的不断加深,临床医师将会对这一疾病有更为全面和系统的了解。

表 5-12 日本胰腺学会 2006 年修改后自身免疫性胰腺炎的诊断标准

检查项目	诊断条件
Ⅰ 影像学	主胰管弥漫性或局限性狭窄伴管壁不规则胰腺弥漫性或局限性增大。
Ⅱ 血清学	血清 γ-球蛋白、IgG 或 IgG$_4$ 升高,或者自身抗体如抗核抗体、类风湿因子等阳性。
Ⅲ 组织学	小叶间纤维化和导管周围明显的淋巴细胞和浆细胞浸润,胰腺中偶可见淋巴滤泡。

注:其中Ⅰ为必备条件,Ⅱ或Ⅲ可仅有其 1,但仍须排除胰腺和胆道等恶性肿瘤。

表 5-13 韩国亚洲医学中心的 Kim 标准(2006 年)

检查项目	诊断条件
Ⅰ 影像学	胰腺弥漫性增大,胰管弥漫性或局限性狭窄。
Ⅱ 实验室检查	血清 IgG_4 升高或者其他自身抗体阳性。
Ⅲ 组织学	纤维化和淋巴浆细胞浸润。
Ⅳ 治疗	激素治疗有反应。

注:其中Ⅰ为必备条件,Ⅱ~Ⅳ中至少有 1 条符合。

表 5-14 美国梅奥医院 2006 年 HISORt 标准

检查项目	诊断条件
1. 组织学	①手术标本或针芯活检显示淋巴浆细胞性硬化性胰腺炎(LPSP)改变,仅有淋巴浆细胞浸润而无 LPSP 其他表现者,不能诊断 AIP;②对淋巴浆细胞浸润的胰腺组织进行免疫染色显示,IgG_4 阳性细胞≥10 个/高倍视野。
2. 影像学	①典型表现:CT 或磁共振成像(MRI)显示胰腺弥漫性增大伴有延时的"边缘"强化,主胰管弥漫性不规则变细;②不典型表现:局灶性胰腺肿块或增大,局限性胰管狭窄,胰腺萎缩,胰腺钙化或胰腺炎;③血清学:IgG_4 水平升高(8~140 mg/dl)。
3. 其他器官受累	肝门部/肝内胆管狭窄,持续的远端胆管狭窄,腮腺或泪腺受累,纵隔淋巴增大和腹膜后纤维化。
4. 对激素治疗的反应	激素治疗后,胰腺/胰腺外表现消退或明显改善。

注:HISORt 诊断标准可详细分为下列 3 组,其中任何一组均可单独诊断 AIP。
A 组:胰腺组织学 1 或 2 均具备。
B 组:影像学典型表现+血清 IgG_4 水平升高。
C 组:难以解释的胰腺疾病+血清 IgG_4 水平升高和(或)其他脏器中出现 IgG_4 细胞+激素治疗后胰腺/胰腺外表现消退或明显改善。

表 5-15 2008 年 AIP 诊断的亚洲标准

检查项目	诊断条件
1. 影像学(2 条必备)	①胰腺实质影像学:腺体弥漫性或局限性或局灶性增大,有时伴有包块(或)低密度边缘;②胰胆管影像学:弥漫性/局限性/局灶性胰管狭窄,常伴有胆管狭窄。
2. 血清学(可仅具备 1 条)	①血清高水平的 IgG 或 IgG_4;②其他自身抗体阳性。
3. 组织学	胰腺病变部位活检示淋巴浆细胞浸润伴纤维化,有大量 IgG_4 阳性细胞浸润。 其中影像学 2 条为必备条件,血清学和组织学可仅具备其一;当手术切除的胰腺标本组织学表现为 LHP 时,也可作出 AIP 诊断。
4. 可选择的标准	对激素治疗的反应

注:在患者仅满足影像学 2 条必备条件,且胰胆肿瘤检查指标均为阴性的情况下,可在胰腺专家的密切监督下进行激素试验性治疗。

自身免疫相关胰腺炎(AIP)

Yoshida 等最早提出 AIP 的诊断标准：血中 γ-球蛋白或 IgG 水平升高；出现自身抗体；胰腺弥漫性肿大；ERP 可见主胰管弥漫性不规则狭窄。组织病理学表现：胰腺纤维化改变同时伴淋巴细胞浸润；无症状或仅有轻微症状，通常没有急性胰腺炎发作；胰腺近端的胆总管狭窄伴上部胆管扩张，可伴有胆汁淤积型肝功能障碍和高胆红素血症；无胰腺钙化；无胰腺囊肿；偶伴有其他自身免疫病；类固醇激素治疗有效。但上述标准是否为 AIP 的合适诊断标准尚未确定。

弥漫性胰腺增大的鉴别诊断包括恶性淋巴瘤、浆细胞瘤、转移性癌和弥漫性浸润性胰腺癌。大多数 AIP 可经放射显像与其他疾病鉴别，然而，AIP 常难与胰头部癌或弥漫性癌鉴别。但 Tabata 等报道了 1 例通过组织病理学方法成功地诊断了表现为胰腺头部肿物的 AIP，并没有行胰腺切除。因此，认识到 AIP 的病理状态可避免与恶性病变混淆及不必要的胰腺切除。

AIP 是由自身免疫机制引起的可逆性慢性胰腺炎，故正确诊断很重要。当遇到一个慢性胰腺炎患者有胰腺肿胀和 γ-球蛋白增高时，即使无自身免疫疾病存在，也应考虑到 AIP 的可能；当胰管造影显示主胰管不规则狭窄并胰腺肿胀时，应高度怀疑 AIP，但作出诊断时应排除不典型的胰腺癌或淋巴瘤。

自身免疫性胰腺炎伴炎症性肠病

自身免疫性胰腺炎(AIP)占慢性胰腺的 30%～40%。是一种少见疾病，可与其他免疫疾病如 Sjögren 综合征(SJS)、原发性硬化性胆管炎、原发性胆汁性肝硬化、炎症性肠病共存，伴发糖尿病(2 型多见)。

AIP 的特征可归纳如下：①ERCP 显示主胰管弥漫或局灶性狭窄；②胰腺弥漫或局灶性肿胀，有时被当作包块；③明显纤维化伴有淋巴细胞浸润，类固醇治疗有效；④球蛋白或免疫球蛋白 G(IgG)水平升高，自身抗体出现；⑤主胰管狭窄引起阻塞性黄疸；⑥并发糖尿病及其他自身免疫病；⑦无症状或仅有轻微症状，通常不发生急性胰腺炎、胰腺囊肿或胰腺钙化。自身免疫性胰腺炎最重要的影像学特征是 ERCP 显示的主胰管不规则狭窄。

药物性胰腺炎

同其他原因引起的胰腺炎一样,药物性胰腺炎(DIP)也常以腹痛为首发或主要表现,由于没有独特的临床表现,DIP 的诊断经常具有挑战性。

DIP 一直被认为是相对少见的疾病,目前为止还没有确切的发病率统计,有研究估计,DIP 约占全部急性胰腺炎病例的 0.1%~2%。

2011 年 9 月 13 日《美国胃肠病学杂志》(Am J Gastroenterol)在线发表荷兰学者一项多中心观察性研究显示,在急性胰腺炎入院患者中,有相当高比例(41.6%,70/168 例)的患者服用了与胰腺炎相关的药物。研究者认为,对于那些病因不明的急性胰腺炎患者,医师们应该更多想到 DIP 的可能性,并采取适当措施,停止使用相关药物。

可能导致胰腺炎的药物

自从 1955 年有学者首次报告利尿剂、糖皮质激素可引起急性胰腺炎,至今已经发现 80 多种药物可引起或可能引起 DIP。其中有些药物,如硫唑嘌呤、四环素、呋塞米、磺胺等有详细的病例报告和研究记录强烈支持其与急性胰腺炎相关。排除其他原因,患者在服用该药物期间发生急性胰腺炎,停药后恢复,再次用药又可发生,并有动物试验证明其因果关系。还有一些药物证据相对较少,被认为与急性胰腺炎可能相关。

近年,随着一些新型抗糖尿病药物,如胰高血糖素样肽-1 等应用于临床,其可能增加胰腺炎风险也引起了关注。美国食品与药物管理局(FDA)曾发布安全性信息,提醒医生警惕其相关的胰腺炎风险。

DIP 是指某些药物导致胰腺分泌功能或胰腺组织器官损害,其临床表现为急性胰腺炎(AP)的症状及体征。近年来,随着新药的不断问市,某些药物不良反应之一也会引发 AP,但至今尚未被人们熟悉与重视。

DIP 的发病机制主要有以下几个方面:①药物的毒性直接作用于胰腺细胞;②药物导致胰腺充血、水肿,释放激活胰酶的组胺、炎症渗出物导致免疫或过敏反应;③药物所致高脂症或高血钙,进而导致胰腺导管的渗透性增加或促使胰腺分泌旺盛;④某些药物使胰管阻塞或胰液排泄不畅,使胰腺内压增高,腺泡破裂,胰酶进入间质后被激活而诱发急性胰腺炎;⑤某些药物使奥狄(Oddi)括约肌痉挛或胆管阻塞致胆汁反流至胰管,激活胰酶。

DIP 的诊断与治疗:以腹痛为首发或主要表现;药物治疗相关疾病期间出

现腹痛等症状,实验室检查(血淀粉酶或脂肪酶)和(或)影像学(超声或CT)确诊为胰腺炎;病史及影像学检查可排除胆源性、酒精性等其他因素;停药或停药配合对症治疗可使之好转或痊愈;再次应用同样药物可重新诱发。

一旦怀疑为DIP,应立即停药或换药,如需要治疗,其处理同AP。应告之患者其导致AP的药物,以避免复发。DIP一般为水肿性胰腺炎,预后较好,但目前亦有发生重症急性胰腺炎而导致死亡的报告。

目前临床医生应着重关注的能够诱发AP的药物有以下几类:抑酸药、免疫调节剂、抗生素、非甾体类抗炎药及利尿剂。

随着药物品种日益增多,以AP形式出现的药物副作用也越来越多见。临床医生对所有病因不明的AP患者应质疑是否为药物诱导,并及时停药。

药源性胰腺炎

本病主要诊断依据。
1. 发病潜伏期,即从开始用药至发生胰腺炎的间歇时间。
2. 排除药物以外的其他致胰腺炎因素,力求找出一种或数种有关药物。
3. 临床病理特征。
4. 激发和再激发试验,即用某药后发生胰腺炎,撤药后,在一定时间内胰腺炎缓解或至少症状减轻,重复用药后胰腺炎再发。激发和再激发试验阳性为药源性疾病(包括药源性胰腺炎)提供最有力的佐证,但有时再激发试验会对患者病情产生不良影响,故须慎重进行。

有机磷中毒并发胰腺炎

1. 上腹剧痛伴有腹膜刺激征。
2. 血和(或)尿的淀粉酶升高。
3. 发热和白细胞增高。
4. 既往无胰腺炎病史。

胰腺炎征象均出现在中毒后24~48小时内,中毒症状缓解而消化道症状反而加重。

胆石性胰腺炎(一)
(Kelly)

1. 女性患者多于男性,文献报道约 2∶1。
2. 年龄较大,多数在 50 岁以上。
3. 常表现为胆道感染之症状。
4. 大多过去有胆石症病史。
5. 无大量饮酒史。
6. 黄疸出现较普遍。
7. 血、尿淀粉酶测定值有明显升高。
8. B 超检查提示胆石症,并伴有胰腺炎之表现,即见到胰腺肿大、光点分布不匀、轮廓不清晰等。

胆石性胰腺炎(二)
(David)

David 经过统计学处理选出下面 5 项有诊断意义的指标。
1. 年龄>50,阳性率 82%。
2. 年龄>50,女性,阳性率 82%。
3. AKP>300 IU/L,阳性率 86%。
4. GPT>100 IU/L,阳性率 89%。
5. 血清淀粉酶>4 000 IU/L,阳性率 73%。

患者具有上述 5 项指标的 3 项者,胆石性胰腺炎的诊断准确率为 86%,具有 4 项指标者为 95%,具有 5 项指标者为 100%,故有 3 项指标以上者,可拟诊为胆石性胰腺炎。临床表现和生化指标对胆石性胰腺炎特异性不如 B 超,也不适用于所有胰腺炎患者,但对 B 超诊断胆石性胰腺炎有怀疑者,胆囊内有微小结石及 B 超不易看到的胆总管结石者,则是一种简单可行的补充诊断方法。

胆道结石伴发急性胰腺炎

胆道结石可阻塞壶腹部引起急性胰腺炎。壶腹部的炎性反应和胰腺损害的严重性,取决于阻塞的程度和持续时间,结石嵌塞后可发展为致命的出血性胰腺炎,或因结石的不良反应形成炎性阻塞。其依据如下。

1. 多数胆道结石性急性胰腺炎的患者,如果早期手术,在胆管内可发现结石。
2. 发现一些结石嵌塞于壶腹部。
3. 很多患者术中或内镜检查时,在十二指肠内发现结石;胰腺造影时在胰管中,也见到结石。
4. 发病初期,壶腹部的炎性变化可经内镜和活检证实。
5. 如果在胰腺炎缓解数周后择期手术或镜检,上述发现通常已不复存在。

胆源性胰腺炎

符合下列条件可诊断为胆源性胰腺炎。
1. 有胆绞痛病史。
2. 上腹痛,尤其右上腹部压痛。
3. 血和(或)尿淀粉酶明显升高。
4. 黄疸。
5. 无酒精中毒、高钙血症和高脂血症等可能的病因存在。

以下诸项检查有助于本病的诊断。
（1）淀粉酶清除率与肌酐清除率比值正常为 3.8%～5.3%,无胰腺炎的胆总管结石者比值正常,胆石性胰腺炎比值增大。
（2）粪便中找到结石。
（3）超声波显示结石。
（4）CT。

嗜酸性胰腺炎

特发性胰腺炎的潜在病因中存在一类伴发外周嗜酸粒细胞增多的特殊胰腺疾病,包括自身免疫性胰腺炎、胰腺癌、嗜酸性胰腺炎、药物性胰腺炎、寄生虫性胰腺炎等,其中前三者在临床上或放射性相关辅助检查中的表现较为类似,在超声内镜出现之前,多数患者通过剖腹探查手术才得到诊断。随着自身免疫性胰腺炎的不断增多,人们开始关注其诊断标准,但嗜酸性胰腺炎因其较为罕见,多数医师对其认识不足,临床上极易忽视该病而导致误诊、漏诊。

一、临床表现

嗜酸性胰腺炎的临床症状主要取决于嗜酸粒细胞的浸润部位。嗜酸粒细胞既可单独浸润胰腺，亦可同时合并胃肠道和全身其他脏器的浸润，包括心脏、皮肤、淋巴结等。由于胰腺的炎性肿胀可压迫和刺激胰腺包膜引起腹部疼痛，肿胀部位不同可诱发不同部位的疼痛，以右侧较多见，可向后背放射。胰头部位的肿胀还可影响胆汁和胰酶的排泄，部分患者甚至可诱发嗜酸性胰腺炎急性发作，继而以急性胰腺炎入院治疗后才得以诊断。另外，持续的炎性反应还可引起胰胆管损伤等，部分患者可出现黄疸、瘙痒、消化不良等症状。少部分患者还可出现反酸、烧心、恶心、呕吐等症状，严重者会出现心脏和呼吸道嗜酸粒细胞浸润，可导致死亡。但这些症状不具有典型的特征性，故临床医师应该对此病的症状加以重视，才能通过观察症状来考虑此病的可能。

二、诊断方法

1. 实验室检查　嗜酸性胰腺炎较特征的表现为：①血常规中可见嗜酸粒细胞间断或持续性增高；②血清 IgE 升高；③部分患者可有 IL－5 升高。出现胰胆管病变的患者可有肝功能异常，以碱性磷酸酶、谷氨酰转肽酶升高更为明显，黄疸多表现为梗阻性黄疸，直接胆红素可占总胆红素的 60％以上。嗜酸性胰腺炎急性发作的患者可出现血清淀粉酶、脂肪酶升高，血糖可有异常。自身免疫抗体如抗核抗体、类风湿因子、抗线粒体抗体等多为阴性。

2. 影像学检查　腹部 B 型超声下，可见胰腺肿块样增大，胰周渗出，黄疸较重的患者可见部分胰胆管扩张，少数患者可见假性胰腺囊肿。腹部 CT 诊断更清晰，增强扫描未见明显强化。磁共振胰胆管造影和内镜逆行胰胆管造影在嗜酸性胰腺炎的诊断中占有较重要的地位。以往嗜酸性胰腺炎的诊断基本依靠手术切除的标本行病理组织学检查才能与胰腺癌相鉴别，而应用超声内镜行组织穿刺的活组织检查为该病提供了一种新的诊断手段。

3. 病理学表现　嗜酸性胰腺炎的确诊主要依靠病理组织学检查，可见大量以嗜酸粒细胞为主的炎性细胞的浸润，同时可伴有组织纤维化。①弥漫性胰管、腺泡和间质嗜酸粒细胞浸润伴发嗜酸性动脉炎和静脉炎；②胰腺假性囊肿可见局部高密度嗜酸粒细胞的浸润。

三、诊断标准

目前，嗜酸性胰腺炎缺乏统一的诊断标准，超声内镜应用前患者多行胰腺手术治疗，严重影响患者术后的生活质量。①临床症状主要表现为腹痛、黄疸，部分可伴有恶心、呕吐等消化系统症状；②实验室检查提示，血液嗜酸粒细胞持续和间断性升高,可伴有 IgE 和 IL-5 升高;③影像学检查可见胰腺肿块样增大,磁共振胰胆管造影和内镜逆行胰胆管造影提示胰胆管狭窄,部分可合并有末端胰胆管扩张;④病理组织学检查发现大量以嗜酸粒细胞为主的炎性细胞浸润以及纤维化;⑤排除药物性、寄生虫性、自身免疫性胰腺炎等其他引起嗜酸粒细胞增高的疾病;⑥以糖皮质激素行诊断性治疗,短期内胰腺肿块和黄疸明显好转。出现①~③,加上⑤、⑥中任一项,即可疑诊为嗜酸性胰腺炎,确诊主要依靠病理组织检查。

脂 肪 胰

目前对于酒精性或非酒精性脂肪肝的发生机制、诱因及转归,都已有较详细的阐述,而非酒精性脂肪胰(nonalcoholic fatty pancreatic disease)却未被广泛关注,不仅国内外相关的研究较少,临床医师对胰腺的脂肪浸润也缺乏认识。

一、脂肪胰的定义和诊断

1. 脂肪胰的定义和组织病理学改变　目前对脂肪胰的定义还有很多不明之处,其病理生理学过程亦未被阐明,有研究认为胰腺的脂肪沉积与年龄有关。脂肪胰通常指胰腺实质外分泌腺体的脂肪浸润(pancreatic fat filtration),即大量脂肪细胞替代胰腺的实质外分泌细胞,但并不累及胰岛细胞。最早由 Ogilvie 在 1933 年描述,有一些研究将胰腺脂肪变(pancreatic steatosis)也视为脂肪胰,脂肪变即指细胞内的脂肪浸润,脂肪肝的组织病理改变即属此类。

2. Shwachman-Diamond 综合征　又称先天性脂肪胰,最早由 Nezelof 和 Watchi 于 1961 年报道,是以血中性粒细胞减少、胰腺外分泌功能不全以及干骺端骨发育不全为主要表现的临床综合征。该病患者的胰腺病理改变为广泛的脂肪组织替代胰腺腺泡细胞,而胰管及胰岛细胞往往不受累及,患者的血清淀粉酶和胆囊收缩素水平常减低,提示其胰腺外分泌功能受损。

二、脂肪胰的常用影像学检查手段

目前常用于诊断脂肪胰的检查手段多为影像学手段,包括 CT、MRI、腹部超声和内镜超声(endoscopic ultrasonography,EUS)等。

1. CT 和 MRI　在平扫或增强的 CT 影像中都能见到被脂肪替代的胰腺组织呈低密度影,可位于胰腺小叶内或小叶之间,可局限于胰腺头部、颈部或体尾部,也可广泛分布于胰腺内。胰腺实质通常不显示明显的萎缩,但在较少见的情况下,可见胰腺实质增大,称为脂肪假性增生(lipomatous pseudohypertrophy)。正常胰腺实质的 MRI 图像中 T1 和 T2 加权像信号都类似于肝脏实质,呈等信号,弥散加权的

MRI可显示胰腺内的脂肪浸润从而显示被脂肪细胞所替代的胰腺组织。

2. 超声检查　腹部超声下胰腺的显影经常受到腹壁脂肪、肠道内气体等多种因素的影响，但是腹部超声仍然能显示被脂肪组织替代的胰腺。正常胰腺的回声通常类似于肝脏或稍强，而脂肪胰在腹部超声下的表现则主要为胰腺实质的弥漫性强回声，伴或不伴有胰腺实质的肥大。近年来，EUS技术对脂肪胰的诊断有较多的进展，根据胰腺实质的影像学表现将其分为Ⅰ到Ⅳ级（表5-16），Ⅰ和Ⅱ级为正常胰腺，而Ⅲ和Ⅳ级为脂肪胰。虽然正常肝脏的回声通常与胰腺回声相近，但由于肝脏也会出现脂肪浸润或脂肪变，故EUS下通常使用脾脏作为自身对照，与患者的胰腺进行比较，评估胰腺实质回声强度。这不仅是因为脾脏罕有脂肪浸润或脂肪变，而且EUS下可将胰腺实质和脾脏置于同一视野内观察，为两者回声的对照提供了方便。

表5-16　内镜超声下脂肪胰分级

等级	实质回声	胰管	实质"盐和胡椒"征
Ⅰ	低或等回声	清晰	清晰可见
Ⅱ	高回声	清晰	清晰可见
Ⅲ	中度高回声	边界中度模糊	中度模糊
Ⅳ	重度高回声	边界重度模糊	严重模糊，难以与相邻的脂肪区分

急性胰腺炎继发细菌性感染

近年来，不少学者对胰腺炎初期感染危险因素进行了研究。Block等提出了下述4点为细菌感染的危险因子。

1. 体温＞38.5℃。
2. 碱缺失＞4 mmol/L
3. 血细胞比容＜0.35。
4. PaO_2＜8.0 kPa(60 mmHg)。

急性胰腺炎致肾损害的早期诊断

急性胰腺炎患者出现下列临床表现者，应考虑并发肾损害的诊断。

1. 氮质血症　早期表现为食欲不振，随病情进展而加剧，甚至出现频繁恶心、呕吐。实验室检查显示,尿肌酐与血肌酐之比小于 20,系肾小球滤过的水被重吸收不及 5% 所致。有认为当临床检测血尿素氮超过 16.1 mmol/L(45 mg/dl)者,可作为判定其预后价值的重要指标。本组血尿素氮升高者达 56.8%,应视为肾脏受累的一项重要依据。

2. 等渗尿　急性胰腺炎合并急性肾功能衰竭于少尿开始之时,尿比重可为 1.018,随肾小管损害程度的进一步扩展,尿比重下降,多在 1.015 以下,甚至固定在 1.012 左右。本组尿比重在 1.010～1.014 者占 36%,系肾小管浓缩功能受累所致。

3. 尿液有形成分增加　尿沉淀物中,可见肾小管上皮细胞、细胞碎屑及肾小管细胞管型。高倍视野所见,仅能窥及少许红、白细胞,但尿蛋白量却不甚明显。本组尿常规检查呈现轻、中度蛋白尿(92%)及程度不等的镜下红细胞者(80%)颇多,而临床确可排除其他肾脏疾病所致时,当考虑与急性胰腺炎有关。

4. 尿钠排泄增加　胰源性肾损害患者,肾小管对钠盐的重吸收能力有所减退,致尿钠浓度增加,多超过 30～40 mmol/L。

重症胰腺炎并发浆膜腔积液

1. 重症胰腺炎的诊断标准　临床已确诊急性胰腺炎,又有 Bank 标准一项以上者为重症胰腺炎。
   (1) 心脏:表现为休克、心动过速>130 次/分、心律失常、心电图异常。
   (2) 肺脏:呼吸困难,PO_2<7.98 kPa。
   (3) 肾脏:尿量<50 ml/h,BUN、Cr 增高。
   (4) 代谢:血钙<2 mmol/L,pH 值和白蛋白下降。
   (5) 血液系统:血细胞比容下降>0.10,DIC 发生。
   (6) 神经系统:应激性增高,意识障碍。
2. 并发浆膜腔积液的诊断标准　临床和手术证实为重症胰腺炎;腹穿和(或)手术证实有腹水;B超证实有胸水和(或)心包积液;排除心、肝、肺、肾等其他原因所致的浆膜腔积液。

胰 性 胸 水

一、临床表现

胰性胸水临床特点呈慢性、进行性、复发性大量胸水表现。这种液体为无菌性渗出液,经穿刺放液后又迅速回升,一般治疗措施不易奏效,常有肺部症状(如呼吸困难、胸痛、胸闷、咳嗽),而胰腺炎本身症状往往不明显。少数患者可出现腹痛或以往有胰腺炎病史。

二、胰性胸水的实验室检查

1. 血淀粉酶测定　血淀粉酶升高。
2. 胸水淀粉酶和蛋白质测定　这是诊断胰性胸水的主要依据。胸水淀粉酶增高几乎见于所有病例,一般均在每升数千单位以上。胸水蛋白质含量多数增加。
3. 内镜逆行胰管造影(ERP)　应用 ERP 术可发现胰管破裂和假性囊肿的部位,并能观察到造影剂从瘘道由膈下反流入胸膜腔。
4. 胸水细胞学检查　据报道,胸水内偶可找到由胰酶引起浆膜组织间变所致的"恶性细胞",它可随着胸水量的减少而消失。

胰源性腹水定性诊断

1. 病史:长期饮酒、上腹痛或胰腺炎历史。
2. 症状:上腹痛、体重锐减、脂肪泻、顽固性腹水。
3. 腹水检查:具有决定性意义。腹水淀粉酶、脂肪酶含量显著增高。淀粉酶值在 328～160 000 Somogyi 单位,脂肪酶 2.1～32.3 Cherry-Ceandall 单位(正常为 0.5～1.0 单位),腹水蛋白质含量 2～6.2 g/dl。

胰 性 腹 水

胰性腹水是指伴随某些胰腺良性疾病的胰液持续漏出,导致腹腔内大量液体长期积聚,但不包括急性胰腺炎引起的一过性胸腔、腹腔炎性渗出的液体积聚和胰腺癌腹腔转移所致的癌性腹水。在所有腹水患者中,胰性腹水占比小于5%,在临床上较少见。胰性胸水较胰性腹水更为少见。

一、临床表现

从婴幼儿至老年人均可发病,以男性居多。最常见的首发症状是腹胀、腹围增大(约占 86%)并伴随不同程度的腹痛、腹部不适(约占 64%)。患者起病多隐匿,常在数月后才发现腹围增大。约 50% 的患者体重下降,主要由于营养不良造成的。小部分患者伴恶心、呕吐。酒精性胰腺炎患者常伴有慢性肝病表现。

部分患者可见到四肢末端皮肤损害,类似结节性红斑的表现,是由于脂肪坏死转移所致。在儿童还可以出现智力发育迟缓,大脑麻痹的表现,原因尚不明确。

胰性腹水患者约 1/3 合并胸水,而部分患者仅有胸水存在。患者有咳嗽、气急、呼吸困难等表现。慢性胰腺炎合并胸水多为反复发作的大量胸水。20%胰性胸水患者伴有轻度腹痛。

二、辅助检查

首先要明确是否为胰性腹水,特别要鉴别酒精性慢性胰腺炎腹水与酒精性肝硬化腹水,还须排除腹部恶性肿瘤、结核性腹膜炎引起的腹水。当急性坏死性胰腺炎治愈后腹水仍存在,就需要明确腹水是由于胰管的渗漏引起的,还是继发于其他原因,如低蛋白血症、急性坏死性胰腺炎造成肠系膜上静脉血栓形成。

(一) 腹水检查

诊断性腹腔穿刺是明确胰性腹水的重要方法。腹水为渗出液,可以是浅黄色、绿色、血性或乳糜样。患者从腹水中吸收淀粉酶入血,因此腹水淀粉酶升高较血清淀粉酶升高更明显,部分患者可达 30 000 U/L 以上(Somogvi 单位)。如果没有急性胰腺炎存在,极少有其他原因的腹水淀粉酶水平大于 300 U/L。腹水中脂肪酶同时升高也有助于鉴别胰性腹水。腹水蛋白质>25 g/L,但在部分严重的低蛋白血症的患者,腹水蛋白质水平可以不升高,但腹水蛋白质/血清蛋白质的比值仍在 0.54~0.86 之间,该比值越高,非手术治疗效果越差。行细胞学检查排除腹腔恶性肿瘤播散。

(二) 腹部 CT

CT 检查在胰性腹水的诊断中很有价值。虽然 CT 并不能明确胰管破裂的部位,但是它可以提示有无胰腺钙化、胰管扩张、肝内外胆管扩张、胰腺坏死、假性囊肿的数量和大小、与胰腺及周围组织的关系,对指导手术非常有意义。

(三) ERCP(内镜下逆行胰胆管造影术)

ERCP 的结果作为胰性腹水的诊断依据,而 CT 作为补充依据。手术前 ERCP 的价值得到大多数学者的肯定。手术前的 ERCP 可明确胰管的解剖结构、狭窄、扩张、瘘管位置、假性囊肿与胰管及腹腔是否交通。而手术中的胰管造影不仅延长了手术时间,而且需要打开十二指肠,使手术病死率增高。因此手术前的 ERCP 免去了术中的胰腺造影,是手术成功的关键。有研究表明,手术前没有通过放射检查明确主胰管结构的患者,术后复发率大约为 50%。

现在,有学者将 ERCP 与螺旋 CT 两项技术结合,创立一种 ERCP - CT 技术。该技术在 ERCP 后立即行螺旋 CT,并对扫描图像进行三维重建,残余的造影剂显示胰管的能力较单独 X 线或 ERCP 强。

(四) 磁共振检查

在胰性胸水的患者中,ERCP 和 CT 有时并不能提示胰腺-胸腔瘘管的解剖位置。磁共振胰管造影术作为非创伤性检查,对静态或低流速液体敏感。磁共振胰管造影术不仅能显示胰实质、胰管结构,还能提示胰腺周围病变及胰腺-胸腔瘘管。

(五) X 线检查

腹部平片提示胰腺钙化的部位、腹水征。胃肠钡餐检查可以发现 30%～50% 的患者有假性囊肿压迫胃或小肠迹象。有胸水的患者,在胸片中仅提示胸水存在,而无其他特异性表现。

(六) B 超检查

B 超检查能提示有无腹水或胸水以及假性囊肿的位置和数量。

胰性门脉高压症

1. 胰腺疾病。
2. 胃底或食管下端静脉曲张。
3. 脾肿大。
4. 肝功能正常。

胰性上消化道出血

1. **详询病史** 对有胰胆疾患者上腹部绞痛并呕血、便血,能排除胆道出血者,应疑及此病。
2. **急诊内镜** 观察有无胃底静脉曲张,胃、十二指肠溃疡、糜烂、乳头口渗血、肿物等。
3. **影像检查** B 超、CT、ERCP、腹部 X 线拍片能显示胰腺的炎症、肿块、结石、囊肿,有助定位诊断。
4. **病理诊断** 内镜下活检或 B 超引导下细针穿刺细胞学检查定性诊断有

助选择根治方案。

胰心综合征

1. 胰心综合征发生于急性胰腺炎基础上,心脏表现呈多样化。
2. ECG 可出现各种心律失常、心肌劳损、异常 Q 波和酷似急性心肌梗死(AMI)的图形。
3. 异常 ECG 一般随急性胰腺炎病情好转逐渐恢复正常。
4. 某些重笃病例其异常 ECG 可持续到 AP 缓解后一段时间,这种情况可见于异常 Q 波和酷似心肌梗死的图形。
5. 一般无血清心肌酶学的异常变化。

胰性脑病

Rothemich 和 Von Hamm 把胰腺炎患者出现定向力障碍、精神错乱、激动伴妄想及幻觉称为胰性脑病。

急性出血坏死型胰腺炎胰外表现

急性出血坏死型胰腺炎发展迅速,演变复杂,除有胰腺炎本身典型症状外,多伴有胰外多脏器和组织损害,并出现相应的临床征象。其表现如下。

1. 电解质紊乱:主要是低钾、低钙(肾功能不全者可出现高钾),其次是低钠、低镁、低磷、低氯。
2. 休克。
3. 肠麻痹:主要表现为肠鸣音明显减弱或肠鸣音完全消失。
4. 胰性腹水:为渗出液,内含淀粉酶明显升高,多为 1 024~2 048 U(温氏),出现在病情极期。
5. 胰性脑病:主要表现有谵妄昏迷、嗜睡,定向力减低或丧失,两手抓空,神经系统征有巴宾斯基征阳性,跟腱反射增强或减弱。
6. 胰性胸水:均为少量草黄色渗出液,渗出液中淀粉酶轻度升高,为 512~1 024 U(温氏)。
7. 心脏受累:主要表现有第一心音减弱,心前区疼痛,心律失常(窦性心动过速、室性早搏),心肌供血不足,低电压,房室传导阻滞。

8. 肾脏受累:包括两侧肾区明显胀痛,少尿、无尿(一般先少尿后无尿),显微镜血尿(红细胞＋～＋＋＋),蛋白尿(＋～＋＋),管型尿,BUN、肌酐不同程度升高,甚至急性肾功能衰竭。

9. 肺部受累:主要有咳嗽、胸闷、咳痰、轻度呼吸困难、肺部罗音,亦有表现为 ARDS(呼吸窘迫综合征)。

10. 肝脏受累:主要表现为肝区疼痛,叩击痛,肝肿大,触痛,ALT 升高。

11. 消化道出血:主要表现为柏油样便,呕吐咖啡色胃内容物,出现此征象,往往提示预后不良。

假性胰腺囊肿

1. 上腹部(左上或正中)有逐渐增大的肿块,有囊性感,上腹部剧烈疼痛史或外伤史。
2. 伴随肿块出现有消化系统功能紊乱(表现为上腹部胀闷、恶心、呕吐、便秘或腹泻及食欲减退等)或(及)血糖增高、糖尿者。
3. 胃肠钡餐检查有胃部受压向下、向前、向左或向上,向左移位或十二指肠降部增宽。
4. 超声波检查上腹部(左、中)肿块为囊性者。

胰腺假性囊肿的分类

一、定义

经典的胰腺假性囊肿在组织学上的定义是指包含有胰液或丰富胰酶而囊壁缺乏上皮层的一种胰腺囊肿。

目前,最常用于鉴别胰周液体积聚、胰腺假性囊肿和胰腺脓肿的标准是急性胰腺炎亚特兰大分类法:①急性液体积聚:在急性胰腺炎早期,积聚在胰腺内部或其周围,但缺乏肉芽或纤维组织包裹的液体;②急性假性囊肿:是因急性胰腺炎或胰腺外伤引起,由肉芽或纤维组织构成囊壁的内含胰液的一种囊肿;③慢性假性囊肿:是因慢性胰腺炎引起,内含胰液,外由肉芽或纤维组织构成囊壁的,并且缺乏急性胰腺炎征兆的一种囊肿;④胰腺脓肿:是一种因急性或慢性胰腺炎、胰腺外伤引起的局限性的腹腔脓液,常位于胰腺周围,含有或不含胰腺的坏死组织。

所要指出的是,以上的"急性"和"慢性"是针对引起囊肿的胰腺炎而言,而非囊肿本身。

从以上的定义中我们可以发现,区分急性液体积聚和假性囊肿的关键在于有无肉芽或纤维组织所构成囊壁。同时,这一鉴别对于我们更好地了解胰周液体积聚的自然史和同一病理变化的不同的两个过程有很大的帮助。一般来说,急性胰腺炎的病程在4周以内时,胰周的液体积聚尚缺乏确定的囊壁,即所谓的急性液体积聚;4周以后,囊壁生成,囊内含丰富的胰酶且无细菌生长,即形成急性假性囊肿。相比之下,慢性假性囊肿虽拥有确定的囊壁,但是由慢性胰腺炎发展而来,尚缺乏急性胰腺炎的一系列症状。

二、分类

1. 亚特兰大分类法　胰腺假性囊肿分为急性和慢性。根据亚特兰大分类法,急、慢性的分类法是根据其引起的胰腺炎而定。

2. Sarles 分类法　早在1961年,Sarles 等从病理学的角度把急、慢性胰腺假性囊肿区分开来。他们把与急性胰腺炎相关的假性囊肿称为坏死性假性囊肿,因为从病理形成上,它是胰腺坏死和胰液渗出的结果;而慢性胰腺炎是由于结石、栓子阻塞胰管或后者本身的狭窄引起近端胰管扩张,从而形成潴留性的假性囊肿。此外,慢性胰腺炎时,并发的胰外囊肿是由于囊肿破裂,囊液进入胰周所致。Sarles 分类法强调了假性囊肿的形成中异常胰管的重要作用,但是此分类法未提出慢性复发性胰腺炎相关的假性囊肿。针对这一缺陷,在1991年 Degidio 和 Schein 进行了补充,他们把假性囊肿分为3型:Ⅰ型,急性坏死后的假性囊肿,即由急性胰腺炎引起,其发病机制与胰管关系不大;Ⅱ型,也是一种坏死后的假性囊肿,但由慢性复发性的胰腺炎引起,胰管已发生改变,但尚未出现狭窄,且囊肿与胰管相通;Ⅲ型,称为潴留性假性囊肿,由慢性胰腺炎引起,伴胰管狭窄,且囊肿与胰管相通。

3. 根据胰腺坏死范围分类　有研究发现当急性胰腺炎胰腺坏死的范围超过30%时,会出现不同部位的主胰管断裂,因此,有学者认为有必要根据胰腺坏死的范围把坏死后的假性囊肿再分类。

4. 根据胰管的解剖分类　Nealon 和 Walser 把胰管的异常情况与自身的治疗经验相结合,并对假性囊肿进行分类,但临床应用较为有限。Ⅰ型:正常的胰管,与囊肿无相通;Ⅱ型:正常的胰管,与囊肿相通;Ⅲ型:胰管狭窄,胰管与囊肿无相通;Ⅳ型:胰管狭窄,胰管与囊肿相通;Ⅴ型:胰管完全中断;Ⅵ型:慢性胰腺炎,胰管与囊肿无相通;Ⅶ型:慢性胰腺炎,胰管与囊肿相通。

胰腺脓肿

胰腺脓肿由 Fitz 于 1887 年首先报告,由于其症状常被胰腺炎原发症状所掩盖,诊断较难。

Miller 认为:上腹痛、压痛和脓毒血症是胰腺脓肿三联症。

胰腺囊性病变

最近,发现由两种新型胰腺肿瘤引起的胰腺囊性病变,即产生黏蛋白的胰腺癌(mucin producing pancreatic cancer)和胰腺实质囊性腺泡细胞瘤(solid and cystic acinarcell tumor,SCAT),这两种肿瘤均可引起胰腺囊性病变。

大桥等报告,产生黏蛋白的胰腺癌的形态特征是呈囊肿性,癌产生的黏液充满胰管内,引起主胰管扩张并伴有乳头肿大,开口部扩大和有黏液排出。其临床特点如下。

1. 多发生于 60～70 岁的男性。
2. 近 20％患者有胰腺炎史。
3. 40.9％血、尿淀粉酶升高,50％糖耐量异常,45.5％GI 检查发现胃肠有压迫象。
4. B 超和 CT 检查 75％发现胰管扩张和囊肿形成,血管造影 33.3％胰腺周围血管有压迫象。
5. 病变位于胰头者占 76.2％。

胰腺实质囊性腺泡细胞瘤首先由 Hamoudi 等报告,其特点如下。

1. 肿瘤内有明显坏死、出血,坏死物内含有胆固醇结晶。
2. 坏死周围实质部分外周被广泛钙化的厚被膜包绕。
3. 肿瘤部位可发生于头、体、尾,大小为 5～17 cm。
4. 组织学肿瘤细胞呈密集板状排列,并有均匀的明亮胞体,细胞异型结构很少,无核分裂现象向腺泡细胞分化。电镜观察见有酶原样颗粒,故恶性程度低,预后良好。
5. 缺乏特异性临床症状,有时在上腹部可摸到肿块。

异位胰腺的分型

异位胰腺多无临床症状,可在手术或尸检中偶然发现。由于生长于某些特殊位置或发生其他病理变化时,可出现以下 6 种临床表现,也有人称其为 6 型。

1. 梗阻型　位于消化道的异位胰腺,可引起所在器官的压迫或狭窄而出现梗阻症状。如位于胃窦部可引起幽门梗阻;位于乏特壶腹部可引起胆管梗阻;位于肠道可引起肠梗阻或肠套叠等。

2. 出血型　异位胰腺易引起消化道出血,其原因可能系异位胰腺周围胃肠道黏膜充血、糜烂,或侵蚀胃肠道黏膜血管导致消化道出血。

3. 溃疡型　位于胃肠道的异位胰腺,由于受消化液的刺激,可分泌胰蛋白酶,消化胃、肠黏膜而形成溃疡;位于黏膜下的异位胰腺,可压迫上层黏膜引起黏膜萎缩,然后发生溃疡。

4. 肿瘤型　异位胰腺如位于胃肠道的黏膜下层,可使黏膜局部隆起;位于肌层内则可使胃壁或肠壁增厚,容易被误诊为消化道肿瘤。偶尔异位胰腺组织会发生胰岛素瘤,引起血糖过低;恶性变时则出现胰腺癌的表现。

5. 憩室型　异位胰腺组织可位于胃肠道的先天性憩室内,尤其在美克尔憩室内最为常见,并可出现憩室炎、出血等症状。

6. 隐匿型　由于异位胰腺是先天性发育异常,因此,有些病例可终生无任何症状,或在手术或尸检时偶然被发现。

胰腺囊性病变的分类
(Howard-Jordan 分类)

一、假性囊肿(有纤维壁覆盖无上皮)

1. 炎症后　①急性胰腺炎;②慢性复发性胰腺炎。
2. 外伤后　①撞击伤;②穿透性外伤;③开放性外伤。
3. 新生物。
4. 寄生虫　蛔虫。
5. 特发性。

二、真性囊肿(囊壁覆盖有黏液上皮)

1. 先天性 ①单发性囊肿;②多发性囊性病变;③纤维性囊性病变;④皮样囊肿。
2. 后天性
(1) 贮留性囊肿(任何原因引起的胰腺囊性扩张):①炎症性;②外伤性;③寄生虫性——蛔虫;④新生物。
(2) 寄生虫:①细粒棘球绦虫;②绦虫。
(3) 新生物:①良性:a. 囊性腺癌;b. 血管性囊肿。②恶性:a. 囊性腺癌;b. 畸胎瘤。

胰腺分裂症(PD)

1661年,Jahan Rhode 首先描述了胰腺双导管。1685年,Joseph Hyvtl 提出胚胎时背胰和腹胰导管未能融合。以后陆续有几位解剖学家在人和动物胰腺中观察到同样现象。但一直到1903年 Opie 在研究胆石性胰腺炎时,才进一步发现在已经融合的胰腺中,约有10%有导管系统发育异常,主胰管与副胰管未彼此融合,因而使较小的副胰管与副乳头就成为胰腺外分泌的主要排出途径。1910年,他正式命名这种解剖异常为胰腺分裂症。

PD 患者临床可无任何表现,也可并发急性和慢性胰腺炎。

Cotton 把47例 PD 患者,按临床表现分为以下4组。

1. 有腹痛但已明确与胰腺无关者。
2. 伴有特发性胰腺炎而无酗酒史。
3. 有胰腺炎症状又有酗酒史。
4. 有胰性疼痛,尚不能确诊为胰腺炎。

胰腺癌前病变

胰腺癌(PC)是常见的恶性程度较高的消化系统肿瘤,起病隐匿,早期症状不典型,进展快,多数患者就诊时已属晚期。近20年来,PC 总手术切除率和5年生存率(仅为3%)无显著改善。因此,早期诊断和综合治疗已成为改善 PC 治疗效果的关键所在。

癌前病变是恶性肿瘤发展的起始阶段,是给予治疗、阻断恶变的最佳时机。

PC 癌前病变包括胰腺上皮内瘤变、慢性胰腺炎（CP）、导管内乳头状黏液性肿瘤和黏液性囊性肿瘤等。近期的流行病学调查及病理组织学研究进展使得人们对上述病变产生了一些新认识。本文就如何认识和处理 PC 癌前病变作一简要述评。

胰腺上皮内瘤变

胰腺上皮内瘤变（Pan IN）是近些年来提出的新术语，是指胰腺小导管上皮细胞非典型增生至原位癌这一系列癌前病变演变发展的连续过程。

Pan IN 的分级

Pan IN 可分为 3 级，其中 1 级又可分为 A、B 两级。

Pan IN-1A 上皮由高柱状细胞组成，核位于基底，有丰富的黏液性胞质。Pan IN-1B 上皮病变较 Pan IN-1A 出现了乳头、微乳头或基本上为假复层结构。Pan IN-2 上皮病变大多为乳头状结构，细胞核出现异常改变，包括极性消失，核增大，排列拥挤，假复层等。Pan IN-3 上皮病变通常是乳头或微乳头状结构，细胞核失去极性，出现营养不良性杯状细胞，偶可见异常核分裂。此类细胞核形态类似于癌，但无基底膜的侵袭。

Pan IN 与 PC 的发生

已有多项研究证实 Pan IN 是 PC 发展过程中的重要阶段。从正常胰腺到 CP 和胰腺导管腺癌，组织中 Pan IN 发生率逐渐增加，尤以高级别 Pan IN 更为显著，且高级别的 Pan IN 病变仅见于胰腺癌和 CP 组织中。

有学者发现，浸润癌恒定表达黏蛋白 24，Pan IN 随着级别的增加，黏蛋白 24 表达增强。近期多项研究显示，环氧合酶 2（COX-2）及 $p53$ 在高级别 Pan IN 组织及 PC 组织中的表达明显强于低级别 Pan IN 组织及正常胰腺组织，并存在统计学差异。

国外已有学者应用二甲基苯并蒽制作大鼠 PC 模型，动态观察到 Pan IN 向 PC 发展的形态学变化过程。

对 Pan IN 的认识亟待提高

由于 Pan IN 为胰腺上皮组织形态学变化，非肿块形成阶段，临床上无腹痛、黄疸、消瘦等特殊症状，给早期诊断带来巨大困难。至今尚未成功分离和建立 Pan IN 细胞株，既往获得的有关 Pan IN 细胞特性认识主要源于对 Pan IN 和 PC 混合性组织的分析，故目前医学家对 Pan IN 的生物学特性缺乏系统而全面的认识。

如何识别和诊断 Pan IN 已成为提高 PC 早期诊断和改善 PC 预后的关键之一。随着基因生化分析手段的发展，相信 Pan IN 将成为未来的早期阻断 PC 发展的理想靶点。

慢性胰腺炎

慢性胰腺炎（CP）已公认为是 PC 的病因之一，CP 与 PC 密切相关。一项由 6 个国家对 2 000 多例确诊为 CP 的患者进行 2 年以上的联合调查表明，CP 患者 PC 发病相对危险增加 16 倍。另一项大规模流行病学调查显示，PC 发生与 CP 病程呈正相关。对 CP 患者随访 10 年及 20 年发现，分别有 2% 和 4% 发展为 PC。

如何识别 CP 与胰头癌

肿块型 CP 和胰头癌的临床上有时难以区分，两者通常以梗阻性黄疸和胰头肿块为首发表现。肿块型 CP 的黄疸和腹痛的主要特点为轻微、波动性、间歇性，而胰头癌的黄疸和腹痛常以渐进性加重为特点。病史在一定程度上有利于两者鉴别。肿瘤标志物糖类抗原 19-9（CA19-9）、糖类抗原 242（CA242）、癌胚抗原（CEA）对于鉴别诊断具有参考价值，有报道称 CA19-9 对 PC 诊断的特异性为 90%，而肿块型 CP 的 CA19-9 通常低于 100 U/dl。

在影像学方面，CT 可发现胰腺钙化、胰管扩张和胰管结石等 CP 的典型变化，而胰头癌表现为胰头肿块、胰管扩张及胰腺萎缩等。逆行胰胆管造影可清楚地显示胰胆管的病变部位、梗阻性质，有无狭窄及扩张情况、结石等，也可刷取胰管壁细胞、抽取胰液行细胞学检查及 K-ras 突变基因检测，同时可放置胰管、胆管支架行内引流术治疗。

导管内乳头状黏液性肿瘤（IPMN）

IPMN 分类

胰腺导管内乳头状黏液性肿瘤（IPMN）占胰腺肿瘤的 5%～7.5%，胰腺囊性肿瘤的 21%～33%。其生物学行为多样，根据导管内肿瘤发生部位又可分为主胰管型、分支胰管型和混合型。

根据上皮不典型增生程度，IPMN 可被分为导管内乳头状黏液腺瘤、交界性导管内乳头状黏液腺瘤和导管内乳头黏液癌。

近年来，日本学者认为应将导管内乳头状黏液癌再细分为非侵袭性癌、微小侵袭癌和侵袭癌，通过此分层分析后发现，非侵袭性癌与微小侵袭癌患者远期生存率相同,而侵袭癌预后较差,出现淋巴结转移或远处转移后与晚期胰腺导管腺癌相似。

早期胰腺癌(一)

1. 癌直径≤2 cm。
2. 未侵犯胰腺包膜,未累及周围淋巴结。
3. 无远处转移。

早期胰腺癌(二)

近年来,胰腺癌的发病率和病死率呈逐年上升趋势,全球每年胰腺癌的新发病例约为23.2万人。胰腺癌是病死率最高的恶性肿瘤,其发病率和病死率比率接近1∶0.99。手术切除是唯一可能根治胰腺癌的治疗方法。据美国SEER统计,2001年胰腺癌的总体5年生存率是5.2%,经根治性手术切除患者的5年生存率也仅为18%。其存活率在25年中提高甚微。因此,胰腺癌的早期诊断是目前改善预后的唯一途径。

一、早期胰腺癌的界定

1. 直径≤2 cm的胰腺癌,治疗后患者5年生存率为30%~60%;
2. 分化好的Ⅰ期胰腺癌或微小胰腺癌(直径<1 cm),无淋巴结和血管侵犯,无远处转移,5年生存率超过了75%。

目前认为,胰腺导管上皮内瘤变(Pan IN)是胰腺癌的癌前病变。胰腺癌的发生是由Pan IN逐步演变的结果,即正常上皮→Pan IN 1A→Pan IN 1B→Pan IN 2→Pan IN 3→PDAC。从各级Pan IN到侵袭性癌的时间为17个月~10年。因此对无症状患者进行筛查才有可能发现早期胰腺癌。

二、胰腺癌的高危人群筛查和早期临床表现

约8%的胰腺癌有遗传性因素,具有明确胰腺癌遗传背景的人群包括:家族性胰腺癌、Peutz-Jeghers综合征、家族性乳腺癌-卵巢癌等。在胰腺癌的散发人群中确定高危人群是提高早期诊断的关键之一。

吸烟者发生胰腺癌的风险是不吸烟者的2倍左右。有慢性胰腺炎病史者患胰腺癌风险会增加7.2倍,其中年龄<55岁的慢性胰腺炎患者患胰腺癌风险增

加10倍,慢性胰腺炎可能是部分胰腺癌的继发改变。多数研究认为,糖尿病可作为胰腺癌的早期表现,发生在胰腺癌诊断前2年内的糖尿病为新发糖尿病,而新发糖尿病中0.85%为胰腺癌,患胰腺癌的风险为普通人群的7.8倍。因此,对无症状的高血糖患者进行胰腺癌筛查可能有临床实用价值。

胰腺癌患者早期会出现厌食和体重下降等不典型的症状,易被忽视。患者在腹痛及黄疸症状出现前或同时出现腹胀不适、消瘦、食欲不振、腹泻、恶心和乏力等症状,有些症状在出现腹痛和黄疸前1年左右就持续存在,应引起注意。

对于年龄大于50岁的男性、肥胖、吸烟饮酒史、高脂血症、慢性胰腺炎、新发2型糖尿病及胰腺癌家族史等高危人群应予以早期筛查。目前,制定早期胰腺癌的筛查流程是亟待解决的问题之一。而散发性胰腺癌的高危人群的确定也是一个极复杂的问题。

三、特异性肿瘤标志物对早期胰腺癌的诊断

CA19-9、CEA仍然是目前诊断胰腺癌临床常用肿瘤标志物,特异性分别到达73%和75%,CA19-9假阳性多见于胰胆系统的炎性介质反应和阻塞性疾病。Angela等发现可溶性补体i3b在影像学能诊断胰腺癌前4个月血清浓度就已经升高,与CA19-9联合应用特异性更强,说明可溶性补体i3b对早期诊断胰腺癌可能具有较高价值。Bussom等分析了68例胰腺癌患者及相应健康对照者血清,结果显示,血清PAM4是一个极有前景的胰腺癌筛查标志物,诊断Ⅰ期病变的敏感性和特异性达54%和75%,总的诊断敏感性和特异性为81%和95%。黏蛋白家族(MUC1)、癌胚抗原细胞相关黏附分子(CEACAM-1)、巨噬细胞抑制因子(MIC-1)、胰液DNA甲基化、粪便K-ras、TSGF、SPARC等一些处于临床评估状态指标均显出一定的诊断价值。如:MUC1在区分胰腺癌与正常组织的敏感度(90%)优于CA19-9,而在区分胰腺癌与慢性胰腺炎时的敏感度(43%)低于CA19-9。因此,联合应用多种肿瘤标志物检测可以增加早期胰腺癌的诊断率。

在胰液中通过蛋白质组学研究新发现磷脂结合蛋白A4、原肌球蛋白2、s100A8、pg96和半乳凝素-1等在癌组织中特异地高表达,有望成为新肿瘤标志物。

K-ras基因12密码子的点突变主要发生在胰腺癌的早期阶段,胰腺癌中K-ras的突变出现可远远早于细胞组织学的改变,因此对其进行跟踪随访对早期诊断胰腺癌有一定价值。端粒酶基因与细胞老化和细胞周期调控有关,在胰腺癌组织中端粒酶阳性率为95%,在胰腺癌患者胰液中,端粒酶阳性率为92%,而良性胰液标本中为18%,因此测定胰液或组织端粒酶活性有助于胰腺良恶性

疾病的鉴别诊断。

微小 RNA(microRNA)与肿瘤的发生、诊断、治疗和预后密切相关,是由 21~25 个核苷酸构成的非编码短序列单链 RNA 分子。联合检测血浆中 miR-210、miR-21、miR-155 和 miR-196a 可诊断出早期胰腺癌,血清中 miR-155 和 miR-196a 的差异可以有效地区分胰腺癌与慢性胰腺炎。血清中 miR-196a 的表达也可以预测胰腺癌患者的预后,高表达 miR-196a 的患者生存时间显著降低。虽然 microRNA 作为胰腺癌早期诊断的实际应用仍需在大样本临床患者应用中得到验证,但多数学者普遍认为,采用多种标志物联合检查并建立相应的肿瘤标志物谱将成为今后早期诊断胰腺癌的研究方向。

四、内镜在早期胰腺癌诊断中的地位

1. 超声内镜联合细针穿刺活检　超声内镜(endoscopy ultrasound,EUS)是诊断胰腺癌敏感性、特异性、准确性最好的检测方法。EUS 能发现 2~3 mm 大小的病灶,其检查结果与手术探查的吻合率为 85%~100%。EUS-FNA 通过细针穿刺获得的组织病理学诊断,已被推荐为高危人群的筛查首选方法。研究表明,EUS-FNA 对胰腺肿瘤诊断的敏感性优于 CT 或超声引导下细针穿刺活检的敏感性(84% vs 62%)。EUS 对胰腺癌高危患者的临床相关病变发现率高,可以检出 6%~8% 的无症状癌症和 16% 的癌前病变。

EUS 在检查小胰腺癌时比 CT 和 MRI 更准确,但肿瘤直径越大,EUS 识别的准确性反而越低,EUS 评估直径<3 cm 胰腺癌的准确率达 90%,而对于直径>3 cm 者准确率仅 30%。EUS 对胰腺癌的临床分期与术前可切除性的判断提供可靠的依据。可以探测肿瘤浸润的深度、范围及淋巴结转移情况,且能清楚地显示肿瘤和血管之间的比邻关系。最新研究发现,定量内镜下超声弹性描述法(qualitative endoscopic ultrasound elastography)通过计算弹性商值(B/A,其中 B 和 A 分别代表对照和胰腺病灶的超声弹性值)可显著提高对胰腺癌与炎性肿块的鉴别。对胰腺癌诊断的特异性与敏感性分别为 92% 与 100%。

2. 内镜下收集胰液检测肿瘤标志物　胰液中 CA19-9 和 CEA 水平检测对胰腺癌诊断与鉴别诊断有一定价值。近年来,胰液中新的肿瘤标志物也不断被发现,Chen 等报道,前梯度蛋白 2(anterior gradient-2)在胰腺癌癌前病变、胰腺上皮内高级别瘤变及胰腺癌患者胰液中显著高于慢性胰腺炎,在与良性胰腺疾病鉴别中其敏感性、特异性分别为 64% 和 90%。研究报道,人端粒酶逆转录酶(human telomerase reverse transcriptase,hTERT)是一种极有前景的胰液恶性肿瘤标志物,对胰腺良、恶性疾病鉴别的敏感性、特异性、准确率分别为 85.1%、82.1% 和 84.3%。另外,对胰液中 miR-

155、人穹窿蛋白(MVP)、胰腺分泌性蛋白酶抑制剂(PSTI)、组织因子通道抑制剂(TFPI-2)、分泌型凋亡相关蛋白2(SARP2)等检测均有可能成为新的胰腺肿瘤早期诊断标志物。

3. 内镜下胰管内黏膜活检　内镜下胰管内黏膜活检可以在直视下对主胰管或者扩张的胰管分支内可疑组织进行活检,显著提高病灶的早期确诊率,是当前明确不明原因胰管狭窄的最重要的辅助检查。另外,胰管镜也可以进行胰管结石的取出镜下治疗。经口微细胰管镜对小胰腺癌有重要诊断价值,小胰腺癌的镜下表现为表面凸凹不平、色赤、隆起、易出血或糜烂。

五、其他影像学检查在早期胰腺癌诊断中的作用

1. 超声检查　针对小胰腺癌的影像学敏感性研究显示,腹部超声的诊断敏感性为52.4%,而内镜超声可达95.2%。Poley等发现EUS可以在无症状胰腺癌高危人群中诊断出6.8%的胰腺癌。因此内镜下超声是诊断小胰腺癌最敏感的手段之一。同时创伤性检查内镜逆行胰胆管造影(endoscopic retrograde cholangiopan-creatography,ERCP)和血管造影受检人数明显减少,且逐渐由诊断、诊断加治疗向单纯治疗方面过渡。

2. CT检查　CT检查对于早期胰腺癌的诊断有重要意义,敏感性为42.8%,且随肿瘤直径的减小而降低,直径<1.5 cm时,敏感性为67%～77%,而直径>2 cm时,敏感性达100%。随着技术与图像分辨率的进步,CT作为首选的无创性早期胰腺癌筛查仍是当前最具价值的影像学评价手段。MRI对胰腺囊性肿瘤的诊断优于CT,但对于实体肿瘤的诊断低于CT,在小胰腺癌合并胰腺炎时,MRI较CT或EUS更易发现病灶,同时对有肝脏转移灶的检出率也高于CT。

3. PET-CT检查　PET-CT诊断胰腺癌的准确率达85%～93%,显像灵敏度为85%～100%,且其灵敏度不依赖于病灶的大小而改变。PET-CT检查不仅能准确显示病灶的范围、大小及其与邻近组织器官的关系,还能提供肿瘤生物学活性的信息,帮助判断是否适宜进行手术治疗及选择何种手术方法。与CT类似,PET对直径>1 cm的胰腺癌的敏感度可达97%,对直径<1 cm的胰腺癌的敏感度只有43%。目前关于PET/PET-CT诊断胰腺癌及临床分期的研究并不多,且PET的费用昂贵,使其作为早期胰腺癌的筛查手段尚不合适。PET-CT结合肝-肠-胰腺癌(HIP)/胰腺炎相关蛋白(PAP)等特异的分子标志物有望进一步提高早期胰腺癌的诊断率。

早期胰腺癌(EUS 和 EUS - FNA)

中国胰腺癌的发病率逐年上升,目前排在各种恶性肿瘤的第 6 位。胰腺癌的早期发现是长期困扰医学界的难题,应用传统的方法,绝大多数病例一经发现即为晚期。晚期胰腺癌的手术切除率很低,预后很差。早期发现是提高胰腺癌预后的唯一方法。

胰腺癌的影像检查方法比较

胰腺癌的影像检查方法包括计算机断层扫描(CT)、磁共振成像(MRI)、超声内镜(EUS)、正电子发射体层摄影(PET)- CT、腹腔镜超声、术中超声等,每种方法都有助于胰腺癌的发现、分期及手术切除可能性的判断。

多层螺旋 CT 是最常用且有效的检查手段;MRI 定性效果较好,有时可帮助区分 CT 难以鉴别诊断的胰腺肿块(区分炎性包块、局部脂肪浸润、脓肿及肿瘤)。

EUS 是最敏感的胰腺癌检查手段之一

EUS 发现胰腺微小病变的敏感性很高,可发现仅几毫米的病变,但单纯依靠影像诊断胰腺癌不太可靠。所以,当 CT 和 EUS 都难以区分胰腺肿块的性质时,内镜超声引导下细针穿刺术(EUS - FNA)是不错的选择。德威特(Dewitt)等人比较得出:在发现胰腺肿瘤方面,EUS 比 CT 更加敏感。大多数的文献认为在胰腺癌 T 分期上,EUS 优于 CT;而对于 N 分期和手术切除可能性判断的准确率上,EUS 和 CT 准确率相近,且信息互补。

EUS - FNA 是获取胰腺病理的主要方法

现有的影像检查手段有时难以区分胰腺肿块的性质,获取确定性的病理诊断往往是必要的。获取胰腺病理的微创方法包括 CT 引导、超声引导、EUS 引导和腹腔镜引导下的活检,其中 EUS - FNA 已经成为获取胰腺病理的最主要方法,对 EUS - FNA 获取的样本进行原癌基因(K - ras)的突变检测和抑癌基因 p16、DPC4 的缺失检测能提高诊断准确性。

EUS 对胰腺肿瘤的诊断

EUS 下正常胰腺形态

EUS 可近距离清晰显示出胰腺的实质回声和胰管形态,EUS 下正常的胰腺组织回声显示为细腻的网格状均质回声(也有人称为"盐和胡椒"的外观),胰管穿行于胰腺组织回声中央,呈圆滑的无回声管状结构,胰头部胰管的正常管径不大于 3 mm,胰颈部胰管的正常管径约 2 mm,胰尾部胰管的正常管径约为 1 mm,分支胰管一般未能显示。需注意的是,由于胰腺腹侧组织和背侧组织发育过程中的差异,腹侧胰腺的组织回声往往会比背侧胰腺的组织回声偏低、更不均匀,易误诊为肿瘤。

胰腺癌分期方案

T0 无原发肿瘤证据;Tis 原位癌;T1 病变局限于胰腺组织内部,最大直径≤2 cm;T2 病变局限于胰腺组织内部,最大直径＞2 cm;T3 肿瘤向胰腺外生长,尚未累及腹腔干或肠系膜上动脉;T4 肿瘤累及腹腔干或肠系膜上动脉(表 5-17)。

表 5-17 胰腺癌 TNM 分期方案

原发肿瘤(T)	定 义
Tx	原发肿瘤无法评估
T0	无原发肿瘤证据
Tis	原位癌
T1	肿瘤局限于胰腺组织内部,最大直径≤2 cm
T2	肿瘤局限于胰腺组织内部,最大直径＞2 cm
T3	肿瘤向胰腺外生长,侵及胰腺周围组织但尚未累及腹腔干或肠系膜上动脉
T4	肿瘤累及腹腔干或肠系膜上动脉(手术无法切除)
区域淋巴结(N)	定 义
Nx	区域淋巴结转移无法评估
N0	无区域淋巴结转移
N1	有区域淋巴结转移
远处转移(M)	

(续表)

M0	无远处脏器转移		
M1	有远处脏器转移,如肝转移、腹膜扩散		
G 组织病理学分级	定 义		
Gx	分化程度无法评估		
G1	高分化		
G2	中分化		
G3	低分化		
G4	未分化		
分期	T	N	M
0 期	Tis	N0	M0
ⅠA 期	T1	N0	M0
ⅠB 期	T2	N0	M0
ⅡA 期	T3	N0	M0
ⅡB 期	T1~3	N1	M0
Ⅲ 期	T4	任何 N	M0
Ⅳ 期	任何 T	任何 N	M1

如何利用 EUS 诊断胰腺癌

EUS 显示胰腺癌为边缘不整的不均质低回声肿块,有时候伴有无回声的囊性坏死区。要检查壶腹周围癌和钩突癌应将 EUS 探头置于十二指肠降部壶腹水平;要检查胰头癌和门静脉及合流处,一般应将探头置于十二指肠球部水平,如采用线阵超声内镜也可将探头置于胃体部扫查;要显示胰体、胰尾、腹腔干和脾动静脉应将探头置于胃体胃底检查。要显示病变与血管之间的关系应仔细检查,避免探头倾斜或扫查不充分所造成的误诊。要确定淋巴结的性质,需结合淋巴结的大小、形状、边缘和内部回声以及细针穿刺细胞学检查来判断。

EUS-FNA 对胰腺病变的诊断

胰腺良恶性病变的鉴别是 EUS 诊断学难点,单纯依靠影像学特点鉴别这两类疾病的特异性差,EUS-FNA 可获得病变部位组织进行病理诊断,提高了

EUS 对于胰腺疾病诊断及胰腺肿瘤分期的特异性。

EUS-FNA 诊断胰腺肿瘤的优势

EUS-FNA 对于胰腺肿瘤的诊断准确率为 60%～90%，对于良恶性淋巴结的鉴别准确率高于 90%。罗施（Rosch）等报告 EUS 对胰腺恶性疾病和炎性疾病的总体准确率分别为 76% 和 46%。传统方法多采用经皮穿刺行细胞学检查，EUS 引导下行胰腺细针穿刺与之相比有明显优势，由于 EUS 排除了腹壁脂肪、肠腔气体等因素对图像质量的影响，采用较高的超声频率，以最近的距离对胰腺组织进行扫描，从而使其对胰腺疾病的显示效果明显优于体表超声，在 EUS 引导下可对直径仅 5 mm 左右的病变进行穿刺。

应用 EUS-FNA 诊断胰腺疾病首先由维尔曼（Vilmann）等报告（GIP Hancke/Villmann 针为维尔曼等人设计）。随后张（Chang）等报告了对 1 例患有胰头部 1.6 cm 肿瘤的患者进行经十二指肠的 EUS-FNA 操作，获得了充足的组织，证实了肿瘤的诊断。乔瓦尼尼（Giovanini）等报告了 43 例胰腺肿瘤患者行 EUS-FNA，有 27 例为胰腺癌，4 例为神经内分泌肿瘤，5 例为囊腺瘤，得出 EUS-FNA 总体敏感性、特异性和准确率为 75%、100% 和 79%。

胰腺细针穿刺的风险

最常见的问题就是大量出血，如果在行 EUS 时仔细地检查并避开血管结构，大量出血完全可以避免，所以在穿刺之前应用彩色多普勒功能检查进针路线中的血管是必要的。对于胰腺癌患者进行 EUS-FNA 操作发生腹膜转移的风险低于经皮穿刺。应用 EUS-FNA 的其他严重并发症（如胰腺炎、腹膜炎、腹水和胰瘘等）的发生率极低。格雷斯（Gress）等为 208 例患者进行了细针穿刺，只有 4 例（2%）患者出现并发症，其中大量出血和胰腺炎各两例。瓦拉达拉于卢（Varadarajulu）等研究了胰腺囊性病变穿刺后囊肿内急性出血的发生概率，约为 6%，患者无症状或一过性腹痛。多位著名内镜超声专家联合统计了 467 例行 FNA 的患者而得出结论，实质性病变 FNA 的并发症发生率（0.5%）较囊性病变 FNA 的并发症发生率（14%）低，所以对于胰腺囊性病变的穿刺要注意权衡利弊，避免不必要的操作。但李（Lee）等人统计了 603 例胰腺囊肿穿刺，并发症发生率仅为 2%（13/603 例），认为与实质性病变穿刺并发症发生率相似。

早期胰腺癌诊断标志物

胰腺癌是严重危害人类健康的恶性肿瘤之一,病死率与发病率之比达0.95/1。2011年发布的全球肿瘤统计数据显示,在常见恶性肿瘤中,胰腺癌的发病率和病死率分别位居第13位和第7位,并呈明显的上升趋势。在中国,以上海为例,胰腺癌的发病率已达中等发达国家水平,病死率已跃居第5位。85%的胰腺癌患者在获得诊断时已处于疾病的晚期,使多数患者失去了手术根治的机会,即使经过积极的综合性治疗,其中位生存期也仅为6~9个月,因此,早诊断是提高胰腺癌疗效的最重要手段。

然而,早期胰腺癌患者缺乏特异性症状,临床检出和诊断困难,因此对肿瘤标志物的探索已成为当下胰腺癌早期诊断的研究热点。CA19-9是目前胰腺癌最常用的临床诊断标志物,其敏感性和特异性分别为93.1%和78.3%。胰腺癌患者的血清CA19-9水平通常是正常值的3倍以上或呈持续升高的状态,但在某些良性胆道和胰腺疾病(例如急慢性胰腺炎、肝炎和胆道梗阻)患者中,CA19-9水平也会升高。其他的肿瘤标志物如癌胚抗原(CEA)、CA242等,因其敏感性和特异性低而在临床上使用受限。鉴于胰腺癌早期诊断标志物的重要性以及缺乏相关的数据,探索新型肿瘤标志物就显得愈发迫切,本文将就此展开综述。

一、抗体微阵列技术

抗体微阵列是蛋白质微阵列技术的一种,是将抗体作为捕获分子固定于载体表面来进行免疫分析的技术。

霍艾泽尔(Hoheisel)等建立了胰腺癌抗体微阵列平台,并采用彩色预染蛋白质分子量标准,对胰腺癌患者和健康对照者的血液和尿液进行分析,结果获得了很高的准确性和可重复性。其优势在于不需要预先去除血液中的脂质和高丰度的蛋白质,从而简化了流程,节约了时间,同时避免了样本处理所致的偏倚。

桑奇兹(Sanchez)等发现,包含254个抗体的微阵列在检测血清蛋白表达谱时,敏感性可高达93.7%,并且通过免疫组化、组织芯片技术验证了血清蛋白中差异表达最高的c-met与胰腺癌患者的分期、生存率相关。这些研究结果为胰腺癌免疫诊断芯片的开发奠定了一定的基础。

上述研究表明,抗体微阵列技术在生物标志物筛查中具有应用前景,但将其广泛用于临床还有待进一步的研究和完善。

二、蛋白标志物

黄(Hwang)等通过免疫组化分析发现,胰腺癌组织中 UL16 结合蛋白 2 (ULBP2)的水平比邻近的正常胰腺组织高,并且所有胰腺癌患者的血清 ULBP2 水平均显著高于健康人群($P<0.0001$)。中国台湾长庚大学研究者的研究结果表明,在胰腺的早期诊断中,ULBP2 的诊断效果(敏感性和特异性)优于 CA19-9,两者联合诊断胰腺癌的效果比单用任何一种标志物都更佳。对于其他肿瘤如胃癌、结直肠癌以及鼻咽癌,并没有发现 ULBP2 水平的增高。

高迁移率族蛋白 A1(HMGA1)是依靠 cDNA 微阵列技术发现的另一种潜在的肿瘤标志物。它是一种结构性转录因子,通过与 DNA 分子结合来调节基因的表达。多数胰腺导管腺癌存在 K-ras 基因突变,该突变使下游信号通路出现异常,最终导致了肿瘤的发生。研究人员的早期研究显示,在 90% 以上胰腺导管腺癌患者的癌组织中,HMGA1 水平显著升高,其通过调节 Ras/ERK 信号通路来产生致癌效应。特雷夫(Treff)等采用 RNA 靶向干扰法来降低胰腺癌细胞 HMGA1 的表达,结果发现癌细胞的侵袭性和增殖能力均显著下降,同时出现了对药物的增敏作用,而在对照组中胰腺癌细胞出现了抵抗依赖细胞基质的凋亡现象。此外塔尔贝(Tarbe)等发现,在胰腺导管腺癌中,HMGA1 基因的高表达与癌细胞的转移潜能相关。

在胰液中寻找胰腺癌早期诊断标志物也取得了一定的进展。中国山东省医学科学院的研究者通过蛋白质印迹技术,分别对 9 例胰腺导管腺癌患者和健康对照者的胰液进行了分析,结果发现在胰液内差异表达的几种蛋白中,胰腺导管腺癌患者的基质金属蛋白酶 9(MMP-9)的表达上调,显著高于健康对照者。后续的研究对不同人群的血清 MMP-9 水平进行了比较,结果表明,胰腺导管腺癌患者的血清 MMP-9 水平显著高于慢性胰腺炎患者($P=0.009$)和健康人群($P=0.027$)。这些研究结果为 MMP-9 作为早期诊断标志物提供了依据。

三、微小 RNA(miRNA)

miRNA 是长度约为 21 nt 的无编码功能的小分子 RNA,其通过和靶 mRNA 特定序列互补或不完全互补结合,诱导靶 mRNA 降解或阻止其翻译而发挥作用。在真核细胞的基因表达、细胞发育分化等方面,miRNA 起着重要的调控作用,同时也有望成为胰腺癌早期诊断的重要生物标志物。

miRNA 在包括胰腺癌的多种肿瘤中发挥重要作用。研究者通过细针穿刺对可疑胰腺癌患者的组织进行了分析,结果发现 miRNA-217 仅存在于健康人体的胰腺组织中,而 miRNA-196a 仅出现在胰腺导管腺癌患者的组织中,并且两者均呈现出极高的特异性。后续的研究表明,胰腺导管腺癌患者癌变组织中的

miRNA-196a含量越高,患者的生存期就越短。戈金斯等的研究结果显示,在胰腺癌和慢性胰腺炎患者中,血清 miRNA-200a 和 miRNA-200b 的水平显著升高。

2011年,有学者报告,通过对 miRNA-196a、miRNA-210、miRNA-375等的检测,可将胰腺导管腺癌诊断的准确性提高 2~3 倍。

目前有越来越多的研究结果显示了 miRNA 在胰腺癌早期诊断中的前景,但由于 miRNA 种类、结构的多样性以及受到现有技术的制约,将 miRNA 用于胰腺癌的早期诊断还有待进一步的研究。

四、基因相关标志物

胰腺癌的发生发展是遗传和表遗传突变不断积累的过程,这已经得到全基因组关联研究(GWAS)以及日本研究结果的证实。

一项对胰腺癌患者($n=3\ 851$)和健康对照者($n=3\ 934$)的 551 766 个单核苷酸多态性(SNP)进行的研究显示,8 个分布于 3 个染色体区域的 SNP 可影响胰腺癌的发病风险,两个 SNP 位于染色体 13q22.1 的非转录区(Kruppel 样转录因子 KLF5 和 KLF12 之间),KLF5 在胰腺癌中过表达,从而介导非 K-ras/RAF/MAPK/ERK 信号传导通路。5 个 SNP 位于染色体 1q32.1 的 105 kb 区域,包含 NR5A2 基因,该基因与胰腺的发育和内稳态有关,也和脂联素基因的激活相关,这进一步确立了肥胖与胰腺癌发病风险增加的相关性。1 个 SNP 位于染色体 5p15.33 的 CLPTM1L 基因的内含子上,CLPTM1L 与肿瘤的发生相关。

在日本人群中进行的第一项 GWAS 分析显示,与胰腺癌相关的 SNP 位于 3 个染色体(6p25.3、12p11.21 和 7q36.2)区域,这些 SNP 与胰腺癌发病风险的中度增加相关。

上述研究均为回顾性的,为了让这些研究结果更好地用来预测胰腺癌的发病风险,还需要将这些基因标志物与流行病学危险因素结合起来,并进行前瞻性研究。

胰腺癌的规范诊断(一)
[NCCN 指南 2010(中国版)]

在北京召开的第三届美国国立综合癌症网络(NCCN)亚洲学术会议上,修订《NCCN 胰腺癌临床实践指南 2010(中国版)》是会议的重要内容之一。在修订会上,中国专家介绍了中国版修订的主旨和过程,特别是在主要诊疗流程上提出了修改意见,得到了国外专家的赞同,后者表示在原版指南的修改中也会接受中国专家的意见。《NCCN胰腺癌临床实践指南》作为目前国际公认的胰腺癌诊治规范,具有重视证据、严谨实用、不断更新等鲜明特点。中国版的出台,使其更适合中国国情,方便中国医生使用,为规范我国的胰腺癌治疗将起到不可替代的作用。

一、背景介绍

NCCN由美国21家顶尖肿瘤中心组成,其宗旨是为肿瘤患者提供最佳的临床诊治建议,主要通过制订NCCN系列临床实践指南并对指南进行推广、宣教来达到这一目的。自1995年至今,NCCN已经推出了40余种肿瘤的临床实践指南,覆盖了绝大部分常见肿瘤,在全球范围内具有很高的权威性,并被广泛接受。自2006年开始,在中国工程院孙燕院士召集下,NCCN与国内专家合作,推出了部分常见恶性肿瘤的NCCN指南中国版,并以每年新增2~3种中国版指南的速度推动中国乃至亚洲的肿瘤规范化诊治。

二、重视循证医学证据

NCCN把临床诊疗指南的内容按循证医学推荐指数进行了分级。1级表示推荐内容基于高水平的证据,并且在NCCN指南制定专家组成员中具有广泛共识,该建议值得信赖。2A级表示推荐基于包括临床经验在内的较低水平证据,指南制定专家组成员对此达成了共识,因此该建议也是可以信赖的。除特殊标明外,NCCN临床诊治指南中所有建议都为此级别。2B级表示推荐内容基于包括临床经验在内的较低水平证据,指南制定专家组成员对于该建议的适用性意见不一致,但无较大分歧。3级表示指南制定专家组存在较大分歧。

只有高质量的多中心随机临床研究证据才是可信的,因此NCCN临床指南鼓励患者参加临床试验,这对于患者获得最好的医疗服务、促进医学发展、改善胰腺癌疗效均有所帮助,而这一点正是国内目前比较欠缺的。国内的胰腺癌治疗缺乏大样本、多中心、规范的临床研究作为临床实践的指导,存在着诊治水平参差不齐、片面讲究手术范围、适应证掌握不严、缺乏长期随访等弊端,致使疗效较差。因此,推广《NCCN胰腺癌临床实践指南》在当前具有更加重要的现实意义。

三、结构严谨、实用性强

《NCCN胰腺癌临床实践指南》包括5大部分,下面分别予以简单介绍。

1. 胰腺癌诊治流程　此部分为指南的核心,详细介绍了不同阶段胰腺癌的诊断要点和治疗方法,具有较强的可操作性。在临床表现和检查部分,重视动态螺旋CT多期、薄层扫描和超声内镜(EUS)及细针穿刺活检(FNA)的作用。对于无远处转移的肿瘤，无黄疸的可切除、临界可切除、局部晚期无法切除的肿瘤，有黄疸的可切除、临界可切除、局部晚期无法切除的肿瘤，均制定了切实可行的诊治流程。其中，指南强调了取得病理学证据的重要性，同时增加了腹腔镜探查的应用，并对切除后复发的肿瘤制定了诊治流程。这些诊治流程环环相扣，具有很强的可操作性，并且提出了每一步的证据等级，充分体现了指南的严谨性。

2. 胰腺癌诊治原则　介绍了胰腺癌的诊断和分期原则、可切除性的判定标准、放疗原则、化疗原则以及姑息和支持治疗原则。该部分提出了临界可切除(borderline resectable)的概念。

3. 分期分级标准　采用国际公认的美国癌症联合委员会(AJCC)胰腺癌TNM分期(2002)标准。

4. 讨论　此部分提供了大量临床研究的重点摘要，是对诊治流程的解释和证据支持。

5. 参考文献

因此，《NCCN胰腺癌临床实践指南》就是一部结构严谨、内容丰富、证据翔实的教科书。

四、把握进展、及时更新

NCCN临床诊治指南的更新都不是定期的，而是根据最新的临床研究进展及时更新，这种即时更新保证了指南的时效性。

《NCCN胰腺癌临床实践指南》基于临床研究的新进展作了多处更新，体现了目前胰腺癌诊治的最新进展和趋势，例如：①"动态螺旋CT"变为"胰腺CT"，使之成为专有名词，其具体含义是依据规定的胰腺专用规程进行扫描，比如三期成像加薄层扫描；②提出腹腔镜探查及肺瘤分期，在一些治疗机构中，诊断性分期腹腔镜手术在切除术前或化放疗中常规应用，用于排除影像学检查无法发现的转移灶(尤其是胰体和胰尾病灶)，或在一些肿瘤播散风险更高的患者中选择性应用；③在辅助治疗中推荐吉西他滨全身治疗序贯化放疗(基于5-氟尿嘧啶)，依据CONKO 001研究结果，吉西他滨作为可切除胰腺癌患者的术后辅助化疗相对于单纯观察能显著改善无病生存期和总生存期。

新名词、新技术和新理论的及时补充和完善，是NCCN临床诊治指南不过时并被广泛认可的重要因素之一。

胰腺癌的规范诊断(二)

(中国国家癌症中心 中国医学科学院肿瘤医院胰腺肿瘤中心)

规范化诊断

一、早期诊断

早期胰腺癌是指T1N0M0(ⅠA期),而小胰腺癌、微小胰腺癌分别是直径<2 cm和<1 cm的胰腺癌。60%的直径<2 cm胰腺癌已有淋巴结等转移,仅40%为早期。因此,小胰腺癌不等于早期胰腺癌。大量临床资料证明,早期诊断是提高胰腺癌整体疗效的关键。

早期胰腺癌发现率低(5%),且多是偶然发现。究其原因,有以下几点:①胰腺癌是低发病率肿瘤,"高危人群"普查实用价值低、可操作性差、效价比低;②胰腺癌早期临床表现无特异;③肿瘤标志物(CA19-9)阳性率低,特异性和敏感性差;④影像学诊断分辨率低,特异性和敏感性差;⑤组织细胞学诊断取材困难;⑥医患重视不够,警惕性差。

克莉丝汀(Christine)等通过全基因组-外显子组测序,分析来自同一患者的原发胰腺癌及一处和多处转移瘤,发现胰腺癌由截然不同的克隆亚型组成,确定了转移性癌在原发肿瘤内的演化图,从正常组织到原位癌、非转移性肿瘤形成需11.7±3.1年,到转移性癌出现需6.8±3.4年,到广泛转移、患者死亡需2.7±1.2年。这说明胰腺癌具有相当长的窗口期供我们发现,只是目前临床上采用的检测手段达不到要求而已。

吸烟已被证实为胰腺癌的危险因素,而慢性胰腺炎、糖尿病(尤其是迟发性糖尿病或2型糖尿病)、胆囊炎或胆囊切除史、遗传因素、饮食因素(高胆固醇、高热量饮食)等被认为是胰腺癌的高危因素。

CA19-9筛查效率低、筛查意义小,若联合以CA19-9为主的其他肿瘤标志物检测,其敏感性可达92%。B超(BUS)对小胰腺癌的检出率仅30%左右。CT尤其是增强、薄层、多期CT扫描是提高早期胰腺癌检出率的最佳手段,国际上把它称为胰腺专用CT。综合国内外资料,对胰腺癌筛查敏感性较高的是CT、超声内镜(EUS)、内镜逆行胰胆管造影术(ERCP)等。若结合EUS-细针抽吸(FNA)和ERCP胰液分子突变检测等,可在高危人群中发现早期胰腺癌或癌前病变。

另外,应对胰腺癌高危人群采取分级预警、关口前移,包括对不同人群和不同层次医疗单位的分级(表5-18)。

表5-18 分级预警

分 级	内 容	医疗单位和目的
常规(绿色)监测	问询和一般检查,信息收集和评估,依据结果提醒被监测对象进行相关检查和调理	在基层、初级医疗单位进行,从普通人群中筛出高危人群
重点(黄色)监测	评估结果升高者,接受更详细的检查,评估结果仍高者改为重点监测,缩短检查间期,增加检查项目	在较高级医院进行,从高危人群中筛出可疑患者
专门(红色)检测	评估结果提示胰腺癌可疑时,进行胰腺癌的专门检查	在更上级单位进行,从可疑患者中筛出确诊胰腺癌的患者

检查手段包括:一线检测方法[CA19-9(上限70 U/ml)、BUS];二线检测方法(胰腺专用CT);三线检测方法(ERCP、EUS)。

二、临床诊断

胰腺癌的诊断依据应综合考虑其临床表现(症状、体征),实验室检查(肿瘤标志物),影像学诊断[形态学包括BUS、多维CT(MDCT)、磁共振成像(MRI)+磁共振胰胆管造影(MRCP)、ERCP、EUS;功能学包括胰腺灌注CT、正电子发射体层摄影(PET)-CT],组织和细胞学检查(胰液脱落细胞检测和胰管镜、CT或B超定位下的经皮穿刺、内镜或腔镜超声导引下的FNA),以及基因检测(Kras基因突变)。经口胰管镜(POPS)主要用于常规影像难以明确起源的主胰管疾病,日本学者报道采用该技术在72例胰腺癌中发现11例原位癌。

胰腺癌的诊断包括临床诊断[诊断建议由多学科协作团队(MDT)作出]和组织细胞学诊断(金标准),拟行手术者无需术前穿刺,拟行放化疗者应有组织细胞学诊断。

胰腺癌的规范诊断(三)

(NCCN和ASCO会议 2012年)

胰腺癌是目前恶性程度最高的肿瘤之一,是美国第四大肿瘤死因。20年来,我国胰腺癌的发病率和病死率均呈明显的上升趋势,2012年的最新数据表明,胰腺癌已是上海第 5 大肿瘤死因。美国的《国立综合癌症网络(NCCN)胰腺癌临床实践指南》(以下简称《指南》)目前已更新至 2012 v2. 版。我国卫生部为进一步规范胰腺癌诊疗行为,提高医疗机构诊疗水平,改善患者预后,保障医疗质量,也制定了胰腺癌诊疗规范(2011 年版)。该诊疗规范也主要是以 NCCN 指南为蓝本,结合国内实际情况制定出来的。下面笔者将重点介绍 2012 年最新版《指南》更新要点。

NCCN 指南

诊断和分期

对于初诊怀疑胰腺癌的患者,强调多学科综合会诊,尽可能包括来自外科、影像诊断科、肿瘤内科、肿瘤放疗科和病理科的专家,2012 版《指南》增加了介入内镜医生的参与。

CT 是目前用于胰腺癌诊断和分期的最佳无创性影像检查方法。胰腺癌的 CT 检查需行平扫及三期增强检查(包括动脉期、胰腺期、门静脉期),同时要求层厚小于 3 mm,这样能较好地显示胰腺肿物的大小、部位、形态、内部结构及其与周围结构的关系,能准确判断有无较小的转移灶(3~5 mm)。随着磁共振成像(MRI)分辨率的提高,也可以采用 MRI 代替 CT 扫描进行诊断和临床分期。另外,磁共振胰胆管造影(MRCP)对胆道有无梗阻及梗阻部位、梗阻原因具有明显优势。此外,超声内镜对于胰腺癌,尤其是胰头癌的分期也有一定帮助,对于高危患者,术前或局部放疗前也可行腹腔镜探查。

由于 80% 以上的胰腺癌无法接受手术切除,胰腺癌的病理获取困难,即使是术中活检,也存在一定风险。《指南》特别强调对于胰腺癌的诊断要求有病理的证实,除了术前影像学评价为可切除的胰腺癌不需要接受活检外,胰腺癌治疗前都需要活检病理证实,推荐首选超声内镜(EUS)引导下细针穿刺活检术(FNA)。对诊断时即为转移性胰腺癌的患者,要求获得病理证实,由于原发灶病理获取比较困难,优先推荐获取转移灶的病理。在外科手术中发现不能进行根治性手术时,如果术前未进行病理检查,要求进行胰腺癌组织活检。对于计划行放疗、化疗的局部晚期患者,也要求进行肿瘤组织活检。

小 胰 癌

安部宗显及山口认为:2~3 cm 的胰癌已不能称为早期癌,应称为小型胰癌或小胰癌为妥。

各部位小胰癌的诊断要点。

胰头中部小胰癌（胆总管及主胰管梗阻时）：发生率最高。应注意先有黄疸，继而出现胰腺炎上腹痛。尽早抓住食欲不振和倦怠感等初发症状，进行血清弹性蛋白酶Ⅰ、淀粉酶、糖耐量、血清胆道酶检查，进而超声检查，注意发现肿瘤和尾侧主胰管、胆总管扩张，再作胰管胆管造影来确诊。

胰头上部小胰癌（仅胆总管梗阻）：半数以上初发症是梗阻性黄疸，也有以食欲不振及倦怠感为初发症状者。注意血清胆道酶的升高，应用 PTC 或 ERCP 确诊。

胰头下部小胰癌（仅主胰管梗阻）：初发症状是尾侧梗阻性胰腺炎所致的上腹痛，不出现黄疸，仅主胰管闭塞即可出现胰腺炎，但须至主副两胰管均梗阻时才易发生，故需经过相当时间才会出现胰腺炎症状。血清胰酶，特别是弹性蛋白酶Ⅰ在初期即有升高，亦可见糖耐量障碍，特别应注意用超声观察尾侧主胰管的扩张，作胰管造影可以确诊。

胰体尾部小胰癌：初发症状多为主胰管梗阻的胰腺炎所致上腹痛，常伴血清胰酶特别是弹性蛋白酶Ⅰ升高，糖耐量障碍不如胰头癌明显。用超声筛选检查尾侧主胰管扩张较为困难，可用胰管造影来确诊。

胰　腺　癌
（Moosa）

1. 40 岁以上，数月至半年来呈上腹部持续性隐痛不适。

2. 40 岁以上，既不肥胖，又无家族史，而突然发生胰腺炎和糖尿病者。

3. 间歇性上腹部和（或）腰背部隐痛不适，胃肠道钡餐检查无异常，初步排除胃肠道或肝胆疾病者。

4. 原因不明的消瘦，体重减轻超过 10% 或呈阻塞性黄疸者，应怀疑有本病的可能，并应及早剖腹检查，以期望早期诊断。部分患者在早期可以出现抑郁、忧虑等症状。

胰腺癌的分期（一）

日本胰腺疾病学会提出下列胰腺癌分期。

Ⅰ期：$T1(0 \sim 2 \text{ cm})N0S0Rp0V0$

Ⅱ期：$T2(2.1 \sim 4 \text{ cm})N1S1Rp1V1$

Ⅲ期：T3(4.1～6 cm)N2S2Rp2V2
Ⅳ期：T4(6.1 cm 以上)N3S3Rp3V3
N 指局部淋巴结转移情况。
S 指胰腺包膜浸润范围。
Rp 指后腹膜浸润范围。
V 指门静脉、肠系膜上静脉及脾静脉的浸润范围。

胰腺癌的分期(二)
(Hermreck)

Ⅰ期：单纯肿瘤局部病变。
Ⅱ期：累及十二指肠、门静脉和肠系膜血管等周围组织。
Ⅲ期：有区域淋巴结转移。
Ⅳ期：有大网膜、肝、腹膜等脏器的广泛转移。

胰腺癌的分期(三)

临床表现、诊断和分期

一些患者需要接受其他诊断性检查。对于 CT 没有检出可视性肿块但仍然怀疑有胰腺癌的患者，内镜超声检查是有用的。这是为了确诊而获取组织的首选方法。尽管对于已经安排了手术的患者，不需要进行组织学诊断，但在开始化疗或放疗之前需要进行组织学诊断。内镜逆行胰胆管造影(ERCP)可显示胰腺和胆管的解剖结构，并可被用来指导导管冲刷和灌洗，后者可提供诊断所需的组织。ERCP 技术对于有黄疸，需要在内镜下放置支架来解除阻塞的患者特别有用。在有大肿瘤的患者中，尤其是在胰体和胰尾有大肿瘤者，以及有其他晚期肿瘤指征(如体重减轻、CA19-9 水平升高、腹水)者，或 CT 所见模棱两可者，为了肿瘤分期而进行的腹腔镜检查，可以准确地确定转移和血管受累情况。

多种潜在的血清生物标志物可用于诊断、预后分层和治疗监测。CA19-9 是唯一证实有临床使用价值的生物学标志物，并对已知胰腺癌患者的治疗监测和早期发现肿瘤复发有用。然而，CA19-9 有重要缺陷。它不是胰腺癌的特异性生物标志物，在其他疾病如胆汁淤积中，CA19-9 水平有可能升高。另外，Lewis 抗原 a 或 b 阴性的患者(大约 10% 的胰腺癌患者)不能合成 CA19-9，即使在疾病晚期也达不到可检出的水平。虽然血清 CA19-9 水平的测量值对有已知胰腺癌的患者有用,但用这种生物标志物作为一种筛查工具时,其结果令人失望。

胰腺癌的分期

胰腺癌按照最新版美国癌症联合委员会的肿瘤-淋巴结-转移分类法进行分期,该分类法基于采用螺旋 CT 进行的可切除性评估。T1、T2 和 T3 期肿瘤是有可能切除的,而 T4 期肿瘤(累及肠系膜上动脉或腹腔干)是不可切除的(表 5-19)。

表 5-19 胰腺癌的分期*

分期	肿瘤分级	淋巴结状态	远处转移	中位生存期†(月)	特征
ⅠA	T1	N0	M0	24.1	肿瘤限于胰腺,最长径≤2 cm
ⅠB	T2	N0	M0	20.6	肿瘤限于胰腺,最长径>2 cm
ⅡA	T3	N0	M0	15.4	肿瘤超出胰腺,但未累及腹腔干或肠系膜上动脉
ⅡB	T1、T2 或 T3	N1	M0	12.7	区域淋巴结转移
Ⅲ	T4	N0 或 N1	M0	10.6	肿瘤累及腹腔干或肠系膜上动脉(不可切除的病变)
Ⅳ	T1、T2、T3 或 T4	N0 或 N1	M1	4.5	远处转移

*N 表示区域淋巴结,M 表示远处转移,T 表示原发瘤。†数据来自 Bilimoria 等。

胰腺癌的分期(四)

胰腺癌(pancreatic cancer)已成为我国人口死亡的十大恶性肿瘤之一。我国 2000 年胰腺癌男、女标化发病率分别为 3.64/10 万和 2.58/10 万。胰腺癌的发病率随年龄增长而增长,80%的胰腺癌发生于 60~80 岁。吸烟是胰腺癌最突出和最一致的危险因素。

诊 断 标 准

一、Moosa 认为胰腺癌的诊断应具备以下几点

1. 40 岁以上,数月至半年来呈上腹部持续性隐痛不适。

2. 40岁以上,既不肥胖,又无家庭史,而突然发生胰腺炎和糖尿病者。

3. 间歇性上腹部和(或)腰背部隐痛不适,胃肠道钡餐检查无异常,初步排除胃肠道或肝胆疾病者。

4. 原因不明的消瘦,体重减轻超过10%,或呈阻塞性黄疸者,应怀疑有本病的可能,并应及早剖腹检查,以期早期诊断。部分患者在早期可以出现抑郁、忧虑等症状。

二、胰腺癌的诊断标准

1. 进行性加重的中腹部或左上腹部疼痛与闷胀,放射至腰背部。仰卧与侧卧时疼痛加重,坐位时疼痛可减轻,可有进行性梗阻性黄疸及严重消瘦等。

2. 上腹深部肿块,肝脏、胆囊肿大。

3. 血清癌胚抗原(CEA)检测阳性。

CA19-9是胰腺癌的重要标志物之一,对胰腺癌的诊断有相对特异性。

4. 实验室和其他检查

(1) B超检查有胰头或胰尾部肿块表现。

(2) CT检查显示胰腺癌。PET-CT显示胰腺癌,SUV值增高。

(3) 内镜逆行胰胆管造影(ERCP)显示胰管狭窄变形、阻塞、对比剂漏出管外等。

(4) X线检查平片见有钙化;十二指肠低张造影见十二指肠圈增大,胃幽门部或十二指肠受压、狭窄、充盈缺损或胃体后壁受压移动;横结肠、空肠受压向下移位;选择性腹腔及肠系膜上动脉造影见围绕的静脉变形及移位。

(5) ^{75}Se标记氮氨酸或^{67}Ga胰腺扫描有占位性病变。

(6) 可伴有胆红素升高,血糖、尿糖增高。

组织病理学类型

WHO胰腺癌组织学分类:重度导管非典型增生/原位癌,导管腺癌,黏液非囊性腺癌,印戒细胞癌,腺鳞癌,未分化癌,混合型导管内分泌癌,破骨细胞样巨细胞肿瘤,浆液样囊腺癌,黏液样囊腺癌,伴或不伴有浸润的导管乳头状黏液癌,腺泡细胞癌,腺泡细胞囊腺癌,混合性腺泡-内分泌癌,实性假乳头状癌等。

组织学分级分为5级(G):Gx无法分级;G1高分化;G2中分化;G3低分化;G4未分化。

临床分期

一、胰腺癌的临床影像分期

表 5-20 临床影像分期

分 期	临床/影像指标
Ⅰ	可切除(T1~2,部分 T3,Nx,M0) 腹腔干或肠系膜上动脉无包绕 肠系膜上静脉和门静脉通畅 无胰腺外病灶
Ⅱ	局部进展性(部分 T3 和 T4,Nx-1,M0) 动脉包绕(腹腔干或肠系膜上动脉)或 静脉闭塞(肠系膜上静脉、门静脉) 无胰腺外病灶
Ⅲ	转移(任何 T,任何 N,M1) 肝脏、腹膜转移,偶尔肺部转移

二、UICC 的 TNM 分期(1997)

表 5-21 UICC 的 TNM 分期

分 期	特 征
原发肿瘤(T)	Tx:无法评估原发肿瘤 T0:无原发肿瘤证据 Tis:原位癌 T1:肿瘤局限于胰腺,最大直径≤2 cm T2:肿瘤局限于胰腺,最大直径>2 cm T3:肿瘤直接扩展到下列部位:胆道、十二指肠、胰腺周围组织 T4:肿瘤直接扩展到下列部位:胃、脾、结肠、邻近大血管
区域淋巴结(N)	Nx:无法评估区域淋巴结情况 N0:区域淋巴结无转移 N1:有区域淋巴结转移 N1a:单个区域淋巴结转移 N1b:多个区域淋巴结转移
远处转移(M)	Mx:无法评估远处转移情况 M0:无远处转移 M1:有远处转移

(续表)

分期	特征
临床分期	Ⅰ期：T1N0M0；T1NxM0；TXN0M0；TXNxM0 Ⅱ期：T2N0M0；T2NxM0；T3N0M0；T3NxM0 Ⅲ期：任何 T,N1,M0； Ⅳ期：任何 T,任何 N,M1

三、AJCC 胰腺癌分期

表 5-22　AJCC 胰腺癌分期

分期	特征
原发肿瘤（T）	Tis：原位癌 T1：肿瘤局限于胰腺，最大直径≤2 cm T2：肿瘤局限于胰腺，最大直径＞2 cm T3：肿瘤侵出胰腺，但未侵及腹腔干或 SMA T4：肿瘤侵及腹腔干或 SMA（不可切除的原发性肿瘤）
区域淋巴结（N）	N0：区域淋巴结无转移 N1：有区域淋巴结转移
远处转移（M）	M0：无远处转移 M1：有远处转移
临床分期	Ⅰa 期：T1N0M0 Ⅰb 期：T2N0M0 Ⅱa 期：T3N0M0 Ⅱb 期：T1～3N1M0 Ⅲ期：T4,任何 N,M0 Ⅳ期：任何 T,任何 N,M1

胰腺癌病理组织学分类

（WHO 肿瘤国际组织学新分类　2000 年）

一、上皮类肿瘤

1. 良性
(1) 浆液性囊腺瘤。

(2) 黏液性囊腺瘤。

(3) 导管内乳头状黏液腺瘤。

(4) 成熟畸胎瘤。

2. 交界性肿瘤(恶性潜能未定)

(1) 黏液性囊肿瘤伴中度异型增生。

(2) 导管内乳头状黏液腺瘤伴中度异型增生。

(3) 实性假乳头状瘤。

3. 恶性

(1) 导管腺癌：①黏液性非囊性癌；②印戒细胞癌；③腺鳞癌；④未分化癌（分化不良癌）；⑤未分化癌伴破骨细胞样巨细胞；⑥混合性导管-内分泌癌。

(2) 浆液性囊腺癌。

(3) 黏液性囊腺癌：①非浸润型；②浸润型。

(4) 导管内乳头状黏液癌：①非浸润型；②浸润型（乳头状黏液癌）。

(5) 腺泡细胞癌：①腺泡细胞囊腺癌；②混合性腺泡-内分泌癌。

(6) 胰母细胞癌。

(7) 实性假乳头状癌。

(8) 其他类型。

二、非上皮类肿瘤

三、继发性肿瘤

胰腺癌的分类
（日本胰腺癌处理规约）

1. 上皮性肿瘤

(1) 外分泌肿瘤

1) 浆液性囊性肿瘤：浆液性囊腺瘤、浆液性囊腺癌。

2) 黏液性囊性肿瘤：黏液性囊腺瘤、黏液性囊腺癌。

3) 胰管内肿瘤：胰管内乳头状腺瘤、胰管内乳头状腺癌、原位癌。

4) 浸润性导管癌：乳头状腺癌、管状腺癌（高、中、低分化）、腺鳞癌、黏液癌、未分化性胰管癌、巨细胞癌（多形细胞癌）、来源于黏液性囊腺癌、浸润性导管癌、纺锤细胞癌、来源于胰管内乳头状腺癌的浸润性导管癌。

5) 腺泡细胞肿瘤：腺泡细胞腺瘤、腺泡细胞癌。

(2) 内分泌肿瘤。
(3) 依存肿瘤。
(4) 分化不明的上皮性肿瘤。
(5) 不能分类的肿瘤。
(6) 其他。
(7) 异形增生。
2. 非上皮性肿瘤

胰腺癌的分级

Kloppel 等的分级见表 5-23。

表 5-23 胰腺癌的分级（Kloppel et al. 1982）

分级	组织学	细胞学	微细结构
Ⅰ	分化良好管状结构大量黏液产生	核呈极性排列，很少多形性，核仁小，核分裂象（+）	丰富粗面内质网，分泌颗粒及小泡，微绒毛位于细胞顶端
Ⅱ	多形性管状结构局灶性黏液产生	细胞及核呈多行性，核仁大小不等，核分裂象（++）	内质网、分泌颗粒及小泡绒毛的数量及结构有很大变化
Ⅲ	未分化细胞积聚伴很少管状排列，少量黏液产生	核多行性，核增大，核仁大，核分裂象（+++）	同Ⅱ级，形成多泡小体，溶酶体裂解，微绒毛无极性分布

胰腺癌 CT 分级

Hemrick 根据 CT 标准将其分为以下 4 级。
Ⅰ级：胰腺肿块，无周围血管和脏器侵犯。
Ⅱ级：胰腺癌侵犯周围组织（如肠系膜血管、腹腔动脉、主动脉、门静脉、胃和十二指肠等）。
Ⅲ级：局部淋巴结转移。
Ⅳ级：肝或其他脏器转移。

胰腺外分泌部癌

[美国癌症联合研究会（AJCC） 2002年]

TNM 的定义

1. 原发肿瘤（T）

Tx 原发肿瘤无法评价

T0 无原发肿瘤的证据

Tis 原位癌*

T1 肿瘤局限于胰腺，最大径≤2cm

T2 肿瘤局限于胰腺，最大径＞2cm

T3 肿瘤超出胰腺，未累及腹腔干或肠系膜上动脉

T4 肿瘤累及腹腔干或肠系膜上动脉（原发肿瘤不能切除）

2. 区域淋巴结（N）

Nx 区域淋巴结无法评估

N0 无区域淋巴结转移

N1 有区域淋巴结转移

3. 远处转移（M）

Mx 远处转移无法评价

M0 无远处转移

M1 有远处转移

注：* 同时包括 Pan IN Ⅲ 期。

分 期

0 期	Tis	N0	M0
ⅠA 期	T1	N0	M0
ⅠB 期	T2	N0	M0
ⅡA 期	T3	N0	M0
ⅡB 期	T1	N1	M0
	T2	N1	M0
	T3	N1	M0

Ⅲ期	T4	任何N	M0
Ⅳ期	任何T	任何N	M1

胃肠胰神经内分泌肿瘤

　　胃肠胰神经内分泌肿瘤（GEP-NET）是一类在临床、生化、病理等方面均具特色的少见肿瘤，据国外报告，其发病率在 1/10 万左右，且呈上升趋势，这主要是因为检查手段不断发展和完善，而新发病例数增加仅为次要原因。此外，通过尸检发现病例数的比例远远高于人群中的诊断率，这说明此类肿瘤的误诊率较高。GEP-NET 在我国的具体发病情况尚不清楚，但总体来看远远低于国外，可能与此类疾病的临床表现多种多样，病变早期与其他常见疾病难以鉴别，认识不足而被误诊有关。因此，在临床工作中应提高对这类疾病的认识，发现相关症状并给予相应检查，及早诊断和治疗，以改善患者预后。

　　GEP-NET 的诊断是基于临床症状、激素水平、各种影像学检查，最终确诊需要组织学证实。目前对于 GEP-NET 推荐的诊断流程是：对临床怀疑的病例，首先根据临床表现，检查相应激素水平和血清铬粒素水平，然后通过生长抑素受体显像、PET、CT 及超声内镜等影像学检查对肿瘤进行定位，通过细针穿刺或活检得到组织标本，进行病变的分级，并通过特殊染色进一步明确诊断。

　　一、临床诊断：根据各种肿瘤的临床表现和相应激素的病理生理，作出初步临床判断

　　GEP-NET 的症状非常不特异，尤其是在早期常表现为多种症状共存的综合征。如胃泌素瘤早期和普通的溃疡病无区别，血管活性肠肽（VIP）瘤表现为轻度的间歇性腹泻，胰岛素瘤可长期误诊为神经系统疾病，胰高血糖素瘤误诊为皮肤病等。

　　因此，胃肠胰内分泌肿瘤诊断的关键在于对这类疾病的认识和警惕，对于出现常见疾病不能解释的症状和常规治疗无效的患者，应想到本病的可能，及时给予相应检查，才不至于漏诊。临床上最常见的 GEP-NET 是胰岛素瘤、胃泌素瘤和类癌。

　　二、生化诊断：根据血浆激素、内分泌肿瘤标志物或激发试验来诊断，并确定肿瘤类型

　　激素水平的检测是诊断 GEP-NET 的重要方法。GEP-NET 的各种临床表现主要与其过度分泌的相应胃肠激素有关，因此对于出现可疑临床症状而又不能确诊的患者，首先应测定血中相应激素的水平（如胰岛素、胃泌素、血管活性肠肽、胰多肽、胰高血糖素、五羟吲哚乙酸等）。

我们的研究发现血清铬粒素诊断 GEP-NET 的敏感性为 82.1%，特异性为 96.1%，其中对胃泌素瘤的敏感性最高，达 92.3%，而胰岛素瘤仅为 50%。

对于怀疑多发性家族性神经内分泌腺瘤综合征（MEN-1）的患者，还应行甲状腺功能、甲状旁腺激素、血钙、降钙素、催乳素、甲胎蛋白、癌胚抗原及 β-人绒毛膜促性腺激素等的测定。

有些 GEP-NET 患者的血浆激素浓度仅轻度或中度升高，尚未达到肿瘤的诊断标准，需要进行激发试验以明确诊断，如钙刺激试验或促胰液素刺激试验。

近年来又出现了介入性激发试验等新的诊断方法，如选择性地自动脉注入促分泌物质并从肝静脉取血进行激素测定。在各种激发试验中，以胃泌素瘤的激发试验应用最广泛。

三、定位诊断：通过影像诊断手段、介入性影像诊断或激发试验进行肿瘤定位

定位诊断是胃肠胰内分泌肿瘤诊断中不可缺少的部分。因为这类肿瘤一般瘤体较小，而全身症状比较明显，所以肿瘤的原发部位有时不易被发现。只有明确了肿瘤的部位以及有无肝脏和淋巴结转移，才能制定正确的治疗方案。同时如果能发现原发病灶并予手术切除，部分转移灶可自行消失，因此对于 GEP-NET 原发病灶的确定在临床上有重要意义。

胃肠胰内分泌肿瘤的定位诊断包括 CT、磁共振成像（MRI）、生长抑素受体显像（SSRS）、超声内镜（EUS）、正电子发射断层扫描（PET）以及数字减影血管造影（DSA）等。其中生长抑素受体显像是特异性和敏感性均较好的检查方法，检出率可达 85% 以上，并可作为检测复发的随诊手段。EUS 对于发现十二指肠和胰腺的肿瘤具有较好的特异性，对于胰头肿瘤的诊断率可达 90% 以上。

在其他影像学检查中，腹部 B 超对病灶检出的敏感性为 60%，CT 为 64%～82%，MRI 为 75%～90%，血管造影为 66%～76%，PET 为 84%。PET 和生长抑素受体显像对于其他影像学检查未能发现的小病灶和转移灶的诊断敏感性较高。

各种方法的选择决定于肿瘤的类型，为检测肿瘤原发灶，可同时选取多种检查手段明确病变部位。因此，建议对于临床怀疑 GEP-NET 的患者，应积极行 SSRS 检查，以明确诊断。

四、病理诊断：通过穿刺或组织活检进行形态和免疫组化检查，确诊神经内分泌肿瘤及其类型

在明确肿瘤部位后，应给予细针穿刺活检或手术切除。GEP-NET 的确诊主要依靠病理诊断，以明确肿瘤类型和分化程度。

目前认为 Ki-67 染色阳性率是胰腺内分泌肿瘤细胞生长活跃程度和预后判断的重要指标。神经元特异性烯醇酶、铬粒素、突触素等标志物大多用于肿瘤的免疫组织化学鉴定。表皮生长因子受体过度表达和肿瘤的转移以及治愈率也显著相关。

胰腺神经内分泌瘤的分级
(Raymond)

胰腺神经内分泌瘤（pNET）为一类较少见的肿瘤，但发病率逐年攀升，美国 2007 年的 pNET 校正年龄后发病率已达 5.7/10 万。由于标准化疗的临床疗效并不理想，pNET 的治疗一直相当棘手。随着靶向药物的研发上市，给 pNET 治疗带来了新的选择。2012 年 11 月 20 日，在上海召开的中国临床肿瘤学会（CSCO）胃肠胰神经内分泌肿瘤专家顾问研讨会上，来自法国巴黎第七大学、克利希市博容大学医院埃里克·雷蒙德（Eric Raymond）教授详细阐述了 pNET 的诊断和靶向治疗进展。

优化 pNET 诊断的分级标准

在 2010 年版世界卫生组织（WHO）消化系统肿瘤分类中，依据细胞增殖水平对 pNET 进行了分级（Grade），以 Ki-67 指数作为反映分级的指标：Ki-67 ≤2% 为 1 级（G1）；Ki-67 指数 3%～20% 为 2 级（G2）；Ki-67 指数>20% 为 3 级（G3）。

然而，2011 年意大利一项多中心回顾性研究表明，Ki-67 指数以 2% 作为 G1 和 G2 的分界值（cut-off），难以有效预测上述级别中肿瘤的预后。这项纳入 202 例晚期 pNET 患者的研究将肿瘤按照 WHO 分级标准分为 G1、G2 和 G3，比较了两两级别中患者的生存预后。结果显示，G3 患者的生存预后显著差于 G1 和 G2 患者，而 G1 和 G2 患者之间生存预后无显著差异。研究者进一步提出，以 Ki-67 指数 5% 作为 G1 和 G2 的分界值更佳，可有助于更好地预测患者的生存获益。其他研究数据也支持 Ki-67 指数 5% 作为分界值，从而更好地预测预后。

胰腺产黏蛋白肿瘤

胰腺产黏蛋白肿瘤（mucin-producing tumor of pancreas，MTP）是指能产

生黏蛋白的、主胰管或支胰管上皮有乳头状生长的胰腺肿瘤性病变。其临床病理特征有别于常见的胰腺癌。MTP发病率低，国外每年见零星报道，国内少见。

自1982年MTP被报道以来，学者们对其提出了许多分类法，多数是根据形态学或组织病理学作出。其中较为经典的是Kuroda于1988年提出的分类标准。他把MTP分为3类：①主胰管型，即主胰管扩张，肿瘤主要位于主胰管内；②支胰管型，即仅有支胰管扩张，肿瘤不在主胰管内；③混合型，即主、支胰管内均有肿瘤。1996年，世界卫生组织（WHO）对胰腺外分泌肿瘤提出了新的组织病理学分类方法（表5-24）。该分类法以"导管内乳头状黏蛋白性肿瘤"的名称把胰腺产黏蛋白肿瘤分为良性、交界性和恶性。其中交界性是指具有中度不典型增生病变，有恶变倾向的肿瘤。

表5-24 胰腺外分泌肿瘤的组织病理学分类（WHO 1996）

项 目	分 类
良性	浆液性囊腺瘤 黏液性囊腺瘤 导管内乳头状黏蛋白性腺瘤 成熟的畸胎瘤
交界性（可能的恶变倾向）	有中度不典型增生的黏液性囊腺瘤 有中度不典型增生的导管内乳头状黏蛋白性腺瘤 实体假性乳头状肿瘤
恶性	重度导管不典型增生/原位癌 导管腺癌 破骨细胞样巨细胞肿瘤 浆液性囊腺癌 黏液性囊腺癌 导管内乳头状黏蛋白性腺瘤 非浸润性 浸润性 腺泡细胞癌 胰腺胚细胞瘤 实体假性乳头状癌 混合癌

胰腺导管内乳头状黏液性肿瘤

胰腺最常见的恶性肿瘤是胰腺导管腺癌,其预后很差。然而,胰腺导管上皮发生的另一类肿瘤,胰腺导管内乳头状黏液性肿瘤(intraductal papillary mucinous tumors, IPMT)却有着较好的预后,以前临床及病理医师对其尚不熟悉,直至近几年才逐渐被认识。Kimura 等曾以下特点作了报道:①胰腺导管内大量的黏液产生和潴留;②乏特乳头部开口由于黏液流过而扩大;③主要在主胰管内发展和播散;④很少有浸润性的倾向;⑤手术切除率高及预后良好。以前往往把 IPMT 归类于一般的胰腺囊性肿瘤,事实上两者之间无论在发病机制、病理形态、治疗方式及预后等方面都有着质的区别。

命名及分型

IPMT 是在 1982 年首先由日本 Takagi 等作了报道,他们总结这类患者有以下特征:①慢性胰腺炎样症状;②ERCP 见十二指肠乳头肿胀,开口部扩张,有浓稠黏液溢出;③超声显示主胰管扩张;④导管内有分泌黏液的乳头;⑤生物学行为呈低度恶性,预后良好。以后曾陆续有一些文章出现,但对该肿瘤曾有不同的命名,如产黏液癌、高分泌黏液癌、导管内乳头状肿瘤、导管高分泌黏液肿瘤、导管内癌、导管产黏液肿瘤、导管扩展型黏液性囊腺瘤和囊腺癌、黏液性导管扩展症、胰管扩展型产黏液肿瘤、胰腺导管内乳头状黏液性肿瘤。IPMT 是当前被采用的术语,以避免与其他一些胰腺产黏液肿瘤如胰腺黏液性囊性腺瘤或囊腺癌混淆。IPMT 倾向于胰腺导管内播散,而且扩展的胰管由乳头状肿瘤上皮覆盖。根据肿瘤的起源不同,通常把 IPMT 分为 3 种类型:①主胰管型,主胰管扩张而肿瘤主要存在于主胰管;②分支胰管型,分支胰管扩张而肿瘤不存在于主胰管;③混合型,肿瘤既存在于主胰管又存在于分支胰管。Kuroda 指出,IPMT 在病理上可分为 4 型,Ⅰ型:胰管内增生、腺癌、腺瘤或伴有胰管扩张的上皮增生;Ⅱ型:伴胰管扩张的黏液性囊腺瘤或囊腺癌;Ⅲ型:伴胰管扩张的黏液性非囊腺瘤;Ⅳ型:伴胰管扩张且分泌大量黏液的浸润性胰管癌。1996 年日本胰腺学会(JPS)从病理上将 IPMT 分为增生型、腺瘤型和腺癌型。根据肿瘤细胞异型性的程度高低,WHO 从组织学上将其分为导管内乳头状黏液瘤、交界性和导管内乳头状黏液癌。当肿瘤与主胰管相通且引起扩张时,某些黏液囊性瘤、黏液囊性瘤伴有中度不典型增生、黏液非囊性癌和黏液囊性癌也包括在产黏液胰腺肿瘤内。

胰高糖素瘤综合征(GS)(一)
(Groughs et al)

Groughs 提出了胰高糖素瘤的诊断标准,Mallinson 对本病的临床及实验室表现作过综合性的概述。凡有下列表现可作为 GS 的诊断依据。

1. 长期患病。
2. 体重减轻。
3. 表皮松解型移行性红斑。
4. 糖尿病或葡萄糖耐量试验异常。
5. 胃炎。
6. 腹泻伴低钾血症。
7. 低氨基酸血症。
8. 不能解释的贫血。
9. 血栓-栓塞性病变,但确诊需靠胰高糖素测定。

胰高糖素瘤综合征(二)
(George)

1. 糖尿病。
2. 特征性皮肤损害(坏死水肿性红斑)。
3. 舌炎。
4. 正细胞正色素性贫血。
5. 体重减轻伴有胰高糖素升高。

上消化道出血的分级
(全国消化系统疾病会议 1987 年)

表 5-25 上消化道出血的分级标准

分级	失血量	血压	脉搏	血红蛋白	症状
轻度	全身总血量的 10%~15%,成人失血量<500 ml	基本正常	正常	无变化	可有头晕

(续表)

分级	失血量	血压	脉搏	血红蛋白	症状
中度	全身总血量的20%左右,成人失血量800~1 000 ml	下降	约100次/分	7%~100%	一时性眩晕、口渴、心烦、尿少
重度	全身总血量的30%以上,成人失血量>1 500 ml	收缩压在80 mmHg以下	>120次/分	<70%	四肢厥冷、冷汗、少尿或无尿、神志恍惚等

急性上消化道出血后的危险评估

年龄:<60岁,0分;60~79岁,1分;≥80岁,2分。

休克:无 SBP≥100 mmHg,脉搏<100次/分为0分;SBP≥100 mmHg,脉搏>100次/分为1分;SBP<100 mmHg为2分。

并发症:无大并发症为0分;有心衰、缺血性心脏病等为2分;有肾衰竭、肝衰竭、恶性肿瘤播散为3分。

诊断:Mallory-Weiss撕裂,未见病变0分;上消化道恶性肿瘤2分;其余诊断1分。

有新近出血特征:无或仅有黑斑点0分;上消化道有血、附着血块、血管可见或喷血为2分。

这样,在内镜确诊前最高积分为7分,综合诊断结果及新近出血的特征后最高分为11分。在评分为0~2分的病例中,再出血的发生率为5%,病死率为0。评分为3或4分,即中等危险程度者,再次出血对病死率的影响最大,病死率可升高5倍之多。评分为5~7分者,再出血的病死率升高3倍,8分者升高2倍。

急性上消化道出血

1. 呕血、大量黑便,数小时失血量超过1 000 ml或循环血量的20%。

2. 血压、脉搏明显变化(血压低于平时5 kPa或100 ml/小时输血不能维持血压;脉搏>110次/分)。

3. 血红蛋白明显下降(<70 g/L)或红细胞<$3.0×10^{12}$/L或血细胞比容降到28%以下。

4. 烦躁、冷汗、四肢厥冷。

上消化道出血程度分类
（市冈四象ほか）

0度：无需静脉输液。
Ⅰ度：仅需静脉输液。
Ⅱ度：少量（400 ml）输血而恢复。
Ⅲ度：大量（1 000 ml）输血而恢复。
Ⅳ度：大量（1 000 ml）输血，休克未见恢复。
0～Ⅰ无休克，Ⅱ～Ⅲ可逆行性休克，Ⅳ难以复逆性休克。

严重下消化道出血的诊断步骤
（Boley SJ et al）

Boley 等建议采用：
经鼻胃管吸引
凝血机制测定
常规乙状肠镜检查
血尿素氮测定
活动性出血
  内镜检查
   食管、胃、十二指肠镜
   纤维结肠镜
^{99m}Tc 扫描
选择性血管造影
钡灌
上消化道包括小肠钡剂检查
棉线试验
长管吸引
出血停止
  钡灌或纤维结肠镜检查
^{99m}Tc 扫描

选择性血管造影

放射性直肠炎

1. 接受放疗数天或数周后,患者可出现里急后重、黏液血便、便秘及肛管疼痛。
2. 黏膜活检出现以嗜酸粒细胞为主的隐窝小脓肿,有助于放射性直肠炎与感染性肠炎及原发性溃疡性直肠炎的鉴别。
3. 放射性直肠炎的治疗,主要是支持疗法,包括使用镇静剂、热水坐浴,在肛管应用麻醉性膏剂以解除肠痉挛,应用亲水性 mucilloid 治疗便秘及黏液腹泻等。

急性放射性肠炎

在盆腔和(或)腹部的放射治疗过程中,急性放射性肠炎在临床上常表现为伴有腹部痉挛(或无痉挛)的腹泻,它的发生几乎是无法避免的,这些症状常在盆腔常规放疗中的第3周出现。恶心和呕吐亦常发生,特别是全腹部照射时。急性放射性肠炎一般在放疗后6周得到明显改善,但约20%的患者由于症状严重,常中断了放疗计划。

慢性放射性肠炎

当照射后急性放射性肠炎的症状持续3个月或更长时间,即可诊断为慢性放射性肠炎。

隐孢子虫肠炎

本病是由隐孢子虫引起的肠道感染,系人畜共患的原虫病。自1976年Nime等首先发现人体病例以来,世界各地已陆续有病例报告,并被认为是人类肠道感染的重要病原体。其临床表现如下。

1. 腹泻:为本病主要症状,多呈严重的持续性水样便,或间以便秘及短暂正常相交替,亦有起病为慢性腹泻,然后再出现严重水样便者,大便镜检多正常。
2. 呕吐:小儿多见,尤以起病时明显,可伴恶心、腹痛及食欲减退。

3. 其他：多伴发热，体温 37.5～38.5℃。在免疫功能低下者，隐孢子虫可在肠道外寄生，导致胆囊、肺及呼吸道感染等。

诊断：本病临床表现缺乏特异性，诊断有赖于病原学检查，粪便中检出隐孢子虫卵囊是主要的诊断依据，目前常用方法如下。

1. 金胺染色法。
2. 抗酸染色法。
3. 沙黄美蓝染色法。

假膜性肠炎

1. 在使用抗生素期间或停用抗生素后短期内，特别是在应用林可霉素、克林霉素后，突然出现无红细胞的黏液腹泻；或腹部手术后病情反而恶化，并出现腹泻时，应想到本病。
2. 腹痛　为较常见的症状。可伴有毒血症表现。
3. 实验室检查　周围血白细胞增多，以中性粒细胞为主。粪便常规检查无特异性改变，粪内细胞毒素检测有确诊价值。
4. 内镜检查　乙状结肠镜检查是重要的诊断手段之一。内镜肉眼观察和直视下活组织检查可发现本病的特殊病理变化。
5. X 线检查　腹部平片可显示肠麻痹或轻、中度肠扩张。钡剂灌肠检查可见肠壁增厚，显著水肿，结肠袋消失。空气钡剂对比灌肠检查可提高诊断价值，但有肠穿孔的危险，应慎用。

假膜性肠炎的分类

Price 和 Davies 将本病的黏膜病变分为 3 种。

1. 早期轻度病变显示黏膜灶性坏死，固有层中性粒细胞及嗜酸粒细胞浸润和纤维素渗出。
2. 较重度病变示有腺体破坏，周围中性多形核细胞浸润伴有典型火山样隆起坏死病变，假膜形成。以上两者病变限于黏膜固有层浅表部位，间有正常黏膜。
3. 最严重病变为黏膜结构完全破坏，固有层广泛波及，覆有厚的融合成片的假膜。

NSAIDs 性肠炎

怀疑非甾体类抗炎药(NSAIDs)性肠炎时应详细听取用药史并停药观察改变。基础疾病中有类风湿关节炎等胶原性疾病时，需要与血管炎引起的肠病变相鉴别，另外，与上呼吸道感染等并用抗生素时引起的肠炎的鉴别常成为问题。进而，慢性透析也能成为 NSAIDs 原因性结肠溃疡的危险因素，故对原因不明腹泻、便血的有慢性肾功衰竭史患者，使用 NSAIDs 必须充分注意(见表 5-26)。

表 5-26 NSAIDs 原因性肠炎诊断标准

序号	诊断标准
1	有明确的发病前使用 NSAIDs 史
2	无发病前使用抗生素史
3	在粪便或活体组织培养检查中病原检查阴性
4	病理组织学中无血管炎，肉芽肿等特异性表现
5	仅停用 NSAIDs 可见临床症状及影像(内镜或 X 线)所见的改善

腹泻(一)
（Sarna）

普遍接受的腹泻定义为每日排便 3 次以上。

腹泻(二)
（Henry J. Binder）

美国耶鲁大学医学院临床研究中心 Henry J. Binder 教授认为：人们常以排便次数的增加来衡量腹泻，正常人的排便次数一般介于每周3次至每日 3 次之间，但仅仅以排便次数增多作为腹泻的定义不够准确，因排便次数的个体差异性较大，而正常人粪含水量却较为恒定，所以还可以粪便的量和性状的改变作为腹泻的指标，目前认为每 24 小时排便量＞150～200 g 或粪含水量＞150～200 ml 即表明腹泻。

腹 泻 分 度

Ⅰ度(轻度)：仅大便次数略增多,无脱水及中毒症状。

Ⅱ度(中度)：起病可急可缓,大便次数为10次/天以内,有轻至中度脱水或轻度中毒症状。

Ⅲ度(重度)：有重度脱水或明显的中毒症状,具有以下特点：急性起病,胃肠道症状明显,有全身中毒症状,以及水、电解质及酸碱平衡紊乱症状。

中国腹泻病

(中国腹泻病诊断治疗方案研讨会　1992年)

在明确病因之前,统称为腹泻病。

1. 诊断依据

(1) 粪便性状有改变,呈稀便、水样便、黏液便或脓血便。

(2) 排便次数比平时增加。

2. 病程分类

(1) 急性腹泻病(acute diarrheal)：病程在2周以内。

(2) 迁延性腹泻病(persistent diarrheal)：病程在2周至2个月。

(3) 慢性腹泻病(chronic diarrheal)：病程在2个月以上。

3. 病情分类

(1) 轻度：无脱水、无中毒症状。

(2) 中度：轻至中度脱水或有轻度中毒症状。

(3) 重度：重度脱水或有明显中毒症状(烦躁、精神萎靡、嗜睡、面色苍白、高热或体温不升、白细胞计数明显增高等)。

4. 临床分类

(1) 感染性：肠炎,痢疾,霍乱。

(2) 非感染性：食饵性(饮食性)腹泻病；症状性腹泻病(除外肠道外感染同一病原伴有的腹泻病)；过敏性腹泻病；其他腹泻病。

5. 病因学诊断

(1) 感染性腹泻病。

(2) 非感染性腹泻病。

6. 脱水的评估(略)。

分泌性腹泻

分泌过旺引起的腹泻有以下临床特点。
1. 排出大量水样粪便,每天可多达数升。
2. 粪便含大量电解质。
3. 粪便无脓血。
4. 禁食后腹泻仍不止。
5. 一般无腹痛。

渗透性腹泻

渗透性腹泻有以下特点。
1. 禁食后腹泻停止。
2. 肠腔内的渗透压增高,超过血浆渗透压。
3. 粪便含有大量未完全消化或分解的食物成分。
4. 粪中电解质含量不高。

黏膜透过性异常性腹泻

黏膜透过性异常所致腹泻的临床特点如下。
1. 禁食可减轻腹泻。
2. 肠腔内食糜的渗透压高。
3. 粪便中电解质含量高于血浆中的浓度。

氯 泻

氯泻的临床特点。
1. 粪便中氯化物浓度与正常相反,超过钠与钾离子浓度之和。
2. 严重的水泻丢失大量氯化物与钠、钾离子,造成代谢性碱中毒和低氯、低钠、低钾血症。

乳糜泻

20 世纪 70 年代的诊断标准。
1. 最初的具有诊断意义的小肠活检。
2. 去麦胶饮食 3~6 个月后再次活检,病理证实好转。
3. 含麦胶饮食后镜下病变再度出现。

潜伏期乳糜泻的诊断。
1. 正常饮食下,空肠黏膜活检正常。
2. 在此前或此后的其他某一时间活检示黏膜平坦、绒毛萎缩,在去麦胶饮食后,黏膜改变可以恢复。

肠蠕动增加性腹泻

肠蠕动增加引起腹泻的特点如下。
1. 粪便稀烂或水样而无或少炎症细胞。
2. 肠鸣音亢进。
3. 可伴有腹痛。

慢性酒精中毒性腹泻

诊断依据如下。
1. 1 年以上超常饮酒。
2. 具备"三无症状"的腹泻即无明显腹痛、无脓血便和里急后重。
3. 腹泻在饮酒后加重,停止饮酒或戒酒后好转或消失。
4. 排除肠道和肝胆胰等功能减退引起的继发性排泌和吸收功能紊乱症。

热带性斯泼卢(TS)

热带性斯泼卢(TS)又称热带口炎性腹泻,是一种原发性吸收不良综合征,多流行于热带地区,但亦见于亚热带和温带地区。临床上表现为腹泻和多种营养缺乏,常有口炎和巨细胞性贫血。病理上见小肠黏膜萎缩。

定 义

目前较为全面的观点认为 TS 是一种在热带流行区获得的疾患,其特征为小肠组织结构和功能的异常,最终导致营养缺乏并产生相应的临床表现,用叶酸和(或)四环素治疗病情改善或治愈。

诊 断 标 准

TS 尚没有严格的诊断标准,但一般要具备以下几点。
1. 患者曾在流行区居住过。
2. 有慢性腹泻史,有或没有吸收不良综合征。
3. 小肠黏膜活检发现典型的病理学改变。
4. 用叶酸、维生素 B_{12}、四环素治疗效果明显。
5. 能排除寄生虫及其他因素引起的吸收不良综合征。

艰难梭菌相关腹泻

艰难梭菌是一种厌氧生长的革兰阳性梭状产毒芽孢杆菌,为人类肠道中的正常菌群,抗生素的应用可导致该菌过度生长。自 1978 年开始,艰难梭菌被认为与抗生素相关性腹泻有关,目前认为 25% 的抗生素相关性腹泻由艰难梭菌引发。随着广谱抗菌药物的广泛使用,在全球范围内,艰难梭菌相关性腹泻发生率不断升高,近年来出现暴发流行,其流行菌株发生基因变异,产生毒素的能力增加,患者病死率及病情复发率升高,已引起医学界的重视。

一、临床表现

大部分患者感染艰难梭菌后无临床症状,有临床症状者可表现为轻至重度水样腹泻、爆发性肠炎及伪膜性肠炎。约半数腹泻出现于应用抗生素过程中或停用抗生素后短期内,偶有停药数月后发病者。重症患者可出现消耗性腹泻(次数可达 20～30 次/天),同时伴有发热、恶心、厌食、腹胀、腹痛及中毒性巨结肠等全身或局部症状。此外,艰难梭菌感染常发生于有系统性疾病的患者。

二、辅助检查

CT 显示艰难梭菌感染患者的结肠壁增厚。腹部 X 线片可见麻痹性肠梗阻及"拇指纹"征。

内镜和活检可见结肠特征性改变,即散在黄色或白色椭圆形斑块,边界清楚,与黏膜粘连牢固,冲洗不易脱落。斑块中央出现点状灰白色或棕褐色伪膜,继而融合并隆起,数毫米至 1 厘米大小,周围常绕以红晕。病灶间黏膜常无明显炎症,重者可融合成片甚至成管型。

实验室检查可发现白蛋白水平下降,白细胞、血尿素氮、肌酐、血清转铁蛋白水平升高,粪便菌群失调及粪便白细胞等。

三、诊断

根据广谱抗生素应用史、严重腹泻或便血以及结肠镜下特征性表现(水肿、充血、伪膜和非特异性小溃疡或糜烂),可作出艰难梭菌相关性腹泻的临床诊断,确诊则有赖于细菌培养和毒素检测结果。

排 便 失 禁

排便失禁(FI)的定义:患者无力随意控制粪便或气体从肛门排出;部分失禁为粪便污染内裤或不能控制气体或水样便;严重失禁为经常性正常大便漏出。

特发性便秘(IC)

目前,国际上较为统一的诊断标准为:存在 2 个或 2 个以上的下述症状,且症状至少持续 3 个月以上。排便次数≤3 次/周;25% 以上时间排便费力;25% 以上时间粪质较硬或呈硬球状;25% 以上时间有排便不尽感。钡剂灌肠或肠镜检查排除器质性病变。

根据 IC 的动力学特点可分为出口梗阻型、结肠无力型和混合型便秘。

便秘(一)
[国际胃肠组织(OMGE)]

1. 定义　便秘是一组症状而不是一种疾病。
2. 患者的观点　不同的患者对便秘有不同的症状感受。一些患者(52%)认为排便费力即为便秘,一些患者则认为便秘是硬球状便(44%)或想排便时排不出大便(34%)或排便频次少(33%)即为便秘。
3. 临床医生的观点　如果不服用泻剂的患者至少有下列两项在过去12个月有12周(即罗马Ⅱ标准)出现下列症状。
   (1) 每周排便少于3次。
   (2) 排硬便的次数超过25%。
   (3) 排便不尽感的次数超过25%。
   (4) 过度用力在25%以上的排便。
   (5) 需要手指辅助排便。

便秘(二)
(中华医学会外科学分会肛肠外科学组　1999年)

一、便秘的概念

便秘是多种疾病的一个症状,表现为:大便量太少、太硬、排出太困难,或合并一些特殊症状,如:长时间用力排便、直肠胀感、排便不尽感,甚至需用手法帮助排便。在不使用泻剂的情况下,7天内自发性排空粪便不超过2次或长期无便意。

二、便秘的病因

1. 一般病因　①不合理的饮食习惯,如:食物纤维含量太少。②不良排便习惯,如:不按时排便、长期抑制便意。③滥用泻剂。④环境或排便体位改变。⑤妊娠。⑥老年、营养障碍。
2. 结肠、直肠、盆底器质性病变及功能性障碍　①结肠机械性梗阻:良、恶性肿瘤;慢性扭转;特异性和非特异性炎症;吻合口狭窄;慢性肠套叠;子宫内膜异位症等。②直肠、肛管出口处梗阻:肛裂,肛管、直肠狭窄,内括约肌失弛缓,直肠前膨出,直肠内脱垂,盆底痉挛综合征,耻骨直肠肌肥厚,骶直分离,盆底疝等。③结、直肠神经病变及肌肉异常:假性肠梗阻,先天性巨结肠,特发性巨结肠、巨直肠,慢通过型即传输性结肠运动缓慢,肠易激综合征(便秘型)等。

3. 结、直肠外神经异常　①中枢性:各种脑部疾患、肿物压迫、脊髓病变、多发性硬化等。②神经支配异常。

4. 精神或心理障碍　①精神病。②抑郁症。③神经性厌食。

5. 医源性　①药物,如可待因、吗啡、抗抑郁剂、抗胆碱能制剂、铁剂、钙离子通道拮抗剂等。②制动。

6. 内分泌异常及代谢性疾病　如:甲状腺功能低下、甲状旁腺功能亢进、低钾血症、糖尿病、垂体功能低下、嗜铬细胞瘤、铅中毒等。

7. 结缔组织性疾病　如硬皮病。

三、便秘的特殊检查方法

在详细询问病史及进行各种常规检查如肛门直肠指诊、钡灌肠及结肠镜检等,排除器质性病变后选用。

1. 结肠传输功能试验　受试者自检查前 3 天起禁服泻剂及其他影响肠功能的药物。检查当日服含有 20 粒不透 X 线的标志物胶囊 1 粒,于 48 小时、72 小时摄腹部平片,计算标志物的排出率及其分布,正常为在 72 小时内应排出 80%。

2. 排粪造影　造影前应清肠。造影前 2~3 小时口服钡剂充盈小肠。用稠钡剂加适量羧甲基纤维素钠(CMC)或钡糊剂 300 ml 灌肠,以充盈至降结肠为准,并涂抹肛管标记肛门。拍摄侧坐于特制排粪桶上的静息、提肛、初排(力排充盈)、力排黏膜和正位力排黏膜相。摄片应包括骶尾骨、耻骨联合和肛门。测量:正常者,肛直角采用后肛直角,力排较静息时增大,应>90°,提肛时最小。肛上距、乙耻距、小耻距以耻尾线为基线测量,耻尾线以上为负值,以下为正值。肛上距力排>静息,但肛上距必须<30 mm(经产妇<35 mm),乙耻距、小耻距均为负值。骶直间距测量骶 2~4 骶尾关节、骶尾间及尾骨尖与直肠后端 5 个位置的距离,骶直间距应<10 mm 或<20 mm 且均匀。直肠前膨出为壶腹部远端呈囊袋状突向前方,深度应<5 mm。钡剂排出顺畅。排粪造影有助于诊断直肠、肛管解剖及功能障碍异常。必要时排粪造影可与盆底腹膜造影术同步进行,有助于盆底疝及直肠内套叠的诊断。

3. 肛管直肠压力测定　受试者左侧卧位,测压前尽量排空大便,不做肛门直肠指诊。可应用灌注式、气囊式或固态微传感器式,能测定肛管括约肌静息压、主动收缩压、排便压、直肠气囊注气后引出的肛门直肠抑制反射,以及对直肠气囊注气或水后的感觉阈值、紧迫感和最大耐受量。可以帮助判断有无直肠、盆底功能异常或直肠感觉阈值异常。

4. 球囊逼出试验　将球囊置于受试者直肠壶腹部,注入 37℃温水 50 ml,嘱受试者取习惯排便姿势尽快将球囊排出,正常在 5 分钟内排出。有助于判断直肠及盆底肌的功能有无异常。

5. 盆底肌电图检查　受试者取左侧卧位,可用针电极、柱状膜电极或丝状电极分别描记耻骨直肠肌、外括约肌的肌电活动。可以判断有无肌源性和神经源性病变。

6. 其他　如小肠运输试验、结肠运输闪烁显像术等。

慢性便秘的定义

慢性便秘(chronic constipation,CC)是一种常见症状,病因复杂,涉及多学科内容,如内、外、儿、妇、老年等学科,往往给患者带来许多苦恼,严重时会影响生活质量。随着现代生活和工作节奏加快,精神压力增加及饮食结构改变,其发病率呈升高趋势,严重影响人群健康。但迄今为止,人们对便秘的认识是"患者的大便太少,我们对其了解的知识更少"。随着胃肠动力学研究的深入,诊断手段的进步及新药物的出现等,慢性便秘的诊断和治疗有了许多进展。

一、便秘的定义

正常成人排便习惯因人而异,多数为每日排便 1 次,成形,外附少量黏液。但也有每日须排便 2～3 次或每 3～4 天方排便 1 次者。以往教科书中便秘的定义比较笼统,多指大便次数减少,且粪便干燥坚硬,排便困难或排便不畅。近年来,对便秘和慢性便秘的定义提出了量化指标,在不用通便剂的情况下,1 周自发性排便不超过 2 次,且 1/4 以上的时间至少具有粪便硬少、排便困难、排便不畅等 3 个条件中的 1 个;而且无结构性病变或生化指标异常可解释的便秘;一年内便秘病程达 12 周以上者。

二、慢性便秘的分类

以往慢性便秘的分类方法较多,目前仍未统一,主要有以下几种:按有无器质性病变分为器质性便秘和功能性便秘;按病因分类分为结直肠性便秘和结肠外性便秘,继发性便秘和原发性便秘;按粪块的部位又分为结肠性便秘和直肠性便秘;近年来根据结肠动力学改变,将便秘分为:慢通过型便秘(slow transit constipation,STC)、出口梗阻型便秘(outlet obstructive constipation,OOC)、混合型便秘(mixed constipation，MC)。

三、慢性便秘的检查方法及意义

1. 结肠通过时间测定　结肠通过时间测定方法包括核素法、超声法、稳定同位素法、呼气试验等。核素闪烁扫描术仍为结肠通过时间测定的"金标准"，但因其需要特殊设备且价格昂贵，临床应用不易推广。近来，利用不透X线标志物(radiopaque marker，ROM)法检查胃肠通过时间，应用较广泛。即让患者摄入不透X线的标志物，行腹部X线跟踪检查。有5天法、7天法及72小时法。慢通过型通常标记物分散在右半结肠及结肠上部，而出口梗阻型标记物则积聚在梗阻部位之上的直乙状结肠交界区。

2. 肛门直肠测压　这是另一个常用对慢性便秘诊断检查的方法，包括：①气囊法。②导管法。③同时记录结肠、肛门、直肠压力变化法。④Gaeltec系统：用微型压力传感器导管，便携式测定24小时胃肠压力信号。这一检查提供有关肛门直肠肌节律和直肠与肛门括约肌之间协调性的信息。能测定肛管括约肌静息压、主动收缩压、排便压、直肠气囊注气后引出的肛门直肠抑制反射，以及对直肠气囊注气或注水后的感觉阈值、紧迫感和最大耐受量。可以帮助判断有无直肠、盆底功能异常或直肠感觉阈值异常。

3. 排粪造影法(defecograph)　是应用放射造影法研究和观察排粪时的盆底肌和直肠动力活动的一种方法，即150～200 ml的钡剂，灌入直肠和乙状结肠。然后用连续照相术，动态观察静息状态和排便情况，并可测量肛门直肠角以及排便时肛门直肠角的变化。亦可测量盆底的下降，发现直肠脱垂、套叠、突出和功能性排出道梗阻。近年来，应用同步视频测压和压力描记检测慢性便秘，其结果与排粪造影结果一致。

4. 肌电图　利用直肠腔内电极板或电极探头，来记录EAS和肛内外排便肌和耻骨直肠肌的电活动，EMG可检测这些肌群在排便时出现的任何增加的矛盾性活动。这一表现可对肛门痉挛、肛门疼痛造成的盆底肌功能障碍作出诊断。也可与肛门、直肠测压同时进行，并作为生物反馈治疗的监测手段。

5. 其他检查方法　包括肛指检查、直肠乙状结肠镜及纤维结肠镜等检查，近年来，阴部神经终末运动潜伏期生物电、MRI、超声内镜等检查手段的研究也用于慢性便秘的检查。

四、慢性便秘的诊断

慢性便秘的诊断，主要是依靠症状、体征和辅助检查结果来确诊。症状的分析很重要，但特异性不高。一些简易而重要的检查如实验室检查、肛指检查、腹部平片及结肠镜检查千万不能忽视，诊断慢性便秘前必须明确以下几点：①有无器质性疾病,应除外肠道梗阻、肿瘤、炎症及狭窄等。②便秘的病因(注意全身代谢、内分泌及神经系统有无异常)。③便秘的类型(慢通过型、出口梗阻型及混合型)。④便秘的程度(根据是否用药、影响生活质量及客观检查判断其轻、中、重程度)。⑤有无合并症(腹疝等)。⑥有无精神心理障碍。

慢性便秘(一)

(中华医学会消化病学分会)

中华医学会消化病学分会于2003年9月在江西南昌召开了全国便秘专题讨论会,并在此次会议上制定了我国的"慢性便秘的诊治指南",现将有关内容介绍如下。

一、诊治指南提出的背景

1. 概念和病因　慢性便秘主要是指粪便干结、排便困难或不尽感以及排便次数减少等。便秘是由多种病因引起的常见病症,如胃肠道疾病、累及消化道的系统性疾病,不少药物也可引起便秘。罗马Ⅱ标准中功能性胃肠疾病(FGID)和慢性便秘有关的病症包括功能性便秘、盆底排便障碍及便秘型肠易激综合征(IBS)。其中,功能性便秘需除外器质性病因以及药物因素;而盆底排便障碍除符合功能性便秘的诊断标准外,需具备盆底排便障碍的客观依据。便秘型IBS的便秘和腹痛或腹胀相关。和胃肠动力障碍相关的便秘有Ogilvie综合征(巨结肠病)、先天性巨结肠、慢传输型便秘(M/N病变)、肛门括约肌失弛缓症(Anismus)等。

2. 制定诊治指南的重要性　随着饮食结构的改变、精神心理和社会因素的影响,便秘发病率逐年上升,严重影响人们的生活质量。我国北京、天津和西安地区对60岁以上老年人的调查显示,慢性便秘高达15%～20%。而北京地区对18～70岁成年人进行的一项随机、分层、分级调查表明,慢性便秘的发病率为6.07%,女性是男性的4倍以上,且精神因素是高危因子之一。慢性便秘在结肠癌、肝性脑病、乳腺疾病、早老性痴呆等症的发生中可能有重要作用;急性心肌梗死、脑血管意外等症的便秘甚至可能导致生命意外;部分便秘和肛门直肠病关系密切。同时滥用泻剂造成诸多的不良反应,增加医疗费用,浪费医疗资源。因此,制定适合于我国的便秘诊治流程十分必要。2002年我国慢性便秘论坛推出了诊治流程(草案)后,中华医学会消化病学分会继续广泛征求意见。再次进行认真讨论,初步达成共识。

二、诊治流程的思路和依据

1. 诊断要点 对慢性便秘的诊断应包括便秘的病因（和诱因）、程度及类型。如能了解和便秘有关的累及范围（结肠、肛门直肠或伴上胃肠道）、受累组织（肌病或神经病变）、有无局部结构异常及其和便秘的因果关系，则对制定治疗方案和预测疗效非常有用。便秘的严重程度可分为轻、中、重三度。轻度指症状较轻，不影响生活，经一般处理能好转，无需用药或少用药。重度是指便秘症状持续，患者异常痛苦，严重影响生活，不能停药或治疗无效。中度则介于两者之间。所谓的难治性便秘常是重度便秘，可见于出口梗阻型便秘、结肠无力以及重度便秘型 IBS 等。慢性便秘的两个基本类型是慢传输型和出口梗阻型，如两者兼备则为混合型。

2. 诊断方法 病史可提供重要的信息，如便秘特点、伴随的消化道症状、基础疾病及药物因素等。慢性便秘的 4 种常见表现为：①便意少，便次也少；②排便艰难、费力；③排便不畅；④便秘伴有腹痛或腹部不适。以上几类既可见于慢传输型，也可见于出口梗阻型便秘，需仔细判别，可有助于指导治疗。应注意报警征象如便血、腹块等以及有无肿瘤家族史及社会心理因素。对怀疑有肛门直肠疾病的便秘患者，应进行肛门直肠指检，可帮助了解有无直肠肿块、存粪以及括约肌的功能。粪检和隐血试验应列为常规检查。必要时进行有关生化检查。结肠镜或影像学检查有助于确定有无器质性病因。确定便秘类型的简易方法是胃肠传输试验，建议服用不透 X 线标志物 20 个后 48 小时拍摄腹片 1 张（正常时多数标志物已经抵达直肠或已经排出），必要时 72 小时再摄腹片 1 张，观察标志物的分布对判断有无慢传输型便秘很有帮助。肛门直肠测压能检查肛门直肠功能有无障碍。气囊排出试验反映了肛门直肠对排出气囊的能力，不过排出气囊与硬粪的意义尚不完全一致。一些难治性便秘，如 24 小时结肠压力监测缺乏特异的推进性收缩波，结肠对睡醒和进餐缺乏反应，则有助于结肠无力的诊断。此外，排粪造影能动态观察肛门直肠的解剖和功能变化。肛门测压结合超声内镜检查能显示肛门括约肌有无生物力学的缺陷和解剖异常，均为手术定位提供线索。应用会阴神经潜伏期或肌电图检查，能分辨便秘是肌源性或是神经源性。对伴有明显焦虑和抑郁的患者，应作有关的调查，并判断和便秘的因果关系。

三、诊治分流

对慢性便秘患者，需分析引起便秘的病因、诱因、便秘类型及严重程度，建议作分层、分级的三级诊治分流（图 5-6）。

第一级诊治分流：适用于多数轻、中度慢性便秘患者。首先应详细了解有关病史、体检，必要时作肛门直肠指检，应作常规粪检（包括潜血试验），以决定采

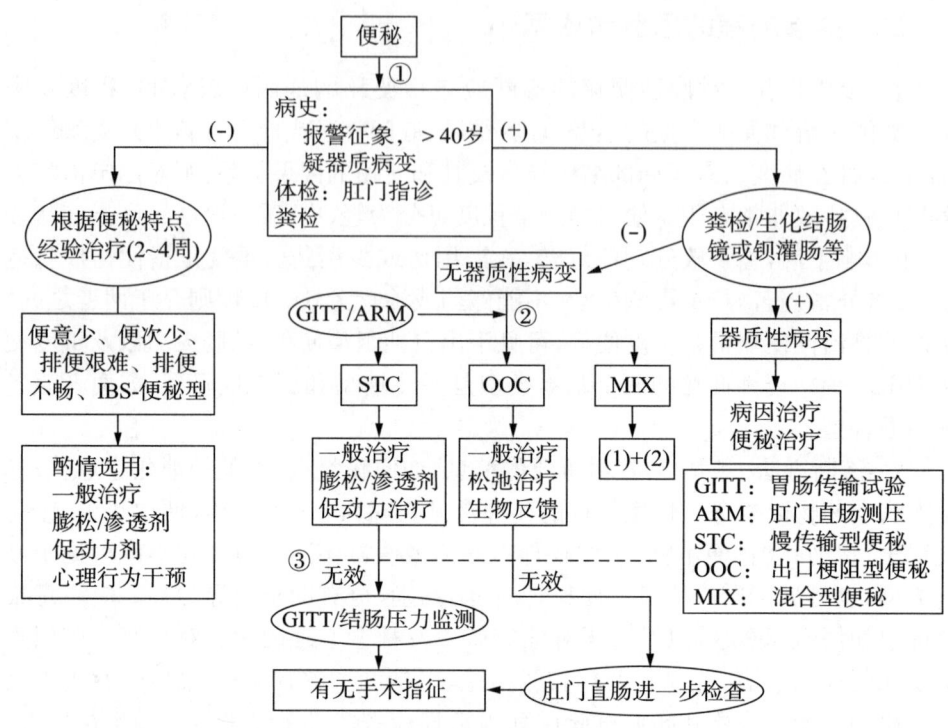

图 5-6　慢性便秘诊治流程

取经验性治疗或进一步检查。如患者有报警征象，同时对过度紧张焦虑以及 40 岁以上患者，需进一步检查以明确病因，并作相应处理。否则可选用经验治疗，并根据便秘特点，进行为时 2~4 周的经验治疗，强调一般和病因治疗，并选用膨松剂或渗透性通便药。如治疗无效，必要时加大剂量或联合用药；如有粪便嵌塞，宜注意清除直肠内存积的粪便。

第二级诊治分流：主要的对象是经过进一步检查未发现器质性疾病以及经过经验治疗无效的患者，可进行胃肠传输试验和（或）肛门直肠测压，确定便秘类型后进一步治疗，对有出口梗阻型便秘的患者，选用生物反馈治疗以及加强心理认知治疗。

第三级诊治分级：主要的对象是那些对第二级诊治分流无效的患者。应对慢性便秘重新评估诊治，注意有无特殊原因引起的便秘，尤其是和便秘密切相关的结肠或肛门直肠结构异常，有无精神心理问题，有无不合理的治疗，是否已经改变不合理的生活方式等，进行定性和定位诊断。这些患者多半是经过多种治疗后疗效不满意的顽固性便秘患者。需要进一步安排特殊检查，甚至需要多学科包括心理学科的会诊，以便决定合理的治疗方案。

临床上，可以根据患者的病情、诊治经过，选择进入以上诊治分流程序。例如,对重症便秘,无需接受经验性治疗,可在一开始就进入第二级或第三级诊断程序。而那些在第一级诊治分流中,对经验治疗后无效或疗效欠佳的患者,可进入进一步检查;同样地,对进一步检查后显示有器质性疾病者,除针对病因治疗外,同样可根据便秘的特点,也可以给予经验治疗,或进入第二级诊治分流程序,确定便秘的类型。

以上对慢性便秘的分级诊治,将减少不必要的检查和降低治疗费用,但对其可行性、成本-效益比等需进一步获得循证医学的支持。

慢性便秘(二)

(中华医学会消化病学分会胃肠动力学组　外科学
分会结直肠肛门外科学组　2007 年)

2003 年 9 月南昌全国便秘专题研讨会制定了我国"慢性便秘的诊治指南"(以下简称"指南")。"指南"对规范我国慢性便秘的诊断和治疗起到了积极的作用。随着对慢性便秘认识和研究的深入,2006 年颁布的罗马Ⅲ标准对功能性便秘等诊断作了修订,有必要对"指南"作相应修订。

便秘(constipation)是指排便次数减少、粪便量减少、粪便干结、排便费力。慢性便秘(chronic constipation)病程至少 6 个月。

随着饮食结构的改变和精神心理、社会因素的影响,我国慢性便秘患病率逐年上升,严重影响人们的生活质量。北京地区对 18～70 岁人群进行的随机、分层调查表明,慢性便秘患病率为 6.07%;60 岁以上人群慢性便秘患病率为 7.3%～20.39%,随着年龄的增长患病率明显增加。女性患病率明显高于男性,男女患病率之比为 1∶1.77～4.59。

慢性便秘的患病率在我国存在明显的地域性差异。有调查显示,农村患病率高于城市。便秘的发生与紧张、疲劳、情绪或精神状态有关,高脂饮食、女性吸烟、低体重指数、文化程度低者更易发生便秘。

便秘和肛门直肠病(如痔、肛裂等)关系密切。慢性便秘在大肠癌、肝性脑病、乳腺疾病、阿尔茨海默病等的发生中可能起重要作用。在急性心肌梗死、脑血管意外等疾病,排便用力甚至可导致死亡。严重慢性便秘可引起粪性结肠穿孔(stercoral perforation),该并发症的病死率高。

流行病学调查发现,在慢性便秘者中只有少数患者到医院就诊,不少便秘者自行服用泻药。滥用泻剂造成泻剂依赖、泻剂结肠(cathartic colon)等不良反应,增加医疗费用,造成医疗资源浪费。

一、诊断及检查方法

1. **便秘的诊断** 便秘的诊断可借鉴罗马Ⅲ标准：①排便费力，想排而排不出大便，干球状便或硬便，排便不尽感；②排便次数<3 次/周，排便量<35 g/d 或 25%以上时间有排便费力；③全胃肠道或结肠传输时间延长。

详细询问病史和进行体格检查可为慢性便秘的进一步诊断提供重要的信息。由于患者对便秘的理解差异很大，问诊时不要笼统询问"您是否有便秘"，而应特别注意便秘症状的特点（便意、便次、排便费力以及粪便性状等）、伴随症状、基础疾病、药物因素以及有无警报征象等，同时要注意患者的饮食结构、对疾病的认知程度和心理状态等。肛门直肠指检简易、方便，可获得排除肛门直肠器质性病变、了解肛门括约肌和耻骨直肠肌功能的第一手资料。大便常规和隐血试验应作为常规检查。对年龄>40 岁、伴有警报征象者应进行必要的实验室检查、影像学检查和结肠镜，以明确便秘是否为器质性疾病所致。警报征象包括便血、大便隐血阳性、贫血、消瘦、腹部包块、明显腹痛、有结直肠息肉史以及结直肠肿瘤家族史。

在排除器质性疾病导致的便秘后，可根据罗马Ⅲ标准判定慢性便秘所属功能性疾病的类型，表 5-27 为罗马Ⅲ标准中功能性便秘的诊断标准。对 IBS-C 的诊断应符合罗马Ⅲ标准中 IBS 的诊断标准。

表 5-27 罗马Ⅲ功能性便秘的诊断标准

项 目	诊 断 标 准
1	必须包括以下 2 项或 2 项以上： a. 至少 25%的排便感到费力 b. 至少 25%的排便为干球状便或硬便 c. 至少 25%的排便有不尽感 d. 至少 25%的排便有肛门直肠梗阻感或阻塞感 e. 至少 25%的排便需要手法帮助（如用手指帮助排便、盆底支持） f. 排便次数<3 次/周
2	在不使用泻药时很少出现稀便
3	没有足够的证据诊断 IBS 诊断前症状出现至少 6 个月，且近 3 个月症状符合以上诊断标准

2. **实验室、影像学及内镜检查** 对疑有系统性疾患（如甲状腺疾病、糖尿病、结缔组织病等）导致便秘的患者，应进行相关生化检查。对年龄>40 岁和有警报征象者，为排除肿瘤、炎性反应等肠道疾病，可行结肠镜、结肠气钡对比造影；重度便秘疑有假性肠梗阻者应拍摄腹部平片。仿真结肠镜有非侵入性的优点，但检测费用昂贵，目前尚不能作为常规方法用于慢性便秘的鉴别

诊断。

3. 肠道动力及肛门直肠功能的检测　肠道动力及肛门直肠功能检测所获得的数据虽不是慢性便秘临床诊断所必需的资料，但对科学评估肠道与肛门直肠功能、便秘分型、药物和其他治疗方法的选择与疗效的评估是必要的。在以研究为目的时，这些检查方法能提供有价值的客观指标。对难治性便秘患者，在药物治疗无效、外科手术前应行相关检查以全面了解肠道和肛门直肠功能及其结构的异常。①胃肠传输试验：用不透 X 线标志物（如直径 1 mm，长 10 mm 的标志物 20 个），随同标准餐顿服，简易法于 48 小时时拍摄腹部平片 1 张，如 48 小时时大部分标志物在乙状结肠以上，可在 72 小时时再摄片 1 张。根据标志物的分布及排出率，判断是否存在结肠慢传输、出口梗阻。该方法简易、价廉、安全。对慢传输型便秘考虑手术治疗者，建议术前重复此检查，并延长检查时间至 5 天。②测压法：肛门直肠测压能检查肛门直肠的动力和感觉有无障碍，如用力排便时肛门括约肌有无矛盾性收缩、是否存在直肠压力上升不足、是否缺乏肛门直肠抑制反射以及直肠感觉阈值有无异常等。对难治性便秘患者，可行 24 小时结肠压力监测，如结肠缺乏特异的推进性收缩波、结肠对睡醒和进餐缺乏反应，则有助于结肠无力的诊断。③其他检查：排粪造影能动态观察肛门直肠的解剖和功能变化，如有无直肠脱垂、内套叠、直肠前突等。球囊逼出试验（可用水囊或气囊）反映肛门直肠对球囊的排出能力，可用于功能性排便障碍的筛查，但排出球囊与硬粪的意义可能不完全一致。肛门测压结合腔内超声检查能显示肛门括约肌有无局部张力缺陷和解剖异常，为手术定位提供线索。应用会阴神经潜伏期或肌电图检查，能分辨便秘是肌源性拟或神经源性。

此外，对伴有明显焦虑、抑郁的患者，应行有关的心理学调查，并分析判断心理状态的改变和便秘的因果关系。

二、功能性便秘的分型及严重程度判断

1. 分型　根据引起便秘的肠道动力和肛门直肠功能改变的特点将功能性便秘分为 3 型：慢传输型便秘（slow transit constipation，STC）、出口梗阻型便秘（outlet obstructive constipation，OOC）和混合型便秘（MIX）。STC 主要是结肠动力低下、结肠传输时间延长所致；OOC 患者临床上表现为排便费力、需要手法帮助排便、排便不尽感等。罗马Ⅲ标准将 OOC 归入功能性肛门直肠病中，称为功能性排便障碍。功能性排便障碍的诊断必须符合功能性便秘的诊断标准，同时有排便时盆底肌肉不协调收缩、肛门括约肌松弛不够或排便时推进力不足的客观证据。

2. 严重程度判断　根据便秘及相关症状轻重度及其对生活影响的程度分为轻、中、重 3 度。轻度是指症状较轻，不影响生活，通过整体调整或短时间用药

即可；重度是指症状重且持续，严重影响工作、生活，需药物治疗，不能停药或药物治疗无效；中度者介于轻、重度之间。

三、分级诊治

在我国，大多数慢性便秘患者在基层医疗机构接受诊治，根据病情的轻重采取分级诊断、分层治疗的原则既能达到正确诊断、合理有效治疗，又可减少不必要的检查，能降低治疗费用。

第一级诊治：适用于多数轻、中度慢性便秘患者。首先应详细了解病史、体格检查，必要时行肛门直肠指检，常规粪便检查，包括隐血试验。如患者年龄≥40岁、有警报征象、对疾病过度紧张焦虑，应进一步检查以明确病因，并作相应处理，否则可选择经验治疗。根据便秘特点，进行为时2～4周的经验治疗，强调一般治疗和病因治疗，可选用容积类轻泻剂、渗透性泻剂或促动力剂。如治疗无效，可考虑加大剂量或联合用药。对有粪便嵌塞者，应注意消除结直肠内存积的粪便。

第二级诊治：主要的对象是经过进一步检查未发现器质性疾病以及经验性治疗无效的患者，可进行胃肠传输试验和（或）肛门直肠测压，确定便秘类型后进一步选择治疗方案。对功能性排便障碍患者，可选择生物反馈治疗，并加强心理认知治疗。

第三级诊治：主要对象是对第二级诊治无效的患者，应对慢性便秘进行重新评估，注意有无特殊原因引起的便秘，尤其是和便秘密切相关的结肠、肛门直肠结构异常，有无不合理的治疗，有无精神心理障碍，是否已经改变不合理的生活方式和排便习惯等。这些患者多是经过多种治疗但疗效不满意的难治性便秘患者，需要进一步安排定性和定位诊断等特殊检查，必要时需要多学科包括心理学医师的会诊，以决定合理的治疗方案。图5-7为三级诊治流程图。

慢性便秘（三）

慢性便秘（chronic constipation，CC）可由多种疾病引起，其诊断首先需检查有无引起便秘的器质性疾病及药物因素，在CC中约一半为功能性疾病引起。与CC相关的功能性疾病包括功能性便秘、功能性排便障碍及便秘型肠易激综合征。

一、病史及体格检查

病史中应注意询问便秘症状的特点（包括便意、便次、排便费力以及粪便性

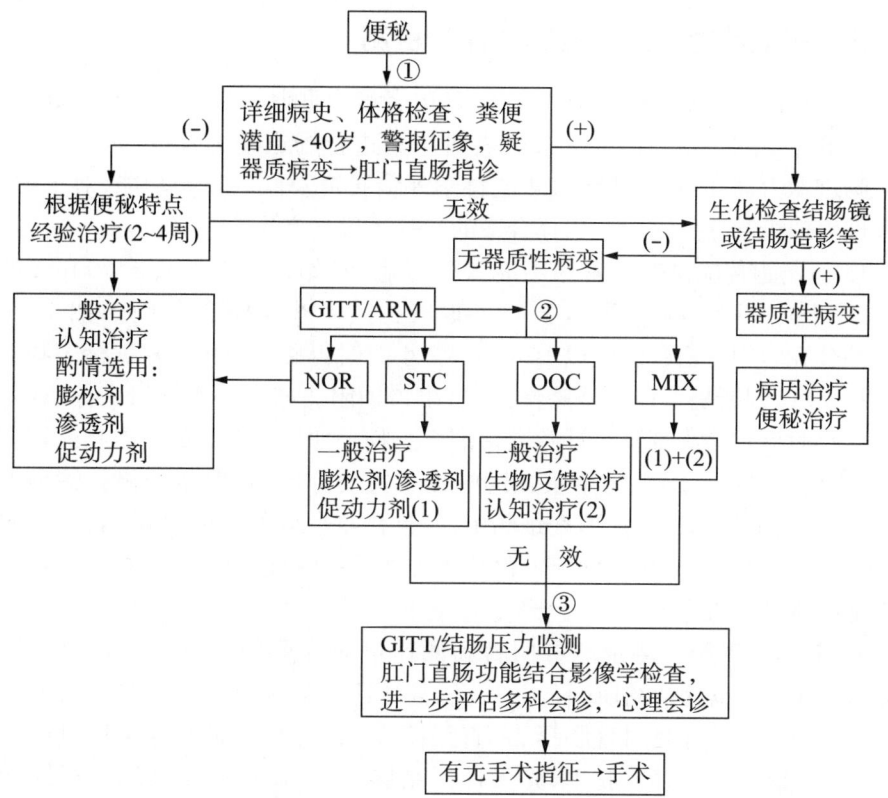

图 5-7 慢性便秘分级诊治流程

注：GITT：胃肠传输试验；ARM：肛门直肠测压；STC：慢传输型便秘；OOC：出口梗阻型便秘（功能性排便障碍）；MIX：混合型便秘；NOR：正常。①、②、③分别代表一级、二级和三级诊治。

状等）、伴随症状、基础疾病、药物因素以及有无警报征象等，同时要注意患者的饮食结构、对疾病的认知程度和心理状态等。肛门直肠指检有助于排除肛门直肠器质性疾病，同时有助于了解肛门括约肌和耻骨直肠肌的功能。应常规进行粪便常规及隐血检查。对年龄＞40岁、伴有警报征象者应进行必要的实验室检查、影像学检查和结肠镜，以明确便秘是否为器质性疾病所致。警报征象包括便血、粪便隐血阳性、贫血、消瘦、腹部包块、明显腹痛、有结直肠息肉史以及结直肠肿瘤家族史。

二、实验室、影像学及内镜检查

对疑有系统性疾病如甲状腺疾病、糖尿病、结缔组织病等导致便秘的患者，应进行相关生化检查。对年龄＞40岁和有警报征象者，为排除肿瘤、炎症性肠病等器质性疾病可行结肠镜、结肠气钡对比造影检查，重度便秘疑有假性肠梗阻者应拍摄X线腹部平片。

三、肠道动力及肛门直肠功能的检测

在排除器质性疾病的基础上,对 CC 患者可根据罗马Ⅲ标准进行诊断,并进行初步治疗,经 2~4 周治疗无效患者可考虑进行肠道动力及肛门直肠功能检测。肠道动力、肛门直肠功能检测能科学评估肠道及肛门直肠功能,对了解 CC 的病理生理机制、患者分型、选择合适的治疗手段均有重要意义。

1. 胃肠道传输试验　常用不透 X 线标志物(如直径 1 mm、长 10 mm 的标志物 20 个),随同标准餐顿服,于 48 小时时拍摄 X 线腹部平片 1 张,如 48 小时时大部分标志物在乙状结肠以上,可在 72 小时时再摄片 1 张。根据标志物的分布及排出率,判断是否存在结肠慢传输、出口梗阻。亦有一次性摄入标志物后,在 120 小时后拍摄腹部平片计数潴留的标志物。如果>20% 的标志物潴留在结肠,提示传输延缓。标志物聚集在远端提示排便障碍,在典型的慢传输型便秘中,几乎所有的标志物都潴留在结肠中,而且在左半结肠和右半结肠都可以看到标志物。该方法简易、价廉、安全,但评价方法不一致,建议开展该检查时应建立自己的正常值标准。

2. 肛门直肠压力测定　肛门直肠测压可研究肛门直肠运动,特别是内、外括约肌功能,包括括约肌部位及长度、高压区及松弛反射等。临床上通过肛门直肠测压,可了解肛门直肠压力、直肠感觉、肛门节制能力等与痔、肛裂、肛瘘、排便失禁、便秘、直肠脱垂、先天性巨结肠、直肠孤立性溃疡综合征及会阴下降综合征的关系,指导上述疾病的诊治,同时肛门直肠测压还可用于指导生物反馈治疗,判断肛门直肠疾病手术疗效。先天性巨结肠为病变肠段神经节细胞缺乏,而呈痉挛状态,蠕动消失,近端结肠扩张。肛门直肠测压可发现直肠肛门抑制性反射消失,即直肠容量增加时,内括约肌不能反射性松弛。老年性便秘,肛门直肠测压可表现为,静息压力降低,最大收缩压力下降。功能性排便障碍患者,排便时,肛门外括约肌和(或)耻骨直肠肌矛盾性收缩,引起排便的直肠容量阈值增高。

3. 其他检查　排粪造影能动态观察肛门直肠的解剖和功能变化,如有无直肠脱垂、内套叠、直肠前突等。球囊逼出试验反映了肛门直肠对球囊的排出能力,可用于功能性排便障碍的筛查,但排出球囊与排便的意义并不完全一致。肛门测压结合腔内超声检查能显示肛门括约肌有无局部张力缺陷和解剖异常,为手术定位提供线索。会阴神经潜伏期或肌电图检查,能分辨便秘是肌源性或神经源性。

四、CC 的分型

临床实践过程中可以根据病史、体格检查、实验室检查和肠道及直肠肛门功

能检测对便秘患者进行分型。正常传输型CC患者可有典型的临床症状,但体格检查无异常发现,结肠传输试验正常。慢传输型CC患者,结肠传输试验延长,盆底功能检查正常。出口梗阻型CC患者,临床表现为功能性排便障碍,患者常有排便费力,即便在排软便时也存在排便困难,常常需要手法帮助排便,肛门直肠压力测定可见肛门括约肌压力增加或排便时矛盾运动,排粪造影、盆底功能检查亦可见异常。混合型CC患者具备慢传输型和出口梗阻型异常表现。便秘型肠易激综合征患者常有腹痛或腹部不适,并随排便改善。已知药物诱发、有明确器质性疾病或代谢性疾病患者合并的CC为器质性便秘。

五、与CC相关的功能性疾病的诊断标准

在排除器质性疾病导致的便秘后可根据罗马标准判定CC所属功能性疾病的类型。

功能性便秘诊断标准:病程至少6个月,近3个月满足以下诊断标准。①必须包括下列2条或2条以上,至少25%的排便感到费力;至少25%的排便为干球便或硬便;至少25%的排便有不尽感;至少25%的排便有肛门直肠梗阻/堵塞感;至少25%的排便需要手法辅助(如用手指协助排便、盆底支持);每周排便<3次。②不用通便药时很少出现稀便。③不符合肠易激综合征的诊断标准。

功能性排便障碍诊断标准:病程至少6个月,近3个月满足以下诊断标准。①患者必须满足功能性便秘的诊断标准。②在反复尝试排便过程中,至少包括以下2条,球囊逼出试验或影像学检查证实有排出功能的减弱;压力测定、影像学或肌电图检查证实盆底肌肉不协调收缩或括约肌基础静息压松弛率<20%;压力测定或影像学检查证实排便时直肠推进力不足。

便秘型肠易激综合征诊断标准:病程至少6个月,近3个月满足以下诊断标准。反复发作的腹痛或不适,近3个月内至少每月有3天出现症状,合并有以下2个或更多的表现:①排便后症状改善;②发作时伴排便频率改变;③发作时伴有粪便性状改变,硬或块状便≥25%,同时糊状或水样便<25%。

慢性便秘(四)

(中华医学会消化病学分会胃肠动力学组 中华医学会外科学分会
结直肠肛门外科学组 2013年)

2003年南昌全国便秘专题研讨会制定了我国《慢性便秘的诊治指南》,对规范临床医师诊断和治疗慢性便秘(chronic constipation)起到了积极的作用。基于已

发表的罗马Ⅲ标准,2007年该指南在扬州被第1次修订。近年来,随着临床研究的不断深入,对慢性便秘的认识水平进一步提高,有必要对该指南作相应的修订。

便秘表现为排便次数减少、粪便干硬和(或)排便困难。排便次数减少指每周排便少于3次。排便困难包括排便费力、排出困难、排便不尽感、排便费时及需手法辅助排便。慢性便秘的病程至少为6个月。

随着饮食结构改变、生活节奏加快和社会心理因素影响,慢性便秘患病率有上升趋势。不同研究方法之间患病率有差异,除与地域有关外,抽样方法及应用的诊断标准不统一亦有影响。对社区人群进行的流行病学研究显示,我国成人慢性便秘患病率为4%~6%,并随年龄增长而升高,60岁以上人群慢性便秘患病率可高达22%。女性患病率高于男性,男女患病率之比为1:1.22~1:4.56。国内目前有关慢性便秘发病率的报道尚少。

慢性便秘患病率农村高于城市,与工作压力、精神心理因素(如焦虑、抑郁及不良生活事件等)有关。女性、低BMI、文化程度低、生活在人口密集区者更易发生便秘。低纤维素食物、液体摄入减少可增加慢性便秘发生的可能性,滥用泻药可加重便秘。

便秘与肛门直肠疾病(如痔、肛裂及直肠脱垂等)关系密切。慢性便秘在结直肠癌、肝性脑病、乳腺疾病、阿尔茨海默病等疾病的发生中可能起重要作用。在急性心肌梗死、脑血管意外等疾病中,过度用力排便甚至可导致死亡。便秘影响患者的生存质量,部分患者滥用泻药或反复就医,增加了医疗费用。

一、病因及病理生理

慢性便秘可由多种疾病引起,包括功能性疾病和器质性疾病,不少药物也可引起便秘(表5-28)。在慢性便秘的病因中,大部分为功能性疾病,包括功能性便秘(functional constipation)、功能性排便障碍(functional defecation disorder)和便秘型肠易激综合征(irritable bowel syndrome with constipation,IBS-C)。

功能性疾病所致便秘的病理生理学机制尚未完全阐明,可能与结肠传输和排便功能紊乱有关。目前按病理生理学机制,将功能性疾病所致便秘分为慢传输型便秘(slow transit constipation,STC)、排便障碍型便秘(defecatory disorder)、混合型便秘、正常传输型便秘(normal transit constipation,NTC)。STC的特点为结肠传输时间延长,进食后结肠高振幅推进性收缩减少,这可能与STC患者肠神经元及神经递质异常、Cajal间质细胞和肠神经胶质细胞减少有关,还与结肠黏膜氯离子通道功能障碍有关,氯离子通道与跨上皮细胞膜的氯离子和液体转运有关。排便障碍型便秘患者在排便过程中腹肌、直肠、肛门括约肌和盆底肌肉不能有效地协调运动,直肠推进力不足,感觉功能下降,从而导致直肠排空障碍。NTC多见于IBS-C,发病与精神心理异常等有关。

表 5-28 慢性便秘常见病因与相关因素

病因	相关因素
功能性疾病	功能性便秘、功能性排便障碍、便秘型肠易激综合征
器质性疾病	肠道疾病(结肠肿瘤、憩室、肠腔狭窄或梗阻、巨结肠、结直肠术后、肠扭转、直肠膨出、直肠脱垂、痔、肛裂、肛周脓肿和瘘管、肛提肌综合征、痉挛性肛门直肠痛);内分泌和代谢性疾病(严重脱水、糖尿病、甲状腺功能减退、甲状旁腺功能亢进、多发内分泌腺瘤、重金属中毒、高钙血症、高或低镁血症、低钾血症、卟啉病、慢性肾病、尿毒症);神经系统疾病(自主神经病变、脑血管疾病、认知障碍或痴呆、多发性硬化、帕金森病、脊髓损伤);肌肉疾病(淀粉样变性、皮肌炎、硬皮病、系统性硬化)
药物	抗抑郁药、抗癫痫药、抗组胺药、抗震颤麻痹药、抗精神病药、解痉药、钙拮抗剂、利尿剂、单胺氧化酶抑制剂、阿片类药、拟交感神经药、含铝或钙的抗酸药、钙剂、铁剂、止泻药、非甾体抗炎药

二、诊断和鉴别诊断

1. 慢性便秘的诊断　慢性便秘的诊断主要基于症状,可借鉴罗马Ⅲ标准中功能性便秘诊断标准所述的症状和病程(表 5-29)。慢性便秘患者还常表现为便意减少或缺乏便意、想排便而排不出(空排)、排便费时、每日排便量少,可伴有腹痛、腹胀、肛门直肠疼痛等不适。IBS-C 患者的腹痛、腹部不适常在排便后获改善。

表 5-29 罗马Ⅲ标准中功能性便秘的诊断标准

序号	诊断标准
1.	必须包括下列 2 项或 2 项以上:至少 25% 的排便感到费力,至少 25% 的排便为干球粪或硬粪,至少 25% 的排便有不尽感,至少 25% 的排便有肛门直肠梗阻感和(或)堵塞感,至少 25% 的排便需手法辅助(如用手指协助排便、盆底支持),每周排便少于 3 次
2.	不用泻药时很少出现稀便
3.	不符合肠易激综合征的诊断标准

注:诊断前症状出现至少 6 个月,且近 3 个月症状符合以上诊断标准。

详细询问病史和进行体格检查可为慢性便秘的进一步诊断提供重要的信息。应特别注意全面询问便秘的症状、严重程度以及患者对便秘症状的感受、便秘对患者生活质量的影响。不同的便秘症状群可提示可能的病理生理机制,便秘伴随症状可为鉴别诊断提供线索。患者合并的慢性基础疾病和用药史可能是导致和加重便秘的主要原因。同时要注意收集患者饮食结构、对疾病的认知程度和精神心理状态等情况。

对慢性便秘患者的体格检查包括全身检查、腹部检查和肛门直肠指检。腹部检查时要特别注意有无腹部压痛、腹部包块等。肛门直肠指检简便、易行,通过指检可了解有无肛门直肠肿物等器质性疾病、了解肛门括约肌和耻骨直肠肌功能。当患者用力排便(模仿排便动作,试图排出直肠内的手指)时,正常情况下肛门口松弛,如手指被夹紧,提示可能存在肛门括约肌不协调收缩。对肛门直肠疼痛的患者,还要检查耻骨直肠肌有否触痛以区别是肛提肌综合征还是非特异性功能性肛门直肠疼痛。

粪常规和隐血试验应作为慢性便秘患者的常规检查和定期随访项目。

2. 慢性便秘的鉴别诊断 对近期内出现便秘、便秘或伴随症状发生变化的患者,鉴别诊断尤为重要。对年龄>40岁、有警报征象者,应进行必要的实验室、影像学和结肠镜检查,以明确便秘是否为器质性疾病所致、是否伴有结直肠的形态学改变。警报征象包括便血、粪隐血试验阳性、贫血、消瘦、明显腹痛、腹部包块、有结直肠息肉史和结直肠肿瘤家族史。

3. 功能性便秘的诊断 功能性便秘的诊断首先应排除器质性疾病和药物因素导致的便秘,且符合罗马Ⅲ标准中功能性便秘的诊断标准(表5-27)。IBS-C也属于功能性疾病引起的便秘,其诊断需符合IBS的诊断标准和分型标准。

4. 功能性便秘的分型 根据功能性便秘患者肠道动力和肛门直肠功能改变特点将功能性便秘分为4型,可根据临床特点进行初步判断。STC:结肠传输延缓,主要症状为排便次数减少、粪便干硬、排便费力。排便障碍型便秘:即功能性排便障碍,既往称为出口梗阻型便秘,主要表现为排便费力、排便不尽感、排便时肛门直肠堵塞感、排便费时、需要手法辅助排便等。诊断应在符合功能性便秘的基础上有肛门直肠排便功能异常的客观证据(表5-30),分为不协调性排便和直肠推进力不足2个亚型。混合型便秘:患者存在结肠传输延缓和肛门直肠排便障碍的证据。NTC:IBS-C多属于这一型,患者的腹痛、腹部不适与便秘相关。

表5-30 罗马Ⅲ标准中功能性排便障碍的诊断标准

序号	诊断标准
1.	必须符合功能性便秘的诊断标准
2.	在反复尝试排便过程中,至少包括以下3项中的2项:球囊逼出试验或影像学检查证实有排出功能减弱,压力测定、影像学或肌电图检查证实盆底肌肉(如肛门括约肌或耻骨直肠肌)不协调性收缩或括约肌基础静息压松弛率<20%,压力测定或影像学检查证实排便时直肠推进力不足

注:诊断前症状出现至少6个月,近3个月符合以上诊断标准。

5. 严重程度的判断 根据便秘和相关症状轻重及其对生活影响的程度分为轻度、中度、重度。轻度指症状较轻,不影响日常生活,通过整体调整、短时间用药即可恢复正常排便。重度指便秘症状重且持续,严重影响工作、生活,需用药物治疗,不能停药或药物治疗无效。中度则介于轻度和重度之间。

三、肠道动力、肛门直肠功能的检测

肠道动力和肛门直肠功能检测所获数据虽不是慢性便秘临床诊断和治疗所必需的资料,但对肠道和肛门直肠功能科学评估、便秘分型、治疗方法选择、疗效评估是必要的。在临床研究中,这些检查能提供有价值的客观指标。对难治性便秘患者,在药物治疗无效或外科手术前应行相关检查以全面了解肠道和肛门直肠功能及形态学异常的严重程度。

1. 结肠传输试验　随标准餐顿服不透 X 线的标志物(如直径 1 mm、长 10 mm 的标志物 20 个),简易法于 48 小时时拍摄腹部 X 线片 1 张,若 48 小时时大部分标志物在乙状结肠以上,可在 72 小时时再摄片 1 张。根据标志物的分布计算结肠传输时间和排出率,判断是否存在结肠传输延缓、排便障碍。该方法简易、价廉、安全。对考虑手术治疗的 STC 患者,建议术前重复此检查,并延长检查时间至第 5 日。采用核素法可检测结肠各节段的传输时间,但价格昂贵,难以普及。

2. 测压法　肛门直肠测压能评估肛门直肠的动力和感觉功能,监测用力排便时盆底肌有无不协调性收缩、是否存在直肠压力上升不足、是否缺乏肛门直肠抑制反射、直肠感觉阈值有无变化等。对难治性便秘患者,可行 24 小时结肠压力监测,如结肠缺乏特异的推进性收缩波、结肠对睡醒和进餐缺乏反应,则有助于结肠无力的诊断。

3. 球囊逼出试验　可反映肛门直肠对球囊(可用水囊或气囊)的排出能力,健康人可在 60 秒内排出球囊。球囊逼出试验作为功能性排便障碍的筛查方法简单、易行,但结果正常并不能完全排除盆底肌不协调收缩的可能。

4. 排粪造影　通常采用 X 线法,即将一定剂量的钡糊注入直肠,模拟生理性排便活动,动态观察肛门直肠的功能和解剖结构变化。主要用于与便秘相关的肛门直肠疾病的诊断,如直肠黏膜脱垂、内套叠、直肠前突、肠疝(小肠或乙状结肠疝)、盆底下降综合征等。磁共振排粪造影具有能同时对比观察盆腔软组织结构、多平面成像、分辨率高、无辐射等优点。对难治性排便障碍型便秘,排粪造影是外科决定手术治疗方式的重要依据。

5. 其他检查　肛门测压结合腔内超声检查能显示肛门括约肌有无局部张力缺陷和解剖异常,为手术定位提供线索。应用会阴神经潜伏期或肌电图检查,能分辨便秘是肌源性或神经源性。

此外,慢性便秘患者常伴睡眠障碍、焦虑抑郁情绪,建议早期了解患者心理状态,在经调整生活方式和经验治疗后仍不能缓解便秘症状时,应特别注意对精神心理、睡眠状态和社会支持情况的评估,分析判断心理异常和便秘的因果关系。

四、分级诊治

我国大多数慢性便秘患者是在基层医疗机构接受诊治,根据病情严重程度进行分级诊断、分层治疗,既能正确诊断、合理有效治疗,又可减少不必要的检查、降低诊治费用。

三级诊治流程见图5-8。

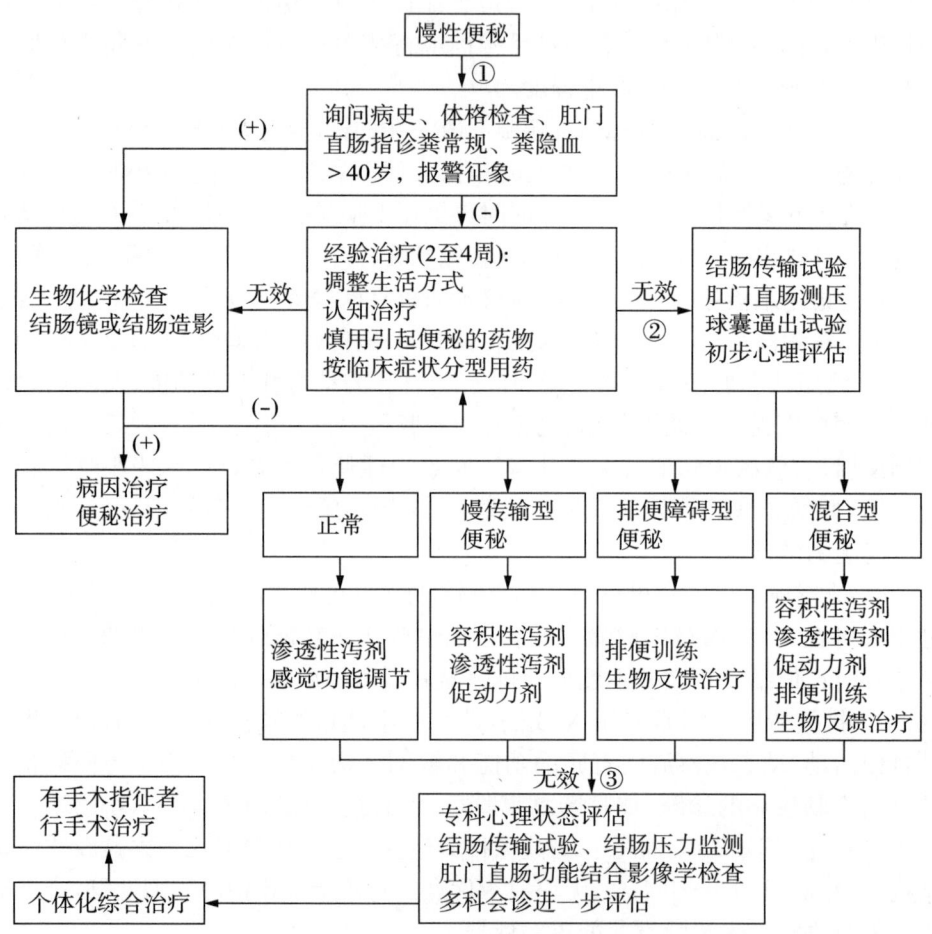

注:①②③分别代表一级、二级、三级诊治。

图5-8 慢性便秘三级诊治流程图

一级诊治:适用于多数轻、中度慢性便秘患者。首先应详细了解病史(特别注意用药史)、体格检查,行肛门直肠指诊,粪常规检查,包括隐血试验。若患者年龄≥40岁、有报警征象、对疾病过度担心者,可进行辅助检查以明确器质性疾病,并作相应处理,否则可选择经验治疗。强调生活方式调整、认知治疗,慎用引起便秘的药物,根据患者便秘特点选用容积性泻药、渗透性泻药、促动力药,疗程为2至4周。若治疗无效,可考虑加大剂量或联合用药。

二级诊治:主要的对象是经验性治疗无效的患者,可酌情选择进行结肠传输试验、肛门直肠测压和(或)球囊逼出试验,并初步评估心理状况,确定便秘类型后进一步选择治疗方案。混合型便秘患者先进行生物反馈治疗,无效时加用泻剂。

三级诊治:主要对象是对二级诊治无效的患者,应对患者进行重新评估,注意患者是否已经改变不合理的生活方式和排便习惯、有无特殊原因引起的便秘,尤其是和便秘密切相关的结肠、肛门直肠形态异常,注意患者的依从性、治疗是否规范、有无精神心理障碍等。这些患者多是经过多种治疗而疗效不满意的难治性便秘患者,需要进一步进行结肠和肛门直肠形态学、功能学检查,必要时需多学科包括心理科的会诊,以确定合理的个体化综合治疗方案。对于仍无效的患者,需评估手术风险和患者的获益,严格掌握适应证,慎重选择手术治疗。

慢性便秘的分类

慢性便秘的诊断,主要是依靠症状、体征和辅助检查结果来确诊。症状的分析很重要,但特异性不高。一些简易而重要的检查如实验室检查、肛指检查、腹部平片及结肠镜检查千万不能忽视,诊断慢性便秘前必须明确以下几点:①有无器质性疾病,应除外肠道梗阻、肿瘤、炎症及狭窄等;②便秘的病因(注意全身代谢、内分泌及神经系统有无异常);③便秘的类型(慢通过型、出口梗阻型及混合型);④便秘的程度(根据是否用药、影响生活质量及客观检查判断其轻、中、重程度);⑤有无并发症(腹疝等);⑥有无精神心理障碍。

以往慢性便秘的分类方法较多,目前仍未统一,主要有以下几种:按有无器质性病变分为器质性便秘和功能性便秘;按病因分类分为结直肠性便秘和结肠外性便秘,继发性便秘和原发性便秘;按粪块的部位又分为结肠性便秘和直肠性便秘;近年来根据结肠动力学改变,将便秘分为:慢通过型便秘(slow transit constipation,STC);出口梗阻型便秘(outlet obstructive constipation,OOC);混合型便秘(mixed constipation,MC)。

慢性功能性便秘(CFC)

国际上对CFC的标准系指便秘症状持续3个月以上,排除器质性疾病,并具备下述两个或两个以上条件：①自发性排便次数≤2次/周；②25％以上时间排便困难；③25％以上时间粪质较硬或呈硬球状；④25％以上时间排便有不尽感或不畅。我国肛肠外科学者1999年提出的便秘概念系指大便量少，粪便太硬，排出太困难，并合并一些特殊的症状，如长时间用力排便、直肠胀感、排便不尽感，甚至需手法帮助排便，1周排便少于2次或长期无便意。与国际标准相比，前者更量化，临床便于掌握，而后者详尽些。

慢性非特异性便秘

一、概述

便秘是很常见的症状，在美国便秘的发生率为2％，英国为10％，日本为4％，我国天津为4.4％，女性发病概率是男性的3倍。多数便秘患者可经药物治疗治愈或改善症状，少数为难治性。少数便秘患者经手术治疗效果较好。便秘不是一种病，而是多种疾病的一个症状，不同的患者有不同的含义，包括：①排便量少、硬，排出困难；②排便困难合并一些特殊的症候群，如长期用力排便、直肠胀感、排便不完全或依靠手法帮助排便；③7天内排便次数少于2～3次。临床上常诊断为慢性顽固性便秘或特发性便秘，但其确切含义很难描述。"慢性"意指病史至少2年，或年幼时就发病；"特发性"说明我们对便秘的原因及流行病学了解不全面；"顽固性"意指用一般药物及非手术治疗很难奏效，常需手术治疗。

二、分类

Pemberton将严重慢性特发性便秘分为4类：①慢传输性便秘（STC）：结肠运行异常缓慢，盆底肌功能正常；②盆底肌功能不良（PFD）：结肠运行正常，盆底肌功能异常；③STC＋PFD：结肠运行异常缓慢，盆底肌功能异常；④肠激惹综合征（IBS）：结肠运行和盆底肌功能均正常，由于缺乏更确切的命名，定名为此综合征。此类便秘多不需手术治疗，而采用内科治疗。

功能性慢性便秘

一、慢性便秘定义

目前对便秘的确切定义有多种解释，但仅从大便干结和排便次数多少来评价便秘是不全面的。

罗马Ⅲ的标准便秘定义为：排便困难、硬便、排便频率减少或便不尽感；每周完全排便<3次，每日排便量<35 g；全胃肠或结肠通过时间延长。

推荐用布里斯托尔(Bristol)粪便分型判断胃肠道转运状况，符合便秘标准者多为Bristol Ⅰ~Ⅱ型。

世界胃肠病学组织(WGO)对功能性便秘的定义是：持续性排便困难或排便不尽感或排便次数减少(3~4天1次或更少)，且无报警症状或继发性病因。确诊便秘后，应在排除器质性病变所致便秘之后，根据罗马Ⅲ标准判定为功能性便秘(表5-31)。

表5-31 功能性便秘的诊断标准

序号	诊 断 标 准
1.	必须符合以下两点或两点以上： a. 至少25%的排便感到费力； b. 至少25%的排便为块状便或硬便； c. 至少25%的排便有不尽感； d. 至少25%的排便有肛门直肠梗阻感/阻塞感； e. 至少25%的排便需以手法帮助(如以手指帮助排便、盆底支持)； f. 每周排便<3次。
2	不使用轻泻药时几乎无松软便；
3	没有足够的证据诊断IBS。

注：诊断前症状出现至少6个月，近3个月症状符合以上标准。

二、诊断慢性便秘注意事项

医师应在详细采集病史的前提下，通过追问了解患者所述"便秘"的具体含义，明确伴发症状和诱发因素，并据此初步判定便秘类型和病情轻重。按病因分类，便秘可分为功能性和器质性便秘，前者病因及诱发因素复杂，饮食并非唯一诱因，补充纤维素后症状不一定改善；后者由肠管或全身疾病，如肿瘤或肌肉和神经病变等所致，较易被诊断。

神经胃肠病学研究提示，脑-肠轴及神经系统调节障碍参与慢传输型便秘发生机制，这类患者的结肠肌间或黏膜下特殊神经间质细胞数量减少，伴有超微结构异常。

三、功能性便秘分型

WGO提出应根据病史、体检和实验室检查结果评估便秘(表5-32)。

表 5-32 不同类型便秘的临床评估

便秘类型	典型表现
正常传输型便秘、便秘型 IBS	体格检查无病理发现 腹痛和腹胀 便不尽感
慢传输型便秘	结肠慢传输 正常的盆底功能
排便障碍	延长或过度的排便费力 解软便时仍有排便困难 患者使用会阴或阴道压力辅助排便 手法辅助排便 高括约肌基础压力（肛门直肠测压）
特发性/器质性/继发性便秘	已知的药物不良反应、药物诱发 经证实有机械性梗阻 代谢性障碍——异常血化验结果

功能性便秘分为 3 型，其中慢传输型便秘（STC，约占 45.5%）特点是结肠活动减弱或不协调结肠运动增强；排便障碍以肛门直肠功能障碍为特点，与肛门括约肌功能协调异常或直肠对排便反射感阈值异常有关，多见于儿童、妇女和老人，常诉排便费力、肛门下坠、便不尽感、便量少、质地较硬或成形软便。建议国内使用该国际公认的新分型，不再使用"习惯性便秘"等模糊概念。

曼谷胃肠动力疾病新分类明确将肠神经病、肠肌病、帕金森病、内分泌疾病或脊髓损伤等导致的结肠传输延迟称作 STC，但可能查不出上述病变，其临床特点为排便次数减少（>3 次/周）、无便意、排便困难和粪质坚硬（Bristol Ⅰ~Ⅱ型）。

腹 胀 分 度

Ⅰ度（轻度）：腹部隆起，略高于胸部，软。叩诊呈低调鼓音。肠鸣音可减弱、稍有亢进或正常。可有轻度腹胀感。

Ⅱ度（中度）：腹部隆起，明显高于胸部，有一定张力。叩诊呈中调鼓音，范围及强度均增加而明显。肠鸣音多减弱，自觉腹胀明显，影响进食或其他代谢。

Ⅲ度（重度）：全腹部明显隆起呈球形，压之硬而不适，无反跳痛。叩诊呈高调鼓音，可出现金属敲击声，随体位无任何改变。肠鸣音明显减弱或消失，偶可闻及气过水声，有明显胃肠道反应。

功能性肠胀气

1. 以腹胀为主诉,可伴有或不伴有肠鸣、嗳气、腹痛及排气增多等。
2. 症状持续 3 分钟以上,年龄 18~70 岁。
3. 无消化系器质性疾病。
4. X 线腹平片检查提示肠胀气,同时排除以下对象
(1) 妊娠。
(2) 1 周内接受胃动力药和(或)抗生素治疗者。
(3) 合并功能性便秘(排便≤3 次/周)。
(4) 有腹腔及盆腔手术史者。
(5) 全身性疾病而必须接受特异性治疗者,如糖尿病、甲亢等。

肠壁积气症

肠壁积气症的定义是肠壁内有气体,多可由腹部平片或 CT 检出,也可在内镜下及手术时发现经病理检查证实。应强调肠壁积气症是一征象而不是病,也有称为肠壁囊状积气、壁内积气、肠气肿、肠气囊肿、假性脂肪瘤病等。肠壁积气症常发生于几种临床状况。

1. 有坏死性小肠结肠炎的早产婴儿。
2. 有阻塞性肺病的成人。
3. 有各种基础病的成人及儿童。
4. 内镜下黏膜活检的意外发现。

炎症性肠病性关节炎

(1) 有腹痛、腹泻、便秘等肠道疾病病史,实验室检查及 X 线检查排除其他原因肠道疾病,可确诊系克罗恩病或溃疡性结肠炎。
(2) 伴有周围关节炎的症状和体征,且血沉增快,类风湿因子阴性,抗核抗体阴性。
(3) 伴有强直性脊柱炎的症状、体征及 X 线表现,HLA-B_{27} 阳性。
(4) 滑膜活检呈非特异性炎症改变,肠黏膜及血中免疫复合物浓度增高,结

肠抗体阳性，C_3、C_4 增高。

耶尔森关节炎

本病是耶尔森结肠炎杆菌性肠炎后引起的一种反应性关节炎，在北欧国家多见。有如下特点。
1. 急性起病，多有发热及腹泻、腹痛、呕吐等胃肠炎症状。
2. 关节炎在该菌感染后2周内发病，有自限性，3～4个月内自行消退。
3. 关节局部有红、肿、热、痛及关节腔渗液，膝、踝关节多见。
4. 化验可有贫血，血沉增快，白细胞增多，镜下血尿，$HLA-B_{27}$多呈阳性，大便培养出耶尔森杆菌，血清耶尔森菌的凝集试验滴度上升。

小肠功能障碍与衰竭(MODS)

借鉴Marshall等提出的诊断MODS的4分制计分法，对小肠功能障碍与衰竭的诊断采取简单明确的等级评分方案(表5-33)。

表5-33 小肠功能障碍与衰竭的诊断和评分

评分(程度)	1(轻度)	2(中度)	3(重度)	4(衰竭)
临床表现	轻度腹胀腹泻（或X线、B超发现肠积气增多）	中重度进行性腹胀、腹泻（5～8次/天以上，不能耐受食物）	肠道出血，肠梗阻或肠源性水、电解质、酸碱紊乱	肠道大出血，24小时输血大于400 ml
肠鸣音/肠电图*	亢进或减弱	明显减弱	偶有或消失	消失（麻醉和药物性除外）
黏膜病变（内镜）/pHi*	充血水肿	糜烂或缺血性改变	应激性溃疡或灶性坏死	多灶性或广泛性坏死、穿孔
吸收功能试验*有效吸收面积	减少<30%	减少30%～50%	减少50%～70%	减少>70%
黏膜通透性测定*/细菌易位	黏膜感染	系膜血管或淋巴结感染	临近器官肠源性感染（原发性腹膜炎、原发性胆囊炎等）	肠源性全身感染（毒血症、菌血症、败血症、脓毒血症）

注：*此项检查临床诊断价值有待进一步评价，暂时没有列出评分标准。评分原则采取"取高不取低"，即当临床表现、黏膜病变或者有效吸收面积等任一项指标达到某一最高计分标准时，则以此标准计分评价小肠功能。

小肠细菌过度孳生综合征

国外文献报道,若小肠液细菌培养厌氧菌$\geq 10^6$ CFU/ml(正常$\leq 10^5$ CPU/ml)则诊断为小肠细菌过度孳生综合征。

奥狄括约肌功能失调(SOD)

SOD 诊断标准为临床上有典型胰源性疼痛或多次胰腺炎的发作史,伴有括约肌测压(SOM)结果异常,胆总管胰管造影剂排空延迟和两管扩张。

奥狄括约肌功能不良

一、奥狄括约肌功能不良的定义

过去的定义比较混淆,曾提出乳头狭窄、硬化性乳头炎、胆道口痉挛、胆道运动障碍和胆囊切除后综合征等名称,现根据其病理机制分成下列两种。

1. 奥狄括约肌狭窄　由于慢性炎症和纤维化形成括约肌的部分或完全狭窄的结构异常,常因胰腺炎、胆石排出时损伤乳头、手术操作时损伤,或如子宫内膜异位等非特异性炎症所引起。这些结构异常可伴随内镜测压仪显示的基础括约肌压升高和收缩相改变。

2. 奥狄括约肌运动障碍。

二、奥狄括约肌功能不良的诊断

很难正确评估括约肌功能不良的发病率,据 Meshkinpour 统计,在正常肝外胆道和胰腺系统的原因不明右上腹痛病患者中,约 29% 有奥狄括约肌不良的测压证据,其发生率约占 0.88% 胆囊切除术病例,括约肌功能不良作为复发性胰腺炎病因的发病率更难估计。

三、分类

Hogan 等提出 Milwaukee 胆道小组分类法如表 5-34。

表 5-34 Milwaukee 胆道小组分类法

分类	胆型疼痛	肝功能异常*	胆总管扩张+	引流延迟☆
Ⅰ型	＋	＋	＋	＋
Ⅱ型	＋	其中 1～2 种异常		
Ⅲ型	＋	无上述 3 种		

注：＊ALT 和 AST 值超出正常值 2 倍；＋B 超扫描＞12 mm 或 ERCP 示 10 mm；☆仰卧时 ERCP 排空 45 分钟以上。

Sherman 又提出胰腺型疼痛的分类如表 5-35。

表 5-35 Sherman 胰腺疼痛的分类

分类	胰腺疼痛	酶测定异常*	胰管扩张+	引流延迟☆
Ⅰ型	＋	＋	＋	＋
Ⅱ型	＋	其中 1～2 种异常		
Ⅲ型	＋	无上述 3 种		

注：＊超过上限 1.5～2 倍；＋ERCP 示胰头部胰管＞6 mm 和体部胰管＞5 mm；☆超过 9 分钟。

上述分类有助于评估内镜括约肌切开术或剖腹括约肌成形术的效果。

肝肺综合征(HPS)(一)
（国外标准）

1956 年，Rydell 等人首次阐明了与进行性肝功能损害有关的低氧血症的病理机制，Sherlock 等人于 1989 年报道了一组与肝病有关的肺血管改变的病例。这类患者的共同特征是存在着肝病、肺血管扩张、动脉血氧分压的异常及严重的低氧血症三联征，临床上将这种现象统称为"肝肺综合征(HPS)"。

1. HPS 的临床表现　除肝病的一般表现如纳差、乏力、蜘蛛痣、脾大、门静脉高压及腹水形成外，HPS 的特征是与肝病有关的严重的低氧血症。这种低氧血症常与蜘蛛痣同时存在，但是与肝功能之间并无任何相关性。

2. HPS 的实验检查　除肝功能检查的结果异常外，血气分析的结果示 PaO_2 下降，PaO_2 常＜9.33 kPa(70 mmHg)，严重时＜6.67 kPa(50 mmHg)；血氧饱和度下降，常<90%，严重时<85%。直立性低氧血症，PaO_2下降>1.33 kPa(10 mmHg)。

3. 影像学检查

（1）对比超声心动描记术：是诊断 HPS 最简单的方法。此方法是用振荡的生理盐水或吲哚氰绿所产生的小泡（直径>20 μm）静脉注射，当它们从右心到达肺部时，因肺泡毛细血管直径在 8～15 μm 之间，正常情况下并不能穿过肺泡的毛细血管，因此，不能在左心房内发现小泡的存在。如果小泡离开右心房/室经过 3～6 个心动周期后，可以在左心房/室内发现小泡的回声，则证实存在着 IPVD。如果检查的效果欠佳，可采用食管超声心动描记术，从而准确地观察小泡在肺内的运行情况。因为肝病者可能合并肺动脉高压，因此用多普勒超声心动描记术更准确。

（2）^{99m}Tc-多聚白蛋白扫描（$^{99m}Tc-MAA$）：正常情况下，所有的放射性物质均浓集于肺血管床内，不能穿过肺毛细血管，但如果肺内毛细血管扩张，则放射性物质可以通过，并沉积于脑、肝及肾中，通过扫描而被证实。应用这种方法既可以证实 IPVD 的存在，亦可以估计肺内分流的程度。

（3）肺内血管造影：这是一种侵入性的诊断方法，有一定的危险性。检查时可能产生严重的低氧血症和假阴性的结果。应用这种检查方法可以发现肺内血管存在着 2 种病变，一种是弥漫性改变，另一种为局灶性改变。

（4）其他检查方法：CT、磁共振对 HPS 的诊断可以提供一定的帮助，但迄今尚未见报道。

4. 病理诊断　Berthelot 等及 Williams 等先后均用 micropaque 明胶活检组织内注射法，证实了 IPVD 的存在，其直径最大可达 160 μm 以上，这种方法目前仍作为诊断 HPS 时 IPVD 的金标准。

肝肺综合征（二）
（国内标准）

1. 慢性肝病的一系列表现　多数患者先有慢性肝炎或肝硬化的表现，如黄疸、腹水、脾大、消化不良及肝功能异常，而后出现呼吸困难等症状。有报道指出，HPS 与食管静脉曲张程度，尤其是与皮肤蜘蛛痣关系密切，而与肝功能、腹水、消化道出血无明显相关性，此观点有待观察。

2. 进行性呼吸困难　是最常见的症状，其发生与肺血管扩张、低氧血症有关。HPS 的一个重要特征是立位性缺氧（orthodeoxia），即卧位变立位时呼吸困难和发绀加剧，其机制可能是由于肺血管扩张常以中、下肺野为主，当由卧位变立位，下肺野血流量增多，致使通过扩张肺血管的血流及分流量更趋增加，氧合障碍加重使缺氧加剧所致。肺部体检多正常,部分可有杵状指。

3. 根据慢性肝病,呼吸室内空气时 $P_{(A-a)}O_2$(肺泡-动脉血氧分压)梯度增大和肺内血管扩张三联征可作出诊断。慢性肝病时 $PaO_2<7.33$ kPa 强烈提示本病。对特殊患者如伴有高动力循环和过度换气的患者,$P_{(A-a)}O_2$ 是氧合作用的良好指标。

4. 肺血管扩张的检查

(1) 经胸或经食管超声造影:正常人超声造影剂所产生的微小气泡均被肺毛细血管床阻滞和吸收,不能进入左心腔,而 HPS 患者静脉注射造影剂后,左心腔可延迟出现密集的微泡影。尤其经食管超声造影还可显示微气泡从某一肺静脉到达左心房,从而不仅证实肺分流,还可大致确定肺血管扩张的部位。

(2) 肺血管造影:是确定肺血管扩张部位和程度的金标准,并可监测血液动力学并分型。Ⅰ型表现为弥漫性、"蜘蛛样"、斑点状或海绵状血管扩张影像;Ⅱ型为限局性肺血管扩张,表现为孤立的"蚯蚓状"或团状影像。临床缺氧严重。

(3) ^{99m}Tc(锝)标志物核素灌注扫描:主要根据标志物微粒(直径$>20~\mu m$)能在肾、脑、肝、脾等器官摄取,如无心脏内异常通道则表明肺内有分流。

肝肺综合征(三)

肝肺综合征尚无统一诊断标准。

Krowka 等提出临床诊断标准为:①患有肝病;②呼吸时肺泡-动脉氧分压差增大;③影像学检查发现肺内血管扩张。

Roisin 等提出的诊断标准是:①有慢性肝病存在,可无严重的肝功能不全;②无心肺疾病,胸部 X 线检查正常或伴有肺基底部的结节状阴影;③肺气体交换异常,肺泡-动脉氧的梯度增加($\geqslant150$ mmHg),可有低氧血症;④肺外静脉有放射性同位素标志物,或二维超声心动图阳性,提示肺内血管异常。

黄 疸 分 度

轻度:在日光或日光灯下可明视巩膜或皮肤黏膜处均匀发黄。总胆红素为 60 $\mu mol/L$ 以下(原用单位为 1.5~3.5 mg/dl),一般无皮肤瘙痒。

中度:在室内即可视巩膜、皮肤黏膜处均匀发黄,在日光或日光灯下可见有明显黄染,但黄染处,特别是巩膜不发红(未显赤黄色),总胆红素为 60~

120 μmol/L（原用单位为 4～7 mg/dl）。一般可出现皮肤瘙痒。

重度：黄疸明显并且呈赤黄色，多数有瘙痒和纳差、乏力、消瘦等症状，总胆红素为 120 μmol/L 以上（原用单位在 7 mg/dl 以上）。

脾脏肿大分度

关于脾脏肿大的分度方法目前有以下 2 种。

一、三度法

轻度：脾下缘平卧可触及或深吸气时居肋缘下 2～3 cm。
中度：脾下缘在肋下 3 cm 至脐水平线之间。
重度：脾下缘超过脐水平线以下。

二、海氏六度法

0 度：腹式深呼吸时，肋缘下触不到，但侧卧位时可触及脾下缘。
Ⅰ度：平卧深呼吸时，肋弓下可触及。
Ⅱ度：平静呼吸时，在肋缘下可触及。
Ⅲ度：平卧时，脾最低缘在肋脐间线中间以下，但不超过脐平线。
Ⅳ度：平卧时，脾最低缘在脐与耻骨联合缘之间的中线上。
Ⅴ度：平卧时，脾最低缘在脐与耻骨联合上缘之间的中线以下。

水 肿 分 度

用手指在局部按压 5 秒离去，如在离去手指 5 秒后仍不能恢复原状，即为指陷性水肿。

一、三度分法

Ⅰ度：按上法按压，按压深度指印可明视或用手抚摸有凹陷者。
Ⅱ度：按压后有较深的指印，10 秒后仍不能恢复，水肿可明视，皮肤紧张可不发亮（重Ⅱ度可发亮）。
Ⅲ度：短时间（3 秒内）轻压却能在长时间（10 秒以上）内不恢复，皮肤发亮，甚至裂口流水等。

二、四度分法

Ⅰ度：足部及小腿有明显的凹陷性水肿，休息后仍不消失。
Ⅱ度：除Ⅰ度外，同时伴有大腿水肿，皮肤紧张。
Ⅲ度：水肿波及腹部及外阴，皮肤紧张发亮。
Ⅳ度：全身浮肿，有时伴有腹水。

钠、水代谢失调分度

一、根据临床表现分度

Ⅰ度：轻度失水。表现为口渴，尿量正常。
Ⅱ度：中度失水。除口渴加剧外，尚有"三少一高"的表现，即唾液少、汗液少、尿少、尿相对密度高。
Ⅲ度：重度脱水可出现高热、狂躁、幻觉、谵妄甚至昏迷，伴有氮质血症、代谢性酸中毒、血压下降甚至休克。

二、根据钠、水丢失比例分度

Ⅰ型（等渗性）缺水：又称急性缺水或混合性缺水。水和钠按比例地丧失，血清钠仍在正常范围，细胞外液渗透压也保持正常。
Ⅱ型（高渗性）缺水：又称原发性缺水。水和钠虽同时丧失，但缺水多于缺钠，血清钠高于正常，可达 150 mmol/L 以上，细胞外液呈高渗状态。
Ⅲ型（低渗性）缺水：又称慢性缺水或继发性缺水。缺钠多于缺水，血清钠低于 135 mmol/L，细胞外液呈低渗状态。

脱 水 分 度

Ⅰ度（轻度）：失水量占体重 2%～3%，口渴，少尿，黏膜干燥，眼窝凹陷不明显。
Ⅱ度（中度）：失水量占体重 3%～6%，极度口渴，尿极少或尿闭，皮肤黏膜干燥，眼窝凹陷，轻度乏力或烦躁不安，面部潮红，有时可伴脱水热。
Ⅲ度（重度）：失水量占体重 7%～14%，无尿，各种症状更加明显，眼睛可见落日状,有精神失常、幻觉、谵妄、躁狂,逐渐进入昏迷,并出现低血容量休克。

Ⅳ度(极重度):失水量超过体重15%者,常引起死亡。

小 肠 癌

[美国癌症联合研究会(AJCC) 2002年]

TNM 定义

1. 原发瘤(T)

Tx 原发肿瘤无法评估

T0 无原发肿瘤证据

Tis 原位癌

T1 肿瘤侵及固有膜或黏膜下层

T2 肿瘤侵及肌层

T3 肿瘤浸透肌层到达浆膜下层或无腹膜覆盖的组织下2 cm

T4 肿瘤浸透浆膜或直接浸透其他的器官和结构(包括其他小肠,肠系膜或腹膜后组织大于2 cm,或壁腹膜,如十二指肠侵犯胰)

注:无腹膜覆盖的组织是指空肠或回肠的系膜缘,十二指肠的腹膜后部分。

2. 区域淋巴结(N)

Nx 淋巴结转移无法评估

N0 无淋巴结转移

N1 有淋巴结转移

3. 远处转移(M)

Mx 远处转移无法评估

M0 无远处转移

M1 有远处转移

分 期

0期	Tis	N0	M0
Ⅰ期	T1	N0	M0
	T2	N0	M0

Ⅱ期	T3	N0	M0
	T4	N0	M0
Ⅲ期	任何T	N1	M0
Ⅳ期	任何T	任何N	M1

结肠和直肠癌

[美国癌症联合研究会(AJCC) 2002年]

TNM 定义

此分期适用于临床和病理分期。

1. 原发肿瘤(T)

Tx 原发肿瘤无法评估

T0 没有原发瘤存在的证据

Tis 原位癌：癌位于上皮内或侵犯固有层*

T1 肿瘤侵犯黏膜下层

T2 肿瘤侵犯肌层

T3 肿瘤侵透肌层到达浆膜下或穿透无腹膜覆盖的结直肠周组织

T4 肿瘤直接侵犯其他器官和组织或穿透脏层腹膜**

注：* Tis 包括局限于腺体基底膜或固有层而没有侵透黏膜肌层到达黏膜下层的癌。

** T4 包括侵透浆膜到达其他器官,如盲肠癌侵犯乙状结肠。

2. 区域淋巴结(N)

Nx 淋巴结转移无法评估

N0 无局部淋巴结侵犯

N1 1~3个淋巴结转移

N2 4个以上淋巴结转移

注：* 结直肠周围脂肪组织内的瘤结节具有淋巴结样光滑形态,即使不具有淋巴组织,也定为 pN 范畴,如果结节具有不规则的外形可定为 T 范畴、V1(镜下血管侵犯)或 V2(肉眼血管侵犯),因为它极有可能代表血行转移。

3. 远处转移(M)

Mx 远处转移无法评估

M0　无远处转移

M1　有远处转移

分　　期

期	T	N	M	Dukes	MAC
0期	Tis	N0	M0	—	—
Ⅰ期	T1	N0	M0	A	A
	T2	N0	M0	A	B1
ⅡA期	T3	N0	M0	B	B2
ⅡB期	T4	N0	M0	B	B3
ⅢA期	T1～T2	N1	M0	C	C1
ⅢB期	T3～T4	N1	M0	C	C2/C3
ⅢC期	任何T	N2	M0	C	C1/C2/C3
Ⅳ期	任何T	任何N	M1	—	D

肛　管　癌

[美国癌症联合研究会（AJCC）　2002年]

TNM定义

1. 原发肿瘤（T）

Tx　原发肿瘤无法评估

T0　无证据表明有原发瘤

Tis　原位癌

T1　肿瘤最大直径小于2 cm

T2　肿瘤最大直径为2～5 cm

T3　肿瘤最大直径大于5 cm

T4　肿瘤不论大小侵及邻近器官，如阴道、尿道、膀胱*

注：* 直接浸润直肠壁、肛周皮肤、皮下组织或括约肌不列为T_4。

2. 区域淋巴结（N）

Nx　局部淋巴结无法评估

N0　无局部淋巴结转移

N1 有直肠周围淋巴结转移

N2 一侧髂内淋巴结和(或)腹股沟淋巴结转移

N3 直肠周围和腹股沟淋巴结转移和(或)两侧髂内和(或)腹股沟淋巴结转移

3. 远处转移(M)

Mx 远处转移无法评估

M0 无远处转移

M1 有远处转移

分 期

分期	T	N	M
0 期	Tis	N0	M0
Ⅰ期	T1	N0	M0
	T2	T0	M0
Ⅱ期	T3	N0	M0
ⅢA 期	T1	N1	M0
	T2	N1	M0
	T3	N1	M0
	T4	N0	M0
ⅢB 期	T4	N1	M0
	任何 T	N2	M0
	任何 T	N3	M0
Ⅳ期	任何 T	任何 N	M1

肛管癌的分类
(WHO)

鳞状细胞癌

腺癌

   直肠型

   肛管腺

   肛直肠瘘管

黏液腺癌

小细胞癌

未分化癌

第六章　老年人消化病诊断标准

老年人消化性溃疡(一)

老年溃疡病的临床表现、病程和结局都与年轻患者不同。老年溃疡病很少具备典型溃疡症状,疼痛不明显、不典型,疼痛部位不固定,进食后疼痛缓解者也少见。

与年轻对照组相比,老年溃疡病疼痛症状少。约 1/3 出血性溃疡的老年患者没有溃疡性疼痛症状,使用 NSAID(非类固醇性抗炎药)的老年人已发生溃疡者半数以上无溃疡性疼痛,而出血、穿孔及贫血常是老年溃疡患者的首发体征。老年胃溃疡的病灶大,常发生于胃之上部,这些特点给鉴别良性溃疡与溃疡性胃癌造成困难。

老年人消化性溃疡(二)

1. 上腹疼痛,疼痛常不易定位,可与进食无关。
2. 恶心及呕吐。
3. 食欲差,体重减轻不少见,这些症状常与肿瘤的诊断相混淆。
4. 胃肠胀气。
5. 可有无色无味的液体反流至口中。
6. 烧心,这可与心血管疾患或伴反流的裂孔疝相混淆。
7. 贫血,可由慢性失血所引起,偶尔有的患者可存在急性胃、十二指肠出血或穿孔,甚至无消化不良的明确病史。

老年人消化性溃疡（三）

（日本 竹本忠良）

1. 发病部位 一般而言，胃角部溃疡发生率最高，但在老年人中胃体部溃疡明显增多，胃体上部和中部溃疡的发病率有随年龄增大而上升的倾向。

2. 临床症状 随着年龄增大，胃溃疡和十二指肠患者腹痛，特别是剑突下疼痛的出现率减少，而出血和无症状者的比例增加。

3. 溃疡愈合 老年人胃溃疡有迁延难愈的倾向，与胃体部溃疡相比，胃角部溃疡愈合时间更长。

4. 溃疡大小 X线上测定壁龛的长径，发现老年患者大溃疡明显增多。年轻人中溃疡直径在 9 mm 以下者居多，而老年人中 10～19 mm 为多，部分病例甚至超过 30 mm。老年人溃疡大而深的主要原因在于动脉硬化导致黏膜屏障防御能力减弱。同时，老年人常有的胃黏膜退行性变和萎缩性胃炎被认为容易合并大溃疡。

老年人胃肠出血

1. 既往胃肠出血的病史不明显。
2. 血压、脉搏的改变可能引起误解。
3. 黑粪比呕血常见。
4. 首次出血后 48 小时以内再出血很常见。
5. 多数病例须安排早期外科手术。
6. 病死率比年轻人高。

老年人上消化道出血

1. 出血之前无明显诱发因素，亦无先兆症状者，据报道占 50％左右。有时在入院时甚至无呕血和黑便表现，老年人这种隐性出血，容易导致误诊或漏诊。

2. 各脏器生理功能减退，多有血管硬化，心脏输出量减低，毛细血管渗透性增加，血容量减少，血管外液量相对增加，上消化道出血时不易止血，并易于发生心血管功能不全以致衰竭。有的老年患者上消化道出血可并发休克、急性心衰、肺水肿而死亡。

3. 常患有各种慢性疾病，主要有心血管疾病和呼吸系统疾病，其中以高血压病、动脉硬化、冠心病、慢性支气管炎最多。这些慢性疾病对老年人主要器官可造成损害，是老年患者失血后产生严重并发症的病理基础，也增加了治疗时的困难。

老年人上消化道大出血

表6-1 Rockall 再出血和死亡危险性评分系统

评分	0	1	2	3
年龄（岁）	＜60	60～79	≥80	—
休克	无休克	心动过速	低血压	—
血压（收缩压）	≥13 kPa	≥13 kPa	＜13 kPa	—
脉搏	＜100次/分	≥100次/分	＞100次/分	—
伴发病	无重要伴发病		心力衰竭、心肌缺血性疾病和其他重要伴发病	肾衰竭、肝衰竭、播散性恶性肿瘤
出血原因诊断	Mallory-Weiss（贲门胃底黏膜撕裂综合征）无发现损害及近期出血特征	所有其他诊断	上消化道恶性肿瘤	—
新近出血痕迹	无或只有暗点		上消化道有血液、附着血块，有明显血管出血或喷血	—

当积分≥6时，老年患者再出血率和病死率均大于50%，因此可以认为积分越高，急性上消化道出血患者再出血和死亡的危险性越大。

老年人早期胃癌

1. 检出率高。
2. 以中部与下部最多。
3. 肉眼病理以隆起型病变Ⅰ、Ⅱa为多，尤其是Ⅱa较Ⅱo高。

4. 病理组织学分类,除个别几例女性外,几乎全部是分化型癌,但老年人进展癌则接近一半为未分化癌。老年人胃癌进展癌与早期癌组织学分型上有显著差别。

5. 多发癌较多,尤其是男性患者。

6. 异型上皮多发生在幽门前区。

7. 几乎全有中等度以上的肠上皮化生。

老年人胃癌(一)

1. 男性多见(男:女=2:1)。
2. 70～75 岁最为多见。
3. 患者多为 A 型血。
4. 与萎缩性胃炎/恶性贫血有关。

老年人胃癌(二)

1. 老年人胃癌发病率约占胃癌总数的 1/4,男性显著多于女性。
2. 临床症状虽不突出,但病变已多属晚期。
3. 幽门窦部癌发病率高,大胃癌多,高分化腺癌多。
4. 手术切除率较低,手术病死率较高。

老年人裂孔疝和反流性食管炎

1. 症状没有被认识到,贫血由失血引起,吞咽困难仅仅是唯一的症状。
2. 胃内容物吸入气管可引起咳嗽、喘息、晨间声嘶,甚至肺部感染。
3. 当怀疑胃内容物吸入气道时,胸部 X 线常常可以证实。
4. 如注意到食管狭窄和吞咽困难,为了排除恶性疾患有必要做进一步检查及活检。

老年人食管癌

1. 65～70 岁为常见发病年龄,75 岁时发病率最高达 40/10 万。

2. 男性多见。
3. Plummer-Vinson 综合征(缺铁性咽下困难、有食管蹼)、酒精中毒和吸咽者发病率高。
4. 固体食物咽下困难先于液体食物。
5. 可施行外科手术和放疗。
6. 预后不良,5 年存活率<5%。

老年人胆囊炎/胆石症

1. 上腹或右上腹绞痛。
2. 恶心、呕吐,胆囊或胆总管扩张。
3. 伴有或不伴有菌血症的高热。
4. 急腹症、腹膜炎和(或)休克可触及胆囊伴局部腹膜刺激征。
5. 其他:黄疸、胰腺炎。

老年人急性出血坏死型胰腺炎(一)

1. 女性多于男性。
2. 常伴多种并发症。
3. 老年人急性出血坏死型胰腺炎患病率高。
4. 腹部症状、体征不典型,多数患者腹痛为胀痛或钝痛,约 1/3 患者出现腹膜刺激征。
5. 尿淀粉酶异常率低于血淀粉酶。
6. 血钙明显减低(<2.2 mmol/L),血糖明显增高(>11.1 mmol/L),尿素氮增高(>7 mmol/L),常提示病情严重,预后差,与文献报道一致。
7. 并发症多见,尤以休克、心衰、呼吸衰竭及多器官功能衰竭最为常见。
8. 误诊率高。

老年人急性出血坏死性胰腺炎(二)

临床推荐 CT 扫描作为诊断急性胰腺炎的标准影像学方法。必要时行增强 CT(CE—CT)或动态增强 CT 检查。

根据炎症的严重程度分级为 A～E 级。

A 级：正常胰腺。

B 级：胰腺实质改变。包括局部或弥漫的腺体增大。

C 级：胰腺实质及周围炎症改变，胰周轻度渗出。

D 级：除 C 级外，胰周渗出显著，胰腺实质内或胰周单个液体积聚。

E 级：广泛的胰腺内、外积液，包括胰腺和脂肪坏死，胰腺脓肿。

A～C 级：临床上为轻型急性胰腺炎；D 级、E 级：临床上为重症急性胰腺炎。

老年破坏型胆囊炎

1. 腹痛大都位于右季肋部，疼痛强度较中、青年为轻。
2. 舌干、呕吐、黄疸较多见。
3. 典型的限局性疼痛和放射性疼痛，右季肋部肌紧张、高热均较中、青年少见。
4. 局限性和泛发性腹膜炎的发生率比中、青年为高。
5. 胆囊坏疽和穿孔，不仅多见于老年人，而且发展迅速。

老年人克罗恩病

1. 结肠远端病变多见，预后较好，广泛与弥漫病变罕见。
2. 回肠炎首发呈急性期经过，但术后复发率低。

老年人急腹症

1. 发病初期多无症状，起病缓慢，常不被注意，但病变进展快，当自觉症状明显时，病情已甚严重。
2. 病情虽重，但腹痛程度轻。
3. 由于感觉不敏感，不能准确描述腹痛性质。
4. 腹部体征与腹内病变常不一致。
5. 全身反应能力减退，有时病情虽重，但体温和白细胞计数正常或低于正常。
6. 由于老年人反应迟钝或行动不便，就诊晚，病情重。

7. 由于脑病、神态模糊或昏迷或耳聋等,其病史不能或只能部分自述,病史可靠性较差。

8. 常伴有多种疾病,以致临床症状重叠,互相掩饰,错综复杂。

老年人急性腹膜炎

1. 腹膜炎炎症反应不明显,多数患者可无腹肌紧张与反跳痛。
2. 可不发热。
3. 脉搏可不增快。
4. 白细胞总数可不增多,甚至降低,但有明显的核左移现象。
5. 并发感染中毒性休克与肾功能不全者也较多。

老年进展期胃癌

胃癌是恶性程度高且发病率高、病死率高的肿瘤之一,根据对美国监测、流行病学与最终结果(SEER)数据库资料的调查显示,胃癌的发病率在 65 岁时有明显的升高趋势,且随着年龄的增加而逐渐增高。

中国是胃癌的高发地区,病死率以年均 1.3% 的速率增高。老年胃癌患者因自身生理特点和特殊的生物学行为,对肿瘤的治疗提出了极大的考验,而且目前大部分临床研究的主体并非老年患者,所以老年胃癌的诊治一直使肿瘤内科医师困惑。

临床病理特点

1. 发病部位　国外报告显示老年胃癌常见于远端 1/3,多部位原发癌的比例较中青年人增加。
2. 大体类型　在进展期胃癌中,70% 左右为蕈伞型或溃疡型,但皮革胃的发生率低于中青年人。
3. 病理类型　对于早期胃癌,老年人的病理类型往往是分化较好的,但若为进展期胃癌,则与中青年人无明显差异。
4. 转移部位　根据手术标本进行的大规模病理分析显示,老年患者的肿瘤更易侵及血管,因此转移部位以肝转移最常见,而对于淋巴结转移的概率,老年人和中青年人无明显差异。

第七章 消化病中医、中西医结合诊断标准

呕吐(一)
（中华人民共和国中医药行业标准　1995年）

呕吐系因胃失和降，胃气上逆，而出现以胃内容物从口吐出为主要临床表现的病症。

1. 诊断依据

(1) 呕吐食物残渣，或清水痰涎，或黄绿色液体，甚则兼夹少许血丝，一日数次不等，持续或反复发作。

(2) 伴有恶心，纳谷减少，胸脘痞胀，或胁肋疼痛。

(3) 多有骤感寒凉，暴伤饮食，劳倦过度及情志刺激等诱发因素，或有服用化学制品药物，误食毒物史。

(4) 上腹部压痛或有振水声，肠鸣音增强或减弱。

(5) 呕吐控制后，胃肠X线摄片及内镜检查可明确病变部位及性质。

(6) 血查肝、肾功能，电解质，血气分析，B超探查肝、胆、胰等有助于鉴别诊断。

2. 证候分类

(1) 寒邪犯胃：呕吐食物残渣，量多如喷，胸脘满闷，可伴有恶寒发热，头身疼痛。苔白腻，脉浮滑。

(2) 食滞胃肠：呕吐酸腐食物，吐出为快，大便秘结或秽臭不爽，嗳气厌食，脘痞腹胀。苔厚腻或垢，脉滑或沉实。

(3) 痰饮停胃：呕吐清水痰涎，脘闷痞满，口干不欲饮，饮水则吐，或头眩心悸。苔白滑或腻，脉弦滑。

(4) 肝气犯胃：呕吐反酸，口苦嗳气，脘胁烦闷不适，嘈杂。舌边红，苔薄腻或微黄，脉弦。

(5) 脾胃虚寒：呕吐反复，迁延日久，劳累过度或饮食不慎即发。神疲倦怠，胃脘隐痛，喜暖喜按，畏寒肢冷，面色㿠白。舌质淡或胖，苔薄白，脉弱。

（6）胃阴亏虚：时时干呕，呕吐少量食物黏液，反复发作。胃脘嘈杂，饥不欲食，口燥咽干，大便干结。舌红少津，脉细数。

呕吐（二）

（上海市卫生局　2003年）

呕吐系因胃失和降，胃气上逆，而出现以胃内容物从口吐出为主要表现的病症。可见于消化系统疾病、中枢性疾病、药物刺激、糖尿病酮症酸中毒和尿毒症等病。本篇主要涉及与消化系统疾病有关的呕吐病症。其他疾病所致的呕吐，可在治疗原发病的基础上参考本篇进行辨证施治。

1. 诊断依据

（1）呕吐食物残渣，或清水痰涎，或黄绿色液体，甚则兼夹少许血丝，每日次数不等，持续或反复发作。

（2）伴有恶心，纳谷减少，胸脘痞胀，或胁肋疼痛。

（3）多有骤感寒凉，暴饮伤食，劳倦过度及情志刺激等诱发因素。或有服用化学药物，误食毒物史。

（4）上腹部可有压痛或有振水声，肠鸣音增强或减弱。

（5）消化道 X 线摄片和内镜检查有助于诊断。

2. 证候分类

（1）寒邪犯胃：呕吐食物残渣，来势较急，胸脘满闷，可伴有恶寒发热，头身疼痛。舌苔白腻，脉浮滑。

（2）食滞胃肠：呕吐酸腐食物，吐出为快，大便秘结或秽臭不爽，嗳气厌食，脘痞腹胀。舌苔厚腻或垢，脉滑实。

（3）痰饮停胃：呕吐清水痰涎，脘闷痞满，口干不欲饮，饮水则吐，或头眩心悸。舌苔白滑或腻，脉弦滑。

（4）肝气犯胃：呕吐泛酸，口苦嗳气，脘胁烦闷不适，嘈杂。舌边红，舌苔薄腻或微黄，脉弦。

（5）脾胃虚寒：呕吐反复，迁延日久，劳累过度或饮食不慎即发。神疲倦怠，胃脘隐痛，喜暖喜按，畏寒肢冷，面色㿠白。舌淡或胖，舌苔薄白，脉弱。

（6）胃阴亏虚：时时干呕，呕吐少量食物黏液，反复发作，胃脘嘈杂，饥不欲食，口燥咽干，大便干结。舌质红少津，脉细数。

吐血(一)

(中华人民共和国中医药行业标准 1995年)

吐血系胃络受损,络伤血溢,出现血从口中呕吐而出的病症,指上消化道出血。

1. 诊断依据

(1) 呕吐液呈咖啡色或黯红色,吐血量多者可呈鲜红色,多夹有食物残渣,混有胃液。

(2) 初起常有恶心,胃脘不适或疼痛。吐血量多者头晕心慌,汗出肢冷,甚或晕厥。

(3) 脘腹有压痛,肠鸣音活跃。出血量多者心率增快,血压下降,面色苍白。

(4) 呕吐物或大便隐血试验强阳性。

(5) 胃肠X线钡餐造影及胃镜检查,可明确出血病灶部位及性质。

(6) 肝功能、甲胎蛋白测定、癌胚抗原及胆、胰、肝、脾B超等检查排除肝脏及其他疾病所致的吐血。

2. 证候分类

(1) 胃热炽盛:吐血量多,色红或紫黯,常夹有食物残渣,脘腹胀闷甚则疼痛,口臭便秘,或大便色黑。舌质红,苔黄,脉滑数。

(2) 肝火犯胃:吐血色鲜红或紫黯,呕哕频作,嘈杂反酸,胃脘痞胀灼热,心烦易怒,胁痛口苦。舌质红,苔黄,脉弦数。

(3) 瘀阻胃络:吐血紫黯,胃脘疼痛,固定不移,痛如针刺或刀割,口干不欲饮。舌质紫或有瘀斑,苔薄,脉涩。

(4) 脾不统血:吐血反复不止,时轻时重,血色黯淡,胃脘隐痛,喜按,神疲畏寒,心悸气短,自汗,便溏色黑,面色苍白。舌质淡,苔白,脉弱。

(5) 肝胃阴虚:吐血量多色红,脘胁隐痛,嘈杂吐酸,烦热颧红,盗汗、咽干口燥。舌红无苔,脉细弦数。

吐血(二)

(上海市卫生局 2003年)

吐血系胃络受损,络伤血溢,出现血从口中呕吐而出的病证。可见于上消化道出血。

1. 诊断依据

(1) 呕吐物呈咖啡色或黯红色,吐血量多者可呈鲜红色,多夹有食物残渣,混有胃液。

(2) 初起常有恶心,胃脘不适或疼痛,脘腹可有压痛,肠鸣音活跃,吐血量多者多有面色苍白、头晕心悸,汗出肢冷,甚或晕厥。

(3) 呕吐物和(或)大便隐血试验呈阳性。胃镜、腹部 B 超和 CT 等检查可以明确出血部位及性质。

2. 证候分类

(1) 胃热炽盛:吐血量多,色红或紫黯,常夹有食物残渣,脘腹胀闷甚则疼痛,口臭,便秘或大便色黑。舌质红,舌苔黄,脉滑数。

(2) 肝火犯胃:吐血色鲜红或紫黯,呕哕频作,嘈杂反酸,胃脘痞胀灼热,心烦易怒,胁痛口苦。舌质红,舌苔黄,脉弦数。

(3) 瘀阻胃络:吐血紫黯,胃脘疼痛,固定不移,痛如针刺,口干不欲饮。舌质紫暗或有瘀斑,舌苔薄,脉涩。

(4) 脾不统血:吐血反复发作,时轻时重,血色黯淡,便溏色黑。平素胃脘隐痛,喜按,神疲畏寒,心悸气短,自汗。舌淡,舌苔白,脉弱。

(5) 肝胃阴虚:吐血量多色红,脘胁隐痛,嘈杂吐酸,烦热颧红,盗汗,咽干口燥。舌质红,无苔,脉细弦数。

吐血与黑便(一)

(全国血证急症研究协作组)

血由胃来,从口而出者,称为吐血,又称呕血。常夹有食物残渣,血色紫暗或呈咖啡色,甚则鲜红。离经之血随胃气下降,大便色黑如漆,甚则呈黯红色者,称为黑便,多因胃热、脾虚、瘀阻所致,常有胃痛、胁痛等宿疾。

现代医学中的上消化道出血如胃、十二指肠溃疡、糜烂性出血性胃炎,肝硬化并食管-胃底静脉曲张破裂、胃癌、胆道出血等可参照本标准评定。

1. 分证标准

(1) 胃中积热

1) 吐血紫黯或呈咖啡色,甚则鲜红,常混有食物残渣,大便色黑如漆。

2) 口干口臭,喜冷饮,或胃胀闷灼痛。

3) 舌红苔黄,脉滑数。

(2) 肝火犯胃

1) 吐血鲜红或紫黯。

2) 口苦目赤,胸胀胁痛,心烦易怒,失眠多梦或有黄疸,胁痛宿疾,或见赤丝蛛缕,痞块。

3) 舌红苔黄,脉弦数。

(3) 脾虚不摄

1) 吐血黯淡,大便漆黑稀溏。

2) 面色㿠白,唇甲淡白,神疲乏力,心悸,头晕。

3) 舌淡苔薄白,脉细弱。

(4) 气衰血脱

1) 吐血倾盆盈碗,大便溏黑甚则黯红。

2) 面色及唇甲㿠白,眩晕,心悸,烦躁,口干,冷汗淋漓,四肢厥冷,尿少,神志恍惚或昏迷。

3) 舌淡,脉细数无力或微细欲绝。

2. 分级标准

(1) 轻度:估计出血量500 ml内,黑便成形,偶有头昏、心悸、脉率、血压、血红蛋白无明显变化。

(2) 中度:估计出血量500~1 000 ml。大便稀烂色黑如漆。可有吐血、心悸、口干、眩晕,可有昏厥,脉率100次/分左右,血压可轻度下降,血红蛋白70~100 g/L。

(3) 重度:估计出血量在1 000 ml以上。吐血频作,眩晕,心悸,烦躁,口干,尿少,甚至汗出肢冷,神志恍惚或昏迷,脉微细欲绝,脉率120次/分以上,血压下降,收缩压在12 kPa(90 mmHg)以下,血红蛋白低于70 g/L。

吐血与黑便(二)

(全国中医急症研讨会 1987年)

一、急症病名

病名称为吐血,别名为呕血,见于上消化道出血,如胃、十二指肠溃疡、糜烂性出血性胃炎、肝硬化食管静脉曲张破裂出血、胃癌、胆道出血等。因出血量小时仅见黑便,出血量多时则呕血、黑便同见,故呕血应包括黑便。

二、诊断标准

1. 病名诊断

(1) 临床表现特点:血由胃来,从口而来,血色紫黯或呈咖啡色,甚则鲜红,常夹食物残渣。大便色黑如漆,甚则呈黯红色。

(2) 发病特点：起病急，病势较猛。

(3) 诱发因素：常有胃痛、胁痛、黄疸、症积等宿疾，或因饮食不节或情志失和而诱发。

(4) 实验室检查：大便隐血试验阳性，红细胞及血红蛋白下降，纤维胃镜、X线钡餐造影等检查符合胃、十二指肠炎或溃疡、肝硬化食管-胃底静脉曲张破裂、胃癌出血者。

具备以上(1)、(2)、(4)项，参考第(3)项，即可作出诊断。

2. 证类诊断

(1) 胃中积热证

主证：吐血紫黯或呈咖啡色，甚则鲜红，常混有食物残渣，大便色黑如漆。

兼证：口干口臭，喜冷饮，或胃脘胀闷灼痛。

舌、脉象：舌红苔黄，脉滑数。

(2) 肝火犯胃证

主证：吐血鲜红或紫黯，大便色黑如漆。

兼证：口苦目赤，胸胁胀满，心烦易怒，失眠多梦，或有黄疸、胁痛宿疾，或见赤丝蛛缕，痞块。

舌、脉象：舌红苔黄，脉弦数。

(3) 脾虚不摄证

主证：吐血黯淡，大便漆黑稀溏。

兼证：病程较长，时发时愈，面色萎黄，唇甲淡白，神疲，腹胀，纳呆，便溏，四肢无力，心悸头晕。

舌、脉象：舌淡苔薄白，脉细弱。

(4) 气衰血脱证

主证：吐血倾盆盈碗，大便溏黑，甚则紫红。

兼证：面色及唇甲㿠白，眩晕、气悸，烦躁，口干，冷汗淋漓，四肢厥冷，尿少，神志恍惚或昏迷。

舌、脉象：舌淡、脉细数无力或微细欲绝。

吐血与黑便(三)

(国家中医药管理局医政司血证急症协作组)

吐血，别名为呕血。见于上消化道出血，如胃、十二指肠溃疡，糜烂性出血性胃炎，肝硬化食管静脉曲张破裂出血，胃癌、胆道出血等。出血量小时仅见黑便，出血量多时则呕血、黑便同见。上消化道出血可参考本篇进行诊疗。

病名诊断

一、临床表现特点

血随呕吐而出,血色多呈紫暗或咖啡色,或鲜红色,常夹食物残渣。大便色黑如漆,甚则呈黯红色。

二、发病特点

突然起病。

三、病因病机特点

由于饮食不节,胃中积热,情志失和,肝郁化火,致火盛气逆,迫血妄行;或因劳倦过度,或病久,导致脾虚气弱,血失统摄;或由于肝病日久,气滞血瘀;或胃痛缠绵,久痛伤络,致胃络瘀阻,血不循经。

四、诱发因素

常有胃痛、胁痛、黄疸、癥积等宿疾,复因饮食不节、情志失和、劳倦过度、气候突变而诱发。

五、实验室检查

根据病情做大便隐血试验、红细胞及血红蛋白测定、纤维胃镜、X线钡餐造影等检查。

具备以上第"一"、"二"项,参考第"三"、"四"、"五"项,即可作出该急症之诊断。

证类诊断

一、胃中积热证

1. 主证　吐血紫黯或呈咖啡色,甚则鲜红,常混有食物残渣,大便色黑如漆。
2. 兼证　口干口臭,喜冷饮,或胃脘胀闷灼痛。
3. 舌、脉象　舌红苔黄,脉滑数。

二、肝火犯胃证

1. 主证　吐血鲜红或紫黯,大便色黑如漆。
2. 兼证　口苦,胸胁胀痛,心烦易怒,失眠多梦。或有黄疸、胁痛宿疾;或见赤丝蛛缕、痞块。
3. 舌、脉象　舌红苔黄,脉弦数。

三、脾虚不摄证

1. 主证　吐血黯淡,大便漆黑稀溏。
2. 兼证　病程较长,时发时愈,面色萎黄,唇甲淡白,神疲,腹胀,纳呆,便溏,四肢乏力,心悸,头晕。
3. 舌、脉象　舌淡苔薄白,脉细弱。

四、气衰血脱证

1. 主证　吐血盈盆盈碗,大便溏黑,甚则紫红。
2. 兼证　面色及唇甲㿠白,眩晕,心悸,烦躁,口干,冷汗淋漓,四肢厥冷,尿少,神志恍惚或昏迷。
3. 舌、脉象　舌淡,脉细数无力或微细欲绝。

分　　级

一、轻度

估计出血量在 500 ml/天以内。黑粪成形,偶有头晕、心悸,脉率及血红蛋白等无明显变化。

二、中度

估计出血量为 500～1 000 ml/天。大便稀烂,色黑如漆,可有吐血、心悸、口干、眩晕或晕厥,脉率 100 次/分左右,血红蛋白 70～100 g/L。

三、重度

估计出血量在 1 000 ml/天以上。吐血、便血频作,眩晕,心悸,烦躁,口干尿少,甚则汗出肢冷,神志恍惚昏迷,舌淡、脉微细欲绝。脉率 120 次/分以上,血压下降,收缩压在 12 kPa(90 mmHg)以下,血红蛋白低于 70 g/L。

便血(一)

(中华人民共和国中医药行业标准 1995年)

便血系胃、肠络脉受损,出现血液随大便而下,或大便呈柏油样为主要临床表现的病症,可见于消化道出血。

1. 诊断依据

(1) 血液随大便而下,或血与粪便夹杂,或下纯血。出血部位偏下消化道者,多见便下鲜血;出血部位偏上消化道者,血色污浊而黯,色黑呈柏油状。

(2) 可伴有畏寒、头晕、心慌、气短及腹痛等症。

(3) 出血过多可现昏厥,肢冷汗出,心率增快,血压下降,腹部按痛。

(4) 内镜、X线钡剂造影、肛门指检及乙肠直肠镜检查,可助明确出血的部位及性质。

(5) 询问有无传染病及疫水接触史,血、尿、粪病原体检查及培养,有助于鉴别诊断。

2. 证候分类

(1) 胃肠积热:便干夹血,色鲜紫或黯红,口苦口干,嘈杂烦渴,脘腹痞满胀痛。舌红,苔黄燥,脉洪数。

(2) 湿热蕴结:大便下血,色暗红或紫黑如赤豆汁,或下血污浊腥臭,便解不畅,脘腹胀痛。舌红,苔黄腻,脉滑数。

(3) 肠风伤络:便下鲜血,血下如溅,大便干结或为便泄。舌红苔黄,脉弦。

(4) 脾胃虚寒:病程日久,便血紫黯或色黑如柏油样,脘腹隐痛,喜按喜暖,畏寒肢冷,食少便溏。舌淡,苔白,脉细弱。

便血(二)

(上海市卫生局 2003年)

便血系胃、肠络脉受损,以血液随大便而下,或大便呈柏油样为主要表现。可见于消化道出血。

1. 诊断依据

(1) 血液随大便而下,或血与粪便夹杂,或单纯便血,出血部位偏下消化道者,多见便血鲜红或者黯红;出血部位偏上消化道者,便血污浊而黯,或呈柏油状。

(2) 可伴有腹痛,出血量多者可出现头晕,心悸气短,汗出肢冷,甚则晕厥。

(3) 消化道内镜、腹部 B 超、CT、放射性核素扫描等检查可以帮助明确出血的部位及性质。

2. 证候分类

(1) 胃肠积热：便干夹血,色鲜红或黯红,口干口苦,嘈杂烦渴,脘腹痞满胀痛。舌质红,舌苔黄燥,脉洪数。

(2) 湿热蕴结：大便下血,色黯红或紫黑如赤豆汁,或下血污浊腥臭,便解不畅或稀溏,脘腹胀痛。舌质红,舌苔黄腻,脉滑数。

(3) 肠风伤络：便下鲜血,血下如溅,大便干结或稀溏。舌质红,舌苔黄,脉弦。

(4) 脾胃虚寒：便血紫黯或色黑如柏油样,脘腹隐痛,喜按喜暖,畏寒肢冷,食少便溏,面色少华,神倦懒言。舌淡,舌苔白,脉细弱。

消化性溃疡(一)

（上海市卫生局　2003 年）

消化性溃疡泛指胃肠道黏膜等组织在某种情况下被胃消化液所消化（"自身消化"）而造成的溃疡,可发生于食管、胃及十二指肠,也可发生于胃-空肠吻合口,以及含有胃黏膜的 Meckel 憩室内,其中以胃溃疡及十二指肠溃疡最常见。相当于中医学"胃脘痛"范畴。

1. 诊断依据

(1) 上腹部疼痛是本病的主要症状,但无疼痛者亦不少。典型的十二指肠溃疡疼痛常呈节律性和周期性,可被进食或服用抗酸剂缓解。这些特点在胃溃疡中不甚明显。胃或十二指肠后壁溃疡,特别是穿透性溃疡的疼痛可放射至背部。

(2) 可有反酸、嗳气、烧心、上腹饱胀、恶心、呕吐、食欲减退等消化不良症状,但这些症状均缺乏特异性,并发出血时,可出现呕血和(或)黑粪。

(3) 活动期溃疡患者多有上腹部局限性轻压痛,十二指肠溃疡压痛点略偏右。少数患者可因慢性失血或营养不良而有贫血。并发幽门梗阻者,可有胃蠕动波及振水音。溃疡穿孔时可有局限或弥漫性腹膜炎表现。

(4) 内镜检查可直接观察胃、十二指肠黏膜和取黏膜标本作病理及幽门螺杆菌检查,对消化性溃疡的诊断和良性溃疡、恶性溃疡鉴别诊断的准确性高。内镜检查应记录溃疡的部位、大小、数目等。内镜下溃疡可分为活动期(A1、A2)、愈合期(H1、H2)和瘢痕期(S1、S2)。胃溃疡均须在溃疡边缘多点标本送病理检查。溃疡合并出血时,急诊内镜检查可见活动性出血或近期出血的征象;合并幽门梗阻时,胃内有潴留物。

(5) X线钡餐检查多采用气钡双对比造影。消化性溃疡的 X 线征象有直接和间接两种,前者是诊断本病的可靠依据,后者特异性有限。龛影是溃疡的直接征象;局部痉挛、激惹现象、球部畸形和局部压痛等是溃疡的间接征象。

(6) 幽门螺杆菌检测:内镜检查时,在距幽门 3~5 cm 处取胃窦黏膜标本作幽门螺杆菌检测。抗幽门螺杆菌治疗后,对既往有多次溃疡复发或有出血史者,应复查幽门螺杆菌是否根除,此时可选择作 ^{14}C 或 ^{13}C 尿素呼气试验检查。

(7) 怀疑胃泌素瘤时,作血清胃泌素测定和胃液分析;上消化道出血时,做粪便隐血试验。

2. 证候分类

(1) 肝胃气滞:胃脘胀痛,攻窜胁背,嗳气则舒,每因情志因素而诱发或加重。舌苔薄白,脉弦。

(2) 胃热炽盛:胃脘灼痛,痞满胀痛,嘈杂吐酸,心烦口渴,口苦口臭,牙龈肿痛。舌质红,舌苔黄腻,脉数。

(3) 胃阴亏虚:胃痛隐作,灼热不适,嘈杂似饥,食少口干,大便干燥。舌质红少津,脉细数。

(4) 脾胃虚寒:胃痛绵绵,空腹为甚,得食则缓,喜温喜按,泛吐清水,纳差便溏。舌淡胖或边有齿痕,舌苔白润,脉沉细。

消化性溃疡(二)

(中国中西医结合学会消化系统疾病专业委员会　2003年)

1. 概念　胃或十二指肠黏膜的局限性组织缺损,表浅者为糜烂;深达肌层者为溃疡。组织缺损系由胃酸、胃蛋白酶自我消化所致,故称消化性溃疡。近年发现其发病与幽门螺杆菌(HP)感染关系密切,故对 HP(+)者又称 HP 相关性溃疡。

2. 临床表现　起病缓慢,病程迁延,上腹痛具有周期性、节律性等特点,伴反酸、嗳气,上腹部有局限性压痛,可有神经功能证候群。

3. 类型

(1) 西医分类　胃溃疡、十二指肠溃疡、穿透性溃疡、隐匿型溃疡或特殊类型溃疡,如:幽门管溃疡、多发性溃疡、复合性溃疡、球后溃疡、巨大型溃疡、老年性溃疡、小儿溃疡以及类固醇性溃疡等。

(2) 中医证型

1) 肝胃不和证　A. 主要症候：①胃脘胀痛,窜及两胁。②善太息,遇情志不遂胃痛加重。③嗳气频繁。④嘈杂反酸。⑤脉弦。B. 次要症候：①口苦。②胸闷食少。③性急易怒。④舌质淡红,苔薄白或薄黄。C. 症型确定：具备主症 2 项加次症 1 项,或主症第 1 项加次症 2 项。

2) 脾胃虚寒证　A. 主要症候：①胃脘隐痛,喜暖喜按。②空腹痛重,得食痛减。③反清水。④舌质胖,边有齿痕,苔薄白。B. 次要症候：①畏寒肢冷。②头晕或肢倦。③纳呆食少。④便溏腹泻。⑤脉沉细或迟。C. 症型确定：具备主症 2 项加次症 1 项,或主症第 1 项加次症 2 项。

3) 胃阴不足证　A. 主要症候：①胃脘隐痛或灼痛。②似饥而不欲食,口干不欲饮。③大便干燥。④舌红少津裂纹、少苔、无苔或剥苔。B. 次要症候：①口干舌燥。②纳呆干呕。③失眠多梦。④手足心热。⑤小便淡黄。⑥脉细数。C. 症型确定：具备主症 2 项加次症 1 项,或主症第 1 项加次症 2 项。

4) 寒热夹杂证　A. 主要症候：①胃脘隐痛或胀痛,喜温按。②口苦而淡。③呕吐酸水。④舌淡或淡红,体胖有齿痕,苔黄白相间或苔黄腻。B. 次要症候：①口干失眠。②大便时干时稀。③小便淡黄。④脉细弦。C. 症型确定：具备主症 2 项加次症 2 项。

5) 瘀血阻络证　A. 主要症候：①胃脘痛如针刺或如刀割,痛处不移。②胃痛拒按,食后胃痛加重。③舌质紫黯或见瘀斑。B. 次要症候：①胃痛剧烈,可痛彻胸背,肢冷汗出。②呕血或黑便史。③脉涩或沉弦。C. 症型确定：具备主症 2 项加次症 1 项。

4. 诊断标准

(1) 慢性、周期性、节律性上腹痛伴反酸者——初步诊断。

(2) 伴有上消化道出血、穿孔史或现症者——基本诊断。

(3) 胃镜发现消化性溃疡病灶(兼查 HP,方法如尿素酶实验或 C^{14}-UBT),或上消化道气钡双重造影检查见胃或十二指肠有龛影或球部变形者——确定诊断。

良性溃疡内镜下分 3 期 6 段：活动期(A 期,A1,A2)、愈合期(H 期,H1,H2)和瘢痕期(S 期,S1 S2)。

A1 期：溃疡呈圆形或椭圆形,中心覆盖厚白苔,可伴有渗血或血痂,周围潮红,充血水肿明显；A2 期：溃疡覆盖黄色或白色苔,无出血,周围充血水肿减轻。一些十二指肠溃疡表现为多个散在、浅表溃疡,斑点状或小片状,内镜下酷似白霜覆盖在充血、水肿黏膜上,称为霜斑样溃疡,可能是溃疡处于 A 期进展过程或愈合中的一种表现。H1 期：溃疡处于愈合中,其周围充血、水肿消失,溃疡苔变薄、消退,伴有新生毛细血管；H2 期：溃疡继续变浅、变小,周围黏膜皱襞向溃疡集中。S1 期：溃疡白苔消失,呈现红色新生黏膜,称红色瘢痕期；S2 期：溃疡的新生黏膜由红色转为白色,有时不易与周围黏膜区别,称白色瘢痕期。

诊断内容举例:十二指肠球部溃疡,A1 期,寒热夹杂型,HP(+)。

消化性溃疡中医证候分型

(中华人民共和国卫生部药政局 1988 年)

1. 气滞型

主症:

(1) 胃脘胀痛,两胁胀闷。

(2) 遇情志不遂则加重。

(3) 因嗳气或矢气则舒。

(4) 善怒而太息。

次症:

(1) 胸闷食少。

(2) 反酸水。

(3) 口苦眩晕。

(4) 舌苔薄白,脉弦。

诊断:主症 2 项+次症 2 项。

2. 郁热型

主症:

(1) 胃脘痛热急迫,有灼热感。

(2) 食入疼痛无明显缓解,或食入易痛。

(3) 舌红苔黄,脉弦或数。

(4) 口干而苦。

次症:

(1) 喜冷饮。

(2) 吞酸、嘈杂。

(3) 烦躁易怒。

(4) 便秘。

诊断:主症 2 项+次症 2 项。

3. 阴虚型

主症:

(1) 胃脘隐隐灼痛,空腹时加重。

(2) 似饥不欲食,口干不欲饮。

(3) 舌红少津,有裂纹,少苔或花剥苔。

次症:

(1) 口干舌燥,纳呆干呕。

(2) 大便干结。

(3) 手足心热。

诊断:主症2项(舌象必备)+次症2项。

4. 虚寒型

主症:

(1) 胃痛隐隐,喜暖喜按。

(2) 每遇冷或劳累易发作或加重。

(3) 空腹痛重,得食痛减,食后腹胀。

(4) 舌质淡嫩、边有齿痕,苔薄白,脉沉细或迟。

次症:

(1) 倦怠乏力,神疲懒言。

(2) 畏寒肢冷。

(3) 大便溏薄。

(4) 呕吐清涎。

诊断:主症2项(舌象必备)+次症2项。

5. 血瘀型

主症:

(1) 胃痛如刺如割,痛处不移。

(2) 舌质紫黯,或有瘀斑。

次症:

(1) 疼痛剧烈可痛彻胸背、肢冷、汗出。

(2) 呕血或黑便史。

诊断:主症2项+次症1项。

功能性消化不良

(中国中西医结合学会消化系统疾病专业委员会 2003年)

1. 概念 功能性消化不良(functional dyspepsia,FD)系指除了器质性疾病外而见有持续性或反复发作性上腹部疼痛、食后饱胀、腹部胀气、嗳气、早饱、厌食、恶心等上腹部不适症状的一组临床综合征。

2. 临床表现 症状:上腹痛:指上腹正中部疼痛,可为隐痛、胀痛、空腹痛或餐后痛等；上腹不适：指上腹胀、早饱、胀气、恶心等。体征：多不明显。

3. 类型

(1) 西医分型

1) 溃疡型：以上腹痛、饥饿痛或伴反酸水为主要症状，进食及制酸剂可缓解。

2) 动力障碍型：以上腹胀、嗳气、早饱及恶心为主要症状。

3) 非特异型：症状难以归属上述任何一型，或两型症状混杂者。

(2) 中医证型

1) 肝气郁结证

A. 主要症候：①脘胁胀痛，痛无定处。②脘闷嗳气。③急躁易怒。④脉弦。

B. 次要症候：①口苦。②失眠或多梦。③精神抑郁，喜长太息。④咽部异物感。⑤烧心或泛酸。⑥腹胀纳呆或呕吐。⑦舌淡红或尖边红，苔薄黄。

C. 证型确定：具备主症 2 项＋次症 1 项，或主症 1 项＋次症 3 项。

2) 脾胃气虚证

A. 主要症候：①脘腹痞满隐痛，劳累后加重或饥饿时疼痛。②纳差而饱。③大便溏软。④舌质淡，舌体胖有齿痕，苔薄白或白腻。

B. 次要症候：①泛吐清水。②嗳气不爽。③口淡不渴。④头晕乏力。⑤脉细弱。

C. 证型确定：具备主症 2 项＋次症 1 项，或主症 1 项＋次症 2 项。

3) 肝气犯胃证

A. 主要症候：①胃脘痞满，闷胀不舒，胀及两胁，情志不遂易诱发或加重。②嗳气呃逆。③烧心反酸。④心烦急躁。⑤脉弦或弦细。

B. 次要症候：①两胁气窜走痛。②口干口苦。③小便淡黄。④舌质黯红，苔薄白或白厚。

C. 证型确定：具备主症 2 项＋次症 1 项，或主症 1 项＋次症 3 项。

4) 湿热滞胃证

A. 主要症候：①胃脘痞满，闷胀不舒。②恶心欲吐或呕吐。③纳呆食少。④嗳气不爽。⑤舌质红，苔黄腻。

B. 次要症候：①头身困重，肢软乏力。②口苦吐酸。③大便不爽而滞。④小便黄赤。⑤脉濡数或细数。

C. 证型确定：具备主症 2 项＋次症 2 项，或主症 1 项＋次症 2 项。

合并慢性胃炎者按其分型处理。

4. 诊断和鉴别诊断

(1) 诊断标准

1) 过去 1 年内至少 4 周、科研至少 12 周(不需连续)具有上腹痛或不适(上腹胀、早饱、胀气、恶心、嗳气)等症状。

2) 排除消化性溃疡、慢性(糜烂性或萎缩性)胃炎、胃肿瘤和肝胆胰病变等及可解释上述症状的器质性疾病者。

3) 排除以腹痛、大便次数和性状异常为主症的肠易激综合征者。

(2) 鉴别诊断：为达到上述两个"排除"，必须进行以下各项检查。

1) 详细问病，系统查体：详细询问病史以了解患者的症状类型，判断症状的来源和性质。同时要特别注意了解对药物的治疗反应，有无精神刺激、抑郁、焦虑，是否服用非甾体抗炎药等。体格检查要系统全面，功能性消化不良患者体检常无阳性发现，但要特别注意营养状态，腹部压痛的部位和范围，肝脾有无肿大。

2) 实验室检查：为排除器质性病变，下列项目应作为常规检查：血、尿、便常规，粪隐血试验，肝、肾功能，血糖，病毒性肝炎血清标志物，必要时测定相应的肿瘤标志物。

3) 器械检查

A. 胸部X线摄片、心电图、肝胆胰B型超声、胃镜应作为常规检查，不愿或不适应胃镜检查者可行气钡双重造影。

B. CT或ERCP：个别患者B型超声不能明确者，必要时尚需做CT或ERCP。

C. 体表胃电图：功能性消化不良患者胃动过缓比较多见，也可有胃动过速或节律失常。

D. 胃排空功能测定：常用放射性核素闪烁扫描技术测定液体或固体食物的排空时间，钡条内服法及实时超声测定胃排空的方法。大约有50％的功能性消化不良患者存在固体排空延迟。

E. 胃腔内压力测定：多用气囊测压法和末端开放灌注导管测压法，功能性消化不良常有近端胃容受性舒张障碍和餐后胃窦运动减弱。

CT或ERCP及体表胃电图、胃排空功能测定、胃腔内压力测定等不是诊断功能性消化不良所必须的，尤其后三者，只是了解功能性消化不良患者有无运动功能障碍的方法手段。

5. 疗效判断标准

(1) 总疗效：临床治愈：症状、体征消失或改善在3级以上，异常指标基本恢复正常、保持2个月以上不再复发；显效：症状、体征减少或改善在2级以上，异常指标明显改善；好转：症状、体征减轻或改善在1级以上，异常指标好转。无效：症状、体征及异常指标均无好转。

(2) 症状疗效：按临床治愈、显效、好转、无效4个层次来表达，按计分法算出相应的总有效率。

1）症状分级：见表 7-1。

表 7-1　症状分级表

症状	无(0分)	轻(3分)	中(5分)	重(7分)
精神疲乏	无	每天精神不振，不喜多言，但能坚持工作	精神疲惫，困倦少言，工作能力下降	精神极度疲乏，欲倦卧不言，工作能力明显下降，几乎不能工作
四肢无力	无	偶有四肢倦怠，可坚持一般体力劳动	四肢疲软，不思体力活动，勉强维持一般活动	四肢极无力，不耐日常一般活动
胃纳减少	无	每天进食乏味，但基本保持原食量	无食欲，食量较以前减少 1/3	厌恶进食，食量较以前减少 1/2 以上
脘胁疼痛（或为隐痛、胀痛）	无	每天偶有脘胁疼痛，1 小时内可自行缓解	每天经常脘胁疼痛，程度可忍受，持续 1～3 小时才能缓解	每天明显脘胁疼痛，每天持续>3 小时，程度多不能耐受，需服药后才能缓解
食后腹胀	无	每天食后腹胀，轻微，1 小时内可缓解，不影响工作生活	经常食后腹胀，持续 1～3 小时，部分影响工作生活	明显食后腹胀，持续>3 小时，不缓解，明显影响工作和生活
嗳气	无	偶有嗳气，每天≤4 次	经常嗳气，每天 4～10 次	频繁嗳气，每天>10 次
反酸	无	偶有反酸，每天≤4 次	经常反酸，每天 4～10 次	频繁反酸，每天>10 次
早饱	无	偶有早饱，不影响食欲和食量	经常早饱，稍影响食欲和食量	持续早饱，明显影响食量
恶心呕吐	无	偶有恶心，无物吐出，每天≤2 次	经常恶心，每天 3～4 次，时出涎沫或食物残渣	明显恶心，每次多伴有呕吐，吐出食物残渣，每天>4 次
咽部梗阻感	无	偶有咽部梗阻感，不影响进食，症状可自行缓解	经常有咽部梗阻感，轻微影响进食，服药可缓解	持续咽部梗阻感，明显影响进食，服药难以缓解
烦躁	无	偶有烦躁，情绪不宁，可以自控	经常烦躁，有时难以自控	持续烦躁，难以自控
失眠多梦	无	偶有失眠多梦，有时不易入睡，或易醒，一般睡眠 6～7 小时	经常失眠多梦，经常不易入睡，或早醒，或多梦，睡眠 4～6 小时	频繁失眠多梦，不易入睡，早醒或多梦，睡眠 4 小时左右

2) 疗效指数：按每级 3 分计,即Ⅰ级 3 分、Ⅱ级 6 分、Ⅲ级 9 分、Ⅳ级 12 分。
计算疗效指数：疗效指数＝(治疗前证候总分－治疗后剩分数)/治疗前证候总分×100％

疗效指数＜25％为无效；26％～50％为好转；51％～85％为显效；＞86％为临床治愈。

慢 性 胃 炎

(上海市卫生局　2003 年)

慢性胃炎是一种常见病,临床可见脘腹不适、疼痛、食后饱胀、嗳气、恶心等,缺乏特异性症状,且症状的轻重与胃镜所见的病变程度往往不一致。部分患者可无症状。根据病理学诊断特点,目前临床上多将慢性胃炎分为慢性浅表性胃炎和慢性萎缩性胃炎。相当于中医学"胃脘痛"、"胃痞"等范畴。

1. 诊断依据

(1) 主要症状：脘腹不适、钝痛、烧灼痛,或者隐痛、饱胀等。

(2) 次要症状：食欲不振、嗳气、反酸、恶心等消化不良症状。有胃黏膜糜烂者可出现上消化道出血。

(3) 临床体征：上腹可有轻压痛,严重萎缩性胃炎患者可有舌炎和贫血等表现。

(4) 胃镜表现：浅表性胃炎可见红斑(点状、片状、条状),黏膜粗糙不平,有出血点或瘀斑；萎缩性胃炎可见黏膜呈颗粒状,黏膜血管显露,色泽灰暗,皱襞细小。如同时见糜烂或者胆汁反流,则诊断为浅表性或萎缩性胃炎伴糜烂或胆汁反流。

(5) X 线摄片表现：胃窦为主的慢性胃炎可见胃窦部不规则痉挛性收缩,黏膜皱襞增粗、迂曲、横行。胃黏膜萎缩时,气钡双重造影可见胃皱襞相对平坦和减少。不少慢性胃炎 X 线摄片检查可无异常。

(6) 幽门螺杆菌检测：阳性率可达 75％～84％。

2. 证候分类

(1) 肝胃不和：胃脘胀痛或痛窜两胁,嗳气频作,嘈杂反酸,常因情志因素而诱发。舌淡红,舌苔薄,脉弦。

(2) 脾胃湿热：胃脘灼热胀痛,脘腹痞闷,口苦口臭,渴不欲饮,尿黄。舌质红,舌苔黄腻,脉滑数。

(3) 脾胃气虚：胃脘隐痛,食后胀闷痞满,纳呆食少,便溏或腹泻,乏力,四肢酸软。舌淡嫩或有齿痕,舌苔薄白,脉弱。

（4）脾胃虚寒：胃脘冷痛，喜温喜按，空腹痛甚，得食痛减，反清水，手足不温，纳差便溏。舌淡，舌苔白，脉沉迟无力。

（5）胃阴亏虚：胃脘隐隐灼痛，口干舌燥，大便干结。舌质红少津或有裂纹，脉细数。

（6）气滞血瘀：胃脘疼痛，痛有定处，拒按，胃痛日久不愈。舌黯红，或紫黯，或有瘀斑，脉弦涩。

慢性胃炎中西医结合诊断辨证

（中国中西医结合研究会消化系统疾病专业委员会　1989年）

为了探索和研究慢性胃炎的中西医结合诊断和辨证规律，提高临床疗效，便于学术交流，全国亟需有一个统一的诊断、辨证和疗效标准。现根据出席中国中西结合研究会消化系统疾病专业委员会成立大会与会代表们讨论的意见，整理出如下试行方案。

一、诊断特点及依据

突出中西医结合特点，除对临床症状进行辨证分型外，并要求胃镜及活体组织检查。根据1982年10月在重庆召开的慢性胃炎诊治问题座谈会上制定的"慢性胃炎的分类、纤维胃镜诊断标准及萎缩性胃炎的病理诊断标准（试行方案）"和全国胃癌协作组病理组制定的"胃癌病理检查及诊断规范"中所定的"胃黏膜上皮异型增生分级标准"对本病确诊，以明确病变部位（胃底、胃体、胃窦等）、病变性质程度（浅表性、萎缩性；急性、慢性；轻、中、重度；活动、静止等）及增生、化生（腺窝增生、异型增生；肠上皮化生、假幽门腺化生；轻、中、重度等）；同时，对某些较具体特征性的黏膜表现和功能变化的检查结果，纳入辨证分型的项目之中。

二、辨证分型

1. 肝胃不和型
主症：
（1）胃脘胀痛和痛窜两胁。
（2）嗳气频作。
（3）嘈杂反酸。
次症：
（1）胃黏膜急性活动性炎症。

(2) 胆汁反流。

舌象、脉象：舌质淡红，苔薄白或白厚；脉弦。

证型确定：

(1) 具备主症 2 项，舌脉象基本符合；

(2) 具备主症 1 项和次症 1 项，舌脉象基本符合即可确定。

2. 脾胃虚弱(包括虚寒)型

主症：

(1) 胃脘隐痛。

(2) 胃痛喜按喜暖。

(3) 食后胀闷、痞满。

(4) 纳呆少食。

(5) 便溏或腹泻。

(6) 乏力，四肢酸软。

次症：

(1) 胃黏膜红白相间，以白为主。

(2) 黏液稀薄而多。

(3) 胃酸偏低。

舌象、脉象：脉沉细；舌质淡红，苔薄白或白或有齿痕。

证型确定：

(1) 具备主症 3 项，舌脉基本符合。

(2) 具备主症 2 项和次症 1 项，舌脉基本符合即可确定。

3. 脾胃湿热型

主症：

(1) 胃脘灼热胀痛。

(2) 口苦、口臭。

(3) 尿黄。

(4) 脘腹痞闷，渴不欲饮。

次症：

胃黏膜急性、活动性炎症，充血糜烂明显。

舌象、脉象：舌质红，边尖深红，苔黄厚或腻，脉滑、脉紧。

证型确定：

(1) 具备主症 2 项，舌脉基本符合；

(2) 具备主症 1 项及次症，舌脉基本符合即可确定。

4. 胃阴不足型

主症：

(1) 胃脘灼热疼痛。

(2) 口干舌燥。

(3) 大便干燥。

次症：

(1) 胃黏膜片状红白相间，黏膜变薄。

(2) 胃黏膜干燥，黏液少。

(3) 胃酸偏低。

舌象、脉象：舌红少津或有裂纹，脉细或弦细。

证型确定：

(1) 具备主症2项及舌脉象1项；

(2) 具备主症1项及次症2项，舌、脉象基本符合即可确定。

5. 胃络瘀血型

主症：

(1) 胃脘疼痛，痛有定处，拒按。

(2) 胃疼日久不愈。

(3) 大便潜血阳性或有黑血便。

次症：

胃黏膜充血肿胀，伴瘀斑或出血点。

舌象、脉象：舌质暗红，或紫黯，或有瘀斑，或弦滑。

证型确定：

(1) 具备主症2项，舌脉基本符合。

(2) 具备主症1项加次症，舌、脉象基本符合即可确定。

诊断说明：

(1) 证型确定：以就诊当时的征候为准，并排除其他疾病。具备2个证型者称为复合证型(2个证型同等并存)，兼证型(一个证型为主，另一个证型为辅，前者称主型，后者称兼型)。本标准未纳入的证型，在诊断时要求列出全部征候。

(2) 胃镜检查：以治疗前及停止治疗后半个月以内的检查为准，并必须做活组织检查。治疗后胃镜复查进行活检时尽可能在原病变活检处钳取活体组织。

(3) 必做检验：血、尿、粪三大常规及潜血、胃酸分泌功能检查。此外，根据各单位具体条件，开展有关各种疗效观察及研究项目。

胃脘痛(一)

(中华全国中医学会内科学会 1983年)

病名:胃脘痛,是指心窝以下,脐以上发生以经常性疼痛或突发性疼痛为主的胃脘部疾患。

病因:病邪犯胃,肝气犯胃,脾胃虚弱。

范围:现代医学的急、慢性胃炎,消化性溃疡,十二指肠炎,胃神经官能症,胃黏膜脱垂,胃痉挛等,在其以疼痛为主要症状表现期,均可按胃脘痛辨证论治。

诊 断 标 准

一、病名诊断

(略)

二、证候诊断

1. 协作类

(1) 气滞证

主症:

1) 胃脘胀痛,攻窜两胁,嗳气或矢气得舒。
2) 遇恼怒复发或加重。
3) 舌苔白,脉弦。

次症:

1) 胸闷食少,泛吐酸水,口苦眩晕。
2) 大便成形,排便不畅。

病因病理:郁怒伤肝,横逆犯胃,胃气阻滞和降失常。

(2) 虚寒证

主症:

1) 胃痛隐隐,喜暖喜按,遇冷疼痛或加重。
2) 空腹痛重,得食痛减,食后腹胀。
3) 舌质淡嫩,边有齿痕,苔薄白,脉沉细或迟。

次症:

1) 倦怠乏力,神疲懒言,畏寒肢冷。

2) 大便溏薄,或虚秘,或初硬后溏。
3) 食欲不振,食则易饱。
病因病理:素体脾虚,或久病伤脾,脾阳虚衰,纳运失司。

(3) 阴虚证

主症:

1) 胃脘隐隐灼痛,空腹时重。
2) 似饥不欲食,口干不欲饮。
3) 舌红少津,有裂纹,少苔或花剥苔,脉细数。

次症:

1) 口干舌燥,纳呆干呕。
2) 大便干结。
3) 手足心热。

病因病理:热灼胃阴,或久病中虚,生化乏源,虚火内扰,胃阴不足。

(4) 火郁证

主症:

1) 痛势急迫,脘部灼热拒按。
2) 舌红苔黄,脉弦数有力。

次症:

1) 心烦易怒,泛酸嘈杂。
2) 大便干结,小便短赤,口干口苦。

病因病理:肝郁化火,火邪犯胃,胃火炽盛。

2. 非协作类

(1) 寒凝证

主症:

1) 胃疼暴作,遇冷即发或加重,得热痛减。
2) 苔白、脉紧或弦紧。

次症:

1) 不欲饮食,食则喜热。
2) 口淡无味,泛吐清水。
3) 大便溏薄,小便清长。

(2) 瘀血证

主症:

1) 胃痛拒按,痛处不移,如刺如割,痛时持久。
2) 舌质紫黯,或者瘀斑,脉涩或弦涩。

次症:

1) 食后或入夜疼重,或痛彻胸背。
2) 呕血或黑便史。
(3) 食积证
主症:
1) 胃脘胀痛,拒按厌食。
2) 嗳腐吞酸,恶心呕吐,吐后痛缓。
3) 舌苔厚腻,脉象弦滑。
次症:
1) 有饮食不节或暴饮暴食病史。
2) 大便不爽或泻泄,排便、排气酸臭如败卵。

胃脘痛(二)
(中华人民共和国卫生部药政局 1988年)

诊 断 标 准

一、病名诊断

1. 具典型胃脘痛的症状和舌脉。
2. 有反复发作史。
3. 发病前多有明显诱因。
4. 临床理化检查:如 X 线钡餐,纤维内镜,胃液分析等结果阳性者。
诊断:第1项必备,其余条件具备1~2项即可诊断为胃脘痛。

二、证候诊断

1. 气滞证
主症:胃脘胀痛,攻窜两肋,嗳气或矢气得舒。
次症:
(1) 遇恼怒复发或加重。
(2) 胸闷食少,反酸水,口苦眩晕。
(3) 大便成形,排便不畅。
(4) 舌苔白,脉弦。
诊断:主症必备,次症2项以上。

2. 虚寒证

主症：

(1) 胃痛隐隐,喜暖喜按,遇冷痛作或加重。

(2) 空腹痛重,得食痛减,食后腹胀。

(3) 舌质淡嫩,边有齿痕,苔薄白,脉沉细或迟。

次症：

(1) 倦怠无力,神疲懒言,畏寒肢冷。

(2) 大便溏薄,或虚秘,或初硬后溏。

(3) 食欲不振,食则易饱。

诊断：主症3项或主症(1)、(3)＋次症2项即可诊断。

3. 阴虚证

主症：

(1) 胃脘隐隐灼痛,空腹时加重。

(2) 似饥不欲食,口干不欲饮。

(3) 舌红少津,有裂纹,少苔或花剥苔,脉细数。

次症：

(1) 口干舌燥,纳呆干呕。

(2) 大便干结。

(3) 手足心热。

诊断：主症3项或主症(1)、(3)＋次症1项。

4. 火郁证

主症：

(1) 痛势急迫,脘部灼热、拒按。

(2) 舌红苔黄,脉弦数有力。

次症：

(1) 心烦易怒,反酸嘈杂。

(2) 大便干结,小便短赤,口干口苦。

诊断：主症2项＋次症1项。

5. 寒凝证

主症：

(1) 胃疼暴作,遇冷即发或加重,得热痛减。

(2) 苔白,脉紧。

次症：

(1) 不欲饮食,食则喜热。

(2) 口淡无味,反清水。

(3) 大便溏薄,小便清长。

诊断:主症2项+次症2项。

6. 瘀血证

主症:

(1) 胃痛拒按,痛处不移,如刺如割,痛时持久。

(2) 舌质紫黯,或有瘀斑,脉涩。

次症:

(1) 食后或入夜疼重,或痛彻胸背。

(2) 呕血或黑便史。

诊断:主症2项+次症1项。

7. 食积证

主症:

(1) 胃脘胀痛,拒按厌食。

(2) 嗳腐吞酸,恶心呕吐,吐后痛缓。

(3) 舌苔厚腻。

次症:

(1) 有饮食不节或暴饮暴食病史。

(2) 大便不爽或泻泄,排便、排气酸臭如败卵。

诊断:主症2项(舌象必备)+次症1项。

胃脘痛(三)

(国家中医药管理局医政司)

1. 诊断依据

(1) 以胃脘部疼痛为主证。

(2) 常伴痞闷或胀满、嗳气、反酸、嘈杂、恶心呕吐等证。

(3) 发病常与情志不畅、饮食不节、劳累受寒等有关。

2. 辨证分类

(1) 气滞证:胃脘痞胀疼痛,或攻窜胁背,嗳气频作;苔薄白,脉弦。

(2) 胃寒证:胃脘冷痛暴作,呕吐清水痰涎,畏寒喜暖,口不渴;苔白,脉弦紧。

(3) 胃热证:胃痛急迫,或痞满胀痛,嘈杂吐酸,心烦口苦或黏;舌红,苔黄或腻,脉数。

(4) 食滞证:胃脘胀满疼痛,嗳腐吞酸,或呕吐不消化食物,吐后痛缓;苔厚腻,脉滑实。

(5) 瘀血症:胃脘疼痛,痛如针刺或刀割,痛有定处,拒按;舌质紫黯,脉涩。

(6) 阴虚证:胃痛隐隐,灼热不适,嘈杂似饥,食少口干,大便干燥;舌红少津,脉多细数。

(7) 虚寒证:胃痛绵绵,空腹为甚,得食则缓,反清水,喜热喜按,神倦乏力,手足不温,大便多溏;舌质淡,脉沉细。

3. 参考项目 本病包括胃、十二指肠急慢性炎症、痉挛、溃疡等疾病。

(1) 急性胃炎,血白细胞总数偏高。

(2) 上消化道钡餐X线检查,纤维胃镜及病理活检,必要时作胃液分析等有助于诊断。

(3) 大便或呕吐物隐血试验强阳性者,提示并发上消化道出血。

胃脘痛(四)

(中华人民共和国中医药行业标准 1995年)

胃脘痛系因胃气郁滞,气血不畅所致。临床以上腹部近心窝处经常发生疼痛为主证,多见于胃、十二指肠炎症、溃疡、痉挛等疾病。

1. 诊断依据

(1) 胃脘部疼痛,常伴痞闷或胀满、嗳气、反酸、嘈杂、恶心呕吐等症。

(2) 发病常与情志不畅、饮食不节、劳累、受寒等因素有关。

(3) 上消化道钡餐X线检查、纤维胃镜及组织病理活检等,可见胃、十二指肠黏膜炎症、溃疡等病变。

(4) 大便或呕吐物隐血试验强阳性者,提示并发消化道出血。

(5) B超、肝功能、胆道X线造影有助于鉴别诊断。

2. 证候分类

(1) 肝胃气滞:胃脘痞胀疼痛或攻窜胁背,嗳气频作。苔薄白,脉弦。

(2) 寒邪犯胃:胃脘冷痛暴作,呕吐清水痰涎,畏寒喜暖,口不渴。苔白,脉弦紧。

(3) 胃热炽盛:胃痛急迫或痞满胀痛,嘈杂吐酸,心烦,口苦或黏。舌质红,苔黄或腻,脉数。

(4) 食滞胃肠:胃脘胀痛,嗳腐吞酸或呕吐不消化食物,吐后痛缓。苔厚腻,脉滑或实。

(5) 瘀阻胃络:胃痛较剧,痛如针刺或刀割,痛有定处,拒按,或大便色黑。舌质紫黯,脉涩。

(6) 胃阴亏虚：胃痛隐作，灼热不适，嘈杂似饥，食少口干，大便干燥。舌红少津，脉细数。

(7) 脾胃虚寒：胃痛绵绵，空腹为甚，得食则缓，喜热喜按，反清水，神倦乏力，手足不温，大便多溏。舌质淡，脉沉细。

胃脘痛(五)

（上海市卫生局　2003年）

胃脘痛又称"胃痛"，以上腹胃脘部近心窝处经常发生疼痛为主症。多因寒热、饮食失调，阴阳气血不足，气滞血瘀等使胃失和降所致。应与肠、胰、肝、胆、脾的病变及厥心痛等表现为胃脘部位的疼痛者相鉴别。本病与急性胃炎、慢性胃炎、消化性溃疡及功能性消化不良等病均有关系。

1. 诊断依据

(1) 胃脘部疼痛，常伴痞闷或胀满，嗳气，反酸，嘈杂，恶心呕吐等症。

(2) 发病常与情志不畅、饮食不节、劳累、受寒等因素有关。

(3) 上消化道钡餐造影检查，胃镜及组织病理活检等，可见胃、十二指肠黏膜炎症或溃疡等病变。

2. 证候分类

(1) 肝胃气滞：胃脘痞胀疼痛或攻窜胁背，嗳气频作。舌苔薄白，脉弦。

(2) 寒邪犯胃：胃脘冷痛暴作，呕吐清水痰涎，畏寒喜暖，口不渴。舌苔白，脉弦紧。

(3) 胃热炽盛：胃痛急迫或痞满胀痛，嘈杂吐酸，心烦，口苦或黏。舌质红，舌苔黄或腻，脉数。

(4) 食滞胃肠：胃脘胀痛，嗳腐吞酸或呕吐不消化食物，吐后痛缓。舌苔厚腻，脉滑而有力。

(5) 瘀阻胃络：胃痛较剧，痛如针刺或刀割，痛有定处，拒按，或大便色黑。舌紫黯，脉涩。

(6) 胃阴亏虚：胃痛隐作，灼热不适，嘈杂似饥，食少口干，大便干燥。舌质红少津，脉细数。

(7) 脾胃虚寒：胃痛绵绵，空腹为甚，得食则缓，喜热喜按，反清水，神倦乏力，手足不温，大便多溏。舌淡，脉沉细。

急 性 胃 痛

(全国急性胃痛协作组会议　1985年)

1. 疼痛部位　在剑突以下,脐部以上的胃脘部发生疼痛。
2. 疼痛时间　突发性胃脘部疼痛持续半小时以上不能缓解者。
3. 疼痛程度　多为中度、重度疼痛。

根据急性胃痛的程度分为轻度、中度、重度疼痛3级。

(1) 轻度疼痛:胃脘疼痛较轻,疼痛可以忍受,无痛苦面容。

(2) 中度疼痛:胃脘疼痛较重,有痛苦面容,但无坐卧不安。

(3) 重度疼痛:胃脘痛重,剧痛难忍,坐卧不安。

4. 疼痛病史　多有胃脘疼痛反复发作病史。
5. 胃痛诱因　急性胃痛发作前有明显的诱发原因。
6. 急性胃痛病情重者常伴有呕血或便血。

凡是患者具备1、2、3条者,均可诊断为急性胃痛。根据患者的主症、次症明确诊断为急性胃痛虚寒证、气滞证、湿热证、阴虚证和血瘀证。

(1) 急性胃痛虚寒证:

主症:①胃痛隐隐;②痛喜按、暖;③遇冷痛甚或得食痛轻;④舌淡脉弦紧。

次症:①胃痛夜甚;②纳少便溏;③胃寒肢冷;④倦怠无力。

诊断:凡具备主症4项中的3项,或具备主症2项+次症2项以上者,即可诊断为急性胃痛虚寒证。

(2) 急性胃痛气滞证:

主症:①胃脘胀痛;②痛窜两胁;③恼怒诱发或痛加重;④苔白脉弦。

次症:①嗳气频作;②嗳气或矢气后痛轻;③胸脘堵闷;④排便不畅。

诊断:凡具备主症4项中3项,或具备主症2项+次症2项以上者,即可诊断为急性胃痛气滞证。

(3) 急性胃痛湿热证:

主症:①胃痞闷痛;②胸腹痞满;③口黏纳呆;④苔黄而腻。

次症:①头身重着;②大便不爽;③肛门灼热;④脉象弦滑。

诊断:凡具备主症4项中的3项,或具备主症2项+次症2项以上者,即可诊断为急性胃痛湿热证。

(4) 急性胃痛阴虚证:

主症:①胃脘灼痛;②口干舌燥;③舌红少津或有裂纹;④脉象细数。

次症:①手足心热;②嘈杂干呕;③烦急而怒;④纳少便干。

诊断：凡具备主症 4 项中的 3 项，或主症 2 项＋次症 2 项以上者，即可诊断为急性胃痛阴虚证。

(5) 急性胃痛瘀血证：

主症：①胃痛拒按；②痛如刺割；③痛有定处；④舌紫脉涩。

次症：①胃痛夜甚；②痛时持久；③呕血、黑便；④舌质黯红或有瘀斑。

诊断：凡具备主症 4 项中的 3 项，或主症 2 项＋次症 2 项以上者，即可诊断为急性胃痛瘀血证。

(6) 急性胃痛混合证：临床上常见急性胃痛 2 证型或 3 证型主症，称为混合证型，临床诊断以主症多的证型，病名排前，而主症少的证型，病名排后，例如某急性胃痛患者具备气滞证的主症 3 项和瘀血证的主症 2 项，则诊断为急性胃痛气滞血瘀证。其他混合证，亦依此类推。

急 症 胃 病

(全国中医急症研讨会　1987 年)

急 症 病 名

急症胃病是指胃脘部突发性疼痛，持续半小时以上不能缓解的病证。见于胃、十二指肠球部溃疡、急性胃炎、慢性胃炎急性发作、十二指肠炎、胃痉挛、胃神经官能症、胃黏膜脱垂、胃下垂等病。

诊 断 标 准

一、病名诊断

1. 临床表现特点　胃脘部中度以上疼痛持续不能缓解，多伴有胃肠道症状，有胃痛反复发作病史。病情严重者常伴有呕血、便血等症。

2. 发病特点　突然发病，年龄以青壮年居多。

3. 诱发因素　每因气怒、感寒、暴饮、暴食、过劳而诱发。

4. 实验室检查　主要做胃镜或钡餐检查。

(1) 上消化道钡餐造影检查，可见胃黏膜皱襞有改变，或见龛影，或见胃黏膜脱入十二指肠等征象。

(2) 纤维胃镜检查：胃黏膜可见红白相间或血管透见，或见糜烂，或见溃疡，或见胃蠕动异常,或幽门口开合异常,或见幽门管充血水肿,或见胃黏膜自幽门脱入十二指肠等征象。

凡具备以上 1、2 项,参考 3、4 项,即可诊断为急症胃痛。

二、证类诊断

1. 虚寒证

(1) 主症:①胃脘凉痛;②喜按喜暖;③纳少便溏;④倦怠乏力。

(2) 兼症:①遇冷痛甚;②得食痛减;③口淡流涎;④喜热饮食。

(3) 舌、脉象:舌淡苔白,脉象弦紧。

凡具备主症 4 项中的 3 项和舌苔脉象,即可诊断;或具备主症 4 项中的 2 项和舌苔脉象,加上兼症 2 项,亦可诊断为急症胃痛虚寒证。

2. 气滞证

(1) 主症:①胃脘胀痛;②痛窜两胁;③嗳气频作;④气怒诱发或痛重。

(2) 兼症:①胸脘痞闷;②排便不畅;③嘈杂吐酸;④嗳气或矢气痛减。

(3) 舌、脉象:舌边红,苔白或薄黄,脉弦或弦数。

凡具备主症 4 项中的 3 项和舌苔脉象,即可诊断;或具备主症 2 项及舌苔脉象,加兼症 2 项亦可诊断为急症胃痛气滞证。

3. 湿热证

(1) 主症:①胃痛灼热;②胸腹痞满;③口苦口黏;④饮食呆滞。

(2) 兼症:①头身重着;②肛门灼热;③大便不爽;④小便不利。

(3) 舌、脉象:舌质红,苔黄腻,脉滑数。

凡具备主症 4 项中的 3 项和舌苔脉象,即可诊断;或具备主症 2 项和舌苔脉象,加兼症 2 项亦可诊断为急症胃痛湿热证。

4. 阴虚证

(1) 主症:①胃脘灼痛;②口燥咽干;③心中烦躁;④手足心热。

(2) 兼症:①饮食减少;②大便干燥;③嘈杂干呕;④渴欲含漱。

(3) 舌、脉象:舌红少津,脉象细数。

凡具备主症 4 项中的 3 项和舌苔脉象,即可诊断;或具备主症 2 项和舌苔脉象、加兼症 2 项,亦可诊断为急症胃痛阴虚证。

5. 瘀血证

(1) 主症:①胃痛拒按;②痛如刺割;③痛处固定;④舌系带紫黯。

(2) 兼症:①胃痛夜甚;②疼痛持久;③食后痛重;④呕血黑便。

(3) 舌、脉象:舌质黯红或有瘀斑,脉象弦涩。

凡具备主症 4 项中的 3 项和舌苔脉象,即可诊断;或具备主症 2 项和舌苔脉象,加上兼症 2 项者,亦可诊断为急症胃痛瘀血症。

6. 食滞证

(1) 主症：①胃痛拒按；②脘腹饱胀；③嗳腐吞酸；④有过量饮食史。
(2) 兼症：①不思饮食；②恶心欲吐；③吐后症轻；④大便不爽。
(3) 舌、脉象：舌苔厚腻，脉象多滑。

凡具备主症 4 项中的 3 项和舌苔脉象，即可诊断；或具备主症 2 项和舌苔脉象，加上兼症 2 项者，亦可诊断为急症胃痛食滞证。

7. 混合证　指 2 证或 2 证以上同时并见。诊断时把具备主症多的证置放在前，把具备主症少的证置放在后。例如，患者具备急症胃痛气滞证的主症 3 项，同时具备瘀血证的主症 2 项和舌苔脉象，则诊断为急症胃痛气滞血瘀证。

分　级

1. 轻度疼痛　胃脘疼痛较轻，疼痛可以忍受，无痛苦面容。
2. 中度疼痛　胃脘疼痛较重，有痛苦面容，但无坐卧不安。
3. 重度疼痛　胃脘痛重，剧痛难忍，捧腹呻吟，坐卧不安。

胃 痛 急 症

（国家中医药管理局医政司脾胃急症协作组）

急症胃痛系指上腹胃脘部突发性中度以上疼痛为主症的病证。西医诊断为急性胃炎、急性胃肠炎、慢性胃炎急性发作、胃及十二指肠溃疡、胃痉挛、胃神经官能症、胃下垂、胃黏膜脱垂等病症引起的急性胃部疼痛均可参考本篇进行辨证论治。

病 名 诊 断

一、临床特点

以上腹胃脘部突发性中度以上疼痛为主症，常伴有食欲不振、恶心呕吐、嘈杂反酸、嗳气呃逆、脘腹胀满、大便异常等胃肠道症状和全身乏力、气短懒言、心悸失眠、面黄消瘦等全身症状。病情严重者常伴有呕血便血等出血见症和胃穿孔引起的急腹症。

二、发病特点

突然发病，年龄以青壮年居多。

三、病史特征

患者多有胃痛反复发作病史。

四、诱发病因

每因气怒、感寒、暴饮暴食、过劳而诱发。

五、实验室检查

主要做纤维胃镜和上消化道钡餐造影检查。

1. 纤维胃镜检查　常见胃黏膜红白相间,充血水肿,或血管透见如树枝状,或见胃黏膜糜烂,或见溃疡,或见胃蠕动异常,或见幽门口开合异常,或见幽门管充血水肿,或见胃黏膜脱垂,或自幽门脱入十二指肠等征象。
2. 上消化道钡餐造影检查　可见胃黏膜皱襞有改变,或见龛影,或见胃黏膜脱入十二指肠,或见胃张力改变,胃排空及蠕动异常等征象。
3. 幽门螺杆菌检查阳性;血清胃泌素或胃液分析检查异常。
4. 胃电图检查异常,胃运动试验异常。

凡具备以上第1项主症,参考其他各项即可诊断为急症胃痛。

证 类 诊 断

一、寒凝证

主症:胃凉暴痛。

次症:①遇凉痛重;②口淡无味;③反清水;④纳呆喜热;⑤大便溏薄;⑥寒热表证;⑦舌淡苔白;⑧脉象弦紧。

诊断:凡具备以上主症和2项次症者,即可诊断为急症胃痛寒凝证。

二、气滞证

主症:胃部胀痛。

次症:①痛窜胁背;②气怒痛重;③嗳气则舒;④胸脘痞闷;⑤嘈杂反酸;⑥善太息;⑦舌边红苔白或薄黄;⑧脉象多弦。

诊断:凡具备以上主症和2项次症者,即可诊断为急证胃痛气滞证。

三、食滞证

主症:伤食胃痛。

次症：①饱胀拒按；②嗳腐酸臭；③厌恶饮食；④恶心欲吐；⑤吐后症轻；⑥矢气酸臭；⑦舌苔厚腻；⑧脉象弦滑。

诊断：凡具备以上主症和2项次症者，即可诊断为急症胃痛食滞证。

四、湿热证

主症：胃灼热痛。

次症：①口苦口黏；②胸脘痞满；③头身重着；④大便不爽；⑤小便不利；⑥纳呆嘈杂；⑦舌苔黄腻；⑧脉象滑数。

诊断：凡具备以上主症和2项次症者，即可诊断为急症胃痛湿热证。

五、瘀血证

主症：胃刺割痛。

次症：①痛处不移；②痛久拒按；③入夜痛甚；④食后痛重；⑤舌系带紫黯；⑥呕血黑便；⑦舌质黯红，或有瘀斑；⑧脉象弦涩。

诊断：凡具备以上主症和2项次症者，即可诊断为急症胃痛血瘀证。

六、虚寒证

主症：胃凉疼痛。

次症：①痛喜按暖；③纳少便溏；③喜热饮食；④畏寒肢冷；⑤倦怠乏力；⑥反清水；⑦舌边齿痕，舌淡苔白；⑧脉沉细迟。

诊断：凡具备以上主症和2项次症者，即可诊断为急症胃痛虚寒证。

七、混合证

系指临床上同时并见急症胃痛2证或2证以上，诊断时根据中医用语习惯把2个证并列称谓，如急症胃痛气滞血瘀证、急症胃痛虚寒食滞证等。

分　　级

轻度：胃痛较轻，痛可忍受，无痛苦面容，不影响工作和学习。

中度：胃痛较重，有痛苦面容，但无坐卧不安，已影响工作和学习。

重度：胃部痛重，剧痛难忍，捧腹呻吟，坐卧不安。

胃 痞

(上海市卫生局 2003年)

胃痞多因胃病日久,脾胃气虚,胃络失养所致。以长期食少,胃脘痞胀,消瘦乏力为主症。可见于慢性萎缩性胃炎和功能性消化不良等病。

1. 诊断依据

(1) 以胃脘部痞塞、满闷不舒为主症,食后尤甚,按之不痛,望诊外形无异常。

(2) 起病缓慢,时轻时重,呈反复发作的慢性过程。

(3) 上消化道钡餐造影、胃镜和组织病理活检等有助于本病的诊断。

2. 证候分类

(1) 肝胃不和:中脘胀满,痞塞不舒,食后尤甚,嗳气频作,时有反酸。舌苔薄白,脉弦。

(2) 脾胃湿热:胃脘灼热,脘腹痞闷,口苦口臭,口渴不欲饮。舌质红,舌苔黄腻,脉弦滑数。

(3) 脾胃虚弱:中脘胀闷痞满,纳呆少食,倦怠乏力,便溏或腹泻。舌淡红,脉细弱。

(4) 胃阴亏虚:胃脘灼热,口干舌燥,饥不欲食,大便干结。舌质红少津有裂纹,脉细数。

胃 反

(上海市卫生局 2003年)

胃反多因胃肠病日久,或因手术损伤,或腹内肿瘤等使痰食气血壅滞,胃之下管不利,胃气上逆所致。以脘腹痞胀,宿食不化,暮食朝吐,朝食暮吐,甚或食入不久即吐为主症。可见于贲门失弛缓综合征,各种急、慢性胃病伴有幽门痉挛、水肿,或器质性狭窄(如溃疡病瘢痕、胃癌所致等)或十二指肠受压等病。

1. 诊断依据

(1) 胃脘胀闷或疼痛,朝食暮吐,暮食朝吐,呕吐物为完谷不化之物。

(2) 上消化道钡餐造影,钡剂潴留在胃中,或者胃窦幽门处可见充盈缺损,或者十二指肠有受压表现。胃镜检查可见幽门处充血水肿、痉挛,或有新生物等。

2. 证候分类

(1) 脾胃虚寒：食后脘腹胀满，朝食暮吐，暮食朝吐，宿食不化，吐后较舒，神疲乏力，面色少华，手足不温，大便溏薄。舌淡，舌苔白滑，脉细缓无力。

(2) 痰浊阻胃：脘腹痞满，食后尤甚，上腹或有积块，呕吐物为宿食，伴有或稀或稠之痰涎，疲乏无力，眩晕，心下悸。舌苔白滑，脉弦滑。

(3) 胃中积热：朝食暮吐，暮食朝吐，呕吐物为宿食不化及混浊酸臭之稠液，伴有烦渴，便秘尿赤。舌质红，舌苔黄或黄腻，脉滑数。

(4) 气滞血瘀：朝食暮吐，暮食朝吐，呕吐物为宿食不化，经常感脘腹堵闷，食后尤甚；胸骨后隐痛、刺痛或剧痛，每当进食吞咽时发作；上腹有积块，坚硬，推之不移，疼痛拒按。舌黯红，或有瘀点，脉弦涩。

胃 热 证

(中华人民共和国卫生部药政局　1988 年)

1. 主症

(1) 舌红，苔黄。

(2) 口臭。

(3) 牙龈肿痛或溃疡。

(4) 消谷善饥。

2. 次症

(1) 脉滑数。

(2) 渴喜冷饮。

(3) 胃脘灼热痛。

(4) 大便秘结。

(5) 吞酸嘈杂。

诊断：具备主症 3 项(舌象必备)，或主症 2 项(舌象必备)＋次症 2 项。

胃 阴 不 足

(中华人民共和国卫生部药政局　1988 年)

1. 主症

(1) 舌红少津。

(2) 口燥咽干。

(3) 饥不欲食。

2. 次症

(1) 脉细数。

(2) 干呕或呃逆。

(3) 胃脘隐痛或嘈杂。

(4) 大便干结。

诊断：具备2项主症(舌象必备)＋次症2项，或主症3项。

胃热证、胃阴虚证的分级

(中华人民共和国卫生部药政局　1988年)

表 7-2　症状轻重分级表

症状	一级(＋)	二级(＋＋)	三级(＋＋＋)
口渴	稍干，饮水量比平常增加 1/2	口干稍明显，饮水量比平常增加 1/2 以上至 1 倍	口干明显，饮水量增加 1 倍以上
口臭	自觉有口臭	自觉有明显口臭	旁人可闻及，伴有明显口苦
牙龈肿痛	局限在 1 个牙槽范围，不注意时不觉痛	超出 1 个牙位、疼痛明显、尚可忍受	超出两个牙位，疼痛难忍，影响休息及工作
大便秘结	硬结，难解，1 次/天	硬结，伴有腹胀，1 次/2～3 天	硬结，伴腹胀绞痛，1 次/3 天以上
胃灼热痛	可忍耐每日持续在 1 小时以内	需服药，每日持续在 2 小时以内	服药只能止痛在短时间内，每日疼痛在 4 小时以上
吞酸	1 天内偶有 1 次	1 天内有 2～3 次	1 天内有 4 次以上
嘈杂	1 小时以内	1～3 小时内	3 小时以上
干呕	日内偶有 1 次	日内 2～3 次	日内 4 次以上

肝胃郁热证

(中华人民共和国卫生部药政局　1988年)

1. 主症

(1) 脘胁胀闷疼痛。

(2) 烦躁易怒。
(3) 舌质红,苔薄黄。
2. 次症
(1) 吐酸嘈杂。
(2) 嗳气呃逆。
(3) 脉弦。
诊断：具备主症 2 项及次症 2 项者即可诊断为肝胃郁热证。

寒邪内犯肝胃证

（中华人民共和国卫生部药政局）

1. 主症
(1) 脘胁胀闷疼痛。
(2) 呕吐涎沫。
(3) 舌质淡,苔白滑。
2. 次症
(1) 巅顶疼痛,得暖痛减。
(2) 形寒肢冷。
(3) 脉弦紧。
诊断：凡具主症 2 项＋次症 2 项即可诊断为寒邪内犯肝胃证。

中医肝病征候临床辨证

1. 肝气郁结证　胸胁、乳房、少腹胀痛,抑郁太息,烦躁易怒,巅顶头痛或咽有梗阻感,脉弦。以上 5 项中具有其中 3 项,没有或具有 1 个轻度的脾虚症状,记分不超过 1 分者。

2. 肝火上炎证　目赤肿痛,头胀,头痛,暴聋,暴鸣,吐衄,烦躁易怒,口干口苦,大便结,尿黄短,舌质红,苔黄燥,脉弦数。

3. 肝胆湿热证　胸胁胀痛,头身沉重,呕恶纳呆或身目发黄,口苦口干不欲饮,尿黄浊,舌质红,苔黄腻,脉弦滑数或滑数。6 项中具有胸胁痛、口苦、脉弦任何 2 项及其他 2 项者。

4. 肝阳上亢证　眩晕,头痛,面目红赤或面部烘热,烦躁易怒,口苦而渴,脉弦。以上 6 项中具有 4 项,无或兼有 1～2 项肝肾阴虚症状者。

5. 肝郁脾虚证　肝郁症状：精神抑郁、烦躁,胁肋胀痛或乳房、少腹胀痛,咽部有梗阻感。脾虚症状：四肢倦怠乏力,纳差,腹胀,便溏。具有肝郁症状2项以上,脾虚症状1~2项,记分2分以上者。

6. 肝血亏损证　眩晕,视物昏花或视力减退,肢体麻木,面、唇、甲淡白无华,舌质淡白,脉弦细或细。以上5项中具有3项者。

7. 肝肾阴虚证　五心烦热,腰膝酸软,耳鸣,肢麻,失眠,舌质红绛,少苔或花剥无苔,脉细数。具有以上4项症状,没有或兼有1~2项肝阳上亢症状者。

8. 肝风内动证　共症：抽搐,震颤,动摇。

(1) 肝阳化风：凡具有肝阳上亢证3项,加肝风共症任何1项或有口眼㖞斜者。

(2) 血虚生风：凡具有肝血虚证3项,加肝风,共症任何1项者。

(3) 热极生风：凡具有高热加肝风共症任何1项者。

9. 肝寒证

(1) 寒凝肝脉：胁肋、少腹冷痛,睾丸坠痛甚则牵引阴囊收缩或女下带下清冷,巅顶头痛,舌苔白滑,脉沉弦或沉紧而迟。具有第1或第2项加其他2项者。

(2) 肝肾阳虚证：胁肋隐痛,抑郁不乐,形寒肢冷,性欲减退或缺乏,阳痿早泄不育或月经延迟、带上清冷、流产不孕,阴器收缩或阴囊湿冷,舌淡苔白,脉沉细弦迟。具有第4或第5项加其他3项者。

中医虚证(一)

(全国中西医结合虚证与老年病防治学术会议　1982年)

1. 辨证标准

(1) 心虚：①心悸心慌;②失眠多梦;③胸闷;④脉结代细弱。具备2项,第①条为必备。

(2) 脾虚：①食欲减退;②食后或下午腹胀;③大便溏薄;④面色萎黄;⑤肌瘦无力。具备3项。

(3) 肺虚：①咳嗽痰白;②气短喘促;③易患感冒。具备2项。

(4) 肾虚：①腰脊酸痛;②胫酸膝软或足跟痛;③耳鸣耳聋;④发脱齿摇;⑤尿有余沥或失禁;⑥阳痿、早泄或月经不调。具备3项。

(5) 气虚：①神疲乏力;②少气懒言;③自汗;④舌胖有齿印;⑤脉虚无力(弱、软、濡等)。具备3项。

(6) 阴虚：

主症：①五心烦热;②咽燥口干;③舌红或少苔、无苔。

次症：①午后颧红；②便结而尿短赤；③盗汗；④脉细数。具备主症2项，次症1项。

(7) 阳虚：

主症：①畏寒肢冷；②面目虚浮；③舌淡胖苔润。

次症：①夜尿频多；②便溏而尿清长；③脉沉微迟。具备主症2项(其中第①条为必备)，次症1项。

(血虚、肝虚暂未订)

2. 说明

(1) 所订各条标准以虚证为前提，而虚证的前提是久病而虚损，辨证时宜注意。个别标准既可作虚证，也可作实证看待时，须结合其他标准一起权衡。

(2) 选择典型病例时，应不具备其他虚证的主要条件，以免夹杂。

(3) 证以气血阴阳与五脏相结合而成，如心气虚＝心虚＋气虚；脾气虚＝脾虚＋气虚。在五脏症状不显，也可气阴两虚＝气虚＋阴虚；阴阳两虚＝阴虚＋阳虚。

中医虚证(二)

(全国中西医结合虚证与老年病研究专业委员会　1986年5月)

全国中西医结合虚证与老年病研究专业委员会于1986年5月13日至17日在河南郑州召开，会上对1982年本专业委员会在广州制定的虚证辨证标准进行深入讨论，并作了第一次修订。

1. 前提

(1) 本标准适用于虚证辨证，主要指久病而虚损，辨证时宜注意。

(2) 本标准专为科研选择具有典型"证"的病例而用，对临床诊断仅作参考。

(3) 在选择某一证的典型病例时，应力争选没有兼症，至少应不具备其他虚证主要条件者。若专为研究兼症(如气阴两虚证)，则另作别论。

2. 标准

气虚证：①神疲乏力；②少气或懒言；③自汗；④舌胖或有齿印；⑤脉虚无力(弱、软、濡等)。具备3项。

血虚证：①面色苍白；②起立时眼前昏暗；③唇舌色淡；④脉细。具备3项(本证与气虚证同时存在为气血两虚证)。

阴虚证：主症：①五心烦热；②咽燥口干；③舌红或少苔、无苔；④脉细数。

次症：①午后升火；②便结而尿短赤；③盗汗。具备主症3项，次症1项（本证与气虚证同时存在为气阴两虚证）。

阳虚证：主症：①全身或局部畏寒或肢冷；②面足虚浮；③舌淡胖苔润；④脉沉微迟。次症：①夜尿频多；②便溏而尿清长。具备主症3项（其中第1条为必备），次症1项（本证与阴虚证同时存在为阴阳两虚证）。

心虚证：①心悸、胸闷；②失眠或多梦；③健忘；④脉结代或细弱。具备2项[其中第1条为必备（本证常与气、血、阴或阳虚证同存，应分别为心气虚、心血虚、心阴虚或心阳虚证，以下类推）]。

肺虚证：①久咳、痰白；②气短喘促；③易患感冒，具备2项（本证常与气或阴虚同存）。

脾虚证：①大便溏泄；②食后腹胀、喜按；③面色萎黄；④食欲减退；⑤肌瘦无力。具备3项（本证常与气、阴或阳虚证同存）。

胃虚证：①胃脘痛得食则安；②胃脘痛而喜按；③食欲减退或旺盛；④食入停滞。具备2项（本证常与气、阴或阳虚证同存）。

肝虚证：①头晕目眩；②肢体麻木；③急躁易怒或抑郁喜叹息；④双目干涩。具备3项（本证常与血或阴虚证同存）。

肾虚证：①腰脊酸痛（外伤性除外）；②胫酸软或足跟痛；③耳鸣或耳聋；④发脱或齿摇；⑤尿后有余沥或失禁；⑥性功能减退，不育、不孕。具备3项（本证常与气、阴或阳虚证同存）。

3. 在用现代科学方法研究虚证的过程中，许多单位观察了辨证分型与某些实验室检测项目的关系，现将部分结果附录于下。

（1）肾阳虚证者常有24小时尿17-OHCS含量（Reddy's修改法）降低。

（2）男性肾虚患者常有E_2/T比值（放射免疫测定法）上升。

（3）心气虚证患者常有PEP/LVET射血前期/左室射血时间比值增大。

（4）脾气虚证患者常有尿中木糖排泄量（尿定量法）减少，并常有唾液淀粉酶活性酸负荷试验反而下降。

将实验室指标引入中医辨证，有利于中医诊断的现代化，以上结果可供临床辨证时参考，也可对其继续进行验证。

脾　　虚

（卫生部药政局）

因长期饮食不节、劳倦、思虑等原因，及先天脾虚胃弱而导致的，以下证候可作为脾虚诊断依据。

一、脾气虚诊断标准(包括脾虚与气虚两部分)

1. 气虚主症
(1) 舌质淡,舌体胖或有齿印,苔白薄。
(2) 脉细弱。
(3) 体倦乏力。
(4) 神疲懒言。
2. 脾虚主症
(1) 胃纳减少或食欲差。
(2) 大便不正常(溏、烂、先硬后溏、时溏时硬)。
(3) 食后腹胀,或下午腹胀。
3. 次症　口淡不渴,喜热饮,口泛清涎,腹痛绵绵,或喜按喜温,或得食则减,或遇劳则发,恶心呕吐,脘闷,肠鸣,消瘦或虚胖,面色萎黄,唇淡,短气,排便无力,白带清稀,浮肿,小便清长,咳痰多清稀,失眠不寐。
4. 诊断
(1) 气虚主症 2 项＋脾虚主症 2 项。
(2) 气虚主症、舌象＋脾虚主症 2 项。
(3) 气虚主症、舌象＋脾虚主症 1 项＋次症 2 项。
3 项中具备 1 项即可诊断脾气虚。
5. 诊断参考指标
(1) 唾液淀粉活性酶负荷试验。
(2) 木糖吸收试验。

二、脾虚中气下陷诊断标准

脾气虚诊断＋内脏下垂(脱肛、胃、肾、子宫下垂等)或久泻不止或滑精等 1 项。

三、脾气虚夹湿诊断标准

脾气虚诊断＋大便溏泄,舌苔白腻等。

四、脾不统血诊断标准

脾气虚诊断＋慢性出血。

五、脾阳虚诊断标准

脾气虚诊断＋阳气虚诊断(阳气虚诊断:①畏寒;②肢冷;③大便清稀、完谷不化;④口流清涎。)

六、脾阴虚诊断标准

脾气虚诊断+阴虚诊断(阴虚诊断:①舌质嫩红;②苔少或苔剥;③口干少饮;④食欲差)。

脾虚主症轻重分级
(卫生部药政局)

表 7-3 脾虚主症轻重分级

症 状	一级(+)	二级(++)	三级(+++)
食欲减退 (半月以上)	没有食欲,但保持原饭量	无食欲,饭量比病前减少 1/3	食量甚少或不食,食量减少 2/3 以上
神疲懒言	精神不振,不喜多言。不问不答	精神疲乏,思睡懒言,多问少答	精神极度疲乏,偶语
肢体倦怠	稍倦,不耐劳力,可坚持轻体力劳动	倦怠较甚,勉强坚持日常活动	四肢无力、不能坚持日常活动
食后腹胀	轻微腹胀,0.5 小时内减轻或消失,不影响生活,不需服对症药物	腹胀不适,在 0.5~1 小时内较甚,部分影响日常生活,或需服对症药物	腹胀更甚,2 小时以内仍不能好转,生活受影响,或服对症药物,效果不佳
大便	软便或稍烂,成堆不成形,2~3 次/天	烂便,溏便 4~5 次/天或稀便 1~2 次/天	稀便>3 次/天

脾虚肝郁证
(卫生部药政局)

1. 脾虚诊断标准

(1) 神疲懒言,体倦乏力。

(2) 胃纳减少或食欲差。

(3) 脘腹隐痛或饿痛。

(4) 食后腹胀或下午腹胀。

(5) 大便溏烂或时溏时干。

(6) 舌质淡,体稍胖或有齿印。

2. 肝郁诊断标准

(1) 胸胁或少腹胀满窜痛。

(2) 嗳气频多或有反酸。

(3) 烦躁易怒。

(4) 失眠多梦。

(5) 口苦咽干,或咽部如有物梗阻感。

(6) 脉弦。

3. 脾虚肝郁诊断标准

(1) 脾虚肝郁Ⅰ型:指以脾虚为主,肝郁为次者。凡具有脾虚主症 4 项以上,肝郁主症 2 项以下者。

(2) 脾虚肝郁Ⅱ型:指以肝郁为主,脾虚为次者。凡具有肝郁主症 4 项以上,脾虚主症(舌象为必备)2 项以上者即可诊断。

(3) 脾虚肝郁Ⅲ型:指脾虚与肝郁基本相等者,凡具有脾虚主症 3 项(舌象为必备)以上,肝郁主症 3 项以上者即可诊断。

脾虚肝郁证主症评级

(卫生部药政局)

表 7-4 脾虚肝郁证主症评级

症 状	级 别			
	++++	+++	++	+
神疲懒言体倦乏力	精神不振,不能胜任工作	身体疲倦,不耐重工作	四肢乏力,不耐持久工作	容易疲劳,但可胜任工作
胃纳减少	食量减少 1/2 以上	食量减少 1/3 以上,不足 1/2	食量减小 1/3 以下	食量不减,但觉乏味
脘腹隐痛食后腹胀	整日脘腹隐痛或腹胀拒按	脘腹饿痛,或食后腹胀不足 2 小时者	偶有脘腹隐痛,或食后腹胀小于 1 小时者	偶有脘腹隐痛,食后腹胀 0.5 小时内可自行缓解
大便溏烂	大便呈糊状,每日多于 2 次以上	大便不成形,每日 1~2 次	大便稍烂,每日 1 次	大便初条状后稍烂
胸胁少腹胀痛	呈刺痛性质,需服止痛药	每天情绪波动时发生,胀痛性质	某一部位发生疼痛,时间少于 2 小时	偶尔发生疼痛,0.5 小时可自行缓解

(续表)

症 状	级 别			
	++++	+++	++	+
嗳气泛酸	嗳气每日多于10次,并有酸水泛出	嗳气每日有7~9次,有烧心感	嗳气每日4~6次,有易饥感	嗳气每日少于3次
烦躁易怒或失眠多梦	经常烦躁发怒,难以自我控制,易失眠	易烦躁发怒,但大多数能控制,夜眠多梦	有时情绪不稳,易烦躁发怒,夜眠易醒	偶有情绪不宁,睡眠基本正常
口苦咽干或咽部如有物梗阻感	整日觉口干苦,咽部有物梗阻感,伴胸闷,时叹息	精神抑郁,时有梗阻感,有时咳痰,晨起口干苦	偶有口干苦,自觉咽部有梗阻感,不咯痰	咽部偶有梗阻感,短时间内可缓解

寒 湿 困 脾

(卫生部药政局　1988年)

主症：
(1) 舌淡,苔白腻。
(2) 口淡,纳呆。
(3) 胸闷欲呕。
(4) 大便清稀。
次症：
(1) 脉象濡缓。
(2) 身重而怯寒。
(3) 腹满或腹痛肠鸣。
(4) 面目肌肤黄色晦暗。
诊断：具备主症2项(舌象必备)＋次症2项,或主症3项。

湿 热 蕴 脾 证

(卫生部药政局　1988年)

主症：

(1) 苔黄腻。
(2) 口渴、纳呆。
(3) 大便溏烂或带黏液。
(4) 面目肌肤黄色鲜明而无胁痛者。

次症：
(1) 脉濡数或滑数。
(2) 身重肢倦而不怯寒。
(3) 腹胀满。

诊断：主症 2 项（舌象必备）＋次症 2 项；或主症 3 项。

寒湿困脾、湿热蕴脾证症状轻重分级
（卫生部药政局）

表 7-5　寒湿困脾、湿热蕴脾证症状轻重分级

症状	一级（＋）	二级（＋＋）	三级（＋＋＋）
身重	身重但不影响工作	身重而减少活动	身重不欲动
怯寒	微恶风	恶风而不加衣	怯寒要加衣
胸闷	轻微不适	日内 2～3 次	整日
欲呕	两日内偶有	日内 1～2 次	每日半天以上
腹满	间有	2～4 小时/天	整日
腹痛	隐痛、轻微	隐痛 2～3 次/天	反复发作疼痛剧烈
肠鸣	偶有	上午肠鸣	全日肠鸣亢进
面目黄	巩膜轻度黄染，皮肤不明显	皮肤轻度黄染	皮肤明显黄染
食欲	食欲减，保持原饭量	食欲减，饭量比前减 1/3	无食欲，食量减少在 1/3 以上
大便稀	每日 1 次，烂便成堆	每日 2～3 次，稀烂，不成堆	每日 4 次以上成稀水样
脓血便	每日 1 次，含少量鲜血	每日 2～3 次，鲜血粪便各半	每日 4 次以上或鲜血为主

痞 满 证
（卫生部药政局）

痞满是脾胃病中常见的一组证候，是以患者自觉胃部饱胀、胀满或胀痛不适，伴有饮食减少，嗳气多，大便不正常等为主要表现，并反复发作在两个月以上者。可以见于慢性胃炎、胃下垂、溃疡病、胃黏膜脱垂、胃切除术后、慢性胆囊炎、慢性肝炎、消化不良及胃神经官能症等疾病。

痞满证的轻重分级

＋：过饱进食后偶有胃部饱胀不适感，持续时间少于 0.5 小时，胃部无压痛，食量如常且食之有味，嗳气次数每日小于 3 次。

＋＋：每于进食后觉胃部饱胀不适，持续时间在 0.5～1 小时，胃部无压痛，食量未减，但觉食之不香，嗳气次数每日 4～6 次，大便稍硬或稍烂，但次数无增减。

＋＋＋：每于进食后觉胃部胀满不适，持续时间在 1～3 小时，胃部按之轻痛，食量减少 1/3 以上，嗳气次数每日 7～9 次，大便次数增多 1～2 次，或 2～3 天排便 1 次。

＋＋＋＋：不论进食与否均觉胃部胀满，甚至胀痛，须宽衣松裤，胃部按痛明显，食量减少 1/2 以上，嗳气次数每日超过 10 次以上，大便日 3 次以上，或 3 日以上解大便 1 次。

泄 泻 病
（卫生部药政局 1988 年）

泄泻是常见的脾胃病之一。泄泻是指大便次数增多，每日在 3 次以上，伴有粪便量和性状的改变（每日粪便量超过 300 g 以上，为不成形稀便），或在一定时间内频繁的水样便。包括中医所指濡泄、洞泄、五更泄、飧泄等。多因外感六淫、饮食不节、七情失调、脾肾虚弱等原因而导致脾胃运化失职。

中医辨证标准

1. 寒湿证
(1) 舌象：苔白薄或白腻。

(2) 脉象：濡缓。

(3) 泄泻清稀,甚至水样。

(4) 腹痛。

(5) 肠鸣。

(6) 脘闷。

(7) 食少。

(8) 风寒表证。

诊断：(1)、(3)必备,其余 6 项具备 2 项即可诊断。

2. 湿热证

(1) 舌象：舌苔黄腻。

(2) 脉象：濡数或滑数。

(3) 泄泻急迫或泻而不爽,粪色黄褐。

(4) 肛门灼热。

(5) 烦热、口渴。

(6) 腹痛。

(7) 小便短赤。

诊断：(1)、(3)必备,其余 5 项中具备 2 项以上。

3. 食滞证

(1) 舌象：舌苔垢浊或厚腻。

(2) 脉象：脉滑。

(3) 泻下粪便臭如败卵,伴有不消化之物。

(4) 腹痛,肠鸣,泻后痛减。

(5) 脘腹痞满。

(6) 嗳腐吞酸。

(7) 不思饮食。

诊断：(1)、(3)、(4)必备,其余 4 项具备 2 项以上者。

4. 肝气乘脾证

(1) 舌象：舌质淡红、苔薄白。

(2) 脉象：脉弦。

(3) 腹泻前有情绪紧张或抑郁恼怒等诱因。

(4) 泄泻烂便,伴有腹痛或胀坠感。

(5) 胸胁胀闷。

(6) 嗳气。

(7) 食少。

诊断：(3)、(4)必备,其余 5 项具备 3 项。

5. 脾胃虚弱证

(1) 舌象：舌淡胖，或有齿印，苔薄白。

(2) 脉象：细弱。

(3) 大便时溏时泻。

(4) 饮食减少。

(5) 食后腹胀。

(6) 肢体怠倦或神疲懒言。

诊断：(1)、(3)必备，其余4项具备1项以上。

6. 肾阳虚衰

(1) 舌象：舌淡胖，苔白润。

(2) 脉象：脉沉细或尺弱。

(3) 大便清稀或伴有完谷不化。

(4) 泄泻多在黎明之前。

(5) 脐中腹痛。

(6) 肠鸣即泻，泻后即安。

(7) 形寒肢冷。

(8) 腰膝酸软。

诊断：(3)、(4)、(6)必备，其余5项具备3项以上。

泄泻(一)

(全国中医急症研讨会 1987年)

1. 诊断依据

(1) 大便稀薄或如水样，次数增多。

(2) 急性暴泻，起病突然，病程短。

(3) 慢性久泻，起病缓慢，病程较长，反复发作，时轻时重。

2. 辨证分类

(1) 寒湿证：大便清稀或如水样，腹痛肠鸣，食少；苔白腻，脉濡缓。

(2) 湿热证：腹痛即泻，泻下急迫，粪色黄褐而臭，肛门灼热；苔黄腻，脉濡数。

(3) 食滞证：腹满胀痛，大便臭如败卵，泻后痛减，纳呆，嗳腐吞酸；舌苔垢浊或厚腻，脉滑。

(4) 肝郁证：腹痛肠鸣泄泻，每因情志不畅而发，泻后痛减。舌质红，苔薄白，脉弦。

（5）脾虚证：大便时溏时泄，夹有不消化残物。稍进油腻则便次增多，神疲乏力；舌质淡，苔薄白，脉细。

（6）肾虚证：晨起泄泻，完谷不化，脐腹冷痛，形寒肢冷。舌淡胖，苔白，脉沉细。

3. 参考项目　本病包括某些肠道感染性疾病及功能性腹泻等疾病。

（1）大便常规多呈稀黄色水样，夹不消化食物，可见有少许红、白细胞。

（2）大便培养可见致病菌。

（3）必要时X线钡灌肠及纤维肠镜检查，对小肠炎、结肠炎、肠结核等有助诊断。

泄泻（二）

（中华人民共和国中医药行业标准　1995年）

泄泻系因感受外邪，或饮食内伤，致脾失健运，传导失司，以大便次数增多、质稀溏或如水样为主要表现的病症，相当于急、慢性肠炎或肠功能紊乱等疾病。

1. 诊断依据

（1）大便稀薄或如水样，次数增多。可伴腹胀腹痛等症。

（2）急性暴泻者起病突然，病程短。可伴有恶寒、发热等症。

（3）慢性久泻者起病缓慢，病程较长，反复发作，时轻时重。

（4）饮食不当、受寒凉或情绪变化可诱发。

（5）大便常规可见少许红、白细胞，大便培养致病菌阳性或阴性。

（6）必要时做X线钡剂灌肠或纤维肠镜检查。

2. 证候分类

（1）寒湿困脾：大便清稀或如水样，腹痛肠鸣，畏寒食少。苔白滑、脉濡缓。

（2）肠道湿热：腹痛即泻，泻下急迫，粪色黄褐秽臭，肛门灼热，可伴有发热。舌红，苔黄腻，脉濡数。

（3）食滞胃肠：腹满胀痛，大便臭如败卵，泻后痛减，纳呆，嗳腐吞酸。舌苔垢或厚腻，脉滑。

（4）肝气郁滞：腹痛肠鸣泄泻，每因情志不畅而发，泻后痛缓。舌质红，苔薄白，脉弦。

（5）脾气亏虚：大便溏薄，夹有不消化食物，稍进油腻则便次增多，伴有神疲乏力。舌质淡，苔薄脉细。

（6）肾阳亏虚：晨起泄泻，大便夹有不消化食物，脐腹冷痛，喜暖，形寒肢冷。舌淡胖，苔白，脉沉细。

泄泻(三)

（上海市卫生局 2003年）

泄泻是因感受外邪,或饮食内伤,致使脾失健运,传导失司,而以大便次数增多、质稀溏或如水样为主要表现的病症。可见于急、慢性肠炎或肠功能紊乱等病。

1. 诊断依据
（1）大便稀薄或如水样,次数增多。可伴腹胀腹痛等症。
（2）急性泄泻者起病突然,病程短。可伴有恶寒、发热等症。
（3）慢性泄泻者起病缓慢,病程较长,反复发作,时轻时重。
（4）饮食不当,受寒或情绪变化可诱发。
（5）大便常规检查可见红细胞、白细胞,大便培养可有致病菌生长。
（6）必要时做钡剂灌肠造影或结肠镜检查。

2. 证候分类
（1）寒湿困脾：大便清稀或如水样,腹痛肠鸣,畏寒恶风食少。舌苔白滑,脉濡缓。
（2）肠道湿热：腹痛即泻,泻下急迫,粪色黄褐臭秽,肛门灼热,可伴有发热。舌质红,舌苔黄腻。脉濡数或滑数。
（3）食滞胃肠：腹满胀痛,大便臭如败卵,伴有不消化食物,泻后痛减,纳呆,嗳腐吞酸。舌苔垢浊或厚腻,脉滑。
（4）肝气郁滞：腹痛肠鸣泄泻,每因情志不畅而发,泻后痛缓。舌质红,舌苔薄白,脉弦。
（5）脾气虚弱：大便溏薄,夹有不消化食物,稍进油腻则便次增多,伴有神疲乏力。舌淡,舌苔薄白,脉细。
（6）肾阳亏虚：晨起泄泻,大便夹有不消化食物,脐腹冷痛,喜暖,形寒肢冷,腰膝酸软。舌淡,舌苔白,脉沉细。

便秘(一)

（中华人民共和国中医药行业标准 1995年）

便秘系因气阴不足,或燥热内结,腑气不畅所致,以排便间隔时间延长,大便干结难解为主要临床表现的病症,常指习惯性便秘。

1. 诊断依据

(1) 排便时间延长,3 天以上 1 次,粪便干燥坚硬。
(2) 重者大便艰难,干燥如栗,可伴少腹胀急、神倦乏力、胃纳减退等症。
(3) 排除肠道器质性疾病。

2. 证候分类

(1) 肠道实热:大便干结,腹部胀满,按之作痛,口干或口臭。舌苔黄燥,脉滑实。
(2) 肠道气滞:大便不畅,欲解不得,甚则少腹作胀,嗳气频作。苔白,脉细弦。
(3) 脾虚气弱:大便干结如栗,临厕无力努挣,挣则汗出气短,面色㿠白,神疲气怯。舌淡,苔薄白,脉弱。
(4) 脾肾阳虚:大便秘结,面色萎黄无华,时作眩晕,心悸,甚则少腹冷痛,小便清长,畏寒肢冷。舌质淡,苔白润,脉沉迟。
(5) 阴虚肠燥:大便干结,状如羊屎,口干少津,神疲纳呆。舌红,苔少,脉细小数。

便秘(二)

(上海市卫生局　2003 年)

便秘因气阴不足,或燥热内结,腑气不畅所致,以排便间隔时间延长,大便干结难解为主要表现。常指习惯性便秘。

1. 诊断依据

(1) 排便间隔时间延长,3 日以上 1 次,粪便干燥坚硬。
(2) 重者大便艰难,干燥如栗,可伴少腹胀急、神倦乏力、胃纳减退等症。
(3) 排除肠道器质性疾病。

2. 证候分类

(1) 肠道实热:大便干结,腹部胀满,按之作痛,口干或口臭。舌苔黄燥,脉滑实。
(2) 肠道气滞:大便不畅,欲解不得,甚则少腹作胀,嗳气频作。舌苔白,脉细弦。
(3) 脾虚气弱:大便不畅,临厕无力努挣,挣则汗出气短,面色㿠白,神疲气怯。舌淡,舌苔薄白,脉弱。
(4) 肾阳亏虚:大便秘结,面色萎黄无华,时作眩晕,心悸,甚则少腹冷痛,小便清长,畏寒肢冷。舌淡,舌苔白润,脉沉迟。
(5) 阴虚肠燥:大便干结,状如羊屎,口干少津,神疲纳呆。舌质红,舌苔薄,脉细数。

噎膈(一)

（中华人民共和国中医药行业标准　1995年）

噎膈系因痰气交阻，或痰瘀阻滞，致胃失和降，出现饮食哽噎难下，或食入即吐为主要临床表现的病症。多见于食管、贲门部疾病。

1. 诊断依据

（1）吞咽食物时，自觉胸骨后有哽噎难下之感。

（2）久则饮食难下，甚则食入即吐，夹有痰涎，形体逐渐消瘦。

（3）上消化道钡餐 X 线检查可显示食管或贲门部痉挛、狭窄、肿瘤等病变。

（4）食管镜检做组织病理活检，或食管脱落细胞检查，可明确病变部位及性质。

2. 证候分类

（1）痰气阻膈：吞咽哽噎，胸膈痞满，泛吐痰涎，病情可随情绪变化而增减。苔薄腻，脉弦滑。

（2）瘀血阻膈：饮食难下，食入即吐，吐出物如赤豆汁，胸膈疼痛，肌肤枯燥，形体消瘦。舌质红有紫点、紫斑，脉细涩。

（3）津亏热结：食入格拒不下，入而复出，形体消瘦，口干咽燥，大便干结，五心烦热。舌质光红少津，脉细弦数。

（4）气虚阳微：水饮不下，泛吐多量黏液白沫，形瘦神衰，畏寒肢冷，面浮足肿。舌质淡紫，苔白滑，脉弱。

噎膈(二)

（全国中医急症研讨会　1987年）

1. 诊断依据

（1）吞咽食物时，自觉胸骨后有哽噎难下之感。

（2）久则饮食难入，甚则食入即吐，夹有痰涎，形体逐渐消瘦。

2. 辨证分类

（1）痰气交阻证：吞咽哽噎，胸膈痞满，泛吐痰涎，病情可随情绪变化而增减。苔薄腻，脉弦滑。

（2）瘀血内结证：饮食难下，食入即吐，吐出物如赤豆汁；胸膈疼痛，肌肤枯燥，形体消瘦，舌质红有紫点、紫斑，脉细涩。

(3) 津亏热结证：食入格拒不下，入而复出，形体消瘦；口干咽燥，大便干结，或五心烦热；舌质光红少津，脉细弦数。

(4) 气虚阳微证：水饮不下，泛吐多量黏液白沫，形瘦神败，畏寒肢冷，面浮足肿；舌质淡紫，苔白滑，脉细弱或沉细。

3. 参考项目　本病见于食管贲门失弛缓症及肿瘤。

(1) 上消化道钡餐 X 线检查：可显示食管痉挛、狭窄、肿瘤等病灶。

(2) 食管镜检，并做活组织切片，或食管脱落细胞检查，有助于明确诊断。

噎膈（三）

（上海市卫生局　2003 年）

噎膈是因痰气交阻，或痰瘀阻滞，致胃失和降，出现饮食哽噎难下，或食入即吐为主要临床表现的病症。可见于食管、贲门部疾病。

1. 诊断依据

(1) 初起咽部或食管内有异物感，进食时有停滞感，继则咽下哽噎，甚至食不得入，或食入即吐。

(2) 常伴有胃脘不适，胸膈疼痛，日久出现形体消瘦等。

(3) 起病缓慢，常由饮食、情志等因素诱发，多发于中老年人。

(4) 上消化道钡餐检查，食管或贲门部可见龛影、痉挛、狭窄、肿瘤等病变。胃镜及病理学检查除可见上述病变外，还可发现炎症、Barrett 食管等。

2. 证候分类

(1) 痰气阻膈：吞咽哽噎，胸膈痞闷，甚则疼痛，情志舒畅时可减轻，精神抑郁则加重，嗳气，呕吐痰涎，口干咽燥，大便艰涩。舌质红，舌苔薄腻，脉弦滑。

(2) 津亏热结：吞咽梗塞而痛，固体食物难入，汤水可下，形体逐渐消瘦，肌肤枯燥，大便干结，五心烦热。舌质红而干，或带裂纹，脉弦细数。

(3) 瘀血阻膈：吞咽梗阻，胸膈疼痛，食不得下，甚则滴水难进，食入即吐，面色黧黑，肌肤枯燥，形体消瘦，大便干燥，或吐下物如赤豆汁。舌紫黯，脉细涩。

(4) 气虚阳微：长期吞咽受阻，饮食不下，面色㿠白，精神疲惫，形寒气短，面浮足肿，泛吐清涎，腹胀便溏。舌淡，舌苔白，脉细弱。

呃　逆

（上海市卫生局　2003 年）

呃逆多因进食生冷、辛辣，或情志郁怒等因素刺激，使膈间之气不利，引动胃气上冲喉间所致。以呃呃连声，声短而频，不能自止为主症。可见于胃神经官能症、胃扩张、胃手术后、肝硬化晚期、心脑血管疾患和尿毒症等病。

1. 诊断依据

（1）以喉间呃呃连声，声短而频，不能自止为主症，其呃声或高或低，或疏或密，间歇时间不定。

（2）常伴有胸脘膈间不舒，嘈杂灼热，腹胀嗳气等。

（3）多有受凉、饮食、情志等诱发因素。

2. 证候分类

（1）实证

1）胃寒气逆：呃逆沉缓有力，膈间及胃脘不舒，得热则减，得寒愈甚，纳食减少，恶食冷饮，喜饮热汤，口淡不渴。舌苔白，脉迟缓。

2）胃火上逆：呃声洪亮，冲逆而出，口臭烦渴，喜冷饮，小便短赤，大便秘结。舌苔黄，脉滑数。

3）气机郁滞：呃逆连声，常因情志不畅诱发或加重，胸胁满闷，脘腹胀满，嗳气纳减，肠鸣矢气。舌苔薄白，脉弦。

（2）虚证

1）脾胃阳虚：呃声低弱无力，气不得续，泛吐清水，面色苍白，手足欠温，食少乏力。舌淡，舌苔白，脉沉细弱。

2）胃阴不足：呃声短促而不连续，口干咽燥，烦躁不安，不思饮食，或食后饱胀，大便干结。舌质红，舌苔薄而干，脉细数。

腹　痛

（上海市卫生局　2003 年）

腹痛是以胃脘与季肋以下、耻骨毛际以上的部位发生疼痛为主要表现的病症。本篇主要涉及内科腹痛，外科、妇科所致的腹痛不包括在内。另外，痢疾、霍乱等内科病证出现的腹痛症状，可参照有关章节进行辨证施治。

1. 诊断依据

(1) 凡以胃脘与季肋以下、耻骨毛际以上部位的疼痛为主要表现者,即为腹痛。其疼痛性质各异,但一般腹壁按之柔软,压痛较轻,无反跳痛。

(2) 一般起病较缓慢,其痛发或加剧与饮食、情志、受凉等因素有关。

(3) 腹部 X 线摄片、B 超以及有关实验室检查有助于诊断。

2. 证候分类

(1) 寒邪内阻:腹痛骤起,剧烈拘急,得温痛减,遇寒加重,恶寒,手足欠温,口淡不渴,小便清长,大便溏薄。舌苔白腻,脉沉紧。

(2) 湿热壅滞:腹部胀痛,痞满拒按,胸闷不舒,烦渴引饮,大便秘结或溏滞不爽,身热自汗,小便短赤。舌苔黄腻或黄燥,脉滑数。

(3) 中虚脏寒:腹痛绵绵,时作时止,喜热恶冷,痛时喜按,饥饿劳累后加重,得食或休息后减轻,可见神疲乏力,气短懒言,形寒肢冷,胃纳不佳,面色无华,大便溏薄。舌淡,舌苔薄白,脉沉细无力。

(4) 饮食停滞:脘腹胀满,疼痛拒按,嗳腐吞酸,痛则欲泻,泻后痛减,粪便奇臭,或大便秘结。舌苔厚腻,脉滑。

(5) 气机郁滞:脘腹疼痛,胀满不舒,攻窜两胁,痛引少腹,时聚时散,嗳气矢气得舒,遇忧思恼怒加剧。舌苔薄白,脉弦。

(6) 瘀血阻滞:脘腹疼痛,痛势较剧,痛如针刺,固定不移,经久不愈。舌紫黯,脉细涩。

黄疸(一)

(上海市卫生局 2003 年)

黄疸是以目睛黄、皮肤黏膜黄、小便发黄为特征的一组症状。多因外感湿热、疫毒、内伤、酒食或脾虚湿困、血瘀气滞等所致。一般按病之新久缓急与黄色的明暗等分为阳黄与阴黄。黄疸为肝胆病变的常见症状,胰的病变、血液病等病亦可出现黄疸。相当于"急性病毒性肝炎"、"慢性病毒性肝炎"、"胆囊炎"、"胆结石"、"脂肪肝"、"药物性肝炎"等肝胆系统疾病。

1. 诊断依据

(1) 目黄、身黄、尿黄,其中以目黄为主症,目不黄者不属黄疸。

(2) 初起有恶寒发热,纳呆厌油,恶心呕吐,神疲乏力,或大便颜色变淡等症。黄疸严重者可出现皮肤瘙痒。

(3) 有饮食不洁或不节,肝炎病毒接触或应用化学制品及药物等病史。

(4) 肝脏、脾脏或胆囊肿大,伴有压痛或触痛。

(5) 胆红素(直接或间接)、尿三胆试验、血清丙氨酸氨基转移酶(ALT)、天冬氨酸氨基转移酶(AST)、γ-谷氨酰转酞酶、碱性磷酸酶以及B超、胆囊造影等检查,有助于病因诊断。

(6)必要时做甲胎蛋白测定,胰、胆管造影,CT等检查,以排除肝、胆、胰等恶性病变。

2. 证候分类

(1)肝胆湿热:身目俱黄,黄色鲜明,发热口渴,心中懊侬,口干而苦,恶心欲吐,腹满胁痛,大便秘结或呈灰白色,小便短黄。舌质红,舌苔黄腻,脉弦数。

(2)湿困脾胃:身目俱黄,黄色晦滞,头重身困,胸脘痞满,恶心纳少,腹胀,大便溏垢。舌苔腻微黄,脉弦滑或濡缓。

(3)热毒炽盛:发病急骤,黄疸迅速加深,色黄如金,伴有高热烦渴,神昏谵语,或见衄血、便血,肌肤瘀斑。舌质红绛,舌苔黄而燥,脉弦滑数。

(4)寒凝阳衰:病程较长,身目俱黄,黄色晦黯。纳少脘闷,或腹胀便溏,神疲畏寒,口淡不渴。舌淡,舌苔白腻,脉濡缓或沉迟。

黄疸(二)

(中华人民共和国中医药行业标准 1995年)

黄疸系感受湿热病邪,阻滞肝胆,气机受阻,疏泄失常,胆汁外溢所致。以目黄、身黄、溲黄为主要临床表现的病症。多见于肝胆系统疾病。

1. 诊断依据

(1)目黄、肤黄、尿黄,以目黄为主。

(2)初起有恶寒发热,纳呆厌油,恶心呕吐,神疲乏力,或大便颜色变淡。黄疸严重者皮肤瘙痒。

(3)有饮食不节,肝炎接触或应用化学制品药物等病史。

(4)肝脏、脾脏或胆囊肿大,伴有压痛或触痛。

(5)血清胆红素(直接或间接)、尿三胆试验、血清丙氨酸氨基转移酶、天冬氨酸氨基转移酶、γ-谷氨酰转酞酶、碱性磷酸酶以及B超、胆囊造影、X线胃肠造影等有助病因诊断。

(6)必要时做甲胎蛋白测定,胰、胆管造影,CT等检查,以排除肝、胆、胰等恶性病变。

2. 证候分类

(1)肝胆湿热:身目俱黄,黄色鲜明。发热口渴,心中懊侬,口干而苦,恶心欲吐,腹满胁痛,大便秘结或呈灰白色,小便短黄。舌红、苔黄腻,脉弦数。

(2)湿困脾胃:身目俱黄,黄色晦滞。头重身困,胸脘痞满,恶心纳少,腹胀,大便溏垢。苔腻微黄,脉弦滑或濡缓。

(3) 热毒炽盛:发病急骤,黄疸迅速加深,色黄如金。伴有高热烦渴,神昏谵语,或见衄血、便血、肌肤瘀斑。舌质红绛,苔黄而燥,脉弦滑数。

(4) 寒凝阳衰:病程较长,身目俱黄,黄色晦黯。纳少脘闷,或腹胀便溏。神疲畏寒,口淡不渴。舌淡,苔白腻,脉濡缓或沉迟。

胁 痛

(上海市卫生局 2003 年)

胁痛是自觉一侧或两侧胁肋部疼痛的症状。胁痛可归属于广义的胸痛范畴。其病机特点为气机阻滞,脉络失和,疏泄不利。胁痛为肝胆、胁肋部病变的常见症状之一。可见于肝癌、慢性肝炎、肝硬化、急性肝炎、酒精性肝炎、肝脓肿、脂肪肝、自身免疫性肝炎、胆囊炎、胆结石、肋间神经痛等病。

1. 诊断依据
(1) 一侧或两侧胁肋疼痛,疼痛性质可为刺痛、胀痛、隐痛、闷痛或窜痛。
(2) 常因情绪不快、进食油腻、劳累受凉等反复发作。
(3) 血常规、肝功能、胆囊造影、B 超、CT 等检查有助于诊断。

2. 证候分类
(1) 肝郁气滞:情志抑郁,喜叹息。胸胁或少腹胀闷窜痛,甚则累及前胸肩背,或伴有乳房作痛。舌苔薄白,脉弦。
(2) 湿热蕴结:胁肋胀痛,或牵及肩背,触痛明显而拒按,伴有身热不扬,口渴口苦,纳呆恶心,厌食油腻,尿色黄。舌质红,舌苔黄腻,脉滑数。
(3) 肝阴亏虚:胁肋隐痛,绵绵不已,遇劳加重,伴有头晕眼花,两目干涩,五心烦热。舌质红,舌苔薄,脉细数。
(4) 血瘀阻络:胁肋刺痛,痛处固定而拒按,入夜更甚,面色晦黯。舌紫或有瘀斑,脉弦涩。

急 性 胆 囊 炎

(中华人民共和国卫生部 1987 年)

中医对胆囊炎的辨证分型可分为气滞型、湿热型和脓毒型。本原则的使用范围为湿热型相当急性胆囊炎。

1. 症状:右上腹剧痛,痛引肩背。发热、恶心或呕吐。

2. 体征：右上腹有明显压痛，或有腹肌紧张，有时可能有肿大胆囊，少数可出现黄疸。舌苔黄腻，舌质红，脉象弦数或弦滑。

3. 实验室检查：白细胞总数或中性增高，血清黄疸指数和胆红素可能升高。

4. X线检查：胆囊区腹部平片可有胆囊增大阴影，属结石性胆囊炎时，出现阳性结石阴影。

5. B超：可见胆囊肿大，胆囊壁模糊，囊内有浮动光点，伴有结石时可见结石影像。

胆 石 症

（中华人民共和国卫生部 1987年）

中医辨证分型。

1. 肝胆气滞型：右上腹阵发性绞痛，痛引肩背，低热，口苦，食欲不振，或有轻度恶心呕吐。右上腹压痛，腹肌轻度紧张。舌苔白或微黄，舌质淡红，脉弦细或弦紧。

2. 肝胆湿热型：右上腹持续性胀痛，痛引肩背，高热寒战，口苦咽干，口渴，恶心呕吐，或出现巩膜黄染、身黄、尿黄、大便秘结。右上腹压痛、肌紧张、拒按、有时触及肿大的胆囊。舌苔黄腻，舌质红，脉弦或弦滑。

胆道感染、胆石病的中医辨证分型

（全国中西医结合治疗胆系疾患会议 1976年）

1. 气郁型：症状较轻，右上腹绞痛或钝痛，可有口苦、咽干。无寒热，无黄疸。舌苔薄或微黄，脉弦。相当于不伴有明显梗阻与感染的胆囊或肝、胆管结石及术后残余结石，可伴有慢性胆囊炎。

2. 湿热型：症状重，高热畏寒，多有黄疸。舌质红，苔黄或厚腻，脉弦滑或滑数。右上腹腹膜刺激症状明显，有时可触到肿大的肝脏或肿大的胆囊，相当于急性胆囊炎、胆管炎、肝胆管结石，有明显梗阻及感染者。

3. 脓毒型：除具有上述湿热型的症状与体征外，右上腹腹膜炎的范围更为广泛，往往伴有神昏、谵语、血压低、脉细数、舌质红绛、舌苔黄燥。此型相当于坏疽性化脓性胆囊炎、梗阻性化脓性胆管炎、胆汁性腹膜炎及中毒性休克等。

胆 胀

（上海市卫生局　2003年）

胆胀是因湿热痰瘀等邪阻滞于胆，或因情志郁怒等刺激，使胆气郁滞不舒，而以反复发作右胁疼痛、痞胀等为主要表现的内脏胀病类疾病。相当于"慢性胆囊炎"、"胆石症"等。

1. 诊断依据

（1）右胁胀痛，常累及右肩背部，脘腹胀满，善太息，口苦恶心，嗳气等。

（2）起病缓慢，多反复发作，病发多有诱因，如饱餐油腻、恼怒、劳累等。好发年龄为40岁以上。

（3）辅助检查如血常规、肝功能、血脂、B超、胆道造影、CT等有助于诊断。

（4）胆胀以右胁胀痛为主症，但须与胁痛相鉴别，胆胀疼痛在右胁，范围较局限，常累及右肩背部；胁痛可在右胁，也可在左胁，也可两胁同时出现。

2. 证候分类

（1）肝胆气滞：胁肋、乳房、少腹胀痛，连及肩背，善太息，情绪抑郁，口苦。舌苔薄白，脉弦。

（2）气滞血瘀：胸胁脘腹胀闷作痛，偶有刺痛，痛处走窜或固定，或有痞块。舌紫或有斑，脉弦涩。

（3）胆经郁热：右胁部灼热疼痛，烦躁易怒，口苦咽干，大便秘结，小溲短赤。舌质红，舌苔黄，脉弦数。

（4）肝胆湿热：右胁胀满疼痛，或胁下有痞块，身热，口苦，或有肤目发黄，纳呆，呕恶，厌油腻。舌质红，舌苔黄腻，脉滑数。

（5）阴虚气滞：右胁隐隐作痛，或略有灼热感，五心烦热，颧红盗汗，咽干口燥，大便不畅，尿黄。舌质红少苔，脉弦细。

积　证

（上海市卫生局　2003年）

积证是以腹部可扪及大小不等、质地较硬之积块，并有疼痛为特征的一类病证。相当于各种"腹部良性、恶性肿瘤"及"肝硬化"等疾病。

1. 诊断依据

(1) 腹部扪及积块,质地坚硬,伴有疼痛,或在积块尚未被扪及之前,相应部位常有固定疼痛。

(2) 多数为慢性疾病,可兼有呕恶、腹胀、纳差、疲乏、消瘦等症状。

(3) 经 B 超、胃镜、肠镜、CT 等检查可发现各种器质性病变。

2. 证候分类

(1) 气滞血瘀:积块初发,软而不坚,或胀或痛,固定不移。舌紫,或见瘀斑,脉弦细。

(2) 血瘀气滞:积块逐渐发展,明显增大,质地坚硬,疼痛不移,伴见形瘦乏力,纳差,时有寒热,女子或见月事不下,面黯。舌边黯紫,或质紫,或见瘀斑,脉细涩。

(3) 气虚血瘀:积块坚硬,疼痛加剧,饮食大减,面色萎黄,消瘦脱形。舌淡紫,无苔,脉细数或弦细。

聚 证

(上海市卫生局 2003 年)

聚证是以自觉腹中气聚,攻窜胀痛,时作时止为主要表现的一类病证。相当于"气腹痛"、"肠郁"、"肠痹"、"肠结"等病。

1. 诊断依据

(1) 腹部自觉有瘕块,或作或止,攻窜胀痛。

(2) 触诊一般扪不到包块,或有包块扪之不久即消。CT、X 线摄片、B 超等检查无器质性病变。

2. 证候分类

(1) 肝郁气滞:腹中气聚,攻窜胀痛,时聚时散,脘胁之间不适。舌苔白,脉弦。

(2) 食滞胃肠:腹胀或痛,便秘纳呆,腹部时有条状物聚起。舌苔腻,脉弦滑。

慢性非特异性溃疡性结肠炎诊断分型

(中华全国中医学会肛肠学会 1987 年)

此标准在1987年全国肛肠学会溃疡性结肠炎学术研讨会上讨论通过。

一、诊断标准

见相关章节。

二、分型标准

慢性非特异性溃疡性结肠炎,具有病程长,反复发作,迁延不愈等特点,其中各个证型一般都具有泄泻、腹痛、黏液脓血便和不同程度的里急后重等共同症候。除此以外,在辨证分型时,还要抓住各证型的特殊症候(以下证型均省略共同症候)。

1. 实证

(1) 湿热内蕴型

主症:便中夹脓带血,里急后重,身热,舌苔黄腻,脉滑数。

兼症:肛门灼热,胃痞纳呆,大便秽臭,小便短赤。

(2) 气滞血瘀型

主症:肠鸣腹胀或腹痛拒按,面色晦黯,舌紫或有瘀斑、瘀点,脉弦涩。

兼症:泻下不爽,嗳气食少,胸胁胀满。

2. 虚证

(1) 脾肾两虚型

主症:久泻不愈,形寒肢冷,食减纳呆,腰膝酸软,遇寒加重,舌淡,苔白,脉沉细。

兼症:少气懒言,腹中隐痛喜按,腹胀肠鸣,五更泄泻。

(2) 阴血亏虚型

主症:午后低热,头晕目眩,失眠盗汗,舌红少苔,脉象细数。

兼症:腹中隐痛,心烦易怒,神疲乏力。

慢性非特异性溃疡性结肠炎

(中国中西医结合学会消化系统疾病专业委员会 1992 年)

中国中西医结合学会消化系统疾病专业委员会,于 1992 年 9 月在山西临汾召开的第四届全国学术交流会上,制定了慢性非特异性溃疡性结肠炎(CUC)的诊断、辨证和疗效标准(试行方案)。

诊断特点及依据

突出中西医结合特点,除对临床症状进行辨证分型外,必须进行纤维结肠镜、病理活体组织检查、全消化道钡透、大便常规及大便培养等检查。根据1987年杭州全国消化系统疾病学术会议制定的诊断标准,对本病确诊应明确临床类型、病情分度(轻、中、重)及分期(活动与静止)、内镜分期及病变范围,病理组织学类型,同时对某些较具特征性的病理变化,纳入辨证分型的项目之中。其主要症状及黏膜病变分级见表7-6。

表7-6 溃疡性结肠炎主要症状及肠黏膜病变轻重分级

主要症状及肠黏膜病变	一级(＋)	二级(＋＋)	三级(＋＋＋)
腹泻	<3次/天	3～5次/天	>6次/天
脓血便	少量脓血	中等量脓血	多量脓血或便新鲜血
腹痛	轻微,隐痛,偶发	中等度,隐痛或胀痛,每日发作数次	重度,剧痛或绞痛,反复发作
下坠	轻,便后消失	中等,便后略减轻	明显,便后不减
充血水肿	轻度	中等度	重度
糜烂	无或轻度	中等度,可伴有出血	重度,触之有明显出血
溃疡	无或散在分布,数量<3个,周边轻度红肿	散在分布>3个,周边明显红肿	分布多,表面布满脓苔,周边显著红肿

辨证分型

1. 湿热内蕴型

主症:①腹泻黏液脓血便。②里急后重。③舌苔黄腻。④脉滑数或濡数。

次症:①肛门灼热。②身热。③下腹坠痛或灼痛。④口苦、口臭。⑤小便短赤。⑥肠黏膜充血糜烂及出血明显。⑦肠黏膜溃疡周边红肿,表面布满脓性物。

证型确定:具备主症2项(第1项必备,以下同)、次症2项,或主症第1项、次症3项。

2. 脾胃虚弱型

主症:①腹泻便溏,粪有黏液或少量脓血。②食少纳差。③食后腹胀。④舌质淡胖,或有齿痕,苔薄白。⑤脉细弱或濡缓。

次症:①腹胀肠鸣。②腹部隐痛喜按。③肢体倦怠。④神疲懒言。⑤面色萎黄。⑥肠黏膜水肿较充血明显。⑦肠黏膜溃疡表浅,周边红肿不明显,表面为白色分泌物。⑧肠黏膜粗糙,呈颗粒状。⑨D-木糖排泄率明显下降。

证型确定:具备主症2项、次症2项,或主症第1项、次症3项。

3. 脾肾阳虚型

主症:①久泻不愈,大便清稀或伴有完谷不化。②腰膝酸软。③食少纳差。④舌质淡,胖或有齿痕,苔白润。⑤脉沉细或尺弱。

次症:①五更泄或黎明前泻。②脐中腹痛,喜温喜按。③形寒肢冷。④腹胀肠鸣。⑤少气懒言。⑥面色㿠白。⑦肠黏膜水肿较充血明显。⑧肠黏膜溃疡表浅,周边红肿不明显,表面为白色分泌物。⑨D-木糖排泄率降低。⑩尿-17羟、尿-17酮降低。

证型确定:具备主症2项、次症2项,或主症第1项、次症3项。

4. 肝郁脾虚型

主症:①腹痛则泻,泻后痛减,大便稀烂或黏液便。②腹泻前有情绪紧张或抑郁恼怒等诱因。③胸胁胀闷。④舌质淡红,苔薄白。⑤脉弦或弦细。

次症:①喜长叹息。②嗳气不爽。③食少腹胀。④矢气较频。⑤结肠镜检查肠黏膜轻度充血、水肿,或有少许黏液。⑥D-木糖排泄率正常或偏低。

证型确定:具备主症2项、次症2项,或主症第1项、次症3项。

5. 阴血亏虚型

主症:①大便秘结或粪带少量脓血。②排便困难。③午后低热。④失眠盗汗。⑤舌红少苔。⑥脉细数。

次症:①心烦易怒。②头晕目眩。③腹中隐隐灼痛。④神疲乏力。⑤肠黏膜无光泽,血管显露。⑥肠黏膜粗糙呈细颗粒状。

证型确定:具备主症2项、次症2项,或主症1项、次症3项。

诊断说明:

(1) 证型确定:以就诊当时的证候为准。具备两个证型者称为复合证型(两个证型同等并存,如脾肾阳虚与气滞血瘀证型),或兼证型(一个证型为主,另一个证型为辅,前者称主型,后称兼型,如脾胃虚弱兼湿热型)。本标准未纳入的证型,在诊断时要求列出全部证候。

(2) 肠镜及X线钡灌肠检查:以治疗前及停止治疗后10天以内的检查为准,肠镜检查必须同时做活体组织学检查。治疗后复查肠镜进行活检时尽可能在原病变处取活体组织。

(3) 必做检查:血、尿、便常规及大便潜血、大便培养痢疾杆菌,必须连续3次。

(4) 选择性检查项目:抗大肠抗体、尿-17羟、尿-17酮、D-木糖排泄率检查。

溃疡性结肠炎(一)

(上海市卫生局　2003年)

溃疡性结肠炎是一种原因未明,与自身免疫有关的非特异性炎症性疾病,以结肠黏膜充血、糜烂和溃疡为主,病变以远端结肠为主,但可累及整个结肠。其主要症状有腹泻、腹痛、黏液脓血便和里急后重等,且病程长,有反复发作的特点。本病相当于中医学的"痢疾"、"腹泻"等范畴。

1. 诊断依据

(1) 腹泻反复发作,大便呈血性或脓血样,或夹有黄白色黏液,里急后重,腹泻轻者每日2~3次,重者可数十次。

(2) 腹痛多为阵发性痉挛性疼痛,以左下腹或下腹部为主。腹痛后常有便意,排便后疼痛可暂时缓解。

(3) 中重度患者可出现全身毒血症,水、电解质紊乱,全身乏力,体重减轻等。

(4) 部分患者可出现结肠外的表现,如关节炎、关节痛、眼葡萄膜炎、口腔溃疡等。

(5) 腹部压痛以左下腹为多见,可触及条索样块物。重症患者腹部有压痛、反跳痛、膨隆;轻型患者或在缓解期可无明显阳性体征。

(6) 血液检查常见贫血,急性期可有白细胞升高及血沉增快等。大便肉眼检查常见血、脓和黏液,涂片镜检可见红细胞、白细胞或脓细胞。

(7) 结肠镜检查可见肠黏膜充血、水肿、出血、糜烂、溃疡,覆盖有黄白色或血性渗出物,肠黏膜脆性增加。有些患者可见假性息肉。晚期有肠壁增厚,肠腔狭窄,少数患者可见癌变。活组织检查显示非特异性炎性病变和纤维瘢痕,并常可见糜烂、隐窝脓肿、腺体排列异常等。

(8) 钡剂灌肠在早期可无异常表现,但晚期可显示结肠缩短,管状、结肠袋消失,结肠僵直有狭细段。结肠段边缘有许多毛刺,反映溃疡之所在。

2. 证候分类

(1) 湿热内蕴:腹痛腹泻,反复发作,黏液脓血便,里急后重,肛门灼热,身热,口苦口臭,小便短赤。舌苔黄腻,脉滑数或濡数。

(2) 气滞血瘀:腹胀腹痛,痛有定处,拒按,泻下脓血不爽,血色紫黯,面色晦黯,腹部或有痞块。舌紫黯,或有瘀斑瘀点,脉细弦或细涩。

(3) 脾肾阳虚:久泻不愈,下痢脓血黏液或完谷不化,形寒肢冷,腹胀肠鸣,腹痛隐隐,喜温喜按,纳差,腰膝酸软。舌淡,舌苔白,脉沉细。

(4) 阴血亏虚:久泻不止,便下脓血,腹中隐痛,潮热盗汗,消瘦乏力。舌质红,舌苔薄,脉细数。

溃疡性结肠炎(二)

(中国中西医结合学会消化系统疾病专业委员会 2003年)

溃疡性结肠炎中西医结合诊断、辨证和疗效标准试行方案已执行10年,近年来本病的诊断和治疗有了很大的进展,经过本专业委员会数十位专家的反复讨论,现修改重订如下。

一、概念

溃疡性结肠炎(ulcerative colitis,UC)又称慢性非特异性溃疡性结肠炎,系原因不明的大肠黏膜的慢性炎症和溃疡性病变,临床以腹泻、黏液脓血便、腹痛为特征。中医属"泄泻"、"痢疾"、"便血"范畴。

二、类型

1. 西医分类 ①初发型:指无既往史而首次发作者。②慢性复发型:临床最为多见,症状较轻,治疗后常有长短不一的缓解期,与一般历时3~4周的发作期交替发生。③慢性持续型:首次发作后肠道症状持续数月或数年,可伴有肠外症状,其间可有急性发作,与慢性复发型相比,此型结肠受累较广泛,病变倾向于进行性。④急性暴发型:症状严重,伴全身中毒症状,可伴中毒性巨结肠、肠穿孔脓毒血症等并发症。注:除暴发型外,以上各型可相互转化。

2. 中医证型

(1) 大肠湿热证:A. 主要症候:①腹泻黏液脓血便;②里急后重;③舌苔黄腻;④脉滑数或濡数。B. 次要症候:①肛门灼热;②身热;③下腹坠痛或灼痛;④口苦,口臭;⑤小便短赤。C. 证型确定:具备主症2项(第1项必备,以下同)加次症2项,或主症第1项加次症3项。

(2) 脾胃气虚证:A. 主要症候:①腹泻便溏,有黏液或少量脓血;②食少纳差;③食后腹胀;④舌质淡胖,或有齿痕,苔薄白;⑤脉细弱或濡缓。B. 次要症候:①腹胀肠鸣;②腹部隐痛喜按;③肢体倦怠;④神疲懒言;⑤面色萎黄。C. 证型确定:具备主症2项加次症2项,或主症第1项加次症3项。

(3) 脾肾阳虚证:A. 主要症候:①久泻不愈,大便清稀或伴有完谷不化;②腰膝酸软;③形寒肢冷;④食少纳差;⑤舌质淡胖,或有齿痕,苔白润;⑥脉沉细或尺脉弱。B. 次要症候:①五更泄或黎明前泻;②脐中腹痛,喜温喜按;③腹胀肠鸣;④少气懒言;⑤面色㿠白。C. 证型确定:具备主症2项加次症2项,或主症第1项加次症3项。

（4）肝郁脾虚证：A. 主要症候：①腹痛则泻,泻后痛减,大便稀烂或黏液便；②腹泻前有情绪紧张或抑郁恼怒等诱因；③胸胁胀闷；④舌质淡红,苔薄白；⑤脉弦或弦细。B. 次要症候：①喜长叹息；②嗳气不爽；③食少腹胀；④矢气较频。C. 证型确定：具备主症2项加次症2项,或主症1项加次症3项。

（5）阴血亏虚证：A. 主要症候：①大便秘结或带少量脓血；②总有便意,但排便困难；③午后低热；④失眠盗汗；⑤舌红少苔。B. 次要症候：①心烦易怒；②头晕目眩；③腹中隐隐灼痛；④神疲乏力；⑤脉细数。C. 证型确定：具备主症2项加次症2项,或主症第1项加次症3项。

（6）血瘀肠络证：A. 主要症候：①腹痛拒按,痛有定处；②泻下不爽；③下痢脓血、血色紫黯或黑便；④舌紫或有瘀点、瘀斑；⑤脉涩或弦。B. 次要症候：①肠鸣腹胀；②面色晦黯；③腹部有痞块；④胸胁胀痛；⑤肌肤甲错。C. 证型确定：具备主症2项加次症2项,或主症舌象必备,加次症2～3项。辨证说明：证型确定以就诊当时的症候为准,具备2个证者称为复合证（2个证同等并存,如脾肾阳虚与肝郁脾虚证）或兼症型（一个证为主,另一个证为辅,前者称主症,后者称兼症,如脾胃气虚兼湿热证）。

三、诊断标准

参照中华医学会消化病学分会炎症性肠病诊断标准执行,2000年,成都。

1. 临床表现　有持续或反复发作的腹泻、黏液脓血便伴腹痛、里急后重和不同程度的全身症状。可有关节、皮肤、眼、口及肝胆等肠外表现。

2. 结肠镜检查　病变多从直肠开始,呈连续性、弥漫性分布,表现为：①黏膜血管纹理模糊、紊乱、充血、水肿、易脆、出血及脓性分泌物附着；亦常见黏膜粗糙,呈细颗粒状。②病变明显处可见弥漫性多发糜烂或溃疡。③慢性病变者可见结肠袋囊变浅、变钝或消失,假息肉及桥形黏膜等。

3. 钡剂灌肠检查主要改变　①黏膜粗乱和（或）颗粒样改变；②肠管边缘呈锯齿状或毛刺样,肠壁有多发性小充盈缺损；③肠管短缩,袋囊消失呈铅管样。

4. 黏膜病理学检查　有活动期与缓解期的不同表现。

（1）活动期：①固有膜内弥漫性、慢性炎细胞及中性粒细胞、嗜酸性粒细胞浸润；②隐窝急性炎细胞浸润,尤其上皮细胞及中性粒细胞浸润、隐窝炎,甚至形成隐窝脓肿,可有脓肿溃入固有膜；③隐窝上皮增生,杯状细胞减少；④可见黏膜表层糜烂,溃疡形成,肉芽组织增生。

（2）缓解期：①中性粒细胞消失,慢性炎细胞减少；②隐窝大小形态不规则,排列紊乱；③腺上皮与黏膜肌层间隙增大。④潘氏细胞化生。

5. 手术切除标本病理检查　可发现肉眼及组织学上 UC 的上述特点：在排除细菌性痢疾、阿米巴痢疾、慢性血吸虫病、肠结核等感染性结肠炎及结肠性消化不良、缺血性结肠炎、放射性结肠炎等的基础上,可按下列诊断标准诊断。

(1) 根据临床表现和肠镜检查 3 项中之 1 项和(或)黏膜活检支持,可诊断本病。

(2) 根据临床表现和钡剂灌肠检查 3 项中之 1 项,可诊断本病。

(3) 临床表现不典型而有典型结肠镜或钡剂灌肠改变者,也可以临床拟诊为本病,并观察发作情况。

(4) 临床上有典型症状或典型既往史而目前结肠镜或钡剂灌肠检查并无典型改变者,应列为"疑诊"随访。

(5) 初发病例、临床表现和结肠镜改变均不典型者,暂不诊断 UC,可随访 3~6 个月,观察发作情况。

(6) 完整的诊断应包括其临床类型、严重程度、病变范围、病情分期及并发症。

1) 临床类型:初发型、慢性复发型、慢性持续型、暴发型。

2) 临床严重程度分级:轻度:患者腹泻每日 3 次或 3 次以下,便血轻或无,无发热、脉搏加快或贫血,血沉正常。中度:介于轻度和重度之间。重度:腹泻每日 6 次以上,明显黏液血便,体温在 37.5℃ 以上,脉搏在 90 次/分以上,血红蛋白<100 g/L,血沉>30 mm/h。

3) 病变范围:可为直肠、直乙结肠、左半结肠、全结肠、区域性结肠受累。

4) 病情分期:活动期、缓解期。

5) 肠外表现及并发症:肠外可有关节、皮肤、眼部、肝胆等系统受累;并发症可有大出血、肠穿孔、中毒性巨结肠、癌变等。

6. 主要症状及肠黏膜病变轻重分级　见表 7-7。

表 7-7　溃疡性结肠炎主要症状及肠黏膜病变程度分级

主要症状及肠黏膜病变	1 级(+)	2 级(++)	3 级(+++)
腹泻	≤3 次/天	3~5 次/天	>6 次/天
脓血便	少量脓血	中等量脓血	多量脓血或便新鲜血
腹痛	轻微、隐痛,偶发	中等度,隐痛或胀痛,每日发作数次	重度,剧痛或绞痛,反复发作
肛门下坠	轻,便后消失	中等,便后略减轻	重,便后不减
充血水肿	轻度	中等度	重度
糜烂	无或轻度	中等度,可伴有出血,周边明显红肿	重度,触之有明显出血,周边显著红肿
溃疡	无或散在分布,数量<3 个,周边轻度红肿	—	—

肠易激综合征(一)

（上海市卫生局 2003年）

肠易激综合征是肠道常见的功能性疾病。患者常有腹痛、腹部不适、腹泻、便秘或腹泻便秘交替等症状。以往称为"结肠功能紊乱"、"结肠痉挛"、"结肠过敏"、"痉挛性结肠炎"、"黏液性结肠炎"等。可因情绪波动或疲劳而诱发。也可发生于痢疾或急性肠炎之后。本病相当于中医学的"泄泻"、"便秘"、"腹痛"等范畴。

1. 诊断依据

（1）1年内至少累积3个月反复发作的腹痛或腹部不适。

（2）伴有下列中任意2项指标：①便后腹痛缓解或减轻。②排便频率异常（每日3次以上或每周少于3次）。③排便性状异常（干硬秘结或稀便）。

（3）大便镜检可有黏液，但无脓细胞与红细胞。结肠镜检查除可见结肠痉挛、黏液增多外，无其他阳性发现。钡剂灌肠检查可显示结肠袋形加深，张力增强，或有激惹征象。

（4）排除组织结构或生化异常的器质性疾病。

2. 证候分类

（1）肝郁脾虚：腹胀腹痛，腹痛欲便，泻后痛减，常因情志因素诱发或加剧，尚可见胁胀食少，肠鸣矢气，情绪抑郁或焦虑。舌苔薄，脉弦。

（2）寒热夹杂：腹痛或肠鸣腹泻，或腹泻与便秘交替，烦闷不欲食，脘腹喜暖，口干。舌淡红，舌苔白腻或黄腻，脉弦滑。

（3）脾胃虚弱：面色萎黄，纳食减少，神疲乏力，腹胀便溏，夹有不消化之物，受凉、稍进油腻与刺激性食物大便次数明显增多。舌淡或边有齿痕，舌苔白，脉濡缓。

（4）阴虚肠燥：大便干结，艰涩难下，或数日1次，状如栗状，伴黏液，腹胀作痛，少腹可触及粪块，口干咽燥。舌质红少津，或苔光剥，脉细。

肠易激综合征(二)

（中国中西医结合学会消化系统疾病专业委员会 2003年）

一、概念

肠易激综合征(irritable bowel syndrom，IBS)是一种以长期或反复发作的腹痛、腹胀,伴排便习惯和大便性状异常而目前尚缺乏形态学、细菌学和生化学指标异常的肠功能障碍性综合征。

二、临床表现

1. 腹痛或腹部不适感　疼痛性质多样,程度各异,多见于左下腹部,可伴腹胀,进餐后出现,排便后缓解。

2. 排便异常　排便次数<3次/周,或>3次/日。性状为稀便、水样便或干硬便,可带黏液,排便费力或不尽感,也可表现为秘泻交替。

3. 肠外症状　可有上消化道症状如烧心、早饱、恶心、呕吐等,也可有其他系统症状如疲乏、背痛、心悸、呼吸不畅感、尿频、尿急、性功能障碍等。

4. 症状特点　起病缓慢,间歇性发作,不具特异性,症状的出现或加重常与精神心理因素或应激状态有关,白天明显,夜间睡眠后减轻。

三、临床类型

1. 西医分类　①腹泻为主型;②便秘为主型;③混合型:腹泻便秘无规则交替发作为主。

2. 中医证型

(1) 肝郁气滞证　主要症候:①便秘,欲便不畅,便下艰难;②胸胁或少腹胀满窜痛;③烦躁易怒;④脉弦。次要症候:①肠鸣矢气;②嗳气呃逆,食少纳差;③后重窘迫;④失眠多梦;⑤口苦咽干,或咽部如有物梗阻感。证型确定:具备主症2项加次症2项,或主症第1项加次症3项。

(2) 肝气乘脾证　主要症候:①腹痛即泻,泻后痛缓(常因恼怒或精神紧张而发作或加重);②少腹拘急;③胸胁胀满窜痛;④脉弦或弦细。次要症候:①肠鸣矢气;②便下黏液;③情志抑郁,善太息;④急躁易怒;⑤纳呆腹胀。证型确定:具备主症2项加次症2项,或主症第1项加次症3项。

(3) 脾胃虚弱证　主要症候:①经常餐后即泻,大便时溏时泻,夹有黏液;②食少纳差;③食后腹胀,脘闷不舒;④舌质淡,舌体胖有齿痕,苔白;⑤脉细弱。次要症候:①腹部隐痛喜按;②腹胀肠鸣;③神疲懒言,肢倦乏力;④面色萎黄。证型确定:具备主症2项加次症2项,或主症第1项加次症3项。

(4) 寒热夹杂证　主要症候:①腹泻便秘交替发作;②便下黏胨或夹泡沫;③便前腹痛,得便即宽而停止发作;④舌暗红,苔白腻;⑤脉弦细或弦滑。次要症候:①腹胀肠鸣;②口苦;③肛门下坠;④排便不爽。证型确定:主症2项加次症2项,或主症3项。

(5) 大肠燥热证　主要症候:①大便秘结,数日一行;②粪如羊屎,外裹黏液;③少腹结块,按之胀痛;④舌质红,苔黄少津;⑤脉细数。次要症候:①头晕头胀;

②形体消瘦；③口干或口臭；④失眠、焦虑。证型确定：主症2项＋次症2项。

四、诊断标准

1. 症状指标　过去1年中至少12周连续或间断的腹部不适或疼痛，并符合以下其中2点可诊断为IBS：①排便后缓解；②发作时伴大便次数改变（>3次/天或<3次/周）；③发作时伴大便性状改变。此外辅助指标有：①大便<3次/周；②大便>3次/天；③羊粪样或块状便；④糊样便或水样便；⑤排便费力；⑥排便紧迫感；⑦排便不尽感；⑧大便中有黏液；⑨腹部胀满、胀气；⑩全身神经官能症状。腹泻为主型：符合第②、④、⑥项中的1项或多项而不伴①、③、⑤项。便秘为主型：符合第①、③、⑤项中的1项或多项而不伴②、④、⑥项。混合型：上述两型症状混杂者。

2. 检查指标（用于排除器质性病变）　①一般情况良好，系统检查仅发现腹部压痛；②血、尿、粪便常规及培养（至少3次）正常，粪便潜血阴性；③肝、胆、胰腺功能及B超正常；④甲状腺功能测定正常；⑤X线钡餐灌肠检查无阳性发现或结肠有激惹征象；⑥肠镜检查示部分患者肠运动亢进，无明显黏膜异常，组织学检查基本正常。

3. 注意事项　既应避免轻率的诊断，又应避免盲目的检查，一般可按症状指标诊断并给予试验治疗，但对下列情况应注意排除器质性病变：①年龄在45岁以上者；②症状在夜间重或影响睡眠者；③伴发热、贫血、便血、体重减轻明显、有肠梗阻症状者；④随访中有任何症状、体征变异者，均应认真检查以排除器质性疾病，特别应注意排除乳糖酶缺乏症、甲状腺功能亢进症等疾病。

肝硬化临床诊断、中医辨证

（全国中西医结合学会消化系统疾病专业委员会
第五届学术会议　1993年）

临床诊断标准

1. 诊断依据

主要指征：①内镜或食管吞钡X线检查发现食管静脉曲张。②B超提示肝回声明显增强、不均匀、光点粗大；或肝表面欠光滑，凹凸不平或呈锯齿状，或门静脉直径≥1.4 cm；或脾脏增大，脾静脉直径≥1.0 cm。③腹水，伴腹壁静脉怒张。④CT显示肝外缘结节状隆起，肝裂扩大，尾叶/右叶比例>0.05 cm，脾大等改变。⑤腹腔镜或肝穿刺活组织检查诊为肝硬化者。以上除⑤一项即可确诊外，其他任一项结合部分次要指征，可以确诊。

次要指征：①化验：一般肝功能异常(A/G 倒置，蛋白电泳 A 降低，γ-球蛋白升高，血清胆红素升高，凝血酶原时间延长等)，或血清透明质酸(HA)、Ⅲ型前胶原肽(PⅢP)、单氨氧化酶(MAO)、腺苷脱氨酶(ADA)、板层素(hN)增高。②体征：肝病面容(脸色黧晦无华)，多个蜘蛛痣而色黯，肝掌，黄疸，下肢水肿，肝脏质地偏硬，脾大，男性乳房发育，以上化验及体征所见，不必悉备。

2. 病因诊断依据　①肝炎后肝硬化需有 HBV-M(任何一项)或 HCV-M(任何一项)阳性，或有明显重症肝炎病史。②酒精性肝硬化需有长期大量嗜酒史(80 g/天，10 年以上)。③血吸虫性肝纤维化需有慢性血吸虫病史。④其他病因引起的肝硬化需有相应的病史及诊断，如长期右心衰或下腔静脉阻塞、长期使用损肝药物、自身免疫性病、代谢障碍性疾病等。

3. 分期、分级判断依据

(1) 分期：分代偿期和失代偿期。凡具有较明显的肝功能损害(血浆白蛋白降低，直接胆红素升高，凝血酶原时间延长等)及门脉高压表现(脾大、脾功能亢进、腹水等)者，可定为失代偿期。

(2) 分级：按 Child(Child-pugh)评分分级(见表 7-8)。

表 7-8　肝硬化 Child-pugh 评级*

项　目	1 分	2 分	3 分
白蛋白(g/L)	>35	28～35	<28
胆红素(μmol/L)	<34	34～51	>51
凝血酶原时间(活动度%)	>50	30～50	<30
腹水	无	轻	重
肝性脑病	无	1～2 级	3～4 级

注：*A 级：总分<6 分；B 级：总分 6～9 分；C 级：总分≥10 分。

中医辨证标准

1. 肝气郁结证(含肝胃不和、肝脾不调)

主症：①胁肋胀痛或窜痛。②急躁易怒，喜太息。③口干口苦，或咽部有异物感。次症：①纳差或食后胃脘胀满。②便溏。③腹胀。④嗳气。⑤乳房胀痛或结块。脉弦，舌质淡红，苔薄白或薄黄。凡具备主症 2 项(其中第一项必备)加次症 2 项,脉舌基本符合,可定为本证。

2. 脾虚湿盛证

主症:①纳差或食后胃脘胀满。②便溏或黏滞不畅。③腹胀。④气短、乏力。⑤舌质淡,舌体胖或齿痕多,苔薄白或腻。次症:①恶心或呕吐。②自汗。③口淡不欲饮。④面色萎黄。脉沉细或细弱。凡具备主症 3 项,或主症 2 项加次症 2 项,脉象基本符合,可定为本证。

3. 湿热内蕴证

主症:①皮目黄染,黄色鲜明。②恶心或呕吐。③口干或口臭。④舌苔黄腻。次症:①脘闷、纳呆、腹胀。②小便黄赤。③大便秘结或黏滞不畅。④胁肋灼痛,脉弦滑或滑数。凡具备主症之①,或其余主症中 2 项加次症 1 项,脉象基本符合,可定为本证。

4. 肝肾阴虚证

主症:①腰痛或腰酸腿软。②眼干涩。③五心烦热或低烧。④舌红少苔。次症:①耳鸣、耳聋。②头晕、眼花。③大便干结。④小便短赤。⑤胁肋隐痛,劳累加重。⑥口干咽燥。脉细或细数。凡具备主症 3 项,或主症 2 项加次症 2 项,脉象基本符合,可定为本证。

5. 脾肾阳虚证

主症:①脾虚湿盛证部分证候或五更泻。②肾虚部分证候(腰痛或腰酸腿软,阳痿、早泄,耳鸣、耳聋等)。③形寒肢冷。次症:①小便清长或夜尿频数。②下肢水肿。③舌质淡胖,苔润。脉沉细或迟。凡具备主症 3 项,或主症①,②加次症 2 项,脉象基本符合,可定为本证。

6. 血瘀证

主症:①胁痛如刺,痛处不移。②朱砂掌,或蜘蛛痣色暗,或毛细血管扩张,或腹壁青筋暴露。③肋下积块(肝或脾肿大)。④舌质紫黯,或瘀斑瘀点。⑤理化检查具有血液、循环瘀滞表现,或门脉增宽、食管静脉曲张。次症:①胁肋久痛。②脸色晦黯。凡具备主症中任一项或次症 2 项,可定为本证。

说明:①以上各证可以相兼,如脾虚湿盛证兼血瘀证,肝肾阴虚证兼湿热内蕴证等等。②肝硬化腹水的辨证,原则上在上述证型基础上加水湿内停即可。

中医病名:水臌。

肝硬化(一)

(上海市卫生局 2003 年)

肝硬化是一种或多种病因长期或反复损害肝脏所致。其病理特点为广泛的肝细胞变性或坏死,纤维组织弥漫性增生,并有再生小结节形成,正常肝小叶和血管解剖结构的破坏,导致肝脏逐渐变形、变硬而成为肝硬化。临床上早期可无症状,后期可出现肝功能减退和门静脉高压综合征。根据其临床表现相当于中医学"积证"、"胁痛"、"臌胀"等范畴。

1. 诊断依据

(1) 临床症状见腹胀、纳呆、乏力、消瘦、低热、性功能减退、月经失调、出血倾向等。

(2) 体征可见面色晦黯、毛细血管扩张及蜘蛛痣、肝掌、肝脾肿大、腹水等。

(3) 肝功能检查血清氨基转移酶可升高,白蛋白降低,γ-球蛋白升高,凝血酶原时间延长。纤维化指标可出现异常。

(4) CT、B超、内镜检查及肝穿刺活组织检查可协助或明确诊断。

2. 证候分类

(1) 肝气郁结:情志抑郁,善太息,胁肋胀痛或窜痛,乳房胀痛,月经不调。舌淡红,舌苔薄白,脉弦。

(2) 脾虚痰湿:食少,腹胀,便溏,神疲乏力,身重,嗜睡,面色萎黄。舌淡红,舌苔薄白或白腻,脉弦滑。

(3) 湿热蕴结:口干苦或口臭,大便溏或硬结,小便短赤,脘闷,纳呆,腹胀,皮肤巩膜黄染,黄色鲜明,恶心或呕吐。舌质红,舌苔黄腻,脉滑数。

(4) 肝肾阴虚:眩晕耳鸣,五心烦热或低热,腰痛或腰酸腿软,目干涩,口干咽燥,夜寐不安。舌质红少苔,脉细或细数。

(5) 脾肾阳虚:面色不华,畏寒肢冷,腰酸膝软,耳鸣头晕,小便清长,阳痿,早泄,纳呆,便少,下肢水肿。舌淡胖,脉沉细或迟。

(6) 瘀血内阻:面色晦黯,胁痛如刺,固定不移,肝掌,或蜘蛛痣,或见腹壁青筋暴露,胁下痞块,妇女经闭。舌紫黯,或有瘀斑,脉弦涩。

肝硬化(二)

(中国中西医结合学会消化系统疾病专业委员会 2003年)

中国中西医结合学会消化系统疾病专业委员会于1993年11月在洛阳召开的第五届学术交流会上制定的肝硬化临床诊断、中医辨证和疗效标准,自1994年公布后执行了10年,近年来,经过专业委员会专家的多次反复讨论,现重新修订如下。

一、概念

肝硬化(hepatic cirrhosis)是一种常见的由不同病因引起的肝脏慢性、进行性、弥漫性病变。其特点是在肝细胞坏死的基础上纤维化,并代之以肝纤维包绕的异常结节(假小叶),临床以肝功能损害和门脉高压为主要表现,晚期常有大量腹水形成。属于中医学"胁痛"、"积聚"、"癥积"、"臌胀"范畴。

二、分类

1. 西医分类

(1) 肝炎后肝硬化。

(2) 胆汁淤积性肝硬化。

(3) 酒精性肝硬化。

(4) 血吸虫性肝硬化。

(5) 心源性肝硬化。

(6) 其他原因肝硬化。

2. 中医证型

(1) 肝气郁结证(含肝胃不和、肝脾不调)

1) 主要症候:①胁肋胀痛或窜痛。②急躁易怒,喜太息。③口干口苦,或咽部有异物感。④脉弦。

2) 次要症候:①纳差或食后胃脘胀满。②便溏。③腹胀。④嗳气。⑤乳房胀痛或结块。⑥舌苔白或薄黄,舌质红。

3) 证型确定:具备主症 2 项(第 1 项必备)+次症 2 项。

(2) 水湿内阻证

1) 主要症候:①腹胀如鼓,按之坚满或如蛙腹。②胁下痞胀或疼痛。③脘闷纳呆,恶心欲吐。④舌苔白腻或白滑。

2) 次要症候:①小便短少。②下肢水肿。③大便溏薄。④脉细弱。

3) 证型确定:具备主症 2 项(第 1 项必备)+次症 1 项。

(3) 湿热蕴结证

1) 主要症候:①目肤黄染,色鲜明。②恶心或呕吐。③口干或口臭。④舌苔黄腻。

2) 次要症候:①脘闷,纳呆,腹胀。②小便黄赤。③大便秘结或黏滞不畅。④胁肋灼痛。⑤脉弦滑或滑数。

3) 证型确定:具备主症 2 项+次症 2 项。

(4) 肝肾阴虚证

1) 主要症候:①腰痛或腰酸腿软。②胁肋隐痛,劳累加重。③眼干涩。④五心烦热或低热。⑤舌红少苔。

2) 次要症候:①耳鸣、耳聋。②头晕、眼花。③大便干结。④小便短赤。⑤口干咽燥。⑥脉细或细数。

3) 证型确定：具备主症 3 项，或主症 2 项＋次症 2 项。

(5) 脾肾阳虚证

1) 主要症候：①腹部胀满，入暮较甚。②脘闷纳呆。③阳痿早泄。④神疲怯寒。⑤下肢水肿。

2) 次要症候：①小便清长或夜尿频数。②大便稀薄。③面色萎黄或苍白。④舌质淡胖，苔润。⑤脉沉细或迟。

3) 证型确定：具备主症 3 项＋次症 1 项，或主症 2 项＋次症 2 项。

(6) 瘀血阻络证

1) 主要症候：①胁痛如刺，痛处不够。②腹大坚满，按之不陷而硬。③腹壁青筋暴露。④胁下积块(肝或脾肿大)。⑤舌质紫黯，或瘀斑、瘀点。⑥唇色紫褐。

2) 次要症候：①面色黧黑或晦黯。②头、项、胸腹红点赤缕。③大便色黑。④脉细涩或芤。⑤舌下静脉怒张。

3) 证型确定：具备主症 2 项加次症 1 项。

三、诊断标准

1. 诊断依据

(1) 主要指标

1) 内镜或食管吞钡 X 线检查可见食管-胃底静脉曲张。

2) B 超提示肝回声明显增强、不均匀、光点粗大；或肝表面欠光滑，凹凸不平或呈锯齿状；或门静脉直径≥1.4 cm；或脾脏增大，脾静脉直径≥1.0 cm。

3) 腹水，伴腹壁静脉怒张。

4) CT 显示肝外缘结节状隆起，肝裂扩大，尾叶/右叶比较＞0.05，脾大。

5) 腹腔镜或肝穿刺活组织检查诊为肝硬化。

以上除(5)外，其他任一项结合部分次要指征，可以确诊。

(2) 次要指标

1) 化验：一般肝功能异常(血清白蛋白含量下降，A/G 倒置，血清胆红素升高，凝血酶原时间延长等)，或血清透明质酸(HA)、IV型胶原(IV-C)、III型前胶原肽(PIIIP)、层黏连蛋白(LN)增高。

2) 体征：肝病面容(脸色晦黯无华)，可见多个蜘蛛痣、肝掌、黄疸、下肢水肿、肝脏质地偏硬、脾大、男性乳房发育。

以上所列化验指标及体征不必悉备。

2. 病因诊断依据

(1) 肝炎后肝硬化需有 HBV-M(任何一项)或 HCV-M(任何一项)阳性，或有明确重症肝炎病史。

(2) 酒精性肝硬化需有长期大量嗜酒史(80 g/天，10 年以上)。

(3) 血吸虫性肝纤维化需有慢性血吸虫病史。

(4) 其他病因引起的肝硬化需有相应的病史及诊断,如长期右心衰或下腔静脉阻塞,长期使用损肝药物,自身免疫性疾病,代谢障碍性疾病等。

3. 分期、分级判断依据

(1) 分期:分代偿期和失代偿期。凡具有较明显的肝功能损害(血浆白蛋白降低、直接胆红素升高、凝血酶原时间延长等)及门脉高压表现(脾肿大、脾功能亢进、腹水等)者,可定为失代偿期。

(2) 分级:按 Child(Child‑pugh)评分分级,见表 7‑9。

表 7‑9 肝硬化 Child‑pugh 分级*

项 目	1分	2分	3分
白蛋白(g/L)	>35	28~35	<28
胆红素(μmol/L)	<34	34~51	>51
凝血酶原时间(活动度%)	>50	30~50	<30
腹水	无	轻度	中~重度
肝性脑病	无	1~2级	3~4级

注:* A级:总分 5~6 分;B级:总分 7~9 分;C级:总分≥10 分。

水臌(一)

(中华人民共和国中医药行业标准 1995 年)

水臌系因肝脾受伤,疏运失常,气血交阻,致水气内停,出现腹满胀大为主要临床表现的病证。相当于肝硬化腹水。

1. 诊断依据

(1) 初起脘腹作胀,腹膨大,食后尤甚,叩之呈鼓音或移动性浊音。

(2) 继则腹部胀满高于胸部,重者腹壁青筋暴露,脐孔突出。

(3) 常伴乏力,纳呆,尿少,浮肿,出血倾向等。可见面色萎黄,黄疸,肝掌,蜘蛛痣。

(4) 血浆白蛋白降低,球蛋白增高,白/球蛋白比值降低或倒置。丙种球蛋白升高。白细胞及血小板降低,凝血酶原时间可延长。

(5) 腹部 B 超或 CT 检查,可见腹腔内大量积液,肝脏缩小,脾脏增大及门脉增宽。X 线食管钡餐造影及胃镜检查,可见食管‑胃底静脉曲张。腹水检查符合漏出液。

（6）本病要与腹腔内肿瘤及结核性腹膜炎等疾病相鉴别。

2. 证候分类

（1）气滞湿阻：腹胀按之不坚，胁不胀痛，饮食减少，食后作胀，嗳气不适，小便短少。舌苔白腻，脉弦。

（2）寒湿困脾：腹大胀满，按之如囊裹水，颜面微浮，下肢水肿，脘腹痞胀，精神困倦，怯寒懒动，食少便溏，尿少。舌苔白滑或白腻，脉缓。

（3）湿热蕴结：腹大坚满，脘腹撑急，烦热口苦，渴不欲饮，小便短黄，大便秘结或溏垢，两目、皮肤发黄。舌边尖红，苔黄腻或灰黑，脉弦滑或弦数。

（4）肝脾血瘀：腹大坚满，脉络怒张，胁肋刺痛，面色黧黑，面颈胸臂有血痣，呈丝纹状，手掌赤痕，唇色紫褐，口渴不欲饮，大便色黑。舌质紫红或有瘀斑，脉细涩。

（5）脾肾阳虚：腹大胀满，早轻暮重，面色苍黄，脘闷纳呆，神倦怯寒，肢冷或下肢水肿，食少便溏，小便短少不利。舌质淡紫，脉沉弦无力。

（6）肝肾阴虚：腹大胀急，或见青筋暴露，面色晦黧，唇紫口燥，心烦失眠，牙龈出血，鼻衄时作，小便短少。舌质红绛少津，脉弦细数。

水臌（二）

（上海市卫生局　2003 年）

水臌是因肝病或蛊虫病日久，或长期饮酒，或腹内有积，阻碍气血水液运行，水积于腹。临床上以腹胀如鼓、腹壁肤色苍黄、青筋显露为主要表现的积聚类疾病。相当于"肝硬化腹水"。

1. 诊断依据

（1）初期脘腹作胀，腹膨大，食后尤甚。叩之呈鼓音或有移动性浊音。

（2）继则腹部胀满，高于胸部，重者腹壁青筋暴露，脐孔突出。

（3）常伴有乏力、纳呆、尿少、浮肿、出血倾向等，可见面色萎黄、黄疸、肝掌、蜘蛛痣等。

（4）实验室检查血浆白蛋白降低，球蛋白增高，白/球蛋白比值降低或倒置，丙种球蛋白升高，血常规检查白细胞及血小板降低，凝血酶原时间延长。

（5）腹部 B 超及 CT 检查，可见腹腔大量积液，肝脏缩小，脾脏增大及门静脉增宽，X 线摄片食道钡餐造影及胃镜检查，可见食管-胃底静脉曲张。腹水检查符合漏出液特征。

（6）本病应与腹腔内肿瘤及结核性腹膜炎等疾病相鉴别。

2. 证候分类

(1) 气滞湿阻：腹胀按之不坚，胁下胀痛，饮食减少，食后作胀，嗳气不适，小便短少。舌苔白腻，脉弦。

(2) 寒湿困脾：腹大胀满，按之如囊裹水，颜面微浮，下肢水肿，脘腹痞胀，精神困倦，怯寒懒动，食少便溏，尿少。舌苔白滑或白腻，脉缓。

(3) 湿热蕴结：腹大坚满，脘腹撑急，烦热口苦，渴不欲饮，小便短黄，大便秘结或溏垢，两目、皮肤发黄。舌边尖红，舌苔黄腻或灰黑，脉弦滑或弦数。

(4) 肝脾血瘀：腹大坚满，脉络怒张，胁肋刺痛，面色黧黑，面颈胸臂有血痣，呈丝纹状，手掌赤痕，唇色紫褐，口渴不欲饮，大便色黑。舌紫红或有瘀斑，脉细涩。

(5) 脾肾阳虚：腹大坚满，朝轻暮重，面色苍黄，脘闷纳呆，神倦怯寒，肢冷或下肢水肿，食少便溏，小便短少不利。舌淡紫，脉沉弦无力。

(6) 肝肾阴虚：腹大胀急，或见青筋暴露，面色晦黯，唇紫口燥，心烦失眠，牙龈出血，鼻衄时作，小便短少。舌质红绛少津，脉弦细数。

胃　癌

（上海市卫生局　2003年）

胃癌可能与生活环境、饮食因素、胃的慢性病变刺激等有关，多因痰浊邪毒瘀血结聚胃脘、日久恶变而成。以进行性胃脘痛、食少、消瘦、便血等为常见症状，是发生于胃脘的癌病类疾病。相当于"噎膈"、"反胃"、"胃脘痛"等范畴。

1. 诊断依据

(1) 早期常无明显症状，随着病变的进展可出现上腹部胀满不适，或隐痛，食欲不振，恶心呕吐，嗳气泛酸等症状。

(2) 晚期可出现面色萎黄，黑便，形体消瘦，低热，上腹部可触及肿块，左锁骨上淋巴结肿大，有时可出现腹水等。肿瘤发生于贲门，可引起吞咽困难，发生于幽门，可引起朝食暮吐等表现。

(3) X线钡餐检查：气钡对比双重造影对胃癌临床诊断有较高价值。

(4) 胃镜检查：胃镜检查不但可直接观察到病变，同时活检后进行病理学检查可确诊。

2. 证候分类

(1) 肝胃不和：胃脘胀满，脘胁疼痛，嗳气呕吐，心烦胸闷，纳谷不馨。舌淡红，舌苔薄白，脉弦细。

(2) 脾虚痰湿：胃脘胀痛，泛吐痰涎，口淡无味，腹胀便溏，乏力肢软。舌淡红，舌苔白腻，脉濡滑或弦滑。

(3) 瘀阻胃络：胃脘刺痛，触及肿块质硬，脘胀不欲食，呕血黑便，肌肤甲错。舌紫黯，有瘀点、瘀斑，舌苔薄，脉细弦或涩。

(4) 脾胃虚寒：胃脘隐痛，喜温喜按，或朝食暮吐，呕吐清水，或便溏水肿，肢冷神疲，面色苍白。舌淡胖，舌苔白滑润，脉沉细或濡细。

(5) 胃热阴虚：胃脘灼热，嘈杂疼痛，口干咽燥，形体消瘦，五心烦热，大便干燥。舌质红绛或光红，舌苔剥或少津，脉细弦或细数。

(6) 气血两虚：面色无华，全身乏力，心悸气短，头晕目眩，虚烦不寐，自汗盗汗，纳少乏味，或有面浮肢肿。舌淡少苔，脉细弱。

肝　癌

（上海市卫生局　2003年）

肝癌继发于肝硬化等病之后，或因常食霉变食物，或其他有害毒物损伤等所致。以肝区疼痛、肝肿大坚硬、呕恶腹胀、渐现黄疸等为主要表现，是发生于肝脏的癌病类疾病。相当于"肝积"、"癥瘕"、"积聚"等范畴。

1. 诊断依据

(1) 症状：早期缺乏症状，或有肝区疼痛，上腹部扪及肿块，恶心呕吐或腹泻，胃纳减退，消瘦乏力，发热等。晚期可出现黄疸，腹水，黑便，两下肢肿，鼻衄，齿衄等及肿瘤转移部位所出现的相应症状。

(2) 常见体征：巩膜及皮肤黄染，肋下或剑突下可扪及肿块，质硬，结节状，脾肿大，腹部移动性浊音阳性，肢体水肿，腹壁静脉曲张，肝掌，蜘蛛痣等。

(3) 实验室检查：甲胎蛋白（AFP）是目前诊断肝癌的最有价值的检查指标之一。必要时也可进行岩藻糖苷酶（AFU）、异常凝血酶原（DCP）、碱性磷酸酶（ALP）及其同工酶、γ-谷氨酰转肽酶（γ-GT）及其同工酶等检测。

(4) 影像学检查：B超为首选，也可选用CT、MRI等检查。此外根据情况还可进行肝血管造影、放射性核素肝显像等检测。

(5) 必要时可进行肝穿刺活检，剖腹探查等以明确诊断。其他如锁骨上淋巴结或皮下结节活检、腹水脱落细胞检查等也有助于定性诊断。

2. 证候分类

(1) 肝气郁结：肝区作胀或隐痛，胸闷腹胀，食后尤甚，两胁气窜作痛，胃纳不佳，疲倦乏力，恶心或呕吐。舌苔白腻，脉细弦。

(2) 气血瘀滞：肝区胀痛或刺痛，疼痛固定不移，胁下结块，表面欠光滑，面色黧黑，肢倦乏力，形体消瘦，肌肤甲错。舌紫黯，边有瘀点瘀斑，舌苔白腻，脉细弦或涩。

(3) 热毒瘀肝：肝区胀痛，发热烦渴，巩膜及全身皮肤黏膜黄染，大便秘结，小便短赤，齿衄，紫斑，甚则呕血黑便。舌苔黄腻而干，脉弦数。

(4) 脾胃气虚：倦怠乏力，胃纳减少，脘腹不舒，面色不华，下肢水肿，大便溏薄。舌苔白腻，脉濡细。

(5) 肝肾阴虚：形体消瘦，虚弱无力，头晕耳鸣，眼花腰酸，低热，颧红，纳少脘胀，大便干结，小便短赤，口干舌燥，齿衄，皮下瘀斑。舌质红绛，舌体干瘪，脉细数。

肠　癌

（上海市卫生局　2003 年）

肠癌可能与过食肥甘、霉变食物，或因大肠慢性病变的长期刺激等有关，为日久恶变而成。以大便变形，或夹有脓血，下腹痛，触及下腹包块为主要表现，是发生于肠道的癌病类疾病。相当于"积聚"、"脏毒"、"肠蕈"、"锁肛痔"等范畴。

1. 诊断依据

(1) 症状：以排便习惯与粪便形状、性状改变为主要表现，如大便变细、变扁，血便，脓血便，里急后重，便秘，或腹泻，腹胀，或腹痛，腹部肿块或直肠有肿块。晚期可出现进行性消瘦、低热、恶病质、黄疸、腹水等。

(2) 对有疑似症状者，必须作直肠指检，或内镜检查。并根据肿块部位选择直肠镜、乙状结肠镜检查或纤维结肠镜检查，并取活组织作病理学检查以助确诊。

(3) 影像学检查：X 线钡餐检查，特别是气钡双重造影可明确病变的部位和性质。B 超、CT、MRI 可了解腹部肿块性质、大小、部位以及腹腔淋巴结情况，肝转移等。

(4) 其他检查：如癌胚抗原（CEA）定量动态观察对大肠癌手术效果的判断与术后复发的监测有一定价值。

2. 证候分类

(1) 湿热蕴结：腹痛阵作，里急后重，大便黏液脓血，肛门灼热，或发热，胸闷不舒，口苦，小便黄。舌质红，舌苔黄腻，脉滑数。

(2) 瘀毒内阻：腹胀腹痛，痛有定处，腹块拒按，泻下脓血紫黯，里急后重，舌紫黯，有瘀斑，舌苔薄黄，脉弦数或细涩。

(3) 脾虚气滞：腹胀纳呆，肠鸣窜痛，大便溏薄或便血，倦怠乏力，面色萎黄。舌淡，舌苔薄白或腻，脉濡滑。

(4) 脾肾阳虚：畏寒肢冷，大便溏泄，次数频多或五更泻，腹痛绵绵，腰酸膝软,面色苍白,少气乏力。舌淡胖,舌苔薄白或腻,脉沉细或濡细、尺弱。

(5) 肝肾阴虚:头晕目眩,腰酸耳鸣,低热盗汗,五心烦热,口苦咽干,大便燥结。舌质红少苔或无苔,脉弦细或细数。

(6) 气血两虚:腹痛隐隐,便溏,气短乏力,面色苍白,或脱肛下坠。舌淡,舌苔白,脉沉细无力。

大肠癌的中医辨证

(全国大肠癌科研协作会议 1978年)

根据大肠癌患者的脉证及体质状况,分成以下5型进行辨证论治。

(1) 湿热型:腹部阵痛,便中夹血或里急后重,肛门灼热,或有发热、恶心、胸闷等症,舌质红,苔黄腻,脉滑数。

(2) 瘀毒型:烦热口渴、腹痛泻下脓血色紫黯量多,里急后重等,舌质紫或有瘀点,脉涩滞或细数。

(3) 脾肾阳虚型:面色苍白,少气无力,畏寒肢冷,腹痛,五更泄泻,苔薄白,舌质胖,脉沉细无力。

(4) 气血两虚型:面色苍白,唇甲不华,少气无力,神疲懒言,脱肛,下坠,苔薄白,舌质淡,脉沉细无力。

(5) 肝肾阴虚型:形体消瘦,五心烦热、头晕耳鸣,腰酸盗汗,遗精带下,舌质红或绛,少苔,脉弦细。

第八章 消化系统疾病计量诊断法

克罗恩病(活动指数计算法)

最近美国 Crohn 病协作组为了正确估计病情和判断疗效,研究出 8 个变数,然后计算积分,得出 Crohn 病的活动指数(下称 CDAI)。如 CDAI 小于 150 为静止期,大于 150 为活动期(大于 450 为极严重)。

1. 稀便次数:(7 天内的总数)×2;
2. 腹痛(0=无,1=轻,2=中,3=重)(7 天内的总数)×5;
3. 全身健康(0=好,1=轻差,2=差,3=很差,4=可怕),每天情况×7;
4. 下列几种情况(几种情况之和)×20;
   (1) 关节痛/关节炎;
   (2) 虹膜炎/色素层炎;
   (3) 结节红斑/坏疽性脓皮病/日疮性溃疡;
   (4) 肛裂/肛瘘/脓肿;
   (5) 其他瘘管;
   (6) 过去 1 周内体温>38℃。
5. 腹泻要服苯乙呱啶/鸦片类,(有=1,无=0)×30;
6. 腹块(0=无,2=可疑,5=肯定)×30;
7. 血细胞比容:$\dfrac{男(47-比容)}{女(42-比容)} \times 6$;
8. 体重:低于标准体重(磅)×1;或(千克)×2(体重超过标准为减法,低于标准为加倍)

非特异性炎症性肠病(诊断记分系统)

项　目	分值
年龄(岁)	
＜19	＋1
50～59	－1
＞70	－2
病期(月)	
1～3	－2
3～6	－1
家族史	
溃疡性结肠炎(UC)	－2
胃肠道 Crohn 病(CD)	＋4
病史	
阑尾炎	＋3
肛裂	＋7
瘘管	＋4
无	－1
疼痛部位	
右下腹	＋10
左下腹	－1
右 1/2	＋2
左 1/2	－6
中央	＋2
无	－1
疼痛类型	
严重	＋2
持续隐痛	＋2
大便	
正常	＋1
1 次/天	＋3
＞10 次/天	－2
血便	
无	＋6
少量	－2

++　　　　　　　　　　　　　　　-5
黏液
　　　无　　　　　　　　　　　　　　　+3
　　　少量　　　　　　　　　　　　　　-1
　　　++　　　　　　　　　　　　　　　-2
并发症
　　　肛周病变　　　　　　　　　　　　+7
　　　瘘管　　　　　　　　　　　　　　+8
　　　系统病变　　　　　　　　　　　　+1
营养
　　　消瘦　　　　　　　　　　　　　　+2
压痛
　　　右下腹　　　　　　　　　　　　　+10
　　　上1/2　　　　　　　　　　　　　 -2
　　　左1/2　　　　　　　　　　　　　 -3
　　　中央　　　　　　　　　　　　　　+6
　　　无　　　　　　　　　　　　　　　-1
腹部发现
　　　腹胀　　　　　　　　　　　　　　+2
　　　肿块　　　　　　　　　　　　　　+10
X线
　　　正常　　　　　　　　　　　　　　-3
　　　连续病变　　　　　　　　　　　　-1
　　　节段病变　　　　　　　　　　　　+11
部位
　　　空肠　　　　　　　　　　　　　　+7
　　　回肠　　　　　　　　　　　　　　+31
　　　右结肠　　　　　　　　　　　　　+1
　　　左结肠　　　　　　　　　　　　　-1
　　　直肠　　　　　　　　　　　　　　-3
发现
　　　狭窄　　　　　　　　　　　　　　+4
　　　溃疡　　　　　　　　　　　　　　-1
　　　扩张　　　　　　　　　　　　　　+4
　　　瘘管　　　　　　　　　　　　　　+6
　　　跳跃病变　　　　　　　　　　　　+8

内窥镜
  正常   +12
  溃疡   -1
  狭窄   +2
  出血   -4
  弥漫病变   -2
  斑点病变   +16

活检
  正常   +5
  溃疡   -3
  巨细胞   +20
  肉芽肿   +27
  黏膜病变   -1
  穿透全壁病变   +16

实验室检查
  血红蛋白<10 g/dl   -1
  白细胞>20 000/mm³   +1
  白蛋白>5 g/dl   -1
  血小板<150 000/mm³   -6
    >400 000/mm³   +1

血清铁
  20~40 g/dl   +1

判断：结果取>+5 提示为 Crohn 病；≤5 为溃疡性结肠炎。

肠应激综合征自测

（Kruis）

阳性症状

(1) 胃肠胀气 34 分；

(2) 病程超过 2 年 16 分；

(3) 剧烈腹痛 23 分；

(4) 便秘和腹泻相交替 14 分。

阴性症状

(1) 体检或病史中有其他疾病（-47 分）；

(2) 血沉>20 mm/2 小时（-13 分）；

(3) 白细胞数>10×10⁹/L（-98 分）；

(4) 血红蛋白：女性低于 120 g/L；男性低于 140 g/L（−98 分）；

(5) 便血（−98 分）。

其敏感性 83%，特异性 97%。积分＞43 时，诊断 IBS 的可靠性为 99%，但该记分系统所涉及的器质性疾病少，而且未排除种族差异，故有其局限性。

肠易激综合征（IBS）（诊断性评分）
（Kruis W et al）

表 8-1　IBS 诊断性评分表

由患者回答	是（或）否	评分
1. 是否因腹痛就诊	□□	
有无腹胀	□□	34
有无排便不规则	□□	
2. 主诉不适是否超过 2 年	□□	16
3. 腹痛性质		
烧灼感、刀割样、剧痛、压迫感、钝痛、钻痛	▲	23
4. 是否有便秘、腹泻交替	□□	14
*5. 大便性状是否好：		
铅笔样、兔粪粒状大便前半硬结、后半松软、黏液	□□	—

由医生填写	是（或）否	评分
1. 具有对 IBS 以外的诊断有特征意义的物理体征和（或）病史	□□	−47
2. 血沉（ESR）＞20 mm/2 小时	□□	−13
3. 白细胞计数（WBC）＞10 000/mm³	□□	−50
4. 血红蛋白（Hb）：男＜14 g%　女＜12 g%	□□	−98
5. 血便史	□□	−98
6*. 上周有发热（＞38.5℃）	□□	—
7*. 体重减轻［正常(kg)＝身高(厘米)−100(厘米)］	□□	—
8. 半年内体重减轻 5 kg	□□	—

总分_____

注：▲ 具有第 1 行叙述中一项或全部叙述中的二项方可评分；
　　* 项目对 IBS 无提示作用。

用简便的评分方法诊断 IBS，在较好灵敏性的条件下具有很高的特异性。例如评分≥44 时，64% 的 IBS 患者得以诊断，其特异性达 99%。以 44 分为界，可以很好地区别明显低于此值的严重器质性疾病,特别是癌肿;评分在44以上的病例可以诊断为IBS,而不必作进一步检查。

肝功能分级
(Pugh)

Pugh改良了Child分级法,用"凝血酶原时间延长的秒数"替代"营养状况"这一指标,并改变了原分级中以一项定全局的评级法而代之以评分法,即以5项指标的总得分来综合评定肝功的好坏,因此,较Child分级更客观和合理(表8-2)。

表8-2 Pugh肝功能分级表

项目	异常程度的评分		
	1	2	3
血清总胆红素(mg%)	1~2	2~3	>3
血白蛋白(g%)	>3.5	2.8~3.5	<2.8
凝血酶原时间的延长(秒)	1~4	4~6	>6
肝性脑病	无	轻度	中度以上
腹水	无	少量、易控制	中等量不易控制

注:A级:总分5~6者,肝功良好;B级:总分7~9者,中等;C级:总分10分以上者,肝功差。

肝功能的评分分级

此法较Child分类细致和合理,以Campbell和Pugh等评分法为例(表8-3)。

表8-3 肝功能评分分级表*

项目	1分	2分	3分
血清胆红素(mg%)	<2	2~3	>3
血清白蛋白(g%)	>3.5	3.0~3.5	<3.0
凝血酶原时间(延长秒数)	≤2	3~5	>5
腹水	无	少、中量	大量
脑病	无	轻度	中、重度

注:*5~7分者属A级;8~9分者属B级;10~15分者属C级。

肝脏指数分类

Mc Dermott 根据一些肝功能检查结果制定出肝脏指数,用来估计患者的肝脏功能(表 8-4)。

表 8-4 肝脏指数分类表*

肝脏指数*	0	1	2	3	4
磺溴酞钠(%)	<4	<10	<20	<30	>30
白蛋白(g%)	>3.9	<3.9	<3.5	<3.0	<2.5
胆红素(mg%)	<1.0	<1.5	<3.0	<6.0	>6.0
碱性磷酸酶(单位)	<4	<6	<15	<30	>30
脑磷脂絮状试验	−	+	++	+++	++++
凝血酶原时间(与正常的%比)	>80	<80	<60	<40	<20

注:*肝脏指数指 0~2 级相当于 Child A 级,3~4 级相当于 Child B、C 级。

肝癌(评分法)

小林等提出肝硬化在某种特异情况下容易发生肝癌危险评分,6 分以上即属高危人群。

项 目	评分
1. 年龄>60 岁	2.2
50 岁	2.0
<49 岁	0.0
2. 腹水(−)	1.5
3. 性别(男)	1.4
4. HBsAg(+)	1.2
5. 饮酒史(+)	0.9
6. 家族史(+)	0.9
7. SGPT<100 IU	0.6

8. 甲胎蛋白(免疫电泳法)[AFP(RIA)]
   ≥21 ng/ml   0.6
9. 肝硬化的类型(甲或乙型肝炎)   0.4
10. 靛青绿试验(ICG)15分钟≤30％或碘溴
    酞钠试验(BSP)45分钟≤25％   0.3
最高值   +10.0

肝癌患者生活质量(评分法)

生活质量标准	分 值
能进行正常活动不需特殊照顾	80～100分
正常,无主诉,无病态	100分
能正常活动,轻微症状	90分
能正常活动(稍吃力),有些症状和轻微病态	80分
不能工作,在家,生活基本能自理	50～70分
自理,不能正常活动或工作	70分
有时需要较多照顾	60分
需较多生活照顾和医疗	50分
不能自理,需相当于住院的照顾、病情发展迅速	20～40分
无力,需特殊照顾和帮助	40分
重度无力,需住院,但非病危	30分
重病,必须住院(或留观察治疗),积极支持疗法	20分
病危	0～10分
垂死,迅速发展至死亡	10分
死亡	0分

肝硬化和肝癌

Child-Pugh改进分级法,见表8-5。

表8-5 肝硬化和肝癌 Child-Pugh 改进分级表*

项目	分 值		
	1	2	3
1. 营养状况	佳	可	差
2. 腹水	无	中等,易控制	显著,难控制
3. 神经症状(脑病)	无	Ⅰ～Ⅱ	Ⅲ～Ⅳ
4. 血清胆红素(mg/dl)	<2.0	2.0～3.0	>3.0
5. 血清白蛋白(g/dl)	>3.5	3.0～3.5	<3.0
6. 凝血酶原浓度(快测定法)	>75%	50%～75%	<50%

注:* 分级 Child:A 级=6～8分;B 级=9～11分;C 级=12分或以上。美国标准:A ≤8分;B 9～10分;C ≥11分。

第九章 上消化道疾病消化内镜诊断金标准

食管疾病

一、反流性食管炎

由药物、化学物质、咽下异物、感染、放疗后和消化液反流引起(见表9-1,表9-2,表9-3)。

表9-1 1999洛杉矶反流性食管炎的分类(LA)

分级	特征
A级	纵行黏膜破损小于5 mm
B级	纵行黏膜破损大于5 mm,最少要有一条
C级	纵行黏膜破损至少有两条,且纵行破损相互融合,但未达全周(<75%)
D级	全周性黏膜破损

表9-2 日本食管病研究会分类*

分级	特征
N级	正常
M级	黏膜变色、充血或发红,或苍白

注:*除洛杉矶分类外又分出N、M两级。

表9-3 中华消化内镜学会分类(2000年)*

分级	特征
A级 B级	轻度
C级	中度
D级	重度

注:*将洛杉矶分类中的A级、B级合并为轻度,因为肉眼无法测准5 mm还是6 mm。中、重度同C级、D级。

二、Barrett 黏膜与 Barrett 食管

指胃-食管接合部食管黏膜被胃黏膜取代,并有肠化者。

日本星原认为:食管齿状线与食管胃接合部末端栅状血管止点 80% 一致,齿状线下仍见有栅状血管的黏膜为 Barrett 黏膜。

布拉格国际会议标准:以胃-食管接合部为食管末端,末端以上胃黏膜为 Barrett 黏膜。

食管末端确定标准可结合以下两点。

1. 齿状线黏膜下方、栅状血管止点。
2. 食管贲门稍充气具胃黏膜皱襞收缩的上缘。

Barrett 黏膜超过 3 cm 为长段 Barrett 且成全周。

不足 3 cm 或非占圆周者为短段 Barrett。

不足 1 cm 称超短段 Barrett。

局部或不足全周者称 Barrett 黏膜或称食管胃上皮移位。

三、食管裂孔疝

(1) 分型:见图 9-1。

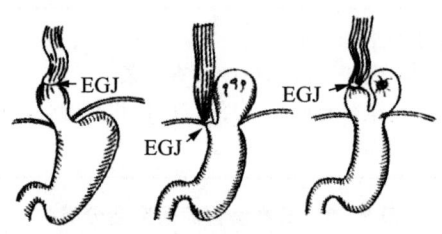

(1) 滑动型　(2) 食管旁型　(3) 混合型

注:EGJ 为食管胃接合部。

图 9-1　食管裂孔疝的分型

(2) 内镜诊断标准(滑动型):齿状线上移 2 cm 以上;栅状血管止于齿状线以上;若齿状线下方在胃黏膜下透见栅状血管则为 Barrett 黏膜,见图 9-2。

四、食管胃静脉曲张

由门脉压力过高引起门脉与体循环形成侧支循环,造成食管壁及贲门部静脉代偿扩张而形成静脉曲张。

(1) 内镜所见:日本消化内镜学会、日本门脉压亢进食管静脉曲张学会 2004 年 8 月修订记录标准及中华消化内镜学会 2001 年制定记录标准(见表 9-4,表 9-5,表 9-6,表 9-7。

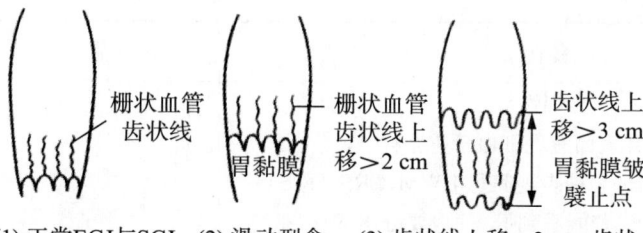

(1) 正常EGJ与SCJ一致(80%)
(2) 滑动型食管裂孔疝
(3) 齿状线上移>3 cm,齿状线下仍见栅状血管,且为全周性,为Barrett食管,未达3 cm或非全周性皆称为Barrett黏膜

图 9-2　正常、滑动性食管裂孔疝与 Barrett 的鉴别（示意图）

表 9-4　食管、胃静脉曲张记录标准

项目	食管	胃	食管	胃
① 部位 L	Ls 上部 Lm 中部 Li 下部	Lg-c 限贲门 Lg-cf 贲门-胃底 Lg-f 穹窿部 Lg-b(胃体) Lg-a(窦部)	同日本	Lg-c Lg-cf Lg-f 未分 Lg-b Lg-a
② 形态 F	F_0 治疗后消失 F_1 直线比较细 F_2 串珠状中等 F_3 结节状粗大 治疗后随诊即便看到红色/蓝色静脉,无形成曲张样静脉仍为 F_0	同食管记录	F_0＝消失 F_1＝轻 F_2＝中 F_3＝重 同左	—
③ 色泽	Cw 白色曲张静脉 Cb 蓝色曲张静脉 静脉内压高,血管紧满有时形成紫色或红紫色,记录为 V(Violet) 如 CbV 血栓化记录为 Cw-Th　CR-Th		同左	—
④ 红色征 Rc	分三种类型： 鞭痕样　血疱样 樱桃红色 Rc 0 无 Rc 1 限局少数 Rc 2 Rc 1～Rc 3 非全周	同食管	同左	

(续表)

项目	食管	胃	食管	胃
④红色征 Rc	Rc 3 全周性 伴表面有毛细血管扩张样 Te Rc 三种表现简写 RWM,CRS,HCS F_0 若能看到 Rc 征也要分出 Rc1～3	同食管	同左	—
⑤出血	涌血/喷射 止血后记录 红色血栓(CR-Th) 白色血栓(CW-Th)	同食管	同左	—
⑥黏膜	E 糜烂　U 溃疡 S 瘢痕		同左	—

表9-5　食管静脉曲张(EV)分级(grade,G)标准(中国)

分级(度)	EV 形态(F)	EV 红色征(RC)
轻度(GⅠ)	EV 呈直线形或略有迂曲(F_1)	无
	EV 呈 F_1	有
中度(GⅡ)	EV 呈蛇形迂曲隆起(F_2)	无
	EV 呈 F_2	有
重度(GⅢ)	EV 呈串珠状、结节状或瘤状(F_3)	无或有

表9-6　食管静脉曲张超声内镜(EUS)记载标准(日本)*

分类	内镜检查
①静脉曲张管径 D	EUS 下最大横径断面 mm 治疗后管腔消失　D0
②贯通静脉 PV	有(＋)　无(－)记录最大径 mm
③壁内食管静脉 Peri-v	接近食管外膜或部分食管肌层 小血管壁,有(＋)　无(－)
④壁傍食管静脉 Para-v	离开食管壁外　存在稍大血管腔 群有(＋)　无(－)

注：*食管静脉曲张 EV；胃静脉曲张 GV；EUS 扫出食管壁、胃壁下无低回声管腔为无静脉曲张；
记录方法：以①、②、③、④顺序记录；
治疗后所见：食管壁肥厚(Hy)　厚度 mm。

表 9-7 胃底静脉曲张超声内镜(EUS)*

分 类	内 镜 检 查
① 曲张静脉管径 D	曲张静脉最大断面径 mm,治疗后消失为 D0
② 贯通静脉　PV	有(＋)　无(－)最大径 mm
③ 壁内静脉　Peri-v	胃壁内相连接或一部进入壁内肌层
	小血管群　有(＋)　无(－)
④ 胃壁外伴行静脉	壁外分开走行较大血管壁

注：*记录方法：以①、②、③、④顺序记录；治疗后所见：以食管静脉曲张标准记录。

记录方法：按①～⑥顺序记载

如：Ls　F_3　Cb　Rc3(RWM,CRS)Te　Lg～f　F_2　Rc(－)。

(2) 疗效判定

① 消失：治疗后已达 F_0　Rc0。

② 残存：治疗后尚存 F 或 Rc。

③ 复发：已达 F_0　$Rc0F_0$,随诊再度出现新的 F_1 以上 Rc(＋)。

④ 加重：残存曲张静脉 F　Rc 恶化。

五、食管癌

早期应指出癌浸及黏膜肌层以上。

1. 肉眼分型　早期(浅表型)为 0 型,进展癌分为 1～5 型。

(1) 0 型分为以下几种

0-Ⅰ型(浅表隆起)：呈发白的乳头状向食管腔内突出生长者,明显隆起多已浸润至黏膜下层以下,但也有仅止于黏膜层者。

0-Ⅰpl 型：呈丘状。

0-Ⅰsep 型：为上皮下肿瘤型,病灶总体表面被覆食管黏膜上皮,癌组织并未露出。属一种特殊类型的癌,如基底细胞癌、未分化癌,腺样囊腺癌、原发腺癌等,多侵及 Sm_2。

0-Ⅰp 型：息肉状或乳头状。

0-Ⅱ型：浅表平坦型。

0-Ⅱa 型：浅表隆起型。特征：病变周边稍微隆起,多浸润及黏膜固有层；色白,凸起仅 1 mm 以下,多止于 m_1,伴颗粒发红者浸润至 m_2。

0-Ⅱc 型：平坦凹陷型。特征：极浅的凹陷底发红,凹陷而不整,多浸至 m_3；凹陷面均匀一致的颗粒状隆起 1 mm 以下,多浸及至 m_2；黏膜皱襞收缩出现横行草席征,病变上仍能呈现者为 m_2 癌；凹陷面颗粒轻度大小不等者为 m_3；粗大颗粒,小结节状或附有白苔者浸至 Sm 以下,为食管癌最常见者。

0-Ⅱb 型:浅表平坦型。黏膜变浑浊为 m_1 癌;界限不清楚的局部发红为 m_1 癌;常规内镜很难发现,必须在卢戈碘染色下才能发现。

0-Ⅲ 型:浅表凹陷型。特征:边缘呈堤坝状轻度隆起,凹陷较深者多达 Sm_2。

(2)进展期(Borrmann 分型改订)

1 型,隆起型:局部隆起超过 1 mm 以上。

2 型,局限溃疡型:溃疡性凹陷;边界清楚。

3 型,溃疡浸润型:溃疡边缘部分或全部不清楚。

4 型,弥漫浸润型:溃疡隆起明显,壁内广泛浸润。溃疡隆起同时存在浸润,部位广泛。

5 型,无法分型。

类型记录法:两种类型混合。

肉眼明显者写在前,伴随之病变广泛时在型属下引线,如:Ⅱa+Ⅱc。

2. 食管癌浸润深度

①早期:m_1、m_2、m_3,见图 9-3。

②进展期:见图 9-4。

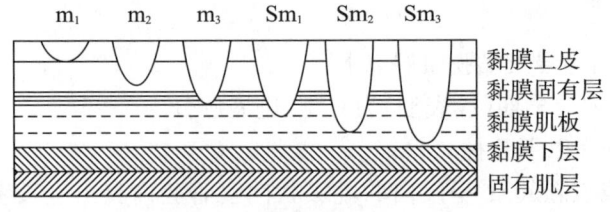

图 9-3 食管癌浸润早期

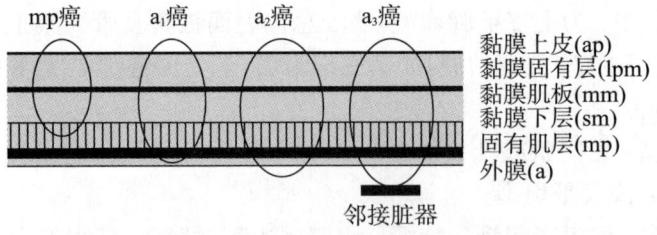

图 9-4 食管癌浸润的进展期

六、Barrett 腺癌

类型同前。早期诊断多较困难。要注意色泽变化及轻度凹凸不平或放大内镜胃小凹形态呈Ⅳ型、Ⅴ型,喷洒色素或 1.5% 醋酸有助诊断。

浸润深度的诊断:肿瘤形态,变化越大浸润越深;凹凸不整的程度;色调白红一段深一段浅;大小;注气后形状有无变化。

七、食管隆起病变

较少,约占全食管肿瘤的 1%,平滑肌瘤占 60%~80%。

内镜诊断

1. 乳头状瘤　多为白色小隆起,可为平滑隆起;分叶状;两者混合型。镜下可单发,也可多发,有似在水中观察不清晰感。

2. 颗粒细胞瘤　黄白色如臼齿状。肿瘤来自黏膜固有层至黏膜下层,时有累及黏膜肌层。一般为良性,但肿瘤增大时,可有淋巴结转移。

3. 息肉　桑椹状表面,有蒂的隆起,表面常有白苔附着。

炎性息肉:多见于食管胃接合部,受损黏膜的肛侧。

4. 囊肿　软而发白的黏膜下肿物,表面光滑。

5. 平滑肌瘤　硬而有弹性的黏膜下肿瘤。有增大倾向,出血或形成溃疡者有恶性可能,好发于食管下部。

6. 血管瘤　中下部好发,软而不整,略有不平,色调黯红。

7. 脂肪瘤　软而发黄的黏膜下肿瘤。有蒂者可达数厘米。好发于颈部环状软骨附近。

8. 淋巴管瘤　软而发蓝白或淡黄色,有透明感的黏膜下肿瘤。

9. 黑色素瘤　局部黑色或蓝色,边缘不整的色素斑,也可稍隆起。

胃 部 疾 病

一、胃癌

1. 分类　分为早期胃癌与进展型胃癌(图 9-5)。

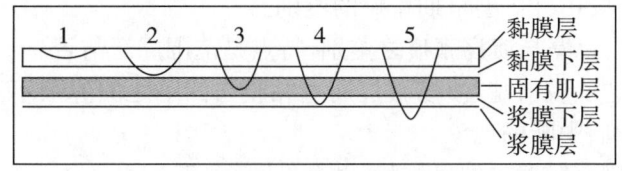

图 9-5　胃癌的分型

注:1.止于黏膜内;2.止于黏膜下(以上为早期胃癌);3.侵及固有肌层;4.侵及浆膜下;5.侵及浆膜(以上为进展癌)。

早期胃癌的分型见图9-6。

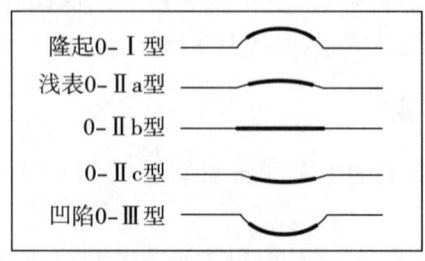

图9-6 早期胃癌分型

浅表型又可分为：0-Ⅱa、0-Ⅱb、0-Ⅱc。

0-Ⅱa,隆起型：向胃腔内突出,明显隆起。

0-Ⅱb,浅表型：胃表面无明显隆起及凹陷。

0-Ⅱa,浅表隆起型：稍隆起不超过周边黏膜厚度的2倍。

0-Ⅱb,浅表平坦型：与周边黏膜厚度相同平坦。

0-Ⅱc,浅表凹陷型：浅的凹陷。

0-Ⅲ,凹陷型：限于溃疡边缘局部。

0-Ⅹ,混合型：2种类型同时存在,面积较广。

2. 溃疡性病变的良恶性鉴别

(1) 良性：消化溃疡,急性胃黏膜病变。

(2) 恶性。

① 上皮性

早期胃癌：0-Hc+Ⅲ型,0-Ⅲ型。

进展期胃癌：Ⅰ～Ⅴ型。

② 非上皮性：MALT淋巴瘤,恶性淋巴瘤,间质瘤(GIST),肉瘤。

3. 内镜观察摄片及活检要点。

① 变换注气量,远景、近景,不同角度,特别注意,早期胃癌,恶性循环愈合变化。

② 活检在溃疡边缘,特别发红部位多处活检。

4. 胃溃疡与0-Ⅱc型早期胃癌的鉴别。

0-Ⅱc早期胃癌与溃疡瘢痕之鉴别,特点是范围广泛与否。

恶性溃疡边缘较清楚,溃疡瘢痕周边黏膜与凹陷之间界限不清；皱襞集中,尖端有突然变细、中断的现象。

浸向深部则有皱襞尖端呈杵状,融合见图9-7。

5. 进展期胃癌Borrmann分型(日本加以修订)。

Ⅰ型：隆起型。向胃腔内局限发育隆起的病变,表面不形成溃疡,界限清楚

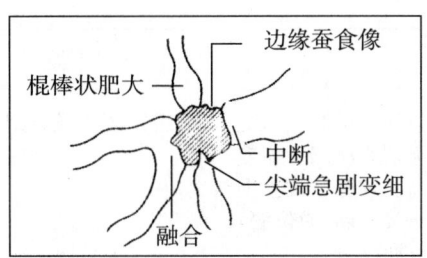

图9-7　Ⅱc型溃疡的形态特征

（表9-8）。

Ⅱ型：溃疡凹陷型。形成溃疡，周边堤坝状隆起，癌浸润止于隆起边界。

Ⅲ型：溃疡浸润型。溃疡周边堤坝倒塌状，周边不清浸润界限不清。

Ⅳ型：浸润型皮革胃。胃壁内弥漫浸润，有溃疡也是较小局限，界限不清，结缔组织增生，胃壁僵硬充气难扩张。

Ⅴ型：不属上述类型。有时可呈类似早期癌的进展型癌。

6. 良性溃疡与进展Ⅱ型期进展期胃癌鉴别见表9-8。

表9-8　良性溃疡与Ⅱ型进展期胃癌鉴别

分类	良性溃疡	BorⅡ型进展期胃癌
溃疡底	较平坦 均匀 较周围黏膜面低	凹凸 部分剥脱露出癌岛 较周围黏膜面高
边缘	境界清 圆滑地移向 时只有白苔 光滑慢坡	周边堤坝为掘坑样 溃疡底 白苔浮出癌灶
周边	低矮慢滑坡 送气多能伸展 钳触柔软	坡度较急剧 注气无变化 钳触较硬
黏膜	较水肿还柔软	癌浸润硬、隆起

7. 胃肠道癌病理组织学活检分级标准（表9-9，表9-10）。

表9-9　胃肠道上皮性肿瘤的Vienna分类（1998年）

编号	分类
1.	不存在瘤变或异型增生
2.	不确定的瘤变或异型增生

(续表)

编　号	分　类
3.	低级别非浸润性瘤变 （低级别瘤变或异型增生）
4.	高级别非浸润性瘤变 　　高级别腺瘤或异型增生； 　　非浸润癌(原位癌)； 　　浸润癌可疑
5.	浸润癌 　　黏膜内癌(存在黏膜固有层或黏膜肌层浸润) 　　黏膜下癌或更深

表 9-10　胃肠道上皮性肿瘤的 Vienna 分类(2002 年修订版)

Vienna 分类	临床处理
1. 不存在瘤变或异型增生	选择性随访
2. 不确定的瘤变或异型增生	随访
3. 低级别非浸润性瘤变 　　低级别瘤变 　　低级别异型增生	内镜切除或随访
4. 黏膜高级别瘤变 　　高级别腺瘤或异型增生 　　非浸润癌(原位癌) 　　浸润癌可疑 　　黏膜内癌	内镜或外科局部切除
5. 黏膜下浸润癌	外科手术切除(sm_2 以上)

二、胃息肉

1. 肉眼形态分类,见图 9-8。

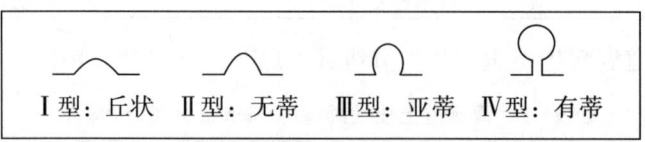

图 9-8　胃息肉分类

国内多采用日本山田-福富分型。

Ⅰ型：缓慢坡,界限不清。

Ⅱ型：隆起起始部清楚，无细颈。

Ⅲ型：隆起起始部见有细颈，但无蒂。

Ⅳ型：明显之蒂。

2. 按数目分类。

单发（single polyp）。

多发（multiple polyps）。

弥漫（息肉病）（diffuse polyposis）。

3. 依组织学分类。

炎性息肉（inflammatory polyp）。

再生性息肉（regeneraive polyp）：日本使用。

增生性息肉（hyperplastic polyp）：美国使用，国内使用。

再进一步分腺窝上皮性，胃底腺性，幽门腺性。

腺瘤性息肉：扁平腺瘤（异型上皮）；胃型腺瘤；大肠型瘤。

4. 内镜诊断。

结合山田分类分型对形状、大小、表面形状、色泽、有无凹陷、根部状态、有无出血加以描述，最终活检确定组织诊断。

三、胃黏膜下肿物

分为良性非上皮性肿瘤和恶性非上皮性肿瘤。

1. 良性非上皮性肿瘤

（1）平滑肌瘤。

（2）脂肪瘤。

（3）血管瘤。

（4）异位胰腺。

（5）神经鞘瘤。

2. 恶性非上皮性肿瘤

（1）恶性淋巴瘤，肉瘤。

（2）平滑肌肉瘤。

（3）间质瘤（GIST）。

3. 超声内镜诊断

（1）从肌层发生的间胚叶瘤有 GIST，平滑肌肉瘤和恶性淋巴瘤，明确肿瘤是重要的，但鉴别是从黏膜下或是肌层来源也十分重要。

（2）超声穿刺，获取组织诊断。

（3）胃壁内发生的肿瘤。

黏膜下层：脂肪瘤，血管瘤，异位胰腺，恶性淋巴瘤。

固有肌层：平滑肌瘤，平滑肌肉瘤，神经鞘瘤，间质瘤（GIST），恶性淋巴瘤。

四、胃溃疡

胃黏膜局限性的组织缺损称为溃疡，但破损未超过黏膜肌层者称糜烂，而不含溃疡，患者 20%～80% 合并 H. pylori 感染。

1. **胃溃疡分期** 见图 9-9。

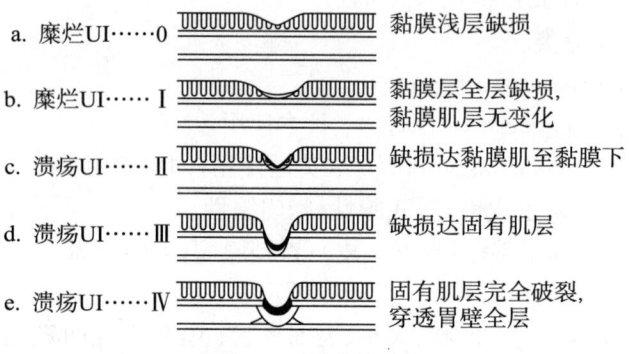

图 9-9 胃溃疡分期

黏膜浅层缺损；

黏膜全层缺损，黏膜肌层完整；

黏膜破损达黏膜下；

黏膜破损达固有肌层；

黏膜破损达胃壁全层，穿透性。

2. **内镜下溃疡的分期** 目前国内广泛采用崎田、三轮分类，药物临床疗效判定亦采用此标准。

（1）活动期

A_1：溃疡边缘水肿、隆起、界限清楚、底厚苔可见出血或血凝块。

A_2：水肿减轻，隆起不著，变慢坡，底白苔，周边无红色再生上皮。

（2）愈合期

H_1：溃疡缩小，边缘出现再生上皮的发红带，出现黏膜皱襞集中，白苔变薄。

H_2：溃疡进一步缩小，边缘再生上皮发红带进一步增宽，皱襞集中更明显，薄白苔。

（3）瘢痕期

S_1：白苔消失，皱襞集中于中心发

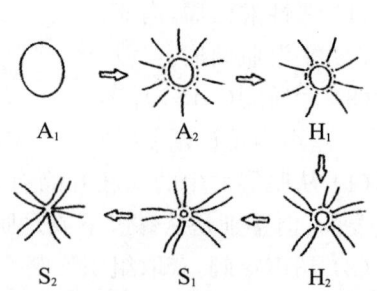

图 9-10 溃疡病分期及演变分类示意图

红部(红色瘢痕)。

S_2：中心发红消失,仅见皱襞集中(白色瘢痕)色泽同周边黏膜。

示意图及内镜图分别见图 9-10 及图 9-11。

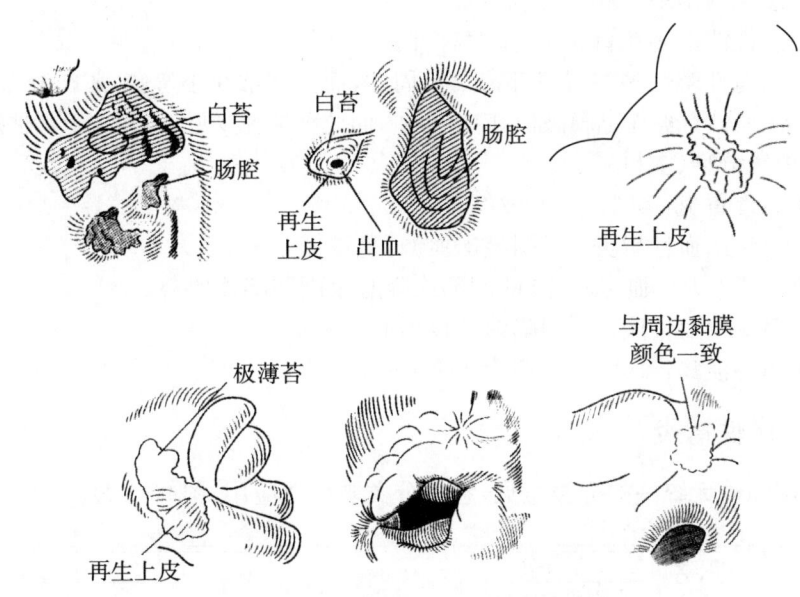

图 9-11　内镜下的畸田、三轮分类

3. 胃消化性溃疡的诊断标准见表 9-11。

表 9-11　消化性溃疡出血的诊断标准

Forrest 分级	著者补充分级
	活动性出血
Ⅰa：喷射性	a：喷射性
b：溃疡底部或周边渗血	b：涌出性
	c：渗血
Ⅱa：溃疡底血管显露 无活动出血	a：同左
b：溃疡覆盖血凝块 无活动出血	b：同左
c：溃疡底呈黑色	c：无活动出血
Ⅲ：溃疡底清洁	Ⅲ：同左

五、急性胃黏膜病变

1. 临床特点

(1) 短期内出现上腹痛等临床症状。

(2) 急性溃疡多在胃窦部,呈对称性。

(3) 出血性糜烂多在胃窦部密集全周性,而体部常在小弯侧,散在分布。

(4) 出血性胃炎无黏膜破损,广泛渗血,而此种情况少见,多并发于其他疾病。

2. 内镜分型(木村)

(1) 急性胃炎:黏膜水肿,发红。

(2) 急性出血性胃炎:无明显出血源,呈渗血。

(3) 糜烂:无出血,呈发红的凹陷或隆起表面凹陷伴白苔。

(4) 急性出血性糜烂:凹陷白苔伴出血。

(5) 急性溃疡:急性活动期溃疡之所见。

六、慢性胃炎

1. 国际尚无统一的分类意见,悉尼分类被广泛应用(图 9-12)。

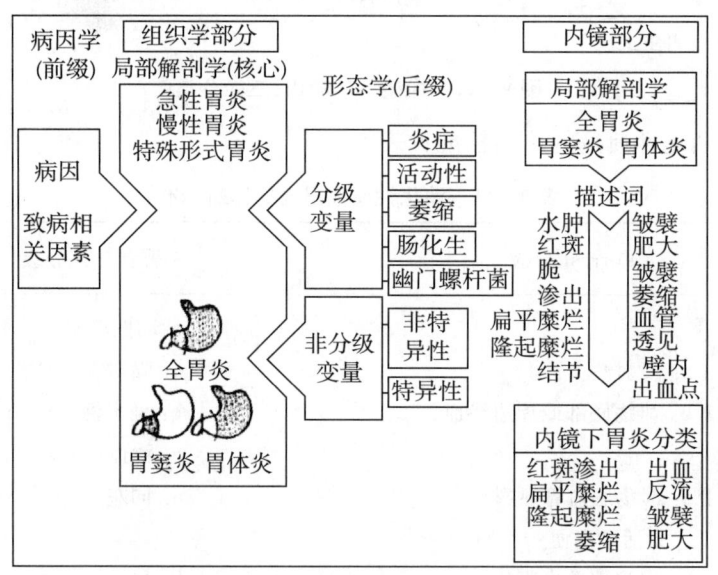

图 9-12　悉尼系统的胃炎分类

2. 我国慢性胃炎的分型标准

(1) 1983 年重庆会议,判定标准。

(2) 2000 年消化学会井冈山标准。

(3) 2003 年消化内镜学会大连会议制定的内镜肉眼分型(表 9-12,表 9-13)。

表9-12 中华消化内镜学会大连会议(2003年)

内镜分型	内镜特征	分级标准
浅表性胃炎	红斑：与周围黏膜比较，有明显的红斑	Ⅰ级：分散或间断线状 Ⅱ级：密集斑点或连续线状 Ⅲ级：广泛融合
糜烂性胃炎	糜烂(平坦/隆起疣状)黏膜破损浅，周围黏膜平坦或隆起	Ⅰ级：单发 Ⅱ级：多发局部<5个 Ⅲ级：多发广泛>6个
出血性胃炎	黏膜内出血：黏膜内点状、片状出血，不隆起的红色、暗红色出血斑点(不伴渗血，新鲜/陈旧)	Ⅰ级：局部 Ⅱ级：多部位 Ⅲ级：弥漫
萎缩性胃炎	黏膜萎缩：黏膜呈颗粒状、皱襞变平、血管透见、可有灰色肠上皮化生结节	Ⅰ级：细颗粒，血管部分透见。单发灰色肠上皮化生结节 Ⅱ级：中等颗粒，血管连续均匀透见。多发灰色肠上皮化生结节 Ⅲ级：粗大颗粒，皱襞消失血管达表层。弥漫灰色肠上皮化生结节

表9-13 内镜分型与病理特征的关系

诊断分型	内镜表现	病理特征
浅表性胃炎	红斑、花斑、线状、水肿	炎性细胞浸润
出血性胃炎	黏膜有出血斑，可伴或不伴渗血、血痂	炎性细胞浸润/出血
糜烂性胃炎	浅表糜烂，在黏膜层的白苔可分为平坦型、隆起型(疣状)	炎性细胞浸润/黏膜破损
萎缩性胃炎	色灰白，黏膜变薄，血管网透见，可见有肠化生结节颗粒样改变	炎性细胞浸润/萎缩或伴肠化
特殊型胃炎		对应原因所致病理改变

(4) 2006年，中华消化学会上海慢性胃炎共识意见中内镜诊断部分。

① 内镜下将慢性胃炎分为非萎缩性(浅表性)胃炎和萎缩性胃炎两大基本类型，同时存在平坦糜烂、隆起糜烂、出血、粗大皱襞或胆汁反流等征象，则诊断为非萎缩性胃炎或萎缩性胃炎伴糜烂、胆汁反流等。

② 非萎缩性胃炎内镜下可见红斑(点状、片状和条状)、黏膜粗糙不平、出血点(斑)、黏膜水肿、渗出等基本表现。

③ 萎缩性胃炎内镜下可见黏膜红白相间，以白为主，皱襞变平甚至消失，黏膜血管显露；黏膜呈颗粒或节结状等基本表现。

观察要每次评价一个特征，将病理切片的组织学像与标准图对照，找出最匹配的图像后进行分级，同一块活检标本上病理程度明显不同时，观察整个切片平均打分,见图 9-13。

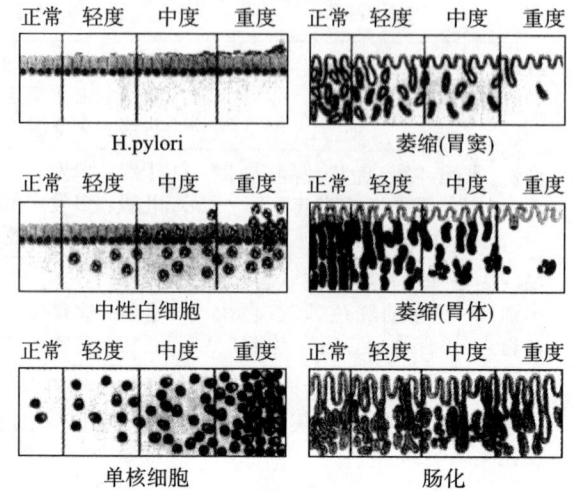

图 9-13 病理对 H. pylori 炎症萎缩分级标准:直观模拟评分

十二指肠疾病

一、十二指肠球部溃疡

指黏膜缺损穿越黏膜肌层的凹陷病变。

男性发病多于女性,发病年龄较年轻,30~40 岁为主峰年龄。

1. 临床表现　上腹部痛最常见,多出现在早晨、夜间、空腹时。进食可缓解症状。

好发于球前壁,且可多发。

合并 H. pylori 感染占半数以上,根除细菌可抑制复发。其他尚可见于服用非甾体消炎药及 Zollinger-Ellison 综合征者。

与胃溃疡相比,胃酸分泌亢进。

与胃溃疡及降部十二指肠相比,很少合并癌变。

2. 并发症

(1) 出血,多呈柏油便,大量出血时亦可呕血。

(2) 溃疡好发于球部前壁,周边无邻近脏器,故较胃溃疡易穿孔。后壁易形成穿凿性溃疡。

(3) 溃疡多较深,由于反复发作,易致球部变形、皱襞集中。多发溃疡还可引起脊状皱襞。幽门管与溃疡之间形成 δ 状皱襞(图 9-14)。

第九章
上消化道疾病消化内镜诊断金标准

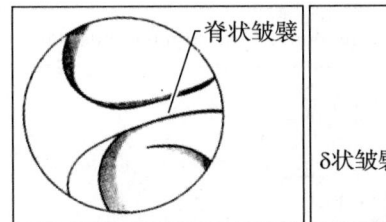
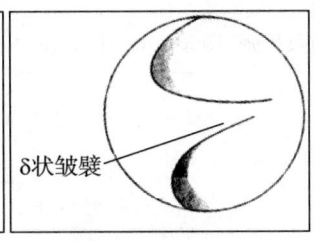

图 9-14 球部溃疡愈后瘢痕新改变形状

(4) 巨大溃疡及多发溃疡可招致局部狭窄、幽门梗阻。

3. 球部溃疡的内镜分期

(1) 同胃溃疡(崎田、三轮分期)。

(2) 黏膜绒毛表面缺损,也常见呈小白苔聚集,如霜斑,虽溃疡各期皆可见,若在 S_1 期溃疡的中心部,有人将此分成 H_3 期。

4. 十二指肠球后溃疡

(1) 十二指肠上行角以下内侧所见之溃疡。

二、先天性胆管扩张症

本病由胚胎期胆管上皮细胞过度增生而形成(表 9-14)。可分为Ⅰ型、Ⅱ型及Ⅲ型,见表 9-14。

表 9-14 先天性胆管扩张症分型

Ⅰ型 (congenital cystic dilatation of the common bile duct)			
小儿型 以腹痛黄疸发病,多并发胰胆管汇合异常		成人型 多以胆结石、胰腺炎发病	
A: 只胆总管扩张	B: 胆总管总肝管扩张	C: 肝外胆管全扩张	D: 肝外胆管与肝内胆管一二级分支扩张,肝内胆管狭窄;多以肝内结石肝内胆管癌发病
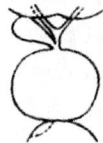	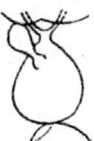	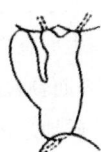	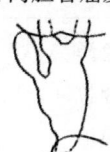

（续表）

Ⅱ型　总胆管局限扩张(congenital deverticulum of the common bile duct)	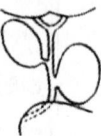
Ⅲ型　总胆管在十二指肠壁内扩张(congenital choledochocele)	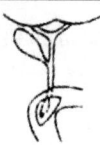

三、十二指肠乳头癌

1. 肉眼形态分类

(1) 肿瘤型：分表面露出型、非露出型。

(2) 混合型：肿瘤溃疡型、溃疡肿瘤型。

(3) 溃疡型：只呈溃疡形态。

(4) 其他型：正常型、息肉型、特殊型。

2. 内镜诊断　多以梗阻性黄疸发病，亦有无黄疸者；早期癌及腺瘤多无黄疸。

3. 浸润深度判定

(1) 有溃疡多侵及胰腺。

(2) 露出肿块者与大小无关，>4 cm者也可能是早期；

(3) 来源可是乳头部胆管、乳头部胰管、共同管、十二指肠乳头（表9-15）。

表9-15　乳头癌与腺瘤的鉴别

鉴别项目	腺瘤	癌
色泽	表面苍白或发红	与癌难以鉴别
颗粒	表面颗粒比较一致	颗粒大小不等
质地	质地总体较柔软	偏硬
颜色	色略发白	表面明显红
糜烂	少有糜烂	多有小糜烂

4. 阅读胰管造影图像的注意事项

(1) 胰管是否全部充盈显像。
(2) 注意可疑部位是否进行了压迫摄片。
(3) 是否进行了变换体位摄片。
(4) 乳头附近胰管是否被造影导管所遮盖。

5. 微小胰腺癌的胰管像
(1) 主胰管：当癌＞1 cm 时狭窄或梗阻。
(2) 分支胰管：当癌＜1 cm 时，主胰管内透亮区狭窄或扩张，但要排除黏液栓。

四、胰腺癌

胰管不规整，笔尖样狭窄，梗阻，不规整狭窄。
向腔内不规整狭窄、僵硬等变化。

五、胰管内乳头状瘤

胰管内乳头状瘤（introductal papillary, mucinous neoplasm, IPMN）分为以下两种。

1. 主胰管型　主胰管扩张，排泄大量黏液；乳头增大，乳头开口扩大。
2. 分支型　分支胰管囊状扩张；主胰管内黏液充盈像，主胰管扩张；乳头开口扩大。

应与以下疾病相鉴别：胰腺囊腺癌；慢性胰腺炎，潴留性囊肿；合并胰腺癌；胰管内乳头黏液性肿瘤。

六、慢性胰腺炎

主胰管不均匀扩张、狭窄、串珠状。
胰管分支不规则扩张。
可合并胰管结石，非阳性结石，蛋白栓致梗阻。

七、自身免疫性胰腺炎（AIP）

2006 年修订诊断标准。
1. 影像　主胰管变纤细，胰腺肿大。
2. 血液　高球蛋白血症，高 IgG、高 IgG_4，有自身抗体之阳性。
3. 病理　淋巴细胞、浆细胞浸润及纤维化。

1＋2 以上可诊断。但要排除胰腺癌与胆管癌等恶性肿瘤。

关于 AIP 诊断标准的解释

一、关于影像诊断

1. 胰腺肿大
(1) EUS：肿大胰，低回声；点状散在，高回声。
(2) CT：多呈正常胰。
(3) MRI：弥漫或局限肿大。
2. 主胰管变细像
主胰管：弥漫或局限性变细。
(1) 与梗阻狭窄像不同，范围较广。胰管较一般为细且不整，占全长 1/3 以上，小于 1/3 变细为局限性病变，在变细胰管上流侧多无显著扩张。
(2) 典型胰管像而无血液检查异常，虽可能属免疫性胰腺炎，当前必须与胰腺癌鉴别，但极难。
(3) 胰管像应为 ERCP，其他可为术中、术后标本胰管造影，MRCP 目前诊断困难。
(4) 上述胰管像有回顾性材料。

二、关于血液检查

1. 血清高 γ 球蛋白，IgG 或 IgG_4 多增加 IgG 增高原因不明，尚可见于过敏性皮炎、天疱疮、哮喘等，故并非特异性指标。
γ 球蛋白>2.0 g/dl。
IgG>1.800 mg/dl。
IgG_4>135 mg/dl。
2. 有自身抗体阳性 抗核抗体、类风湿因子任何一项。
3. IgG_4 诊断性较高

三、关于胰病理所见

1. 纤维化中淋巴细胞、浆细胞显著浸润 尚可形成淋巴滤泡，IgG_4（＋）者常为浆细胞浸润。
2. 浸润从小叶内向胰管，显著者小叶间隙纤维化。
3. 胰管周围细胞浸润致胰管狭细及腺胞萎缩。
4. 多见有闭塞性静脉炎。

5. 细针穿刺活检（FNA）对鉴别是否为恶性肿瘤虽有用，但若组织太小无法诊断。

四、关于胰外分泌功能

胰外分泌功能减退及糖尿病。

激素治疗可使胰内外分泌功能改善。

胰外及周围脏器病变，可并发硬化性胆管炎、硬化性唾液腺炎、腹膜后纤维组织增多症。

硬化性唾液腺炎呈抗 SS-A 抗体、抗 SS-B 抗体阴性，可能与干燥综合征不同，与原发性硬化性胆管炎（PSC）对激素有良好反应程度及预后不同，故不属 PSC，有关免疫机制尚待阐明。

大肠疾病诊断标准

一、溃疡性大肠炎

1. 定义　溃疡性大肠炎主要指侵犯直肠和结肠黏膜与黏膜下层的炎症性糜烂及溃疡性病变，目前病因未明。

30 岁以下成人多见，小儿和 50 岁以上者少见。通常表现黏液、脓血便、腹痛、全身症状，病程长。可反复发作，当暴发型病重时，可危及生命。

2. 内镜诊断

（1）黏膜弥漫受侵：透见血管纹理消失，粗糙、细颗粒状，易触出血，有黏液、血、脓性分泌物附着。

（2）多发糜烂：溃疡或假息肉形成。

3. 病理组织学

（1）活动期：黏膜全层弥漫性炎性细胞浸润。隐窝脓肿，杯状细胞明显减少。

（2）缓解期：腺体排列紊乱蛇形分叉，残存萎缩黏膜，从直肠连续向肛门侧分布。

4. 依病变占据部位分型

（1）全大肠炎型；

（2）左半大肠型：病变至横结肠中部；

（3）直/乙大肠型：乙状结肠以上黏膜正常；

（4）右侧/局限型：与克罗恩病结核鉴别困难。

5. 内镜病期分类　见表 9-16。

表 9-16　内镜所见诊断分级标准*

炎症程度	内 镜 表 现
轻度	血管纹理消失,黏膜细颗粒状,黏膜红,有小黄点
中度	黏膜粗糙、糜烂、小溃疡,易触出血,附着黏液、脓、血等分泌物
重度	广泛溃疡自然出血

注：*以内镜最重处为诊断标准；不必全结肠都需观察,以防止并发症；不必检查前清肠,只看一下直肠、乙状结肠即可,检查时间要短。

（1）活动期：血便,黏膜血管像消失,触之出血,糜烂、溃疡。

（2）缓解期：血便消失,上述症状消失,出现黏膜血管像。

溃疡形态随病情变化见图 9-15。

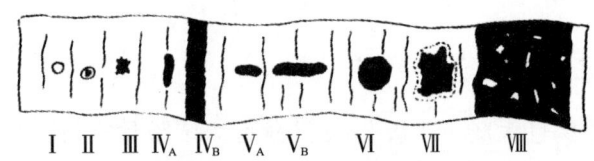

图 9-15　溃疡性大肠炎的演变过程（白壁彦夫）

注：Ⅰ　初期小红结节点；
　　Ⅱ　结节破溃成小溃疡；
　　Ⅲ　较Ⅱ增大成扁豆粒大小；
　　Ⅳ　肠管横行或环形溃疡 A<2 cm,B>2 cm；
　　Ⅴ　纵行溃疡 A<2 cm,B>2 cm；
　　Ⅵ　扁豆粒大小,圆形或近似圆形溃疡；
　　Ⅶ　扁豆粒大小,不规则；
　　Ⅷ　溃疡互相融合或成广泛溃疡。

6. 癌变率　大于 10 年为 73%；全结肠为 83%；多发型为 29%；弥漫型为 44%。

患病大于 7 年以上者应每年复查一次肠镜,以便早期发现癌变。

二、克罗恩病(Crohn's Disease)

本病为可侵犯消化道任何部位的肠道慢性全层性及肉芽肿性炎性疾病,诊断标准见表 9-17。

表 9-17　克罗恩病诊断标准(日本大肠病研究会)*

项　目	特　征
主要所见	A 纵行溃疡； B 铺路卵石征； C 非干酪性类上皮肉芽肿
次要所见	A 纵行不规则溃疡或阿夫他样溃疡； B 上下消化道皆见有 A 改变
确诊	①有 A 或 B 任何一项；②C＋次要所见一项
可疑	①次要所见任何一项；②只有主要所见 C；③主要所见 A 或 B，无法除外缺血性、溃疡性大肠炎者

注：*①只有纵行溃疡，须排除缺血性、溃疡性大肠炎；②只有铺路卵石征，须排除缺血性结肠炎；③只有次要所见 B，需连续 3 个月无变化；④只有主要所见 C，需排除结核。

三、肠结核

内镜所见。
(1) 溃疡周边黏膜正常。
(2) 溃疡与肠轴呈垂直方向发展成环形或带状。
(3) 溃疡融合可成不规则地图样。
(4) 溃疡可呈深的周边堤坝样隆起。
(5) 溃疡底平坦，颗粒状。
(6) 溃疡愈合后形成皱襞集中，黏膜萎缩变薄。
(7) 多发溃疡可形成网状憩室。
(8) 升结肠缩短，回盲瓣口开大。

四、缺血性大肠炎

大肠营养血管一过性闭塞，致大肠黏膜形成可逆性缺血而引起的病变，动脉主干却无闭塞。

1. 诱发原因
(1) 血管因素：高血压、糖尿病、动脉硬化症。
(2) 肠管因素：便秘，泻药致肠管内压增高。
(3) 蠕动亢进，平滑肌痉挛。

2. 诊断标准
(1) 发病与症状：急剧腹痛、便血。
(2) 好发部位：左侧结肠，局部病变。
(3) 除外内容：抗生素使用病史。粪便细菌培养/组织培养(一)。
(4) 内镜特点

急性期：黏膜充血、水肿、出血、纵行溃疡。
恢复期：一过型：正常至纵行瘢痕。
　　　　狭窄型：管腔变细，纵行瘢痕，假憩室。
(5) X 线所见
急性期：纵行溃疡，皱襞水肿，指压痕征。
恢复期：管狭狭窄，假憩室，纵行瘢痕（狭窄型）。
(6) 组织病理
急性期：上皮变性、脱落、坏死、出血水肿、蛋白性渗出。
恢复期：含铁血红素沉着。
溃疡性大肠炎、克罗恩病、肠结核鉴别要点见表 9-18。

表 9-18　溃疡性大肠炎、克罗恩病、肠结核鉴别

鉴别项目		溃疡性大肠炎	克罗恩病	肠结核
病变分布		弥漫	散在	散在
连续性		连续	不连续	不连续
好发部位		左侧大肠	回盲至右侧结肠	回盲至右侧结肠
回盲末端变化		极少	常有	常有
溃疡	形态	一致　不规则　浅	不一致　常较深	不一致　常较深
	大小	小	大小不一	大小不一
	方向性	无	纵行	环形　带状
	皱襞集中	无	常有	常有
	周边隆起	无	常有	常有
阿夫他样		少见	常见	时有
瘘管		无	常见	少有
裂隙		无	常见	无
变形	狭窄	铅管状	偏侧性	两侧性，沙石钟样
	结肠袋消失	常见	少	少
	回盲变形	少	常	显著、回盲瓣破坏
	憩室	无	常	极常
炎性息肉	形态	不整，类圆　细长	圆→棒状	圆→不整
	大小	中→小	比较大	小
	分布	弥漫　散在	密布	散在

五、肠道白塞病(Behcet)

肠道白塞病的诊断标准见表9-19。

表9-19 肠道白塞病诊断标准

主要症状	次要症状
口腔阿夫他溃疡	关节炎
皮肤、针刺48小时反应征	附睾炎
眼症、虹膜睫状体炎	血管炎
外阴溃疡	中枢神经病变
	消化道病变、溃疡

完全型:主症4项全有为完全型。
不完全型:3"主",2"主"+2"次",眼症+1"主";眼症+2"次"。
疑似型:上型之外。
日本分型主症:口腔溃疡必备,其他3项中必备2项(1987年),至今世界未统一。

六、大肠癌

肉眼分型(图9-16,图9-17,表9-20,表9-21)。
早期为0型,癌侵及黏膜下层以上。
进展期分为5型。

表9-20 早期大肠癌

分类		名称
0型	—	浅表型
0-Ⅰ型	0-Ⅰp	有蒂型
	0-Ⅰsp	亚蒂型
	0-Ⅰs	无蒂型
0-Ⅱ型	0-Ⅱa	浅表隆起型
	0-Ⅱb	浅表平坦型
	0-Ⅱc	浅表凹陷型
0-Ⅲ型		溃疡样凹陷

表 9-21　进展期 Borrmann(修订)

分　型	名　称
1 型	隆起型
2 型	局限溃疡型
3 型	溃疡浸润型
4 型	弥漫型(皮革胃)
5 型	无法分型

(日本大肠癌研究会第 7 版)

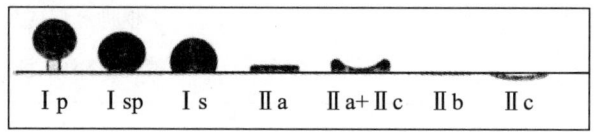

图 9-16　0 型类型

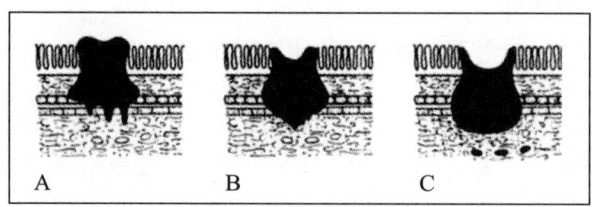

图 9-17　Dukes 分期

注：A. 癌灶限于肠壁内；B. 癌灶已贯通肠壁，但无淋巴结转移；C. 癌灶已贯通肠壁，有淋巴结转移。

七、侧向发育型大肠肿瘤

大肠肿瘤中，向上发育呈隆起型，向下发育呈凹陷型。沿肠管内壁侧向发育的一组肿瘤类型为平坦型(>10 mm)，此形态称侧向发育型肿瘤(LST)。

附录 消化系统肿瘤的分类

食管肿瘤的分类
（WHO）

名　称	ICD-O编码
上皮性肿瘤	
癌前病变	
鳞状上皮	
上皮内瘤变（异型增生），低级别	8077/0*
上皮内瘤变（异型增生），高级别	8077/2
腺上皮	
异型增生（上皮内瘤变），低级别	8148/0*
异型增生（上皮内瘤变），高级别	8148/2
癌	
鳞状细胞癌	8070/3
腺癌	8140/3
腺样囊性癌	8200/3
腺鳞癌	8560/3
基底细胞样鳞状细胞癌	8083/3
黏液表皮样癌	8430/3
梭形细胞（鳞）癌	8074/3
疣状（鳞）癌	8051/3
未分化癌	8020/3
神经内分泌肿瘤[b]	
神经内分泌瘤（NET）	

NET G1（类癌）	8240/3
NET G2	8249/3
神经内分泌癌（NEC）	8246/3
大细胞 NEC	8013/3
小细胞 NEC	8041/3
混合性腺神经内分泌癌	8244/3

间叶性肿瘤

颗粒细胞瘤	9580/0
血管瘤	9120/0
平滑肌瘤	8890/0
脂肪瘤	8850/0
胃肠道间质瘤	8936/3
卡波西肉瘤	9140/3
平滑肌肉瘤	8890/3
黑色素瘤	8720/3
横纹肌肉瘤	8900/3
滑膜肉瘤	9040/3

淋巴瘤

继发性肿瘤

注释：

　　a 肿瘤名称后的形态学编码为肿瘤学国际疾病分类编码（ICD-O）。生物学行为编码：/0 为良性肿瘤，/1 为生物学行为不清、交界性或生物学行为未定的肿瘤，/2 为原位癌和上皮内瘤Ⅲ级，/3 为恶性肿瘤。

　　b 根据我们对病变认识的变化，本分类对原来（第三版）WHO 肿瘤的组织学分类进行了修改。对于神经内分泌肿瘤，新的 WHO 分类，在形态学分类上被简化成有更多的实用性。

　　* 新的形态学编码是由国际癌症研究机构和世界卫生组织委员会于 2010 年 3 月召开的关于"肿瘤学国际疾病分类"的会议上批准的。

名　称	ICD-O 编码
食管胃交界性腺癌	8140/3

胃肿瘤的分类
（WHO）

名　称	ICD-O 编码
上皮性肿瘤	
癌前病变	
腺瘤	8140/0
上皮内瘤变（异型增生），低级别	8148/0*
上皮内瘤变（异型增生），高级别	8148/2*
癌	
腺癌	8140/3
乳头状腺癌	8260/3
管状腺癌	8211/3
黏液腺癌	8480/3
低黏附性癌（包括印戒细胞癌和其他亚型）	8490/3*
混合性腺癌	8255/3
腺鳞癌	8560/3
伴有淋巴样间质的癌（髓样癌）	8512/3
肝样腺癌	8576/3
鳞状细胞癌	8070/3
未分化癌	8020/3
神经内分泌肿瘤[b]	
神经内分泌瘤（NET）	
NET G1（类癌）	8240/3
NET G2	8249/3
神经内分泌癌（NEC）	8246/3
大细胞 NEC	8013/3
小细胞 NEC	8041/3
混合性腺神经内分泌癌	8244/3
EC 细胞，5-羟色胺生成性神经内分泌瘤	8241/3
胃泌素生成性神经内分泌瘤（胃泌素瘤）	8153/3

间叶性肿瘤
血管球瘤   8711/0
颗粒细胞瘤   9580/0
平滑肌瘤   8890/0
丛状纤维黏液瘤   8811/0*
神经鞘瘤   9560/0
炎性肌纤维母细胞瘤   8825/1

胃肠间质瘤   8936/3
卡波西肉瘤   9140/3
平滑肌肉瘤   8890/3
滑膜肉瘤   9040/3

淋巴瘤

继发性肿瘤

注释：
  a 肿瘤名称后的形态学编码为肿瘤学国际疾病分类编码（ICD-O）。生物学行为编码：/0 为良性肿瘤，/1 为生物学行为不清、交界性或生物学行为未定的肿瘤，/2 为原位癌和上皮内瘤Ⅲ级，/3 为恶性肿瘤。
  b 根据我们对病变认识的变化，本分类对原来（第三版）WHO 肿瘤的组织学分类进行了修改。对于神经内分泌肿瘤，新的 WHO 分类，在形态学分类上被简化成有更多的实用性。
  * 新的形态学编码是由国际癌症研究机构和世界卫生组织委员会于 2010 年 3 月召开的关于"肿瘤学国际疾病分类"的会议上批准的。

壶腹部肿瘤分类[a]
（WHO）

名　称   ICD-O 编码
上皮性肿瘤

癌前病变
肠型腺瘤   8144/0

管状腺瘤	8211/0
管状绒毛状腺瘤	8263/0
伴有轻度异型增生的非浸润性	
胰胆管乳头状肿瘤(低级别上皮内瘤变)	8163/0*
伴有高度异型增生的非浸润性	
胰胆管乳头状肿瘤(高级别上皮内瘤变)	8163/2*
扁平上皮内瘤变(异型增生),高级别	8148/2
癌	
腺癌	8140/3
浸润性肠型	8144/3
胰胆管型	8163/3*
腺鳞癌	8560/3
透明细胞癌	8310/3
肝样腺癌	8576/3
浸润性乳头状腺癌	8260/3
黏液腺癌	8480/3
印戒细胞癌	8490/3
鳞状细胞癌	8070/3
未分化癌	8020/3
伴有破骨细胞样巨细胞的未分化癌	8035/3
神经内分泌肿瘤[b]	
神经内分泌瘤(NET)	
NET G1(类癌)	8240/3
NET G2	8249/3
神经内分泌癌(NEC)	8246/3
大细胞 NEC	8013/3
小细胞 NEC	8041/3
混合性腺神经内分泌癌	8244/3
EC 细胞,5-羟色胺生成性神经内分泌瘤	8241/3
神经节细胞性副神经节瘤	8683/3
生长抑素生成性神经内分泌瘤	8156/3

间叶性肿瘤

继发性肿瘤

注释:

EC,肠嗜铬的

a 肿瘤名称后的形态学编码为肿瘤学国际疾病分类编码(ICD-O)。生物学行为编码为：/0 为良性肿瘤,/1 为生物学行为不清、交界性或生物学行为未定的肿瘤,/2 为原位癌和上皮内瘤Ⅲ级,/3 为恶性肿瘤。

b 根据我们对病变认识的变化,本分类对原来(第3版)WHO 肿瘤的组织学分类进行了修改。对于神经内分泌肿瘤,新的 WHO 分类,在形态学分类上被简化成有更多的实用性。

* 新的形态学编码是由国际癌症研究机构和世界卫生组织委员会于2010年3月召开的关于"肿瘤学国际疾病分类"的会议上批准的。

小肠肿瘤的分类[a]
(WHO)

名　称	ICD-O 编码
上皮性肿瘤	
癌前病变	
腺瘤	8140/0
管状	8211/0
绒毛状	8261/0
管状绒毛状	8263/0
异型增生(上皮内瘤变),低级别	8148/0*
异型增生(上皮内瘤变),高级别	8148/2
错构瘤	
幼年性息肉	
Peutz-Jeghers 息肉	
癌	
腺癌	8140/3

黏液腺癌	8480/3
印戒细胞癌	8490/3
腺鳞癌	8560/3
髓样癌	8510/3
鳞状细胞癌	8070/3
未分化癌	8020/3
神经内分泌肿瘤[b]	
神经内分泌瘤(NET)	
NET G1(类癌)	8240/3
NET G2	8249/3
神经内分泌癌(NEC)	8246/3
大细胞 NEC	8013/3
小细胞 NEC	8041/3
混合性腺神经内分泌癌	8244/3
EC 细胞,5-羟色胺生成性神经内分泌瘤	8241/3
神经节细胞性副神经节瘤	8683/0
胃泌素瘤	8153/3
L 细胞,胰高血糖素样肽	
和 PP/PYY 生成性神经内分泌瘤	8152/1*
生长抑素生成性神经内分泌瘤	8156/3
间叶性肿瘤	
平滑肌瘤	8890/0
脂肪瘤	8850/0
血管肉瘤	9120/0
胃肠道间质瘤	8936/3
卡波西肉瘤	9140/3
平滑肌肉瘤	8890/3

淋巴瘤

继发性肿瘤

注释：
　　a 肿瘤名称后的形态学编码为肿瘤学国际疾病分类编码(ICD-O)。生物学行为编码为：/0 为良性肿瘤，/1 为生物学行为不清、交界性或生物学行为未定的肿瘤，/2 为原位癌和上皮内瘤Ⅲ级，/3 为恶性肿瘤。

b 根据我们对病变认识的变化，本分类对原来（第 3 版）WHO 肿瘤的组织学分类进行了修改。对于神经内分泌肿瘤，新的 WHO 分类，在形态学分类上被简化成有更多的实用性。

* 新的形态学编码是由国际癌症研究机构和世界卫生组织委员会于 2010 年 3 月召开的关于"肿瘤学国际疾病分类"的会议上批准的。

阑尾肿瘤的分类
（WHO）

名 称	ICD-O 编码
上皮性肿瘤	
癌前病变	
腺瘤	8140/0
管状	8211/0
绒毛状	8261/0
管状绒毛状	8263/0
异型增生（上皮内瘤变），低级别	8148/0*
异型增生（上皮内瘤变），高级别	8148/2
锯齿状病变	
增生性息肉	
广基锯齿状腺瘤/息肉	8213/0*
传统锯齿状腺瘤	8213/0
癌	
腺癌	8140/3
黏液腺癌	8480/3
低度恶性阑尾黏液瘤	8480/1*
印戒细胞癌	8490/3
未分化癌	8020/3
神经内分泌肿瘤[b]	
神经内分泌瘤（NET）	

NET G1（类癌）	8240/3
NET G2	8249/3
神经内分泌癌（NEC）	8246/3
大细胞 NEC	8013/3
小细胞 NEC	8041/3
混合性腺神经内分泌癌	8244/3
EC 细胞，5-羟色胺生成性神经内分泌瘤	8241/3
杯状细胞类癌	8243/3
L 细胞，胰高血糖素样肽	
和 PP/PYY 生成性神经内分泌瘤	8152/1*
管状类癌	8245/1

间叶性肿瘤

平滑肌瘤	8890/0
脂肪瘤	8850/0
神经瘤	9570/0
卡波西肉瘤	9140/3
平滑肌肉瘤	8890/3

淋巴瘤

继发性肿瘤

注释：
    EC，肠嗜铬的
    a 肿瘤名称后的形态学编码为肿瘤学国际疾病分类编码（ICD－O）。生物学行为编码为：/0 为良性肿瘤，/1 为生物学行为不清、交界性或生物学行为未定的肿瘤，/2 为原位癌和上皮内瘤Ⅲ级，/3 为恶性肿瘤。
    b 根据我们对病变认识的变化，本分类对原来（第3版）WHO 肿瘤的组织学分类进行了修改。对于神经内分泌肿瘤，新的 WHO 分类，在形态学分类上被简化成有更多的实用性。
    ＊新的形态学编码是由国际癌症研究机构和世界卫生组织委员会于2010年3月召开的关于"肿瘤学国际疾病分类"的会议上批准的。

结肠和直肠肿瘤的分类
（WHO）

名　称	ICD－O 编码
上皮性肿瘤	
癌前病变	
腺瘤	8140/0
管状	8211/0
绒毛状	8261/0
管状绒毛状	8263/0
异型增生（上皮内瘤变），低级别	8148/0*
异型增生（上皮内瘤变），高级别	8148/2
锯齿状病变	
增生性息肉	
广基锯齿状腺瘤/息肉	8213/0*
传统锯齿状腺瘤	8213/0*
错构瘤	
Cowden 相关性息肉	
幼年性息肉	
Peutz-Jeghers 息肉	
癌	
腺癌	8140/3
筛状粉刺型腺癌	8201/3*
髓样癌	8510/3
微乳头癌	8265/3*
黏液腺癌	8480/3
锯齿状腺癌	8213/3*
印戒细胞癌	8490/3
腺鳞癌	8560/3
梭形细胞癌	8032/3
鳞状细胞癌	8070/3

NET G1(类癌)	8240/3
NET G2	8249/3
神经内分泌癌(NEC)	8246/3
大细胞 NEC	8013/3
小细胞 NEC	8041/3
混合性腺神经内分泌癌	8244/3
EC 细胞,5-羟色胺生成性神经内分泌瘤	8241/3
杯状细胞类癌	8243/3
L 细胞,胰高血糖素样肽	
和 PP/PYY 生成性神经内分泌瘤	8152/1*
管状类癌	8245/1

间叶性肿瘤

平滑肌瘤	8890/0
脂肪瘤	8850/0
神经瘤	9570/0
卡波西肉瘤	9140/3
平滑肌肉瘤	8890/3

淋巴瘤

继发性肿瘤

注释：

EC,肠嗜铬的

a 肿瘤名称后的形态学编码为肿瘤学国际疾病分类编码(ICD‐O)。生物学行为编码为：/0 为良性肿瘤,/1 为生物学行为不清、交界性或生物学行为未定的肿瘤,/2 为原位癌和上皮内瘤Ⅲ级,/3 为恶性肿瘤。

b 根据我们对病变认识的变化,本分类对原来(第 3 版)WHO 肿瘤的组织学分类进行了修改。对于神经内分泌肿瘤,新的 WHO 分类,在形态学分类上被简化成有更多的实用性。

＊新的形态学编码是由国际癌症研究机构和世界卫生组织委员会于 2010 年 3 月召开的关于"肿瘤学国际疾病分类"的会议上批准的。

结肠和直肠肿瘤的分类
(WHO)

名 称	ICD-O 编码
上皮性肿瘤	
癌前病变	
腺瘤	8140/0
管状	8211/0
绒毛状	8261/0
管状绒毛状	8263/0
异型增生(上皮内瘤变),低级别	8148/0*
异型增生(上皮内瘤变),高级别	8148/2
锯齿状病变	
增生性息肉	
广基锯齿状腺瘤/息肉	8213/0*
传统锯齿状腺瘤	8213/0*
错构瘤	
Cowden 相关性息肉	
幼年性息肉	
Peutz-Jeghers 息肉	
癌	
腺癌	8140/3
筛状粉刺型腺癌	8201/3*
髓样癌	8510/3
微乳头癌	8265/3*
黏液腺癌	8480/3
锯齿状腺癌	8213/3*
印戒细胞癌	8490/3
腺鳞癌	8560/3
梭形细胞癌	8032/3
鳞状细胞癌	8070/3

未分化癌	8020/3
神经内分泌肿瘤[b]	
神经内分泌瘤(NET)	
NET G1(类癌)	8240/3
NET G2	8249/3
神经内分泌癌(NEC)	8246/3
大细胞 NEC	8013/3
小细胞 NEC	8041/3
混合性腺神经内分泌癌	8244/3
EC 细胞,5-羟色胺生成性神经内分泌瘤	8241/3
L 细胞,胰高血糖素样肽和	
PP/PYY 生成性神经内分泌瘤	8152/1*
间叶性肿瘤	
平滑肌瘤	8890/0
脂肪瘤	8850/0
血管肉瘤	9120/0
胃肠道间质瘤	8936/3
卡波西肉瘤	9140/3
平滑肌肉瘤	8890/3

淋巴瘤

继发性肿瘤

注释：
    EC,肠嗜铬的
    a 肿瘤名称后的形态学编码为肿瘤学国际疾病分类编码(ICD-O)。生物学行为编码为：/0 为良性肿瘤,/1 为生物学行为不清、交界性或生物学行为未定的肿瘤,/2 为原位癌和上皮内瘤Ⅲ级,/3 为恶性肿瘤。
    b 根据我们对病变认识的变化,本分类对原来(第3版)WHO 肿瘤的组织学分类进行了修改。对于神经内分泌肿瘤,新的 WHO 分类,在形态学分类上被简化成有更多的实用性。
    * 新的形态学编码是由国际癌症研究机构和世界卫生组织委员会于 2010 年 3 月召开的关于"肿瘤学国际疾病分类"的会议上批准的。

肛管肿瘤的分类
（WHO）

名　称	ICD-O 编码
上皮性肿瘤	
癌前病变	
肛管上皮内瘤变（异型增生），低级别	8077/0*
肛管上皮内瘤变（异型增生），高级别	8077/2
鲍温病	
肛旁鳞状上皮内瘤变	
派杰病	8542/3
癌	
鳞状细胞癌	8070/3
疣状癌	8051/3
未分化癌	8020/3
腺癌	8140/3
黏液腺癌	8480/3
神经内分泌肿瘤[b]	
神经内分泌瘤（NET）	
NET G1（类癌）	8240/3
NET G2	8249/3
神经内分泌癌（NEC）	8246/3
大细胞 NEC	8013/3
小细胞 NEC	8041/3
混合性腺神经内分泌癌	8244/3

间叶性肿瘤

继发性肿瘤

注释：

a 肿瘤名称后的形态学编码为肿瘤学国际疾病分类编码（ICD-O）。生物学行为编码为：/0 为良性肿瘤，/1 为生物学行为不清、交界性或生物学行为未定的肿瘤，/2 为原位癌和上皮内瘤Ⅲ级，/3 为恶性肿瘤。

b 根据我们对病变认识的变化，本分类对原来(第3版)WHO 肿瘤的组织学分类进行了修改。对于神经内分泌肿瘤，新的 WHO 分类，在形态学分类上被简化成有更多的实用性。

* 新的形态学编码是由国际癌症研究机构和世界卫生组织委员会于 2010 年 3 月召开的关于"肿瘤学国际疾病分类"的会议上批准的。

肝和肝内胆管肿瘤的分类
(WHO)

| 名 称 | ICD-O 编码 |

上皮性肿瘤：肝细胞性

良性
  肝细胞腺瘤　　　　　　　　　　　　　　　　8170/0
  局灶结节性增生
与恶性相关和癌前病变
  大细胞改变(以往称"异型增生")
  小细胞改变(以往称"异型增生")
  异型增生结节
    低级别
    高级别

恶性
  肝细胞癌　　　　　　　　　　　　　　　　　8170/3
  肝细胞癌，纤维板层型　　　　　　　　　　　　8171/3
  肝母细胞瘤，上皮型　　　　　　　　　　　　　8970/3
  未分化癌　　　　　　　　　　　　　　　　　　8020/3

上皮性肿瘤：胆管细胞性

良性
  胆管腺瘤(胆管周围腺错构瘤和其他)　　　　　　8160/0

微囊腺瘤　　　　　　　　　　　　　　　　　　8202/0
　　胆管腺纤维瘤　　　　　　　　　　　　　　　　9013/0

癌前病变
　　胆管上皮内瘤变,3级(BilIN-3)　　　　　　　　8148/2*
　　导管内乳头状肿瘤伴低级别或中级别上皮内瘤变　　8503/0
　　导管内乳头状肿瘤伴高级别上皮内瘤变　　　　　　8503/2*
　　黏液囊性肿瘤伴低级别或中级别上皮内瘤变　　　　8470/0
　　黏液囊性肿瘤伴高级别上皮内瘤变　　　　　　　　8470/2

恶性
　　肝内胆管细胞癌　　　　　　　　　　　　　　　　8160/3
　　导管内乳头状肿瘤合并浸润性癌　　　　　　　　　8503/3*
　　黏液囊性肿瘤合并浸润性癌　　　　　　　　　　　8470/3

混合性恶性肿瘤或未明确起源的肿瘤

钙化性巢状上皮间质肿瘤　　　　　　　　　　　　　8975/1*
癌肉瘤　　　　　　　　　　　　　　　　　　　　　8980/3
复合性肝细胞-胆管细胞癌　　　　　　　　　　　　　8180/3
肝母细胞瘤,上皮-间叶混合性　　　　　　　　　　　8970/3
恶性横纹肌样瘤　　　　　　　　　　　　　　　　　8963/3

间叶性肿瘤

良性
　　血管平滑肌脂肪瘤(PEComa)　　　　　　　　　　8860/0
　　海绵状血管瘤　　　　　　　　　　　　　　　　　9121/0
　　婴儿型血管瘤　　　　　　　　　　　　　　　　　9131/0
　　炎性假瘤
　　淋巴管瘤　　　　　　　　　　　　　　　　　　　9170/0
　　淋巴管瘤病
　　间叶性错构瘤
　　孤立性纤维性肿瘤　　　　　　　　　　　　　　　8815/0

恶性
　　血管肉瘤　　　　　　　　　　　　　　　　　　　9120/3

胚胎性肉瘤(未分化肉瘤)	8891/3
卡波西肉瘤	9140/3
平滑肌肉瘤	8890/3
横纹肌肉瘤	8900/3
滑膜肉瘤	9040/3

生殖细胞肿瘤

畸胎瘤	9080/1
卵黄囊瘤(内胚窦瘤)	9071/3

淋巴瘤

继发性肿瘤

注释：
　　PEComa,血管周上皮样细胞肿瘤
　　a 肿瘤名称后的形态学编码为肿瘤学国际疾病分类编码(ICD-O),肿瘤名称为系统医学术语。生物学行为编码为：/0 为良性肿瘤,/1 为生物学行为不清、交界性或生物学行为未定的肿瘤,/2 为原位癌和上皮内瘤Ⅲ级,/3 为恶性肿瘤。
　　* 新的形态学编码是由国际癌症研究机构和世界卫生组织委员会于 2010 年 3 月召开的关于"肿瘤学国际疾病分类"的会议上批准的。

胆囊和肝外胆管肿瘤的分类
(WHO)

名　称	ICD-O 编码
上皮性肿瘤	
癌前病变	
腺瘤	8140/0
管状	8211/0
乳头状	8260/0
管状乳头状	8263/0
胆管上皮内瘤变,3 级(BilIN-3)	8148/2

囊内(胆囊)或导管内(胆管)乳头状肿瘤	
伴低级别或中级别上皮内瘤变	8503/0
囊内(胆囊)或导管内(胆管)乳头状肿瘤	
伴高级别上皮内瘤变	8503/2*
黏液囊性肿瘤伴低级别或中级别上皮内瘤变	8470/0
黏液囊性肿瘤伴高级别上皮内瘤变	8470/2
癌	
腺癌	8140/3
腺癌,胆管型	8140/3
腺癌,胃小凹型	8140/3
腺癌,肠型	8144/3
透明细胞腺癌	8310/3
黏液腺癌	8480/3
印戒细胞癌	8490/3
腺鳞癌	8560/3
囊内(胆囊)或导管内(胆管)	
乳头状肿瘤合并浸润性癌	8503/3*
黏液囊性肿瘤合并浸润性癌	8470/3*
鳞状细胞癌	8070/3
未分化癌	8020/3

神经内分泌肿瘤

神经内分泌瘤(NET)	
NET G1(类癌)	8240/3
NET G2	8249/3
神经内分泌癌(NEC)	8246/3
大细胞 NEC	8013/3
小细胞 NEC	8041/3
混合性腺神经内分泌癌	8244/3
杯状细胞类癌	8243/3
管状类癌	8245/1

间叶性肿瘤

颗粒细胞瘤	9580/0

平滑肌瘤	8890/0
卡波西肉瘤	9140/3
平滑肌肉瘤	8890/3
横纹肌肉瘤	8900/3

淋巴瘤

继发性肿瘤

注释：
　　a 肿瘤名称后的形态学编码为肿瘤学国际疾病分类编码(ICD-O)。生物学行为编码为：/0 为良性肿瘤，/1 为生物学行为不清、交界性或生物学行为未定的肿瘤，/2 为原位癌和上皮内瘤Ⅲ级，/3 为恶性肿瘤。
　　b 根据我们对病变认识的变化，本分类对原来(第3版)WHO 肿瘤的组织学分类进行了修改。对于神经内分泌肿瘤，新的 WHO 分类，在形态学分类上被简化成有更多的实用性。
　　* 新的形态学编码是由国际癌症研究机构和世界卫生组织委员会于 2010 年 3 月召开的关于"肿瘤学国际疾病分类"的会议上批准的。

胰腺肿瘤的分类
(WHO)

名　称	ICD-O 编码
上皮性肿瘤	
良性	
腺泡细胞囊腺瘤	8551/0
浆液性囊腺瘤	8441/0
癌前病变	
胰腺上皮内瘤变,3级(PanIN-3)	8148/2
导管内乳头状黏液性肿瘤伴	
轻度或中度异型增生	8453/0
导管内乳头状黏液性肿瘤伴	
高度异型增生	8453/2

导管内管状乳头状肿瘤	8503/2*
黏液囊性肿瘤伴	
轻度或中度异型增生	8470/0
黏液囊性肿瘤伴	
高度异型增生	8470/2
恶性	
导管腺癌	8500/3
腺鳞癌	8560/3
胶样癌(黏液性非囊性癌)	8480/3
肝样癌	8576/3
髓样癌	8510/3
印戒细胞癌	8490/3
未分化癌	8020/3
伴有破骨细胞样巨细胞的	
未分化癌	8035/3
腺泡细胞癌	8550/3
腺泡细胞囊腺癌	8551/3
导管内乳头状黏液性肿瘤	
合并浸润性癌	8453/3
混合性腺泡-导管癌	8552/3
混合性腺泡-神经内分泌癌	8154/3
混合性腺泡-神经内分泌-导管癌	8154/3
混合性导管-神经内分泌癌	8154/3
黏液囊性肿瘤	
合并浸润性癌	8470/3
胰母细胞瘤	8971/3
浆液性囊腺癌	8441/3
实性-假乳头状肿瘤	8452/3
神经内分泌肿瘤[b]	
胰腺神经内分泌微腺瘤	8150/0
神经内分泌瘤(NET)	
非功能性胰腺神经内分泌瘤,NET,G1,G2	8150/3
NET G1	8240/3
NET G2	8249/3

神经内分泌癌（NEC）	8246/3
大细胞 NEC	8013/3
小细胞 NEC	8041/3
EC 细胞,5-羟色胺生成性神经内分泌瘤（类癌）	8241/3
胃泌素瘤	8153/3
胰高血糖素瘤	8152/3
胰岛素瘤	8151/3
生长抑素瘤	8156/3
肠道血管活性肽瘤	8155/3
成熟性畸胎瘤	9080/0

间叶性肿瘤

淋巴瘤

继发性肿瘤

注释：
　　EC,肠嗜铬的；VIP,肠道血管活性肽
　　a 肿瘤名称后的形态学编码为肿瘤学国际疾病分类编码（ICD-O）。生物学行为编码为：/0 为良性肿瘤,/1 为生物学行为不清、交界性或生物学行为未定的肿瘤,/2 为原位癌和上皮内瘤Ⅲ级,/3 为恶性肿瘤。
　　b 根据我们对病变认识的变化,本分类对原来（第 3 版）WHO 肿瘤的组织学分类进行了修改。对于神经内分泌肿瘤,新的 WHO 分类,在形态学分类上被简化成有更多的实用性。
　　* 新的形态学编码是由国际癌症研究机构和世界卫生组织委员会于 2010 年 3 月召开的关于"肿瘤学国际疾病分类"的会议上批准的。